# Revisão em Radiologia



Thieme Revinter

# Confira os vídeos e a seção especial de habilidades não interpretativas *on-line* em MediaCenter.Thieme.com

Visite a página MediaCenter.Thieme.com e, quando solicitado durante o processo de registro, digite o código abaixo para iniciar.

Q262-38RR-95F2-FB8A

| | WINDOWS & MAC | TABLET |
|---|---|---|
| **Navegador(es) Recomendado(s)** | Versões mais recentes de navegador nas principais plataformas e qualquer sistema operacional móvel que suporte reprodução de vídeo HTML5.<br>*Todos os navegadores devem estar habilitados para JavaScript* | |
| ***Plug-in Flash Player*** | *Flash Player* 9 ou Superior<br>*Para usuários de Mac: ATI Rage 128 GPU não suporta o modo de tela cheia com escalonamento do equipamento.* | *Tablet*, PCs com *Android* e OS suportam *Flash* 10.1. |
| **Recomendado para melhor aproveitamento** | Resoluções do monitor:<br>• Normal (4:3) 1024 × 768 ou superior<br>• Panorâmico (16:9) 1280 × 720 ou superior<br>• Panorâmico (16:10) 1440 × 900 ou superior<br>Conexão à internet de alta velocidade (mínima 384 kbps) é sugerida. | Conexão *Wi-Fi* ou dados móveis é necessário. |

# Revisão em Radiologia

## Perguntas e Respostas

**Alan F. Weissman**
Senior Staff Diagnostic Radiologist
Desert Radiology
Las Vegas, Nevada

Com 924 figuras

Thieme
Rio de Janeiro • Stuttgart • New York • Delhi

**Dados Internacionais de Catalogação na Publicação (CIP)**

W433r

Weissman, Alan F.
Revisão em Radiologia: Perguntas e Respostas/Alan F. Weissman; tradução de Edianez Chimello, Vilma Ribeiro de Souza Varga, Luciana Baldini & Janyne Martini – 1. Ed. – Rio de Janeiro – RJ: Thieme Revinter Publicações, 2019.

752 p.: il; 21 x 28 cm.
Título Original: *Top Score for the Radiology Boards: Q&A for the Core and Certifying Exams*
Inclui Leituras Sugeridas
ISBN 978-85-5465-184-8

1. Radiologia. 2. Investigações por Imagens. 3. Artefatos em Imagem. I. Título.

CDD: 616.0757
CDU: 616-073.5

**Nota:** O conhecimento médico está em constante evolução. À medida que a pesquisa e a experiência clínica ampliam o nosso saber, pode ser necessário alterar os métodos de tratamento e medicação. Os autores e editores deste material consultaram fontes tidas como confiáveis, a fim de fornecer informações completas e de acordo com os padrões aceitos no momento da publicação. No entanto, em vista da possibilidade de erro humano por parte dos autores, dos editores ou da casa editorial que traz à luz este trabalho, ou ainda de alterações no conhecimento médico, nem os autores, nem os editores, nem a casa editorial, nem qualquer outra parte que se tenha envolvido na elaboração deste material garantem que as informações aqui contidas sejam totalmente precisas ou completas; tampouco se responsabilizam por quaisquer erros ou omissões ou pelos resultados obtidos em consequência do uso de tais informações. É aconselhável que os leitores confirmem em outras fontes as informações aqui contidas. Sugere-se, por exemplo, que verifiquem a bula de cada medicamento que pretendam administrar, a fim de certificar-se de que as informações contidas nesta publicação são precisas e de que não houve mudanças na dose recomendada ou nas contraindicações. Esta recomendação é especialmente importante no caso de medicamentos novos ou pouco utilizados. Alguns dos nomes de produtos, patentes e design a que nos referimos neste livro são, na verdade, marcas registradas ou nomes protegidos pela legislação referente à propriedade intelectual, ainda que nem sempre o texto faça menção específica a esse fato. Portanto, a ocorrência de um nome sem a designação de sua propriedade não deve ser interpretada como uma indicação, por parte da editora, de que ele se encontra em domínio público.

**Tradução:**
EDIANEZ CHIMELLO (Seções I a IV)
*Tradutora Especializada na Área da Saúde, SP*

VILMA RIBEIRO DE SOUZA VARGA (Seções V a VIII e XIV a XVI)
*Médica-Neurologista, Tradutora Especializada na Área da Saúde, SP*

LUCIANA BALDINI (Seções IX a XII)
*Médica-Veterinária, Tradutora Especializada na Área da Saúde, SP*

JANYNE MARTINI (Seção XIII)
*Tradutora Especializada na Área da Saúde, RS*

**Revisão Técnica:**
BRUNO HOCHHEGGER
*Pós-Doutorado em Radiologia pela Universidade Federal do Rio de Janeiro*
*Doutorado em Ciências Pneumológicas pela Universidade Federal do Rio Grande do Sul*
*Coordenador do Laboratório de Pesquisa em Imagens Médicas da UFCSPA-ISCMPA*
*Professor de Radiologia da Universidade Federal de Ciências da Saúde de Porto Alegre (UFCSPA)*
*Médico-Radiologista Torácico do Pavilhão Pereira Filho – Santa Casa de Porto Alegre (ISCMPA)*

Título original:
*Top Score for the Radiology Boards: Q&A for the Core and Certifying Exams*

ISBN 978-1-62623-409-3


Rua do Matoso, 170, Tijuca
20270-135, Rio de Janeiro – RJ, Brasil
http://www.ThiemeRevinter.com.br

Thieme Medical Publishers
http://www.thieme.com

Impresso na Índia por Replika Press Pvt. Ltd.
5 4 3 2 1
ISBN 978-85-5465-184-8

Dedicado aos mestres da radiologia do passado,
que nos trouxeram, de modo tão elegante,
a este ponto; e aos mestres da radiologia do futuro
que levarão este campo a locais inimagináveis.

Dedicado com amor à Nicole, minha esposa,
sem a qual este livro não teria sido possível,
e a Josh e Blake, meus filhos,
que são minha inspiração.

# Sumário

# Agradecimentos

Sou profundamente grato à organização de classe mundial na Thieme, por sua crença no projeto, sua valiosa orientação e competente coordenação do manuscrito. Em especial à Kenn Schubach, Heidi Grauel, Torsten Scheihagen e Bill Lamsback, cada um deles merecendo um obrigado muito especial.

Estou em débito com os numerosos especialistas que contribuíram de modo tão capaz para este livro. Vocês são extremamente ocupados em suas práticas diárias e seus esforços para criar um texto de excelencia é significativamente apreciado. Tenho esperança de que o produto final justifique sua dedicação e comprometimento com o projeto.

Um agradecimento especial às Doutoras Twyla Bartel e Tracey Yarborough que me forneceram a assistência crítica com a edição deste livro. A experiência de ambas é evidente e sua ajuda e presteza são louváveis.

Gostaria de mencionar um professor da minha própria residência em radiologia, Doutor William Eyler. Como examinador da ABR, ele gostava de dizer que era um "examinador duro, mas um graduador fácil". Esta frase sempre ficou comigo, e concordo que resistência na linha de frente é uma boa estratégia.

Por fim, meus agradecimentos aos residentes e companheiros talentosos que estão no próprio precipício da prática. Para chegar a este ponto, vocês devem ter superado obstáculos formidáveis. Confortem-se em compreender que as mais duras batalhas são reservadas aos soldados mais fortes, e confiem em vocês mesmos ao iniciarem sua prática. Provavelmente vocês sabem mais do que pensam que sabem.

# Introdução

Todos nós que participamos do exame do American Board of Radiology ou seus equivalentes estrangeiros – incluindo os exames do Royal College of Radiology – sabemos como este período é estressante. Durante seis meses a um ano ficamos concentrados em passar pelos Conselhos de Radiologia e o estresse aumenta à medida que o exame vai chegando cada vez mais perto. Tudo com que nos preocupamos é passar nesse exame. Os diagnósticos diferenciais são memorizados de novo e de novo, dedicamos atenção especial aos diagnósticos difíceis e raros e discussões são mantidas sobre quais casos foram mostrados anteriormente. Radiologistas consultores, ocupados com seus deveres legais em departamentos acadêmicos e outros, são atormentados com perguntas difíceis sobre este ou aquele possível diagnóstico por *trainees* ansiosos, que então discordam de sua equipe e entre eles mesmos!

O Doutor Weissman e seus coautores devem ser cumprimentados pela produção de um excelente texto para ajudar os residentes em radiologia. Todas as áreas da subespecialidade de radiologia têm suas próprias seções e cada uma é dividida em quatro conjuntos. Elementos essenciais (*Essentials*) e Detalhes apresentam casos-padrão junto com uma discussão abrangente sobre os diagnósticos diferenciais fornecidos. Estes casos envolvem uma ou mais imagens de alta qualidade. Em cada subespecialidade também são apresentadas perguntas de múltipla escolha com respostas discutidas. As seções intituladas Rico em Imagens apresentam múltiplas imagens de alta qualidade de diagnósticos específicos, que o leitor deve identificar. Os diagnósticos e os achados na investigação por imagens são então discutidos. A parte final de cada seção apresenta Casos Mais Desafiadores, com perguntas de múltipla escolha pautadas em imagens com seus diagnósticos e achados discutidos. Por fim, incluímos as melhores dicas e uma lista de Leituras Sugeridas.

Estou certo de que este livro será extremamente útil para ajudar residentes em radiologia. Como todos nós sabemos, após nos tornarmos radiologistas consultores, não passaremos a conhecer tudo subitamente. Nossa formação é um processo de aprendizagem vitalício. Este livro também será muito útil para radiologistas praticantes que desejem revisar suas habilidades em áreas de subespecialidade.

Recomendo, sinceramente, este livro ao leitor e apresento minha apreciação e agradecimentos a Alan e seus coautores.

Joseph G. Craig, MB, ChB
*Clinical Professor of Radiology*
*Wayne State University School of Medicine*
*Consultant Radiologist*
*Henry Ford Hospital*
*Detroit, Michigan*

# Prefácio

*O investimento em conhecimentos paga os melhores juros.*
*- Ben Franklin*

Quem não gosta de um bom jogo? De shows de jogos a jogos de tabuleiro, o desafio de um questionário é um gancho sedutor. E, a propósito, não é por acidente que estes dois exemplos têm a palavra "jogo" em seus títulos. Os melhores questionários empregam um componente de jogo para engajar o participante na ação de formação.

Cada um dos leitores já enfrentou um número surpreendentemente grande de perguntas (prática e real) nesses anos. Apenas tente somar todos os questionários em toda a sua vida – primeiro, literalmente o leitor não pode e, segundo, seria um número colossal.

Confesso que adoro perguntas. Lembro-me do meu encanto nervoso quando fui apresentado pela primeira vez em uma *noon conference* e nos casos-teste tipo "cadeira elétrica". Aquela panela de pressão estimulou a nós, residentes, a criar rotineiramente nossos próprios recursos de memória, alguns dos quais permanecem extremamente efetivos até hoje, embora sejam absolutamente não adequados à impressão! Recentemente, inspirado por meu filho adolescente e sua preparação para o conselho da escola, decidi estudar para retomar o formato de perguntas e respostas. Examinei novamente vários livros de preparação e ganhei discernimento não esperado em vários métodos de preparação de teste.

Esta preparação de Perguntas e Respostas está elaborada para cobrir sistematicamente os principais tópicos da radiologia. Por meio de uma série de quatro tipos de casos diferentes, cada um com seu propósito único, o livro visa reforçar continuamente tópicos que fornecerão domínio rápido e duradouro. Embora um livro como este também possa ser valioso para o médico praticante, seu foco inicial é o teste, e o objetivo, do começo ao fim, é preparar o estudante.

As apostas são altas. Em sua perspectiva, você tem trabalhado muito duro por um longo período de tempo e este é o obstáculo final em sua preparação para praticar realmente a medicina. Para qualquer outra pessoa na perspectiva do planeta, é melhor que você conheça muito bem os calafrios do seu ofício.

Meus amigos e eu costumávamos brincar no começo de nossa prática, logo após o treinamento:

"Ei, vocês se lembram no ano passado, na *noon conference,* quando nossos participantes nos brindariam com questionamentos de casos e então nos corrigiram quando estávamos errados?"

"Sim. Que bom que agora somos certificados e nunca mais cometeremos erros!"

A verdade é que além da vigilância, confiança e esforço, a radiologia exige humildade suficiente para estimular a formação ao longo da vida. Somos afortunados, pois a maioria das carreiras não o faz.

Cada desafio é uma oportunidade, não um problema. Assim, aproveite seu tempo para uma revisão completa. Boa sorte e, por favor, entre em contato comigo com comentários.

*Alan F. Weissman, MD*

# Colaboradores

**Raag Airan, MD, PhD**
Assistant Professor of Radiology
Division of Neuroimaging and Neurointervention
Stanford University
Stanford, California

**Sindhura Alapati, MD**
Practicing Radiologist
Choctaw Regional Medical Clinic
Diagnostic Imaging Associates
Durant, Oklahoma

**Teresita L. Angtuaco, MD**
Diagnostic Radiology
University of Arkansas for Medical Sciences
Little Rock, Arkansas

**Anil Attili, MD**
Associate Professor
Cardiothoracic Radiology
University of Michigan
Ann Arbor, Michigan

**Twyla B. Bartel, DO, MBA, FACNM**
Co-Owner
Global Advanced Imaging, PLLC
Little Rock, Arkansas

**Pooja Doshi, MD**
Body Radiologist
Northside Radiology Associates
Atlanta, Georgia

**Nikhil Goyal, MD**
Diagnostic Radiology
Emory School of Medicine
Atlanta, Georgia

**Michael Iv, MD**
Clinical Assistant Professor of Radiology (Neuroradiology)
Stanford University
Stanford, California

**Frederick Johnson, MD**
Practicing Interventional Radiologist
Jackson Radiology Associates
Jackson, Tennessee

**Diana L. Lam, MD**
Assistant Professor of Radiology, Breast Imaging Section
Breast Imaging Fellowship Program Director
Associate Director, Diagnostic Radiology Residency
University of Washington School of Medicine, Seattle Cancer Care Alliance
Seattle, Washington

**Douglas G. Larson, MD**
Roseburg Radiologists
Roseburg, Oregon

**Archana Laroia, MD**
Associate Professor of Radiology
University of Iowa Hospitals and Clinics
Carver College of Medicine
Iowa City, Iowa

**Scott Lenobel, MD**
Assistant Professor
Musculoskeletal Imaging
Department of Radiology
The Ohio State University Wexner Medical Center
Columbus, Ohio

**Kiran K. Maddu, MD**
Assistant Professor Radiology
Division of Emergency and Trauma Imaging
Emory University Hospital
Atlanta, Georgia

**Srikanth Medarametla, MD**
Intereventional Radiology Fellow
University of Miami
Miami, Florida

**David J. Murphy, MB BCh BAO, FRCR**
Fellow in Thoracic Imaging
Brigham and Women's Hospital and
Harvard Medical School
Boston, Massachusetts

**Lee A. Myers, MD**
Assistant Professor of Clinical Radiology
Program Director, Emergency and Trauma Radiology
Fellowship
Keck School of Medicine of USC
LAC + USC Medical Center
Los Angeles, California

**Anh-Vu Ngo, MD**
Assistant Professor
University of Washington
Department of Radiology
Seattle Children's Hospital
Seattle, Washington

**O. Kenechi Nwawka, MD**
Assistant Professor of Radiology
Weill Medical College of Cornell University
Attending Radiologist
Radiology and Imaging
Hospital for Special Surgery
New York, New York

**D. Michael Plunkett, MD**
Desert Radiology
Las Vegas, Nevada

**Chad Poopat, MD**
Cardiothoracic Imaging
Desert Radiology
Las Vegas, Nevada

**Diamanto Rigas**
Staff Radiologist
VA Palo Alto
Stanford University
Santa Clara, California

**Stephen G. Routon, MD**
Radiology Consultants of Little Rock
Little Rock, Arkansas

**Michael Schunk, MD**
Desert Radiology
Las Vegas, Nevada

**Maria C. Shiau, MD, MA**
Associate Professor in Radiology
Director of Medical Student Education in Radiology
NYU Langone School of Medicine
Department of Radiology
NYU Langone Health
New York, New York

**Eric Tranvinh, MD**
Clinical Instructor of Radiology (Neuroradiology)
Stanford University
Stanford, California

**Jennifer W. Uyeda, MD**
Assistant Professor of Radiology
Harvard Medical School
Brigham and Women's Hospital
Boston, Massachusetts

**Elizabeth Valencia, MD, JD**
Clinical Instructor
Mayo Clinic College of Medicine
Senior Associate Consultant
Department of Radiology
Mayo Clinic
Rochester, Minnesota

**Jeffrey L. Weinstein, MD**
Instructor in Radiology
Harvard Medical School
Staff Radiologist
Vascular and Interventional Radiology
Beth Israel Deaconess Medical Center
Boston, Massachusetts

**Alan F. Weissman**
Senior Staff Diagnostic Radiologist
Desert Radiology
Las Vegas, Nevada

**Tracy L. Yarbrough, MD, PhD, MAEd**
Co-Owner
Global Advanced Imaging, PLLC
Associate Professor of Physiology
California Northstate University College of Medicine
Elk Grove, California

# Revisão em Radiologia

Thieme Revinter

# Elementos Essenciais 1

## ■ Caso

Mulher assintomática de 52 anos apresenta-se para mamografia de rastreio.

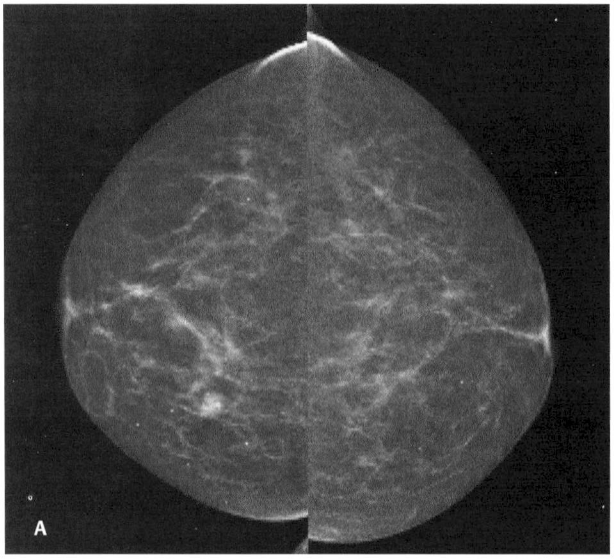


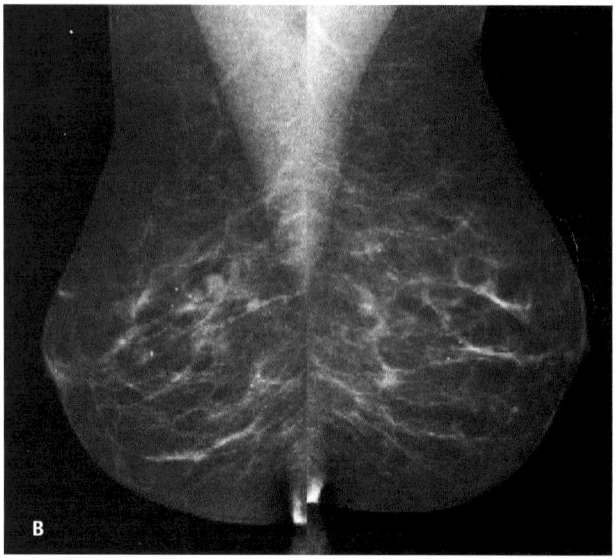


## ■ Perguntas

1. Qual das categorias BI-RADS (*Breast Imaging Reporting and Data System*) a seguir é a mais apropriada para essa mamografia de rastreio?
   A. BI-RADS categoria zero.
   B. BI-RADS categoria 1.
   C. BI-RADS categoria 2.
   D. BI-RADS categoria 3.
   E. BI-RADS categoria 4.

2. Quanto às diretrizes de rastreio, quais das seguintes são as recomendações em vigor para mamografia de rastreio para mulher com risco médio, de acordo com a American Cancer Society em 2015?
   A. Mamografia anual de rastreio para mulheres entre 45 e 54 anos com a opção de iniciar a rastreio entre 40 e 44 anos. Mamografia bienal de rastreio iniciando-se aos 55 anos com opção de continuar com o rastreio anual.
   B. Mamografia anual de rastreio começando aos 40 anos.
   C. Mamografia anual de rastreio e ultrassom total de mamas começando aos 40 anos.
   D. Mamografia bienal de rastreio para mulheres entre 50 e 74 anos com decisão individual de iniciar rastreio antes dos 50 anos.
   E. Mamografia bienal de rastreio alternada com investigação por imagem de ressonância magnética iniciando-se aos 45 anos.

3. Quanto aos fatores de risco de câncer de mama e pacientes de alto risco, qual das afirmações a seguir está correta?
   A. Mulheres caracterizadas como de "alto risco" têm mais de 30% de risco de desenvolverem câncer de mama durante a vida.
   B. Mulheres que tenham recebido, anteriormente, irradiação no tórax entre os 10 e os 30 anos de idade deverão iniciar a mamografia de rastreio aos 30 anos.
   C. Mulheres que tenham um parente de primeiro grau com câncer de mama deverão iniciar a mamografia de rastreio, pelo menos, 10 anos antes da idade da parente afetada à época do diagnóstico, ou entre os 25 e os 30 anos de idade, o que for mais tarde.
   D. Em mulheres com "mamas densas" como único fator de risco para câncer de mama são indicadas também triagens complementares com ultrassom e ressonância magnética.
   E. Em mulheres com diagnóstico anterior de hiperplasia ductal atípica em biópsia de excisão, sem quaisquer outros fatores de risco conhecidos, recomenda-se a investigação por imagem por ressonância magnética das mamas.

## Respostas e Explicações

### *Pergunta 1*

**A. Correta!** BI-RADS categoria 0. Cada categoria BI-RADS vem acompanhada de uma avaliação e recomendação. Observa-se a presença de massa no quadrante interno superior da mama direita; investigação complementar por imagens é necessária para avaliar essa massa. Portanto, trata-se de BI-RADS categoria 0 – investigação por imagem complementar é necessária.

*Outras escolhas e discussões*

**B.** A avaliação por BI-RADS categoria 1 significa que não há anormalidades na mamografia. Ela é "negativa" com recomendação de rastreio de rotina com mamografia.

**C.** A avaliação por BI-RADS categoria 2 significa a presença de um achado benigno (história de biópsia de excisão, lumpectomia, massas bilaterais benignas etc.) e ausência de anormalidades suspeitas. A recomendação de tratamento é a mesma que a de BI-RADS categoria 1.

**D.** A avaliação por BI-RADS categoria 3 significa que o achado provavelmente é benigno (> 0%, mas ≤ 2% de probabilidade de malignidade). As únicas categorias BI-RADS permitidas após exame de rastreio são 0, 1 e 2. Um exame minucioso diagnóstico precisa ser concluído antes da aplicação de um BI-RADS categoria 3.

**E.** A avaliação por BI-RADS categoria 4 representa anormalidade suspeita. Essa categoria pode ser realizada após exame diagnóstico minucioso e não deverá ser usada como avaliação em mamografia de rastreio.

### *Pergunta 2*

**A. Correta!** A mamografia anual de rastreio para mulheres entre 45 e 54 anos com opção de iniciar a triagem anual entre 40 e 44 anos de idade. A mamografia bienal de rastreio começando aos 55 anos com opção de continuar a triagem anual. Essas são as recomendações mais recentes da 2015 American Cancer Society. As mulheres deverão continuar o rastreio enquanto tiverem boa saúde e expectativa de vida ≥ 10 anos.

*Outras escolhas e discussões*

**B.** Mamografia de rastreio anual começando aos 40 anos é a recomendação do American College of Radiology and Society of Breast Imaging.

**C.** Não há diretrizes que recomendem, atualmente, tanto mamografia quanto ultrassonografia de rastreio de mama total para a mulher em risco médio.

**D.** A mamografia bienal de rastreio para mulheres entre 50 e 74 anos de idade com decisão individual de iniciar rastreio antes dos 50 anos é a recomendação de 2016 da United States Preventative Services Task Force. A força tarefa também conclui que existe evidência suficiente para avaliar o equilíbrio de benefícios e prejuízos para mulheres com mais de 75 anos.

**E.** A investigação por imagem por ressonância magnética para rastreio de mama não é recomendada em mulheres com risco médio para câncer de mama.

### *Pergunta 3*

**C. Correta!** Mulheres com parente de primeiro grau com câncer de mama deverão iniciar a mamografia de rastreio cerca de 10 anos antes da idade da pessoa afetada à época do diagnóstico, ou entre 25 e 30 anos de idade, o que for mais tarde. Isso tudo de acordo com os critérios de adequação do American College of Radiology.

*Outras escolhas e discussões*

**A.** Mulheres em alto risco incluem aquelas com risco > 20% na vida, portadora de mutação no gene *BRCA*, mulheres com parente de primeiro grau com mutação no gene *BRCA*, mas não testadas, história de radiação no tórax entre 10 e 30 anos e outras mutações genéticas que levam à incidência aumentada de câncer de mama, como a síndrome de Li-Fraumeni.

**B.** De acordo com os critérios de adequação do American College of Radiology, mulheres que tenham recebido radiação torácica entre os 10 e 30 anos de idade deverão iniciar a mamografia de rastreio 8 anos após a radioterapia, começando o mais cedo possível, aos 25 anos.

**D.** Mulheres com "mamas densas" realmente possuem risco pouco aumentado de desenvolvimento de câncer de mama, em comparação àquelas com mamas normais. Entretanto, há evidência, atualmente insuficiente, para triagem adjunta com outras modalidades.

**E.** Um diagnóstico de atipia (hiperplasia ductal atípica, hiperplasia lobular atípica) por si só não coloca uma mulher em risco suficientemente alto para justificar rastreio suplementar com investigação por imagem de mama por ressonância magnética.

## Leituras Sugeridas

D'Orsi CJ SE, Mendelson EB, Morris EA, et al. ACR BI-RADS® Atlas, Breast Imaging Reporting and Data System. 5th ed. Reston, VA: American College of Radiology

Nainiero MB, Lourenco A, Mahoney MC, et al. ACR Appropriateness Criteria® Breast Cancer Screening. Available at https://acsearch.acr.org/docs/70910/Narrative/. American College of Radiology. Accessed February 18, 2016

Oeffinger KC, Fontham EH, Etzioni R, et al. Breast cancer screening for women at average risk: 2015 guideline update from the american cancer society. JAMA 2015;314:1599–1614

Siu AL. Screening for Breast Cancer: U.S. Preventive Services Task Force Recommendation Statement Screening for Breast Cancer. Ann Intern Med 2016;164:279–296

### Melhores Dicas

- Na mamografia de rastreio só pode ser usada um BI-RADS de categoria 0, 1 ou 2.
- As recomendações atuais sobre quando iniciar a mamografia de rastreio diferem entre organizações diferentes. Em geral, todas as organizações concordam que a iniciação da mamografia de rastreio aos 40 anos salva a maioria das vidas; entretanto, precisa haver um equilíbrio entre os benefícios e os prejuízos do rastreio.
- De acordo com o American College of Radiology, o rastreio suplementar com MRI de mama bilateral é indicada em mulheres com > 20% de risco vitalício de desenvolver câncer de mama, portadora de mutação no gene BRCA e com parente de primeiro grau não testada, história de radiação no tórax entre 10 e 30 anos de idade e outras mutações genéticas que levam à incidência aumentada de câncer de mama, como a síndrome de Li-Fraumeni.

# Elementos Essenciais 2

## ■ Caso

Uma senhora de 52 anos apresenta-se com anormalidade palpável, subareolar na mama direita. As incidências craniocaudal e mediolateral oblíqua com ampliação de ponto são mostradas a seguir.

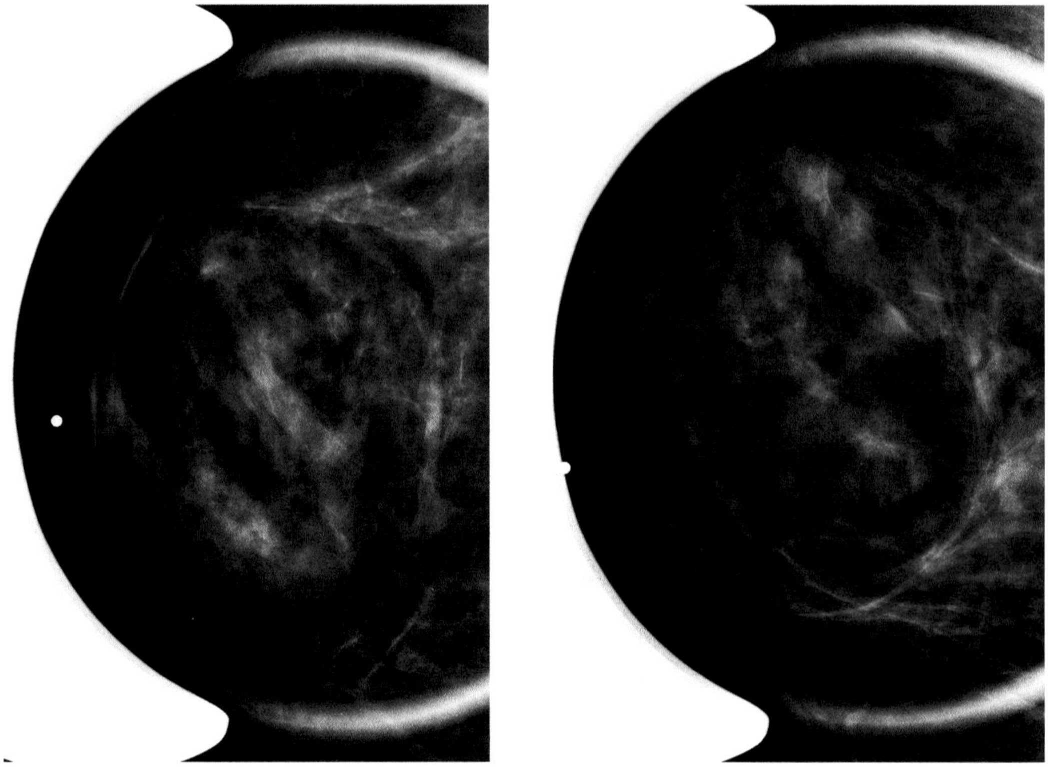

## ■ Perguntas

1. Quanto aos achados nas imagens, qual das afirmações seguintes é a *melhor* resposta?
   A. Massa oval com bordas circunscritas e arquitetura interna complexa. Recomenda-se ultrassom direcionado.
   B. Ultrassom direcionado mostrará massa sólida complexa e cística.
   C. A biópsia dessa lesão revelará "tecido glandular normal benigno". Isso tem concordância radiológica e patológica.
   D. Em uma mamografia de rastreio básico, essa massa seria categorizada como BI-RADS categoria 0 – investigação por imagem adicional é recomendada.
   E. Massa contendo gordura. Benigna. Não há absolutamente qualquer risco de desenvolvimento de câncer nessa lesão.

2. Quanto à massa contendo gordura, qual das afirmações seguintes é a *melhor* resposta?
   A. A maioria das massas ovais, circunscritas e contendo gordura é benigna e não exige exame minucioso complementar.
   B. Massa de crescimento lento, dolorida e contendo gordura é benigna, sem necessidade de exame minucioso complementar.
   C. A mamografia bidimensional é a modalidade mais sensível para avaliar gordura em uma lesão de mama.
   D. A avaliação de teor questionável de gordura em uma lesão observada no ultrassom é uma indicação apropriada para investigação por imagem de mama por ressonância magnética.
   E. No ultrassom, lipomas são hipoecoicos à gordura ao redor.

3. Qual das ocorrências a seguir pode ser incluída no diagnóstico diferencial de lesão de mama maligna contendo gordura? (Selecione TODAS as aplicáveis).
   A. Lipossarcoma.
   B. Tumor filoide.
   C. Carcinoma ductal invasivo.
   D. Carcinoma lobular invasivo.
   E. Cicatriz radial.

## Respostas e Explicações

### *Pergunta 1*

**C. Correta!** A biópsia dessa lesão revelará "tecido glandular normal, benigno". Isso tem concordância radiológica e patológica. Trata-se de um hamartoma. Em patologia, o hamartoma não pode ser diferenciado do tecido mamário normal, uma vez que eles são os mesmos elementos glandulares. Portanto, a biópsia com agulha grossa pode não ser útil para a elaboração de diagnóstico definitivo de hamartoma.

### *Outras escolhas e discussões*

**A.** Observa-se massa oval contendo gordura, com bordas circunscritas no sítio da anormalidade palpável. Os achados são característicos de hamartoma e não há necessidade de investigação por imagem adicional (nem ultrassom). Hamartomas são massas no interior da mama compostas de tecido glandular e gordura e descritas como tendo aparência de "uma mama dentro da outra".

**B.** No ultrassom, os hamartomas podem aparecer como massas ovais e circunscritas, com ecotextura interna heterogênea semelhante ao tecido mamário normal.

**D.** Se a aparência típica de um hamartoma está presente em uma mamografia de rastreio, não há necessidade de investigação por imagem complementar.

**E.** Uma vez que os hamartomas contêm elementos glandulares normais, o câncer pode surgir em um deles. Por isso, qualquer achado suspeito (calcificações, massa suspeita etc.) em um hamartoma deverá ser examinado minuciosamente e feita a biópsia para avaliar quanto à malignidade.

### *Pergunta 2*

**A. Correta!** A maioria das massas ovais, circunscritas e contendo gordura na mamografia de rastreio é benigna e não exige exame minucioso complementar. O diagnóstico diferencial dessas entidades benignas inclui: lipoma, hamartoma, necrose de gordura, galactocele e linfonodo.

### *Outras escolhas e discussões*

**B.** Massa dolorida, crescente e contendo gordura pode precisar de excisão cirúrgica, pois isso seria atípico para a apresentação de um lipoma ou hamartoma benignos.

**C.** Com a tecnologia avançada da tomossíntese digital da mama, a habilidade de detectar gordura nas massas melhorou e é possível visualizar a gordura no interior de um câncer de mama. O câncer pode engolir a gordura à medida que cresce.

**D.** A mamografia é, atualmente, a modalidade padrão para a avaliação de gordura em massa originalmente vista ao ultrassom. Uma investigação bilateral por imagens de ressonância magnética geralmente não é usada para solução de problemas de lesões detectadas na mamografia ou no ultrassom.

**E.** No ultrassom, os lipomas são massas geralmente ovais e circunscritas que variam de levemente hipoecoicas a hiperecoicas em relação à gordura ao redor. Elas geralmente são superficiais, mas podem aparecer dentro de tecido mamário mais profundo.

### *Pergunta 3*

**A-D.** Todas as escolhas estão corretas! Embora raras, existem lesões malignas contendo gordura. São elas: lipossarcoma primário da mama, tumores filoides e cânceres invasivos como o carcinoma ductal invasivo e o carcinoma lobular invasivo. Acredita-se que os tumores podem incorporar gordura na mama à medida que se desenvolvem.

### *Outras escolhas e discussões*

**E.** As escaras radiais são lesões esclerosantes benignas com núcleo central fibroelástico e espigas em irradiação. Em geral, as escaras radiais causam distorção da arquitetura observada na mamografia. Às vezes, elas podem conter gordura na área central. Uma escara radial é visualizada como "lesão de alto risco" e a excisão cirúrgica é recomendada para biópsia com agulha grossa revelando essa patologia.

## Leituras Sugeridas


Ayyappan AP, Crystal P, Torabi A, Foley BJ, Fornage BD. Imaging of fat-containing lesions of the breast: A pictorial essay. J Clin Ultrasound 2013;41:424–433

Freer PE, Wang JL, Rafferty EA. Digital breast tomosynthesis in the analysis of fat-containing lesions. Radiographics 2014;34:343–358

Yang Wei Tse. Fibroadenolipoma (Hamartoma). Statdx. http://www.statdx.com. Accessed December 29, 2015


### Melhores Dicas

- Massas circunscritas, ovais e contendo gordura sem achados suspeitos são benignas e não precisam de exame minucioso complementar.
- O diagnóstico diferencial de massas benignas contendo gordura inclui: lipoma, hamartoma, necrose adiposa, galactocele e linfonodo.
- Os hamartomas apresentam a aparência clássica de uma "mama dentro da outra" na mamografia de rastreio e não precisam de exame minucioso complementar para diagnóstico.

# Elementos Essenciais 3

## ■ Caso

Mamografia de rastreio de senhora de 57 anos de idade. Não há comparações disponíveis.

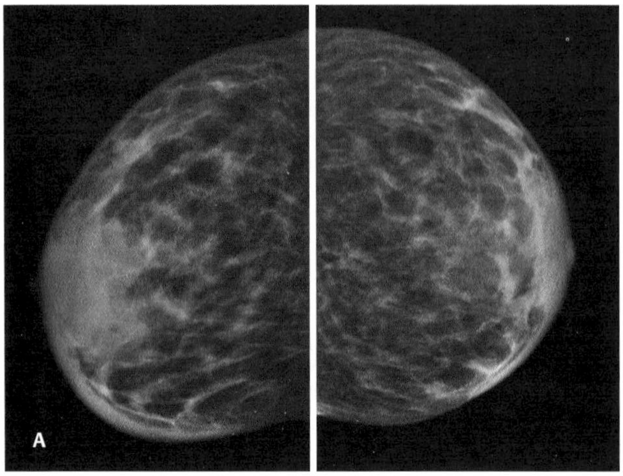


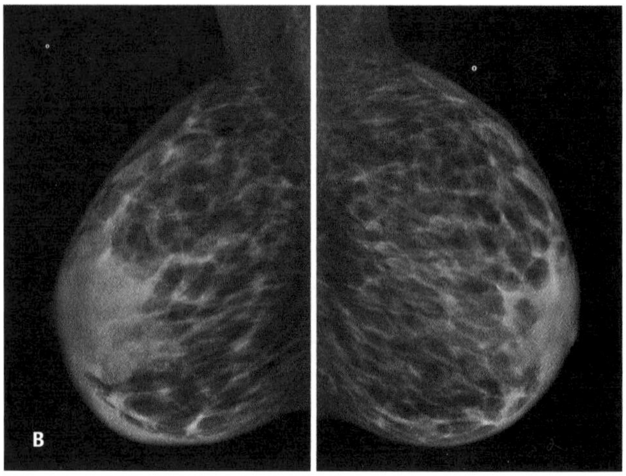


## ■ Perguntas

1. Qual dos itens a seguir é a *última* razão provável para os achados por imagens?
   A. Câncer de mama inflamatório.
   B. Insuficiência renal da diálise.
   C. Obstrução venosa causada por trombose da veia cava superior.
   D. Insuficiência cardíaca congestiva.

2. Senhora de 35 anos se apresenta com dilatação unilateral da mama, eritema e edema há dois dias. Qual das afirmações a seguir é a *melhor* resposta?
   A. Se houver pele focal unilateral e espessamento trabecular na mamografia, então os achados clínicos e por imagens serão patognomônicos para câncer de mama inflamatório e uma referência ao comitê de tumor deverá ser feita.
   B. Se a mamografia e a ultrassonografia forem negativas, a investigação por ressonância magnética deverá ser realizada.
   C. Se a mamografia e a ultrassonografia da paciente mostrarem espessamento da pele sem anormalidades suspeitas subjacentes, uma experiência de antibióticos e acompanhamento clínico será recomendada.
   D. Se um ultrassom direcionado mostrar coleção de fluido com hiperemia ao redor, a biópsia deverá ser realizada com todas as amostras submetidas à formalina.

3. Quanto ao câncer de mama inflamatório, qual das opções a seguir é a *melhor* resposta?
   A. A apresentação clínica geralmente envolve progressão lenta do vermelhão e espessamento da pele por um período de meses a anos.
   B. Biópsia de punção da pele pode diferenciar câncer de mama inflamatório de câncer de mama localmente avançado.
   C. Em uma paciente com câncer de mama inflamatório recém-diagnosticado, a tomografia por emissão de pósitrons/tomografia computadorizada é indicada.
   D. O câncer de mama inflamatório tem bom prognóstico, com índice de sobrevida de 5 anos em 80 a 90%.
   E. O tratamento de câncer de mama inflamatório geralmente inclui mastectomia seguida de radioterapia. A quimioterapia não demonstrou benefício de sobrevida.

## Respostas e Explicações

### *Pergunta 1*

**A. Correta!** Na mamografia observa-se espessamento bilateral difuso trabecular e cutâneo. O câncer de mama inflamatório geralmente se apresenta como dilatação de mama *unilateral* com densidade aumentada, espessamento trabecular e espessamento da pele na investigação por imagens. Em casos raros, os achados podem ser bilaterais após doença grave localmente avançada. A adenopatia axilar está presente em cerca de 50% dos casos de câncer de mama inflamatório.

#### *Outras escolhas e discussões*

**B.** O diferencial para espessamento bilateral trabecular e da pele inclui causas sistêmicas de sobrecarga de volume, como insuficiência cardíaca congestiva, insuficiência hepática e insuficiência renal. Deve-se destacar que o edema resultante dessas etiologias pode ser assimétrico em razão da preferência de posicionamento da paciente quando em posição supina.

**C.** A obstrução venosa central (como na trombose da veia cava superior) pode causar edema bilateral, manifestado por espessamento trabecular e de pele. As causas vasculares de edema de mama unilateral incluem trombose da subclávia ou da veia axilar.

**D.** Neste caso, a mulher tinha história de tetralogia de Fallot corrigida e insuficiência atual intensa de coração e de fígado.

### *Pergunta 2*

**C. Correta!** O diferencial com esta apresentação clínica é mastite *versus* câncer de mama inflamatório. História clínica, mamografia e ultrassonografia são coletivamente úteis na diferenciação de malignidade subjacente de abscesso. Uma experiência de antibióticos deverá ser tentada primeiro e se os achados não melhorarem completamente após terapia antibiótica adequada, uma biópsia de punção da pele será recomendada.

#### *Outras escolhas e discussões*

**A.** O câncer de mama inflamatório é um diagnóstico clínico. Entretanto, deve haver um diagnóstico *por patologia* de câncer junto com a apresentação clínica apropriada para se elaborar o diagnóstico.

**B.** A investigação por imagem por ressonância magnética não é indicada antes de uma experiência com antibióticos ou antes da elaboração de diagnóstico definitivo de câncer de mama inflamatório.

**D.** Se a história clínica e os achados de imagem levam à preocupação com um abscesso, a drenagem deverá ser feita, com o fluido sendo enviado para a microbiologia para cultura. Se nenhum fluido puder ser aspirado, ou se houver preocupação de massa maligna, uma biópsia subsequente poderá ser realizada com amostras enviadas em formalina.

### *Pergunta 3*

**C. Correta!** A tomografia por emissão de pósitrons/tomografia computadorizada é benéfica em câncer de mama inflamatório recentemente diagnosticado para avaliar metástases distantes. O osso é o sítio mais comum dessas metástases.

#### *Outras escolhas e discussões*

**A.** A apresentação clínica do câncer de mama inflamatório geralmente é aquela de um eritema de mama de progresso rápido, edema e sensibilidade, desenvolvendo-se por um período de semanas a poucos meses. Não há resposta à experiência com antibióticos. Um achado clínico comum observado é um *peau d'orange*, significando "pele de laranja" em francês, causado pela obstrução linfática da derme de êmbolos do tumor.

**B.** O câncer de mama localmente avançado é aquele que progride e invade diretamente a pele. A linha de tempo de sintomas é a característica-chave que diferencia câncer de mama inflamatório de câncer de mama localmente avançado (este último com progressão mais lenta e início mais demorado dos sintomas sem eritema ou edema).

**D.** O câncer de mama inflamatório tem curso altamente agressivo, com taxa de sobrevida de 5 anos de 25 a 50%. Ele responde por aproximadamente 2 a 5% de todos os cânceres de mama. Cerca de 20 a 40% das pacientes apresenta metástase distante à época do diagnóstico.

**E.** Quimioterapia neoadjuvante seguida de mastectomia e radioterapia é o padrão de cuidados para câncer de mama inflamatório. A quimioterapia neoadjuvante pode encolher a carga de tumor existente, ajudando tanto o controle local e regional quanto a doença sistêmica.

## Leituras Sugeridas

Berg, Wendie A. Trabecular Thickening, Edema (Mammography). Statdx. Accessed December 28, 2015

Yeh ED, Jacene HA, Bellon JR, et al. What radiologists need to know about diagnosis and treatment of inflammatory breast cancer: a multidisciplinary approach. RadioGraphics 2013;33:2003–2017

### Melhores Dicas

- Para o espessamento bilateral trabecular e da pele, pense em causas sistêmicas, como a sobrecarga de fluido.
- O principal diferencial para uma mama eritematosa e edematosa é mastite versus câncer de mama inflamatório. O primeiro passo no tratamento é uma experiência inicial de antibióticos e, se os sintomas não se resolverem, uma biópsia de punção de pele.
- A investigação por imagem é integral na avaliação de câncer de mama inflamatório direcionando biópsia, estadiamento e planejamento da pré-terapia.

# Elementos Essenciais 4

## ■ Caso

Mulher lactante de 29 anos apresenta-se com anormalidade palpável na mama esquerda. Um ultrassom direcionado foi realizado inicialmente. A seguir foi realizada mamografia diagnóstica. Seguem-se incidências com ampliação de pontos.

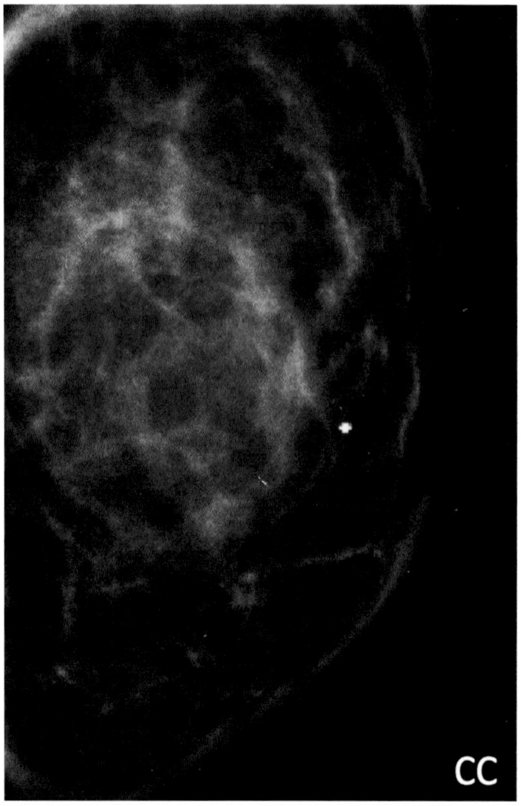


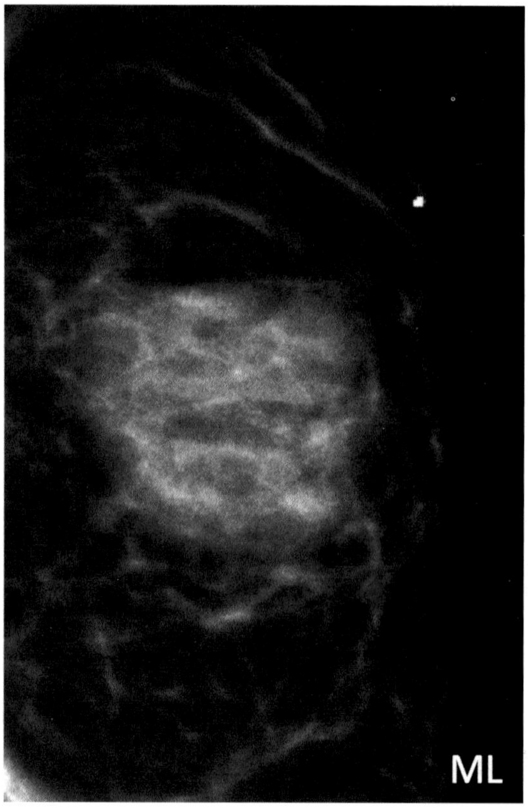


## ■ Perguntas

1. Em relação ao achado por imagens mostrado, qual das afirmações a seguir é a melhor resposta?
   A. A mamografia deveria ter sido realizada antes para se evitar o ultrassom direcionado.
   B. Essa é uma anormalidade suspeita e uma biópsia guiada por ultrassom deveria ser realizada.
   C. A imagem é compatível com a massa de mama benigna mais comum em uma paciente lactante.
   D. A aspiração desse achado resultará em fluido serossanguíneo cheirando mal.
   E. Durante o consentimento informado para a biópsia, não é necessária qualquer discussão especial ou incomum sobre complicação de procedimento.

2. Quanto à investigação por imagens em paciente grávida ou lactante, qual das afirmações a seguir é a melhor resposta?
   A. A mamografia é contraindicada para a paciente grávida por causa dos efeitos carcinogênicos e teratogênicos em potencial induzidos pela radiação.
   B. A investigação por imagem por ressonância magnética bilateral das mamas é uma modalidade segura de investigação para o feto durante a gestação e para o bebê durante a lactação.
   C. Pacientes lactantes deverão bombear ou amamentar antes da realização da mamografia.
   D. O câncer de mama associado à gravidez se apresenta, mais usualmente, como um caroço doloroso.
   E. O prognóstico de mulheres com câncer de mama associado à gravidez é pior que aquele de controles compatíveis com idade e estádio.

3. Qual dos itens a seguir deverá ser incluído no diagnóstico diferencial de massa na mama em paciente grávida ou lactante? (Selecione TODOS os que se aplicarem).
   A. Câncer de mama associado à gravidez.
   B. Fibroadenoma.
   C. Adenoma de lactação.
   D. Galactocele.
   E. Abscesso de mama.

## Respostas e Explicações

*Pergunta 1*

**C. Correta!** A massa é compatível com galactocele, que é a massa de mama mais comum em uma mulher lactante. A massa se forma como resultado de dilatação e inflamação do ducto. Um nível de fluido-gordura é considerado patognomônico para galactocele; entretanto, isso também pode ser visto em necrose de gordura.

*Outras escolhas e discussões*

**A.** O exame minucioso inicial por imagens para uma mulher com menos de 30 anos de idade e com anormalidade palpável deverá ser o ultrassom direcionado. Essa técnica é também a modalidade de investigação por imagem de primeira linha no exame minucioso de massa de mama palpável para uma paciente gestante ou lactante, por causa da falta de radiação ionizante e da alta sensibilidade do ultrassom para detectar câncer nessa população de pacientes. Em casos nos quais os achados sonográficos são duvidosos para galactocele, a mamografia poderá ajudar no diagnóstico. As imagens da mamografia mostradas neste caso são coerentes com galactocele. Portanto, não há necessidade de ultrassom.

**B.** Essa não é uma anormalidade suspeita e a biópsia não é indicada. A mamografia revela massa oval com bordas obscuras e nível de gordura-fluido na incidência mediolateral. Esses achados, além do contexto clínico da lactação, são coerentes com galactocele.

**D.** Galactoceles são cistos contendo leite e, com frequência, contêm resíduos necróticos ou inflamatórios. A aspiração resultaria em fluido de coloração leitosa (sem cheiro, fluido serossanguíneo).

**E.** Complicações adicionais em potencial após biópsia da mama de uma mulher lactante incluem fístula do ducto de leite (que é extremamente rara) e sangue no leite da mama. Esses riscos deverão ser discutidos antes do procedimento.

*Pergunta 2*

**C. Correta!** O leite pode aumentar a densidade da mama e obscurecer achados importantes. Por isso, antes de se realizar a mamografia, as pacientes lactantes são orientadas a bombear ou amamentar, para reduzir o volume de leite.

*Outras escolhas e discussões*

**A.** Os baixos níveis de radiação dispersa não suportam retardar a mamografia durante a gestação, quando clinicamente indicada.

**B.** A investigação por imagem bilateral de mama por ressonância magnética exige contraste intravenoso à base de gadolínio. Esses agentes de contraste NÃO são recomendados durante a gravidez por causa dos efeitos perigosos possíveis ao feto em desenvolvimento. Entretanto, existe uma excreção insignificante desse contraste no leite de mama (índice de 0,0004% da dose materna) e a MRI da mama pode ser realizada com segurança na paciente lactante.

**D.** O câncer de mama associado à gravidez se apresenta, mais usualmente, como um caroço indolor. Ele também pode se apresentar como mama unilateral em dilatação com espessamento da pele, dor focalizada e descarga suspeita pelo mamilo.

**E.** Tradicionalmente, acreditava-se que mulheres com câncer de mama associado à gravidez tinham pior prognóstico que aquelas sem o tumor. Isso pode ser explicado por atraso no diagnóstico (com tumor de tamanho maior na apresentação). Entretanto, em comparação com controles compatíveis com idade e estádio, os índices de sobrevida são realmente similares entre mulheres com cânceres de mama relacionados e não relacionados com a gravidez.

*Pergunta 3*

***Todas as afirmações estão corretas!***

**A.** O câncer de mama associado à gravidez representa aproximadamente 10% de todos os casos de câncer de mama recentemente diagnosticados em mulheres com menos de 40 anos de idade. A idade média do diagnóstico está entre 32 e 34 anos. A histologia mais comum é um carcinoma ductal invasivo de alto grau e negativo para receptores de estrogênio e progesterona.

**B.** O crescimento de fibroadenomas pode ocorrer durante a gravidez, pois trata-se de massas sensíveis a hormônios.

**C.** Adenomas lactantes são lesões benignas consideradas como variantes de fibroadenomas, adenomas tubulares ou hiperplasia lobular causada por alterações fisiológicas da gravidez. Em geral, essas lesões podem regredir após a gestação.

**D.** As galactoceles são as lesões benignas mais comuns em mulheres lactantes. Trata-se de cistos contendo leite e resíduos inflamatórios.

**E.** A ruptura do complexo mamilo-aréola e estase do leite coloca a mulher lactante em risco de infecção. Se o abscesso for suspeito, um exame clínico e ultrassom serão recomendados como o melhor exame minucioso inicial.

## Leituras Sugeridas


American College of Radiology. ACR manual on contrast media v10.1. From: http://www.acr.org/quality-safety/resources/contrast-manual. Published 2015. Accessed February 12, 2015

Barnes DM, Newman LA. Pregnancy-associated breast cancer: a literature review. Surg Clin North Am 2007;87:417–430, x

Chetlen AL, Brown KL, King SH, et al. JOURNAL CLUB: scatter radiation dose from digital screening mammography measured in a representative patient population. Am J Roentgenol 2016;206:359–365

Sabate JM, Clotet M, Torrubia S, et al. Radiologic evaluation of breast disorders related to pregnancy and lactation. RadioGraphics 2007;27:S101–S124

Vashi R, Hooley R, Butler R, Geisel J, Philpotts L. Breast imaging of the pregnant and lactating patient: imaging modalities and pregnancy-associated breast cancer. Am J Roentgenol 2013;200:321–328


### Melhores Dicas

- Embora a mamografia seja segura para o feto durante a gravidez, o ultrassom é a MELHOR modalidade inicial de investigação por imagens quando se avalia uma anormalidade palpável na mulher grávida ou lactante.
- Um nível de gordura-fluido visualizado dentro de massa na mamografia em paciente lactante é consistente com galactocele.
- O câncer de mama associado à gravidez responde por cerca de 10% dos cânceres de mama em mulheres com menos de 40 anos de idade.

# Elementos Essenciais 5

## ■ Caso

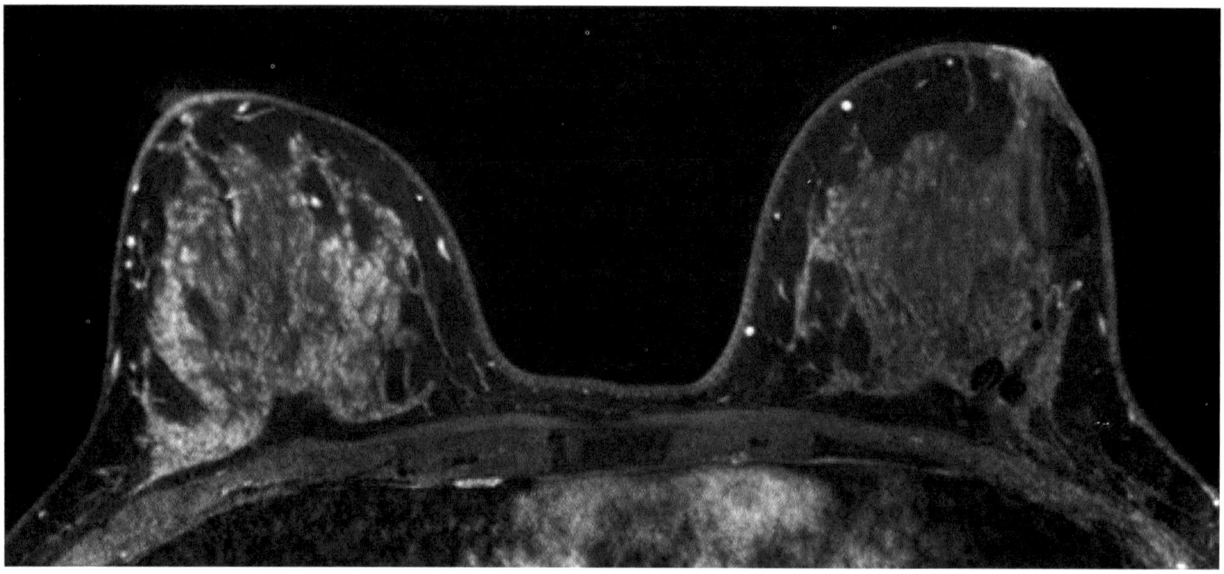

## ■ Perguntas

1. Qual das afirmações a seguir é a *melhor* razão possível para este achado na imagem de ressonância magnética?
   A. A história de radioterapia à esquerda.
   B. Câncer de mama inflamatório à direita.
   C. Hormônios exógenos.
   D. A paciente foi submetida ao exame de imagem no 23º dia de seu ciclo menstrual.
   E. Injeção de gadolínio à direita.

2. Quais das afirmações a seguir são geralmente indicações para investigação por imagem bilateral de câncer por ressonância magnética? (Selecione TODAS as aplicáveis).
   A. Rastreio para paciente com risco vitalício superior a 10% e sem fatores de risco adicionais.
   B. Avaliação de paciente com câncer de mama recentemente diagnosticado.
   C. Avaliação de paciente com adenocarcinoma axilar metastático e um primário desconhecido.
   D. Avaliação da integridade do implante salino.
   E. Avaliação da resposta do câncer de mama à quimioterapia neoadjuvante.

3. Quanto às características de realce cinético dinâmico dos achados da investigação por imagens da ressonância magnética, qual das afirmações a seguir é a MELHOR resposta?
   A. A primeira fase pós-contraste do exame deverá ser adquirida nos primeiros dois minutos após a injeção.
   B. Há três fases principais da curva tempo-intensidade: inicial, de pico e retardada.
   C. Uma lesão com realce rápido na fase inicial e *washout* no realce da fase retardada é suspeita e deverá sofrer biópsia.
   D. Uma lesão com realce médio na fase inicial e persistente na fase retardada é benigna.
   E. Uma lesão que não atinge a cinética do limiar de realce de 50% é benigna.

## Respostas e Explicações

### *Pergunta 1*

**A. Correta!** A história de radioterapia à esquerda. O artefato de susceptibilidade de grampos cirúrgicos está presente na mama esquerda posterolateral nessa paciente com história de lumpectomia esquerda e radioterapia. O realce à direita corresponde ao realce parenquimatoso normal de fundo (BPE). É sabido que a radioterapia reduz a quantidade de BPE.

### *Outras escolhas e discussões*

**B.** Embora o câncer de mama inflamatório possa se apresentar como espessamento e realce trabecular assimétrico, não há evidência de aumento da mama ou de realce da pele nessa paciente.

**C.** BPE depende de vários fatores, um dos quais são os hormônios. Embora a presença de hormônios exógenos possa aumentar o BPE, isso resulta, tipicamente, em variação bilateral e simétrica.

**D.** Similarmente à influência de hormônios exógenos, o ritmo do ciclo menstrual pode afetar a quantidade de BPE. Entretanto, essa flutuação seria tipicamente simétrica. O momento ideal para o exame de imagem com a menor quantidade de BPE é aquele durante a fase folicular do ciclo (dias 7 a 15).

**E.** Não há estudos que demonstrem que a lateralidade da injeção de contraste afete a quantidade de realce na mama.

### *Pergunta 2*

**B. Correta!** As diretrizes de prática da Current National Comprehensive Cancer Network recomendam que uma investigação por imagens de ressonância magnética da mama (MRI) pode ser considerada para avaliar a extensão da doença em uma paciente com câncer de mama diagnosticado recentemente.

**C. Correta!** Em pacientes com câncer de mama oculto na mamografia e com adenocarcinoma metastático axilar comprovado por biópsia, a MRI bilateral da mama pode descobrir a lesão primária em cerca de 60 a 70% dos casos.

**E. Correta!** Os resultados do estudo do American College of Radiology Imaging Network (ACRIN 6657) mostraram que os achados da MRI são prognosticadores mais fortes de resposta patológica da quimioterapia neoadjuvante e de carga residual de câncer que os da avaliação clínica.

### *Outras escolhas e discussões*

**A.** A American Cancer Society recomenda atualmente o uso da MRI de mama de rastreio para pacientes com risco vitalício superior a 20% para câncer de mama. Em uma população de pacientes de alto risco, a MRI combinada com a mamografia tem sensibilidade mais alta (92,7%) que a combinação de ultrassom e de mamografia (52%).

**D.** A MRI bilateral de mama pode avaliar a integridade do implante de *silicone*. As complicações do implante salino são geralmente aparentes no exame clínico e o soro fisiológico é reabsorvido no corpo.

### *Pergunta 3*

**A. Correta!** A primeira fase pós-contraste do exame deverá ser adquirida nos primeiros dois minutos após a injeção. O exame de imagem após esse tempo resultará em perda do realce de pico da lesão.

### *Outras escolhas e discussões*

**B.** As curvas de intensidade de tempo são divididas em duas fases: a "fase inicial" com imagens adquiridas dentro dos primeiros dois minutos após a injeção, e a "fase retardada" com imagens adquiridas após os primeiros dois minutos ou realce máximo. Em geral, esse realce máximo geralmente ocorre após dois a três minutos da injeção.

**C.** Embora o tipo mais suspeito de realce cinético seja o realce inicial rápido com *washout* ou imagens retardadas, existem achados benignos (p. ex., linfonodos) que apresentam as mesmas características de realce. Por isso, as características morfológicas deverão ser examinadas antes que se faça a recomendação de biópsia.

**D.** A cinética é útil na avaliação de qualquer lesão (realce de foco, massa, não massa). Entretanto, um perfil de aprimoramento cinético benigno não deverá dissuadir mais um exame minucioso para um realce morfologicamente suspeita de massa ou não massa.

**E.** O limiar de realce para ferramentas de análise com auxílio de computadores pode ser selecionado pelo radiologista que interpreta as imagens e fica geralmente entre um aumento de 50 e 100% em intensidade de sinal a partir da base até o primeiro estudo pós-contraste. A ausência de um achado morfologicamente suspeito para atingir características cinéticas do limiar não comprova benignidade.

## Leituras Sugeridas


Berg WA. Tailored supplemental screening for breast cancer: what now and what next? Am J Roentgenol 2009;192:390–399

Brenner RJ. Evaluation of breast silicone implants. Magn Reson Imaging Clin N Am 2013;21:547–560

de Bresser J, de Vos B, van der Ent F, Hulsewé K. Breast MRI in clinically and mammographically occult breast cancer presenting with an axillary metastasis: a systematic review. Eur J Surg Oncol 2010;36:114–119

Hylton NM, Blume JD, Bernreuter WK, et al. Locally advanced breast cancer: MR imaging for prediction of response to neoadjuvant chemotherapy—results from ACRIN 6657/I-SPY TRIAL. Radiology 2012;263:663–672


### Melhores Dicas

- A American Cancer Society recomenda, atualmente, o uso da MRI de mama para rastreio de pacientes com risco de câncer de mama vitalício superior a 20%.
- A quantidade de BPE é influenciada por fatores hormonais e pode flutuar, dependendo do ciclo menstrual e de estrogênios exógenos.
- Uma curva de realce cinético benigno é reconfortante. Entretanto, essas características não se sobrepõem a características morfológicas suspeitas quando se avalia uma lesão.

# Elementos Essenciais 6

## ■ Caso

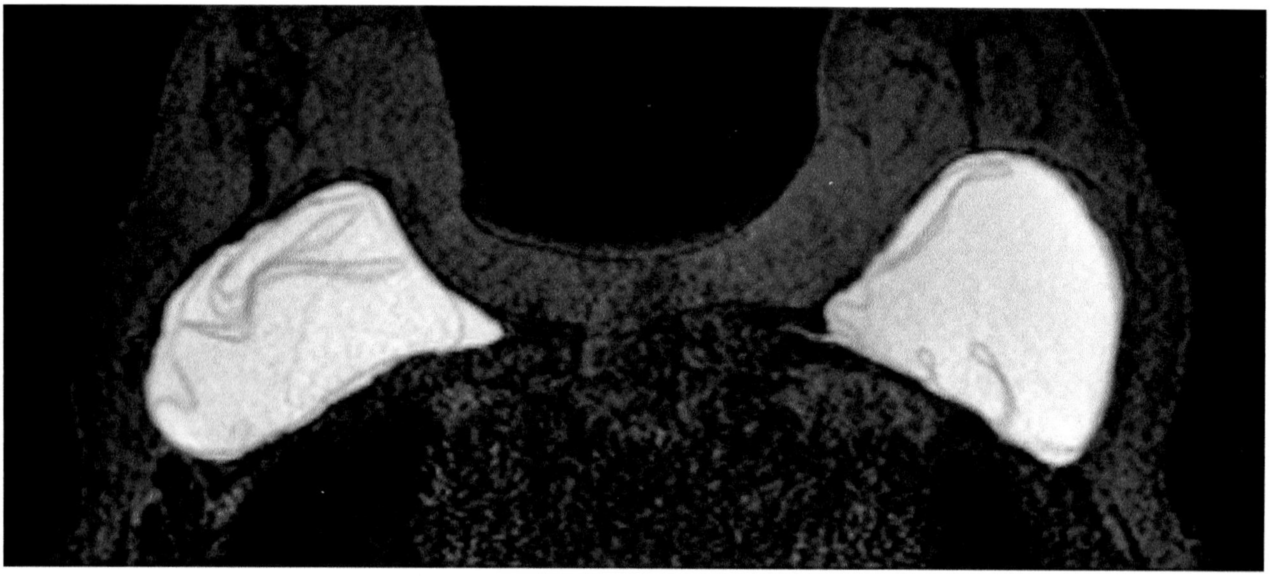

## ■ Perguntas

1. Quanto à investigação por imagens de ressonância magnética bilateral de mama realizada para avaliação de implante de silicone, qual das descrições a seguir é mostrada?
   A. Implantes normais intactos com pregas radiais complexas bilaterais.
   B. Ruptura intracapsular à esquerda e ruptura extracapsular à direita.
   C. Ruptura intracapsular bilateral.
   D. Ruptura extracapsular bilateral sem ruptura intracapsular.
   E. Ruptura bilateral intra e extracapsular.

2. Quanto a implantes de mama de silicone, qual das afirmações a seguir é a *melhor* resposta?
   A. Implantes de silicone são perigosos e aumentam o risco de desenvolvimento de câncer de mama.
   B. A mamografia é útil na avaliação de ruptura de implante de silicone capsular.
   C. A investigação por imagens de ressonância magnética da mama é a modalidade de exames de imagem de segunda-linha para avaliar uma complicação de implante de silicone.
   D. A presença de implantes de mama reduz a sensibilidade mamográfica de detecção de câncer de mama.
   E. Uma sequência padrão ponderada em T2 deverá ser usada para avaliar uma complicação de implante de silicone.

3. Quanto às complicações de implante de silicone, qual das afirmações a seguir é a *melhor* resposta?
   A. O exame por imagens de ressonância magnética da mama deverá ser realizado anualmente para avaliar complicações de implante de silicone em pacientes assintomáticas.
   B. A ruptura extracapsular só pode ocorrer quando a cápsula do implante estiver em colapso total.
   C. A herniação do implante implica a ruptura intracapsular subjacente.
   D. As pregas radiais geralmente podem ser rastreadas de volta até a cápsula do implante, enquanto as pregas de uma ruptura em colapso estão separadas da cápsula.
   E. Granulomas de silicone têm a mesma intensidade de sinal de T2 em imagens sem água que o gel de silicone dentro dos implantes.

## Respostas e Explicações

*Pergunta 1*

**C. Correta!** Existe ruptura intracapsular bilateral. Existe um sinal "linguine"[1] à direita, que indica colapso completo da concha do implante de silicone e tanto um sinal "linguine" (medial) como "*keyhole*" (buraco de fechadura) ou "*teardrop*" (lágrima) (posterior) à esquerda. O sinal de fechadura indica gel de silicone fora da concha do implante, mas ainda contido dentro da cápsula fibrosa.

*Outras escolhas e discussões*

**A.** Pregas radiais são desdobramentos normais da concha do implante, e podem imitar ruptura intracapsular quando complexas. Entretanto, neste caso, existe uma descontinuidade bilateral da cápsula do implante (com colapso parcial do implante direito).

**B.** Não há evidência de ruptura extracapsular (silicone dentro do tecido mamário ao redor) ou de silicone dentro dos linfonodos nessa imagem.

**D.** Não há evidência de ruptura extracapsular.

**E.** Deve haver ruptura intracapsular (defeito na concha de implante de silicone) para que a ruptura extracapsular esteja presente (rasgada na cápsula fibrosa ao redor do implante).

*Pergunta 2*

**D. Correta!** Em um estudo que avaliou o efeito do aumento da mama na precisão da mamografia e das características do câncer, a sensibilidade da mamografia de rastreio foi inferior nas mulheres que tinham aumento das mamas que naquelas sem aumento. Entretanto, os fatores prognósticos (estádio do tumor, *status* nodal e *status* do receptor de estrogênio) foram semelhantes.

*Outras escolhas e discussões*

**A.** Não há evidência que mostre relação de causa ou efeito entre implantes de mama de silicone e o desenvolvimento de câncer de mama.

**B.** Com a ruptura intracapsular, a concha (ou envelope) do implante fica defeituosa. Entretanto, a cápsula fibrosa que o corpo cria e envolve o implante ainda está intacta. Por isso, se houver ruptura intracapsular do implante de silicone, a investigação por imagens de ressonância magnética será superior à mamografia para fins de detecção.

**C.** As recomendações do fabricante aprovadas pela Food and Drug Administration apoiam a investigação por imagem por ressonância magnética como a modalidade de exame por imagens de primeira linha na avaliação de uma complicação de implante de silicone.

**E.** O gel de silicone tem intensidade de sinal de T2 que é mais alto que ode gordura, mas inferior ao da água. Por isso, para avaliar realmente um extravasamento de silicone ou cercando a concha do implante ou dentro da mama, é melhor usar uma sequência padrão ponderada em T2 que elimine tanto a gordura quanto a água.

[1]N do T.: macarrão, espaguete achatado.

*Pergunta 3*

**D. Correta!** Geralmente, as pregas radiais podem ser rastreadas de volta para a cápsula do implante, enquanto as pregas de uma ruptura em colapso estão separadas da cápsula. Traçar a origem das pregas radiais para a superfície interna da cápsula do implante é a chave para distinguir pregas radiais complexas de ruptura intracapsular.

*Outras escolhas e discussões*

**A.** Mulheres assintomáticas com implantes são aconselhadas a se submeterem a uma MRI para verificar a ruptura do implante três anos após a colocação e a cada dois anos daí em diante, embora alguns autores acreditem que isso seja muito frequente e sugiram períodos de 10 anos para pacientes sem história de câncer de mama.

**B.** A ruptura intracapsular pode ser estadiada com base na extensão da deflação, variando de não colapsada para totalmente em colapso. A ruptura extracapsular pode ocorrer durante qualquer um desses estádios.

**C.** O termo herniação é usado quando a concha do implante é extrudada pela cápsula fibrosa que cerca o implante. Implantes com herniação podem, não necessariamente, apresentar uma ruptura, mas a herniação realmente implica um enfraquecimento/defeito focalizado naquela área.

**E.** Tanto granulomas de silicone quanto silicone dentro de linfonodos apresentam intensidade de sinal mais baixo em sequências sem água ponderadas em T2 que o gel de silicone puro. Isso se deve ao crescimento do tecido para dentro e à proporção de linfonodos para silicone dentro dos nodos, respectivamente.

## Leituras Sugeridas

Middleton MS. MR evaluation of breast implants. Radiol Clin North Am 2014;52:591–608

Miglioretti DL, Rutter CM, Geller BM, et al. Effect of breast augmentation on the accuracy of mammography and cancer characteristics. JAMA 2004;291:442–450

Wiedenhoefer JF, Shahid H, Dornbluth C, Otto P, Kist K. MR imaging of breast implants: useful information for the interpreting radiologist. Appl Radiol 2015;44(10):18–24

### Melhores Dicas

- Ruptura de um implante salino é um diagnóstico clínico.
- Há dois tipos principais dc ruptura de implante de silicone: intracapsular, que descreve uma quebra na concha de implante do silicone; e extracapsular, que ocorre quando há quebra tanto na concha do implante quanto na cápsula fibrosa.
- Pregas radiais complexas podem imitar ruptura intracapsular. Traçar as pregas de volta à cápsula do implante ajuda a diferenciar as duas.

# Elementos Essenciais 7

## Caso

Mulher de 40 anos apresenta-se para mamografia básica de rastreio.

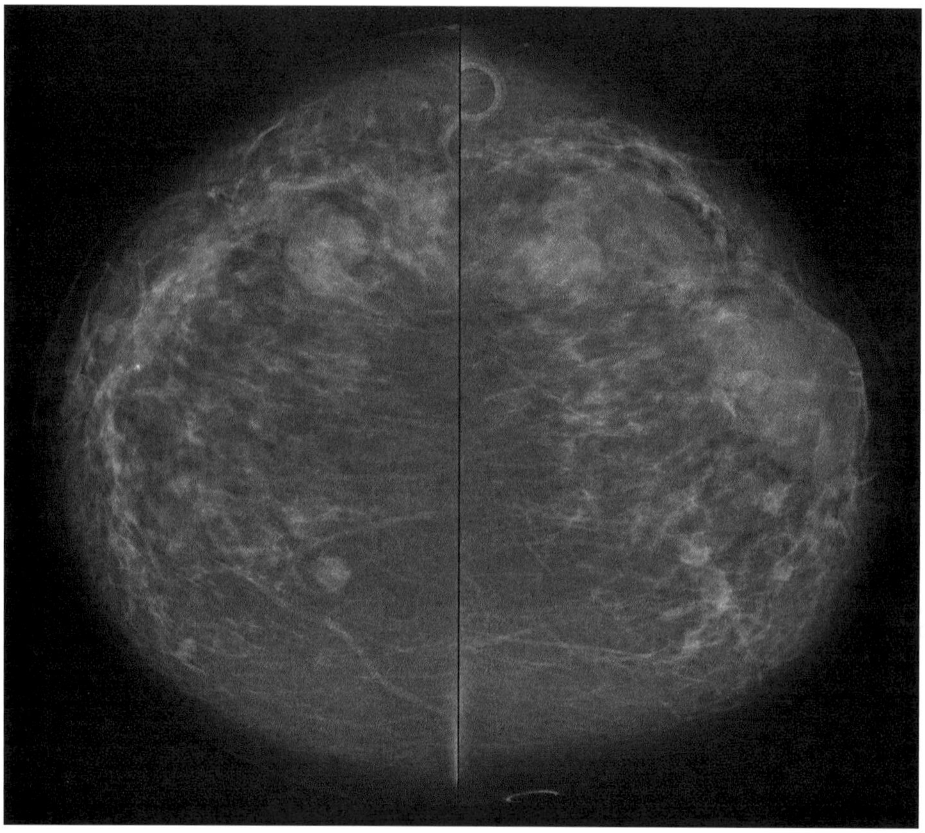

## Perguntas

1. Quanto aos achados na investigação por imagens, qual das afirmações a seguir é a MELHOR resposta?
   A. BI-RADS 6. Os achados da investigação por imagem são coerentes com câncer de mama multicêntrico.
   B. BI-RADS 0. Recomendam-se incidências de compressão pontual e ultrassonografia para confirmação.
   C. BI-RADS 4. Recomenda-se biópsia da massa que se apresenta mais suspeita.
   D. BI-RADS 3. Provavelmente massas benignas. Recomenda-se acompanhamento após pequeno intervalo.
   E. BI-RADS 2. Os achados no exame de imagem são benignos. Recomenda-se acompanhamento após intervalo normal.

2. Quanto a massas bilaterais com aspecto benigno, qual das afirmações é a correta?
   A. O diagnóstico exige pelo menos duas massas, uma em cada mama.
   B. Massa redonda ou oval com bordas indistintas cumpre com os critérios diagnósticos.
   C. Os achados do exame por imagens ainda são considerados benignos mesmo quando existe caroço palpável.
   D. Massa com aparência distintamente diferente das outras justifica exame minucioso para diagnóstico.
   E. Existe risco aumentado associado de câncer de mama.

3. A mamografia de rastreio básico demonstra calcificações bilaterais. Sobre as calcificações, qual das afirmações é a correta?
   A. Calcificações "*tram track*" (aparência de trilhos de bonde) são suspeitas.
   B. Grandes calcificações semelhantes a bastonetes, irradiando-se em direção ao mamilo são suspeitas.
   C. Grupos de aparência similar de calcificações bilaterais grosseiras heterogêneas são considerados suspeitos.
   D. Calcificações difusas puntiformes e redondas são benignas.
   E. Calcificações de borda são suspeitas.

## Respostas e Explicações

### *Pergunta 1*

**E. Correta!** BI-RADS 2. Os achados mamográficos são clássicos para massas bilaterais com aparência benigna. Recomenda-se acompanhamento normal regular.

### *Outras escolhas e discussões*

Os achados por imagens são mais coerentes com massas bilaterais de aparência benigna. Não há evidência mamográfica de malignidade. Não há necessidade de mais investigação, o acompanhamento a curto prazo não é necessário e não há indicação para biópsia.

### *Pergunta 2*

**D. Correta!** De modo geral, massas bilaterais com aparência benigna deverão parecer semelhantes. A massa com aparência distintamente diferente das outras justifica exame minucioso para diagnóstico.

### *Outras escolhas e discussões*

**A.** O diagnóstico exige, pelo menos, três massas, com pelo menos uma localizada em cada mama.

**B.** Massa redonda ou oval com bordas circunscritas atingem os critérios diagnósticos. Massa com bordas indistintas justificam exame minucioso para diagnóstico.

**C.** Um caroço palpável exige exame minucioso dedicado para diagnóstico, mesmo que haja massas bilaterais com aparência benigna.

**E.** Não há aumento no risco de malignidade.

### *Pergunta 3*

**D. Correta!** Calcificações redondas e puntiformes difusas são consideradas benignas. Essas calcificações geralmente representam mudança fibrocística. BI-RADS 2.

As outras escolhas são todas calcificações benignas. As calcificações vasculares são conhecidas por sua aparência em trilhos de bonde. Calcificações com secreção têm aparência grande e semelhante a bastonetes, com extensão em direção ao mamilo. Grupos de calcificações heterogêneas e grosseiras que parecem similares bilateralmente em geral representam alteração fibroadenomatoide. Cistos oleosos demonstram calcificação de borda clássica.

## Leituras Sugeridas

Berg WA. Multiple bilateral similar findings. Statdx. http://www.statdx.com. Accessed February 2016

Leung JW, Sickles EA. Multiple bilateral masses detected on screening mammography: assessment of need for recall imaging. Am J Roentgenol 2000;175(1):23–29

### Melhores Dicas

- Massas bilaterais com aparência benigna representam mais usualmente cistos e/ou fibroadenomas.
- Massas bilaterais com aparência benigna são conhecidas como flutuantes no tamanho (aumentam e diminuem) em razão do desenvolvimento e da regressão de cistos com o tempo.
- Uma avaliação benigna para massas bilaterais com aparência benigna pode ser oferecida em uma mamografia de rastreio básico.

# Elementos Essenciais 8

## ■ Caso

Homem de 38 anos apresenta-se com caroço na mama esquerda.

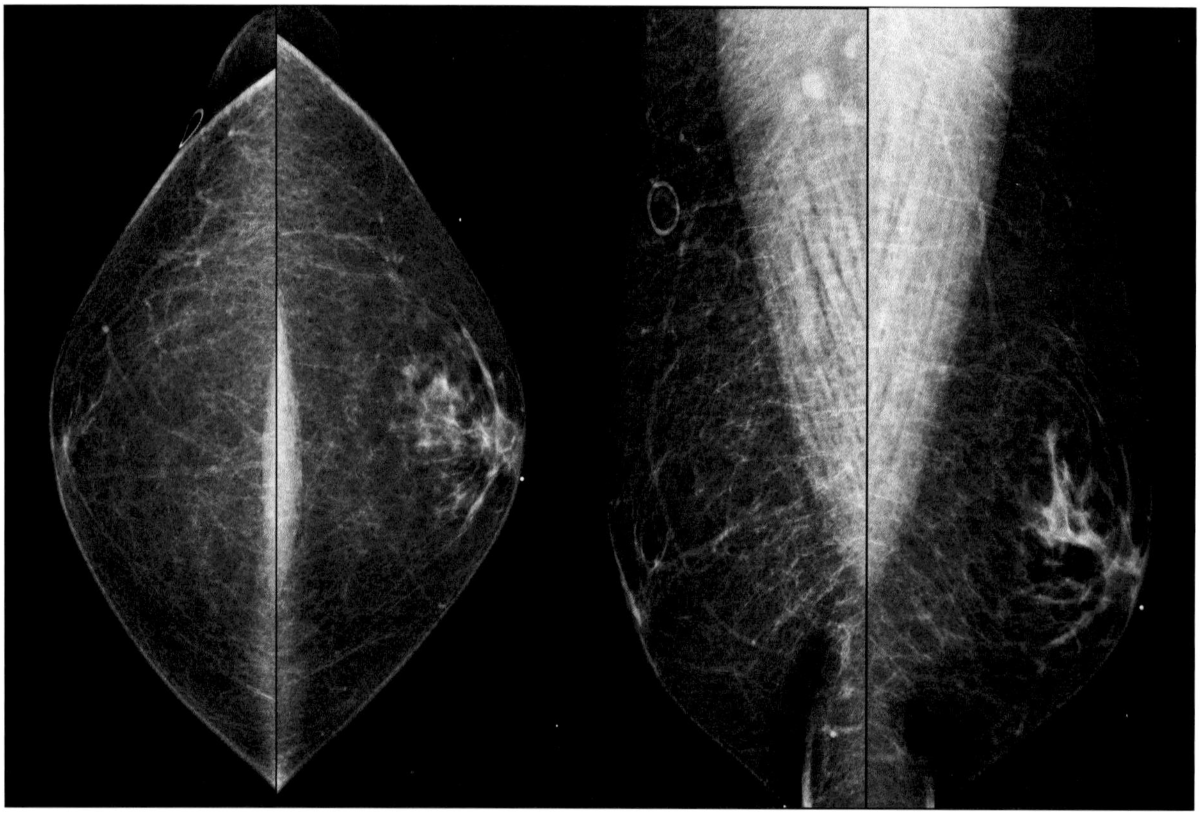

## ■ Perguntas

1. Quanto aos achados nas imagens, qual das afirmações a seguir é a MELHOR resposta?
   A. Existe massa espiculada irregular na região retroareolar esquerda.
   B. Um ultrassom direcionado é necessário para confirmar o diagnóstico.
   C. A ginecomastia palpável é altamente suspeita para malignidade. Recomenda-se biópsia.
   D. A ginecomastia unilateral provavelmente é benigna. Recomenda-se acompanhamento cada seis meses.
   E. O exame minucioso por imagens-padrão começa com um mamograma diagnóstico bilateral.

2. Quanto à ginecomastia, qual das afirmações é a correta?
   A. A pseudoginecomastia se refere à ginecomastia assintomática.
   B. A ginecomastia fisiológica tem distribuição trimodal por idade.
   C. A ginecomastia dendrítica é o padrão mais prematuro e é reversível.
   D. A ginecomastia atípica ocorre excêntrica à região retroareolar.
   E. A ginecomastia nodular tem margem convexa circunscrita posteriormente.

3. Sobre câncer de mama masculino, qual das afirmações a seguir é correta?
   A. Um total de 15% de todos os cânceres de mama ocorre em homens.
   B. O câncer de mama masculino geralmente é assintomático.
   C. O câncer de mama masculino geralmente se apresenta em estádio precoce.
   D. O câncer de mama masculino mais comum é o carcinoma ductal *in situ*.
   E. O aumento no risco de câncer de mama masculino está associado ao BRCA2 e à síndrome de Klinefelter.

## Respostas e Explicações

*Pergunta 1*

**E. Correta!** Embora a área de preocupação clínica possa ser unilateral, uma mamografia bilateral diagnóstica é recomendada para permitir comparação com o lado contralateral.

*Outras escolhas e discussões*

**A.** Esta é uma densidade retroareolar em forma de chama, coerente com ginecomastia. Não há massa espiculada irregular.

**B.** Os achados mamográficos são o argumento decisivo para o diagnóstico. O ultrassom não é necessário.

**C.** A ginecomastia não tem risco de malignidade mesmo que seja sintomática.

**D.** A ginecomastia uni e bilateral é benigna. Não há necessidade de investigações complementares por imagem.

*Pergunta 2*

**B. Correta!** A ginecomastia fisiológica tem distribuição trimodal por idade. Os neonatos podem desenvolver ginecomastia de hormônios maternos em níveis elevados, enquanto os pacientes na pré-puberdade e em idade avançada podem desenvolver o problema decorrente de desequilíbrios hormonais.

*Outras escolhas e discussões*

**A.** A pseudoginecomastia se refere à dilatação da mama em razão da deposição de gordura extra. Ao contrário, a ginecomastia é causada por hiperplasia ductal benigna e proliferação do estroma.

**C.** A ginecomastia nodular é o padrão precoce reversível (duração inferior a 1 ano). A ginecomastia dendrítica é um padrão crônico irreversível (duração superior a 1 ano). A ginecomastia difusa resulta de estrogênio exógeno.

**D.** A ginecomastia *só* ocorre na região retroareolar. Qualquer achado excêntrico ao mamilo é suspeito e justifica investigação adicional por imagens com possível biópsia para excluir malignidade.

**E.** A ginecomastia nodular deverá, ainda, ter tecido em forma de chama posteriormente que enfraquece na gordura adjacente. Uma margem convexa posterior é suspeita e justifica investigação adicional por imagens com possível biópsia para excluir malignidade.

*Pergunta 3*

**E. Correta!** O risco aumentado de câncer de mama masculino está associado ao BRCA 2 e à síndrome de Klinefelter.

As outras escolhas são todas incorretas. O câncer de mama masculino responde por 1% de todos os cânceres de mama, geralmente presente com um caroço na mama e, mais frequentemente, se apresenta na idade avançada. O câncer de mama masculino mais comum é o carcinoma ductal invasivo.

## Leituras Sugeridas

Appelbaum AH, Evans GF, Levy KR, et al. Mammographic appearances of male breast disease. Radiographics 1999;19:559

Yang Wei Tse. Gynecomastia. Statdx. http://www.statdx.com. Accessed January 2016

### Melhores Dicas

- A ginecomastia pode-se apresentar, clinicamente, com um caroço da mama retroareolar ou dor.
- O exame minucioso por imagens para ginecomastia começa com mamografia diagnóstica bilateral.
- Em homens adultos, o ultrassom é indicado se os achados mamográficos são indeterminados ou suspeitos.

# Elementos Essenciais 9

## ■ Caso

Senhora de 68 anos apresenta-se com um novo caroço na mama esquerda. Foi realizada uma ultrassonografia direcionada.

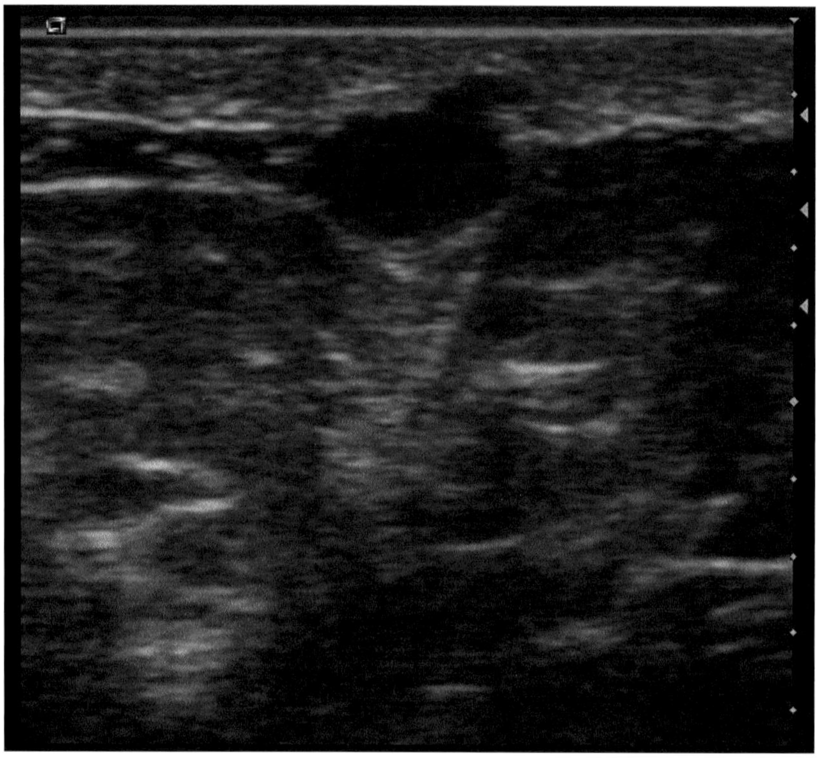

## ■ Perguntas

1. Qual avaliação e recomendação estão corretas?
   A. Coleção de fluido em relação a abscesso. BI-RADS 4. Recomenda-se aspiração.
   B. Massa sólida complexa. BI-RADS 5. Recomenda-se biópsia por ultrassom.
   C. Hematoma em evolução. BI-RADS 3. Provavelmente benigno. Recomenda-se acompanhamento.
   D. Massa sólida nova e palpável. Bi-RADS 4. Recomenda-se biópsia por ultrassom.
   E. Massa de pele benigna. Bi-RADS 2. Retornar ao programa de rastreio de rotina.

2. Quanto aos achados no exame por imagens, qual das afirmações é correta?
   A. A massa de pele deverá aparecer anecoica para ser considerada benigna.
   B. A massa de pele benigna pode-se apresentar com borda não circunscrita.
   C. Uma cauda de pele detectada no ultrassom confirma cisto epidermoide ou sebáceo.
   D. Um sinal dérmico de garra, se presente, sugere que a massa causou retração da pele.
   E. A biópsia de cistos epidermoides deverá ser evitada em razão dos altos índices de discordância.

3. Quanto aos achados cutâneos na mamografia, qual das afirmações a seguir está correta?
   A. Achados cutâneos não são confiavelmente detectados na tomossíntese.
   B. Imagens tangenciais são incidências especiais para determinar se um achado está na pele.
   C. Massa de pele benigna na mamografia não deverá demonstrar calcificações.
   D. Um sinal de halo na mamografia sugere que a massa tem edema ao redor.
   E. Calcificações dérmicas deverão formar camadas em incidência lateral diagnóstica verdadeira.

## Respostas e Explicações

*Pergunta 1*

**E. Correta!** BI-RADS 2. Os achados no estudo de imagens são coerentes com cisto de inclusão sebáceo ou epidermoide. Esses cistos são indistinguíveis na investigação por imagens e conhecidos como massas de pele benignas. A recomendação apropriada é retornar à triagem.

*Outras escolhas e discussões*

**A.** Não existe abscesso. A aspiração é desnecessária.

**B.** Não há componente complexo ou sólido. A biópsia não é indicada.

**C.** Não há hematoma. O exame por imagens para acompanhamento não é justificado.

**D.** Trata-se de massa de pele benigna. A biópsia por ultrassom é desnecessária.

*Pergunta 2*

**C. Correta!** Às vezes, um cisto epidermoide ou sebáceo demonstrará uma cauda de pele no ultrassom. Essa cauda é um folículo piloso obstruído que se estende desde a epiderme até a massa e é indicativo de um cisto epidermoide ou sebáceo. Transdutores de alta frequência, coxins de suporte ou um monte de gel podem melhorar a detecção.

*Outras escolhas e discussões*

**A.** A massa de pele benigna pode ter ecogenicidade variável (aparecendo ecogênica, hipoecoica ou anecoica), dependendo de seu conteúdo interno.

**B.** A massa de pele benigna tem bordas circunscritas. A margem não circunscrita é suspeita e justifica exames de imagem complementares ou biópsia.

**D.** Um sinal dérmico de garra indica massa de origem dérmica. Quando observado, a linha dérmica posterior se envolverá em torno da margem posterior da massa de pele.

**E.** A biópsia de cistos epidermoides geralmente é evitada por causa do risco de uma reação inflamatória complicada. Se a remoção for desejada, então, recomenda-se consulta dermatológica ou cirúrgica.

*Pergunta 3*

**B. Correta!** Uma grade alfanumérica é usada para colocar um BB sobre o achado. A seguir, são obtidas incidências com ampliação tangencial para se determinar se o achado está dentro da pele.

*Outras escolhas e discussões*

**A.** A tomossíntese demonstra confiavelmente achados de pele ou na tangente dentro da própria pele ou mostrando-os na pele, nas fatias de imagem inicial ou final.

**C.** Um total de 20% de cistos epidermoides ou sebáceos demonstra calcificações.

**D.** Um sinal de halo é um achado de pele (ou seja, nevo pigmentoso) cercado de ar.

**E.** Calcificações dérmicas são brilhantes e centradas e, com frequência, localizadas na cauda paraesternal, axilar e nas áreas de pregas inframamárias. Leite ou calcificações de cálcio formam camadas em incidências laterais diagnósticas verdadeiras.

## Leituras Sugeridas

Berg, WA. Skin localization, breast. Statdx. http://www.statdx.com. Accessed January 2016

Giess, CS, Raza S, Birdwell RL. Distinguishing breast skin lesions from superficial breast parenchymal lesions: diagnostic criteria, imaging characteristics and pitfalls. Radiographics 2011;31(7):1959–1972

### Melhores Dicas

- Massa de pele em paciente com história de câncer justifica maior suspeita porque ela pode representar doença metastática na pele ou recorrência local.
- Massa de pele indeterminada não deverá ser acompanhada com vigilância por exames de imagem, mas submetida à biópsia para histologia definitiva.
- Um cisto sebáceo ou epidermoide, infectado ou inflamado, apresenta vascularidade periférica aumentada no ultrassom. O tratamento inclui acompanhamento clínico e, se indicada, terapia antibiótica oral.

# Elementos Essenciais 10

## Caso

Mulher de 45 anos apresenta-se para mamografia de rastreio.

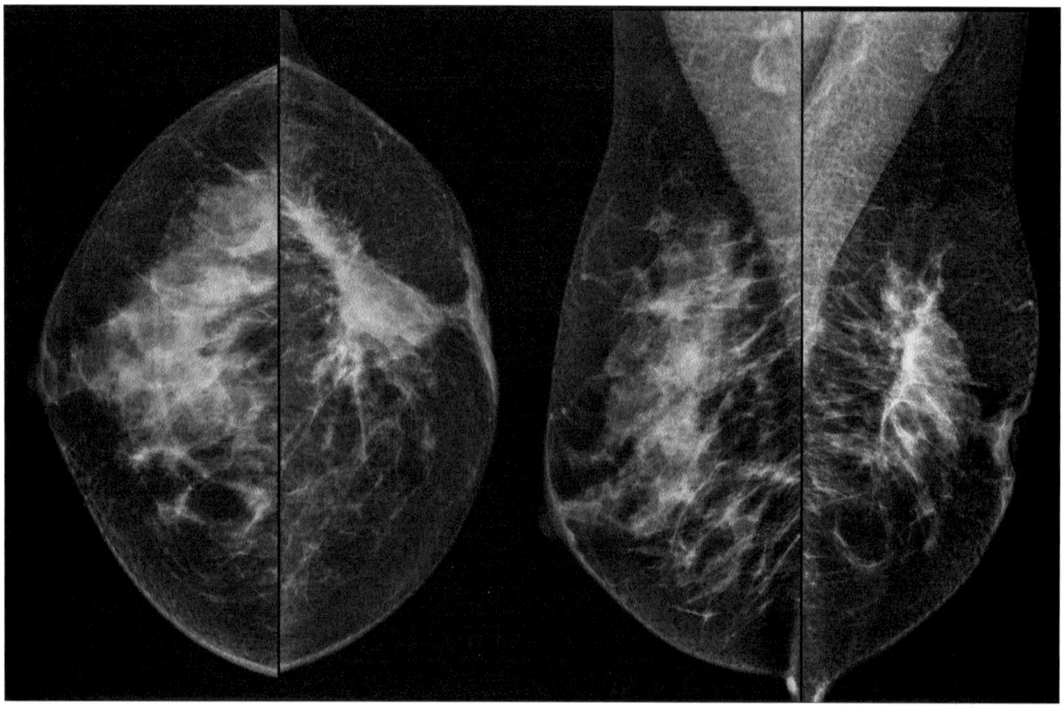

## Perguntas

1. Qual das afirmações seguintes é a avaliação e recomendação corretas?
   A. Bi-RADS 0. Recomenda-se comparação com exame de imagem anterior.
   B. BI-RADS 0. Recomendam-se incidências diagnósticas com ampliação de pontos e ultrassom.
   C. BI-RADS 5. Os achados são altamente suspeitos. Recomenda-se biópsia por ultrassom.
   D. BI-RADS 0. Recomendam-se incidências diagnósticas de compressão pontual e ultrassom.
   E. BI-RADS 0. Recomenda-se uma extensão da investigação por imagens de ressonância magnética da mama com a doença.

2. De acordo com o léxico BI-RADS 2013, ao descrever massa na mamografia, qual das descrições a seguir é a correta?
   A. *Circunscrita* exige pelo menos 75% da margem para ser bem definida.
   B. *Obscurecida* indica mais de 50% da margem não visualizados adequadamente.
   C. *Mal definida* é usado quando a maior parte da margem não está claramente delineada.
   D. *Densidade* de massa pode ser descrita como hipodensa, isodensa ou hiperdensa.
   E. *Nódulo* é um descritor apropriado para descrever a forma de uma massa pequena.

3. De acordo com o léxico BI-RADS 2013, quando se descreve massa no ultrassom qual das seguintes descrições é a correta?
   A. Uma forma *indistinta* descreve massa nem redonda, nem oval.
   B. Bordas no ultrassom são ou *circunscritas* ou não circunscritas.
   C. *Circunscrita* indica que pelo menos 75% da margem é bem definida.
   D. Margem não circunscrita pode ser descrita ainda como lobulada.
   E. Ecogenicidade de massa é descrita em relação ao tecido fibroglandular.

## Respostas e Explicações

*Pergunta 1*

**D. Correta!** BI-RADS 0. Recomendam-se incidências de compressão diagnóstica pontual e ultrassom. A massa detectada no rastreio justifica uma mamografia diagnóstica com incidências de compressão pontual seguida de ultrassom diagnóstico.

*Outras escolhas e discussões*

**A.** Exame de imagens anterior é irrelevante dado o achado suspeito.

**B.** Incidências de ampliação de pontos são usadas para avaliar calcificações. Incidências de compressão pontual são usadas para avaliar massa, distorção de arquitetura, assimetria focalizada e uma assimetria.

**C.** Um exame de rastreio anormal deverá ser processado por BI-RADS 0 porque a investigação adicional por imagens permite a avaliação completa antes da intervenção. Um BI-RADS 5 não deverá ser processada no exame de rastreio.

**E.** Uma extensão da investigação por imagens de ressonância magnética de uma doença de mama é indicada desde que haja malignidade comprovada por biópsia.

*Pergunta 2*

**A. Correta!** Margem circunscrita na mamografia exige pelo menos 75% da margem nitidamente definida.

*Outras escolhas e discussões*

**B.** Margem obscurecida na mamografia indica que mais de 25% da margem não é visualizada adequadamente.

**C.** Mal definido não é um termo do léxico do BI-RADS. Indistinto é o termo apropriado. Há cinco termos desse léxico usados para descrever as bordas de massa na mamografia: circunscrito, obscurecido, microlobulado, indistinto e espiculado.

**D.** Há quatro termos do léxico do BI-RADS usados para descrever a densidade de massa na mamografia: densidade de gordura, baixa densidade, densidade igual e alta densidade.

**E.** Nódulo não é um termo do léxico do BI-RADS. Há três termos desse léxico usados para descrever a forma da massa na mamografia: oval, redonda e irregular.

*Pergunta 3*

**B. Correta!** No ultrassom as bordas são descritas como circunscritas ou não circunscritas.

*Outras escolhas e discussões*

**A.** Uma forma irregular descreve a massa que não é nem redonda nem oval. No ultrassom, as bordas são descritas como circunscritas ou não circunscritas.

**C.** No ultrassom, a margem circunscrita indica que 100% da margem é bem definida. Na mamografia somente 75% precisam ser bem definidos.

**D.** Lobulado não é um termo do léxico do BI-RADS. Há quatro termos nesse léxico que podem ser usados para descrever melhor a margem que não é circunscrita no ultrassom: microlobulada, angular, indistinta e espiculada.

**E.** A ecogenicidade da massa é descrita em relação à gordura mamária.

## Leituras Sugeridas

Ikeda, DM. The Requisites Breast Imaging. Philadelphia, PA: Elsevier; 2004

Mendelson EB, Bohm-Velez M, Berg WA, et al. ACR BIRADS® ultrasound. In: ACR BIRADS® Atlas, Breast Imaging Reporting and Data System. Reston, VA: American College of Radiology; 2013

Sickles, EA, D'Orsi CJ. ACR BIRADS® follow-up and outcome monitoring. In: ACR BIRADS® Atlas, Breast Imaging Reporting and Data System. Reston, VA: American College of Radiology; 2013

Sickles, EA, D'Orsi CJ, Bassett LW, et al. ACR BIRADS® mammography. In: ACR BIRADS® Atlas, Breast Imaging Reporting and Data System. Reston, VA: American College of Radiology; 2013

### Melhores Dicas

- Diagnóstico diferencial para massa espiculada benigna: cicatriz pós-cirúrgica, necrose de gordura, cicatriz radial, adenose esclerosante, fibromatose e tumor de células granulares.
- Diagnóstico diferencial para massa espiculada maligna: carcinoma ductal invasivo, carcinoma invasivo lobular e carcinoma tubular.
- Diagnóstico diferencial de massa redonda maligna: carcinoma ductal invasivo de alto grau, carcinoma mucinoso, carcinoma medular, metástases e carcinoma papilar.

# Com Detalhes 1

## ■ Caso

Que teste é esse e com que frequência ele deve ser realizado?

A. Qualidade de imagem com base em fantasma, diário.
B. Qualidade de imagem com base em fantasma, semanal.
C. Controle de qualidade de processador, diário.
D. Controle de qualidade de processador, semanal.

## ■ As perguntas a seguir pertencem a conceitos físicos para mamografia.

1. Para passar no teste de qualidade de imagem fantasma, qual é o número mínimo de fibras, grupos de partículas e massas que precisam ser visualizados no fantasma ACR?

2. A dose glandular média enviada por uma única incidência craniocaudal de 4,2 cm de espessura, mama comprimida consistindo em 50% de tecido glandular e 50% de adiposo não pode exceder _____.

3. O desfoque de movimento pode ser minimizado por _____ (aumentando ou diminuindo) compressão, _____ (aumentando ou diminuindo) tempo de exposição e _____ (aumentando ou diminuindo) kVp.

4. Com o mesmo kVp, aumentando a mAs irá _____ o contraste do tecido.

5. Com o mesmo mAs, aumentando kVp irá _____ o contraste do tecido.

6. A combinação de alvo e filtro que fornece melhor contraste de imagem para mamas mais delgadas (compressão de 2 a 5 cm) é _____. A combinação de alvo e filtro que fornece o melhor contraste de imagem para mamas mais espessas (5 a 7 cm) é _____.

7. A melhor combinação de alvo e filtro para a mama densa é _____.

8. Verdadeiro ou Falso. Para posicionamento adequado na mamografia, a diferença de medida da linha posterior do mamilo entre uma incidência craniocaudal e uma incidência mediolateral deverá ser de 1 cm ou menos.

9. Mediante o Mammography Quality Standards Act, um relatório escrito e assinado deverá ser fornecido ao provedor de cuidados de saúde dentro de _____ dias do exame; e, se a lesão for BI-RADS (Breast Image Reporting and Data System) categoria 4 ou 5, tentativas razoáveis de comunicação com o provedor de cuidados de saúde devem ser feitas dentro de _____ dias úteis.

10. Verdadeiro ou Falso. Mediante o ACR Practice Parameters for Image Quality in Digital Mammography, a quantidade de luz ambiente (iluminância) deverá ser aproximadamente igual à do nível da iluminância média de uma imagem sendo exibida, geralmente *gama lux* de 20 a 45.

## Respostas e Explicações

**B. Correta!** Essa é uma imagem de fantasma do American College of Radiology (ACR). A qualidade de imagem com base em fantasma deve ser verificada semanalmente.

### *Pergunta 1*

Para passar no teste de qualidade de imagem com base em fantasma, o número mínimo de fibras, grupos de pontos e massas que precisam ser visualizados no fantasma do ACR é de: quatro fibras, três grupos de pontos e três massas.

### *Pergunta 2*

A dose glandular média enviada por uma única incidência craniocaudal de mama comprimida de 4,2 cm de espessura consistindo em 50% de tecido glandular e 50% de tecido adiposo não deve exceder 0,3 rad (3 mGy).

### *Pergunta 3*

O desfoque de movimento pode ser minimizado, aumentando-se a compressão, reduzindo-se o tempo de exposição e aumentando kVp.

### *Pergunta 4*

Com o mesmo kVp aumentando-se mAs irá aumentar o contraste de tecido.

### *Pergunta 5*

Com o mesmo mAs, aumentando-se kVp irá diminuir o contraste de tecido.

### *Pergunta 6*

A combinação de alvo e filtro que fornece melhor contraste de imagem para mamas mais delgadas (compressão de 2 a 5 cm) é Mo/Mo. A combinação que fornece melhor contraste de imagem para mamas mais espessas (5 a 7 cm) é Mo/Mo ou Mo/Rh.

### *Pergunta 7*

A melhor combinação de alvo e filtro para mamas densas é Rh/Rh.

### *Pergunta 8*

**Verdadeiro.** A extensão da linha posterior do mamilo na incidência craniocaudal não deverá ser mais de 1 cm mais curta que a linha posterior no mamilo na incidência oblíqua mediolateral.

### *Pergunta 9*

De acordo com o Mammography Quality Standards Act, um relatório escrito e assinado deverá ser fornecido ao provedor de cuidados de saúde dentro de 30 dias dos dias dos exames; e, se a lesão for BI-RADS categorias 4 ou 5, tentativas razoáveis deverão ser feitas para comunicar o provedor de cuidados de saúde dentro de três dias úteis.

### *Pergunta 10*

**Verdadeiro.** De acordo com o ACR Practice Parameters for Image Quality in Digital Mammography, a quantidade de luz ambiente (iluminância) deverá ser aproximadamente igual à do nível de iluminância média de uma imagem clínica sendo exibida, geralmente gama lux de 20 a 45.

## Leituras Sugeridas

American College of Radiology. ACR-AAPM-SIIM Practice Parameter for Determinants of Imaging Quality in Digital Mammography. http://www.acr.org/~/media/ACR/Documents/PGTS/guidelines/Image_Quality_Digital_Mammo.pdf. Accessed December 23, 2015

American College of Radiology. ACR Practice Parameter for the Performance of Screening and Diagnostic Mammography. http://www.acr.org/~/media/ACR/Documents/PGTS/guidelines/Screening_Mammography.pdf. Accessed December 23, 2015

### Melhores Dicas

- Para a Qualidade de Imagem Fantasma ACR, lembre-se: 4, 3, 3 fibras, pontos, massas (Four Fibers – Quatro Fibras).
- A dose glandular média no fantasma do ACR por incidência é de 3 mGy.
- O posicionamento adequado na mamografia inclui o mamilo de perfil em pelo menos uma incidência de cada mama e a musculatura peitoral se estendendo na ou abaixo da linha posterior do mamilo.

# Com Detalhes 2

## ■ Caso

Uma senhora de 45 anos submete-se à biópsia estereotáxica das calcificações a seguir. O exame patológico revela hiperplasia ductal atípica (ADH). Qual das afirmações a seguir é correta sobre concordância e recomendação radiológico-patológica?

A. Concordante, recomenda-se mamografia de rastreio de rotina.
B. Concordante, recomenda-se biópsia cirúrgica de excisão.
C. Discordante, recomenda-se biópsia cirúrgica de excisão.
D. Discordante; recomenda-se exame por imagens de ressonância magnética bilateral de mama.

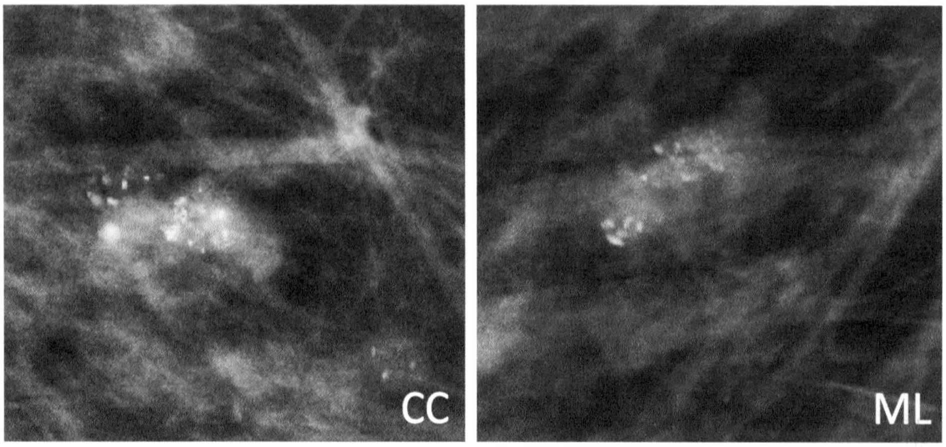


## ■ As perguntas a seguir dizem respeito à concordância radiológico-patológica de lesões de alto risco.

1. Verdadeiro ou Falso. A sensibilidade da biópsia com agulha grossa para uma lesão de mama depende do tipo de dispositivo e da amostragem da lesão.

2. Lesões consideradas de "alto risco" em investigação por imagem da mama incluem: _____

3. Verdadeiro ou Falso. Todas as lesões de "alto risco" encontradas por biópsia de agulha grossa deverão ser submetidas à excisão cirúrgica em razão do risco de malignidade subjacente.

4. Verdadeiro ou Falso. Existem variantes de carcinoma lobular *in situ* (LCIS) que podem ter comportamento mais agressivo que o da hiperplasia lobular atípica clássica ou LCIS.

5. Verdadeiro ou Falso. Papilomas com atipia na biópsia de agulha grossa deverão ser submetidos à biópsia de excisão cirúrgica.

6. Verdadeiro ou Falso. A cicatriz radial e a lesão esclerosante complexa têm a mesma histologia, diferindo somente pelo tamanho.

7. Verdadeiro ou Falso. A biópsia com agulha grossa revelando alterações nas células colunares sem atipia precisa de biópsia de excisão cirúrgica.

8. Dois grupos diferentes de calcificação foram submetidos à biópsia revelando lesões de alto risco: um grupo de calcificações amorfas e um grupo de calcificações lineares finas. Qual é o mais provável de evoluir para carcinoma ductal *in situ* mediante biópsia de excisão?

9. Tradicionalmente, as cicatrizes radiais (ou lesões esclerosantes complexas) descobertas na biópsia com agulha grossa têm, subsequentemente, biópsia de excisão cirúrgica em decorrência de sua semelhança com _____ no exame de imagens.

10. Verdadeiro ou Falso. A biópsia estereotáxica de calcificações heterogêneas grosseiras revela alteração fibroadenomatoide. Isso é concordante.

## Respostas e Explicações

**B. Correta!** As imagens mostram um grupo de calcificações heterogêneas amorfas e grosseiras. A subestimação de malignidade concorrente para ADH na biópsia com agulha grossa é bem conhecida, e a maioria das instituições recomendaria a biópsia de excisão cirúrgica.

*Pergunta 1*

**Verdadeiro.** A sensibilidade da biópsia de agulha grossa para uma lesão de mama depende do tipo de dispositivo (mola carregada *versus* assistida a vácuo), calibre da agulha e extensão da amostragem. Considerações adicionais incluem processamento da amostra e avaliação patológica.

*Pergunta 2*

Lesões de alto risco em exames de mama por imagens incluem ADH hiperplasia lobular atípica, carcinoma lobular *in situ* (LCIS), atipia epitelial plana, cicatriz radial e papiloma.

*Pergunta 3*

**Falso.** Há controvérsia sobre se todas as lesões caracterizadas como "alto risco", como os papilomas, após correlação radiológico-patológica concordante deveriam ser excisadas por cirurgia.

*Pergunta 4*

**Verdadeiro.** Tanto o LCIS com necrose central quanto o LCIS do tipo pleomórfico podem se comportar mais agressivamente que o LCIS clássico. Por isso, a biópsia por excisão cirúrgica é recomendada quando essas variantes estão presentes na biópsia grossa.

*Pergunta 5*

**Verdadeiro.** Existe um consenso geral de que os papilomas com atipia ou papilomas múltiplos na biópsia grossa deverão ser excisados. Entretanto, há controvérsia sobre se papilomas intraductais benignos deveriam se submeter à excisão cirúrgica em pacientes assintomáticos.

*Pergunta 6*

**Verdadeiro.** Tanto a cicatriz radial quanto a lesão esclerosante complexa são usadas para descrever a mesma histologia (área de estroma central com glândulas irradiando-se a partir da lesão central estrelada). Entretanto, as cicatrizes radiais medem < 1 cm, enquanto as lesões esclerosantes complexas medem mais de 1 cm.

*Pergunta 7*

**Falso.** Alterações nas células colunares sem evidência de atipia são benignas e não precisam de intervenção cirúrgica complementar. Entretanto, se houver atipia epitelial plana associada, alguns especialistas em mama recomendam a excisão cirúrgica.

*Pergunta 8*

Calcificações lineares finas e com ramificações possuem valor prognóstico mais alto de evoluírem para carcinoma ductal *in situ* que as calcificações amorfas mediante biópsia de excisão.

*Pergunta 9*

As cicatrizes radiais (ou lesões esclerosantes complexas) na biópsia com agulha grossa passam, subsequentemente, por biópsia de excisão cirúrgica provocada por sua aparência semelhante à do carcinoma tubular nos exames de imagem.

*Pergunta 10*

**Verdadeiro.** A biópsia estereotáxica de calcificações heterogêneas grosseiras revelando alteração fibroadenomatoide é concordante.

## Leituras Sugeridas

Georgian-Smith D, Lawton TJ. Controversies on the management of high-risk lesions at core biopsy from a radiology/pathology perspective. Radiol Clin North Am 2010;48:999–1012

Krishnamurthy S, Bevers T, Kuerer H, Yang WT. Multidisciplinary considerations in the management of high-risk breast lesions. Am J Roentgenol 2012;198:W132–140

### Melhores Dicas

- As recomendações para tratamento de lesões de alto risco na biópsia com agulha grossa dependem da instituição, particularmente para papilomas sem atipia.
- A maioria das instituições recomenda biópsia de excisão cirúrgica para qualquer biópsia grossa que revele atipia.
- Cicatrizes radiais e lesões esclerosantes complexas têm a mesma histologia, diferindo somente pelo tamanho.

# Com Detalhes 3

## ■ Caso

As imagens são fornecidas para um ultrassom portátil de rastreio bilateral negativo. Esse exame e documentação estão completos com base no que foi realizado durante o estudo denominado American College of Radiology Imaging Network (ACRIN) 6666?

A. Sim. Esse é um exame completo.
B. Não. Deveria haver quatro imagens por mama.
C. Não. Deveria haver cinco imagens por mama.
D. Não. Deveria haver nove imagens por mama.

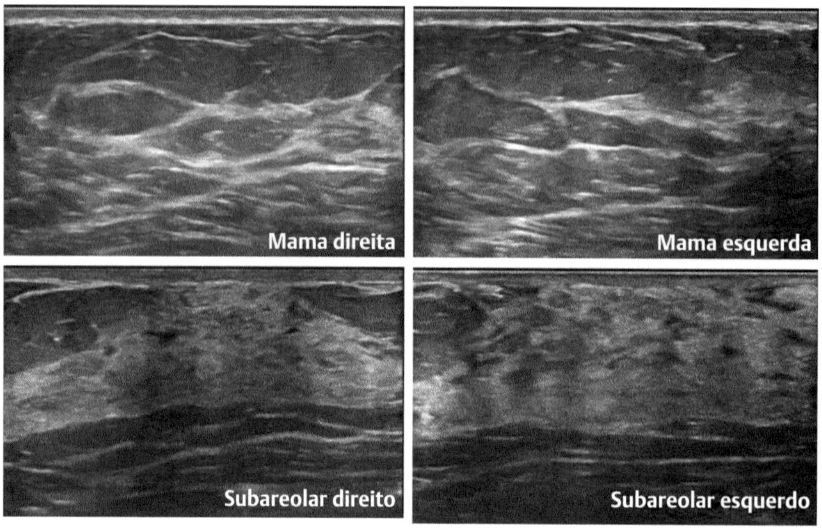


## ■ As perguntas a seguir fazem parte de estudos importantes sobre mamografia, ultrassom total de mamas e tomossíntese.

1. O chamado Digital Mammography Imaging Screening Trial (DMIST) comparou a mamografia de rastreio em tela de cinema à _____.
2. O DMIST mostrou que a mamografia digital de campo total tinha mais precisão diagnóstica em quais três subgrupos específicos?
3. O _____ foi o primeiro estudo clínico de rastreio de câncer de mama nos EUA. Foi iniciado em 1963 para investigar a eficácia da mamografia de rastreio. O grupo de intervenção apresentou _____ (25, 50, 75%) menos mortalidade por câncer de mama em mulheres entre 40 e 49 anos e entre 50 e 59 anos que o grupo de controle.
4. O Swedish Two County Trial demonstrou redução absoluta em mortalidade por câncer de mama com mamografia de rastreio, com cerca de _____ mortes por câncer de mama prevenidas por 1.000 mulheres com idade entre 40 e 69 anos submetidas ao rastreio cada dois anos.
5. O Canadian National Breast Screening Study (CNBSS) mostrou que a *sobrevida* de 25 anos era _____ (mais alta, mais baixa, igual) em mulheres com câncer de mama detectado com mamografia e exame físico *versus* somente o exame físico.
6. O CNBSS mostrou que a mortalidade acumulada ao longo de 25 anos em mulheres diagnosticadas com câncer de mama durante o período de rastreio foi _____ (mais alta, mais baixa, igual) entre mulheres detectadas com mamografia e exame físico *versus* somente o exame físico.
7. Uma modelagem de simulação para incidência de câncer de mama induzido por radiação e mortalidade mostra que a triagem anual de 100.000 mulheres com idade entre 40 e 74 anos foi projetada para induzir cerca de _____ (25, 125, 225, 325) casos de câncer de mama culminando em 16 óbitos, em relação a cerca de _____ (70, 370, 670 970) mortes por câncer de mama prevenidas pelo rastreio.
8. Verdadeiro ou Falso. O estudo ACRIN 6666 avaliou ultrassom portátil e mamografia para rastreio de câncer de mama *versus* só mamografia em mulheres em alto risco de contrair a doença. Embora mais cânceres tenham sido detectados com a complementação do ultrassom portátil, houve um aumento no número de achados falso-positivos.
9. O rastreio para câncer de mama usando tomossíntese de mama em combinação com mamografia digital comparada à mamografia digital isolada, _____ (aumenta, reduz, não altera) os índices de reconvocação, _____ (aumenta, reduz, não altera) a detecção de câncer de mama e _____ (aumenta, reduz, não altera) os índices de [resultado] falso-negativo.
10. Verdadeiro ou Falso. Existe uma associação entre aumento da densidade da mama e o risco de câncer de mama.

## Respostas e Explicações

**C. Correta!** Não. Deverá haver cinco imagens por mama. Atualmente não existe padrão para documentar um exame de rastreio por ultrassom negativo. Entretanto, o estudo ACRIN 6666 documentou a necessidade de uma imagem em um plano (geralmente radial) por quadrante, na mesma distância a partir do mamilo, em complementação a uma imagem da região subareolar. Isso significa cinco imagens por mama: uma por quadrante e uma na posição subareolar.

*Pergunta 1*

O DMIST comparou a mamografia de rastreio em tela de cinema à mamografia digital de campo total.

*Pergunta 2*

Para toda a população, a mamografia digital tem desempenho similar ao da mamografia de rastreio em tela de cinema. Entretanto, em pacientes com menos de 50 anos de idade, naquelas com mamas heterogêneas ou densas e nas mulheres em pré- ou perimenopausa, a precisão diagnóstica da mamografia digital foi significativamente mais alta que aquela da mamografia em tela de cinema.

*Pergunta 3*

O Health Insurance Plan Randomized Control Trial foi o primeiro estudo clínico de rastreio de câncer de mama nos EUA. Foi iniciado em 1963 para investigar a eficácia da mamografia de rastreio. O grupo de intervenção apresentou **25%** de mortalidade mais baixa por câncer de mama em mulheres com idade entre 40 e 49 nos e de 50 a 59 anos que a do grupo de controle.

*Pergunta 4*

O Swedish Two County Trial demonstrou redução absoluta em mortalidade por câncer de mama com mamografia de rastreio, com cerca de **8 a 11** óbitos pela doença prevenidos em cada 1.000 mulheres com idade entre 40 e 69 anos submetidas à triagem cada dois anos.

*Pergunta 5*

O CNBSS mostrou que a *sobrevida* de 25 anos foi **mais alta** em mulheres com câncer de mama detectado com mamografia e exame físico *versus* só o exame físico. Essa sobrevida foi de 70,6% para mulheres com câncer de mama detectado via mamografia e exame clínico da mama *versus* 62,8% naquelas com câncer detectado somente com exame clínico.

*Pergunta 6*

O CNBSS mostrou que a mortalidade cumulativa durante 25 anos em mulheres diagnosticadas com câncer de mama durante o período de rastreio foi **similar** entre pacientes detectadas com mamografia e exame físico *versus* só com exame físico.

*Pergunta 7*

A modelagem de simulação para incidência de câncer de mama induzido por radiação e mortalidade mostra que a triagem anual de 100.000 mulheres com idade entre 40 e 74 anos foi projetada para induzir cerca de **125** casos de câncer de mama resultando em 16 óbitos, em relação a cerca de **970** mortes pela doença prevenidas pela triagem.

*Pergunta 8*

**Verdadeiro.** No estudo ACRIN 6666, houve 4,2 por 1.000 cânceres adicionais detectados. Entretanto, houve também um número significativo de achados falso-positivos, com valor de biópsia prognóstico positivo de 9% em achados só com ultrassom, comparado com 23% nos achados só com mamografia.

*Pergunta 9*

A tomossíntese de mama em conjunto com a mamografia digital **reduz** os índices de reconvocação (8,7 *vs.* 10,4%), **aumenta** a detecção (5,9 *vs.* 4,4/1.000 mulheres submetidas à triagem) e resulta em alteração **não significativa** em índices falso-negativos (0,46 *vs.* 0,60/1.000 mulheres submetidas à triagem), quando comparado com a mamografia digital isolada.

*Pergunta 10*

**Verdadeiro.** Existe associação entre aumento da densidade da mama e o risco de câncer.

## Leituras Sugeridas


Berg WA, Blume JD, Cormack JB, et al. Combined screening with ultrasound and mammography vs mammography alone in women at elevated risk of breast cancer. JAMA 2008;299:2151–2163

Conant EF, Beaber EF, Sprague BL, et al. Breast cancer screening using tomosynthesis in combination with digital mammography compared to digital mammography alone: a cohort study within the PROSPR consortium. Breast Cancer Res Treat 2016;156:109–116

Miglioretti DL, Lange J, van den Broek JJ, et al. Radiation-induced breast cancer incidence and mortality from digital mammography screening: a modeling study. Ann Intern Med 2016;164:205–214

Miller AB, Wall C, Baines CJ, Sun P, To T, Narod SA. Twenty five year follow-up for breast cancer incidence and mortality of the Canadian National Breast Screening Study: randomised screening trial. BMJ 2014;348

Pisano ED, Gatsonis C, Hendrick E, et al. Diagnostic performance of digital versus film mammography for breast-cancer screening. N Engl J Med 2005;353: 1773–1783

Shapiro S. Periodic screening for breast cancer: the HIP Randomized Controlled Trial. Health Insurance Plan. J Natl Cancer Inst Monogr 1997:27–30

Tabar L, Vitak B, Chen TH, et al. Swedish two-county trial: impact of mammographic screening on breast cancer mortality during 3 decades. Radiology 2011;260:658–663


### Melhores Dicas

- O ultrassom de campo total para rastreio de câncer [de mama], além da mamografia, aumenta o índice de detecção da doença quando comparado com a mamografia isolada. Entretanto, há mais achados falso-positivos na coorte com rastreio de câncer de mama por ultrassom de campo total.
- Para um exame negativo de mama para rastreio por ultrassom portátil, um mínimo de cinco imagens deverá ser documentado (com base no estudo clínico ACRIN 6666).
- A tomossíntese da mama reduz os índices de reconvocação e aumenta os índices de detecção de câncer (notadamente para cânceres invasivos), quando comparada à mamografia digital isolada.

# Com Detalhes 4

## ■ Caso

A figura representa uma tabela 2 × 2 comparando resultados de teste com a presença real da doença. Qual das afirmações seguintes é verdadeira? (Selecione TODAS as que se aplicam).

|  | Doença ⊕ | Doença ⊖ |
|---|---|---|
| Teste ⊕ | A | B |
| Teste ⊖ | C | D |

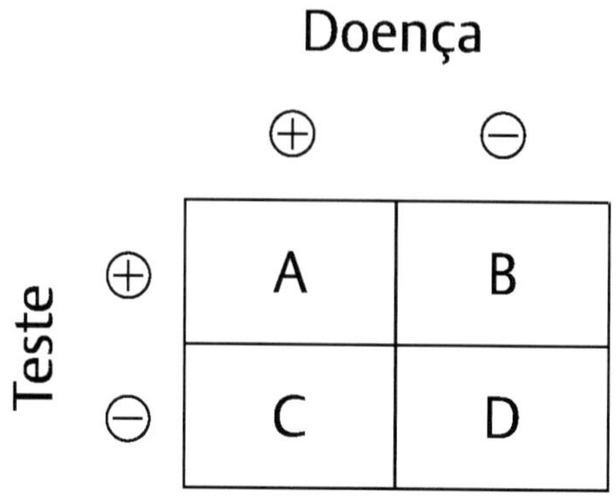

A. O quadro A representa resultados verdadeiro-positivos.
B. O quadro B representa resultados verdadeiro-negativos.
C. O quadro C representa resultados falso-positivos.
D. O quadro D representa resultados falso-negativos.

## ■ As perguntas a seguir pertencem a estatísticas e investigação de mama por imagens.

1. Usando a tabela 2 × 2 mencionada anteriormente, qual dos seguintes cálculos representa o valor prognóstico negativo?
   A. $a/(a + b)$.
   B. $b/(a + b)$.
   C. $c/(c + d)$.
   D. $d/(c + d)$.

2. Verdadeiro ou Falso. A triagem para uma doença é útil se houver alta prevalência da doença, se a doença causa morbidade e mortalidade significativas, se existe benefício para a detecção assintomática e se houver um tratamento efetivo disponível que possa melhorar os resultados.

3. Verdadeiro ou Falso. Um teste com alta sensibilidade significa que um paciente com resultado positivo tem alta probabilidade de ter a doença.

4. Um teste com alta sensibilidade é mais útil para ____ (incluir ou excluir) uma doença.

5. Um teste com alta especificidade é mais útil para ____ (incluir ou excluir) uma doença.

6. Se a prevalência da doença aumentar na população, isso afeta a ____ (sensibilidade, especificidade, valor prognóstico positivo e/ou valor prognóstico negativo).

7. Verdadeiro ou Falso. Um exame diagnóstico em investigação de mama por imagens pode ser realizado para avaliar sinais ou sintomas clínicos, avaliar um achado anormal detectado na triagem ou acompanhar uma lesão BI-RADS 3 ou BI-RADS 6 (Breast Imaging Reporting and Data System).

8. Verdadeiro ou Falso. O índice de detecção de câncer de mama deverá ser o mesmo em cada instituição, independentemente da população de pacientes.

9. Verdadeiro ou Falso. Em uma auditoria de exames de mama por imagens do American College of Radiology um falso-negativo ocorre se houver um diagnóstico de câncer de tecido dentro de um ano de um exame negativo, o que inclui as categorias BI-RADS 1, 2 ou 3 para um exame diagnóstico.

10. Verdadeiro ou Falso. Em uma auditoria de exames de mama por imagens do American College of Radiology, o valor prognóstico positivo 2 (PPV2) se refere à porcentagem de exames diagnósticos para a qual um diagnóstico de tecido é recomendado que resulte no diagnóstico de câncer dentro de um ano.

## ■ Respostas e Explicações

**A. Correta!** O quadro A representa resultados verdadeiro-positivos. O quadro B representa resultados falso-positivos. O quadro C representa resultados falso-negativos e o quadro D representa resultados verdadeiro-negativos.

### *Pergunta 1*

**D. d/(c + d).** O valor prognóstico negativo representa a porcentagem de resultados de teste que são verdadeiro-negativos.

### *Pergunta 2*

**Verdadeiro.** A triagem para uma doença é útil se houver alta prevalência da doença, se a doença causar morbidade e mortalidade significativas, se houver benefício para a detecção assintomática e se houver tratamento disponível e eficaz que possa melhorar os resultados. Além disso, o teste deve estar prontamente disponível, com boa sensibilidade e especificidade, e baixo risco para o paciente.

### *Pergunta 3*

**Falso.** Um teste com valor prognóstico positivo alto significa que o paciente com resultado positivo tem alta probabilidade de ter a doença.

### *Pergunta 4*

Um teste com alta sensibilidade é mais útil para **excluir** a doença. A sensibilidade do teste é a proporção de pessoas que têm a doença em questão e teste positivo para ela.

### *Pergunta 5*

Um teste com alta especificidade é mais útil para **incluir** a doença. A especificidade do teste é a proporção de pessoas que não têm a doença e que não tenham teste positivo para ela.

### *Pergunta 6*

Se a prevalência da doença na população aumenta, isso afeta o valor prognóstico positivo e negativo do teste. A sensibilidade e a especificidade são características de um teste e não mudam com base na população de pacientes. Entretanto, os valores prognósticos positivo e negativo dependem da prevalência da doença na população.

### *Pergunta 7*

**Verdadeiro.** Um exame diagnóstico em investigação de mama por imagens pode ser realizado para avaliar sinais e sintomas clínicos, para avaliar um achado anormal detectado na triagem ou para acompanhar uma lesão prévia BI-RADS 3 ou BI-RADS 6. Um exame de rastreio é usado em pacientes sintomáticos para detectar câncer clinicamente não suspeitado.

### *Pergunta 8*

**Falso.** O índice de detecção de câncer é o número de cânceres detectado em mamografias de rastreio por 1.000 pacientes. Isso pode variar dependendo da prevalência do câncer na população.

### *Pergunta 9*

**Verdadeiro.** Em uma auditoria de investigação de mama por imagens do American College of Radiology, um resultado falso-negativo ocorre se houver um diagnóstico de câncer de tecido dentro de um ano a partir de um exame negativo, que inclui as Categorias BI-RADS 1, 2 ou 3 para exame diagnóstico.

### *Pergunta 10*

**Verdadeiro.** Em uma auditoria de investigação de mama por imagens do American College of Radiology o PPV2 se refere à porcentagem de exames diagnósticos para a qual um diagnóstico de tecido é recomendado que resulta em um diagnóstico de câncer dentro de um ano. PPV2 = Verdadeiro-positivos/(número de exames recomendado para diagnóstico de tecido).

## ■ Leituras Sugeridas

American Board of Radiology. Noninterpretive skills domain specification and resource guide. http://www.theabr.org/sites/all/themes/abr-media/pdf/Noninterpretive_Skills_Domain_Specification_and_Resource_Guide.pdf. Accessed February 27, 2016

D'Orsi CJ SE, Mendelson EB, Morris EA, et al. ACR BI-RADS® Atlas, Breast Imaging Reporting and Data System. 5th ed. Reston, VA: American College of Radiology; 2013

### Melhores Dicas

- Sensibilidade e especificidade são características de um teste especial (p. ex., mamografia de rastreio) e não dependem da população de pacientes.
- Valores prognósticos positivos e negativos podem mudar dependendo da prevalência da doença.
- SeNsibilidade é útil para descartar (ruling **OUT**) uma doença (SNOUT), enquanto eSPecificidade é útil para incluir (ruling **IN**) uma doença (SPIN).

# Com Detalhes 5

## Caso

Uma senhora de 40 anos de idade foi diagnosticada com carcinoma ductal invasivo na mama esquerda. A investigação a seguir por imagem de ressonância magnética (MRI) foi realizada para avaliar a extensão da doença.

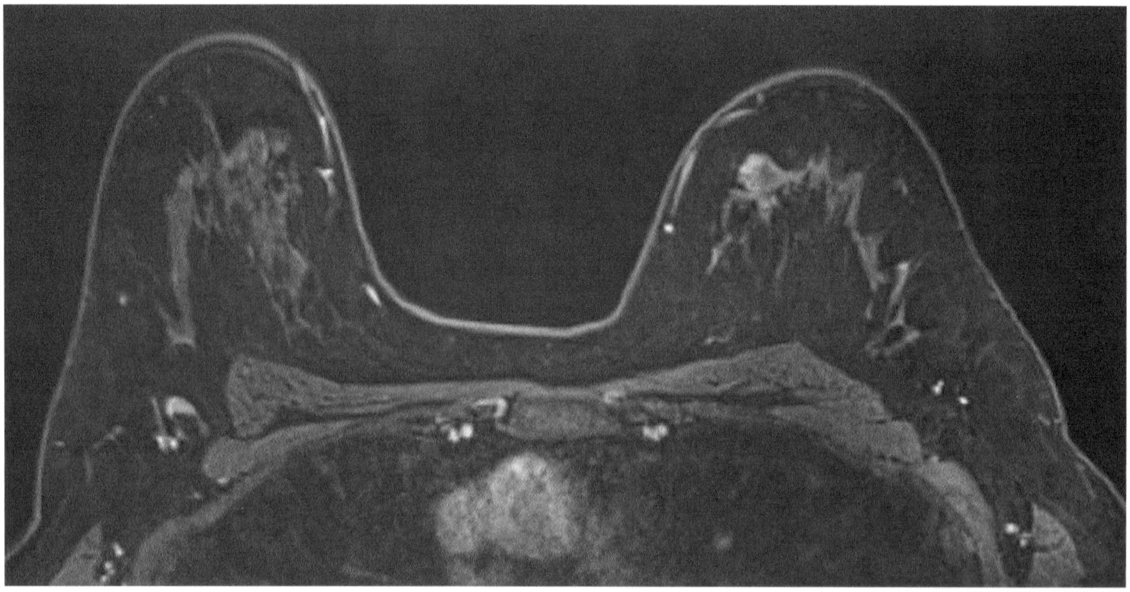

## Perguntas

1. A MRI de mama pré-operatória detecta malignidade ipsolateral em _____% e malignidade contralateral em _____% dos casos.

2. O câncer de mama _____ triplo ocorre mais usualmente em portadores da mutação _____ BRCA e tem índices de sobrevida ruins.

3. A herceptina é usada para câncer de mama positivo para receptor de _____ e _____ é usado para câncer de mama positivo para receptor de estrogênio.

4. O exame minucioso por imagens começa com _____ para uma [massa] palpável no sítio da mastectomia.

5. Embora os protocolos de investigação por imagens pós-lumpectomia variem, a maioria das instituições recomenda uma mamografia cada _____ meses durante _____ anos.

6. Na mamografia, as alterações da terapia de conservação da mama são mais proeminentes no _____ ano e se estabilizam ou diminuem após o _____ ano.

7. De acordo com o Atlas BI-RADS 2013 do American College of Radiology, qual das afirmações a seguir é considerada como câncer de mama?
   A. Carcinoma medular.
   B. Linfoma metastático/leucemia.
   C. Melanoma metastático.
   D. Filoide maligno.
   E. Sarcoma.

8. Uma paciente portadora de linfoma conhecido tem mamografia de rastreio demonstrando somente linfadenopatia axilar e nenhuma outra anormalidade mamográfica. A avaliação correta BI-RADS é _____.

9. A causa mais comum de metástase para a mama se deve ao câncer de _____.

10. Sobre as metástases extramamárias para a mama, a causa mais comum é _____ e a segunda causa mais comum é _____.

## Respostas e Explicações

*Pergunta 1*

A MRI de mama pré-operatória detecta malignidade ipsolateral adicional em **15%** e malignidade contralateral em **4%** dos casos.

*Pergunta 2*

O câncer de mama **negativo** triplo ocorre mais usualmente em portadoras da mutação **BRCA 1** e tem índices de sobrevida ruins.

*Pergunta 3*

A herceptina é usada para câncer de mama positivo para receptor **HER2** e **tamoxifeno** é usado para câncer de mama positivo para receptor de estrogênio. Deve-se destacar que inibidores de aromatase também podem ser usados para câncer de mama positivo para receptor de estrogênio.

*Pergunta 4*

O exame minucioso por imagens começa com um **ultrassom** para [massa] palpável no sítio da mastectomia. Embora pacientes de mastectomia total se submetam a vigilância clínica (em vez de exames de imagem), a mama não afetada deverá ainda ter uma mamografia de rastreio anual.

*Pergunta 5*

Embora os protocolos de investigação por imagens pós-lumpectomia variem, muitas instituições recomendam a mamografia a cada 6 meses durante 2-3 anos (ou a cada 12 meses durante 5 anos). A mamografia anual de rotina é recomendada para a mama não afetada.

*Pergunta 6*

Na mamografia, as alterações na terapia de conservação da mama são mais proeminentes no **primeiro** ano e se estabilizam ou diminuem após o **terceiro** ano.

*Pergunta 7*

**A. Carcinoma medular** é um câncer de mama (subtipo do carcinoma ductal invasivo). O Atlas BI-RADS do American College of Radiology define câncer de mama como carcinoma ductal *in situ* ou câncer invasivo surgindo da mama. Filoide maligno, sarcoma e metástases extramamárias para a mama (linfoma, leucemia e melanoma) não são tecnicamente considerados como câncer de mama.

*Pergunta 8*

A linfadenopatia causada por linfoma conhecido não é câncer de mama. Essa é uma lesão BI-RADS 2 com recomendação de acompanhamento mamográfico de rotina.

*Pergunta 9*

A metástase mais comum para a mama é causada por câncer da **mama contralateral.**

*Pergunta 10*

Quanto às metástases extramamárias para a mama, a causa mais comum é o **melanoma** e a segunda causa mais comum é o **linfoma.**

## Leituras Sugeridas

ACR Practice Parameters for the performance of contrast enhancing magnetic resonance imaging (MRI) of the breast. www.acr.org. Accessed April 2016

Black DM, Kuerer HM. Mastectomy. Statdx. http://www.statdx.com. Accessed April 2016

Sickles, EA, D'Orsi CJ. ACR BI-RADS® follow-up and outcome monitoring. In: ACR BI-RADS® Atlas, Breast Imaging Reporting & Data System. Reston, VA: American College of Radiology; 2013.

Yang WT. Metastases to breast. Statdx. http://www.statdx.com. Accessed March 2016

Yang WT, Berg WA. Post breast-conserving surgery. Statdx. http://www.statdx.com. Accessed April 2016

### Melhores Dicas

- A MRI da mama tem alta sensibilidade para a detecção de carcinoma lobular invasivo.
- A avaliação correta para malignidade comprovada por biópsia surgindo da mama é a BI-RADS 6.
- A avaliação correta para uma malignidade extramamária é a BI-RADS 2.

# Com Detalhes 6

## ■ Caso

Uma senhora de 58 anos foi submetida a uma mamografia de rastreio e as seguintes incidências mediolaterais (MLO) são mostradas.

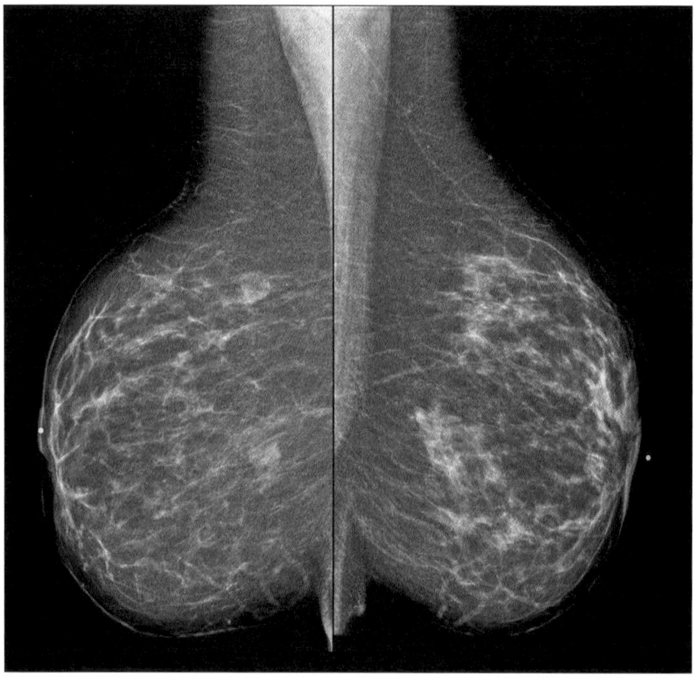

## ■ Perguntas

1. Uma repetição técnica de BI-RADS categoria 0 foi processada em decorrência da posição inadequada da mama direita. A linha posterior do mamilo deve estar perpendicular à _____ na incidência MLO para assegurar cobertura adequada do tecido posterior.
2. A linha posterior do mamilo na incidência craniocaudal (CC) deve estar dentro de _____cm da linha posterior do mamilo medida na incidência MLO para assegurar cobertura adequada do tecido posterior.
3. O _____ deve ser visualizado de perfil de, pelo menos, uma incidência para cada mama.
4. A turbidez detectada em uma mamografia é designada como BI-RADS _____.
5. Densidade pontilhada alta na axila na incidência MLO, que se presume seja um artefato desodorante, é uma BI-RADS _____.
6. No ultrassom de mama, ajustar o campo de visão (profundo) para mostrar _____ no campo distante.
7. Um transdutor _____ de alta resolução é usado em ultrassom de mama com o centro de frequência de pelo menos _____ MHz.
8. Em ultrassom de mama, definir o _____ ao nível de interesse para otimizar a resolução lateral.
9. Em ultrassom de mama, a orientação de massa está em referência ao _____.
10. Em ultrassom de mama, evitar definir _____ muito baixo ou muito alto porque isso pode levar a um diagnóstico incorreto.

## Respostas e Explicações

*Pergunta 1*

A linha posterior do mamilo deve estar perpendicular ao **músculo peitoral** na incidência MLO para assegurar cobertura adequada do tecido posterior.

*Pergunta 2*

A linha posterior do mamilo na incidência CC deve estar dentro de **1 cm** dessa linha medida na incidência MLO para assegurar cobertura adequada do tecido posterior na incidência CC.

*Pergunta 3*

O **mamilo** precisa ser visualizado de perfil em pelo menos uma incidência para cada mama.

*Pergunta 4*

A turbidez detectada em uma mamografia é designada como **BI-RADS 0** (Repetição Técnica). Turbidez é artefato de movimento e incidências com movimento deverão ser repetidas para evitar a perda de achados sutis, tais como calcificações.

*Pergunta 5*

A densidade pontilhada alta na axila na incidência MLO, que se presume seja um artefato de desodorante, é uma **BI-RADS 0.** Usar uma escova para remover qualquer resíduo de desodorante e repetir a incidência MLO para distinguir artefato de calcificações.

*Pergunta 6*

No ultrassom, ajustar o campo de visão (profundo) para mostrar **o peitoral** no campo distante.

*Pergunta 7*

Um transdutor **linear** de alta resolução é usado em ultrassom de mama com um centro de frequência de pelo menos **10 MHz.** Imagens de alta resolução são obtidas na faixa de frequência alta (entre 12 MHz e 18 MHz). Em especial, uma frequência de 18 MHz fornece imagens de alta resolução de achados dentro da ou próximos à pele. Em faixas de frequência mais baixa, a penetração de 5 cm de tecido pode ser atingida, o que pode melhorar a resolução de achados mais profundos com a mama.

*Pergunta 8*

No ultrassom de mama, definir a **zona focal** ao nível de interesse para otimizar a resolução lateral.

*Pergunta 9*

Em ultrassom de mama, a orientação de uma massa está em referência **à pele.**

*Pergunta 10*

Em ultrassom de mama, evitar definir **o ganho** muito baixo ou muito alto, pois isso pode levar ao diagnóstico incorreto. Um ganho muito baixo faz o fundo aparecer escuro e uma massa sólida pode falsamente aparecer como um cisto. Um ganho muito alto faz o fundo aparecer branco e um cisto pode aparecer falsamente como massa sólida.

## Leituras Sugeridas

American College of Radiology. ACR practice parameter for the performance of a breast ultrasound examination. Reston, VA: ACR; Amended in 2014

Berg WA. Breast-artifacts: ultrasound. Statdx. http://www.statdx.com. Accessed January 2016

Berg WA. Mammography: positioning. Statdx. http://www.statdx.com. Accessed February 2016

### Melhores Dicas

- O músculo peitoral é visualizado na incidência CC em apenas 30% dos exames.
- A prega inframamária deverá estar bem visualizada na incidência MLO.
- Usar harmônicos para reduzir artefato em um cisto.

# Rico em Imagens 1

## ■ Caso

Segue-se a investigação por imagem selecionada por imagem de ressonância magnética (MRI) da mama em quatro pacientes diferentes, destacando quatro achados diferentes. Associe as imagens com o achado correto.

A. Cisto.
B. Fibroadenoma.
C. Linfonodo.
D. Carcinoma ductal invasivo.

1.
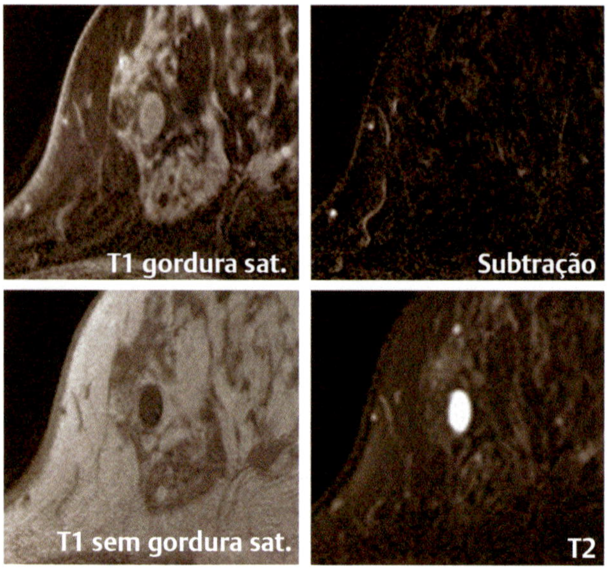


2.
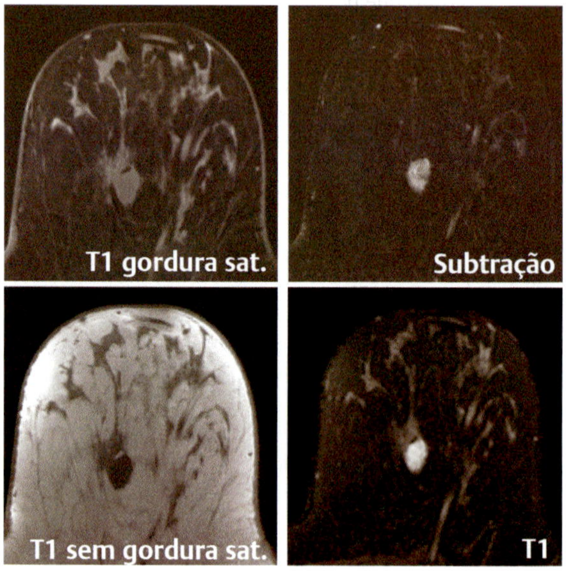


3.
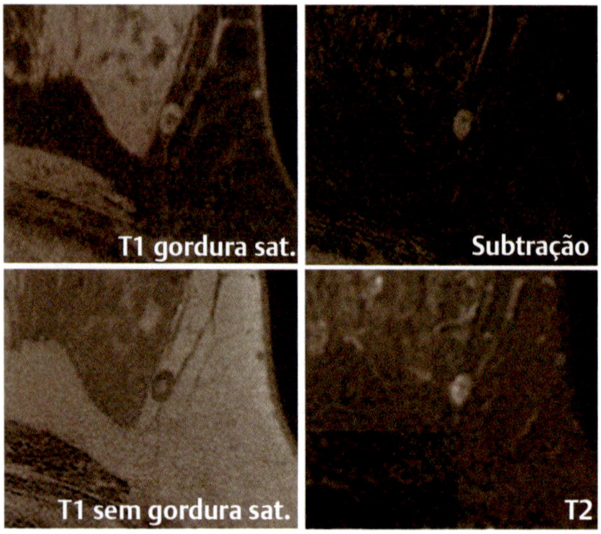


4.
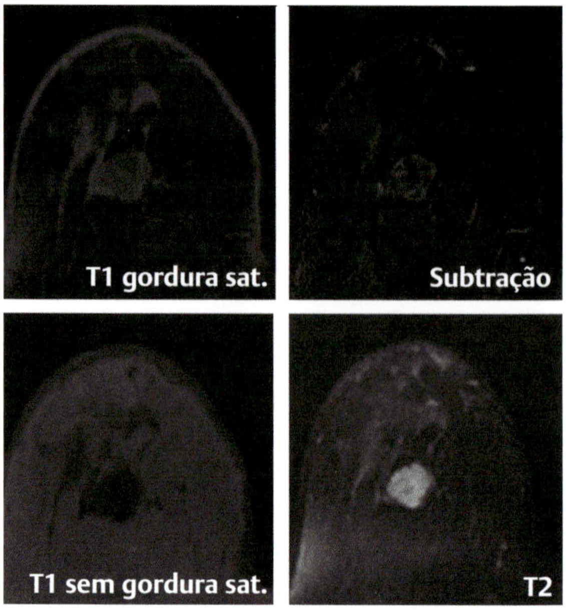

## Respostas e Explicações

O objetivo deste caso é discutir o diagnóstico diferencial e as características de investigação por imagens das massas mais comuns com intensidade alta de sinal ponderada em T2. De longe, a maioria das massas com intensidade de sinal alto em T2 são benignas. Entretanto, certos tipos de carcinoma intraductal também são hiperintensos em T2.

**1. A.** Cisto. Na MRI os cistos são massas circunscritas ovais ou redondas sem realce interno. Cistos inflamados podem ter borda fina de realce uniforme. Um cisto pode ter níveis de hiperintensidade de sinal em T2 que variam, dependendo do teor de proteína interna.

**2. B.** Fibroadenoma. Na MRI, os fibroadenomas são massas circunscritas ovais que podem ou não realçar. O nível de realce, assim como a intensidade do sinal em T2, depende do estádio do fibroadenoma. Essas lesões podem apresentar septações internas sem realce na MRI. Os fibroadenomas que se enrolam para dentro, os quais sofrem desidratação e se calcificam com o tempo, podem perder sua hiperintensidade em T2. A calcificação interna pode resultar em áreas de nulidade de sinal.

**3. C.** Linfonodo. Na MRI os linfonodos são massas circunscritas ovais ou redondas, O córtex de um linfonodo exibe, tipicamente, hiperintensidade em T2. Entretanto, o hilo adiposo não é brilhante nas imagens ponderadas em T2. É importante notar que o perfil de realce cinético de um linfonodo (elevação rápida durante a fase inicial e *washout* durante a fase tardia) é similar àquele das lesões mais suspeitas.

**4. D.** Carcinoma ductal invasivo. Certos tipos de carcinoma ductal invasivo, particularmente cânceres triplo-negativos de alto grau, podem exibir intensidade de sinal alta em T2 em razão da necrose no tumor. Carcinomas papilares mucinosos e intracísticos também podem apresentar hiperintensidade de sinal em T2 por causa dos componentes mucinoso e cístico, respectivamente. A avaliação de outras características morfológicas (forma, margem e aspectos cinéticos) pode diferenciar entre essas lesões suspeitas e massas benignas.

## Leitura Sugerida

Berg, WA. T2 hyperintensity (MR). StatDx. Accessed March 10, 2016

### Melhores Dicas

- O diferencial para massas com intensidade de sinal alta em T2 inclui: cisto, fibroadenoma, linfonodo e carcinoma mucinoso.
- A avaliação por Breast Imaging Reporting and Data System (BI-RADS) deverá se basear na característica morfológica mais suspeita.
- Os perfis de realce cinético dinâmico podem ser valiosos, mas não deverão ser usados como único indicador na diferenciação de lesões benignas e suspeitas.

# Rico em Imagens 2

## ■ Caso

Segue-se investigação por imagem selecionada por imagem de ressonância magnética (MRI) da mama em quatro pacientes diferentes, destacando quatro achados diferentes. Associe as imagens com o achado correto.

A. Cisto inflamado.
B. Necrose adiposa.
C. Câncer de mama mucinoso.
D. Seroma pós-operatório.

1.
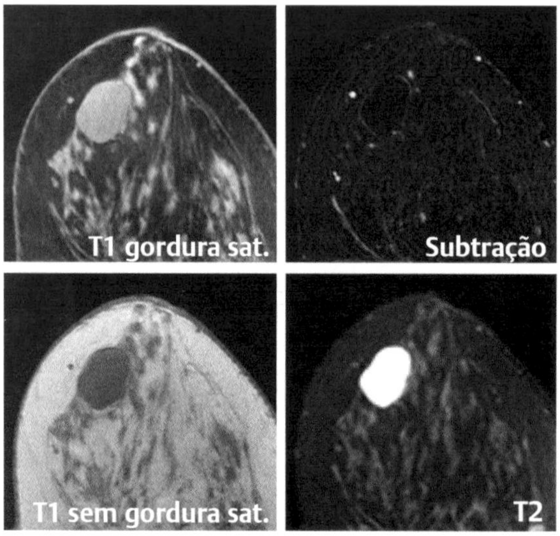


2.
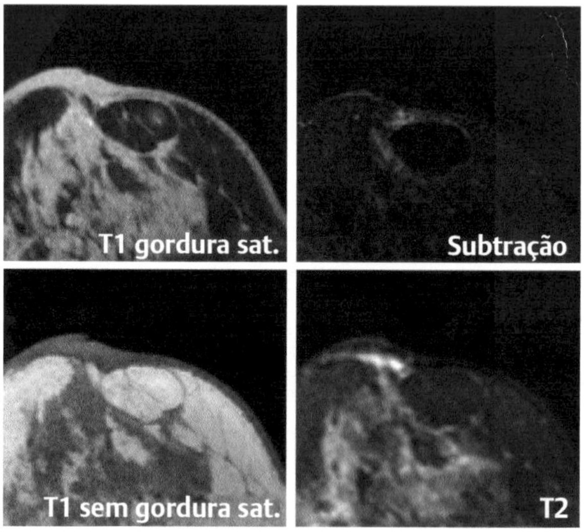


3.
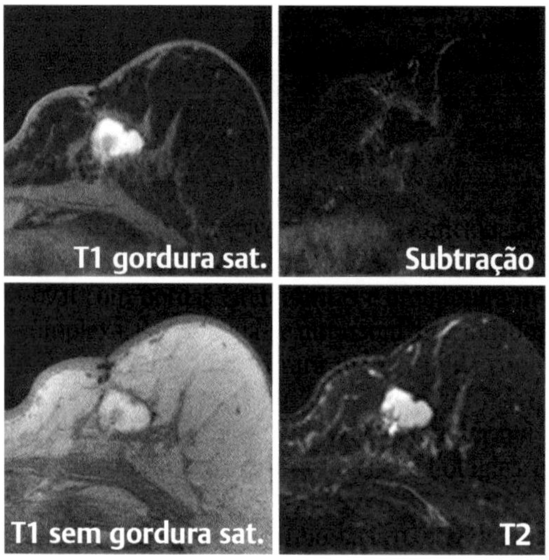


4.
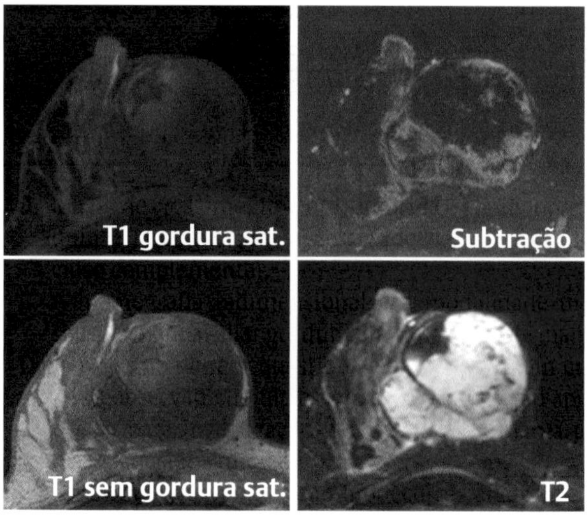

## Respostas e Explicações

O objetivo deste caso é discutir o diagnóstico diferencial e as características do estudo por imagens das causas mais comuns de realce de borda. É importante compreender que realce de borda é uma característica morfológica da massa. Existe um descritor separado, realce focal em anel que é usado para descrever realce focal sem massa.

**1. A.** Cisto inflamado. Cistos são massas circunscritas redondas ou ovais que podem ter aparências internas variadas em sequências ponderadas em T1 e T2, dependendo do teor de proteína interno. Eles também podem ter níveis de fluido-fluido. Em geral, os cistos não apresentam realce pós-contraste. Entretanto, cistos inflamados apresentam uma borda fina de realce periférico uniforme. Portanto, a avaliação de sequências ponderadas em T1 e T2 para confirmar que essas lesões são cistos inflamados é essencial para evitar exame minucioso adicional ou possível intervenção.

**2. B.** Necrose adiposa. Na MRI são várias as aparências de necrose adiposa com base na evolução do processo histológico. Inicialmente, há inflamação e hemorragia, seguidas de liquefação e necrose das células de gordura. Subsequentemente, histiócitos bloquearão os resíduos necróticos enquanto a fibrose se desenvolve, o que pode dar à massa bordas irregulares ou espiculadas. Na MRI a necrose adiposa pode demonstrar realce de borda. A chave para a avaliação é avaliar as imagens em T1 sem gordura e saturadas para identificar gordura na massa. Quando disponível, a comparação com mamografia também é útil para detectar potencialmente calcificações de borda ou distróficas, que podem não estar visíveis na MRI.

**3. D.** Seroma pós-operatório. Na MRI os seromas pós-operatórios costumam aparecer como massas redondas ou ovais com borda fina e realce periférico uniforme. Elas contêm uma mistura de sangue e soro e, em geral, são hiperintensas em T1. O realce irregular ou nodular deverá levantar suspeita de malignidade residual e a correlação com bordas patológicas deverá ser realizada.

**4. C.** Câncer de mama mucinoso. O realce de borda é considerado suspeito para malignidade a menos da existência de outras características que expliquem esse realce, tais como cisto inflamado ou necrose adiposa. Os cânceres mucinosos são conhecidos por apresentarem sinal de intensidade alto em imagens ponderadas em T2 tanto na forma pura quanto mista. Eles podem também apresentar realce de borda periférico, que é geralmente espesso e irregular.

## Leituras Sugeridas

Chala LF, de Barros N, de Camargo Moraes P, et al. Fat necrosis of the breast: mammographic, sonographic, computed tomography, and magnetic resonance imaging findings. Curr Probl Diagn Radiol 2004;33:106–126

Daly CP, Jaeger B, Sill DS. Variable appearances of fat necrosis on breast MRI. Am J Roentgenol 2008;191:1374–1380

Drukteinis JS, Gombos EC, Raza S, Chikarmane SA, Swami A, Birdwell RL. MR imaging assessment of the breast after breast conservation therapy: distinguishing benign from malignant lesions. RadioGraphics 2012;32:219–234

Monzawa S, Yokokawa M, Sakuma T, et al. Mucinous carcinoma of the breast: MRI features of pure and mixed forms with histopathologic correlation. Am J Roentgenol 2009;192:W125–131

### Melhores Dicas

- O diagnóstico diferencial de massa com realce de borda na MRI inclui câncer de mama necrótico ou mucinoso, cisto inflamado, necrose adiposa e seroma pós-operatório.
- Usar a sequência não gordura saturada em T1 para necrose adiposa e as sequências em T1 e T2 para cistos.
- A necrose adiposa pode realçar avidamente e nem sempre pode demonstrar intensidade de sinal interno de gordura na MRI. A investigação por imagens correlativa com mamografia nesses casos pode ser útil.

# Rico em Imagens 3

## ■ Caso

Segue-se investigação por imagem de ressonância magnética (MRI) de mama selecionada (sequência de subtração) em quatro pacientes diferentes, destacando quatro achados diferentes. Qual das seguintes é mais compatível com a descrição de distribuição de realce não massa (NME)?

A. Linear.
B. Focal.
C. Segmentar.
D. Regional.

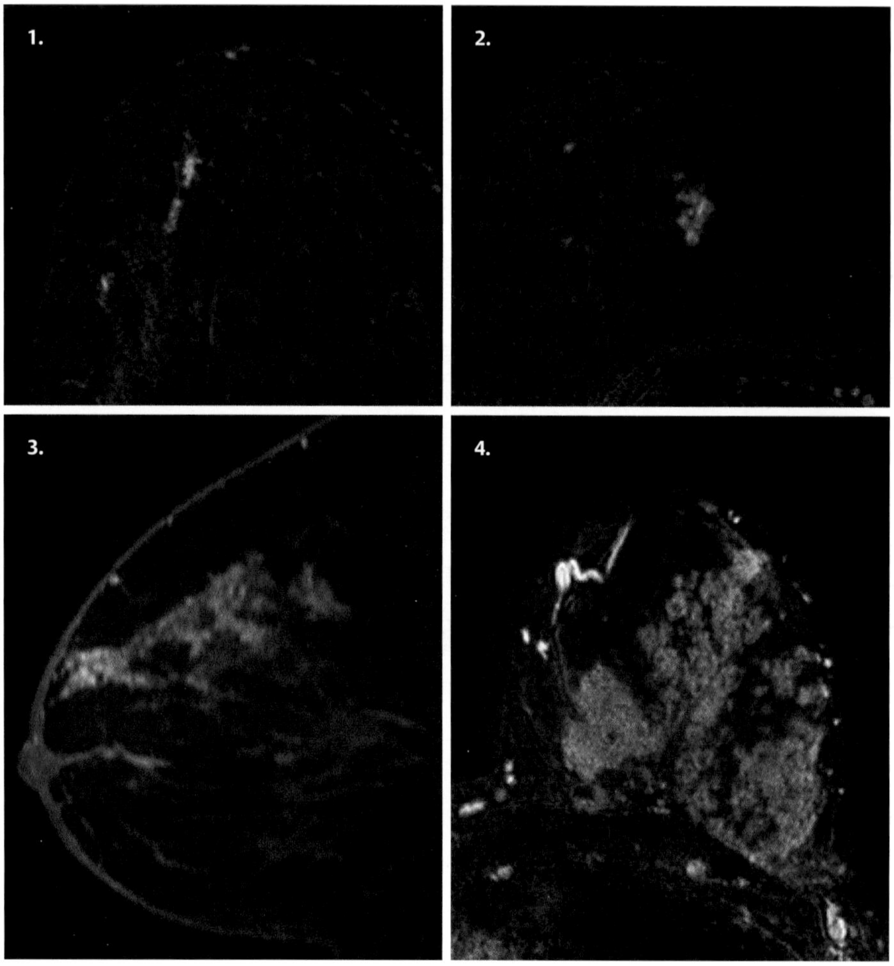

## ■ Respostas e Explicações

NME é o termo usado para descrever áreas de realce que são discretas a partir do tecido fibroglandular ao redor, mas que não cumprem com os critérios para massa ou foco. Ele é caracterizado por seu padrão de realce interno, além de sua distribuição. O objetivo desta pergunta é compreender as diferentes distribuições do NME.

**1. A.** NME linear. O NME linear corresponde ao realce distribuído em uma linha ou em uma linha que se ramifica. Essa linha não precisa necessariamente ser reta. Em geral, o NME linear é um achado suspeito, pois, patologicamente, representa realce dentro ou ao redor de um ducto.

**2. B.** NME focal. Trata-se de uma área confinada menor que um quadrante. Na patologia, ele representa realce de um único sistema ductal.

**3. C.** NME segmentar. Trata-se de uma distribuição cônica (pode parecer triangular em uma imagem única bidimensional), com o ápice do cone direcionado para o mamilo. Esse é um achado suspeito, pois sugere realce dentro ou ao redor do ducto e se ramifica, podendo representar câncer mais extensivo ou multifocal em um segmento ou lobo da mama.

**4. D.** NME regional. A distribuição regional de NME sugere realce que abrange uma grande área de tecido da mama e envolve mais de um quadrante. Em termos de patologia, isso representa realce de mais de um sistema ductal.

Outras distribuições de NME (não mostradas) incluem: NME de regiões múltiplas e NME difuso, este último descrevendo realce de distribuição randomizada por toda a mama.

## ■ Leituras Sugeridas

D'Orsi CJ, Sickles EA, Mendelson EB, Morris EA, et al. ACR BI-RADS® Atlas, Breast Imaging Reporting and Data System. Fifth edition. Reston, VA: American College of Radiology; 2013

Giess CS, Raza S, Birdwell RL. Patterns of nonmasslike enhancement at screening breast MR imaging of high-risk premenopausal women. RadioGraphics 2013;33(5):1343–1360

### Melhores Dicas

- O NME é descrito por seu padrão e distribuição de realce interno.
- Descritores do Breast Imaging Reporting and Data System (BI-RADS) da MRI para realce interno de NME: homogêneo, heterogêneo, *clumped* e agrupado em anel.
- Descritores BI-RADS de MRI para distribuição de NME: focal, linear, segmentar, regional, regiões múltiplas e difuso.

# Rico em Imagens 4

## ■ Caso

A seguir casos clássicos essenciais. Qual é o achado ou diagnóstico para cada caso?

1.
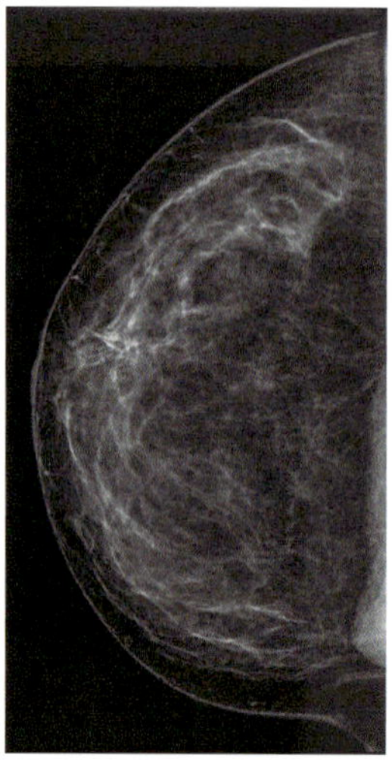

2.
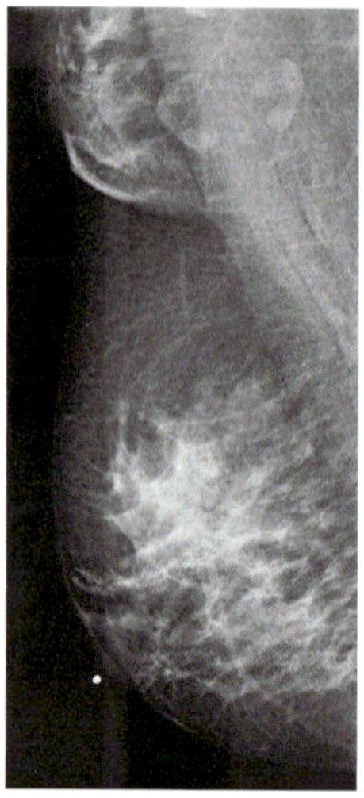

3.
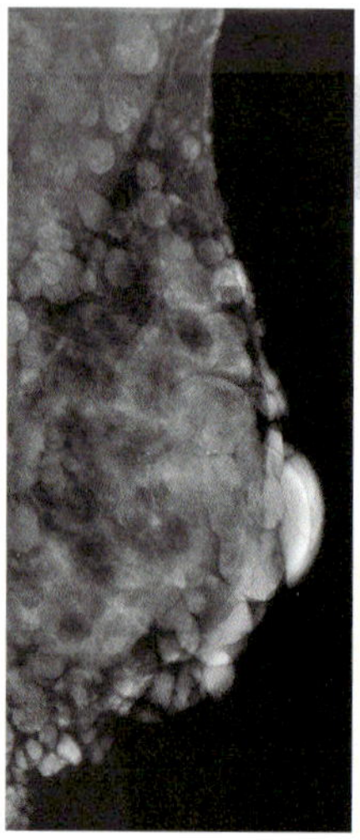

4.
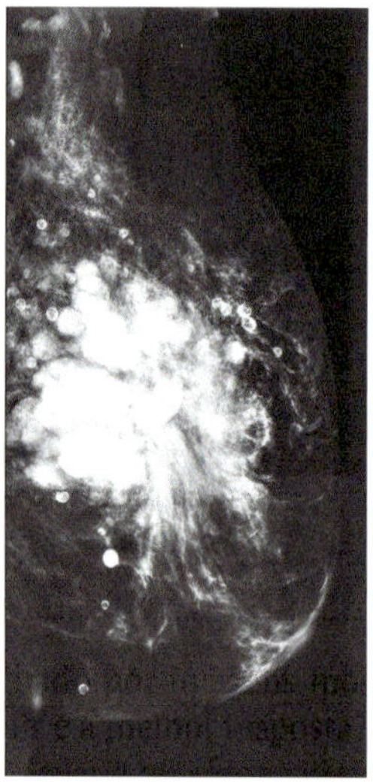

5.
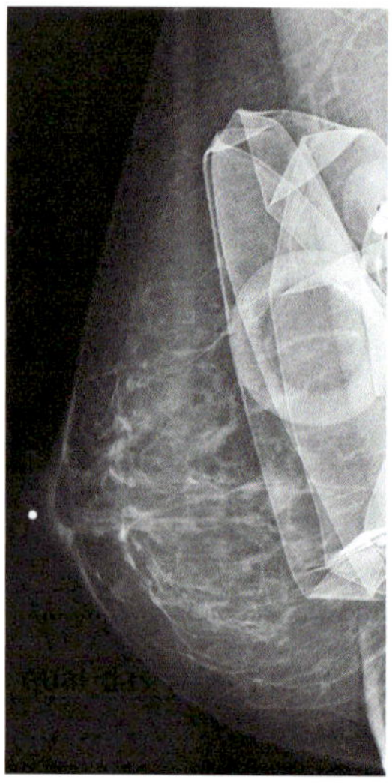

6.
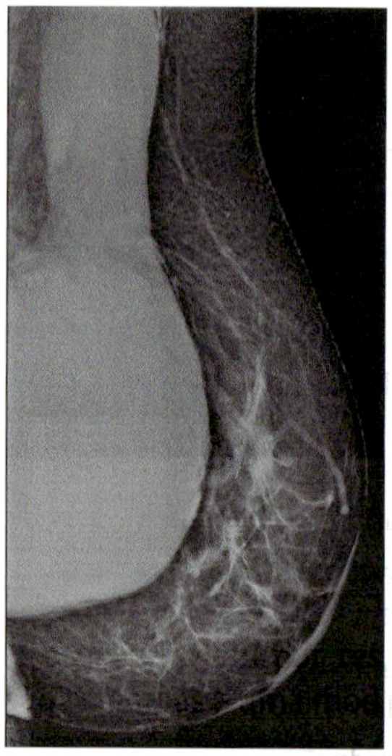

7.
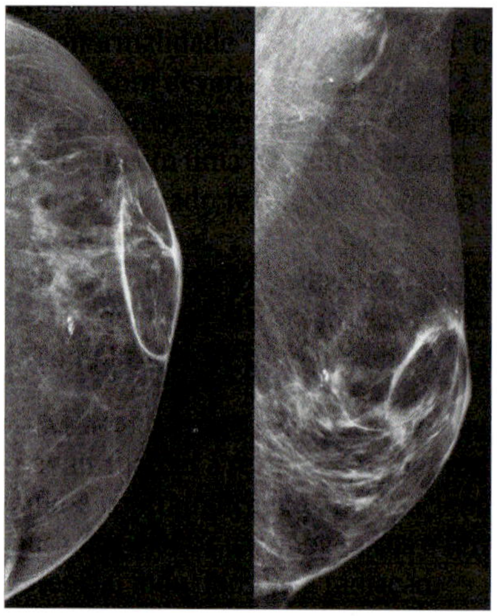

8.
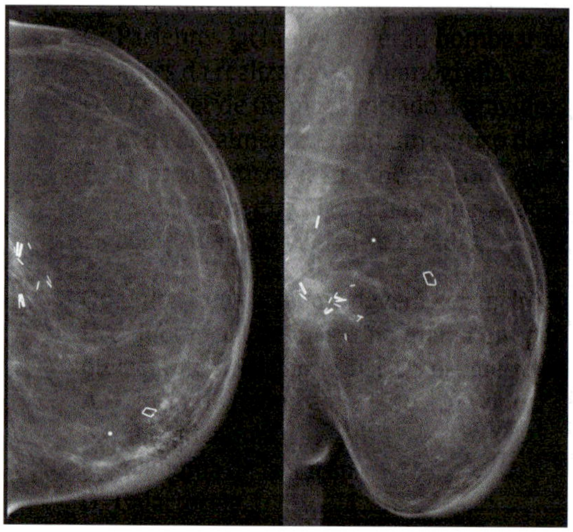

9.

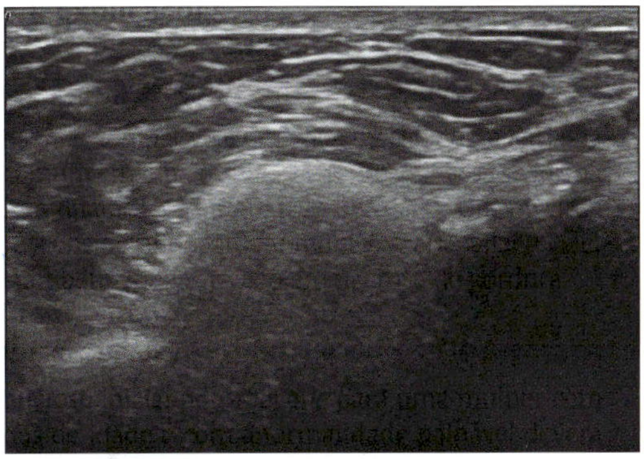

10.

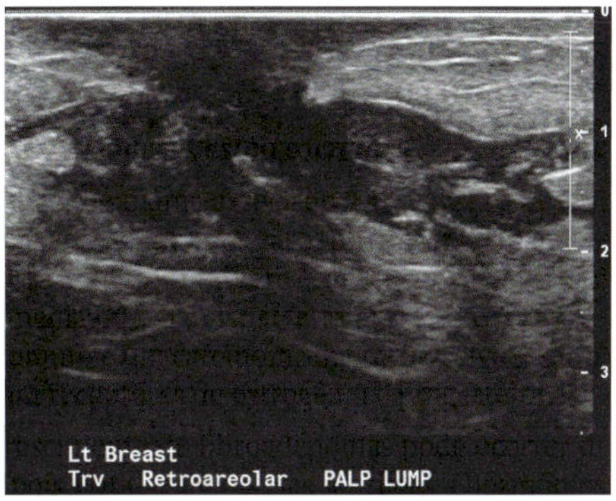


11.

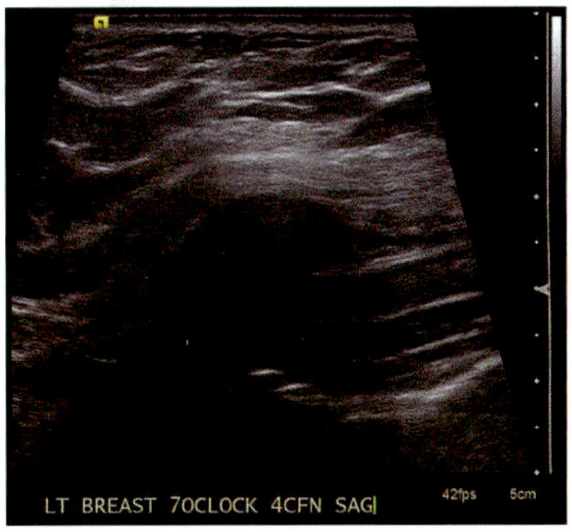


12.

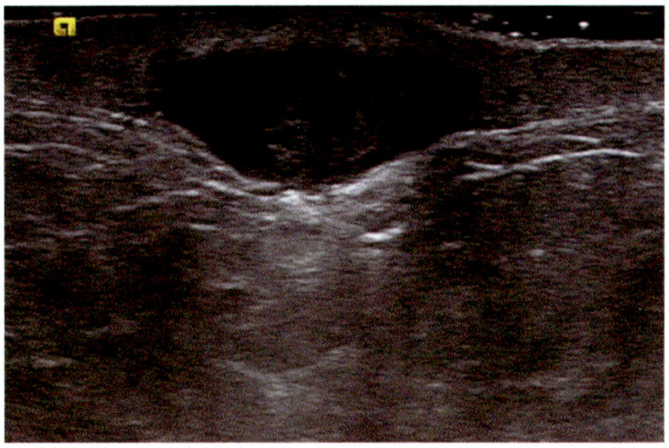

## Respostas e Explicações

**1**. Esternal: variante normal do músculo paraesternal visualizado medialmente na incidência craniocaudal.

**2**. Tecido mamário acessório: ilha separada de tecido fibroglandular na axila.

**3**. Neurofibromatose: neurofibromas na pele geralmente demonstram sinal de halo, o que significa que existe ar entre o coxim de compressão e a periferia do achado na pele.

**4**. Injeções de silicone: aparecem como massas extremamente densas na mamografia.

**5**. Ruptura de implante salino: diagnóstico clínico: confirmação por exame de imagem não necessária.

**6**. Ruptura de implante de silicone: a mamografia pode detectar ruptura extracapsular.

**7**. Mamoplastia de redução: o tecido é desviado para a mama inferior, faixa fibrótica retroareolar, prega periareolar e inframamária, espessamento da pele e áreas de necrose adiposa.

**8**. Reconstrução autóloga: retalho miocutâneo do músculo reto abdominal e transverso epigástrico inferior profundo são as técnicas de retalho mais comuns.

**9.** Granuloma de silicone: área ecogênica com "tempestade de neve" e sombreamento acústico posterior.

**10.** Ginecomastia: no ultrassom aparece como tecido retroareolar em forma de chama.

**11.** Costela: oval e anecoica com sombreamento acústico posterior, localizada posterior ao músculo peitoral.

**12.** Sinal dérmico de garra: indica massa de origem dérmica. Quando visualizada a linha dérmica posterior se envolverá ao redor da margem posterior da massa de pele.

## Leituras Sugeridas


Anello M. Implant, saline. Statdx. http://www.statdx.com. Accessed February 2016

Anello M, Berg WA. Implant, silicone. Statdx. http://www.statdx.com. Accessed February 2016

Cao MM, Hoyt AC, Bassett LW. Mammographic signs of systemic disease. RadioGraphics 2011;31(4):1085–1100.

Venkataraman S, Hines N, Slanetz P. Challenges in mammography: part 2, multimodality review of breast augmentation-imaging findings and complications. Am J Roentgenol 2011;197(6):W1031–W1045


### Melhores Dicas

- Uma MRI da mama (com sequências seletivas de silicone) pode avaliar a ruptura intra e extracapsular.
- Semelhante ao sinal "linguine" na MRI, o sinal em escada no ultrassom confirma a ruptura intracapsular. Especificamente, o sinal em escada se refere a múltiplas linhas paralelas e ecogênicas dentro do lúmen do implante, que indicam que a concha do implante entrou em colapso.
- Um granuloma de silicone indica história atual ou anterior de ruptura extracapsular. Correlacionar com história clínica para ruptura ou retirada de implante anterior.

# Rico em Imagens 5

## ■ Caso

Qual é a avaliação correta por Breast Imaging Reporting and Data System (BI-RADS) para cada caso?

1.
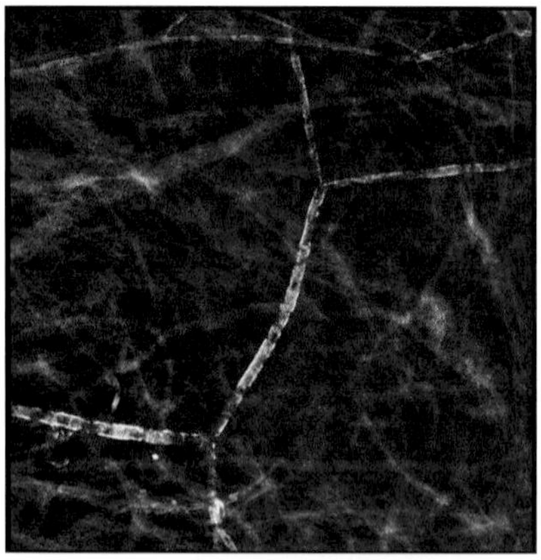

2.
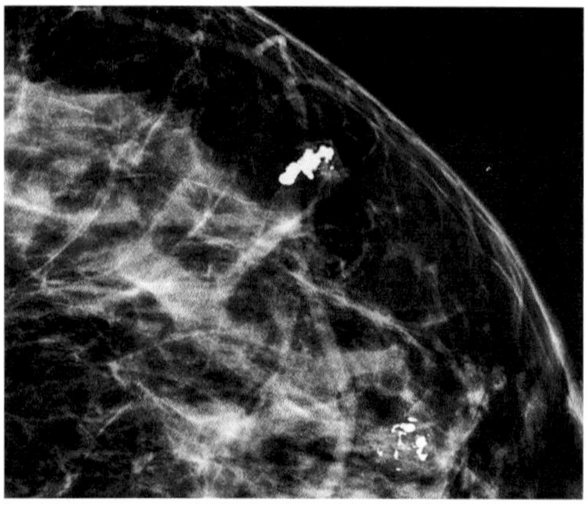

3.
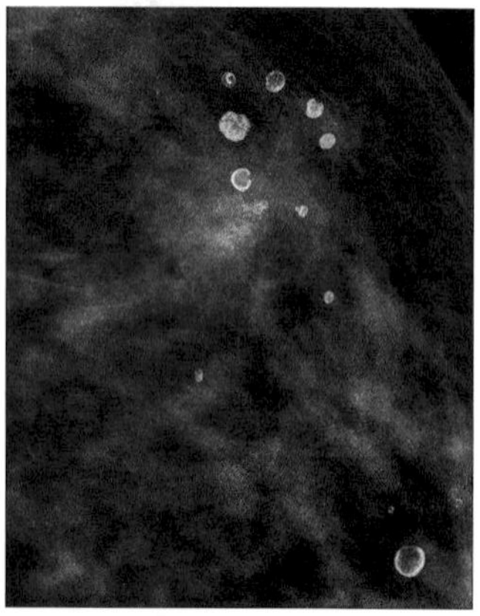

4.
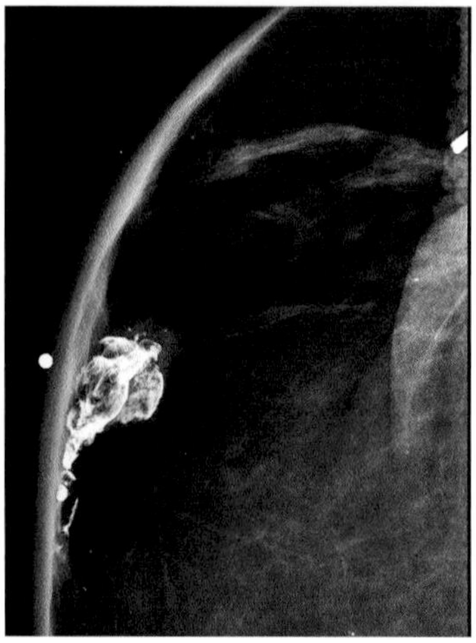

5.
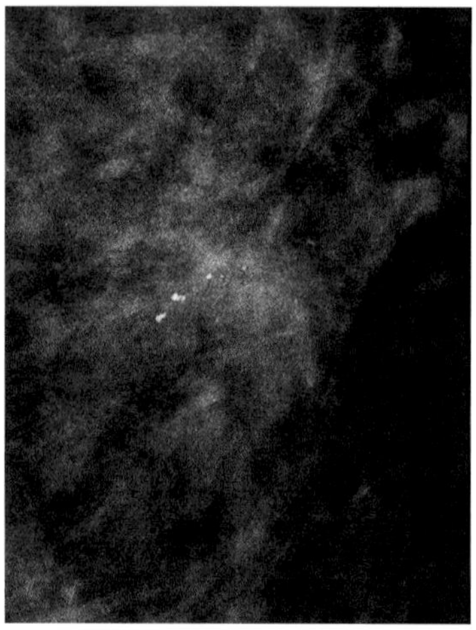

6.
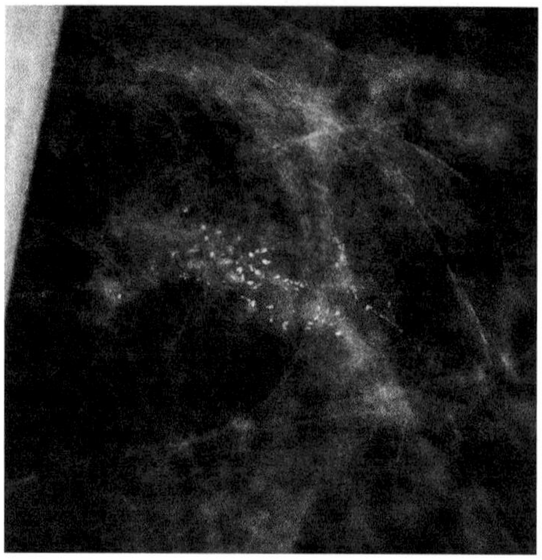

7.
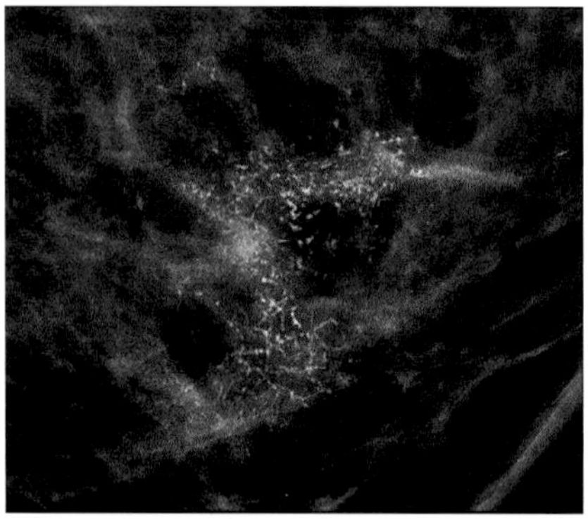

8.
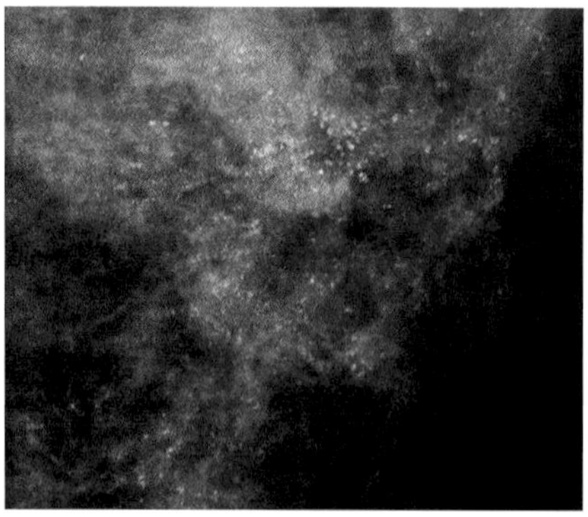

9.
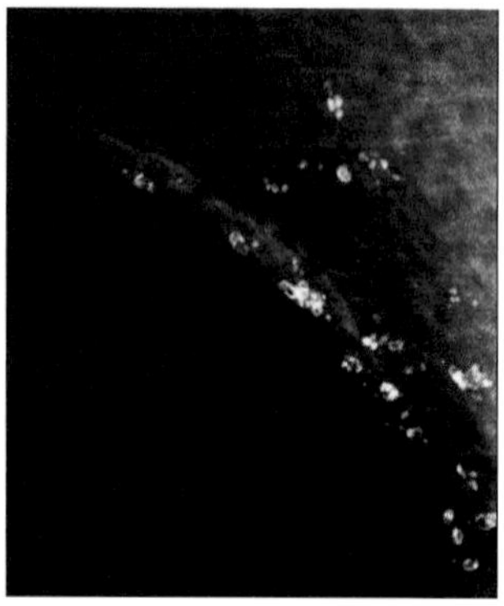

10.

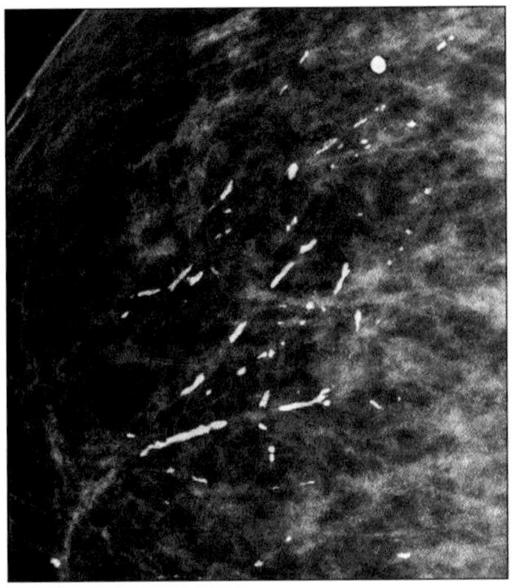

11.

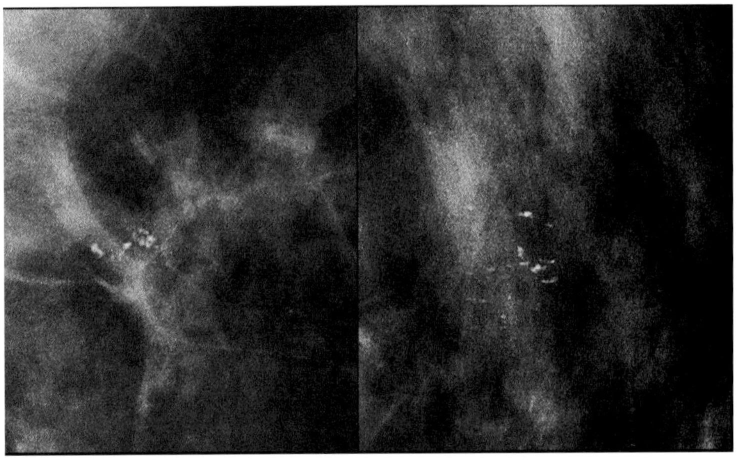

Incidência craniocaudal ampliada Incidência lateral verdadeira ampliada

## ■ Respostas e Explicações

**1.** BI-RADS 2. Calcificações vasculares benignas.

**2.** BI-RADS 2. Calcificações "em pipoca" benignas (fibroadenoma em degeneração).

**3.** BI-RADS 2. Calcificações de borda benignas (cistos oleosos).

**4.** BI-RADS 2. Calcificações distróficas benignas.

**5.** BI-RADS 4. Calcificações puntiformes em distribuição linear.

**6.** BI-RADS 4. Calcificações pleomórficas finas em distribuição agrupada.

**7.** BI-RADS 4. Calcificações lineares finas em ramificação em distribuição segmentar.

**8.** BI-RADS 4. Calcificações pleomórficas finas em distribuição segmentar.

**9.** BI-RADS 2. Leite de cálcio benigno (projeção manchada ou craniocaudal e camada em incidência mediolateral).

**10.** BI-RADS 2. Calcificações de secreção benignas (semelhantes a grande bastonete).

**11.** BI-RADS 2. Calcificações de pele benignas.

## ■ Discussões

A investigação diagnóstica complementar por imagens (BI-RADS 0) é exigida para calcificações que não cumprem com os critérios estritos para calcificações classicamente benignas.

O exame minucioso e diagnóstico de calcificações inclui incidências ampliadas de pontos e uma incidência lateral verdadeira. A morfologia e a distribuição de calcificações são mais bem caracterizadas nessas incidências ampliadas. Calcificações que formam camadas, coerentes com leite de cálcio benigno, são mais bem demonstradas nas incidências laterais verdadeiras.

Além disso, considerar incidências tangenciais, que são incidências diagnósticas especiais que usam uma grade alfanumérica para confirmar se as calcificações estão na pele.

## ■ Leitura Sugerida

D'Orsi CJ, Sickles EA, Mendelson EB, Morris EA, et al. ACR BI-RADS® Atlas, Breast Imaging Reporting and Data System. Reston VA, American College of Radiology; 20131. 2. 3. 4.

### Melhores Dicas

- Tanto a morfologia quanto a distribuição são usadas para determinar a probabilidade geral de malignidade.
- O valor prognóstico positivo de morfologia de calcificação varia de ramificação linear fina (70%), pleomórfica fina (29%), amorfa (21%) e heterogênea grosseira (13%).
- O valor prognóstico positivo de distribuição de calcificação varia de segmentar (62%), linear (60%), agrupado (31%), regional (26%) e difuso (0%).

# Mais Desafiador 1

## ■ Caso

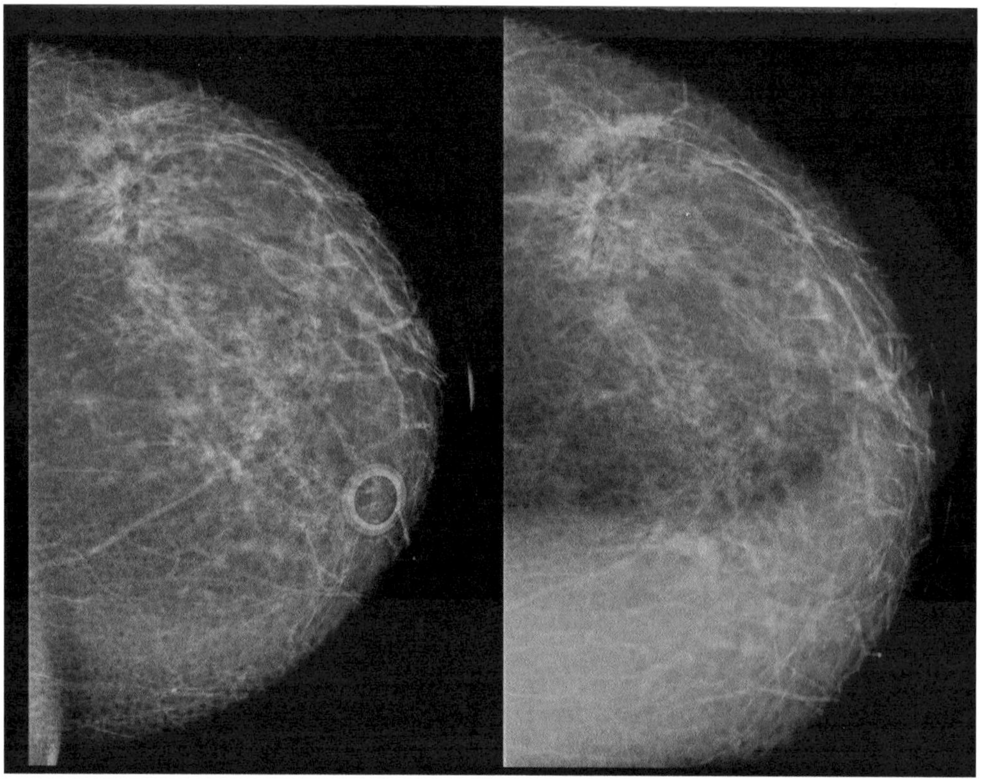

Incidência craniocaudal direita

Incidência craniocaudal de compressão pontual

## ■ Perguntas

1. Qual dos itens a seguir mais bem descreve o achado anormal no exame de imagens na mama lateral?
   A. Assimetria focal.
   B. Massa espiculada.
   C. Distorção de arquitetura.
   D. Superposição de tecido fibroglandular normal.
   E. Densidade mal definida.

2. Quanto à distorção de arquitetura, qual das afirmações a seguir é correta?
   A. A distorção de arquitetura deve ser visualizada em duas incidências.
   B. A distorção de arquitetura é geralmente muito sutil para ser detectada no ultrassom.
   C. A distorção de arquitetura pode ser associada à retração de pele ou de mamilo.
   D. Incidências de compressão pontual não são necessárias para avaliar distorção de arquitetura.
   E. A tomossíntese não detecta distorção sutil de arquitetura.

3. Ainda sobre distorção de arquitetura, qual das afirmações a seguir é correta?
   A. A distorção assintomática de arquitetura raramente está associada à malignidade.
   B. A distorção de arquitetura na mamografia sem correlato sonográfico é considerada benigna.
   C. Se a patologia revelar cicatriz radial, então se justificará a biópsia de excisão.
   D. Causas benignas de distorção de arquitetura incluem cicatrização pós-cirúrgica, cicatriz radial e lesão esclerosante complexa.
   E. Causas malignas de distorção de arquitetura incluem carcinoma medular e metástases de mama.

## Respostas e Explicações

*Pergunta 1*

**C. Correta!** Distorção de arquitetura. Na mamografia, essa distorção aparece, mais usualmente, como parênquima da mama distorcido com linhas irradiando a partir de um ponto central.

*Outras escolhas e discussões*

**A.** Uma assimetria focal não tem distorção de arquitetura, massa ou calcificações.

**B.** Isso não é massa. Falta densidade central e bordas convexas.

**D.** Isso não é superposição. A anormalidade persiste na compressão pontual.

**E.** "Densidade mal definida" não é um termo do léxico do Breast Imaging Reporting and Data System (BI-RADS).

*Pergunta 2*

**C. Correta!** A distorção de arquitetura pode ser associada à retração de pele ou de mamilo.

*Outras escolhas e discussões*

**A.** A distorção de arquitetura pode se apresentar como achado de uma incidência só.

**B.** No ultrassom, a distorção de arquitetura pode se apresentar como massa, tecido distorcido ou ligamentos de Cooper anormais que parecem retos, espessados ou amarrados.

**D.** Incidências de compressão pontual podem revelar outros achados em associação, tais como massa subjacente ou calcificações ocultas.

**E.** A tomossíntese pode detectar até distorção de arquitetura sutil que não aparece em imagens bidimensionais.

*Pergunta 3*

**D. Correta!** As causas benignas da distorção de arquitetura incluem: cicatrização pós-cirúrgica, cicatriz radial e lesão esclerosante complexa. Outras causas benignas incluem: alteração pós-biópsia, necrose adiposa, adenose esclerosante e fibrose focal.

*Outras escolhas e discussões*

**A.** A distorção de arquitetura é a terceira apresentação mais comum de câncer de mama.

**B.** A distorção de arquitetura na mamografia sem correlato sonográfico ainda e suspeito e justifica biópsia guiada por estereotaxia.

**C.** Se a patologia levar à cicatriz radial, então, a biópsia de excisão será justificada. Embora essas cicatrizes radiais e lesões esclerosantes complexas sejam benignas, o tratamento é a excisão cirúrgica por causa do risco de alguma delas evoluir para malignidade.

**E.** As causas malignas da distorção de estrutura incluem: carcinoma ductal invasivo, carcinoma lobular invasivo e carcinoma tubular. O carcinoma medular e as metástases de mama se apresentam como massas redondas.

## Leituras Sugeridas

Gaur S, Dialani V, Slanetz PJ, Eisenberg RL. Architectural distortion of the breast. Am J Roentgenol 2013;201:W662–670

Yang WT, Berge WA. Architectural distortion (mammography). Statdx. www.statdx.com. Accessed February 2016

### Melhores Dicas

- O protocolo de investigação por imagens da distorção de arquitetura inclui incidências e ultrassom de compressão pontual diagnóstica.
- Correlacionar com história de intervenção anterior para possível etiologia benigna. Na ausência disso, proceder à biópsia para excluir malignidade.
- Quando a distorção de arquitetura é detectada, avaliar quanto a achados suspeitos associados, como retração de mamilo, espessamento ou retração da pele e linfadenopatia.

# Mais Desafiador 2

## Caso

Uma paciente de 35 anos apresenta-se com suspeita de descarga do mamilo.

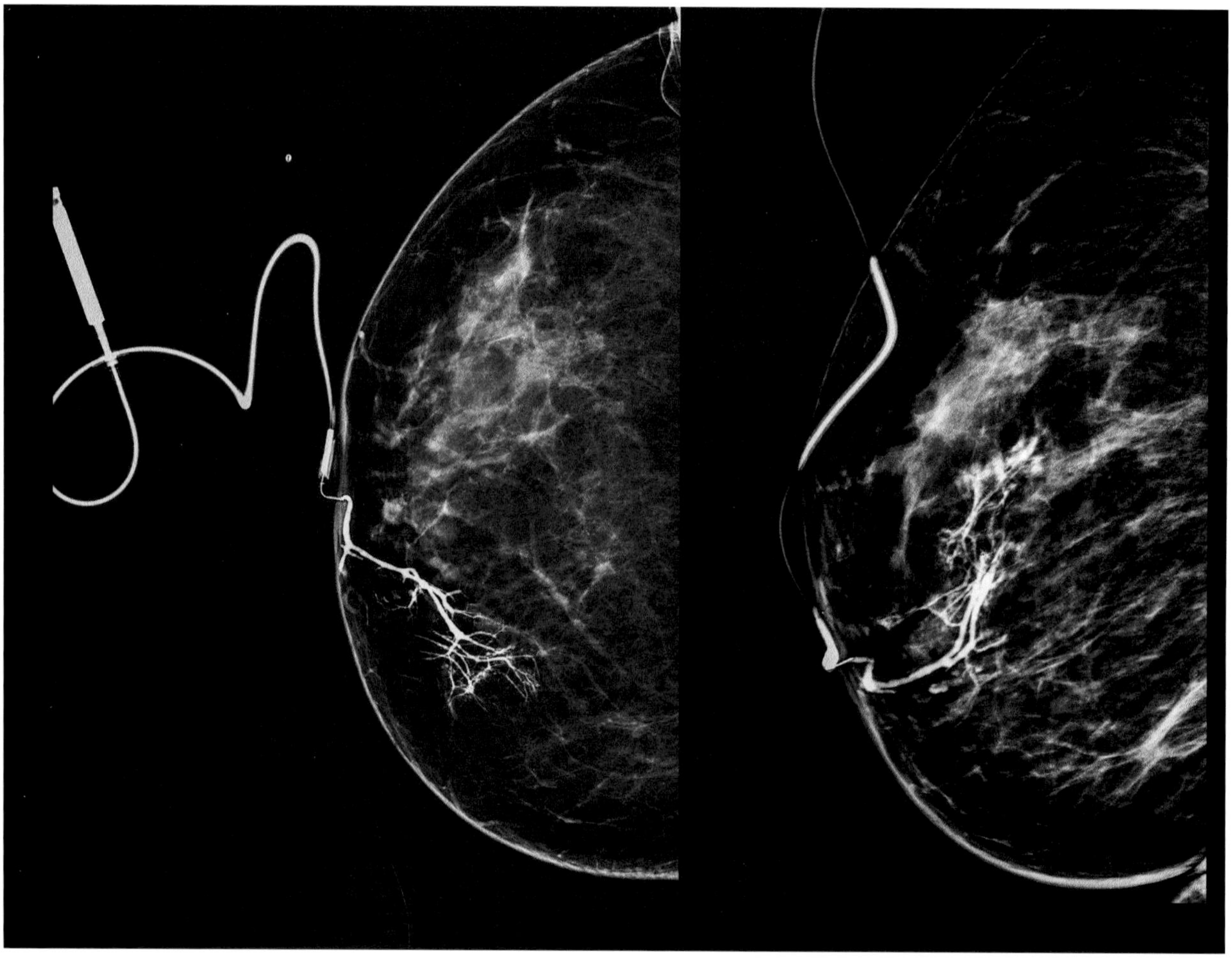

## Perguntas

1. Quanto ao procedimento realizado neste caso, qual das afirmações a seguir é a correta?
   A. A canulação de qualquer orifício na mama afetada será suficiente.
   B. Um defeito de preenchimento pode ser causado por um artefato de bolha de ar ou a uma lesão intraductal.
   C. O exame minucioso por imagem para descarga de mamilo deverá se iniciar com este exame.
   D. Não há contraindicações significativas.
   E. Um total de 10 mL de contraste é suavemente instilado no ducto.

2. Quanto à secreção mamilar, qual dos aspectos clínicos a seguir é considerado suspeito?
   A. Coloração branca.
   B. Não espontâneo.
   C. Multiductal.
   D. Transparente.
   E. Bilateral.

3. Quanto às etiologias da descarga de mamilo, qual das afirmações a seguir é correta?
   A. A etiologia benigna mais comum é a ectasia ductal.
   B. A etiologia maligna mais comum é o carcinoma papilar.
   C. O carcinoma papilar ocorre em mulheres jovens e tem prognóstico ruim.
   D. A papilomatose se refere a um papiloma intraductal solitário dentro de um ducto central.
   E. A doença da Paget da mama pode se apresentar com descarga de mamilo.

## Respostas e Explicações

*Pergunta 1*

**B. Correta!** Um defeito de preenchimento pode ser provocado por um artefato de bolha de ar ou a uma lesão intraductal. Essas ocorrências são diferenciadas nas incidências ortogonais. O artefato de bolha de ar mudará de posição, enquanto a lesão intraductal permanece fixa.

*Outras escolhas e discussões*

**A.** Um orifício ductal expressando descarga à época do exame deverá ser canulado.

**C.** O exame minucioso para descarga de mamilo é o seguinte: em pacientes com mais de 30 anos, a investigação por imagens começa com mamograma e ultrassom diagnósticos. Em pacientes com menos de 30 anos a investigação começa com o ultrassom. Se o exame por imagens convencionais for negativo, então, a descarga de mamilo suspeita poderá ser mais bem avaliada com uma investigação por ressonância magnética da mama ou por um ductograma.

**D.** As contraindicações incluem infecção ou alergia severa ao contraste.

**E.** Somente 0,2 a 0,3 mL de contraste são usados para evitar extravasamento.

*Pergunta 2*

**D. Correta!** A secreção mamilar suspeita pode ser sanguinolenta, serosa ou transparente.

*Outras escolhas e discussões*

**A.** A descarga de mamilo branca, verde ou amarela é benigna.

**B.** A descarga de mamilo não espontânea é benigna. A descarga espontânea é suspeita.

**C.** Descarga de mamilo multiductal é benigna. A uniductal é suspeita.

**E.** A descarga de mamilo bilateral é benigna. A unilateral é suspeita.

*Pergunta 3*

**E. Correta!** A doença de Paget da mama é uma malignidade que pode se apresentar com secreção mamilar, eczema do mamilo ou massa subareolar.

*Outras escolhas e discussões*

**A.** O papiloma intraductal é a causa benigna mais comum de descarga de mamilo.

**B.** O carcinoma ductal *in situ* é a etiologia maligna mais comum.

**C.** O carcinoma papilar se apresenta, com frequência, como massa complexa, cística e sólida em mulheres após os 60 anos e tem, no geral, bom prognóstico.

**D.** A papilomatose se refere a papilomas múltiplos localizados, predominantemente, dentro dos ductos periféricos da mama.

## Leituras Sugeridas

Berg WA. Ductography of breast. Statdx. http://www.statdx.com. Accessed March 2016

Ferris-James DM, Iuanow E, Mehta TS, Shaheen RM, Slanetz PJ. Imaging approaches to diagnosis and management of common ductal abnormalities. Radiographics 2012;32(4):1009–1030

Sobolewski R, Berg WA. Nipple discharge. Statdx. http://www.statdx.com. Accessed March 2016

### Melhores Dicas

- A descarga de mamilo suspeita é espontânea, unilateral e uniductal, com sangue, soro ou coloração transparente.
- Diagnóstico diferencial de descarga de mamilo benigna: papiloma, ectasia ductal, alteração fibrocística.
- Diagnóstico diferencial de descarga de mamilo maligna: carcinoma papilar, carcinoma ductal *in situ*, câncer invasivo.

# Mais Desafiador 3

## ■ Caso

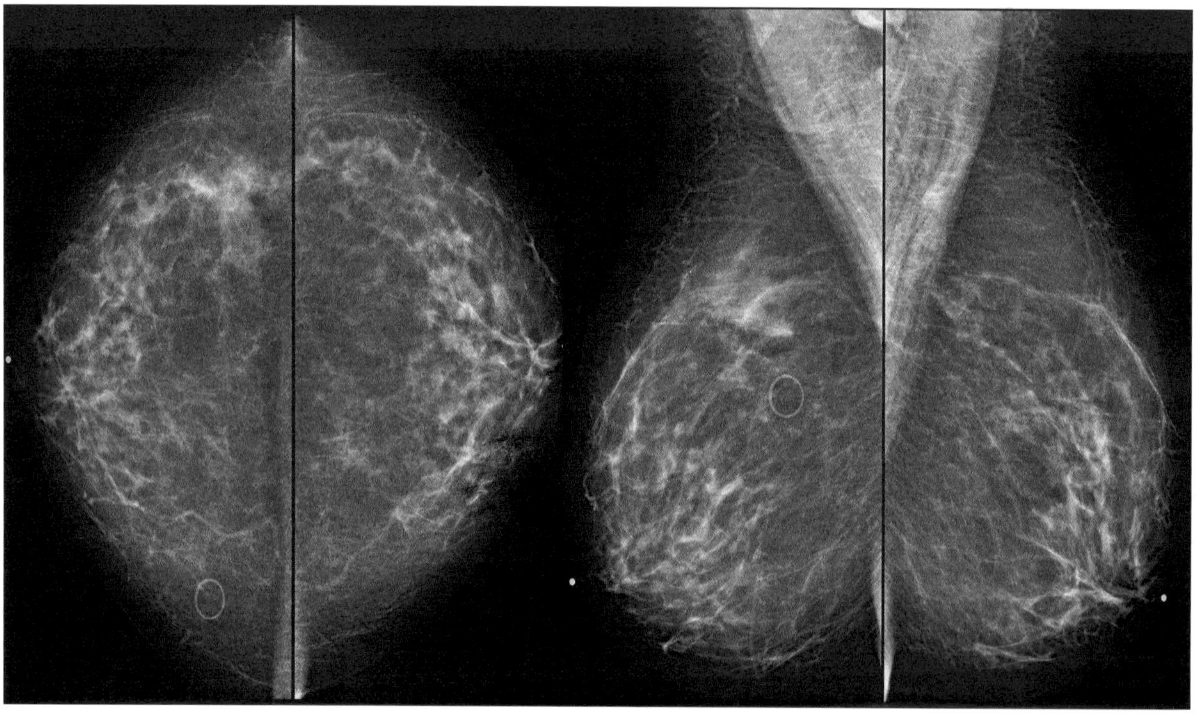

## ■ Perguntas

1. Uma senhora de 54 anos se apresenta para mamografia de rastreio. Qual das descrições a seguir está presente na mama direita?
   A. Distorção de arquitetura no quadrante superior externo.
   B. Massa espiculada no quadrante superior externo.
   C. Assimetria na mama superior, na incidência mediolateral oblíqua (MLO).
   D. Assimetria focal no quadrante superior externo.
   E. Espessamento da pele no quadrante superior externo.

2. Quanto aos aspectos do exame por imagens da assimetria focal, qual das afirmações a seguir é a correta?
   A. A assimetria global é uma assimetria focal que envolve a pele.
   B. Uma assimetria em desenvolvimento é uma assimetria focal nova comparada com exames anteriores.
   C. Uma assimetria em desenvolvimento é provavelmente benigna, com menos de 2% de risco de malignidade.
   D. A assimetria focal que demonstra pelo menos um ano de estabilidade é benigna.
   E. A assimetria em desenvolvimento sem correlato sonográfico é benigna.

3. Quanto ao exame minucioso diagnóstico de uma assimetria ou assimetria focal, qual das afirmações a seguir é a correta?
   A. A rotação da mama ao longo do eixo do mamilo seguido de nova compressão, *rolled views*, são usadas para localizar uma assimetria focal.
   B. A triangulação do mamilo é usada para localizar uma assimetria.
   C. As reconvocações de rastreio para assimetrias focais aumentam com a tomossíntese.
   D. A assimetria focal que não persiste nas incidências diagnósticas se deve à superposição.
   E. Uma assimetria focal básica detectada na triagem que não é suspeita nas incidências diagnósticas subsequentes é considerada benigna.

## Respostas e Explicações

*Pergunta 1*

**D. Correta!** Existe assimetria focal no quadrante superior externo. A assimetria focal é um achado de duas incidências (observada nas incidências craniocaudal [CC] e MLO) formado por uma ilha assimétrica de tecido fibroglandular quando comparado com a mama contralateral. Ela não tem aspectos semelhantes a massa, calcificações ou distorção.

*Outras escolhas e discussões*

**A.** Não há linhas irradiando-se de um ponto central que possam sugerir distorção da arquitetura.

**B.** Não há evidência mamográfica de massa na mama direita.

**C.** A assimetria é um achado de uma incidência. Neste caso existe um achado de duas incidências.

**E.** Não há espessamento da pele. O achado está no parênquima mamário.

*Pergunta 2*

**B. Correta!** A assimetria em desenvolvimento é uma assimetria focal que é nova, mais densa ou maior, quando comparada com mamogramas anteriores.

*Outras escolhas e discussões*

**A.** Assimetria global é uma assimetria focal grande que ocupa mais de um quadrante da mama.

**C.** A assimetria em desenvolvimento é classificada pelo Breast Imaging Reporting and Data System (BI-RADS) 4B, com risco de 13 a 27% de malignidade.

**D.** A assimetria focal com estabilidade de, pelo menos, dois anos é considerada benigna.

**E.** A assimetria em desenvolvimento sem correlato sonográfico ainda é suspeita e deverá ser submetida à biópsia mediante orientação estereotáxica.

*Pergunta 3*

**D. Correta!** A assimetria focal que não persiste nas incidências diagnósticas se deve à superposição. Superposição é um artefato de adição resultante de tecido mamário superposto.

*Outras escolhas e discussões*

**A.** *Rolled views* são incidências diagnósticas usadas para localizar um achado em uma projeção (assimetria) que só é visível na incidência CC. A assimetria que se move na direção da *rolled view* está localizada na parte superior da mama. A assimetria que se move na direção oposta está localizada na parte inferior da mama.

**B.** A triangulação do mamilo localiza um achado de duas incidências em uma terceira projeção. Primeiro, colocar o MLO entre as incidências CC e lateral verdadeira, ao nível do mamilo. A seguir, desenhar uma linha para conectar o achado observado em duas incidências. A linha deverá cruzar o achado na terceira incidência.

**C.** A tomossíntese realmente reduz as reconvocações, pois as fatias da imagem adicional melhoram a distinção entre uma assimetria focal verdadeira e um artefato de adição.

**E.** A assimetria focal básica detectada na triagem que não seja suspeita nas incidências diagnósticas subsequentes é provavelmente benigna (BI-RADS 3). Ela pode ser considerada benigna (BI-RADS 2) após dois anos de estabilidade.

## Leituras Sugeridas

Berg WA. Asymmetries (mammography). Statdx. http://www.statdx.com. Accessed January 2016

Price ER, Joe BN, Sickles EA. The developing asymmetry: revisiting a perceptual and diagnostic challenge. Radiology 2015;274:642–651

### Melhores Dicas

- A maioria das assimetrias se deve à superposição de tecido normal.
- O carcinoma lobular invasivo se apresenta, com frequência, como assimetria que é mais usualmente detectada na incidência CC.
- Uma assimetria palpável focal, global ou em desenvolvimento é suspeita para malignidade e justifica exame minucioso diagnóstico.

# Mais Desafiador 4

## Caso

Uma paciente de 28 anos apresenta-se com caroço na mama. Foi realizado um ultrassom direcionado.

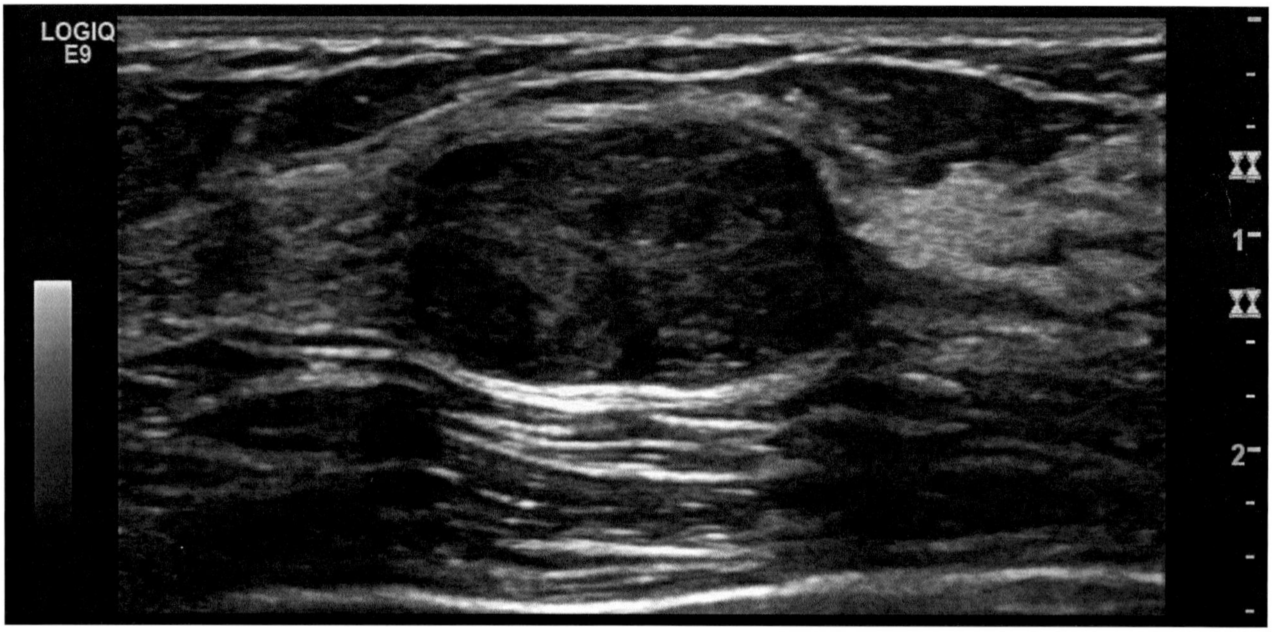


## Perguntas

1. Qual das afirmações a seguir envolve a avaliação e a recomendação corretas?
   A. Fibroadenoma. Breast Imaging Reporting and Data System (BI-RADS) 2. Recomendar acompanhamento clínico.
   B. Massa indeterminada, BI-RADS 0. Recomendar incidências de compressão pontual.
   C. Massa sólida com algumas bordas indistintas, BI--RADS 4. Recomendar biópsia.
   D. Massa provavelmente benigna, BI-RADS 3. Recomendar vigilância com exames de imagem.
   E. Cisto provavelmente complicado, BI-RADS 4. Recomendar aspiração do cisto.

2. Após exame minucioso diagnóstico, a qual das afirmações a seguir poderia ser dada uma avaliação BI-RADS 3 provavelmente benigna?
   A. Cisto complexo e massa sólida.
   B. Massa oval sólida com algumas bordas irregulares.
   C. Assimetria focal que aumenta em densidade, comparada com mamogramas anteriores.
   D. Grupo solitário de calcificações amorfas.
   E. Prováveis microcistos.

3. Quanto ao acompanhamento para BI-RADS 3, qual das afirmações a seguir é a correta?
   A. Mesmo que o achado se resolva completamente, um acompanhamento de seis meses ainda é recomendado por cautela.
   B. Mesmo que um achado diminua acentuadamente em tamanho, a vigilância continuada por estudos de imagem ainda é recomendada.
   C. Se o achado aumentar em tamanho cerca de 10% em seis meses, então a biópsia será recomendada.
   D. Se o achado desenvolver aspectos suspeitos, então a biópsia será indicada.
   E. Se a massa demonstrar um ano de estabilidade, então ela será benigna.

## Respostas e Explicações

### *Pergunta 1*

**D. Correta!** Essa é provavelmente uma massa benigna, representando um fibroadenoma em paciente nessa idade. BI-RADS 3. Recomendada a vigilância por estudos de imagem. A avaliação BI-RADS significa que existe risco de malignidade inferior a 2%. Os intervalos da vigilância por estudos de imagem ocorrem, tipicamente, aos 6, 12 e 24 meses.

### *Discussão*

Essa é, provavelmente, uma massa benigna e incidências pontuais não são necessárias. A massa é sólida e tem bordas circunscritas. A biópsia não é indicada. Esses achados por exames de imagem poderão ser considerados benignos se a massa for um fibroadenoma confirmado por biópsia ou se estudos de imagem anteriores demonstraram dois anos de estabilidade.

### *Pergunta 2*

**E. Correta!** Microcistos simples são benignos. Entretanto, microcistos pequenos demais para serem caracterizados ou localizados a uma profundidade muito posterior no ultrassom poderão ser BI-RADS 3.

### *Outras escolhas e discussões*

**A.** Cisto complexo com massa sólida é um achado suspeito (BI-RADS 4). Cisto solitário complicado pode ser considerado provavelmente benigno (BI-RADS 3).

**B.** Bordas angulares são um achado suspeito (BI-RADS 4). Massa oval sólida com bordas circunscritas é considerada provavelmente benigna (BI-RADS 3).

**C.** Assimetria focal com densidade crescente em comparação com mamografias anteriores é chamada de assimetria em desenvolvimento e considerada como achado suspeito (BI-RADS 4). Assimetria focal básica detectada na triagem e que não é suspeita nas incidências diagnósticas subsequentes é, provavelmente, benigna (BI-RADS 3).

**D.** Um grupo solitário de calcificações amorfas é um achado suspeito (BI-RADS 4). Um grupo solitário de calcificações puntiformes é provavelmente benigno (BI-RADS 3).

### *Pergunta 3*

**D. Correta!** Se o achado desenvolver aspectos suspeitos, então, a biópsia será indicada.

### *Outras escolhas e discussões*

**A.** Se a massa se resolver, então se tornará uma BI-RADS 1 negativa.

**B.** Se o achado diminuir acentuadamente de tamanho, então se tornará um BI-RADS 2 benigno.

**C.** Um aumento de 20% no tamanho em seis meses justifica a biópsia, BI-RADS 4 suspeito. No cenário de massa de crescimento muito rápido, considerar tumor filoide.

**E.** Se for demonstrada estabilidade de dois anos, então o achado será BI-RADS 2 benigno.

## Leituras Sugeridas

Berg, WA. Probably benign lesions. Statdx. www.statdx.com. Accessed March 2016

D'Orsi CJ, Sickles EA, Mendelson EB, Morris EA, et al. ACR BIRADS Atlas®, Breast Imaging Reporting and Data System. Reston, VA: American College of Radiology; 2013

### Melhores Dicas

O exame minucioso por imagens de uma anormalidade palpável começa pelo seguinte:

- Mamograma diagnóstico em mulheres com idade ≥ 40 anos.
- Mamograma diagnóstico ou ultrassom em mulheres entre 30 e 39 anos.
- Ultrassom em mulheres com menos de 30 anos.

# Elementos Essenciais 1

## ■ Casos

Paciente masculino de 35 anos apresenta-se para exame cardíaco por ressonância magnética (CMR) e descobre-se que ele tem volume diastólico final (EDV) ventrícular esquerdo (LV) 90 mL/m$^2$; fração de ejeção ventricular esquerda 58%; ventrículo direito (RV) EDV 85 mL/m$^2$ e fração de ejeção ventricular direita 56%.



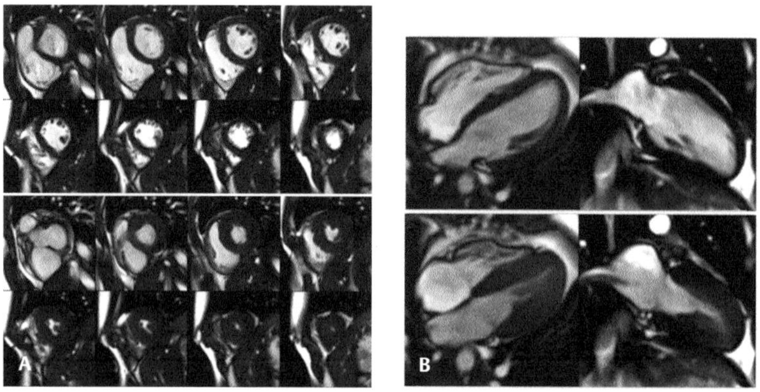


## ■ Perguntas

1. Quanto às imagens da CMR exibidas, qual das afirmações a seguir é VERDADEIRA? Consultar os vídeos.*
   A. As cineimagens desta natureza para avaliar morfologia e função exigem administração de contraste.
   B. A investigação por imagens foi realizada usando a técnica *spin*-eco.
   C. O RV e LV mostram-se dilatados.
   D. Um plano de investigação por imagens em duas câmaras é mostrado em A, e os planos de investigação por imagens em três câmaras e da via de saída do ventrículo esquerdo são mostrados em B.
   E. A quantificação do tamanho e a função de RV e LV são realizadas usando-se as imagens em A.

2. Qual das seguintes afirmações NÃO é uma vantagem da CMR cardíaca?
   A. Melhor resolução espacial e de contraste comparada com a ecocardiografia.
   B. A investigação por imagens não é afetada pela postura corporal do paciente.
   C. A CMR é o teste de escolha para detecção de disfunção diastólica.
   D. Permite a quantificação não invasiva precisa de fluxo de grandes vasos.
   E. Fornece avaliação superior de tamanho biventricular e de função sistólica quando comparada à ecocardiografia.

3. Qual das afirmações a seguir NÃO é contraindicação para CMR?
   A. Desfibrilador cardioversor implantável (ICD).
   B. Marca-passo.
   C. Implante coclear.
   D. *Stent* coronariano.
   E. Estilhaços intracranianos.

* Os vídeos deste capítulo podem ser acessados em MediaCenter.Thieme.com. Seguir as instruções na página do MediaCenter no início deste livro.

## Respostas e Explicações

*Pergunta 1*

**E. Correta!** Os volumes e a função ventricular são calculados a partir de cineimagens do eixo curto sequencial que cobrem todo o ventrículo por traçado do contorno.

*Outras escolhas e discussões*

**A.** O cine-CMR é realizado usando-se uma sequência de ecos de gradiente (GRE) que fornece "efeito de sangue brilhante" sem a necessidade de contraste intravenoso. O cine-CMR é uma forma especial do estudo de imagens por GRE chamado de precessão livre em estado de equilíbrio (SSFP), uma família de sequências que constitui, atualmente, a espinha dorsal da investigação cine-CMR. Os membros da família SSFP incluem: eco de campo rápido equilibrado, investigação rápida por imagens empregando aquisição em estado de equilíbrio e exame rápido por imagens com SSFP. A SSFP produz imagens de sangue brilhante com contraste excelente entre miocárdio e sangue no coração (acumulação de sangue).

**B.** A investigação por imagens com *spin*-eco produz imagens estáticas de sangue escuro que são usadas para avaliação de anatomia e morfologia cardíacas.

**C.** Os volumes de LV e de RV estão dentro dos limites normais. Os limites normais para LV EDV em homem de 35 anos são de 53 a 97 mL/m$^2$ e para RV EDV são de 67 a 111 mL/m$^2$.

**D.** A incidência de eixo curto do coração é mostrada em A e as incidências de quatro e de duas câmaras do coração são mostradas em B.

*Pergunta 2*

**C. Correta!** A ecocardiografia é o teste de escolha para detecção de disfunção diastólica em razão de sua resolução temporal mais alta e da natureza em tempo real, quando comparada com a CMR cardíaca.

*Outras escolhas e discussões*

**A.** A qualidade de imagem da CMR é superior à da ecocardiografia com resolução espacial e de contraste notadamente mais altas.

**B.** Diferentemente da ecocardiografia, o posicionamento de um corpo grande não é desvantagem para a CMR cardíaca.

**D.** A CMR, usando a técnica de contraste de fase, permite determinação não invasiva precisa de fluxo em grandes vasos.

**E.** As medidas de CMR de tamanho e função ventricular não dependem de premissas geométricas, não são afetadas por posicionamento corporal e são precisas e reprodutíveis. A CMR é o padrão de referência para tamanho e função sistólica biventricular.

*Pergunta 3*

**D. Correta!** A CMR pode ser realizada com segurança com *stents* coronarianos. A maioria desses dispositivos não é ferromagnética, sendo rotulada como "seguro para ressonância magnética (MR)" O restante tem sido rotulado como "MR condicional".

*Outras escolhas e discussões*

**A.** ICD é uma contraindicação relativa para CMR. Os perigos em potencial incluem: desalojamento do dispositivo, alterações de programação, *pacing* assíncrono, ativação de terapias antitaquicardia, inibição da saída de *pacing* e correntes de chumbo induzidas. Um número crescente de pacientes tem um dispositivo "MR condicional" implantado, permitindo que eles sejam submetidos à varredura por MR com segurança (desde que as instruções do fabricante sejam obedecidas). Além disso, alguns pacientes com dispositivos não MR condicionais podem-se submeter à varredura por MR se não houver outra modalidade de exame por imagem considerado adequado e exista indicação clínica evidente para a varredura que supera o risco em potencial.

**B.** O marca-passo é uma contraindicação relativa à CMR. Os perigos potenciais são similares aos dos ICDs. A investigação por imagens de MR pode ser realizada mediante circunstâncias específicas em dispositivos não condicionais se os benefícios superarem os riscos. Marca-passos condicionais para MR já estão disponíveis.

**C.** Implantes cocleares são dispositivos ativados eletronicamente. Consequentemente, um procedimento com MR pode ser contraindicado para um paciente com esse tipo de implante, por causa da possibilidade de lesionar o paciente e/ou alterar ou danificar a função do dispositivo. Recentemente, alguns implantes cocleares receberam aprovação designando-os como "MR *conditional*".

**E.** Estilhaços intracranianos são contraindicação para CMR.

## Leitura Sugerida

Herzog B, Greenwood J, Plein S. Cardiovascular Magnetic Resonance Pocket Guide. Version 1.2. Updated 2016. http://www.cmr-guide.com

### Melhores Dicas

- O cine-CMR é realizado usando uma forma especial de investigação por GRE chamada investigação SSFP.
- CMR é o padrão de referência para tamanho e função sistólica de LV e RV, que são calculadas por planimetria de uma série de fatias de eixo curto.
- As principais indicações para CMR na prática clínica incluem: avaliação da viabilidade miocárdica em doença cardíaca isquêmica, avaliação de cardiomiopatias, avaliação abrangente de doença cardíaca congênita do adulto e identificação e caracterização de massas cardíacas incluindo trombos.

# Elementos Essenciais 2

## Caso

Senhor de 50 anos de idade apresenta-se com dores no tórax.

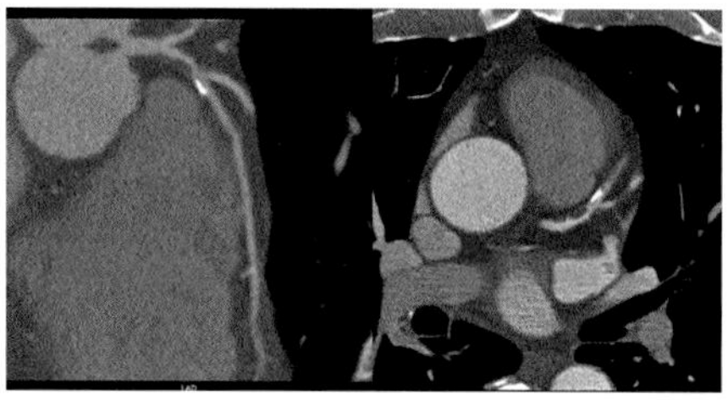



## Perguntas

1. Qual é a anormalidade presente mostrada nas imagens de angiografia por tomografia computadorizada (CCTA) das coronárias?
   A. Doença mínima não limitante de fluxo (< 25%) na artéria coronária descendente anterior esquerda.
   B. Doença leve não limitante de fluxo (25 a 49%) na artéria coronária descendente anterior esquerda.
   C. Doença moderada (50 a 69%) possivelmente limitante de fluxo na artéria coronária descendente anterior esquerda.
   D. Oclusão da artéria coronária descendente anterior esquerda.
   E. Doença moderada (50 a 69%) possivelmente limitante de fluxo na artéria circunflexa esquerda.

2. Assinalar a afirmação FALSA sobre os benefícios e aplicações de CCTA.
   A. O escore de cálcio da artéria coronária (CAC) pode ser usado para estratificação de risco e reclassificação em pacientes assintomáticos com probabilidade de doença de artéria coronária (CAD).
   B. O uso de CCTA é apropriado para a detecção de CAD obstrutiva em pacientes sintomáticos quando a verificação de estresse funcional não pode ser realizada ou não é diagnóstica.
   C. O uso da CCTA no pronto-socorro em pacientes com dores no tórax e enzimas cardíacas negativas permite a alta segura, reduz o período de hospitalização e é econômico.
   D. O uso de CCTA é apropriado para avaliação pré-operatória em pacientes submetidos à cirurgia do coração para indicações não coronarianas, quando o risco de CAD está entre baixo e intermediário.
   E. A principal vantagem de CCTA é seu alto valor prognóstico positivo para detecção de CAD obstrutiva.

3. Qual dos métodos a seguir NÃO é um método de redução de dose de irradiação em CCTA?
   A. Redução da frequência cardíaca com bloqueadores beta.
   B. Uso de desencadeantes de ECG prospectivo.
   C. Potencial de tubo de 100 kVp.
   D. Uso de método de reconstrução iterativo.
   E. Uso de filtro de reconstrução de frequência espacial alta.

## Respostas e Explicações

*Pergunta 1*

**C. Correta!** As imagens de CCTA mostram doença moderada (50 a 69%) possivelmente limitante de fluxo na artéria coronária descendente anterior esquerda (LAD). A LAD surge da artéria coronária esquerda principal e viaja no sulco interventricular anterior, dando origem a ramos diagonais e perfurantes septais. A artéria circunflexa esquerda surge da artéria coronária principal esquerda e viaja posteriormente no sulco atrioventricular esquerdo. A quantificação por CCTA da intensidade da lesão na prática clínica é avaliada visualmente e informada em termos de porcentagem de estenose de diâmetro máximo usando o esquema de graduação de estenose:

0 - Normal: ausência de placa e sem estenose luminal.
1 - Mínima: placa com menos de 25% de estenose.
2 - Leve: 25 a 49% de estenose.
3 - Moderada: 50 a 69% de estenose.
4 - Intensa: 70 a 99% de estenose.
5 - Ocluída.

*Pergunta 2*

**E. Correta!** A CCTA é um teste excelente para descartar CAD em pacientes selecionados, com risco baixo a intermediário, em razão do alto valor prognóstico negativo para exclusão de CAD obstrutiva (90 a 99%). O valor prognóstico positivo da CCTA para CAD obstrutiva é moderado e deverá ser um teste para descartar em vez de um teste de regra para CAD obstrutiva.

*Outras escolhas e discussões*

**A.** A classificação da CAC é mais útil para estratificação de risco de pacientes assintomáticos com risco intermediário de Framingham de eventos cardiovasculares futuros (10 a 20%, risco de 10 anos), nos quais um escore de CAC de alto risco pode levar a aumento na terapia clínica agressiva.

**B.** O uso de CCTA é apropriado e com suporte de diretrizes para detecção de CAD obstrutiva em pacientes sintomáticos com probabilidade intermediária de CAD, quando a verificação de estresse funcional, tal como o eletrocardiograma (ECG) de esforço, a cintilografia de perfusão miocárdica ou o eco de esforço da dobutamina não puderem ser realizados ou forem não diagnósticos.

**C.** Vários estudos demonstraram que o uso da CCTA no pronto-socorro em pacientes com dores no tórax e enzimas cardíacas negativas permite a alta segura, reduz o período de hospitalização e é uma medida de economia comparada ao padrão usual de cuidados, incluindo a verificação funcional para detecção de CAD.

**D.** Como parte da avaliação pré-operatória, a CCTA é vista como uma opção em potencial entre pacientes a serem submetidos à cirurgia cardíaca para indicações não coronarianas (p. ex., cirurgia para substituição de válvula ou defeito septal atrial) quando o risco de CAD antes do teste for intermediário.

*Pergunta 3*

**E. Correta!** Um filtro de reconstrução para resolução especial alta pode ser usado para reduzir o artefato de floração dos *stents* e do cálcio em CCTA e NÃO LEVA à redução na dose de radiação.

*Outras escolhas e discussões*

**A.** Uma redução vigorosa da frequência cardíaca (≤ 60 bpm) com bloqueadores beta permitirá o uso de desencadeadores prospectivos de ECG, o que levará à redução substancial da dose de radiação (cerca de 40 a 50%), em comparação com o *gating* retrospectivo de ECG necessário em frequências cardíacas mais altas.

**B.** O modo de aquisição de CCTA passando por ECG prospectivo se refere a uma aquisição desencadeada pelo sinal de ECG. A mesa se move periodicamente em "passos" e o tubo de Raios X é intermitente ("disparo") - o chamado modo estático (*step-and-shoot*). O usuário seleciona a fase em que as imagens devem ser adquiridas (geralmente a diástole). A principal vantagem dessa técnica é a redução substancial da dose de radiação, pois o tubo de Raios X fica ligado por apenas 20 a 25% do ciclo cardíaco na diástole e é completamente desligado durante a maior parte do ciclo cardíaco remanescente.

**C.** Uma mudança relativamente pequena na voltagem de pico de 20 kVp (de 120 para 100 kVp) resulta na redução da dose de radiação de 30 a 40%. Vários estudos dão suporte à investigação por imagens de 100 kVp para pacientes com peso até 90 kg ou com índice de massa corporal de até 30 kg/m$^2$.

**D.** Os métodos iterativos de reconstrução podem reduzir o impacto do ruído quântico do Raios X em imagens de tomografia computadorizada e permitem uma dose de radiação mais baixa enquanto preserva a utilidade do diagnóstico clínico.

## Leituras Sugeridas

Litmanovich DE, Tack DM, Shahrzad M, et al. Dose reduction in cardiothoracic CT: review of currently available methods. RadioGraphics 2014;34:1469–1489

Taylor AJ, Cerqueira M, Hodgson J, et al. ACCF/SCCT/ACR/AHA/ASE/ASNC/NASCI/SCAI/SCMR 2010 appropriate use criteria for cardiac computed tomography. J Cardiovasc Comput Tomogr 2010;4:e1–407.e33

### Melhores Dicas

- A CCTA é apropriada para detecção de CAD obstrutiva em pacientes sintomáticos com risco baixo a intermediário.
- O valor prognóstico negativo de CCTA para CAD obstrutiva é alto (~ 90 a 99%).
- Com a atenção apropriada à técnica, incluindo diminuir a frequência cardíaca com bloqueadores beta, o desencadeamento de ECG prospectivo, a otimização de parâmetros dos estudos de imagem (incluindo kVp e a faixa de varredura) e o uso de *scanners* modernos de tomografia computadorizada, a dose de radiação de CCTA é baixa (na faixa de 1 a 3 mSv com doses submSv possíveis em casos selecionados).

# Elementos Essenciais 3

## ■ Caso

Jovem paciente de 25 anos de idade apresenta-se com dores no tórax. O exame físico é notável para desvio do cristalino do olho (*ectopia lentis*).



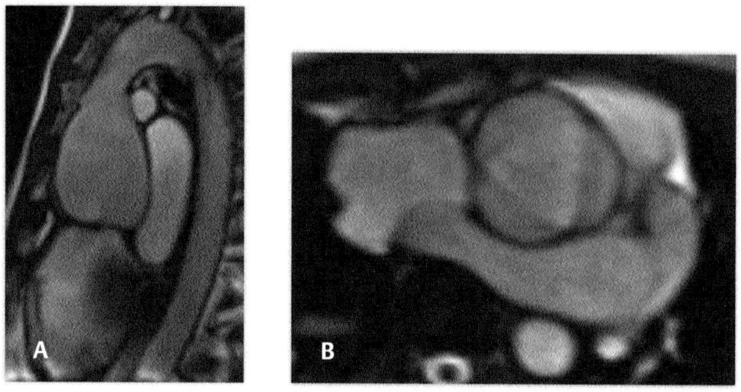


## ■ Perguntas

1. O diagnóstico CORRETO é:
   A. Síndrome de Marfan.
   B. Doença de válvula aórtica bicúspide.
   C. Síndrome de Loeys-Deitz.
   D. Síndrome de Turner.
   E. Síndrome de Noonan.

2. Qual das afirmações a seguir é FALSA quanto ao reparo cirúrgico profilático de aneurismas da aorta torácica?
   A. O reparo cirúrgico na síndrome de Marfan é recomendado quando a aorta atinge 5 cm (a menos da existência de história familiar de dissecção da aorta), em caso de aneurisma em expansão rápida ou na presença de regurgitação significativa da válvula aórtica.
   B. Na síndrome de Loeys-Dietz o reparo cirúrgico é recomendado quando o diâmetro da aorta atingir 4,4 a 4,6 cm, por tomografia computadorizada e/ou imagens de ressonância magnética.
   C. O tratamento cirúrgico de pacientes assintomáticos com aneurismas aórticos ascendentes degenerativos deverá ser considerado quando o diâmetro atingir ≥ 5,5 cm.
   D. Pacientes a serem submetidos a reparo ou substituição de válvula aórtica e que apresentam aorta ascendente ou raiz aórtica superior a 4,5 cm deverão ser considerados para reparo concomitante da raiz aórtica ou substituição da aorta ascendente.
   E. A intervenção operatória para reparo dos seios aórticos ou para substituir a aorta ascendente é indicada em pacientes com válvula aórtica bicúspide se o diâmetro dos seios aórticos ou da aorta ascendente for ≥ 4,5 cm.

3. Todas as condições genéticas a seguir estão associadas a aneurismas aórticos e/ou dissecção, EXCETO:
   A. Síndrome de Loeys-Dietz.
   B. Doença renal policística autossômica dominante.
   C. Válvula aórtica bicúspide.
   D. Síndrome de Ehlers-Danlos.
   E. Síndrome de Williams.

* Os vídeos deste capítulo podem ser acessados em MediaCenter.Thieme.com. Seguir as instruções na página do MediaCenter no início deste livro.

## ■ Respostas e Explicações

### *Pergunta 1*

**A. Correta!** A síndrome de Marfan é um transtorno hereditário do tecido conjuntivo com prevalência de 1 em 3.000 a 5.000 indivíduos. O quadro é herdado de maneira autossômica dominante e resulta de mutações no gene *FBN1*. A manifestação ocular que é sensível e substancialmente específica para síndrome de Marfan é a *ectopia lentis* [NT. deslocamento do cristalino do olho]. A complicação cardiovascular mais comum é a dilatação progressiva da raiz aórtica, ocorrendo, inicialmente, nos seios de Valsalva e levando à supressão da junção sinotubular. Observar a dilatação da raiz aórtica nos seios (ectasia ânulo-aórtica), supressão da junção sinotubular, prolapso da válvula AV esquerda (mitral) e regurgitação, neste caso.

#### *Outras escolhas e discussões*

**B.** Neste caso, a válvula aórtica é tricúspide, como mostrado na incidência *enface* de eixo curto. O padrão mais comum de dilatação aórtica em válvulas aórticas bicúspides é a dilatação tubular da aorta ascendente, seguida da dilatação dos seios de Valsalva.

**C.** A síndrome de Loeys-Deitz se caracteriza pela tríade de tortuosidade arterial e aneurismas, hipertelorismo e úvula bífida ou fenda palatina (ou úvula com base larga ou crista proeminente sobre ela). Embora a síndrome de Loeys-Deitz e a síndrome de Marfan tenham alguns aspectos que se sobrepõem, a presença de *ectopia lentis* é distinta para a síndrome de Marfan.

**D.** As manifestações cardiovasculares da síndrome de Turner incluem dilatação da aorta, válvulas aórticas bicúspides, coarctação da aorta e dissecção da aorta.

**E.** As lesões cardiovasculares mais comuns na síndrome de Noonan são estenose da válvula pulmonar e cardiomiopatia hipertrófica.

### *Pergunta 2*

**E. Correta!** Esta afirmação é FALSA. A intervenção cirúrgica para reparar os seios aórticos ou substituir a aorta ascendente é indicada em pacientes com válvula aórtica bicúspide se o diâmetro dos seios aórticos ou da aorta ascendente for > 5,5 cm. A substituição da aorta ascendente é razoável em pacientes com válvula aórtica bicúspide se o diâmetro da aorta ascendente for superior a 4,5 cm somente se eles forem submetidos à cirurgia da válvula aórtica por causa de estenose aórtica (AS) ou regurgitação aórtica (AR) graves.

#### *Outras escolhas e discussões*

**A.** O reparo cirúrgico é recomendado na síndrome de Marfan quando o diâmetro da raiz aórtica ou de outras partes da aorta torácica for de 5 cm ou mais.

**B.** Há risco mais alto de dissecção em pacientes com Loeys-Dietz síndrome e, portanto, os limiares para substituição cirúrgica são mais baixos: > 4,2 cm por *time-of-flight* [NT. TOF ou tempo de excursão] e 4,4 a 4,6 cm por imagens de tomografia computadorizada ou ressonância magnética.

**C.** O tratamento cirúrgico ou endovascular de aneurismas degenerativos de aorta ascendente na ausência de síndromes genéticas e doença de válvula é recomendado quando o diâmetro exceder 5,5 cm ou quando o índice de crescimento exceder 0,5 cm por ano.

**D.** Pacientes submetidos a reparo ou substituição de válvula aórtica e que tenham a aorta ascendente ou a raiz aórtica superior a 4,5 cm deverão ser considerados para reparo concomitante da raiz aórtica ou substituição da aorta ascendente.

### *Pergunta 3*

**E. Correta!** A síndrome de Williams é um transtorno congênito e de multissistemas envolvendo tecidos cardiovascular e conjuntivo e o sistema nervoso central. A estenose aórtica supravalvular, seja na forma de estreitamento discreto de ampulheta na junção sinotubular ou estenose de segmento longo da aorta torácica, é a lesão cardiovascular mais comum seguida da estenose pulmonar arterial.

#### *Outras escolhas e discussões*

**A.** Síndrome de Loeys-Dietz é uma síndrome de aneurisma aórtico autossômico dominante com envolvimento de muitos outros sistemas. A doença vascular nesses pacientes é particularmente agressiva e a maioria dos pacientes tem aneurismas da raiz aórtica (98%) que levam à dissecção da aorta.

**B.** Observa-se associação de dissecções arteriais, incluindo dissecções da aorta torácica, em pacientes com doença renal policística autossômica dominante.

**C.** Aneurismas da aorta são encontrados em 20% dos pacientes a serem submetidos à cirurgia para válvula aórtica bicúspide, e 15% dos pacientes com dissecção aguda de aorta também apresentam válvulas bicúspides.

**D.** A maioria das complicações fatais na síndrome de Ehlers-Danlos é causada por ruptura arterial, com a maioria dos óbitos atribuíveis a dissecções arteriais ou rupturas envolvendo, principalmente, as artérias torácicas ou abdominais.

### Melhores Dicas

- A síndrome de Marfan é um transtorno hereditário (autossômico dominante) do tecido conjuntivo, com a complicação cardiovascular mais comum sendo a dilatação progressiva da raiz aórtica, que ocorre, inicialmente, nos seios de Valsalva e leva à supressão da junção sinotubular (ectasia ânulo-aórtica).
- O reparo cirúrgico é recomendado quando o diâmetro da raiz aórtica ou de outras partes da aorta torácica atingir 5 cm. Um diâmetro menor que 4,5 a 5 cm é considerado para reparo cirúrgico se houver história familiar de dissecção aórtica, alteração rápida de diâmetro (mais de 0,5 cm por ano), regurgitação valvular significativa ou desejo de gravidez.
- O tratamento cirúrgico de aneurismas degenerativos da aorta ascendente na ausência de síndromes genéticas e doença de válvula é recomendado quando o diâmetro exceder 5,5 cm ou quando o índice de crescimento exceder 0,5 cm/ano.

# Elementos Essenciais 4

## Caso

Homem de 55 anos é internado com dores agudas no tórax.

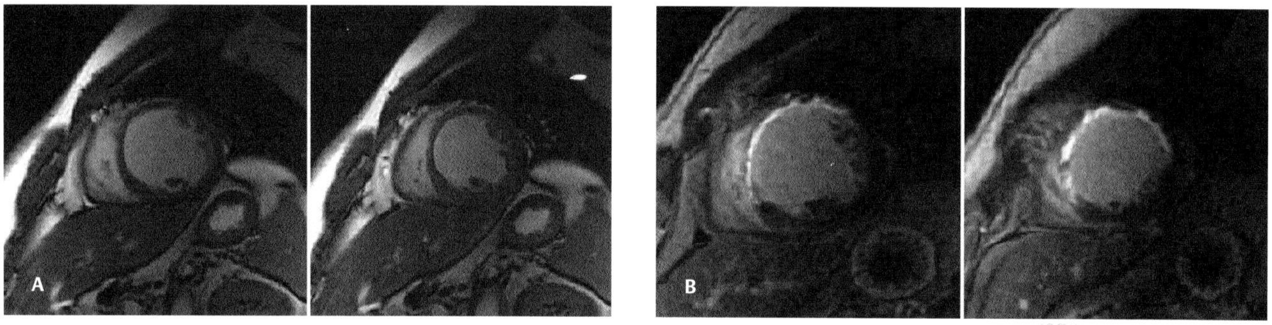


## Perguntas

1. Com base nas imagens de ressonância magnética cardíaca (CMR) fornecidas, qual das afirmações a seguir está CORRETA?
   A. O paciente sofreu infarto do miocárdio (MI) na distribuição da artéria coronária direita e provavelmente vai melhorar a função por revascularização.
   B. O paciente sofreu infarto do miocárdio na distribuição da artéria coronária descendente anterior esquerda e é mais bem tratado com terapia clínica.
   C. O paciente sofreu infarto do miocárdio na distribuição da artéria circunflexa esquerda e é mais bem tratado de modo clínico.
   D. As imagens indicam miocardite aguda e o tratamento deverá ser de suporte.
   E. Se a fração de ejeção ventricular esquerda medida (LVEF) for 30%, a colocação de um desfibrilador cardioversor implantável será recomendada antes da alta do hospital.

2. Qual das sequências a seguir é usada para viabilidade de investigação por imagens na prática clínica de rotina?
   A. Sequência *spin*-eco turbo pós-contraste ponderada em T1.
   B. Sequência *spin*-eco turbo sem contraste ponderada em T2.
   C. Sequência eco de gradiente de recuperação de inversão pós-contraste ponderada em T1.
   D. Mapeamento pré-contraste em T1.
   E. Cine sem contraste e precessão livre em estado de equilíbrio.

3. Qual das afirmações a seguir é FALSA quanto às aplicações de CMR em doença cardíaca isquêmica (IHD)?
   A. Realce tardio com gadolínio (LGE) tem resolução espacial e precisão mais altas que a tomografia computadorizada cardíaca com emissão de fóton único (SPECT) para detecção de infarto do miocárdio (MI) e viabilidade.
   B. A investigação por imagens de CMR de perfusão por estresse miocárdico tem sensibilidade e especificidade mais altas que o SPECT cardíaco para detecção de doença obstrutiva de artéria coronária.
   C. A CMR é apropriada para avaliação de tamanho e função ventricular em IHD quando janelas de eco são insatisfatórias.
   D. A CMR é o teste de escolha para avaliação anatômica direta de estenose coronária.
   E. A identificação de obstrução microvascular na CMR é um achado prognóstico adverso em IHD.

* Os vídeos deste capítulo podem ser acessados em MediaCenter.Thieme.com. Seguir as instruções na página do MediaCenter no início deste livro.

## ■ Respostas e Explicações

*Pergunta 1*

**B. Correta!** A artéria coronária descendente anterior esquerda (LAD) supre a parede anterior, o septo anterior e a parede lateral anterior do ventrículo esquerdo. O realce tardio (imagem à direita) está no território LAD afetando o subendocárdio e é quase transmural (espessura superior a 75% do miocárdio com realce). A extensão transmural do realce tardio é um marcador de viabilidade miocárdica. O miocárdio com mais de 50% de realce é considerado não viável e improvável de melhorar a função após a revascularização. Tais pacientes são mais bem tratados clinicamente.

*Outras escolhas e discussões*

**A.** A artéria coronária direita supre o septo inferior e a parede inferior do ventrículo esquerdo.

**C.** A artéria circunflexa esquerda supre a parede lateral inferior do ventrículo esquerdo.

**D.** A miocardite causa realce subepicárdico ou de meia parede em distribuição não coronariana.

**E.** Em pacientes com doença cardíaca isquêmica, um desfibrilador cardioversor implantável deverá ser considerado se as indicações (LVEF ≤ 35%, New York Heart Association II/III, ou LVEF ≤ 30%, New York Heart Association I, ou assintomático) existirem pelo menos 40 dias após o MI. Uma exceção possível a essa regra são os pacientes pós-MI (> 48 horas) que desenvolvem taquicardia ventricular sustentada/fibrilação ventricular não devida a causas transitórias ou reversíveis.

*Pergunta 2*

**C. Correta!** A investigação de viabilidade por imagens usa uma recuperação de inversão (pulso de inversão de 180 graus para aumentar a conspicuidade entre miocárdio normal e anormal com realce por contraste) ponderada em T1 segmentada (imagens obtidas em batimentos cardíacos múltiplos), sequência rápida de eco de gradiente 10 a 15 minutos após a administração de gadolínio.

*Outras escolhas e discussões*

**A.** A investigação por imagens de *spin*-eco turbo pós-contraste ponderada em T1 pode ser usada para caracterização de tecido, como na avaliação de massas cardíacas. Entretanto, ela não fornece resolução adequada por contraste para detectar um MI com precisão.

**B.** A investigação por imagens de *spin*-eco sem contraste ponderada em T2 pode ser usada para detecção de edema e inflamação do miocárdio. Entretanto, ela não fornece contraste adequado para detecção de MI e viabilidade.

**D.** O mapeamento do miocárdio ponderado em T1 é uma aplicação nova e em expansão da investigação por imagens de CMR e tem o potencial de retratar fibrose intersticial difusa em várias doenças cardíacas. O mapeamento pré-contraste ponderado em T1 pode detectar MI sem contraste intravenoso. Entretanto, a validação adicional da técnica é exigida, e não é uma aplicação clínica de rotina neste momento.

**E.** A cine-investigação por imagens sem contraste de precessão livre em estado de equilíbrio é usada para avaliação da anatomia e função cardíacas.

*Pergunta 3*

**D. Correta!** Esta afirmação é FALSA. A CMR para avaliação anatômica direta de estenose coronariana é limitada por resolução espacial e tempos demorados de investigação por imagens. A tomografia computadorizada e a angiografia direta por cateter são as modalidades preferidas para visualização direta da estenose coronariana.

*Outras escolhas e discussões*

**A.** A CMR com resolução espacial de LGE no plano está na faixa de 1,4 × 1,8 mm e permite detecção de MI, incluindo pequenos infartos subendocárdicos com precisão mais alta que o SPECT.

**B.** A investigação por ressonância magnética de perfusão por estresse vasodilatador do miocárdio permite a detecção de doença obstrutiva de artéria coronária com precisão mais alta que o SPECT, em razão da qualidade superior das imagens, independentemente da posição corporal e da resolução espacial mais alta.

**C.** O uso da CMR é considerado apropriado para avaliação de função ventricular em IHD quando janelas de eco são insatisfatórias, como aquelas causadas pela obesidade.

**E.** Obstrução microvascular em MI agudo identificada como regiões de intensidade de sinal baixo com miocárdio em realce exagerado é um indicador de prognóstico adverso incluindo remodelação negativa e arritmias.

## ■ Leitura Sugerida

Hundley WG, Bluemke DA, Finn JP, et al. ACCF/ACR/AHA/NASCI/SCMR 2010 expert consensus document on cardiovascular magnetic resonance: a report of the American College of Cardiology Foundation task force on expert consensus documents. J Am Coll Cardiol 2010;55:2614–2662

### Melhores Dicas

- A investigação por imagens tardia com gadolínio é apropriada para determinar a extensão da necrose do miocárdio e a viabilidade em doença cardíaca isquêmica.
- LGE em distribuição das artérias coronárias envolvendo o subendocardio é indicativa de MI.
- A extensão transmural de LGE é um marcador de viabilidade miocárdica: subendocárdica para < 25% de realce = viável; 25 a 50% = mista e, provavelmente, viável; 50 a 75% = mista e, provavelmente, não viável; > 75% de realce = não viável.

# Elementos Essenciais 5

## ■ Caso

Homem de 54 anos apresenta falta de ar crescente, para a qual um exame cardíaco por imagens de ressonância magnética (CMR) foi realizado.

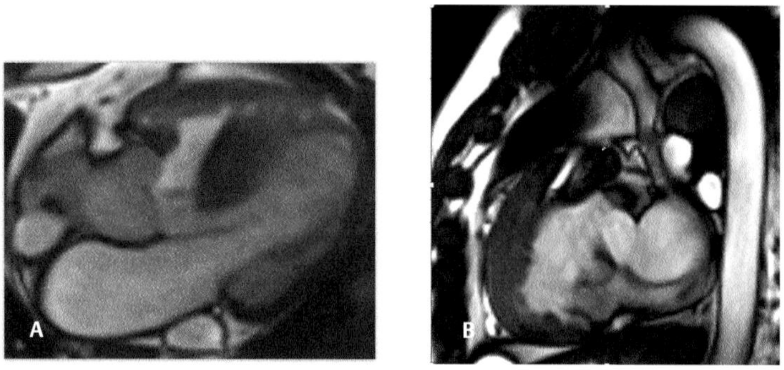


## ■ Perguntas

1. Em conjunto com as imagens fornecidas, o diagnóstico CORRETO é:
   A. Ventrículo direito com saída dupla.
   B. Transposição-D de grandes artérias.
   C. Estenose isolada de válvula pulmonar.
   D. *Truncus arteriosus.*
   E. Tetralogia de Fallot.

2. Após reparo anatômico primário do quadro apresentado, qual é a complicação mais comum/hemodinâmica principal das seguintes?
   A. Estenose pulmonar residual.
   B. Insuficiência da válvula AV direita (tricúspide).
   C. VSD residual.
   D. Regurgitação pulmonar.
   E. Dilatação da raiz aórtica.

3. A substituição da válvula pulmonar (PVR) em reparo da tetralogia de Fallot geralmente é realizada quando o volume diastólico final (EDV) do RV medido por ressonância magnética atingir qual dos valores a seguir?
   A. 90 a 110 mL/m$^2$.
   B. 110 a 130 mL/m$^2$.
   C. 150 a 170 mL/m$^2$.
   D. 170 a 200 mL/m$^2$.
   E. 200 a 250 mL/m$^2$.

* Os vídeos deste capítulo podem ser acessados em MediaCenter.Thieme.com. Seguir as instruções na página do MediaCenter no início deste livro.

## Respostas e Explicações

*Pergunta 1*

**E. Correta!** A TOF é caracterizada por defeito septal ventricular (VSD), aorta em cavalgada, obstrução da via de saída de fluxo do ventrículo direito (RVOT) e hipertrofia ventricular direita (RVH). Observar que a aorta está cavalgando o ventrículo direito (RV) e o VSD subaórtico em A. Na incidência RVOT (B) um jato defasador da estenose subpulmonar em sístole é mostrado junto com RVH (e observação incidental de uma veia cava superior drenando para o seio coronário).

*Outras escolhas e discussões*

**A.** O RV de saída dupla é um tipo de conexão ventrículo-arterial, onde a aorta (> 50% de circunferência) e a artéria pulmonar surgem total ou predominantemente do RV.

**B.** Na transposição-D de grandes artérias, a aorta surge inteiramente do RV e a artéria pulmonar do ventrículo esquerdo. Observa-se concordância atrioventricular e discordância ventriculo-arterial.

**C.** A estenose de válvula pulmonar isolada pode ser causada por uma válvula em forma de abóbada com fusão de comissura ou válvula displásica. Neste caso há outras anomalias associadas.

**D.** *Truncus arteriosus* consiste em único tronco arterial dando origem às artérias pulmonares, às artérias coronárias e à aorta.

*Pergunta 2*

**D. Correta!** A regurgitação pulmonar é a complicação mais comum/principal após reparo anatômico. O reparo anatômico completo de TOF consiste no fechamento do VSD e alívio da obstrução de RVOT por ressecção de feixes de músculos que formam a obstrução e valvotomia pulmonar (com ou sem retalho anular ou RVOT). O alívio da obstrução de RVOT em TOF geralmente envolve ruptura da integridade da válvula pulmonar, que leva à PR na maioria dos pacientes. Sem intervenção, PR resulta em dilatação de RV e pode levar a uma cascata de outras complicações, incluindo a disfunção biventricular, taquiarritmias, intolerância ao esforço, insuficiência cardíaca e óbito.

*Outras escolhas e discussões*

**A.** A estenose pulmonar residual pode existir ao nível subvalvular, valvular ou supravalvular em TOF reparada. Entretanto, esse não é o defeito residual mais comum.

**B.** A insuficiência da válvula AV direita (tricúspide) geralmente é secundária à dilatação anular da dilatação de RV e PR. Embora ela tenha sido associada a arritmias supraventriculares, ela não é a anormalidade hemodinâmica mais comum.

**C.** O VSD residual pode estar presente em TOF reparada levando ao *shunt* esquerdo-direito. Entretanto, ele não é a lesão hemodinâmica mais comum ou principal.

**E.** A dilatação da raiz aórtica é vista em aproximadamente 15% dos adultos mais tarde após o reparo e se relaciona com ambas as anormalidades intrínsecas da aorta (necrose medial cística) e fluxo aumentado (ou seja, pacientes com atresia pulmonar). Ela pode levar à regurgitação aórtica e, raramente, à dissecção da aorta.

*Pergunta 3*

**C. Correta!** Em sobreviventes da TOF primária PVR melhora os sintomas, classificação da New York Heart Association, e pode levar à redução e normalização de volumes de RV quando adequadamente cronometrados. A normalização de dimensões do RV tem sido documentada quando EDVs medidas por CMR antes da operação ficam na faixa de 150 a 170 $mL/m^2$, e esse número é usualmente referido como guia em conjunto com os sintomas do paciente, o eletrocardiograma e a verificação de esforço ao se decidir sobre PVR.

*Outras escolhas e discussões*

**A.** Os limites superiores do normal para tamanho de RV são de 90 a 110 $mL/m^2$ e PVR não é realizada nesse valor. A ecocardiografia anual e a CMR cada três anos são geralmente realizadas para vigilância.

**B.** Um EDV de RV na faixa de 110 a 130 $mL/m^2$ indica RV levemente dilatado. Na falta de outras lesões e sintomas significativos, a CMR deverá ser repetida em três anos no paciente estável.

**D e E.** Um EVD de RV > 170 $mL/m^2$ indica RV seriamente dilatado que pode não se normalizar em volume após PVR. A PVR é recomendada antes que o RV se dilate até esse volume.

## Leitura Sugerida

Bhatt AB, Foster E, Kuehl K, et al. Congenital heart disease in the older adult. A scientific statement from the American Heart Association. Circulation 2015;131:1884–1931

### Melhores Dicas

- TOF: VSD, aorta cavalgando, obstrução do fluxo de saída ventricular direito, RVH.
- Reparo anatômico de TOF consiste no reparo de retalho de VSD e alívio da obstrução RVOT. O defeito/complicação hemodinâmico primário em sobreviventes adultos após reparo é a PVR residual.
- A CMR é usada para guiar o ritmo da PVR, que é realizada antes que o RV esteja seriamente dilatado até um valor > 150 $mL/m^2$ para EDV, pois RVs mais dilatados podem não retornar ao tamanho normal após PVR.

# Elementos Essenciais 6

## ■ Caso

Mulher de 45 anos apresenta-se com síncope.



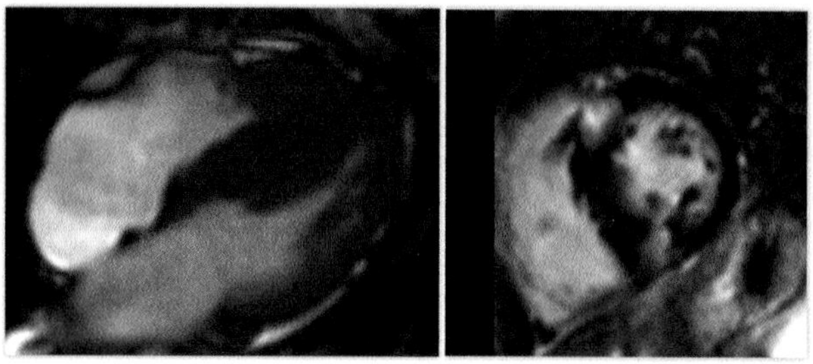

## ■ Perguntas

1. O diagnóstico CORRETO é:
   A. Cardiomiopatia hipertrófica.
   B. Cardiomiopatia hipertensiva.
   C. Coração de atleta.
   D. Amiloidose cardíaca.
   E. Doença de Fabry.

2. Seguem-se vantagens da ressonância magnética cardíaca (CMR) na avaliação do diagnóstico no caso, EXCETO:
   A. Medição precisa de espessura de parede e massa LV.
   B. Avaliação precisa do ápice de LV e segmentos basais.
   C. Detecção de fibrose miocárdica.
   D. Diferenciação de HCM de fenocópias.
   E. Medição de gradientes da via de saída.

3. Qual dos seguintes NÃO é um fator de risco significativo para morte súbita cardíaca (SCD) em HCM?
   A. Espessura da parede > 30 mm.
   B. História familiar de SCD.
   C. VT sustentada/VF reanimada.
   D. Síncope sem explicação.
   E. Fibrilação atrial.

---

* Os vídeos deste capítulo podem ser acessados em MediaCenter.Thieme.com. Seguir as instruções na página do MediaCenter no início deste livro.

## ■ Respostas e Explicações

*Pergunta 1*

**A. Correta!** Observa-se hipertrofia septal assimétrica, que representa a forma mais comum de cardiomiopatia hipertrófica (HCM). O realce manchado da parede intermediária é observado no septo, nos pontos de junção do ventrículo direito e esquerdo (LV) e esse é um padrão de realce típico em HCM.

*Outras escolhas e discussões*

**B.** A cardiomiopatia hipertensa pode levar à hipertrofia cardíaca, que geralmente é concêntrica e raramente assimétrica, com maior envolvimento do septo. Geralmente a hipertrofia não excede a 15 mm.

**C.** O coração de atleta pode levar à hipertrofia concêntrica que normalmente não excede a 13 mm e pode estar acompanhada de dilatação do LV. O realce tardio é negativo.

**D.** A amiloidose cardíaca se manifesta como hipertrofia concêntrica de LV com realce difuso global e subendocárdico do miocárdio.

**E.** A doença de Fabry pode-se apresentar com hipertrofia concêntrica ou assimétrica e está caracteristicamente associada ao realce de parede intermediária na parede lateral inferior do LV.

*Pergunta 2*

**E. Correta!** A investigação por imagens de ressonância magnética não determina precisamente os gradientes da via de saída do ventrículo esquerdo em HCN obstrutiva, por causa de sua resolução temporal mais baixa e falta de dados em tempo real comparados com os da ecocardiografia.

*Outras escolhas e discussões*

**A.** Esta é uma vantagem. Comparada com a ecocardiografia, a CMR permite estimativa mais precisa da espessura da parede e da massa de LV.

**B.** A avaliação do ápice de LV e dos segmentos basais (particularmente a parede anterior basal) pode ser desafiadora com a ecocardiografia, mas é direta com a CMR.

**C.** Usando a técnica de realce tardio com gadolínio (LGE) com a investigação por ressonância magnética, é possível detectar fibrose miocárdica.

**D.** Fenocópias (incluindo cardiomiopatia hipertensa, patologia infiltrativa, doenças de armazenamento e coração de atleta) podem ser diferenciadas de HCM por investigação com imagens de ressonância magnética, usando uma combinação de aspectos morfológicos e caracterização de tecidos por LGE.

*Pergunta 3*

**E. Correta!** A fibrilação atrial pode ser um achado em HCM. Entretanto, ela NÃO é considerada um fator de risco significativo para SCD. O quinto maior fator de risco para SCD em HCM, além daqueles mencionados anteriormente, é a resposta hipotensiva ao esforço.

*Outras escolhas e discussões*

**A.** Este é um fator de risco. A hipertrofia maciça definida como espessura de parede > 30 mm é um grande fator de risco para SCD em HCM.

**B.** A história familiar de SCD, conhecida ou presumida como causada por HCM, é um fator de risco maior.

**C.** A VT sustentada ou VF reanimada é um fator de risco para SCD em HCM.

**D.** A síncope sem explicação, presumida como tendo causas neuro-humorais, é um fator de risco maior para SCD.

## ■ Leitura Sugerida

Baxi AJ, Restrepo CS, Vargas D, et al. Hypertrophic cardiomyopathy from A to Z: genetics, pathophysiology, imaging, and management. Radiographics 2016;36(2):335–354

### Melhores Dicas

- A HCM se caracteriza pelo espessamento da parede de LV envolvendo um ou mais segmentos ≥ 15 mm na ausência de condições de carga de LV ou outras causas de hipertrofia.
- A forma septal assimétrica é o fenótipo mais comum de HCM.
- A CMR de LGE detecta fibrose em HCM e é útil para estratificação de risco para SCD. A HCM é a causa mais comum de SCD em pessoas jovens. Os principais fatores de risco para SCD em HCM incluem: história familiar de SCD, síncope, espessura maciça de parede > 30 mm, taquicardia ventricular não sustentada e resposta hipotensiva anormal ao esforço. A colocação de um desfibrilador cardioversor implantável, conforme diretriz em vigor, é recomendada quando um ou mais fatores de risco maiores estão presentes. A LGE em CMR, que parece refletir fibrose, está sendo proposta como possível fator de risco para SCD em HCM. A LGE já demonstrou prognosticar arritmias, SCD e insuficiência cardíaca em HCM. A LGE extensiva pode ser usada como arbitragem para a colocação de desfibrilador cardioconversor implantável em HCM quando a estratificação de risco por métodos convencionais usando os principais fatores de risco for obscura.

# Elementos Essenciais 7

## ■ Caso

Homem de 30 anos de idade com dores agudas no tórax apresenta-se para ressonância magnética cardíaca (CMR).



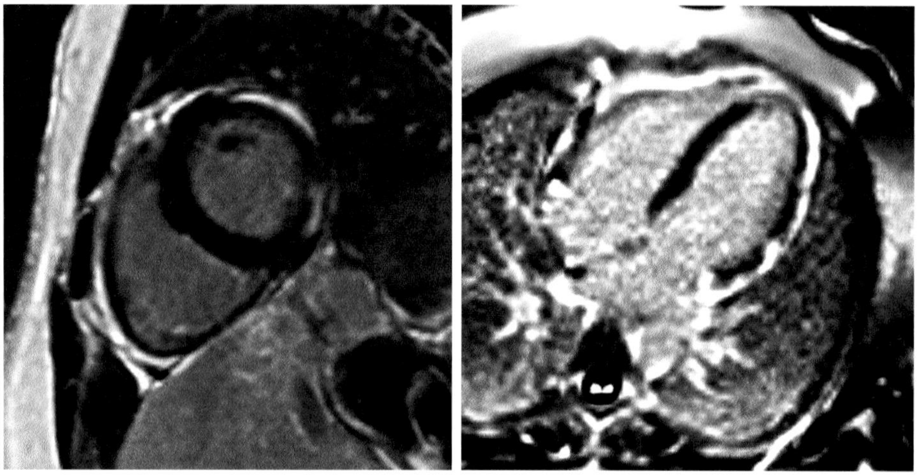

## ■ Perguntas

1. O diagnóstico CORRETO é:
   A. Infarto agudo do miocárdio.
   B. Miocardite aguda.
   C. Cardiomiopatia hipertrófica.
   D. Cardiomiopatia por estresse.
   E. Cardiomiopatia idiopática dilatada.

2. A etiologia MAIS COMUM em pacientes se apresentando com dores no tórax, troponina elevada e artérias coronárias normais está em qual das opções a seguir?
   A. Infarto agudo do miocárdio.
   B. Miocardite aguda.
   C. Cardiomiopatia hipertrófica.
   D. Cardiomiopatia por estresse.
   E. Doença de Kawasaki.

3. O realce linear de meia parede no septo é um aspecto de qual das seguintes condições?
   A. Cardiomiopatia idiopática dilatada.
   B. Cardiomiopatia hipertrófica.
   C. Cardiomiopatia isquêmica.
   D. Amiloidose cardíaca.
   E. Miocardite eosinofílica.

## Respostas e Explicações

*Pergunta 1*

**B. Correta!** Observa-se realce subepicárdico na parede lateral. Existe a hipocinese leve que corresponde, nesse segmento, ao nível medioventricular (consultar cineimagens). Esses são aspectos da miocardite aguda.

*Outras escolhas e discussões*

**A.** O infarto do miocárdio é caracterizado pelo realce em uma distribuição das artérias coronárias envolvendo o subendocárdio.

**C.** A HCM se caracteriza por hipertrofia envolvendo um ou mais segmentos > 15 mm. O realce tardio com gadolínio mostra, geralmente, realce em distribuição manchada de parede intermediária nos pontos de junção do ventrículo direito e ventrículo esquerdo (LV) e em qualquer outro lugar em um miocárdio espessado.

**D.** A cardiomiopatia por estresse é caracterizada por anormalidade de movimento apical de parede, edema do miocárdio e sem realce tardio.

**E.** A DCM idiopática mostra dilatação de LV e movimento global de parede reduzido. A maioria dos pacientes não mostra realce tardio.

*Pergunta 2*

**B. Correta!** A miocardite aguda é causada, geralmente, por infecção viral do miocárdio com artérias coronárias normais. Vários estudos mostraram que a etiologia mais comum por trás desse quadro de pacientes se apresentando com síndrome coronariana aguda e artérias coronárias não obstruídas é a miocardite.

*Outras escolhas e discussões*

**A.** O AMI se deve, usualmente, à ruptura de uma placa instável na presença de doença de artéria coronária pré-existente. Um total de 7 a 10% dos pacientes que se apresentam com infarto do miocárdio e elevação de ST e de 10 a 15% dos pacientes com infarto do miocárdio que não apresentam elevação de ST mostra doença de artéria coronária não obstruída na angiografia de urgência. O AMI com artérias coronárias não obstruídas é a segunda etiologia mais comum nessa coorte de pacientes. Vários mecanismos fisiopatológicos diferentes foram propostos para explicar esse fenômeno (p. ex., ruptura ou erosão de uma placa vulnerável causando oclusão temporária que se resolve espontaneamente sem deixar qualquer lesão intracoronária residual visível) e doença de vaso distal ou de ramo lateral de calibre pequeno. Outros mecanismos incluem embolização distal, vasospasmo coronário e inflamação.

**C.** A HCM pode-se apresentar com dores agudas no tórax, troponinas elevadas e artérias coronárias epicárdicas grandes normais, em decorrência de incompatibilidade entre as demandas de oxigênio do miocárdio hiperatrofiado e o suprimento de sangue na presença de doença de pequenos vasos. Entretanto, essa é uma apresentação rara da doença e um diagnóstico incomum nessa coorte de pacientes.

**D.** A cardiomiopatia por estresse é a terceira causa mais comum de dor torácica, troponinas elevadas e artérias coronárias normais. Ela se caracteriza por anormalidades de movimento de parede reversíveis envolvendo o ápice de LV na presença de artérias coronárias epicárdicas grandes e desobstruídas.

**E.** Na doença de Kawasaki a dor no tórax se deve a aneurismas coronarianos, doença tromboembólica e infarto do miocárdio. De modo geral, essa é uma causa incomum de dor torácica nessa coorte de pacientes.

*Pergunta 3*

**A. Correta!** A maioria dos pacientes com DCM idiopática não mostra realce. Entretanto, cerca de 40% podem mostrar realce linear de parede intermediária no septo.

*Outras escolhas e discussões*

**B.** A maioria dos pacientes com HCM mostra realce irregular de parede intermediária nos segmentos com hipertrofia.

**C.** A cardiomiopatia isquêmica se caracteriza por realce subendocárdico em uma distribuição de artérias coronárias.

**D.** Na amiloidose cardíaca. Observa-se realce subendocárdico global ou realce difuso por todo o miocárdio.

**E.** A miocardite eosinofílica se caracteriza por realce subendocárdico global nas regiões apicais, e um trombo apical de LV também pode estar presente.

## Leitura Sugerida

Dastidar AG, Rodrigues JCL, Ahmed N, et al. The role of cardiac MRI in patients with troponin-positive chest pain and unobstructed coronary arteries. Curr Cardiovasc Imaging Rep 2015;8:28

### Melhores Dicas

- A miocardite aguda geralmente é causada por infecção viral do miocárdio e pode estar presente com dores torácicas agudas e artérias coronárias normais.
- A CMR é útil para diagnóstico não invasivo e estratificação de risco em miocardite aguda.
- Os aspectos da CMR da miocardite aguda incluem anormalidades de movimento de parede, efusão pericárdica, edema do miocárdio e, geralmente, o realce tardio subepicárdico, particularmente na parede lateral do LV.

# Elementos Essenciais 8

## ■ Caso

Mulher de 35 anos apresenta-se com insuficiência cardíaca e cegueira monocular.



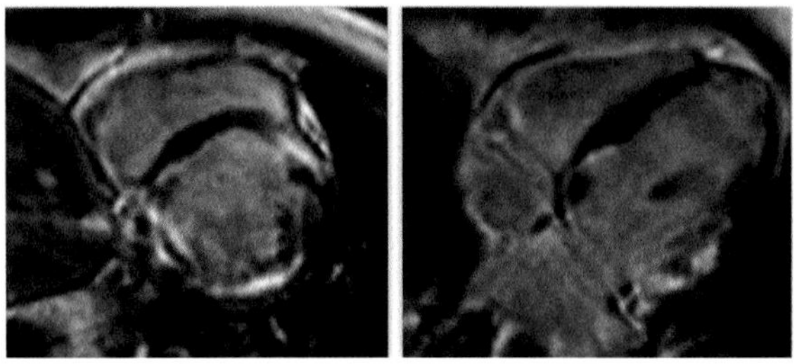

## ■ Perguntas

1. O diagnóstico CORRETO é:
   A. Doença de artéria coronária de multivasos.
   B. Sarcoidose cardíaca.
   C. Displasia arritmogênica ventricular direita/cardiomiopatia.
   D. Cardiomiopatia idiopática dilatada.
   E. Cardiomiopatia hipertrófica.

2. Qual das afirmações a seguir MAIS BEM caracteriza o diagnóstico do caso?
   A. A maioria dos pacientes é sintomática.
   B. A confirmação histológica é necessária antes do tratamento.
   C. Transtornos de condução podem ser evidentes no eletrocardiograma.
   D. O tratamento com corticosteroides é contraindicado.
   E. Achados patognomônicos são vistos na ecocardiografia.

3. A área mais comum de cicatrização/realce tardio por gadolínio na sarcoidose cardíaca é:
   A. Septo interventricular basal.
   B. Ventrículo esquerdo inferior.
   C. Ventrículo esquerdo lateral.
   D. Ventrículo esquerdo anterior.
   E. Ventrículo direito anterior.

---

* Os vídeos deste capítulo podem ser acessados em MediaCenter.Thieme.com. Seguir as instruções na página do MediaCenter no início deste livro.

## Respostas e Explicações

*Pergunta 1*

**B. Correta!** Áreas múltiplas manchadas de realce tardio, incluindo realce de parede intermediária e subepicárdico, e envolvimento do septo interventricular, são aspectos de CS. A cegueira da neuropatia óptica favorece um transtorno de multissistemas. O ventrículo esquerdo (LV) está dilatado com hipocinesia global e uma fração de ejeção seriamente deprimida (consultar cinefilmes).

*Outras escolhas e discussões*

**A.** Em cardiomiopatia causada por doença de artéria coronária, o realce sempre envolve o subendocárdio em uma distribuição de artérias coronárias.

**C.** A displasia arritmogênica ventricular direita/cardiomiopatia se caracteriza, primariamente, por anormalidades de movimento da parede segmentar, dilatação e disfunção. Anormalidades de LV também podem ocorrer e o realce tardio pode envolver qualquer ventrículo em padrão não isquêmico.

**D.** A cardiomiopatia idiopática dilatada caracteriza-se por ausência de realce tardio ou realce linear da parede intermediária em um LV dilatado e com funcionamento precário.

**E.** A cardiomiopatia hipertrófica se caracteriza por hipertrofia de LV > 15 mm em um ou mais segmentos. Pode haver realce irregular da parede intermediária nos segmentos hipertrofiados.

*Pergunta 2*

**C. Correta!** As manifestações clínicas primárias de CS, em ordem de frequência, incluem anormalidades de condução e arritmias, insuficiência cardíaca congestiva e morte súbita. As anormalidades de condução variam em CS desde bloqueio isolado do feixe de ramificações até o bloqueio cardíaco completo, que pode ser detectado em 23 a 30% dos casos. As anormalidades de condução no eletrocardiograma de bloqueio cardíaco de segundo ou terceiro grau são um dos critérios diagnósticos para CS (sarcoidose cardíaca).

*Outras escolhas e discussões*

**A.** Os achados clínicos do envolvimento miocárdico são evidentes em apenas cerca de 5% dos pacientes com sarcoidose. Entretanto, estudos de autópsia revelaram prevalência relativamente maior de envolvimento miocárdico subclínico, variando de 20 a 60%.

**B.** A biópsia endomiocárdica é uma técnica invasiva com baixa sensitividade em razão de envolvimento irregular do miocárdio. Portanto, a decisão de iniciar tratamento se baseia amplamente nos sintomas clínicos do paciente, nos achados nas imagens e no curso da doença, em vez de confirmação histológica.

**D.** A terapia de imunossupressão com corticosteroides sistêmicos e outros imunomoduladores é o padrão atual de tratamento para CS. Em razão da natureza crítica de arritmias reentrantes e do risco aumentado de morte súbita cardíaca, alguns especialistas defendem o uso precoce de dispositivos cardíacos implantáveis, especialmente os desfibriladores, em pacientes com sarcoidose sistêmica comprovada por biópsia e resultados cardíacos positivos nos exames de imagem.

**E.** A ecocardiografia não tem achado patognomônico para CS, mas será sempre o primeiro teste de investigação por imagens solicitado para pacientes clinicamente suspeitos de terem contraído essa entidade. Os achados ecocardiográficos podem incluir anormalidades de movimento de parede regional, aneurismas, afinamento do septo basal, LV dilatado e função sistólica ou diastólica ventricular direita ou esquerda prejudicada.

*Pergunta 3*

**A. Correta!** O septo interventricular basal é a área mais comum de envolvimento e LGE em sarcoidose cardíaca. Cicatrizes subepicárdicas são as mais comuns, seguidas por cicatrizes médias miocárdicas e subendocárdicas.

## Leitura Sugerida

Jeudy J, Burke AP, White CS, et al. Cardiac sarcoidosis: the challenge of radiologic-pathologic correlation: from the radiologic pathology archives. Radiographics 2015;35:657–679

### Melhores Dicas

- O espectro de achados em CS inclui anormalidades de condução, arritmias ventriculares ou supraventriculares, insuficiência cardíaca e morte súbita.
- No septo basal, a LGE em padrão subepicárdico ou de parede intermediária é o achado mais comum em ressonância magnética cardíaca na CS.
- Estudos que investigaram a utilidade da ressonância magnética cardíaca e, em especial, a sequência LGE para o diagnóstico de CS, informam sensibilidade de 75 a 100% e especificidade de até 78%.

# Elementos Essenciais 9

## Caso

Senhor de 70 anos de idade apresenta-se com insuficiência cardíaca.

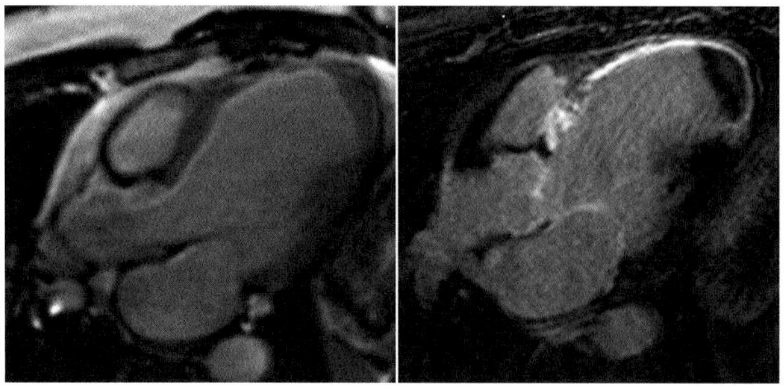

## Perguntas

1. Com base nas imagens fornecidas (imagens estáticas de uma cineincidência de três câmaras e realce tardio por gadolínio [LGE]), o diagnóstico MAIS provável é:
   A. Doença cardíaca amiloide.
   B. Cardiomiopatia isquêmica.
   C. Cardiomiopatia dilatada idiopática.
   D. Hemocromatose.
   E. Sarcoidose cardíaca.

2. Qual das sequências a seguir para realce tardio seria preferível para detecção de infarto em um paciente com insuficiência cardíaca exigindo investigação rápida por imagens por causa da dificuldade com a retenção da respiração?
   A. Recuperação de inversão segmentada (IR)-GRE.
   B. Precessão livre em estado de equilíbrio (SSFP) de IR de único disparo.
   C. IR tridimensional (3D) com confinamento do navegador.
   D. Sequência de IR 3D em uma única retenção da respiração.
   E. Mapeamento de T1.

3. A técnica MAIS sensível para detecção de trombo cardíaco é:
   A. Ecocardiografia transtorácica (TTE).
   B. Cine-SSFP.
   C. LGE com tempo de inversão de 250 a 300 ms, 10 minutos após administração de gadolínio.
   D. LGE com tempo de inversão de 600 a 800 ms, 10 minutos após administração de gadolínio.
   E. Ventriculografia por contraste.

* Os vídeos deste capítulo podem ser acessados em MediaCenter.Thieme.com. Seguir as instruções na página do MediaCenter no início deste livro.

## Respostas e Explicações

*Pergunta 1*

**B. Correta!** O diagnóstico mais provável é cardiomiopatia isquêmica. Por causa da doença de artéria coronária, a cardiomiopatia isquêmica se caracteriza por realce envolvendo o subendocárdio em distribuição coronária. Observe o realce extenso quase transmural, com envolvimento subendocárdico na parede anterior, ápice e septo na distribuição da artéria coronária descendente anterior esquerda. Observa-se também uma estrutura de intensidade de sinal baixo anexa ao ápice do ventrículo esquerdo representando um trombo.

*Outras escolhas e discussões*

**A.** As características de amiloidose cardíaca incluem hipertrofia do ventrículo esquerdo e realce miocárdico difuso ou subendocárdico global.

**C.** A cardiomiopatia dilatada idiopática não mostra nenhum realce ou parede intermediária.

**D.** A hemocromatose pode-se apresentar como cardiomiopatia dilatada. O sinal de declínio em T2 está caracteristicamente reduzido. LGE não é um achado específico.

**E.** A sarcoidose cardíaca demonstra, geralmente, um padrão irregular de doença cardíaca não isquêmica de realce no subepicárdio ou parede intermediária do miocárdio, mais frequentemente com envolvimento do septo basal.

*Pergunta 2*

**B. Correta!** Uma sequência de realce tardio SSFP de IR de único disparo é a opção preferida em pacientes exigindo investigação rápida por imagens e que não são capazes de executar múltiplas retenções da respiração, como ocorre na insuficiência cardíaca. O ventrículo é todo coberto em uma só retenção de respiração curta de aproximadamente 16 segundos. A sequência também pode ser realizada durante a respiração rasa com pouco artefato de movimento.

*Outras escolhas e discussões*

**A.** Uma sequência segmentada de IR-GRE é o padrão de referência para realce tardio. Aqui, cada fatia é realizada com uma única retenção da respiração, com o ventrículo totalmente coberto em 8 a 10 retenções de respiração e tempo médio de investigação por imagens de 5 a 8 minutos. Essa sequência tem proporção sinal-ruído e portador-ruído mais alta.

**C.** Uma sequência de IR-GRE 3D realizada durante respiração livre com feixe do navegador colocado no diafragma para *gating* respiratório é uma opção em pacientes incapazes de reter a respiração para LGE. Entretanto, os tempos de exame são mais longos, na faixa de 10 a 15 minutos.

**D.** A sequência de IR-GRE 3D pode ser usada para cobrir o ventrículo esquerdo em retenções de respiração únicas ou múltiplas. Entretanto, os tempos de aquisição são mais longos, quando comparados com uma sequência de IR-SSFP de disparo único.

**E.** Técnicas de mapeamento de T1 são sequências emergentes sem contraste para caracterização do tecido miocárdico, particularmente para doenças difusas envolvendo o miocárdio, e possuem a vantagem de não exigir gadolínio intravenoso. O mapeamento de T1 não é uma sequência padrão neste momento para realce tardio e detecção de infarto, sendo necessária a retenção da respiração.

*Pergunta 3*

**D. Correta!** Geralmente o trombo (tecido avascular) não tem realce por contraste. Um miocárdio viável também tem grau mais baixo de realce por contraste, se comparado ao miocárdio infartado (notar que o tecido da cicatriz tem o realce maior). Uma sequência especificamente elaborada de ressonância magnética cardíaca (CMR) com realce tardio, na qual o tempo de inversão é aumentado em relação àquele necessário para anular um miocárdio viável (250 a 350 ms) há um tempo fixo (600 ms) necessário para anular seletivamente o tecido avascular, tal como um trombo, otimiza a detecção do trombo. Com esse "tempo longo de inversão" (T1 longo) regiões com captação de contraste (ou seja, cavidade e miocárdio do ventrículo esquerdo [LV]) aparecem brilhantes, o trombo aparece homogeneamente escuro e o delineamento do trombo é melhorado.

*Outras escolhas e discussões*

**A.** A TTE permanece como a modalidade de investigação por imagens mais amplamente usada para a triagem de trombos de LV, pois é mais eficiente em termos de custo, acessível e não invasiva. Apesar do uso disseminado da TTE, o desempenho diagnóstico não é o melhor, com sensibilidade de apenas 33% e especificidade de 91%. A ecocardiografia por contraste demonstrou melhorar significativamente a detecção de um trombo de LV, realçando as definições de borda endocárdica e, no geral, melhorando a qualidade das imagens.

**B.** O cine-SSFP pode perder trombos que possuem sinal isointenso em relação ao miocárdio ou trombos aderentes pequenos.

**C.** A CMR de realce tardio (DE) pode estabelecer trombo de LV com base em características de tecido avascular, uma abordagem que demonstrou ser altamente precisa em estudos de validação múltipla. Na CMR-DE um trombo tem, geralmente, aparência gravada, enquanto o miocárdio viável é escuro e o miocárdio infartado é branco. O diagnóstico de trombo por CMR-DE padrão pode, às vezes, ser um desafio, pois tanto o miocárdio viável quanto o trombo aparecem relativamente escuros e são difíceis de diferenciar um do outro.

**E.** A ventriculografia por contraste não é uma técnica especificamente usada para detecção de trombo.

### Melhores Dicas

- A doença cardíaca isquêmica se caracteriza por realce subendocárdico em uma distribuição das artérias coronárias.
- O trombo do ventrículo esquerdo é uma complicação frequente após infarto miocárdico anterior com disfunção sistólica. Grandes infartos, aneurismas e fração de ejeção baixa são fatores de risco para trombos cardíacos.
- Estudos comparativos demonstraram que a CMR com a técnica LGE melhora a detecção de trombo, em comparação com a ecocardiografia. O LGE usando um tempo de inversão longo fixo de 600 a 800 ms otimiza a detecção do trombo.

# Elementos Essenciais 10

## ■ Caso

Menino de 8 anos de idade apresenta-se com dores no tórax.



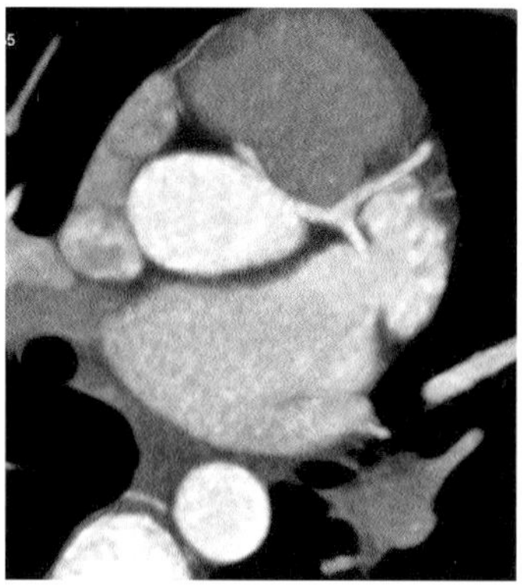

## ■ Perguntas

1. A angiografia por tomografia computadorizada (CTA) mostra qual das anormalidades a seguir?
   A. Artéria coronária principal esquerda anômala a partir do seio direito com curso interarterial.
   B. Artéria coronária direita anômala a partir do seio esquerdo com curso interarterial.
   C. Origens normais da coronária e curso proximal.
   D. Artéria coronária única.
   E. Artéria coronária circunflexa a partir do seio direito com curso retroaórtico.

2. A causa MAIS comum de morte cardíaca súbita (SCD) em jovens atletas é:
   A. Cardiomiopatia hipertrófica.
   B. Anomalias coronarianas do seio errado com curso interarterial.
   C. Displasia arritmogênica do ventrículo direito.
   D. Infarto do miocárdio.
   E. Miocardite.

3. Qual das afirmações a seguir NÃO é a indicação apropriada para CTA das coronárias (CCTA)?
   A. Anomalia suspeita das coronárias.
   B. Paciente assintomático com forte história familiar de doença de artéria coronária (CAD) e fatores de risco.
   C. Sintomas isquêmicos, probabilidade baixa a intermediária de CAD, e incapaz de fazer esforço.
   D. Dor torácica persistente com teste anterior normal de estresse ao esforço.
   E. Dor torácica aguda e probabilidade baixa a intermediária de CAD com eletrocardiograma e enzimas cardíacas negativos.

## Respostas e Explicações

*Pergunta 1*

**B. Correta!** A artéria coronária direita surge do seio esquerdo e tem curso interarterial entre a aorta e a artéria pulmonar principal.

*Outras escolhas e discussões*

**A.** A artéria coronária principal esquerda surge do seio coronário esquerdo.

**C.** Em uma pessoa normal, a artéria coronária principal esquerda surge do seio que está voltado para a esquerda e a artéria coronária direita do seio voltado para a direita.

**D.** Há duas artérias coronárias separadas e dois óstios.

**E.** A artéria circunflexa esquerda surge, normalmente, da artéria coronária esquerda principal.

*Pergunta 2*

**A. Correta!** O HCM é a causa mais comum de SCD em jovens atletas.

*Outras escolhas e discussões*

**B.** As anomalias de artéria coronária do seio errado com curso interarterial são a segunda causa mais comum de SCD em jovens atletas.

**C, D e E.** Displasia ventricular arritmogênica direita, infarto do miocárdio e miocardite são também causas reconhecidas de morte súbita. Entretanto, essas doenças são relativamente incomuns, em comparação com HCM e anomalias coronarianas.

*Pergunta 3*

**B. Correta!** A CCTA é considerada inapropriada ou incerta para uso em pacientes assintomáticos com fatores de risco. O uso de varredura por tomografia computadorizada com cálcio sem contraste é apropriado para estratificação de risco nesses casos.

*Outras escolhas e discussões*

**A.** CCTA é apropriada para avaliação de anomalias coronarianas.

**C.** O uso de CCTA é apropriado em pacientes com sintomas isquêmicos, probabilidade baixa a intermediária de CAD e incapacidade ao esforço.

**D.** Dor torácica persistente com teste anterior normal de estresse ao esforço é uma indicação apropriada para CCTA.

**E.** A dor torácica aguda, probabilidade baixa a intermediária de CAD e eletrocardiograma e enzimas cardíacas negativas são indicações apropriadas para CCTA.

## Leitura Sugerida

Shriki JE, Shinbane JS, Rashid MA, et al. Identifying, characterizing, and classifying congenital anomalies of the coronary arteries. Radiographics 2012;32(2):453–468



### Melhores Dicas

- As anomalias coronarianas com origem a partir do seio oposto e curso interarterial são a segunda causa principal de SCD em pacientes jovens após HCM.
- CCTA está amplamente viável, fornece exame rápido e é capaz de demonstrar anatomia tridimensional das artérias coronárias com resolução espacial alta. Ela é considerada apropriada para uso na investigação de anomalias de artérias coronárias.
- Outras indicações apropriadas para CCTA incluem:
  - Sintomas isquêmicos não agudos, probabilidade baixa a intermediária de CAD e incapacidade ao esforço.
  - Dor torácica persistente com teste anterior normal de estresse.
  - Dor torácica aguda, probabilidade baixa a intermediária de CAD com eletrocardiograma e enzimas cardíacas negativos.

# Elementos Essenciais 11

## ■ Caso

Jovem de 25 anos apresenta-se com falta de ar progressiva.



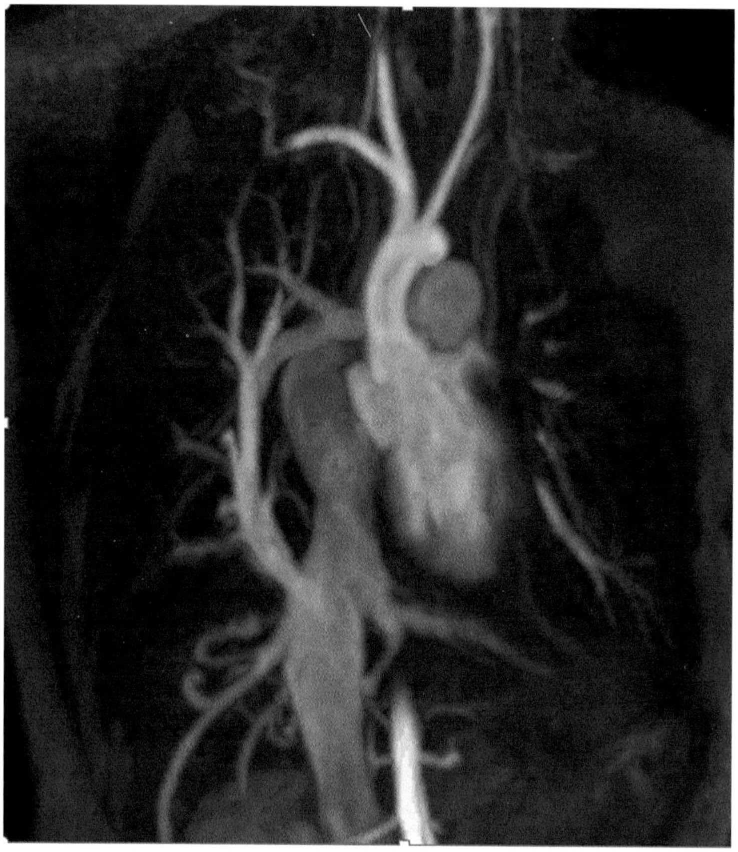

## ■ Perguntas

1. Com base na revisão do angiograma por ressonância magnética (MRA), o diagnóstico CORRETO é:
   A. Coarctação da aorta.
   B. Síndrome da cimitarra.
   C. Pulmão direito hipoplásico congênito.
   D. Estenose isolada de válvula pulmonar.
   E. Retorno venoso pulmonar anômalo total.

2. Na prática clínica de rotina, a MRA do tórax usa QUAL das seguintes sequências?
   A. Investigação tridimensional (3D) por imagens de eco de gradiente danificado pós-contraste ponderado em T1.
   B. Investigação por imagens de precessão livre em estado de equilíbrio sincronizado com eletrocardiograma pré-contraste isotrópico em 3D.
   C. Investigação por imagens por cine-eco de gradiente sem contraste bidimensional (2D).
   D. Investigação TOF (tempo de excursão) 2D.
   E. Investigação por imagens *spin*-turbo de recuperação de inversão dupla ponderada em T1.

3. Qual das afirmações a seguir está INCORRETA quanto à síndrome da cimitarra?
   A. Ocorre quase sempre do lado direito.
   B. A doença cardíaca congênita associada ocorre em aproximadamente 25%, com a lesão associada mais comum sendo o defeito septal ventricular.
   C. Sintomas respiratórios recorrentes e dispneia são as apresentações mais comuns em adultos.
   D. Pode-se apresentar na infância com taquipneia, insuficiência cardíaca e hipertensão pulmonar.
   E. A estenose residual da veia da cimitarra após o reparo é visualizada no acompanhamento em cerca de 15% dos pacientes.

## ■ Respostas e Explicações

*Pergunta 1*

**B. Correta!** A síndrome da cimitarra se caracteriza por (1) retorno venoso pulmonar anômalo de todo ou parte do pulmão direito para a veia cava inferior (IVC), (2) hipoplasia do pulmão direito com anatomia segmentar ou lobar anormal, (3) hipoplasia da artéria pulmonar ipsolateral e (4) suprimento arterial sistêmico anômalo para o lobo inferior direito. Os pacientes podem exibir alguns aspectos da síndrome, mas outros não. O principal aspecto é o retorno venoso pulmonar anômalo de todo ou parte do pulmão direito para a IVC.

*Outras escolhas e discussões*

**A.** Coarctação da aorta é uma lesão obstrutiva discreta na aorta torácica geralmente localizada bem distal à origem da artéria subclávia esquerda.

**C.** No pulmão direito hipoplásico congênito o retorno venoso pulmonar geralmente é normal.

**D.** A estenose isolada da válvula pulmonar pode levar à dilatação preferencial das artérias pulmonares principal e esquerda. Entretanto, há outras anormalidades neste caso.

**E.** No retorno venoso pulmonar anômalo total, todas as quatro veias pulmonares se unem a veias sistêmicas. As veias pulmonares do lado esquerdo podem ser visualizadas drenando em direção ao átrio esquerdo neste caso (ver vídeo).

*Pergunta 2*

**A. Correta!** Na prática clínica, a MRA usa a técnica 3D de eco de gradiente danificado rápido pós-gadolínio ponderada em T1.

*Outras escolhas e discussões*

**B.** O eletrocardiograma e a investigação por imagens de precessão livre em estado de equilíbrio em 3D isotrópica corrigida pelo movimento são opções para a MRA sem contraste. Entretanto, ela exige tempo de aquisição mais longo e maior habilidade do operador e não é utilizada rotineiramente na prática clínica.

**C.** As imagens de MRA geralmente são aquisições 3D que capacitam reformas multiplanares. A investigação por cine-imagem 2D é realizada sem contraste para avaliação de anatomia intra e extracardíaca, morfologia e função cardíaca, embora isso também possa ser realizado após administração de contraste para encurtar os tempos de exame.

**D.** A técnica TOF se baseia no realce de fluxo de entrada para gerar imagens de fluxo sanguíneo. A investigação TOF 2D por imagens pode ser usada para examinar imagens dos vasos torácicos. Entretanto, ela foi substituída pela MRA 3D com realce por contraste em razão dos tempos de aquisição mais curtos, maior cobertura anatômica e pulsatilidade e artefatos de fluxo reduzidos.

**E.** A investigação por *spin*-turbo de recuperação de inversão dupla ponderada em T1 produz imagens estáticas 2D de "sangue escuro", úteis para avaliação de anatomia intra e extracardíaca e caracterização de tecidos.

*Pergunta 3*

**B. Correta!** Esta afirmação é falsa. De modo geral, 19 a 31% dos pacientes com síndrome da cimitarra apresentam anomalias cardíacas associadas. Cerca de 70% desses pacientes apresenta defeito septal atrial associado. A síndrome também já foi descrita menos frequentemente em associação a outras malformações cardíacas, incluindo a tetralogia de Fallot, defeito septal ventricular, coarctação da aorta, síndrome do coração esquerdo hipoplásico, conexão venosa pulmonar totalmente anômala, ducto arterioso patente, *cor triatriatum*, válvula aórtica bicúspide e estenose subaórtica.

*Outras escolhas e discussões*

**A.** A síndrome da cimitarra ocorre quase sempre do lado direito, embora casos raros do lado esquerdo já tenham sido informados.

**C.** Em crianças mais velhas e em adultos, a síndrome da cimitarra pode-se manifestar com dispneia, fadiga e infecções respiratórias recorrentes, ou pode ser um achado incidental na radiografia do tórax.

**D.** A forma infantil se apresenta geralmente nos primeiros dois meses de vida com taquipneia, pneumonia recorrente, déficit de crescimento e sinais de insuficiência cardíaca. A hipertensão pulmonar pode estar presente.

**E.** O reparo cirúrgico da síndrome da cimitarra consiste em redirecionar a drenagem venosa pulmonar para o átrio esquerdo, ou contendo a drenagem anômala para o átrio esquerdo via um túnel ou cortando na transversal a "drenagem cimitarra" próximo à sua entrada na IVC e, então, reimplantando-a diretamente no átrio esquerdo. A maioria dos pacientes é assintomática no acompanhamento. Entretanto, existe incidência relativamente alta de estenose residual de drenagem de cimitarra (15,5%) exigindo reoperação ou reintervenção hemodinâmica (que é similar nas duas técnicas cirúrgicas informadas).

## ■ Leitura Sugerida

Vida VL, Padalino MA, Boccuzzo G, et al. Scimitar syndrome: a European Congenital Heart Surgeons Association (ECHSA) multicentric study. Circulation 2010;122:1159–1166

### Melhores Dicas

- A síndrome da cimitarra se caracteriza por (1) substituição de válvula pulmonar anômala de todo ou parte do pulmão direito para a IVC (esta é a característica principal); (2) hipoplasia do pulmão direito com anatomia segmentar ou lobar anormal; (3) hipoplasia da artéria pulmonar ipsolateral e (4) suprimento arterial sistêmico anômalo para o lobo inferior direito.
- Os achados característicos na radiografia do tórax incluem hipoplasia do pulmão direito, dextroversão do coração e uma estrutura arqueada representando a veia cimitarra cursando em direção ao hemidiafragma direito.
- A investigação por imagens de ressonância magnética e tomografia computadorizada é útil para confirmação do diagnóstico e planejamento cirúrgico. A tomografia computadorizada fornece imagens rápidas de resolução espacial alta da anatomia cardíaca e extracardíaca. A investigação por ressonância magnética cardíaca adicionou as vantagens de serem não ionizantes e capazes de quantificar com precisão o tamanho e a função do ventrículo direito e quantificar Qp/Qs como medida do grau do desvio esquerda-direita causado pela drenagem venosa pulmonar anômala.

# Elementos Essenciais 12

## ■ Caso

Uma senhora de 50 anos apresenta-se com falta de ar crescente em atividade.



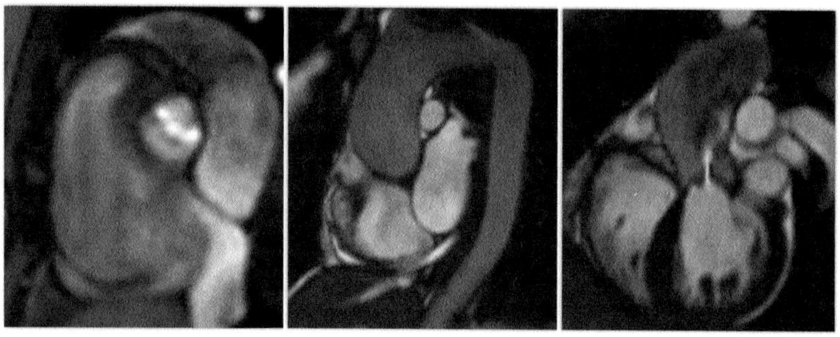

## ■ Perguntas

1. Qual das afirmações a seguir é o diagnóstico CORRETO?
   A. Obstrução supravalvular da via de saída do ventrículo esquerdo.
   B. Doença de válvula aórtica bicúspide.
   C. Obstrução subvalvular da via de saída do ventrículo esquerdo.
   D. Estenose degenerativa da válvula aórtica tricúspide.
   E. Síndrome de Marfan.

2. A técnica de investigação por imagens de ressonância magnética usada para medir fluxo e velocidade é conhecida como:
   A. Investigação por imagens de *spin*-eco de recuperação de inversão dupla.
   B. Cineimagens com precessão livre em estado de equilíbrio.
   C. Investigação por imagens de contraste de fase.
   D. Investigação por imagens por tempo de excursão (TOF).
   E. Marcadores miocárdicos.

3. Qual das afirmações a seguir sobre estenose aórtica (AS) é VERDADEIRA?
   A. A válvula aórtica normal em um adulto tem uma área de 4 a 5 $cm^2$.
   B. A AS intensa é definida por uma área de válvula aberta < 1 $cm^2$ ou < 0,6 $cm^2/m^2$ de área de superfície corporal.
   C. Em AS intensa, a velocidade máxima deverá exceder 3 m/s.
   D. O reparo da aorta ascendente em doença de válvula bicúspide é indicado quando a dimensão máxima atingir 5 cm.
   E. A dilatação da aorta ascendente na doença BAV depende da gravidade da AS.

* Os vídeos deste capítulo podem ser acessados em MediaCenter.Thieme.com. Seguir as instruções na página do MediaCenter no início deste livro.

## ■ Respostas e Explicações

*Pergunta 1*

**B. Correta!** A válvula aórtica e bicúspide e tem dois folhetos. Observa-se estenose aórtica (jato defasador originando-se ao nível valvular aórtico). A aorta ascendente está dilatada.

*Outras escolhas e discussões*

**A.** LVOTO supravalvular pode ocorrer raramente isolada como uma deformidade em ampulheta ou, mais frequentemente, como anormalidade difusa envolvendo toda a aorta. Geralmente, a LVOTO supravalvular faz parte da síndrome de Williams.

**C.** A LVOTO subvalvular é, geralmente, uma crista fibromuscular discreta ou um estreitamento fibromuscular longo por baixo da base da válvula aórtica.

**D.** A válvula aórtica é bicúspide.

**E.** A síndrome de Marfan é caracterizada por dilatação da raiz aórtica incluindo a região do ânulo, os seios e a supressão da junção sinotubular. A válvula aórtica é tipicamente tricúspide na síndrome de Marfan.

*Pergunta 2*

**C. Correta!** A investigação por imagens com contraste de fase é usada para medir fluxo e velocidade nos grandes vasos e no coração.

*Outras escolhas e discussões*

**A.** A investigação por imagens de *spin*-eco de recuperação de inversão dupla produz imagens estáticas de sangue escuro e é usada para avaliar a morfologia cardíaca e dos grandes vasos.

**B.** A investigação por imagens com precessão livre em estado de equilíbrio é uma forma especial de cine-imagens com eco de gradiente e é a sequência de pulso padrão para avaliação de anatomia e função cardíacas dinâmicas.

**D.** A investigação por tempo de excursão (TOF) é a técnica de investigação por imagens de eco de gradiente que usa o efeito de influxo de sangue não saturado para fornecer uma figura angiográfica de ressonância magnética.

**E.** Os marcadores miocárdicos aplicam linhas de grade sobre o coração para quantificar tensão e deformação.

*Pergunta 3*

**B. Correta!** Na AS intensa, a área aberta da válvula aórtica é < 1 $cm^2$ ou < 0,6 $cm^2/m^2$ de área de superfície corporal.

*Outras escolhas e discussões*

**A.** A válvula aórtica normal em um adulto tem área de 3 a 4 $cm^2$.

**C.** Na AS intensa a velocidade máxima pela válvula deverá ser ≥ 4 m/s.

**D.** O reparo da aorta ascendente na doença de válvula bicúspide é recomendado quando ela atingir 5,5 cm ou antes em 4,5 a 5 cm, se houver AS intensa coexistente, dilatação progressiva da aorta ou história familiar de morte súbita devido à doença da aorta.

**E.** Acredita-se que uma aortopatia esteja presente com BAVs e a dilatação da aorta ascendente é independente do grau da AS.



## ■ Leitura Sugerida

Hiratzka LF, Bakris GL, Beckman JA, et al. ACCF/AHA/AATS/ACR/ASA/SCA/SCAI/SIR/STS/SVM guidelines for the diagnosis and management of patients with Thoracic Aortic Disease: a report of the American College of Cardiology Foundation/American Heart Association Task Force on Practice Guidelines, American Association for Thoracic Surgery, American College of Radiology, American Stroke Association, Society of Cardiovascular Anesthesiologists, Society for Cardiovascular Angiography and Interventions, Society of Interventional Radiology, Society of Thoracic Surgeons, and Society for Vascular Medicine. Circulation 2010;121:e266–369

### Melhores Dicas

- BAV é a anomalia cardíaca congênita mais comum, ocorrendo em 1 a 2% da população, com predominância masculina.
- AS é a complicação mais comum em pacientes com BAV e ocorre em idade mais tenra com índice mais alto de progressão, comparado a pacientes com doença de válvula aórtica tricúspide.
- A dilatação da aorta ascendente é um achado frequente na doença BAV e não depende da gravidade da disfunção da válvula.

# Elementos Essenciais 13

## ■ Caso

Uma paciente jovem apresenta-se com arritmia. A imagem estática da cinerressonância magnética (MR) em plano de eixo curto diastólico é apresentada. As imagens de realce tardio (não exibidas) foram negativas para realce tardio por gadolínio.

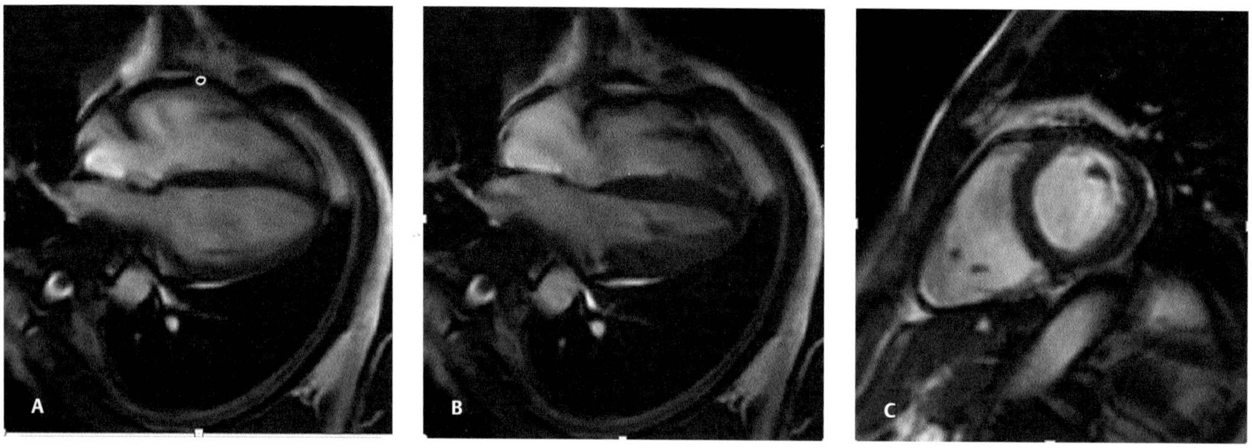


## ■ Perguntas

1. O diagnóstico CORRETO é:
   A. Cardiomiopatia idiopática dilatada.
   B. Cardiomiopatia hipertrófica.
   C. Miocardite.
   D. Cardiomiopatia/displasia arritmogênica ventricular direita.
   E. Sarcoidose cardíaca.

2. Qual das anormalidades a seguir é pré-requisito para preenchimento de MR cardíaca (CMR) de critérios diagnósticos para a síndrome do caso?
   A. Acinesia, discinesia ou contração dessincronizada de RV.
   B. RV dilatado.
   C. Fração de ejeção de RV deprimida.
   D. Gordura na parede livre do RV.
   E. Realce tardio da parede do RV.

3. Qual das afirmações a seguir está INCORRETA sobre ARVD/C?
   A. Cardiomiopatia familiar com herança autossômica dominante.
   B. Indivíduos afetados geralmente estão na segunda e terceira décadas de vida.
   C. Uma CMR normal exclui o diagnóstico de ARVD/C.
   D. A anormalidade resulta de defeito nos desmossomos.
   E. Reconhecida como causa principal de morte cardíaca súbita.

* Os vídeos deste capítulo podem ser acessados em MediaCenter.Thieme.com. Seguir as instruções na página do MediaCenter no início deste livro.

## ■ Respostas e Explicações

*Pergunta 1*

**D. Correta!** A contração da parede do ventrículo direito (RV) por acinesia, discinesia ou dissincronia, associada a um RV dilatado e função sistólica reduzida são aspectos de cardiomiopatia/displasia arritmogênica ventricular direita (ARVD). Observar que segmentos de aneurisma na parede anterior do RV, o RV dilatado e a função sistólica reduzida.

*Outras escolhas e discussões*

**A.** A DCM se caracteriza por dilatação biventricular e disfunção sistólica global. O realce tardio da parede intermediária pode ocorrer no septo.

**B.** A cardiomiopatia hipertrófica é caracterizada por hipertrofia envolvendo um ou mais segmentos do ventrículo esquerdo ≥ 15 mm.

**C.** Na miocardite, os ventrículos podem estar com tamanho normal ou dilatado, com disfunção regional ou global. O realce tardio subepicárdico ou de parede intermediária é um aspecto clássico.

**E.** A sarcoidose cardíaca pode-se apresentar com aspectos de DCM ou cardiomiopatia restritiva. Anormalidades globais ou segmentares de movimento de parede podem afetar qualquer um dos ventrículos. Geralmente observa-se realce manchado de parede intermediária no LV afetando o septo interventricular basal.

*Pergunta 2*

**A. Correta!** Contrações do RV por acinesia, discinesia ou dissincronia de RV são critérios essenciais para o diagnóstico de ARVD, conforme os critérios atuais da força-tarefa de 2010 para diagnóstico dessa entidade.

*Outras escolhas e discussões*

**B.** O RV pode ser dilatado na ARVD. Entretanto, isso não é um pré-requisito para o diagnóstico e preenche os critérios diagnósticos somente quando a contração de RV por acinesia, discinesia ou dissincronia estiver presente também.

**C.** A fração de ejeção de RV pode estar deprimida na ARVD. Entretanto, isso não é pré-requisito para o diagnóstico e preenche os critérios diagnósticos somente quando a contração de RV por acinesia, discinesia ou dissincronia estiver presente também.

**D.** Gordura na parede livre do RV não é necessária para preenchimento de ARVD por CMR (de acordo com diretrizes da força-tarefa de ARVD de 2010). Gordura na parede do RV é um critério histológico.

**E.** Realce tardio no RV ou ventrículo esquerdo pode estar presente na ARVD refletindo fibrose. Entretanto, esse não é um critério diagnóstico.

*Pergunta 3*

**C. Correta!** Essa afirmação sobre ARVD/C é incorreta. O diagnóstico definitivo de ARVD é feito com base na presença de critérios maiores e menores abrangendo critérios estruturais, histológicos, eletrocardiográficos, arrítmicos e da história familiar, conforme proposto pela força-tarefa em 2010. Uma CMR normal não exclui o diagnóstico se os outros critérios forem cumpridos.

*Outras escolhas e discussões*

**A.** A ARVD é uma cardiopatia familiar herdada como herança autossômica dominante.

**B.** O indivíduo afetado se apresenta, tipicamente, na segunda ou terceira década de vida.

**D.** A ARVD está associada a mutações nos genes que codificam proteínas que estão envolvidos no aparelho do desmossomo.

**E.** A ARVD é reconhecida como a causa principal da morte súbita cardíaca, particularmente nos jovens e nos atletas.

## ■ Leitura Sugerida

Rastegar N, Burt JR, Corona-Villalobos CP, et al. Cardiac MR findings and potential diagnostic pitfalls in patients evaluated for arrhythmogenic right ventricular cardiomyopathy. Radiographics 2014;6:1553–1570

### Melhores Dicas

- A ARVD/C é uma cardiomiopatia familiar na disfunção progressiva de RV e na arritmia ventricular maligna. Os indivíduos afetados se apresentam, geralmente, na segunda à quarta décadas de vida com arritmias que se originam no RV.
- O diagnóstico de ARVD/C se baseia, atualmente, no preenchimento de uma combinação de critérios clínicos, de imagem, patológicos e/ou genéticos definidos pelos critérios da força-tarefa modificada de 2010.
- A CMR está incluída nesses critérios e desempenha papel importante no tratamento da ARVD/C.

Principais critérios de CMR para diagnóstico de ARVD:

- Contração de RV regional por acinesia, discinesia ou dissincronia e um dos seguintes:
  - Proporção de volume diastólico final de RV para área de superfície corporal ≥ 110 mL/m² (masculino) ou ≥ 100 mL/m² (feminino).
  - Fração de ejeção de RV ≤ 40%.

Critérios secundários de CMR para diagnóstico de ARVD:

- Contração de RV regional por acinesia, discinesia ou dissincronia e um dos seguintes:
  - Proporção de volume diastólico final de RV para área de superfície corporal ≥ 100 a < 110 mL/m² (masculino) ou ≥ 90 a < 100 mL/m² (feminino).
  - Fração de ejeção de RV > 40% a ≤ 45%.

# Elementos Essenciais 14

## ■ Caso

Senhora de 65 anos apresenta-se com insuficiência cardíaca.

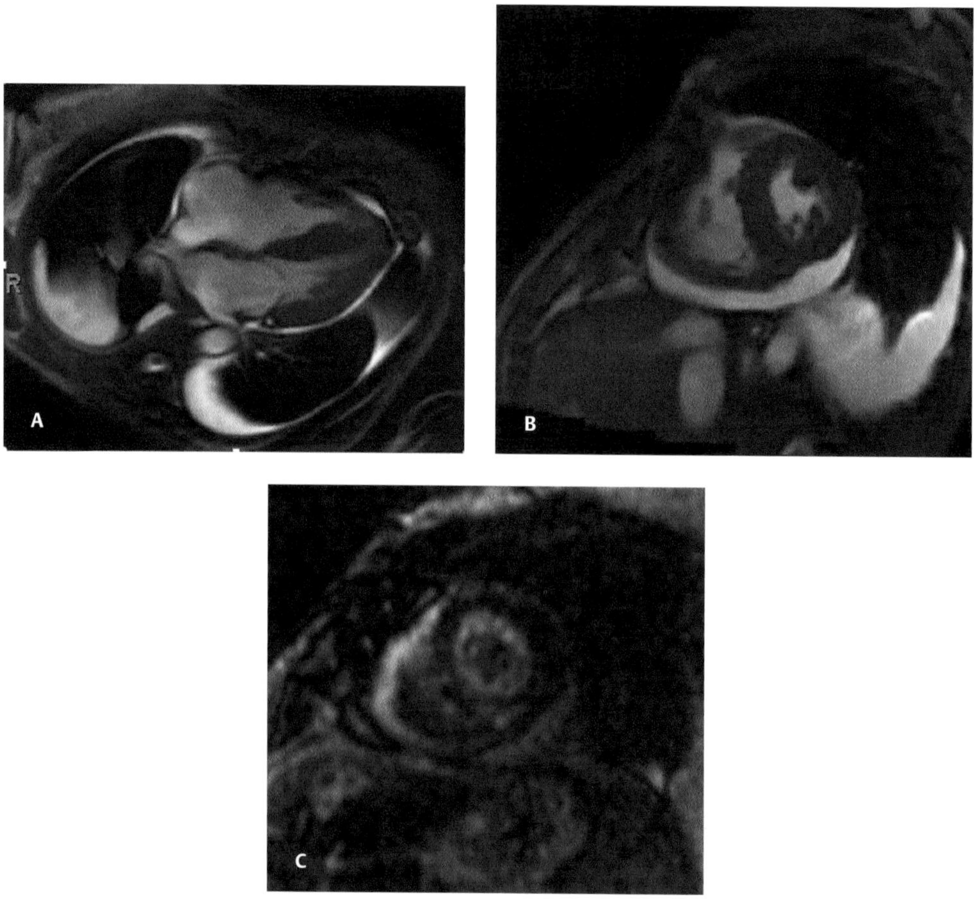


## ■ Perguntas

1. Com história e imagens fornecidas, o diagnóstico CORRETO é:
   A. Cardiomiopatia hipertrófica.
   B. Cardiomiopatia arritmogênica do ventrículo direito.
   C. Cardiomiopatia dilatada.
   D. Amiloidose cardíaca.
   E. Doença de Fabry.

2. A apresentação clínica MAIS COMUM do diagnóstico do caso é:
   A. Fibrilação atrial.
   B. Insuficiência mitral.
   C. Estenose aórtica.
   D. Cardiomiopatia restritiva.
   E. Efusão pericárdica e tamponamento.

3. Sobre os achados nos exames de imagem em amiloidose cardíaca, qual das afirmações a seguir é FALSA?
   A. Os aspectos morfológicos incluem espessamento da parede ventricular, dilatação atrial e efusão pericárdica.
   B. Realce miocárdico global difuso ou realce subendocárdico circunferencial são padrões característicos de LGE.
   C. Na exploração do tempo de inversão, o acúmulo de sangue cruza o tempo nulo antes do miocárdio.
   D. Parâmetros funcionais diastólicos prejudicados são vistos na ecocardiografia.
   E. A investigação por imagens de ressonância magnética cardíaca pode detectar anormalidades em amiloidose suspeita quando a ecocardiografia estiver normal.

## Respostas e Explicações

*Pergunta 1*

**D. Correta!** Espessamento concêntrico do ventrículo esquerdo (LV), dilatação biatrial, efusão pericárdica e realce tardio subendocárdico global são aspectos típicos da investigação por imagens de ressonância magnética (MRI) de amiloidose cardíaca.

*Outras escolhas e discussões*

**A.** A cardiomiopatia hipertrófica se caracteriza por hipertrofia envolvendo um ou mais segmentos cardíacos > 15 mm. O realce tardio por gadolínio (LGE) mostra, tipicamente, realce irregular da parede intermediária nos pontos de junção de RV e LV no septo e em outros lugares no miocárdio hiperatrofiado em distribuição não isquêmica.

**B.** A cardiomiopatia arritmogênica de RV se caracteriza por discinesia, acinesia ou contração dessincronizada de RV, dilatação de RV e fração de ejeção de RV reduzida.

**C.** Na cardiomiopatia dilatada, observa-se dilatação biventricular e afinamento das paredes. O realce tardio da parede intermediária pode ocorrer no septo.

**E.** A doença de Fabry pode se apresentar com hipertrofia concêntrica de LV. O LGE envolve, tipicamente, a parede lateral inferior em distribuição não isquêmica poupando o subendocárdio.

*Pergunta 2*

**D. Correta!** A apresentação clínica mais comum de amiloidose cardíaca é a disfunção diastólica e cardiomiopatia restritiva.

*Outras escolhas e discussões*

**A.** A fibrilação atrial pode ocorrer em amiloide cardíaco. Entretanto, essa não é a apresentação clínica mais comum.

**B.** A regurgitação da válvula atrioventricular pode ocorrer na amiloidose. Entretanto, essa não é a apresentação clínica mais comum.

**C.** A válvula aórtica pode estar espessada na amiloidose cardíaca. Entretanto, a apresentação como estenose aórtica é rara.

**E.** A efusão pericárdica é um achado associado comum em amiloidose cardíaca. Entretanto, essa não é, usualmente, uma característica de apresentação.

*Pergunta 3*

**C. Correta!** Essa afirmação é FALSA. Em geral, a acumulação de sangue contém concentração mais alta de gadolínio e passa pelo ponto nulo antes do miocárdio. Na amiloidose cardíaca, porém, essa relação normal de acumulação de sangue e miocárdio é revertida e, como tal, o miocárdio atinge o ponto nulo antes da acumulação de sangue.

*Outras escolhas e explicações*

**A.** Os aspectos morfológicos de amiloidose cardíaca incluem espessamento das paredes dos ventrículos, dilatação biatrial, espessamento do septo interatrial e efusão pericárdica.

**B.** Na amiloidose, os padrões de LGE característicos incluem realce subendocárdico circunferencial global e realce miocárdico difuso.

**D.** A função diastólica prejudicada detectada pela ecocardiografia é um achado característico em amiloidose cardíaca.

**E.** A investigação por imagens de ressonância magnética cardíaca usando a técnica LGE pode detectar amiloidose cardíaca mesmo quando a espessura da parede esteja normal na ecocardiografia.

## Leitura Sugerida

Cummings KW, Bhalla S, Javidan-Nejad C. A pattern-based approach to assessment of delayed enhancement in nonischemic cardiomyopathy at MR imaging. Radiographics 2009;29:89–103

### Melhores Dicas

- A amiloidose cardíaca é causa comum e diagnóstico diferencial importante para disfunção diastólica e cardiomiopatia restritiva, particularmente no idoso.
- A amiloidose cardíaca é caracterizada, morfologicamente, por paredes ventriculares espessadas (em especial, hipertrofia de LV concêntrica), dilatação atrial, disfunção valvular, espessamento do septo interatrial e efusões pericárdicas.
- O LGE mostra, geralmente, realce subendocárdico global, realce miocárdico difuso ou inabilidade de anular o miocárdio.

# Elementos Essenciais 15

## ■ Caso

Apresentação de ressonância magnética cardíaca (CMR) em paciente com insuficiência cardíaca direita. Imagens estáticas de uma aquisição em tempo real estão na Figura A. Consultar Vídeos das sequências de RM.



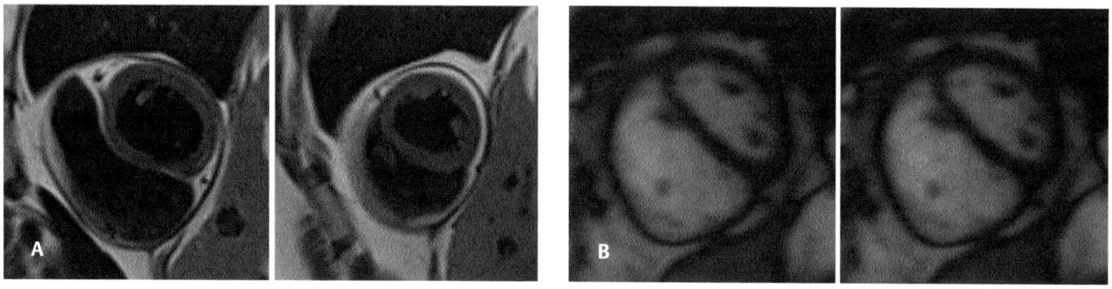


## ■ Perguntas

1. Qual é o diagnóstico CORRETO?
   A. Hipertensão pulmonar.
   B. Insuficiência da válvula AV direita (tricúspide).
   C. Anomalia de Ebstein.
   D. Pericardite constritiva.
   E. Cardiomiopatia restritiva.

2. A diferença básica entre uma sequência em *spin*-eco e em eco de gradiente é:
   A. As sequências em *spin*-eco são mais rápidas que as sequências em eco de gradiente.
   B. As sequências em *spin*-eco têm ponderação em T1 e T2, enquanto as sequências em eco de gradiente só têm ponderação em T2.
   C. A gordura é brilhante nas sequências em *spin*-eco, mas não em sequências em eco de gradiente.
   D. As sequências em eco de gradiente depositam mais energia nos tecidos.
   E. As sequências em *spin*-eco exigem pulso de novo ajuste de foco para restaurar a magnetização de *spin*.

3. Um paciente submetido à CMR tem frequência cardíaca de 60 bpm. A duração do ciclo cardíaco para o paciente (intervalo R-R) é de 1.000 ms. Para avaliar a função ventricular, 25 fases são adquiridas por ciclo cardíaco. Qual é a resolução temporal da sequência?
   A. 25 ms.
   B. 40 ms.
   C. 50 ms.
   D. 60 ms.
   E. 80 ms.

* Os vídeos deste capítulo podem ser acessados em MediaCenter.Thieme.com. Seguir as instruções na página do MediaCenter no início deste livro.

## Respostas e Explicações

*Pergunta 1*

**D. Correta!** Observa-se espessamento pericárdico circunferencial superior a 4 mm. Com a inspiração, observa-se ressalto septal diastólico e movimento paradoxal em direção ao ventrículo esquerdo. Observar o nivelamento do septo nas imagens de captura em tempo real em B e vídeos. Trata-se de aspectos de pericardite constritiva e que ajudam a diferenciar essa entidade da cardiomiopatia restritiva, o diferencial mais importante.

*Outras escolhas e discussões*

**A.** A hipertensão pulmonar também pode resultar em movimento paradoxal do septo. Entretanto, o espessamento e a acentuação do pericárdio na investigação da inspiração por imagens em tempo real não são característicos.

**B, C.** A insuficiência da válvula AV direita (tricúspide) e a anomalia de Ebstein podem levar à insuficiência cardíaca direita. Entretanto, um jato de regurgitação ou anormalidades morfológicas nessa válvula serão observados.

**E.** Consultar explicação de resposta para D.

*Pergunta 2*

**E. Correta!** As sequências em e *spin*-eco exigem pulsos de nova focalização de 180 graus para restaurar a magnetização do *spin*.

*Outras escolhas e discussões*

**A.** Em geral, as sequências em *eco spin* levam mais tempo que as sequências em eco de gradiente.

**B.** As sequências tanto em *spin*-eco quanto em eco de gradiente podem ser ponderadas em T1 e em T2.

**C.** A gordura é brilhante em ambas as sequências em *spin*-eco e em eco de gradiente ponderadas tanto em T1 quanto em T2.

**D.** A energia depositada resulta de tempo de repetição, ângulos de giro, potência do campo magnético e do gradiente, entre outros.

*Pergunta 3*

**B. Correta!** O ciclo cardíaco é dividido em 25 fases. Por isso, cada fase abrange 40 ms (1.000/25), que é a resolução temporal da aquisição.

## Leitura Sugerida

Verhaert D, Gabriel RS, Johnston D, et al. The role of multimodality imaging in the management of pericardial disease. Circ Cardiovasc Imaging 2010;3:333–343

### Melhores Dicas

- Espessamento pericárdico superior a 4 mm, ressalto septal diastólico e movimento septal paradoxal em direção ao ventrículo esquerdo são aspectos de pericardite constritiva. Outros aspectos incluem: anormalidades no contorno do pericárdio, deformidade cônica dos ventrículos ("*tubing*"), dilatação atrial direita (às vezes biatrial) e abundância da veia cava inferior. As anormalidades morfológicas e fisiológicas são bem avaliadas com CMR, mas a tomografia computadorizada é muito superior na detecção de calcificação pericárdica.
- As sequências em eco-spin exigem pulso de novo foco de 180 graus e fornecem efeito de sangue escuro no sistema cardiovascular, especialmente quando combinadas com pré-pulso de recuperação de inversão duplo para suprimir o sinal de sangue. Elas são especialmente úteis na avaliação de anatomia e morfologia cardíacas, como espessamento pericárdico.
- As imagens cinecardíacas dinâmicas e rápidas em tempo real (um ciclo cardíaco e um intervalo R-R) podem comprometer a resolução temporal e espacial. Entretanto, elas fornecem avaliação visual rápida de função cardíaca e de movimento septal (como na presença de arritmia e pericardite constritiva).

# Rico em Imagens 1

## Caso

Associe as imagens de ressonância magnética cardíaca com o diagnóstico correto.

A. Cardiomiopatia hipertrófica apical.
B. Endomiocardite eosinofílica.
C. Infartação e trombo apicais.
D. Não compactação ventricular esquerda.

1.

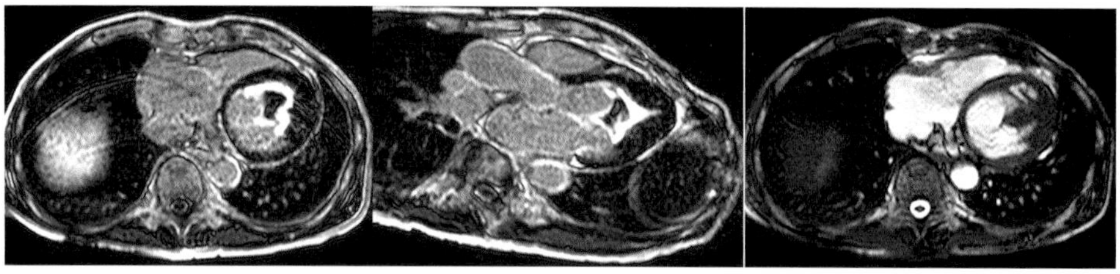

2.

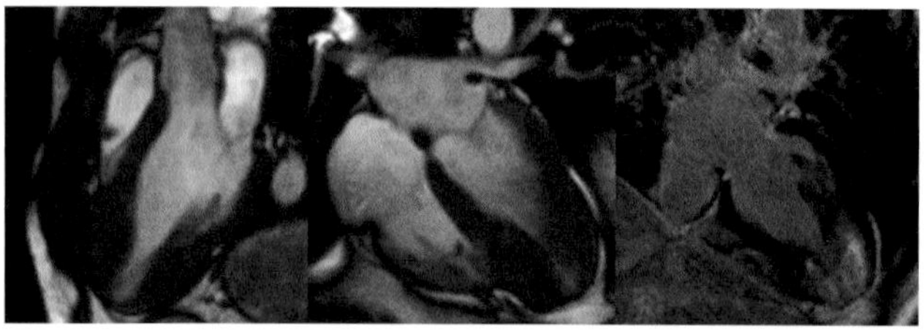

3.

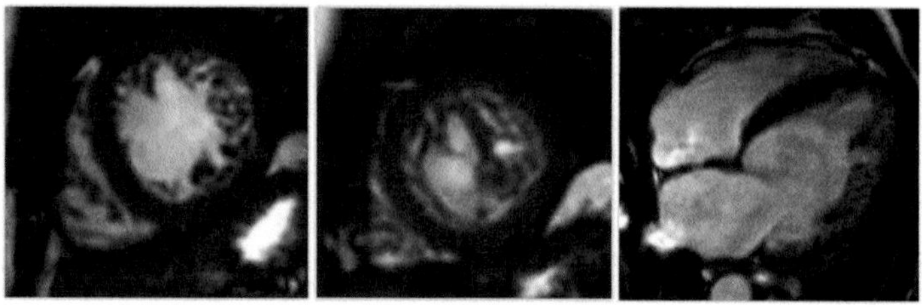

4.

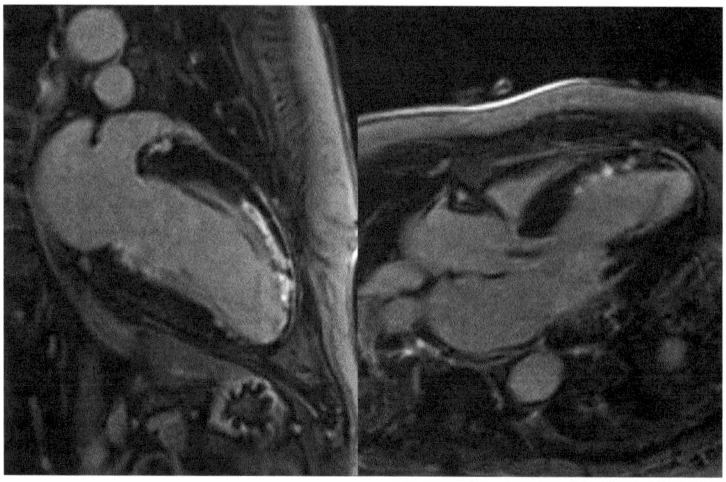

## Respostas e Explicações

**1. B.** Endomiocardite eosinofílica. Observa-se espessamento do ápice do ventrículo esquerdo (LV), realce subendocárdico difuso nos segmentos apicais que se estendem para o miocárdio e uma estrutura de intensidade de sinal baixo sem realce representando um trombo anexo ao ápice de LV.

**2. A.** Cardiomiopatia hipertrófica apical. O músculo do ápice de LV está desproporcionalmente espessado se comparado com a base, e a proporção entre ápice e espessura da base é > 1,5. A cavidade de LV tem a forma semelhante a naipe de espadas. O realce difuso está presente no miocárdio apical de LV.

**3. D.** Não compactação ventricular esquerda. Observa-se miocárdio não compactado e exageradamente trabeculado no ápice de LV com proporção de miocárdio não compactado para compactado superior a 2,3.

**4. C.** Infarto apical de LV. Observa-se realce na distribuição da artéria descendente anterior esquerda envolvendo a parede apical anterior, o capuz apical e o septo apical, afetando o subendocárdio.

## Leituras Sugeridas

Cummings KW, Bhalla S, Javidan-Nejad C. A pattern-based approach to assessment of delayed enhancement in nonischemic cardiomyopathy at MR imaging. Radiographics 2009;29:89–103

Herzog B, Greenwood J, Plein S. Cardiovascular Magnetic Resonance Pocket Guide. Version 1.2. Updated 2016. http://www.cmr-guide.com



### Melhores Dicas

- Pode ser difícil visualizar a região apical do LV por ecocardiografia e a doença que afeta o ápice é uma razão comum para o encaminhamento para a ressonância magnética cardíaca.
- O infarto no ápice do LV se deve à doença da artéria coronária descendente anterior e é reconhecido pelo realce envolvendo o subendocárdio com extensão variável para dentro do miocárdio. É importante buscar e excluir um trombo apical, sendo a investigação por imagens de ressonância magnética superior à da ecocardiografia.
- A endomiocardite eosinofílica pode ser observada no cenário de eosinofilia (seja idiopática, associada a neoplasmas ou a outra causa, tal como infecção parasitária, e fármacos). Ela se caracteriza por espessamento do ápice do LV em razão de infiltração eosinofílica, realce subendocárdico se estendendo a vários graus no miocárdio e, com frequência, por um trombo apical associado.
- A não compactação é uma cardiomiopatia genética que mostra estrutura miocárdica de duas camadas com miocárdio não compactado e com trabéculas em excesso e uma camada compactada mais fina. Para o diagnóstico, a proporção de miocárdio não compactado para compactado deverá exceder 2,3 na diástole.
- A cardiomiopatia hipertrófica apical é um fenótipo específico de cardiomiopatia hipertrófica que afeta, de preferência, o ápice do LV produzindo uma cavidade no ventrículo esquerdo em forma de naipe de espadas. A espessura dos segmentos apicais excede, geralmente, 13 mm, com proporção de espessura segmentar apical-basal > 1,5. O realce tardio pode ser visto no músculo do ápice de LV espessado e o ápice pode conter um aneurisma.

# Rico em Imagens 2

## ■ Caso

Associe os defeitos septais atriais (ASDs) com o diagnóstico correto.

A. ASD de seio venoso.
B. ASD *secundum*.
C. Defeito septal atrioventricular.
D. Seio coronário sem teto/ASD de seio coronário.



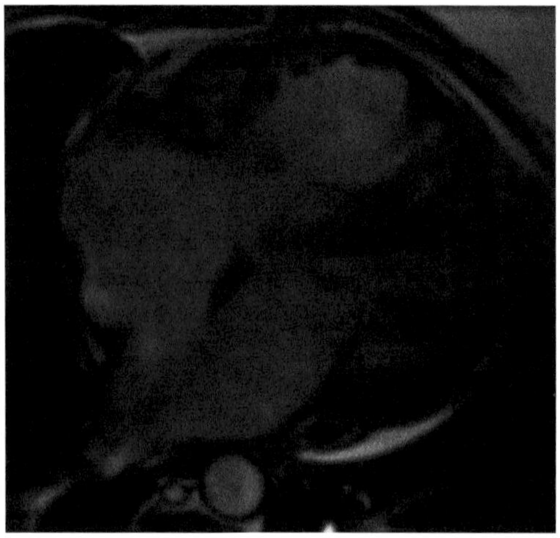

1.

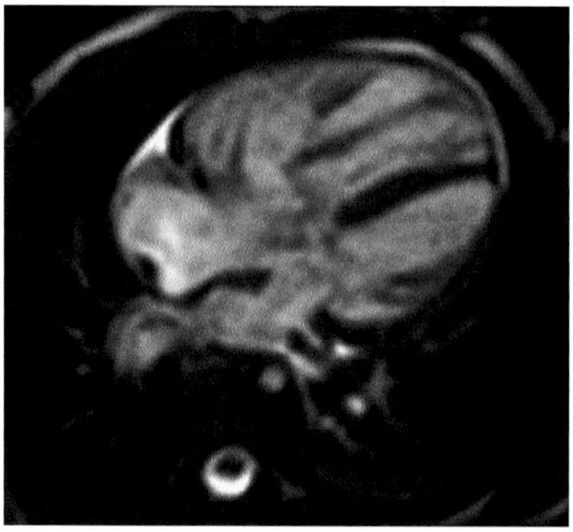

2.

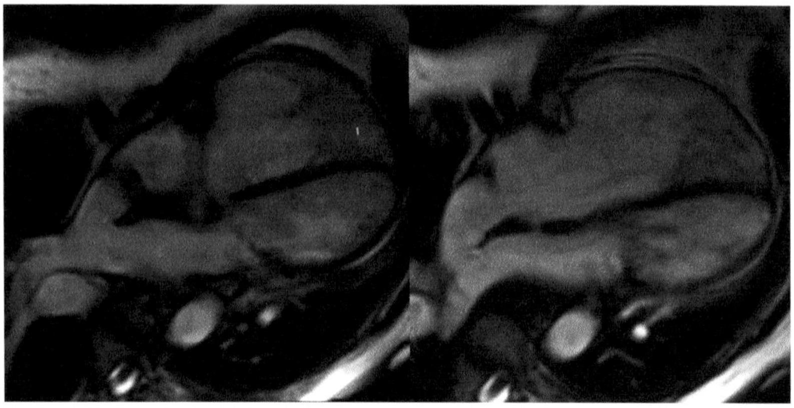

3.

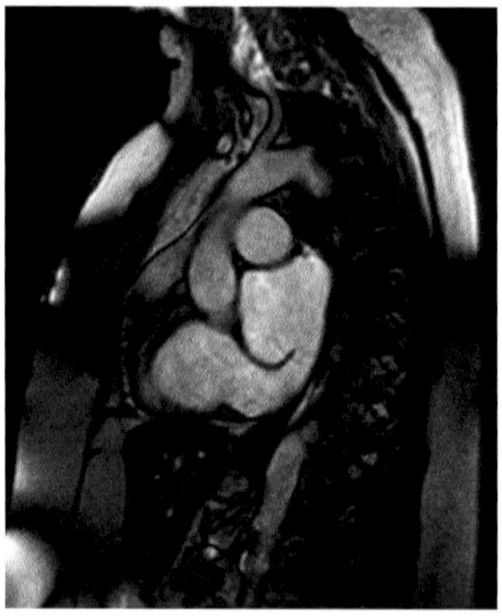

4.

## ■ Respostas e Explicações

**1. B.** Um ASD de *ostium secundum* está presente e localizado na região da fossa oval.

**2. C.** Defeito septal atrioventricular. Durante o desenvolvimento embriológico, os coxins endocárdicos formam os aspectos mediais das válvulas AV esquerda (mitral) e direita (tricúspide), a porção do septo atrial adjacente às válvulas atrioventriculares e a porção de entrada do septo ventricular. Um ASD de *ostium primum* (localizado imediatamente posterior às válvulas atrioventriculares) associado ao desenvolvimento anormal das válvulas atrioventriculares ou septo ventricular é conhecido como defeito de coxim endocárdico.

**3. A.** Observa-se um ASD de seio venoso localizado na região superior do septo interatrial comunicando a junção átrio direito-veia cava superior (SVC) com o átrio esquerdo.

**4. D.** O ASD de seio coronário resulta da falta de septação entre o átrio esquerdo inferior e o teto do seio coronário, permitindo a comunicação entre os átrios esquerdo e direito.

## ■ Leitura Sugerida

Rojas CA, El-Sherief A, Medina HN, Chung JH, Choy G, Ghoshhajra BB, Abbara S. Embryology and Developmental Defects of the Interatrial Septum. Am J Roentgenol 2010 195:5, 1100–1104



### Melhores Dicas

- As ASDs são classificados de acordo com sua localização no septo atrial.
- Os ASDs de *ostium primum* ficam imediatamente posteriores às válvulas atrioventriculares. Os ASDs de *ostium secundum* estão localizados na região da fossa oval. Durante o desenvolvimento embriológico, os coxins endocárdicos formam os aspectos mediais das válvulas atrioventriculares esquerda (mitral) e direita (tricúspide), a porção do septo atrial adjacente às válvulas atrioventriculares e a porção de entrada do septo ventricular. Um ASD de ostium primum associado ao desenvolvimento anormal das válvulas atrioventriculares ou do septo ventricular é conhecido como defeito de coxim endocárdico. Um ASD do seio venoso superior comunica o átrio direito-junção SVC com o átrio esquerdo e está localizado na área superior do septo interatrial. Em mais de 90% dos casos, ele está associado ao retorno venoso pulmonar anômalo parcial da veia pulmonar do lobo superior direito para a SVC. Um ASD de seio coronário resulta da falta de septação entre o átrio esquerdo inferior e o teto do seio coronário, permitindo a comunicação entre os átrios esquerdo e direito.
- A ressonância magnética cardíaca permite a identificação precisa de ASDs com respeito à localização e tamanho, retorno venoso pulmonar anômalo parcial associado e medição de volumes ventriculares, além da estimativa de Qp/Qs para quantificação de desvio *(shunt)*.

# Rico em Imagens 3

## ■ Caso

Associe as imagens de ressonância magnética cardíaca com a doença cardíaca congênita do adulto pós-cirurgia.

A. Tetralogia de Fallot reparada.
B. Troca de transposição-D das grandes artérias pós-arterial.
C. Troca D-TGA pós-atrial.
D. Procedimento de Fontan.



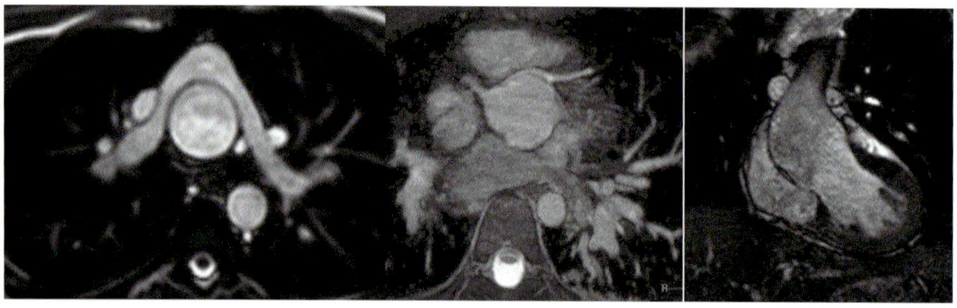
1.

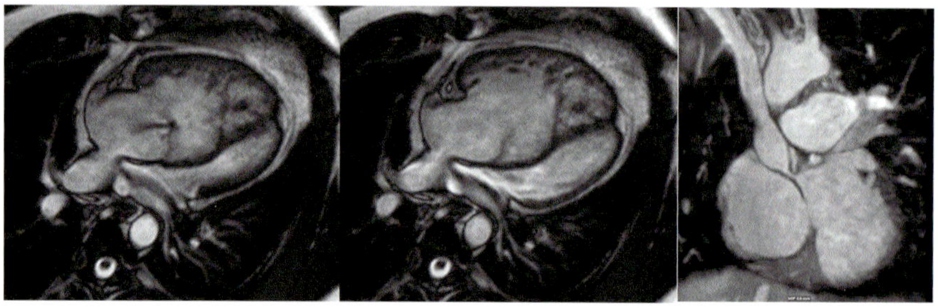
2.

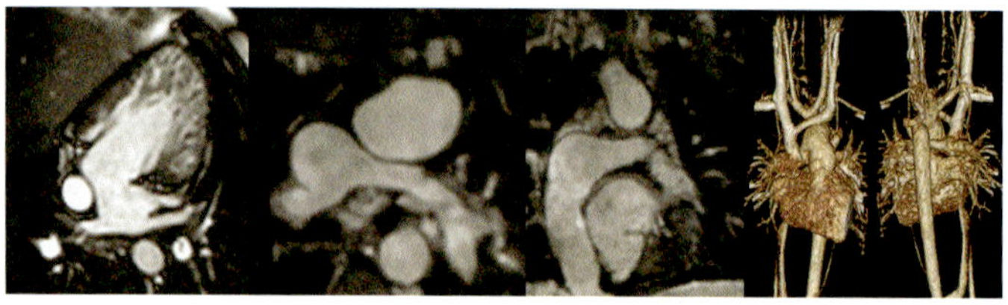
3.

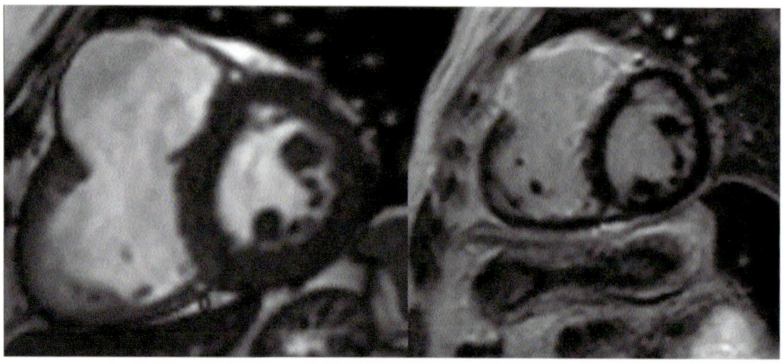
4.

## Respostas e Explicações

**1. B.** Troca D-TGA pós-arterial. A artéria pulmonar principal e sua ramificação, localizada imediatamente anterior à aorta e atrás do esterno, é uma configuração característica da operação de troca pós-arterial dos grandes vasos. A raiz da aorta está dilatada, o que é uma complicação reconhecida de troca pós-arterial. Observa-se estreitamento da artéria coronária principal esquerda do óstio.

**2. C.** Troca D-TGA pós-atrial. As veias pulmonares do lado esquerdo podem ser visualizadas encaminhando-se para o átrio direito e drenando no ventrículo direito. O ventrículo direito está dilatado, com hipertrofia e apresentando função sistólica acentuadamente reduzida, pois é o ventrículo sistêmico conectado à aorta. Observa-se regurgitação da válvula AV direita (tricúspide). A SVC pode ser visualizada desviada para o átrio do lado esquerdo, e o aspecto inferior do desvio se mostra estreitado.

**3. D.** Procedimento de Fontan. Observa-se um único ventrículo funcional nesse paciente com síndrome de coração esquerdo hipoplásico. O defeito foi aliviado com conexão cavopulmonar total, com a veia cava superior e a veia cava inferior diretamente conectada às artérias pulmonares. Isso constitui o procedimento de Fontan.

**4. A.** Tetralogia de Fallot pós-operatória. O ventrículo direito é acentuadamente dilatado. A região da via de fluxo de saída é delgada, aneurismática e mostra realce tardio. A complicação pós-operatória mais comum na tetralogia de Fallot tratada é a insuficiência pulmonar levando à dilatação e disfunção progressiva de RV. A região da via de saída substituída por um retalho pode ter um aneurisma e cicatrizes.

## Leitura Sugerida

Gaca AM, Jaggers JJ, Dudley LT, Bisset III GS. Repair of Congenital Heart Disease: A Primer–Part 1. Radiology 2008 247:3, 617–631

Gaca AM, Jaggers JJ, Dudley LT, Bisset III GS. Repair of Congenital Heart Disease: A Primer—Part 2. Radiology 2008 248:1:44–60

### Melhores Dicas

- A investigação por ressonância magnética cardíaca permite a avaliação abrangente da anatomia intra e extracardíaca, e da função ventricular e de fluxo na doença cardíaca congênita do adulto. Esse é o teste preferido para acompanhamento desses pacientes.
- A complicação mais comum nos sobreviventes da tetralogia de Fallot do adulto após o reparo é a insuficiência pulmonar e a dilatação do ventrículo direito. Se a reconstrução da via de saída do ventrículo direito com retalho foi executada, a região dessa via pode ter aneurisma e realce tardio. Ambos os achados são considerados fatores de risco para reações adversas, incluindo arritmias em sobreviventes adultos do reparo da tetralogia de Fallot.
- A D-TGA (concordância atrioventricular e discordância de grande artéria ventricular) é corrigida anatômica e fisiologicamente na era atual com um procedimento de desvio arterial. Primeiro, as artérias coronárias esquerda e direita são transferidas para a artéria posterior (a principal artéria pulmonar, agora a "neoaorta") e então as lacunas na aorta são corrigidas. A aorta ascendente supravalvular e a pulmonar principal supravalvular são então cortadas na transversal e desviadas. Isso redireciona o fluxo sanguíneo na forma normal. A neoaorta é posicionada posteriormente para a bifurcação da artéria pulmonar principal após a operação de desvio arterial. As complicações principais após um procedimento de desvio arterial são: obstrução de artéria coronária, obstrução de via de saída do ventrículo direito e dilatação da raiz neoaórtica.
- Operações de desvio atrial para D-TGA foram realizadas até o final do século 20. O sangue venoso é redirecionado para o ventrículo oposto ou usando retalhos atriais nativos (procedimento de Sennings) ou retalhos pericárdicos ou sintéticos (procedimento de Mustard). Após um desvio de nível atrial, o ventrículo direito permanece como ventrículo sistêmico bombeando sangue para a aorta, com o ventrículo esquerdo como o ventrículo subpulmonar bombeando sangue para os pulmões. As complicações em sobreviventes adultos após um desvio na região atrial incluem desvio por obstrução ou vazamento, insuficiência sistêmica do ventrículo direito, obstrução de via de saída e arritmias.
- O procedimento de Fontan ou conexão cavopulmonar total é realizado para tratar várias anormalidades cardíacas congênitas complexas com um único ventrículo em funcionamento, incluindo: atresia da válvula AV direita (tricúspide), atresia pulmonar com septo ventricular intacto, síndrome do coração esquerdo hipoplásico e ventrículo com folheto duplo. A circulação cavopulmonar total moderna é conquistada com anastomose direta da veia cava superior com as artérias pulmonares (um hemiprocedimento de Fontan) e construção de um túnel intra-arterial ou conduíte extracardíaco para direcionar o fluxo da veia cava inferior para as artérias pulmonares. A investigação por imagens de ressonância magnética cardíaca é o teste preferido para avaliação abrangente do paciente de Fontan, e o exame deverá ser voltado para a patência da via de Fontan, veias pulmonares, artérias pulmonares de ramificações, função de ventrículo único, função de válvula aórtica e de válvula atrioventricular, tamanho da aorta torácica incluindo o arco e a avaliação de vasos colaterais.

# Rico em Imagens 4

## ■ Caso

Associe as imagens de ressonância magnética cardíaca e padrões de realce tardio com o diagnóstico correto.

A. Infarto.
B. Amiloidose cardíaca.
C. Miocardite.
D. Sarcoidose cardíaca.



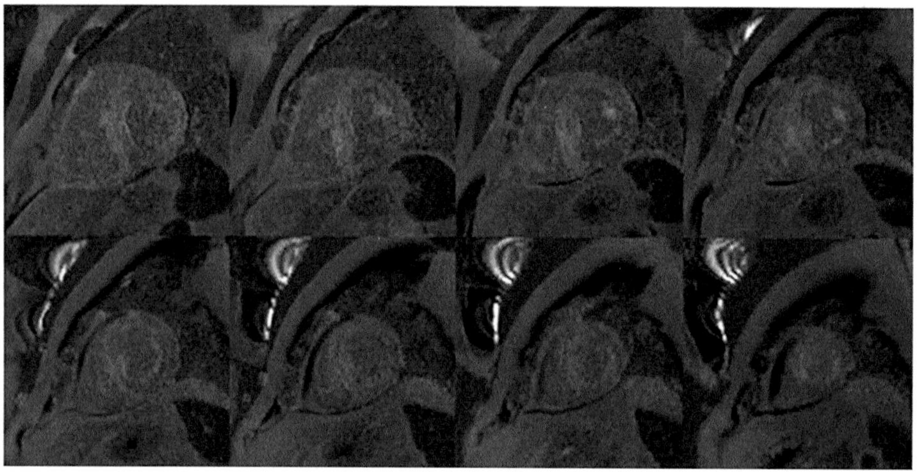

1.

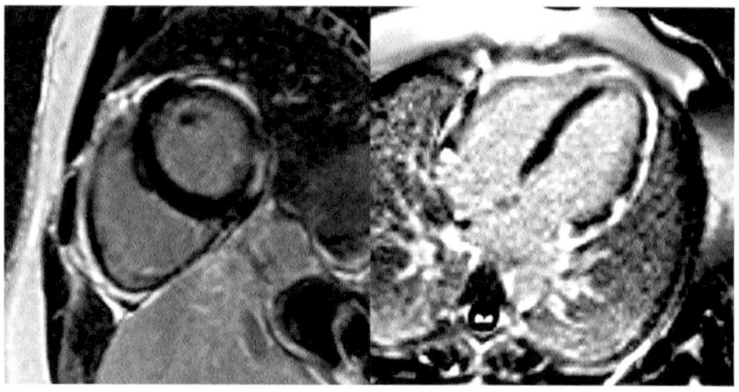

2.

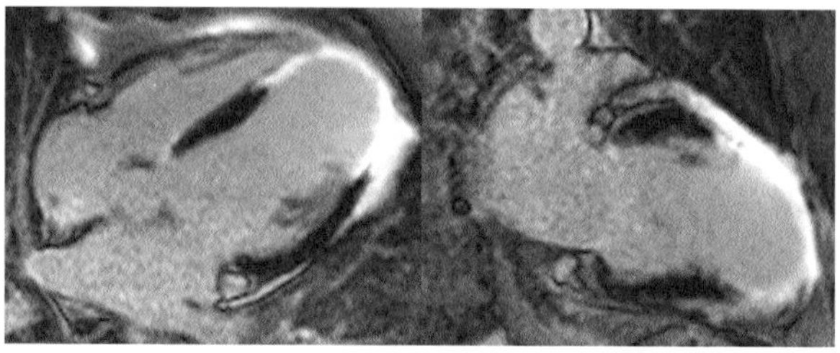

3.

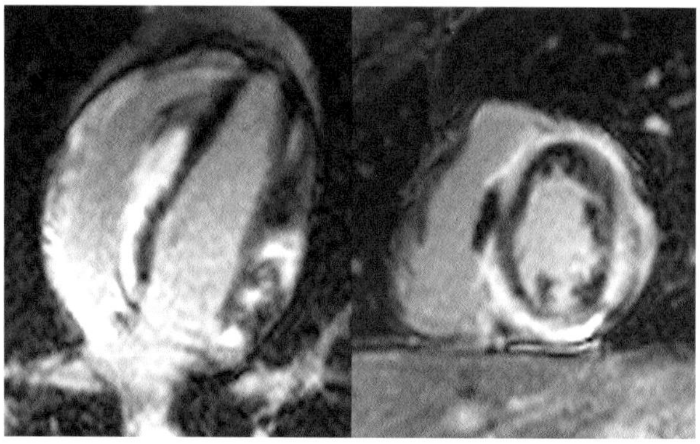

4.

## Respostas e Explicações

**1. B.** Amiloidose cardíaca. Observa-se realce difuso exagerado por todo o miocárdio do ventrículo esquerdo e incapacidade de anular o miocárdio. O acúmulo de sangue parece extraordinariamente escuro.

**2. C.** Miocardite. Observa-se realce subepicárdico na parede lateral, o que é um achado típico.

**3. A.** Infarto do miocárdio. Observa-se realce transmural de espessura total observado envolvendo o subendocárdio na distribuição distal de artéria descendente anterior esquerda: parede anterior distal, septo anterior, capuz apical e parede apical inferior.

**4. D.** Sarcoidose cardíaca. Observa-se realce extenso no miocárdio ventricular esquerdo poupando o subendocárdio em padrão não isquêmico. O realce está presente no septo interventricular basal, um local típico envolvido em sarcoidose cardíaca. Observa-se realce também na parede livre do ventrículo direito.

## Leitura Sugerida

Cummings KW, Bhalla S, Javidan-Nejad C. A pattern-based approach to assessment of delayed enhancement in nonischemic cardiomyopathy at MR imaging. Radiographics 2009;29:89–103



### Melhores Dicas

A investigação por ressonância magnética cardíaca com realce tardio por gadolínio permite a identificação de etiologia em pacientes com cardiomiopatia de diversas apresentações, incluindo: dor no tórax, insuficiência cardíaca e arritmias. Uma distinção importante existe entre cardiomiopatias isquêmicas e não isquêmicas. O realce tardio por gadolínio em cardiomiopatia isquêmica envolverá o subendocárdio e está em distribuição coronariana. A amiloidose cardíaca causa realce exagerado difuso por todo o miocárdio ou realce subendocárdico global. A incapacidade de atingir a anulação apropriada do miocárdio e uma aparência destacadamente escura do acúmulo de sangue também são aspectos da amiloidose cardíaca. A sarcoidose cardíaca se caracteriza por distribuição de realce manchada e não isquêmica e o septo interventricular basal é um sítio típico para envolvimento. O realce subepicárdico na parede lateral é um local clássico para miocardite aguda, que também pode produzir um padrão de realce de parede intermediária. A cardiomiopatia dilatada exibe ventrículo hipocinético globalmente dilatado sem realce ou realce de parede intermediária no septo interventricular.

# Rico em Imagens 5

## ■ Caso

Associe os achados da radiografia do tórax com o diagnóstico correto.

A. Tetralogia de Fallot.
B. Pericardite constritiva.
C. Defeito septal atrial.
D. Estenose mitral.



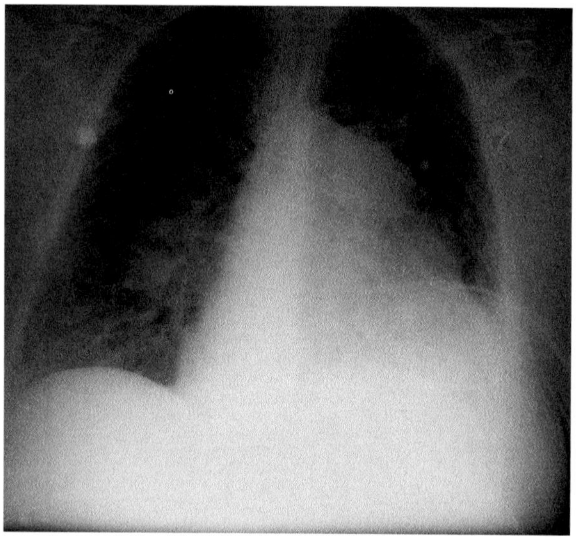

1.

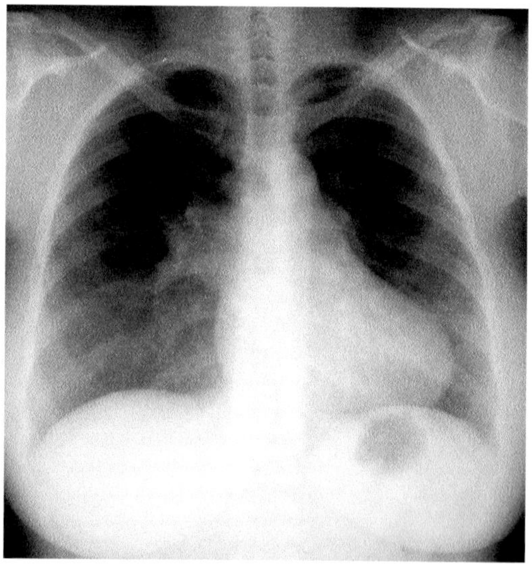

2.

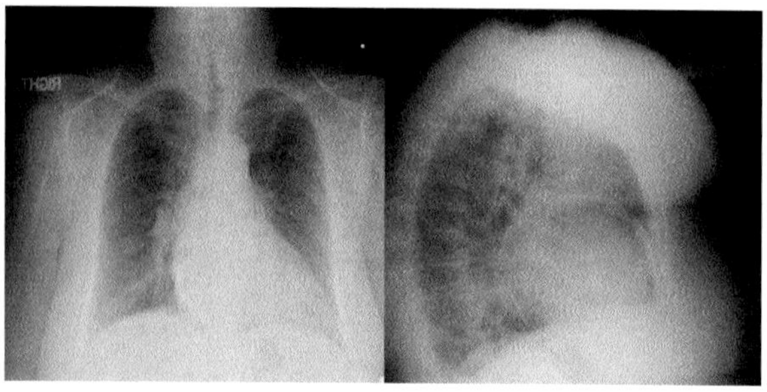

3.

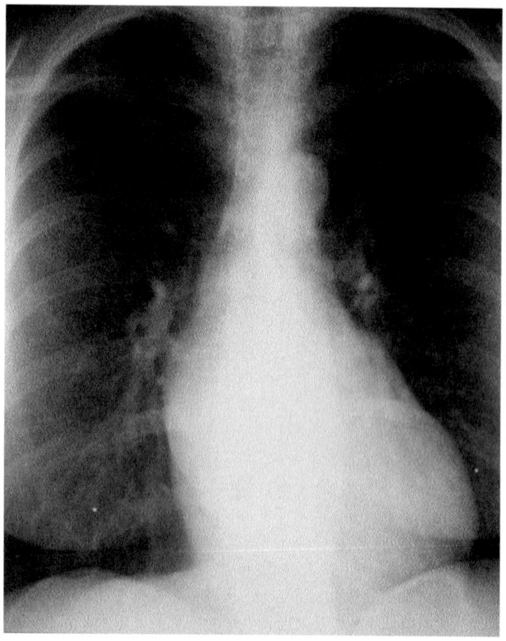

4.

## Respostas e Explicações

**1. C.** Defeito septal atrial. As artérias pulmonares estão acentuadamente dilatadas e observa-se vascularidade pulmonar aumentada nos pulmões indicando a possível presença de um desvio esquerdo-direito. O coração está aumentado. O defeito septal atrial é a causa mais comum do desvio esquerdo-direito em um adulto e causa sobrecarga de volume do coração direito.

**2. A.** Tetralogia de Fallot. Observa-se a configuração típica em formato de bota para a silhueta cardíaca devido ao ápice voltado para cima, por causa da dilatação do ventrículo direito. Os campos do pulmão são oligêmicos em razão da vascularidade reduzida resultante da obstrução da via de saída do ventrículo direito.

**3. B.** Pericardite constritiva. Observa-se densidade linear alta ao longo do pericárdio representando calcificação. Isso é mais bem visualizado na incidência lateral. Esse achado é quase patognomônico para a presença de pericardite constritiva em paciente com sintomas típicos.

**4. D.** Estenose mitral. O átrio esquerdo (LA) está dilatado, causando densidade dupla na incidência frontal. Observa-se dilatação do apêndice atrial esquerdo, vista como uma convexidade da borda cardíaca esquerda inferior à artéria pulmonar esquerda.

## Leitura Sugerida

Webb RW, Higgins CB. Thoracic Imaging: Pulmonary and Cardiovascular Radiology. Radiography of Heart Diseases: 768–818



### Melhores Dicas

- Várias doenças cardíacas estão associadas a achados patognomônicos de radiografia do tórax, permitindo seu reconhecimento.
- Entre as doenças cardíacas congênitas, a tetralogia de Fallot causa a silhueta cardíaca típica em formato de bota, causada pela dilatação do ventrículo direito, e um ápice cardíaco voltado para cima. Os campos do pulmão são geralmente oligêmicos por causa do fluxo pulmonar reduzido causado pela obstrução da via de saída do ventrículo direito. Arco aórtico do lado direito pode estar presente em até 25% dos pacientes.
- O defeito septal atrial é a lesão de desvio mais comum em adultos, causando desvio da esquerda para a direita, artérias pulmonares dilatadas e aumento do átrio direito e do ventrículo direito, além de pletora pulmonar.
- A calcificação pericárdica é, com frequência, mais bem apreciada nas radiografias laterais, como delineamento de alta densidade pela borda cardíaca. Isso permite um diagnóstico confiável de pericardite constritiva na radiografia do tórax em pacientes com sintomas e sinais no coração direito.
- A estenose da válvula AV esquerda (mitral) é reconhecida por LA e dilatação do apêndice de LA, dilatação do ventrículo direito e diversão ascendente de sangue do pulmão.

# Mais Desafiador 1

## ■ Caso

Menina de 8 anos de idade apresenta-se com dores no tórax com esforço.

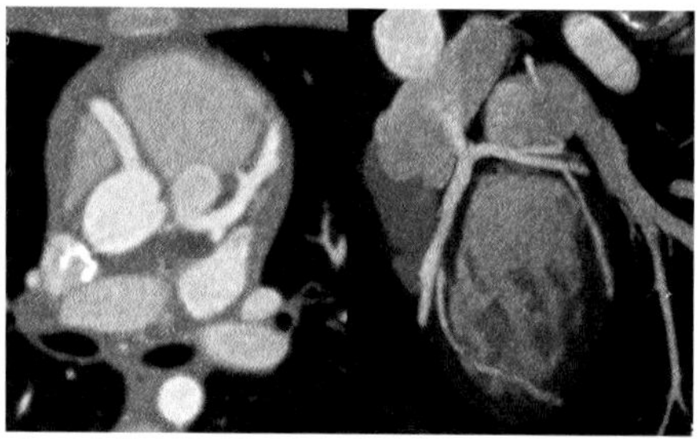



## ■ Perguntas

1. O diagnóstico CORRETO é:
   A. Anomalia do tronco da artéria coronária esquerda a partir do seio direito com curso interarterial.
   B. Artéria coronária direita anômala a partir do seio esquerdo com curso interarterial.
   C. Fístula de artéria coronária.
   D. Artéria coronária principal esquerda anômala a partir da artéria pulmonar.
   E. Malformação arteriovenosa coronariana.

2. Qual das opções a seguir é uma anomalia coronariana *não maligna*?
   A. Artéria coronária principal esquerda anômala a partir do seio direito com curso interarterial.
   B. Artéria coronária direita anômala a partir do seio esquerdo com curso interarterial.
   C. ALCAPA.
   D. Artéria coronária direita para fístula atrial direita.
   E. Artéria coronária circunflexa anômala a partir do seio direito com curso retroaórtico.

3. Todas as afirmações a seguir sobre ALCAPA são verdadeiras, EXCETO:
   A. Ela se apresenta na infância com insuficiência cardíaca congestiva e cardiomiopatia dilatada.
   B. Insuficiência mitral e músculos papilares ecogênicos na ecocardiografia são achados reconhecidos.
   C. Dor no tórax e isquemia miocárdica são apresentações reconhecidas em crianças mais velhas e adultos.
   D. A anomalia causa desvio extracardíaco da direita para a esquerda.
   E. O tratamento preferido no recém-nascido e em lactentes consiste em transferência de botão coronariano.

## Respostas e Explicações

*Pergunta 1*

**D. Correta!** A artéria coronária principal esquerda surge da artéria pulmonar principal (síndrome ALCAPA).

*Outras escolhas e discussões*

**A.** A artéria coronária principal esquerda não surge do seio direito.

**B.** A artéria coronária direita surge do seio direito.

**C.** A fístula de artéria coronária é uma comunicação direta de uma artéria coronária que se abre para dentro de uma câmara cardíaca.

**E.** As malformações arteriovenosas coronarianas consistem em uma comunicação anormal entre uma artéria coronária e uma câmara cardíaca ou vaso adjacente. As origens das artérias coronárias são normais.

*Pergunta 2*

**E. Correta!** O curso retroaórtico de uma artéria coronária anômala é uma anormalidade benigna (*não maligna*), sem risco de morte súbita.

*Outras escolhas e discussões*

**A.** O curso interarterial de uma artéria coronária anômala, especialmente a artéria coronária principal esquerda, é considerado como anomalia perigosa ou *maligna*, em razão do risco de morte súbita.

**B.** O curso interarterial da artéria coronária direita surgindo do seio esquerdo também é considerado como anomalia perigosa ou *maligna*, devido ao risco de morte súbita.

**C.** A síndrome ALCAPA é uma anomalia coronariana maligna ou perigosa pois pode estar associada a arritmias, infarto do miocárdio e morte súbita.

**D.** A fístula da artéria coronária pode estar associada à isquemia miocárdica, arritmias e morte súbita.

*Pergunta 3*

**D. Correta!** Esta afirmação sobre ALCAPA é FALSA. Na síndrome ALCAPA, ocorre um desvio da esquerda para a direita da aorta via artéria coronária direita e para a artéria coronária esquerda por meio de anastomose coronariana e circulação pulmonar de baixa pressão. O fluxo de contraste retrógrado para a artéria pulmonar principal pode ser visualizado na imagem B (um eritema súbito no óstio da artéria coronária principal).

*Outras escolhas e discussões*

**A.** Esta afirmação é verdadeira. ALCAPA é uma preocupação em lactentes se apresentando com insuficiência cardíaca congestiva e coração dilatado.

**B.** O suprimento sanguíneo inadequado para o miocárdio do ventrículo esquerdo pode levar ao infarto do miocárdio, incluindo o infarto do músculo papilar, insuficiência mitral e aparência ecogênica para os músculos papilares na ecocardiografia.

**C.** Dor no tórax e isquemia do miocárdio são apresentações reconhecidas em adultos mais velhos.

**E.** O tratamento de escolha para recém-nascidos e lactentes é o reparo cirúrgico usando a técnica de transferência do botão coronariano. Isso envolve o reimplante da artéria coronária esquerda anômala junto com um botão de tecido da artéria pulmonar adjacente para dentro da aorta.

## Leitura Sugerida

Peña E, Nguyen ET, Merchant N, et al. ALCAPA syndrome: not just a pediatric disease. Radiographics 2009;29:553–565

### Melhores Dicas

- A síndrome ALCAPA é uma anomalia congênita rara em que a artéria coronária esquerda se origina da artéria pulmonar principal.
- Há dois tipos: do lactente e do adulto, cada um com manifestações clínicas diferentes e carregando prognóstico diferente. A anomalia causa desvio extracardíaco da esquerda para a direita e pode-se manifestar na infância com insuficiência cardíaca congestiva e cardiomiopatia dilatada. Dor torácica e isquemia miocárdica são apresentações reconhecidas em crianças mais velhas e em adultos.
- Na tomografia computadorizada com multidetectores ligados ao eletrocardiograma e nas imagens da angiografia por ressonância magnética, a visualização direta da artéria coronária esquerda originando-se da artéria pulmonar principal é o principal aspecto da investigação por imagens da síndrome ALCAPA. Outro aspecto importante dessa investigação é o fluxo retrógrado da artéria coronária esquerda para a artéria pulmonar principal.

# Mais Desafiador 2

## ■ Caso

Sequências por ressonância magnética cardíaca (CMR), incluindo vídeos em repouso e perfusão por estresse vasodilatador, de paciente de 55 anos com dor no tórax estável mediante esforço. A imagem estacionária é a captura do exame de perfusão mediante esforço. Consultar vídeos.



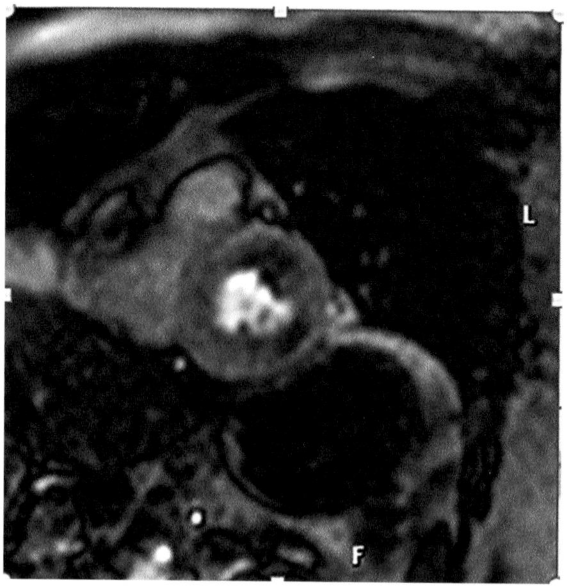


## ■ Perguntas

1. Escolha a melhor resposta com base nas informações fornecidas.
   A. Defeitos de perfusão nas distribuições de LAD e RCA.
   B. Defeitos de perfusão nas distribuições de LCX e RCA.
   C. Defeitos de perfusão nas distribuições de LAD e LCX.
   D. Artefatos de susceptibilidade.
   E. Hibernação do miocárdio nas distribuições de LAD e LCX.

2. Escolha a afirmação correta sobre CMR de perfusão por estresse de vasodilatador.
   A. O agente farmacológico mais comum usado é a dobutamina.
   B. Foi usada uma sequência rápida ponderada em T2.
   C. A CMR tem resolução espacial mais alta que a da tomografia computadorizada por emissão de fóton único e é um prognosticador melhor de eventos adversos.
   D. A CMR exige administração de material de contraste de gadolínio na taxa de 2 a 3 mL/min.
   E. Uma área de perfusão miocárdica reversível induzida por esforço na presença de realce tardio é indicativa de isquemia.

3. Qual das medidas a seguir aumentará a resolução temporal de uma aquisição por CMR em eco de cinegradiente segmentado?
   A. Reduzir a matriz de codificação de fase de 160 para 128.
   B. Reduzir o número de projeções por segmento de 25 para 16.
   C. Aumentar o ângulo de giro de 40 para 70 graus.
   D. Aumentar o número de fases reconstruídas de 25 para 30.
   E. Aumentar o tempo de repetição de pulso (TR).

* Os vídeos deste capítulo podem ser acessados em MediaCenter.Thieme.com. Seguir as instruções na página do MediaCenter no início deste livro.

## ■ Respostas e Explicações

**C. Correta!** Há defeitos de perfusão com intensidade baixa de sinal na parede anterior e na parede lateral inferior do ventrículo esquerdo. A LAD supre a parede anterior, o septo anterior, a parede lateral anterior e as regiões apicais do ventrículo esquerdo. A LCX supre a parede lateral inferior do ventrículo esquerdo.

*Outras escolhas e discussões*

**A.** A RCA supre o septo inferior e a parede inferior do ventrículo esquerdo, que mostra perfusão normal mediante esforço vasodilatador.

**B.** A RCA supre o septo inferior e a parede inferior do ventrículo esquerdo, que mostra perfusão normal mediante esforço vasodilatador.

**D.** Artefatos de susceptibilidade podem aparecer como áreas de borda escura e intensidade baixa de sinal na região subendocárdica na CMR de perfusão, embora eles não sejam, usualmente, persistentes e não confirmem uma distribuição de artérias coronárias.

**E.** A hibernação do miocárdio se caracteriza por disfunção contrátil reversível (miocárdio hipocinético em repouso, com melhora em movimento da parede mediante administração de inótropos, como dobutamina) e regulação descendente de fluxo sanguíneo (defeitos de perfusão mediante MR com esforço vasodilatador) na presença de isquemia crônica. O movimento da parede em repouso é normal no caso teste.

*Pergunta 2*

**C. Correta!** A CMR de perfusão por estresse tem resolução espacial e qualidade de imagem mais altas em comparação com SPECT e é um prognosticador melhor de eventos adversos cardíacos significativos.

*Outras escolhas e discussões*

**A.** O agente farmacológico usual para CMR de perfusão por estresse vasodilatador é ou adenosina ou regadenoson (Lexican; Astellas US LLC, Northbrool, IL). A dobutamina é um agente inotrópico positivo que pode ser usado para induzir anormalidade de movimento de parede em altas doses, como manifestação de isquemia, ou para detectar hibernação de miocárdio por melhoria em movimento de parede em doses baixas.

**B.** A CMR de perfusão usa uma infusão pós-gadolínio de sequência rápida ponderada em T1. Várias sequências de pulso estão atualmente disponíveis para investigação por imagens de CMR de perfusão, que incluem: eco de gradiente, investigação híbrida por imagens de gradiente ecoplanar (*echo-planar*) e sequências de precessão livre em estado de equilíbrio.

**D.** A taxa de infusão de gadolínio recomendada para investigação de perfusão com esforço é de 4 a 5 mL/min.

**E.** O miocárdio hipoperfusionado é geralmente identificado como uma área hipointensa em comparação com o miocárdio normal. Uma área reversível de miocárdio hipoperfusionado induzida por esforço (defeito de infusão mediante esforço e não em repouso) em distribuição de artérias coronárias que persista por pelo menos oito batimentos cardíacos ou mais na ausência de realce tardio por gadolínio (LGE) é coerente com isquemia coronária subjacente. Uma área de hipoperfusão miocárdica irreversível (defeito de perfusão presente mediante esforço e em repouso) em uma distribuição coronária com LGE compatível é observada no quadro de infarto ou cicatrização do miocárdio.

*Pergunta 3*

**B. Correta.** A resolução temporal de uma aquisição cine segmentada (ou seja, o tempo entre cine e fases sucessivas) é o produto das incidências por segmento e TR. Reduzindo-se o número de incidências por segmento a resolução temporal (TR) aumentará.

*Outras escolhas e discussões*

**A.** Para uma frequência cardíaca dada, reduzir o número de passos de codificação de fases aumentará o tempo da investigação por imagens e a resolução espacial. Entretanto, isso não afetará a resolução temporal.

**C.** Aumento ou diminuição do ângulo de giro afetará a ponderação de sinal e de tecido, mas não a resolução temporal.

**D.** O aumento no número de fases após a aquisição não afetará a resolução temporal.

**E.** O aumento na TR diminuirá a resolução temporal de uma aquisição por cine-eco de gradiente.

## ■ Leitura Sugerida

Shehata ML, Basha TA, Hayeri MR, et al. MR myocardial perfusion imaging: insights on techniques, analysis, interpretation, and findings. Radiographics 2014;34:1636–1657

### Melhores Dicas

- A investigação por CMR mediante perfusão por estresse evoluiu para se tornar uma ferramenta confiável e robusta, fornecendo avaliações visual e quantitativa precisas de perfusão miocárdica regional. Em razão de sua alta resolução espacial, natureza não invasiva e ausência de radiação ionizante, a investigação por perfusão da CMR melhorou a detecção de doença de artérias coronárias clinicamente relevante quando comparada à técnica SPECT.
- A área reversível induzida por esforço de um miocárdio hipoperfusado envolvendo o subendocárdio e persistindo por mais de oito batimentos cardíacos em uma distribuição de artérias coronárias na ausência de LGE = isquemia.
- Miocárdio hipoperfusado irreversível com LGE compatível = infarto/cicatrização.
- O agente farmacológico usual usado para investigação por imagens de CMR com perfusão por estresse é ou adenosina ou regadenoson. Usa-se uma sequência rápida por eco de gradiente ponderada em T1 e a técnica pode ser combinada com a investigação por cineimagens e investigação com realce tardio para fornecer avaliação abrangente de função cardíaca, detecção de isquemia e viabilidade em único exame.

# Mais Desafiador 3

## ■ Caso

Jovem de 18 anos de idade apresenta-se com fadiga e falta de ar crescente mediante esforço.

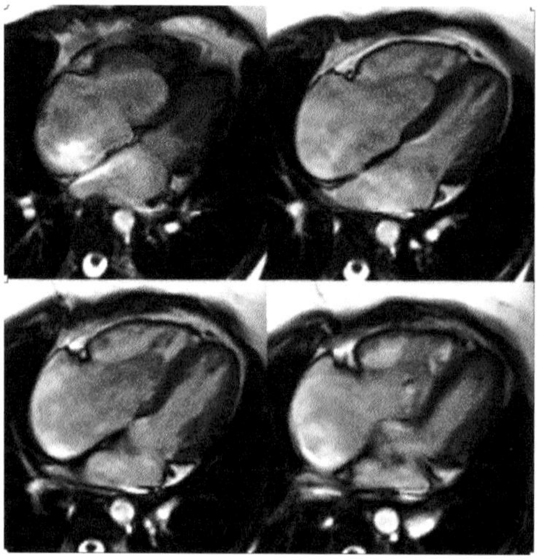



## ■ Perguntas

1. Qual das opções a seguir é o diagnóstico CORRETO?
   A. Displasia arritmogênica do ventrículo direito.
   B. Anomalia de Ebstein.
   C. Anomalia de Uhl.
   D. Atresia da tricúspide.
   E. Tetralogia de Fallot.

2. Qual das opções a seguir é a lesão mais comum associada ao diagnóstico mencionado na pergunta anterior?
   A. Defeito septal ventricular.
   B. Forame oval patente.
   C. Coarctação da aorta.
   D. Válvula aórtica bicúspide.
   E. Ducto arterioso patente.

3. Qual das afirmações a seguir é FALSA sobre a anomalia de Ebstein?
   A. A anomalia de Ebstein é um transtorno cardíaco congênito raro que ocorre em cerca de 1 em 200.000 nascimentos vivos e responde por menos de 1% de todos os casos de doença cardíaca congênita.
   B. A terapia com lítio materno raramente leva à anomalia de Ebstein da prole.
   C. Os sintomas cardinais na anomalia de Ebstein incluem: cianose, insuficiência cardíaca direita, arritmias e morte súbita cardíaca.
   D. A ecocardiografia é o teste escolhido para a anomalia de Ebstein.
   E. O principal aspecto da anomalia de Ebstein é o deslocamento apical do folheto septal da válvula AV direita (tricúspide) a partir da inserção do folheto anterior da válvula AV esquerda (mitral) em pelo menos 20 mm/m$^2$ de área de superfície corporal.

* Os vídeos deste capítulo podem ser acessados em MediaCenter.Thieme.com. Seguir as instruções na página do MediaCenter no início deste livro.

## ■ Respostas e Explicações

*Pergunta 1*

**B. Correta!** Essa paciente tem anomalia de Ebstein. Existe deslocamento apical do anexo do folheto septal da válvula AV direita (tricúspide). O folheto anterior dessa válvula é alongado, em forma de vela de barco e amarrado. Observa-se regurgitação dessa válvula. Uma porção do RV fica atrializado. Todos esses achados são observados na anomalia de Ebstein.

*Outras escolhas e discussões*

**A.** A displasia arritmogênica de RV se caracteriza por anormalidades de movimento da parede segmentar de RV, dilatação do RV e função sistólica reduzida. A morfologia da válvula AV direita (tricúspide) é normal nesse tipo de displasia.

**C.** A anomalia de Uhl do RV é um transtorno cardíaco não comum com ausência quase completa de miocárdio do RV, válvula AV direita (tricúspide) normal e miocárdio preservado no septo e no ventrículo esquerdo.

**D.** A atresia da válvula AV direita (tricúspide) é definida como a ausência congênita ou agenesia da válvula. O RV é menor e hipoplásico e o átrio direito é grande.

**E.** A tetralogia de Fallot se caracteriza pela aorta cavalgando o RV, estenose pulmonar, defeito septal ventricular e hipertrofia de RV.

*Pergunta 2*

**B. Correta!** A comunicação interatrial está presente em 80 a 94% dos pacientes com anomalia de Ebstein. Um defeito septal atrial está presente em mais de um terço dos casos e a maioria dos pacientes restantes apresenta forame oval patente, respondendo por desvio direito-esquerdo. Anomalias associadas adicionais menos comuns incluem válvulas aórticas bicúspides ou atréticas, atresia pulmonar ou artéria pulmonar hipoplásica, estenose subaórtica, coarctação, prolapso de válvula AV esquerda (mitral), tecido acessório de válvula AV esquerda (mitral) ou faixas musculares do ventrículo esquerdo, VSD, ducto arterioso patente e estenose pulmonar.

*Pergunta 3*

**E. Correta!** Isso não é verdadeiro. O principal aspecto da anomalia de Ebstein é o deslocamento apical do folheto septal da válvula AV direita (tricúspide) da inserção do folheto anterior da válvula AV esquerda (mitral) por pelo menos *8 mm/m²* de área de superfície corporal.

*Outras escolhas e explicações*

**A.** A anomalia de Ebstein é um transtorno cardíaco congênito raro que ocorre em cerca de 1 em cada 200.000 nascimentos vivos e responde por, 1% de todos os casos de doença cardíaca congênita.

**B.** A maioria dos casos é esporádica, embora haja um vínculo com a terapia materna com lítio.

**C.** Existe uma faixa de apresentações clínicas, dependendo da gravidade da lesão e da regurgitação associada da válvula AV direita (tricúspide). Os lactentes com formas graves da doença podem-se apresentar ao nascimento com cianose e insuficiência cardíaca. Pacientes mais velhos podem-se apresentar com arritmias, insuficiência cardíaca direita e intolerância ao exercício. A morte súbita pode ocorrer por causa das arritmias.

**D.** A avaliação precisa dos folhetos da válvula AV direita (tricúspide), anexos da corda e o diagnóstico de anomalia de Ebstein pode ser feita por ecocardiografia na maioria dos casos, em razão de sua resolução espacial e temporal superior, se comparada com a ressonância cardíaca magnética (CMR), que pode ser usada como técnica complementar para avaliar a morfologia dessa válvula e o tamanho e função de RV, quando as janelas ecocardiográficas são inadequadas.

## ■ Leitura Sugerida

Attenhofer Jost CH, Connolly HM, Dearani JA, et al. Congenital heart disease for the adult cardiologist. Ebstein's anomaly. Circulation 2007;115:277–285

### Melhores Dicas

- O principal aspecto da anomalia de Ebstein é o deslocamento apical do folheto septal da válvula AV direita (tricúspide) da inserção do folheto anterior da válvula AV esquerda (mitral) em pelo menos 8 mm/m² de área de superfície corporal. O folheto anterior da válvula tricúspide é alongado, em forma de vela e pode estar amarrado à parede de RV. O átrio direito está dilatado e uma porção do RV está atrializada.
- A principal anormalidade hemodinâmica a produzir sintomas na malformação de Ebstein é a regurgitação da tricúspide.
- A investigação por imagens de CMR pode ser usada para avaliar tamanho e função ventriculares, assim como a morfologia da válvula tricúspide quando a qualidade das imagens ecocardiográficas é inadequada.

# Mais Desafiador 4

## Caso

Senhora de 43 anos apresenta massas cardíacas na ecocardiografia. Várias imagens da ressonância magnética cardíaca estão presentes na seguinte ordem: precessão livre em estado de equilíbrio, T1 BB, T1 BB com saturação de gordura T2 BB com saturação de gordura e realce tardio por gadolínio (LGE).



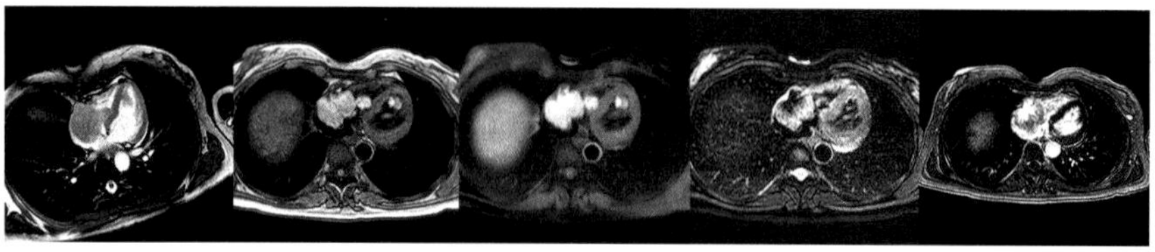

## Perguntas

1. Qual das opções a seguir é o MAIS provável diagnóstico?
   A. Lipomas cardíacos.
   B. Metástases de melanoma.
   C. Metástases de câncer de mama.
   D. Mixomas múltiplos.
   E. Trombos cardíacos.

2. Qual das afirmações a seguir é VERDADEIRA sobre a localização mais comum, sítio de origem ou envolvimento por tumores cardíacos ou quadros semelhantes a tumor?
   A. Mixoma: átrio direito.
   B. Fibroelastoma papilar: válvula pulmonar.
   C. Angiossarcoma: átrio esquerdo.
   D. Linfoma: superfícies epicárdicas do coração e átrio direito.
   E. Doença cardíaca carcinoide: válvulas cardíacas do lado esquerdo.

3. Qual das afirmações a seguir é VERDADEIRA sobre características de sinais de massas cardíacas e tumores na ressonância magnética?
   A. Fibroma: isointenso em T1, baixo em T2 e realce intenso.
   B. Metástases: baixo a isointenso em T1, baixo em T2 e realce heterogêneo.
   C. Lipoma: baixo em T1, alto em T2 e sem realce.
   D. Mixoma: isointenso em T1, alto em T2 e sem realce.
   E. Rabdomioma: isointenso em T1, alto em T2 e realce intenso.

## Respostas e Explicações

*Pergunta 1*

**B. Correta!** Existem massas no átrio direito e no ventrículo esquerdo, que apresentam sinal alto uniforme em imagens ponderadas em T1 (sem e com saturação de gordura), sinal alto heterogêneo em imagens ponderadas em T2 e realce heterogêneo em LGE. Trata-se de aspectos de metástases de melanoma (em especial, a hiperintensidade em T1). A maioria das outras metástases cardíacas são de sinal baixo a intermediário na investigação por imagens ponderada em T1, sinal alto em imagens ponderadas em T2 e algum realce em LGE.

*Outras escolhas e discussões*

**A.** Os lipomas cardíacos terão sinal alto em investigação por imagens ponderadas em T1 e supressão nas imagens com supressão de gordura.

**C.** A maioria das outras metástases cardíacas, incluindo aquelas causadas por câncer de mama, são investigações com sinal baixo a intermediário em T1, sinal alto em imagens ponderadas em T2 e demonstram algum realce em LGE.

**D.** Mixomas são variáveis em intensidade de sinal, geralmente baixos a intermediários em imagens ponderadas em T1, com sinal intermediário a alto em imagens ponderadas em T2 e demonstram algum realce em LGE.

**E.** Os trombos cardíacos têm sinal tipicamente baixo em T1 e T2 e, caracteristicamente, não mostram realce em LGE (aparência escura).

*Pergunta 2*

**D. Correta!** Um aspecto peculiar do linfoma cardíaco é a tendência do tumor de se estender ao longo das superfícies epicárdicas do coração, primariamente encapsulando estruturas adjacentes incluindo artérias coronárias e a raiz da aorta. Com frequência, ele também segue ao longo do sulco atrioventricular direito e envolve a base do coração. Quando ocorre infiltração além do miocárdio, o átrio direito é mais usualmente envolvido.

*Outras escolhas e discussões*

**A.** O átrio esquerdo é a localização mais comum para um mixoma, o qual aparece tipicamente como massa pedunculada anexa à região da fossa oval.

**B.** Fibroelastomas papilares são os tumores valvulares mais comuns e encontrados, mais frequentemente, anexos à válvula aórtica como pequenas massas sesseis ou pedunculadas.

**C.** Angiossarcomas são as malignidades primárias mais comuns surgindo no coração e geralmente estão localizadas no átrio direito. Eles aparecem como massas agressivas e infiltrativas surgindo da parede atrial.

**E.** A vasta maioria de pacientes com envolvimento cardíaco em síndrome carcinoide se apresenta com sinais de insuficiência cardíaca direita secundária a disfunção intensa das válvulas AV direita (tricúspide) e pulmonar (regurgitação maior que estenose). O espessamento da válvula AV direita (tricúspide) e da válvula pulmonar e seus aparelhos subvalvulares, e a dilatação de câmaras do lado direito podem ser notadas na investigação por imagens de ressonância magnética ou tomografia computadorizada.

*Pergunta 3*

**A. Correta!** Fibromas cardíacos são em geral isointensos na investigação por imagens em T1, caracteristicamente baixos em T2 e mostram realce intenso após contraste em LGE.

*Outras escolhas e discussões*

**B.** A maioria das metástases cardíacas é tipicamente baixa a isointensa em T1, isointensa a alta em T2 e mostra realce heterogêneo após contraste em LGE.

**C.** Lipomas são hiperintensos na investigação por imagens em T1 e T2 e, tipicamente, não mostram LGE.

**D.** As características de sinal de mixomas variam dependendo de sua composição. Entretanto, a maioria é baixa a isointensa em T1, alta em T2 e mostra grau variável de LGE.

**E.** Rabdomiossarcomas são isointensos em T1, isointensos a altos em T2 e, tipicamente, não mostram LGE ou mostram LGE mínimo.

## Leitura Sugerida

Motwani M, Kidambi A, Herzog BA, et al. MR imaging of cardiac tumors and masses: a review of methods and clinical applications. Radiology 2013;268(1):26–43

### Melhores Dicas

- Cerca de 75% de todos os tumores cardíacos primários são benignos e os mais comuns na população adulta são os mixomas (50%), elastomas papilares (20%), lipomas (15-20%) e hemangiomas (5%). Os outros 25% desses tumores são malignos – 95% desses são sarcomas e 5% são linfomas.
- As metástases envolvendo o coração e o pericárdio (tumores cardíacos secundários) por invasão direta ou disseminação hematológica são 20 a 40 vezes mais comuns que os tumores cardíacos primários.
- A investigação por imagens de ressonância magnética pode ser usada para avaliar as propriedades de sinal e as características morfológicas de uma massa cardíaca e ajudar a determinar a natureza da lesão de massa. Embora as metástases cardíacas não tenham qualquer aparência específica, elas geralmente apresentam intensidade de sinal baixo em imagens ponderadas em T1 e intensidade de sinal alta em imagens ponderadas em T2 – com exceção das metástases de melanoma, que podem aparecer brilhantes nas imagens em T1 por causa do pigmento melanina. A absorção de material de contraste em metástases geralmente é heterogênea.

# Mais Desafiador 5

## ■ Caso

Imagens de ressonância magnética cardíaca de um paciente de 60 anos de idade são apresentadas.

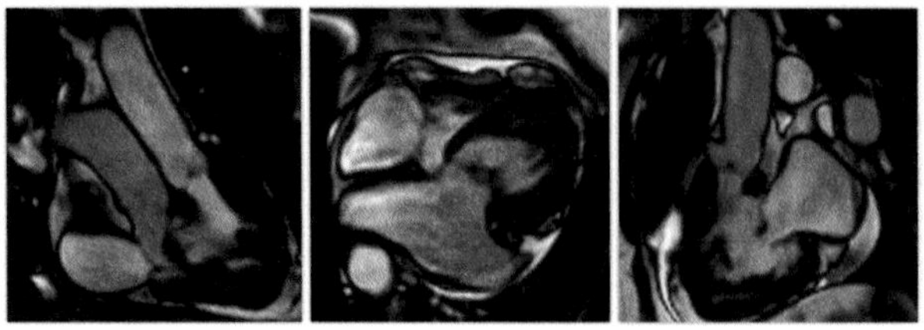



## ■ Perguntas

1. Qual das opções a seguir é o diagnóstico CORRETO?
   A. Tetralogia de Fallot.
   B. Tronco arterioso.
   C. Ventrículo direito com saída dupla.
   D. Ventrículo esquerdo com saída dupla.
   E. Transposição congenitamente corrigida das grandes artérias (CCTGA).

2. Segue-se um aspecto de um LV morfológico:
   A. Superfície septal trabeculada.
   B. Faixa moderadora.
   C. Continuidade fibrosa entre a válvula AV esquerda e a semilunar.
   D. Parede muscular espessa comparada ao RV.
   E. Origem para a aorta.

3. Qual das afirmações a seguir é INCORRETA sobre o quadro apresentado?
   A. As artérias coronárias estão invertidas junto com os ventrículos; a artéria coronária direita morfológica está do lado esquerdo e a artéria coronária morfológica esquerda está do lado direito.
   B. Cerca de 99% dos pacientes com transposição corrigida apresenta anomalias associadas como VSD, estenose pulmonar ou anormalidades da válvula AV direita (tricúspide).
   C. Com frequência, existe condução anormal e o bloqueio cardíaco completo se desenvolve em até 30% de adolescentes e adultos com transposição corrigida, que necessita, com frequência, de implante de um marca-passo cardíaco artificial.
   D. As válvulas AV permanecem com seus respectivos átrios.
   E. O reparo anatômico pode ser realizado por um procedimento de desvio duplo.

* Os vídeos deste capítulo podem ser acessados em MediaCenter.Thieme.com. Seguir as instruções na página do MediaCenter no início deste livro.

## ■ Respostas e Explicações

*Pergunta 1*

**E. Correta!** A CCTGA se caracteriza por discordância atrioventricular (AV) e discordância ventriculoarterial. O átrio direito penetra no LV, que dá origem à artéria pulmonar, e o átrio esquerdo penetra no RV, que dá origem à aorta. O quadro também é chamado de transposição-L porque o RV morfológico está em levoposição no lado esquerdo do LV. A aorta geralmente é, mas não universalmente, anterior e à esquerda da artéria pulmonar principal. Além disso, as grandes artérias podem estar lado a lado.

*Outras escolhas e discussões*

**A.** A tetralogia de Fallot consiste na combinação de estenose pulmonar, aorta cavalgando o ventrículo direito, defeito septal ventricular (VSD) e hipertrofia de RV.

**B.** O tronco arterioso se caracteriza por um único vaso arterial surgindo do coração por meio de uma válvula arterial comum, dando origem diretamente às artérias sistêmicas, pulmonares e coronárias.

**C.** O RV de saída dupla é uma conexão ventriculoarterial em que mais de 50% de ambas as grandes artérias surgem do RV.

**D.** O LV de saída dupla é uma conexão ventriculoarterial em que mais de 50% de ambas as grandes artérias surgem do LV.

*Pergunta 2*

**C. Correta!** O LV morfológico mostra continuidade fibrosa entre a válvula AV esquerda (mitral) e a válvula semilunar.

*Outras escolhas e discussões*

**A.** A superfície septal do LV morfológico é lisa, enquanto a superfície septal do RV é trabeculada com origem para o folheto septal da válvula AV direita (tricúspide).

**B.** A faixa moderadora é um aspecto do RV morfológico.

**D.** A espessura das câmaras ventriculares depende das pressões de fluxo de saída e não é necessariamente um aspecto morfológico de definição.

**E.** Em um coração com malformação congênita, a aorta pode surgir de um ou de ambos os ventrículos.

*Pergunta 3*

**D. Correta!** Essa afirmação é incorreta. As válvulas AV sempre permanecem com seus respectivos ventrículos (não com os átrios) em corações com conexões segmentares anormais. Por isso, a válvula AV direita (tricúspide) está sempre conectada ao RV morfológico e a válvula AV esquerda (mitral) conectada ao LV morfológico.

*Outras escolhas e discussões*

**A.** A anatomia coronária é concordante em uma CCTGA e, portanto, o RV morfológico é perfusionado por uma única artéria coronária direita do lado esquerdo e o LV morfológico é perfusionado pela artéria coronária esquerda do lado direito.

**B.** A maioria dos pacientes possui uma ou mais anomalias cardíacas associadas e a presença ou ausência delas altera acentuadamente a história natural. As anomalias mais comuns são: VSD (70%), estenose pulmonar (40%) e anormalidades da válvula AV direita (tricúspide) (90%), como a malformação de Ebstein ou uma válvula displástica.

**C.** O nodo AV e o feixe de His têm posição e curso incomuns e muitos pacientes apresentam nodos AV duplos. O segundo nodo AV anômalo e o feixe geralmente são anteriores e o feixe de penetração longa é vulnerável à fibrose com o avanço da idade. Existe incidência progressiva de bloqueio AV completo ocorrendo em cerca de 2% por ano. O bloqueio AV completo se desenvolve em até 30% dos adolescentes e adultos com transposição corrigida, que geralmente precisa de implante de um marca-passo cardíaco artificial.

**E.** O reparo anatômico completo em pacientes selecionados com CCTGA pode ser obtido por um procedimento de troca arterial e um procedimento de troca venosa (Mustard ou Sennings, ou seja, uma operação de troca dupla).

## ■ Leitura Sugerida

Warnes CA. Transposition of the great arteries. Circulation 2006;114:2699–2709

### Melhores Dicas

- A CCTGA se caracteriza por discordância AV e por discordância ventriculoarterial. O átrio direito penetra no LV que dá origem à artéria pulmonar, e o átrio esquerdo penetra no RV que dá origem à aorta. Por isso, a circulação continua na direção apropriada, mas flui pelos ventrículos "errados". A anomalia também é conhecida por transposição-L das grandes artérias, L-TGA. O RV está situado à esquerda do LV (ventrículos *L-looped*) e dá origem à aorta geralmente situada anterior e à esquerda da artéria pulmonar principal (Configuração-L dos grandes vasos).
- A anormalidade é compatível com a sobrevida e longevidade a longo prazo, desde que não haja qualquer defeito congênito adicional. Entretanto, a maioria dos pacientes tem uma ou mais anomalias cardíacas associadas e a presença ou ausência delas altera acentuadamente a história natural. As anomalias mais comuns são VSD (70%), estenose pulmonar (40%) e anormalidades da válvula AV direita (tricúspide) (90%), como a malformação de Ebstein ou uma válvula displásica.
- A insuficiência do RV sistêmico e a regurgitação da válvula sistêmica (tricúspide) são os principais problemas hemodinâmicos em sobreviventes a longo prazo.

# Elementos Essenciais 1

## ■ Caso

Uma jovem de 21 anos de idade apresenta-se com dores na pelve e teste positivo de gravidez.

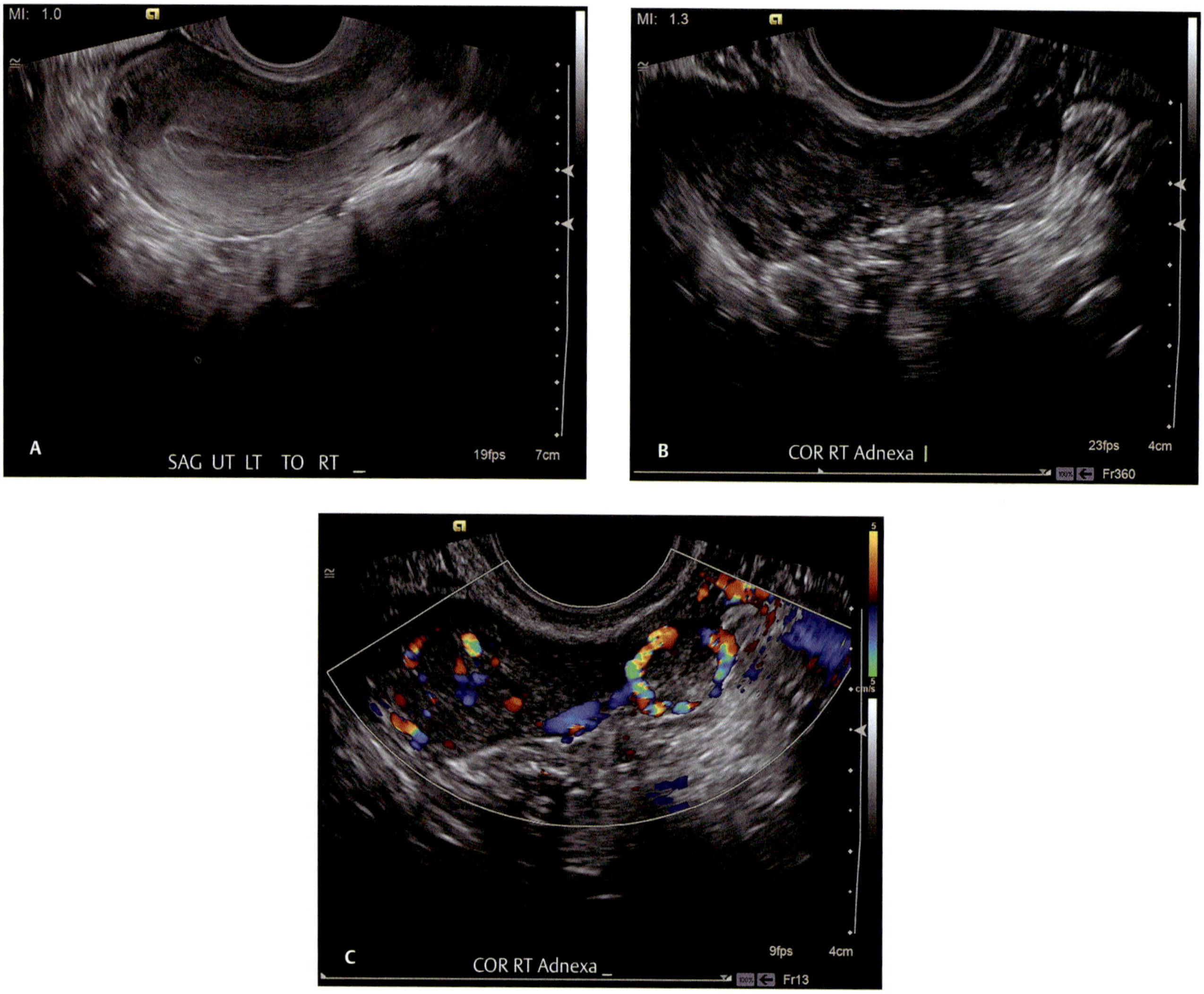


## ■ Perguntas

1. Qual das opções a seguir é o diagnóstico MAIS provável?
   A. Gestação intrauterina precoce.
   B. Gestação ectópica.
   C. Gestação ectópica rompida.
   D. Aborto espontâneo.
   E. Gestação molar.

2. Qual das opções a seguir é a localização MAIS comum para o diagnóstico do caso?
   A. Ampular.
   B. Ístmica.
   C. Fimbrial.
   D. Intersticial.
   E. Ovariana.

3. Qual medição é diagnóstica de falha na gravidez?
   A. Comprimento coroa-nádega ≥ 7 mm sem saco vitelino.
   B. Comprimento coroa-nádega ≥ 7 mm sem batimento cardíaco.
   C. Diâmetro médio do saco de 16 a 24 mm sem embrião.
   D. Saco vitelino dilatado > 7 mm.
   E. Saco gestacional pequeno em relação ao tamanho do embrião, diferença < 5 mm entre o diâmetro médio do saco e o comprimento coroa-nádega.

## ■ Respostas e Explicações

### *Pergunta 1*

**B. Correta!** Em paciente com teste de gravidez positivo, massa anexa e sem saco gestacional intrauterino, a gestação ectópica é o diagnóstico mais provável. As imagens do caso-teste demonstram a ausência do saco gestacional intrauterino e massa anexa associada a um anel de fogo.

#### *Outras escolhas e discussões*

**A.** A gestação intrauterina precoce é uma consideração diagnóstica, mas a massa anexa torna esta opção menos provável.

**C.** Uma gestação ectópica rompida demonstraria fluido livre hemorrágico, que não é observado neste caso.

**D.** Aborto espontâneo é uma consideração diagnóstica, mas a massa anexa torna esta escolha menos provável.

**E.** Tecido anormal dentro do útero seria esperado com uma gestação molar hidatiforme. As molas hidatiformes são uma forma benigna de doença trofoblástica gestacional que pode ser gestação molar ou completa (ausência de embrião) ou parcial (feto anormal/aborto fetal).

### *Pergunta 2*

**A. Correta!** Ampular. A localização mais comum para uma gestação ectópica é o interior da tuba uterina. Na tuba, a localização mais comum é a porção ampular (75 a 80%). As escolhas de resposta estão listadas em ordem decrescente de frequência. Gestações ectópicas abdominais, cervicais e de cicatriz são raras.[1]

### *Pergunta 3*

**B. Correta!** Comprimento coroa-nádega ≥ 7 mm e sem batimento cardíaco é diagnóstico de falha na gravidez.

#### *Outras escolhas e discussões*

**A.** Este não é um critério.

**C.** Diâmetro médio do saco de 16 a 24 mm sem embrião é suspeito, mas não diagnóstico para falha na gravidez.

**D.** Saco vitelino dilatado > 7 mm é suspeito, mas não diagnóstico para falha na gravidez.

**E.** Um saco gestacional pequeno em relação ao tamanho do embrião é suspeito, mas não diagnóstico para falha na gravidez.

## ■ Referências


1. Levine D. Ectopic pregnancy. Radiology 2007;245(2):385–397
2. Doubilet PM, Benson CB, Bourne T, et al. Diagnostic criteria for nonviable pregnancy early in the first trimester. N Engl J Med 2013;369(15):1443–1451




### Melhores Dicas

- "Anel de fogo" não é um achado sonográfico específico e pode ser visto na gestação ectópica, em cisto de corpo lúteo ou em cisto hemorrágico.
- O metotrexato é o tratamento de escolha em pacientes estáveis com gravidez ectópica tubária. O tratamento cirúrgico será indicado se a gestação ectópica apresentar atividade cardíaca ou se a massa anexa for > 4 cm.
- Os achados diagnósticos de falha na gravidez incluem:
  - Comprimento coroa-nádega ≥ 7 mm e sem batimento cardíaco.
  - Diâmetro médio do saco de ≥ 25 mm e sem embrião.
  - Ausência de embrião com batimento cardíaco ≥ 2 semanas após varredura que tenha mostrado saco gestacional sem saco vitelino.
  - Ausência de embrião com batimento cardíaco ≥ 11 dias após varredura que tenha mostrado saco gestacional com saco vitelino[2].

# Elementos Essenciais 2

## ■ Caso

Homem de 44 anos de idade apresenta-se com dores no flanco esquerdo.

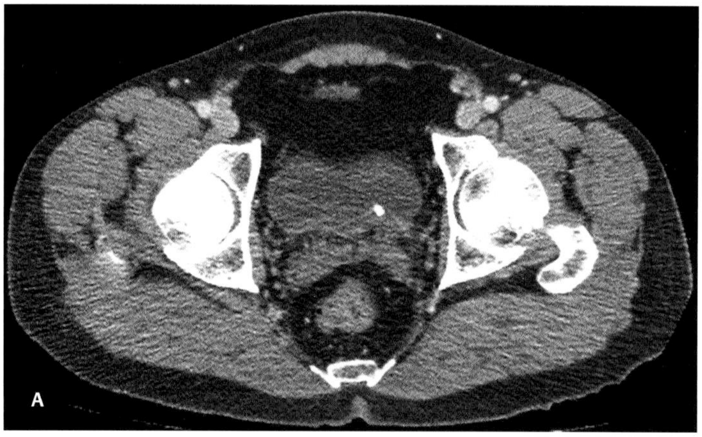


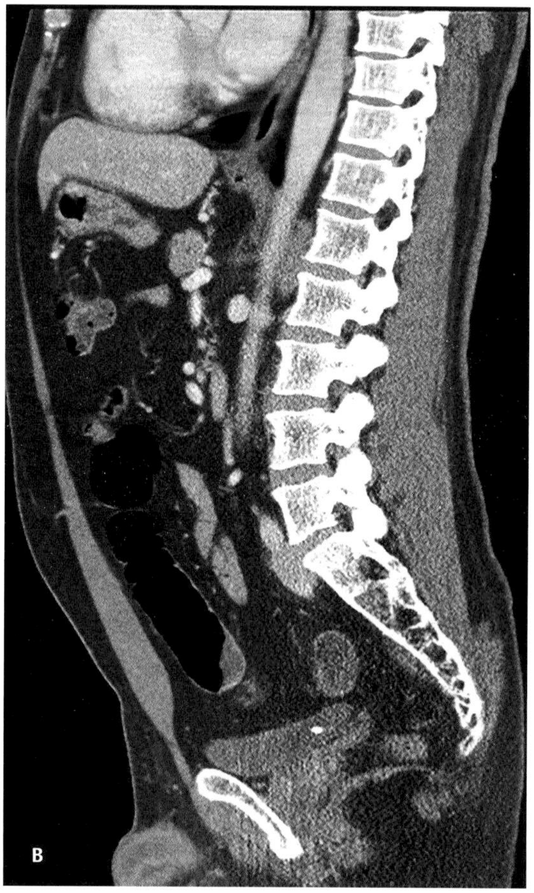




## ■ Perguntas

1. Qual das opções a seguir é o diagnóstico MAIS provável?
   A. Cálculo na bexiga.
   B. Cálculo na junção ureterovesicular esquerda.
   C. Flebólito.
   D. Calcificação da parede da bexiga.
   E. Calcificação de carcinoma na bexiga.

2. Qual é o tamanho do maior cálculo urinário que provavelmente (> 50%) será eliminado somente com tratamento médico?
   A. 3 mm.
   B. 4 mm.
   C. 5 mm.
   D. 6 mm.
   E. 7 mm.

3. Qual dos tipos de cálculo urinário a seguir é radiolucente na tomografia computadorizada?
   A. Oxalato de cálcio.
   B. Cistina.
   C. Indinavir.
   D. Estruvita.
   E. Ácido úrico.

## Respostas e Explicações

### Pergunta 1

**B. Correta!** Existe um cálculo na UVJ que está impactado ou "telescopado" na bexiga. As imagens axiais demonstram parede posterior esquerda sutil espessando-se e realce que se estende para o cálculo. As imagens mostram um cálculo "flutuando", significando que ele é mantido por partes moles. Se desejado, imagens em posição prona poderão ser usadas para confirmar que o cálculo está impactado na UVJ.

### Outras escolhas e discussões

**A.** Cálculos da bexiga são encontrados mais usualmente na porção mais dependente da bexiga (ou seja, a linha média ou dentro de um divertículo). Esses cálculos podem-se formar dentro da bexiga urinária a partir de estase urinária ou podem representar cálculos que se movem do sistema de coleta proximal para a bexiga.

**C.** Flebólitos são calcificações dentro das veias e os imitadores mais comuns de cálculos urinários no ureter distal. Os flebólitos não são cercados por tecido ureteral, entretanto, como visto neste caso.

**D.** As calcificações da parede da bexiga são normalmente mais finas e lineares que a calcificação ovoide exibida. As causas de calcificações da parede da bexiga incluem: esquistossomose, tuberculose e carcinoma da bexiga.[1]

**E.** As calcificações descobertas com um carcinoma da bexiga normalmente "encrustam" o tumor ao longo do lado intravesicular.

### Pergunta 2

**C. Correta!** 5 mm. Geralmente aceita-se que cálculos com ≤ 5 mm passarão espontaneamente na maioria das vezes (68%), e pedras entre 5 e 10 mm passarão < 50% das vezes. Os bloqueadores dos canais de cálcio e os antagonistas do receptor alfa podem ser usados para facilitar a passagem. Quando a terapia médica falhar ou se os cálculos forem muito grandes para passar, a litotripsia por ondas de choque e a ureteroscopia serão os próximos passos no tratamento.[2]

### Pergunta 3

**C. Correta!** O sulfato de indinavir é um inibidor de protease usado no tratamento do vírus da imunodeficiência humana. Essas pedras se formam em aproximadamente 20% dos pacientes e não são confiavelmente visualizadas na tomografia computadorizada (CT).[3]

### Outras escolhas e discussões

As pedras remanescentes podem todas elas ser vistas na CT.

**A.** As pedras à base de cálcio são o tipo mais comum de pedras geniturinárias (70 a 80%).

**B.** As pedras de cistina estão associadas à cistinúria, que é uma doença hereditária autossômica recessiva que causa prejuízo na reabsorção de cistina nos túbulos proximais.

**D.** As pedras de estruvita se formam nos quadros de infecções do trato urinário (bactérias produtores de uréase) e produzem cristais de fosfato de amônio magnesiano. Elas podem formar cálculos coraliformes.

**E.** Pedras de ácido úrico não são vistas na radiografia convencional, mas são visualizadas na CT. Elas podem ser tratadas com alcalinização urinária como terapia de primeira linha.[4]

## Referências


1. Shinagare AB, Sadow CA, Sahni VA, Silverman SG. Urinary bladder: normal appearance and mimics of malignancy at CT urography. Cancer Imaging 2011;11:100–108
2. Preminger GM, Tiselius HG, Assimos DG, et al. 2007 guideline for the management of ureteral calculi. J Urol 2007;178(6):2418–2434
3. Schwartz BF, Schenkman N, Armenakas NA, Stoller ML. Imaging characteristics of indinavir calculi. J Urol 1999;161(4):1085–1087
4. Kambadakone AR, Eisner BH, Catalano OA, Sahani DV. New and evolving concepts in the imaging and management of urolithiasis: urologists' perspective. Radiographics 2010;30(3):603–623


### Melhores Dicas

- Indinavir = invisível em todas as investigações por imagem.
- Ácido úrico = descoberto na CT, invisível na radiografia.
- Estruvita = caliciforme.
- Oxalato de cálcio = ocorrência comum.
- Cistina = congênito.
- Cálculos ≤ 5 mm = tratamento médico (bloqueador de canal de cálcio e antagonista de receptor alfa).

# Elementos Essenciais 3

## ■ Caso

Homem de 52 anos apresenta-se com sensibilidade no ângulo costovertebral.

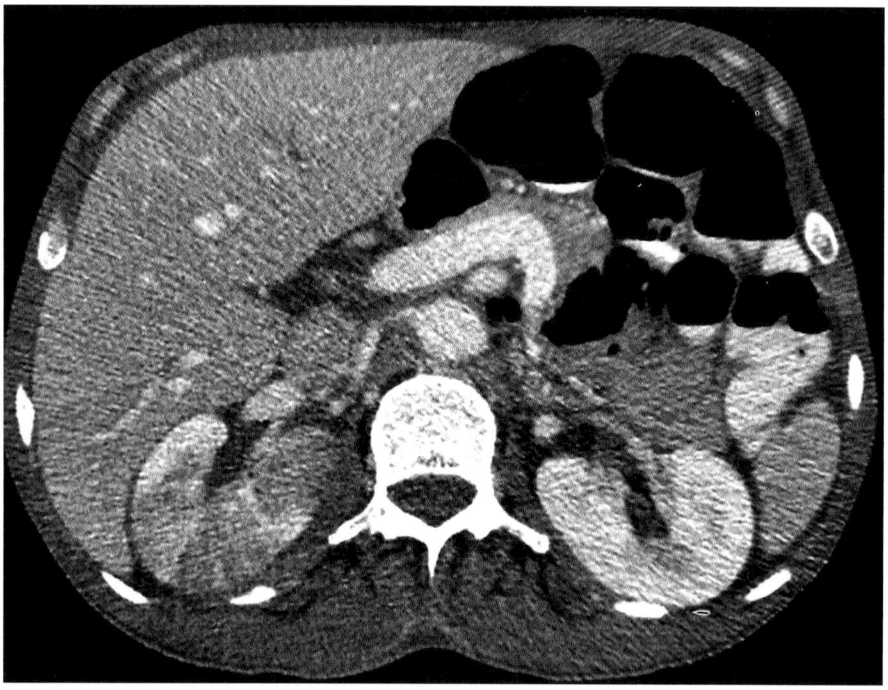



## ■ Perguntas

1. Qual das opções a seguir é o diagnóstico MAIS provável?
   A. Uropatia obstrutiva.
   B. Pielonefrite.
   C. Pionefrose.
   D. Infartação renal.
   E. Linfoma.

2. Qual das opções a seguir é o MELHOR tratamento para uma mulher jovem e caso contrário sadia com suspeita de ter um caso complicado do diagnóstico mostrado anteriormente?
   A. Tomografia computadorizada (CT) para confirmar pielonefrite, tratamento ambulatorial com antibióticos orais.
   B. CT para confirmar pielonefrite, antibióticos intravenosos (IV) em paciente internado.
   C. CT para confirmar pielonefrite, antibióticos IV em pronto-socorro, tratamento ambulatorial com antibióticos orais.
   D. Ultrassom para confirmar pielonefrite, antibióticos IV em pronto-socorro, tratamento com antibióticos IV em paciente internado.
   E. Avaliação clínica para confirmar pielonefrite, antibióticos IV em pronto-socorro, tratamento ambulatorial com antibióticos orais.

3. Como o tratamento difere entre pielonefrite e pionefrose?
   A. Não há diferença.
   B. A pionefrose precisa de hidratação mais agressiva.
   C. Tratamento com antibióticos para pielonefrite, tratamento ambulatorial para pionefrose.
   D. Tratamento com antibióticos para pielonefrite, nefrostomia percutânea urgente para pionefrose.
   E. Tratamento com antibióticos para pielonefrite, nefrectomia cirúrgica para pionefrose.

## Respostas e Explicações

*Pergunta 1*

**B. Correta!** O nefrograma "estriado" visualizado no caso-teste é a aparência clássica de pielonefrite. As áreas de atenuação baixa envolvem o córtex e os componentes medulares e a diferenciação entre os dois está borrada. Áreas de realce normal parenquimatoso interveniente são vistas com frequência. Este caso é levemente atípico, pois a pielonefrite é mais comum em mulheres que em homens.

*Outras escolhas e discussões*

**A.** A uropatia obstrutiva pode causar realce tardio assimétrico do rim. Entretanto, o processo afeta o rim como um todo e a diferenciação corticomedular usualmente é mantida. A obstrução pode resultar de cálculos, massa intrínseco-extrínseca ou de obstrução da saída da bexiga.

**C.** Pielonefrose se refere à infecção ou pus no sistema de coleta com um componente obstrutivo. Esse componente pode ocorrer de cálculos ou massa, mas também pode resultar somente do pus. Os achados da investigação por imagens mostram um sistema de coleta dilatado, o que não acontece neste caso. O ultrassom mostra resíduos dentro do sistema de coleta.

**D.** O infarto renal pode apresentar áreas em formato de cunha sem realce, que podem parecer semelhantes a este nefrograma estriado. A menos que embólicos, os infartos são menos frequentemente múltiplos (e se embólicos ou originando-se do coração, a doença bilateral será esperada). Além disso, o sinal de "borda cortical" está ausente, o que é visualizado em cerca de 50% dos infartos renais. Esse sinal se refere ao realce normal ao longo da cápsula a partir da artéria capsular, e leva, usualmente, pelo menos 8 horas para se desenvolver.[1]

**E.** Um linfoma poderia imitar a aparência do caso-teste. O linfoma infiltrativo geralmente dilata o rim. Entretanto, isso não é visualizado neste caso. Além disso, não existe envolvimento do linfonodo retroperitoneal.

*Pergunta 2*

**E. Correta!** Se uma mulher jovem que caso contrário é sadia apresenta sinais e sintomas clínicos de pielonefrite não complicada, não há necessidade de investigação por imagens! A paciente deverá ser avaliada em um pronto-socorro e tratada com fluidos IV e uma dose de antibióticos IV. A paciente poderá então ser tratada em ambulatório com antibióticos orais. Se o tratamento ambulatorial falhar após 72 horas ou houver suspeita de pielonefrite complicada, a CT com contraste será o estudo preferido. Nesses casos, abscesso renal, pionefrose e a fonte da obstrução deverão ser pesquisados. Esses pacientes também deverão ser admitidos no hospital para terapia com antibióticos IV.[2,3]

*Pergunta 3*

**D. Correta!** A nefrostomia percutânea urgente ou a inserção de stent ureteral para descompressão e drenagem dos resíduos infectantes é o tratamento de escolha para pionefrose.

*Discussão*

O quadro de pielonefrite deverá ser avaliado em pronto-socorro com antibióticos IV e hidratação IV agressiva.

O quadro de pionefrose precisa de descompressão urgente do sistema de coleta dilatado e drenagem do pus.

Embora a pionefrose possa levar à urossepse, a remoção cirúrgica do rim é o último recurso.

## Referências

1. Kamel IR, Berkowitz JF. Assessment of the cortical rim sign in posttraumatic renal infarction. J Comput Assist Tomogr 1996;20(5):803–806
2. Soulen MC, Fishman EK, Goldman SM, Gatewood OM. Bacterial renal infection: role of CT. Radiology 1989;171(3):703–707
3. Nikolaidis P, Casalino DD, Remer EM, et al. ACR Appropriateness Criteria® Acute Pyelonephritis. https://acsearch.acr.org/docs/69489/Narrative/. Accessed February 29, 2016

### Melhores Dicas

- A pionefrose exige drenagem urgente com cateter percutâneo ou inserção de stent ureteral.
- O sinal de borda cortical pode ser visualizado em comprometimento vascular renal (infarto), mas esse sinal só é visto cerca de 50% das vezes e só se torna aparente após 8 horas.
- Na CT, um linfoma pode imitar quadro de pielonefrite.

# Elementos Essenciais 4

## ■ Caso

Adulto jovem de 24 anos apresenta-se no pronto-socorro com dor epigástrica.

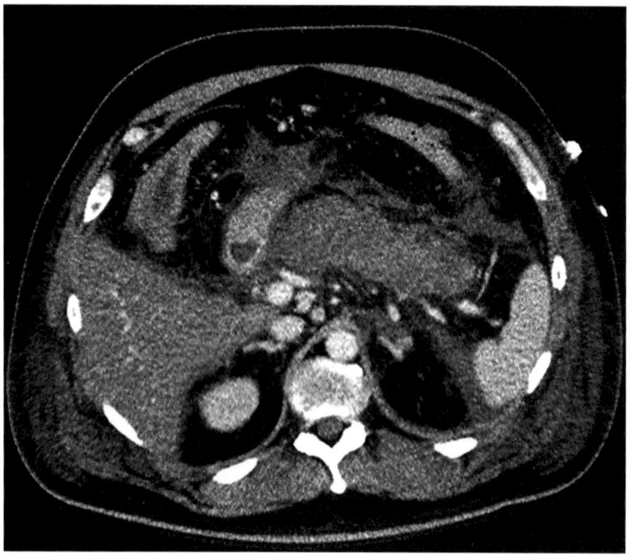

Imagem A: momento do diagnóstico inicial

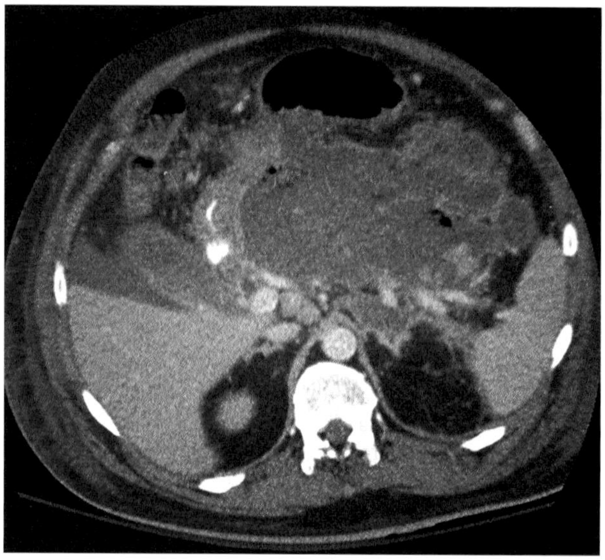

Imagem B: 5 semanas depois



## ■ Perguntas

1. Com base somente na Imagem A, qual é o diagnóstico MAIS provável?
   A. Pancreatite necrosante aguda.
   B. Pancreatite edematosa aguda.
   C. Pancreatite crônica.
   D. Duodenite.
   E. Gastrite.

2. As imagens da investigação de acompanhamento do mesmo paciente cinco semanas depois são apresentadas na imagem B. O que esse conjunto representa mais provavelmente?
   A. Coleção peripancreática aguda com infecção superposta.
   B. Coleção necrótica aguda com infecção superposta.
   C. Pseudocisto sem infecção superposta.
   D. Pseudocisto com infecção superposta.
   E. Necrose murada com infecção superposta.

3. Qual das opções a seguir é critério para tratamento de pseudocisto?
   A. Compressão de pequenos vasos.
   B. Pseudocisto estéril.
   C. Compressão do ducto biliar comum.
   D. Pelo menos 3 cm de diâmetro.
   E. Fístula pancreaticoduodenal.

## Respostas e Explicações

### *Pergunta 1*

**A. Correta!** Na imagem A vemos realce reduzido de quase todo o pâncreas, o que é sinal de pancreatite necrosante. A inflamação peripancreática, assim como fluido peripancreático e intraperitoneal estão presentes. A pancreatite aguda é classificada em fases: precoce (primeira semana) e tardia (> 1 semana) e também classificada em pancreatite edematosa e necrosante.[1] A gravidade da pancreatite se baseia na presença ou ausência de insuficiência orgânica.

#### *Outras escolhas e discussões*

**B.** A pancreatite edematosa aguda geralmente mantém realce normal ou quase normal, não provável neste caso. Pode haver atenuação levemente reduzida devido ao edema pancreático e peripancreático.

**C.** A pancreatite crônica é um processo recorrente com as seguintes associações comuns: dilatação do ducto pancreático, atrofia pancreática e calcificações parenquimatosas.

**D.** Embora a inflamação de duodenite possa se estender para o espaço peripancreático, a inflamação no caso-teste está centralizada no pâncreas. A causa mais comum de duodenite é a inflamação secundária da pancreatite.

**E.** A gastrite é normalmente mostrada como parede gástrica ou edema submucoso. Ulceração gástrica também pode estar presente. Esses achados não são visualizados no caso-teste. A causa mais comum de gastrite é a infecção por *Helicobacter pylori.*

### *Pergunta 2*

**E. Correta!** Esta é uma necrose murada do pâncreas. Por definição, isso ocorre após quatro semanas. A necrose murada geralmente está *centralizada* no espaço onde o pâncreas reside. Neste caso, há múltiplas bolhas de gás, o que é compatível com infecção superposta. Essa coleção deverá ser tratada.

#### *Outras escolhas e discussões*

**A.** A coleção peripancreática aguda é observada nas primeiras quatro semanas de pancreatite edematosa. Em geral, ela está adjacente ao pâncreas e tem densidade de fluido homogênea.

**B.** A coleção necrótica aguda é observada nas primeiras quatro semanas de pancreatite necrosante e representa uma coleção heterogênea.

**C.** Pseudocistos ocorrem após quatro semanas e geralmente estão *adjacentes* ao pâncreas. Eles mostram parede bem definida e são, geralmente, homogêneos e de densidade de fluido. Os pseudocistos podem se comunicar diretamente com os ductos pancreáticos.

**D.** Embora essa coleção esteja infectada, não se trata de um pseudocisto.

### *Pergunta 3*

**C. Correta!** Um pseudocisto deverá ser tratado se causar compressão externa sobre o ducto biliar comum.

#### *Outras escolhas e discussões*

**A.** Um pseudocisto deverá ser tratado se houver compressão de *grandes* vasos.

**B.** Pseudocistos *infectados* deverão ser drenados.

**D.** Um pseudocisto deverá ser tratado se o diâmetro for > 5 *cm* e tamanho e morfologia não se alterarem por mais de seis meses.

**E.** Um pseudocisto deverá ser tratado se houver fístula *pancreaticopleural*.[2]

## Referências

1. Thoeni RF. The revised Atlanta classification of acute pancreatitis: its importance for the radiologist and its effect on treatment. Radiology 2012;262(3):751–764
2. Aghdassi AA, Mayerle J, Kraft M, Sielenkamper AW, Heidecke CD, Lerch MM. Pancreatic pseudocysts—when and how to treat? HPB (Oxford) 2006;8(6):432–441



### Melhores Dicas

- Por definição, pseudocistos exigem mais de 4 semanas para se desenvolver na pancreatite aguda (Revised Atlanta Classification of Acute Pancreatitis, 2012).
- A gravidade da pancreatite aguda se baseia na presença ou não de insuficiência orgânica (OF) e, se presente, por quanto tempo. O quadro é separado em: leve (sem OF), moderado (< 48 horas de OF) e grave (> 48 horas de OF).
- A pancreatite necrosante demonstra falta de realce nas imagens por tomografia computadorizada.

# Elementos Essenciais 5

## ■ Caso

Homem de 56 anos de idade apresenta-se com dores torácicas e falta de ar.

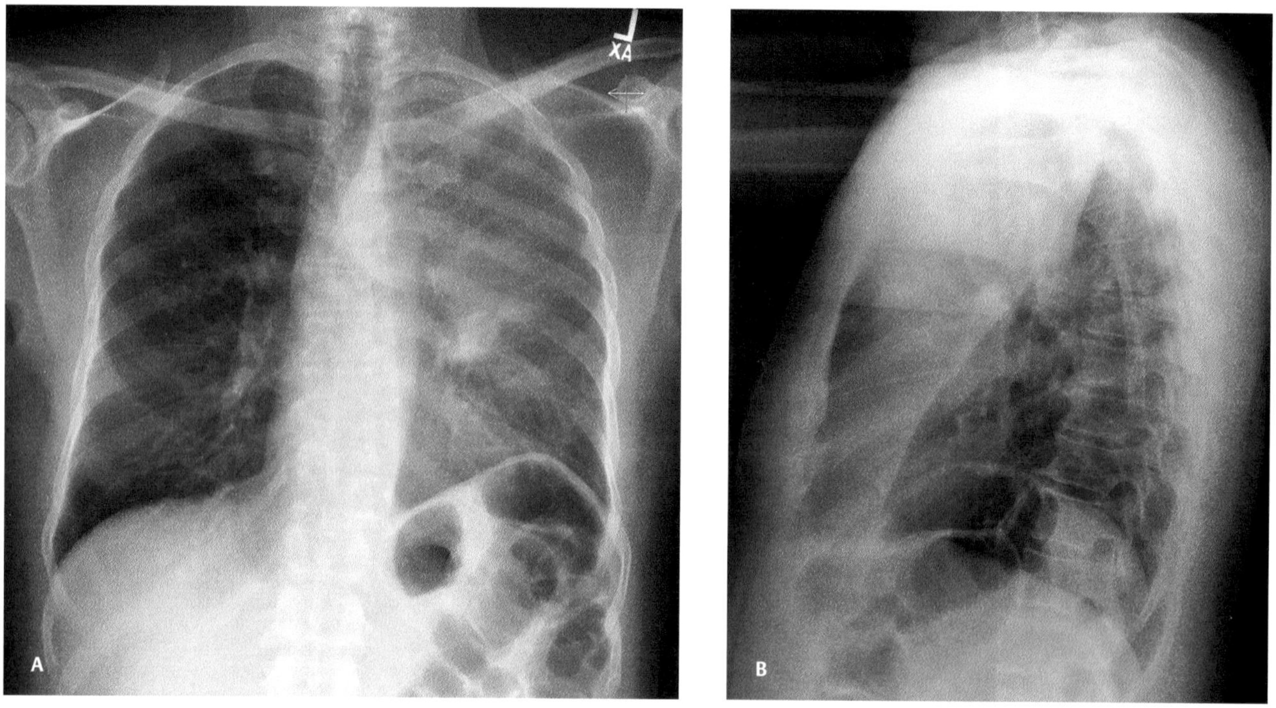


## ■ Perguntas

1. Qual das opções a seguir é o diagnóstico MAIS provável?
   A. Edema pulmonar.
   B. Pneumonia.
   C. Efusão pleural.
   D. Pneumotórax.
   E. Atelectasia.

2. Qual das opções a seguir é um sinal DIRETO do diagnóstico do caso?
   A. Densidade aumentada do pulmão.
   B. Elevação do diafragma.
   C. Deslocamento hilar.
   D. Desvio mediastinal.
   E. Hiperinflação compensatória.

3. Qual é o passo seguinte MAIS apropriado no tratamento desse paciente?
   A. Não há necessidade de tratamento adicional.
   B. Espirometria de incentivo.
   C. Tomografia computadorizada do tórax.
   D. Broncodilatador.
   E. Antibióticos.

## Respostas e Explicações

*Pergunta 1*

**E. Correta!** Este é um caso de atelectasia. Existe perda de volume do pulmão esquerdo mostrada pela elevação do hemidiafragma esquerdo e desvio do mediastino para a esquerda. A atelectasia do lobo superior esquerdo pode apresentar vários graus de perda de volume. Geralmente o lobo entra em colapso anterior e superiormente, como mostrado na radiografia lateral. Isso pode causar densidade "semelhante a um véu" do pulmão esquerdo na radiografia frontal. É importante lembrar que, particularmente no adulto, a atelectasia lobar deverá ser considerada secundária a uma neoplasia até prova em contrário.

*Outras escolhas e discussões*

**A.** O edema pulmonar é tipicamente bilateral e, quando unilateral, geralmente afeta o pulmão direito, não o esquerdo.

**B.** A pneumonia é uma consideração diferencial neste caso. Tipicamente, essa doença deverá ser uma lesão ocupadora de espaço (pus nos alvéolos) e não um processo que causa, predominantemente, perda de volume.

**C.** As efusões pleurais podem causar densidade aumentada cobrindo o hemitórax esquerdo na projeção frontal, mas a radiografia lateral mostra a opacidade ao longo da parede torácica anterior. Fluido pleural de circulação livre seria esperado posteriormente.

**D.** O pneumotórax de tensão pode desviar o mediastino, mas não causaria opacidade anterior na radiografia lateral. Além disso, uma linha pleural visceral para confirmar um pneumotórax seria esperada.

Várias denominações de sinais de perda de volume:

Sinal "S" de Golden – Colapso do lobo superior direito com elevação de fissura menor e abaulamento descendente na porção medial dessa fissura. Causado por massa de obstrução central.[1]

Sinal "Luftsichel"* – Segmento superior do lobo inferior esquerdo superinflado delineando o arco aórtico. Observado no colapso do lobo superior esquerdo.[1]

Sinal "Flat waist" – Colapso do lobo inferior esquerdo com rotação cardíaca e perda subsequente da concavidade da borda cardíaca esquerda.[2]

*Pergunta 2*

**A. Correta!** O aumento da densidade pulmonar é sinal direto de atelectasia. Outros sinais diretos dessa doença incluem: deslocamento das fissuras e aglomeração dos brônquios.

*Outras escolhas e discussões*

**B.** A elevação do diafragma é um sinal indireto de atelectasia.

**C.** O deslocamento hilar é um sinal indireto de atelectasia.

**D.** O desvio mediastinal é um sinal indireto de atelectasia.

**E.** A hiperinflação compensatória é um sinal indireto de atelectasia.

Observar que o estreitamento do espaço intercostal ipsolateral é também um sinal indireto de atelectasia.

*Pergunta 3*

**C. Correta!** O uso da CT torácica é valioso para a avaliação de uma massa de obstrução central em potencial que causa atelectasia secundária.

*Outras escolhas e discussões*

**A.** O tratamento adicional *é* necessário. A causa da atelectasia do lobo superior esquerdo deve ser determinada.

**B.** A espirometria de incentivo é uma ferramenta comumente usada para ajudar a promover o funcionamento sadio do pulmão após cirurgia ou doença respiratória, mas não é usada para diagnosticar uma causa desconhecida de atelectasia lobar.

**D.** O plugue mucoso (p. ex., com asma) que causa atelectasia pode ser tratado com broncodilatadores, mas a CT do tórax é crucial para se excluir a presença de massa subjacente.

**E.** Os antibióticos são usados para tratar um processo infeccioso, não a atelectasia.

## Referências


1. Woodring JH, Reed JC. Radiographic manifestations of lobar atelectasis. J Thorac Imaging 1996;11(2):109–144
2. Kattan KR, Wlot JF. Cardiac rotation in left lower lobe collapse. "The flat waist sign." Radiology 1976;118(2):275–279


### Melhores Dicas

- Sinais diretos de atelectasia:
  - Densidade aumentada.
  - Deslocamento de fissuras.
  - Aglomeração de brônquios.
- Sinais indiretos de atelectasia:
  - Desvio do mediastino.
  - Elevação do hemidiafragma ipsolateral.
  - Estreitamento do espaço intercostal ipsolateral.
  - Hiperinflação compensatória de outros lobos ou do pulmão contralateral.
- Para onde vai o pulmão em colapso?
  - Lobo superior esquerdo – anterior e superiormente.
  - Lobo superior direito – superior e medialmente.
  - Lobo médio direito – inferior e medialmente.
  - Lobo inferior direito e lobo inferior esquerdo – inferior, medial e posteriormente.

*NT.: crescente de ar em alemão.

# Elementos Essenciais 6

## Caso

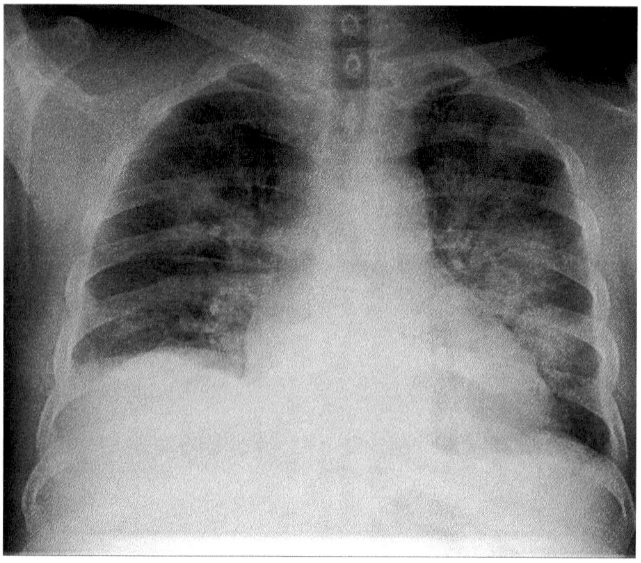

Radiografia na admissão ao hospital

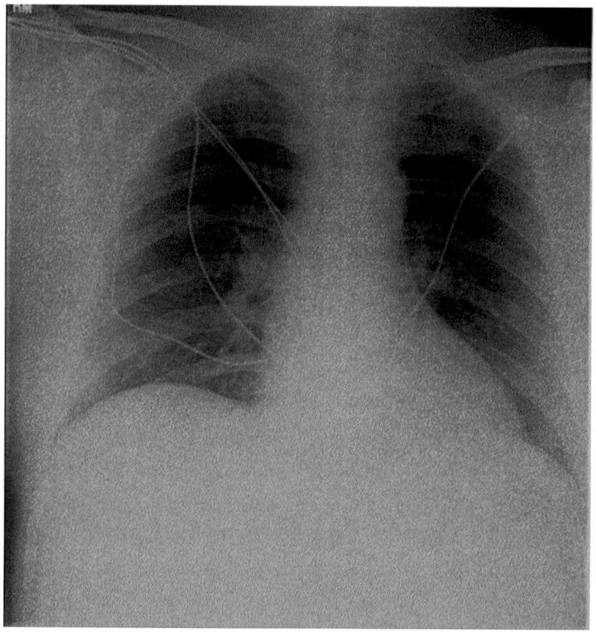

Acompanhamento: 2 dias após a admissão

## Perguntas

1. Qual das opções a seguir é o diagnóstico MAIS provável?
   A. Edema pulmonar.
   B. Pneumonia lobar.
   C. Pneumonia intersticial usual.
   D. Sarcoidose.
   E. Êmbolos pulmonares com infartação pulmonar.

2. Qual pressão pulmonar de cunha é MAIS usualmente observada em um caso INTERSTICIAL do diagnóstico da pergunta anterior?
   A. 8 a 12 mmHg.
   B. 12 a 17 mmHg.
   C. 17 a 25 mmHg.
   D. > 25 mmHg.

3. Qual das opções a seguir pode causar edema pulmonar localizado no lobo superior direito?
   A. Regurgitação mitral aguda.
   B. Regurgitação mitral crônica.
   C. Estenose mitral.
   D. Fração de ejeção baixa.
   E. Cardiomiopatia dilatada.

## Respostas e Explicações

*Pergunta 1*

**A. Correta!** Esse é um edema pulmonar. As opacidades peri-hilares bilaterais apresentam um diagnóstico diferencial amplo. A chave para esse diagnóstico é a radiografia de acompanhamento, que demonstra resolução das opacidades pulmonares. Dado esse intervalo de tempo muito curto, o edema pulmonar é o diagnóstico mais provável.

*Outras escolhas e discussões*

**B.** A pneumonia lobar é geralmente observada em um lobo e quase sempre demonstrada por consolidação com broncogramas aéreos. A imagem do caso-teste poderia representar broncopneumonia, que usualmente está associada a opacidades manchadas multifocais, assim como opacidades em padrão de árvore em brotamento na tomografia computadorizada.

**C.** A pneumonia intersticial usual é uma doença intersticial do pulmão que afeta, predominantemente, as bases do pulmão. Ela tem padrão reticular e envolvimento subpleural com fibrose pulmonar e aparência associada de faveolamento (favo de mel).

**D.** A sarcoidose tem cinco estádios radiográficos (0 a 4). O Estádio 0 tem radiografia torácica normal. O estádio 1 tem o clássico sinal de 1-2-3, que exibe aumento de linfonodos dos nodos paratraqueal direito, hilar direito e hilar esquerdo. O estádio 2 tem dilatação nodal e doença parenquimatosa. O estádio 3 tem somente a doença parenquimatosa. O estádio 4 é a sarcoidose pulmonar em estádio terminal, associada à fibrose pulmonar. Embora o caso-teste pudesse ter a aparência de sarcoidose pulmonar em Estádio 3, a resolução rápida das opacidades pulmonares seria típica.

**E.** Êmbolos pulmonares com infarto pulmonar podem causar opacidade consolidativa. Entretanto, essa opacidade geralmente se estende para a periferia. A corcunda de Hampton é um sinal radiológico de infarto pulmonar, exibido por opacidade periférica em forma de cunha.

*Pergunta 2*

**C. Correta!** O edema pulmonar intersticial é observado aos 17 a 25 mmHg. As linhas de Kerley estão presentes.[1]

*Outras escolhas e discussões*

**A.** A pressão pulmonar de cunha normal é de 8 a 12 mmHg.

**B.** Pressões de 12 a 17 mmHg demonstrarão cefalização (redistribuição para os lobos superiores).

**D.** O edema pulmonar alveolar é observado quando a pressão pulmonar de cunha aumentar além de 25 mmHg.

*Pergunta 3*

**A. Correta!** A regurgitação mitral aguda pode levar ao edema pulmonar agudo do lobo superior direito. Isso pode ocorrer após um infarto do miocárdio, com ruptura subsequente do músculo papilar ou ruptura das cordas tendíneas. A substituição da válvula AV esquerda (mitral) é o tratamento escolhido.[2] Outras etiologias incluem endocardite infecciosa e febre reumática aguda.

*Outras escolhas e discussões*

**B.** A regurgitação mitral crônica levará a aumento do ventrículo esquerdo, dilatação do átrio esquerdo e, por fim, ao desenvolvimento de insuficiência ventricular esquerda. Tudo isso resulta em edema pulmonar difuso.[3]

**C.** A estenose mitral está geralmente associada ao átrio esquerdo dilatado, que é observado como sinal de "densidade dupla" na radiografia do tórax. Esse quadro pode levar a edema pulmonar intersticial difuso.

**D.** Fração de ejeção baixa pode causar edema pulmonar.

**E.** A cardiomiopatia dilatada normalmente é exibida como um ventrículo esquerdo largo com edema pulmonar difuso associado.

## Referências


1. Gluecker T, Capasso P, Schnyder P, et al. Clinical and radiologic features of pulmonary edema. Radiographics 1999;19(6):1507–1531; discussion 1532–1503
2. Schnyder PA, Sarraj AM, Duvoisin BE, Kapenberger L, Landry MJ. Pulmonary edema associated with mitral regurgitation: prevalence of predominant involvement of the right upper lobe. Am J Roentgenol 1993;161(1):33–36
3. Woolley K, Stark P. Pulmonary parenchymal manifestations of mitral valve disease. Radiographics 1999;19(4):965–972


### Melhores Dicas

- Os achados radiográficos de edema pulmonar no tórax aumentam e diminuem durante horas ou dias, dependendo da situação de fluido.
- A regurgitação aguda da válvula AV esquerda (mitral) (ruptura do músculo papilar) pode levar ao edema pulmonar do lobo superior direito após infarto do miocárdio.
- A broncopneumonia usualmente é observada como opacidades pulmonares manchadas e multifocais na radiografia do tórax e pode apresentar opacidades em padrão de árvore em brotamento na tomografia computadorizada.

# Elementos Essenciais 7

## ■ Caso

Senhor de 73 anos apresenta-se com dores abdominais.

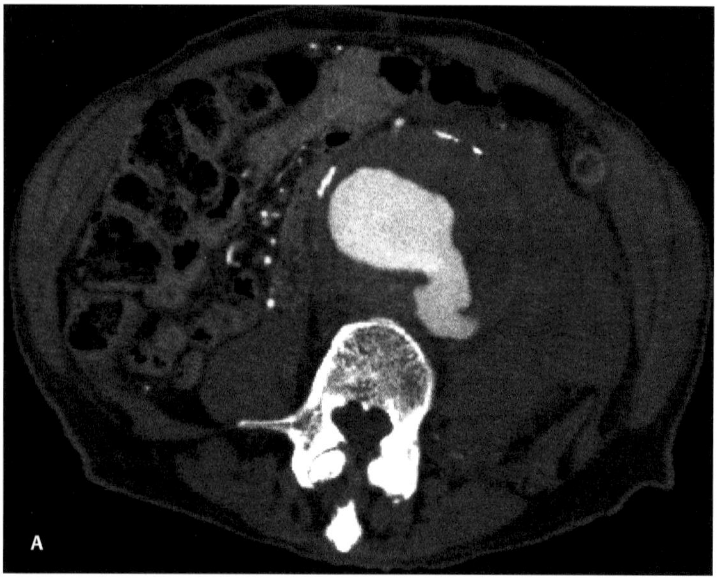


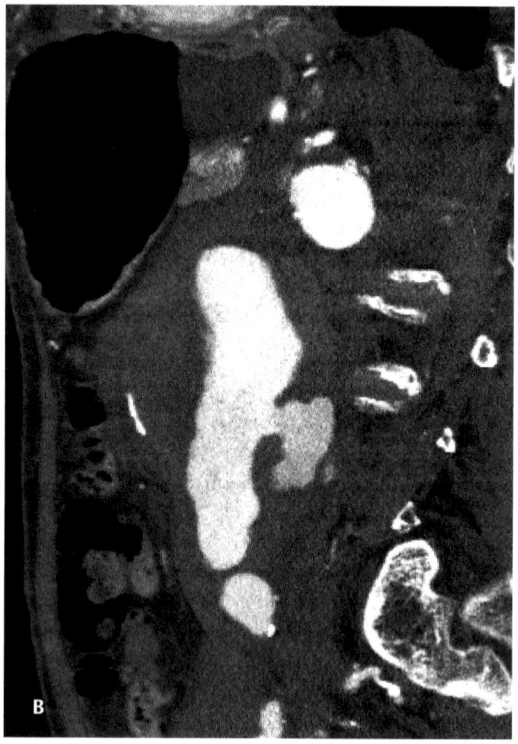




## ■ Perguntas

1. Qual das opções a seguir é o achado MAIS importante nas imagens do caso-teste?
   A. Dissecção aórtica.
   B. Hematoma intramural.
   C. Aneurisma aórtico abdominal.
   D. Pseudoaneurisma aórtico.
   E. Ruptura aórtica.

2. Qual dos critérios a seguir justifica o reparo eletivo do diagnóstico do caso?
   A. AAA medindo 4,5 cm em uma mulher.
   B. AAA medindo 5 cm em um homem.
   C. AAA medindo pelo menos 1,5 vezes o diâmetro esperado da aorta.
   D. AAA expandindo-se à taxa de pelo menos 5 mm/ano.
   E. AAA expandindo-se à taxa de pelo menos 10 mm/ano.

3. Qual sinal está associado a uma ruptura de AAA iminente?
   A. Sinal do mamilo aórtico.
   B. Sinal de aorta drapeada.
   C. Sinal de três.
   D. Sinal de hiperatenuação crescente.
   E. Sinal de ar crescente.

## Respostas e Explicações

*Pergunta 1*

**E. Correta!** O achado crítico neste caso é o aneurisma aórtico abdominal (AAA) rompido, com grande volume de hemorragia retroperitoneal. A maioria dos AAAs não rompidos é assintomática. A ruptura está associada à alta mortalidade. As imagens fornecidas demonstram grande aneurisma aórtico com o contraste se estendendo por meio de um defeito posterolateral e grande hematoma retroperitoneal esquerdo.

*Outras escolhas e discussões*

**A.** A dissecção aórtica não é demonstrada. Esse quadro está mais usualmente associado à hipertensão.

**B.** Existe um hematoma intramural, mas esse não é o achado principal. O hematoma intramural se refere à hemorragia dentro da parede aórtica, a partir do *vaso vasorum.*[1]

**C.** A presença de AAA é absoluta neste caso, mas a ruptura é o achado mais importante. Define-se AAA como um dilatamento da aorta abdominal superior a 1,5 vezes o diâmetro adjacente normal, ou uma medição superior a 3 cm.

**D.** Os pseudoaneurismas aórticos geralmente são pós-traumáticos e resultam em evaginação da aorta. Ocorre ruptura e pelo menos uma camada da parede aórtica que atuam como rupturas contidas.

*Pergunta 2*

**E. Correta!** Um AAA em expansão à taxa de pelo menos 10 mm/ano é um critério justificando reparo eletivo de AAA.

*Outras escolhas e discussões*

**A.** Um AAA com mais de 5 cm em pacientes femininas justifica reparo eletivo de AAA.

**B.** Um AAA com mais de 5,5 cm em pacientes masculinos justifica reparo eletivo de AAA.

**C.** Um AAA é definido quando o vaso medir pelo menos 1,5 vezes o diâmetro esperado da aorta. Entretanto, esse não é um critério para reparo eletivo.

**D.** Um AAA em expansão rápida é medido com mais de 5 mm em seis meses ou mais de 10 mm em um ano e esses critérios justificam o reparo eletivo de AAA.

*Pergunta 3*

**D. Correta!** O sinal de hiperatenuação crescente na tomografia computadorizada (CT) sem contraste pode ser observado em pacientes com ruptura de AAA iminente. Esse sinal representa hematoma agudo ou no trombo mural ou dentro da parede aórtica. Um exame por CT sem contraste pode ajudar na diferenciação entre acúmulo de sangue e parede aórtica/trombo mural.

*Outras escolhas e discussões*

**A.** O sinal de "mamilo aórtico" é uma pequena saliência ao longo do arco aórtico na radiografia plana que se relaciona com a veia intercostal superior esquerda.

**B.** O sinal de "aorta drapeada" significa uma ruptura contida.

**C.** O sinal de "três" é observado na coarctação da aorta. Ele é composto da artéria subclávia esquerda dilatada, indentação da coarctação e dilatação aórtica pós-estenótica.

**E.** O sinal do "ar crescente" é observado como uma cavidade pulmonar radiolucente cercando uma massa. Ele é classicamente notado no aspergiloma.

## Referências

1. Macura KJ, Corl FM, Fishman EK, Bluemke DA. Pathogenesis in acute aortic syndromes: aortic dissection, intramural hematoma, and penetrating atherosclerotic aortic ulcer. Am J Roentgenol 2003;181(2):309–316
2. Khosa F, Krinsky G, Macari M, Yucel EK, Berland LL. Managing incidental findings on abdominal and pelvic CT and MRI, Part 2: white paper of the ACR Incidental Findings Committee II on vascular findings. J Am Coll Radiol 2013;10(10):789–794

## Leituras Sugeridas

Restrepo CS, Ocazionez D, Suri R, Vargas D. Aortitis: imaging spectrum of the infectious and inflammatory conditions of the aorta. Radiographics 2011;31(2):435–451

Takayama T, Miyata T, Nagawa H. True abdominal aortic aneurysm in Marfan syndrome. J Vasc Surg 2009;49(5):1162–1165

### Melhores Dicas

- Em razão da possibilidade crescente de ruptura de AAA com base no tamanho, à medida que o AAA cresce, o intervalo de acompanhamento por imagens deverá diminuir. As diretrizes recomendadas para acompanhamento incluem[2]:

| Diâmetro aórtico | Intervalo de investigação por imagens |
|---|---|
| 2,5–2,9 cm | 5 anos |
| 3,0–3,4 cm | 3 anos |
| 3,5–3,9 cm | 2 anos |
| 4,0–4,4 cm | 1 ano |
| 4,5–4,9 cm | 6 meses |
| 5,0–5,5 cm | 3–6 meses |

- A aterosclerose é a causa mais comum de AAAs. Outros fatores de risco incluem: tabagismo, sexo masculino, diabetes, hipertensão e hipercolesterolemia.[2]
- O hematoma intramural agudo pode ser observado em casos de ruptura de AAA iminente. Na CT sem contraste, isso se manifesta como espessamento crescêntrico de atenuação alta (60 a 70 HU) da parede aórtica.

# Elementos Essenciais 8

## ■ Caso

Situação de uma paciente de 34 anos após colisão automotiva.

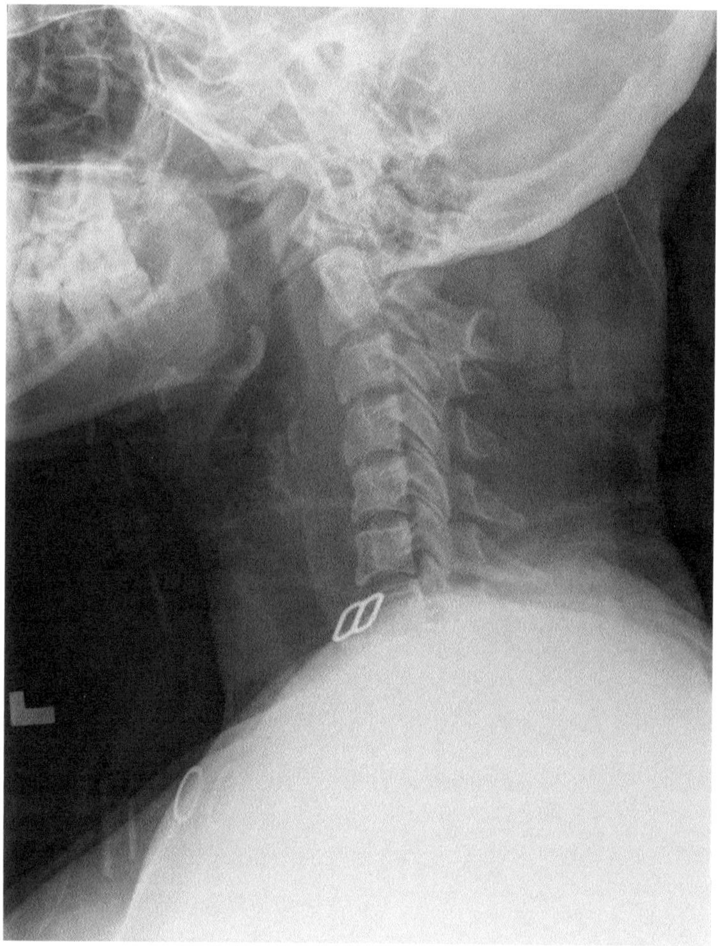

## ■ Perguntas

1. Qual das opções seguintes é o diagnóstico MAIS provável?
   A. Fratura de compressão axial de Jefferson (C1).
   B. Fratura de carrasco (C2).
   C. Lesão por flexão em gota de lágrima.
   D. Lesão por extensão em gota de lágrima.
   E. Subluxação rotativa.

2. Usando a classificação de Levine e Edwards, como essa lesão seria classificada? (Dica: existe translação anteroposterior de 3,5 mm e angulação.)
   A. Tipo I.
   B. Tipo II.
   C. Tipo IIA.
   D. Tipo III.

3. Qual é o tratamento apropriado para a espondilolistese traumática do eixo do Tipo I?
   A. Colar cervical rígido durante 4 a 6 semanas.
   B. Imobilização do halo durante 6 a 12 semanas.
   C. Fixação interna.
   D. Redução usando hiperextensão, seguida de imobilização do halo durante 6 a 12 semanas.

## Respostas e Explicações

*Pergunta 1*

**B. Correta!** Esta é uma fratura de carrasco. A espondilolistese traumática do eixo é conhecida também como fratura de carrasco, nome denominado após enforcamentos judiciais. Entretanto, esse tipo de fratura é hoje observado mais usualmente em colisões automotivas e quedas. Ele é definido como fraturas bilaterais da parte interarticular de C2. O mecanismo da lesão é a hiperextensão.[1] A imagem do caso-teste demonstra fraturas bilaterais da parte interarticular de C2 com translação anterior de C2 sobre C3 e angulação de C2.

*Outras escolhas e discussões*

**A.** A fratura de Jefferson envolve C1 e é mais bem avaliada na incidência odontoide com a boca aberta.

**C.** A lesão em gota de lágrima por flexão é considerada uma lesão do tipo tração-separação. Ela afeta, geralmente, a espinha cervical subaxial e a lesão começa a partir do ligamento supraespinhoso, continuando anteriormente com um componente de compressão superposto. Isso causa grande fragmento de fratura da porção anteroinferior do corpo vertebral afetado.

**D.** A lesão em gota de lágrima por extensão é considerada uma lesão do tipo tração-separação que geralmente afeta a espinha cervical subaxial começando a partir do aspecto anterior da espinha cervical. Ocorre uma fratura de avulsão do aspecto anterior da placa terminal inferior.

**E.** A subluxação rotativa envolve a articulação de C1-C2.

*Pergunta 2*

**B. Correta!** Essa é uma fratura do tipo II. As fraturas do tipo I têm translação anteroposterior inferior a 3 mm sem o componente de angulação. As fraturas do tipo II têm translação anteroposterior superior a 3 mm com angulação (> 11 graus) e ruptura do ligamento longitudinal posterior. As fraturas do tipo IIA têm linha de fratura horizontal em vez de linha de fratura vertical, com angulação. Essa lesão não tem translação anteroposterior. As lesões do tipo III têm luxação uni ou bilateral da faceta com translação e são muito instáveis. A aplicação imediata de tração do halo é usada para reduzir a luxação da faceta.[2]

*Pergunta 3*

**A. Correta!** Colar cervical rígido durante 4-6 semanas. Fratura do tipo I é estável e geralmente cicatrizará com colar cervical rígido.

*Outras escolhas e discussões*

**B, C.** Esses tratamentos podem ser usados para as fraturas do tipo II, dependendo do volume do deslocamento. Deslocamento superior a 5 mm provavelmente precisará de osteossíntese interna.

**D.** Tratamento usado geralmente para lesões do tipo IIA.

## Referências


1. Mirvis SE, Young JW, Lim C, Greenberg J. Hangman's fracture: radiologic assessment in 27 cases. Radiology 1987;163(3):713–717
2. Levine AM, Edwards CC. The management of traumatic spondylolisthesis of the axis. J Bone Joint Surg Am 1985;67(2):217–226




### Melhores Dicas

- As lesões do tipo I são estáveis e as do tipo III são grosseiramente instáveis.[2]
- As lesões dos tipos I e II causam alargamento do canal espinal, o que reduz a chance de comprometimento neurológico, embora déficits neurológicos possam, às vezes, ocorrer.
- Embora não especificamente discutido neste caso, também é importante conhecer fraturas de dentes (dens) e imitações. A seguir:

| | | |
|---|---|---|
| Tipo I | Fratura rara e oblíqua da ponta de um dente | Avaliar dissociação craniocervical |
| Tipo II | Mais comum, fratura na base do dente | Instável. Complicação: não-união |
| Tipo III | Fratura no corpo vertebral | Instável. Boa cicatrização com imobilização |
| *Os odontoideum* | Ossículo bem cortiçado com dois subtipos: Ortotópico: ossículo em posição anatômica. Distópico: ossículo em posição não anatômica | Os dois tipos podem estar associados à instabilidade |

# Elementos Essenciais 9

## ■ Caso

Senhor de 67 anos apresenta-se com dores no pescoço após queda de altura de 3,5 m.

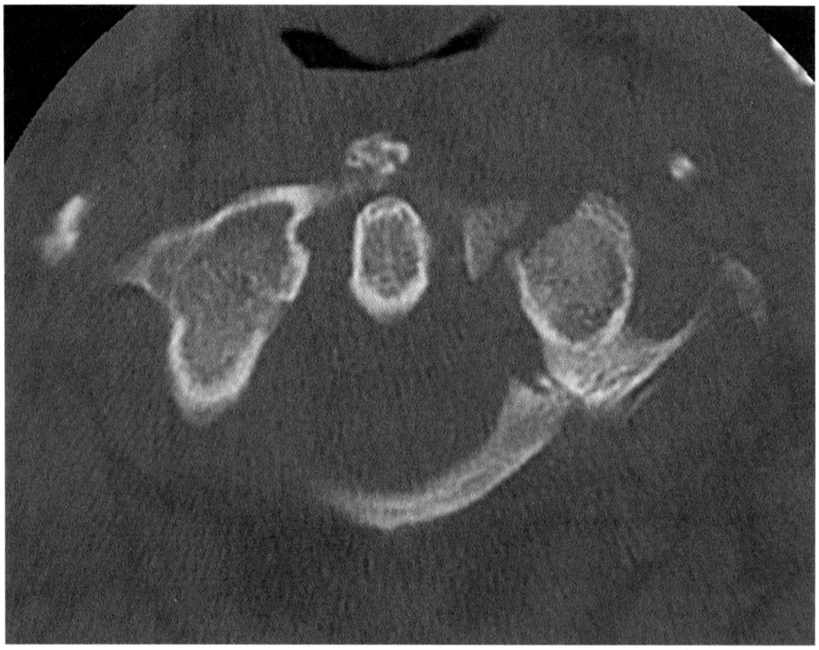

## ■ Perguntas

1. Qual é o mecanismo mais comum para esse tipo de lesão?
   A. Compressão axial.
   B. Flexão anteroposterior.
   C. Extensão anteroposterior.
   D. Rotacional.
   E. Tração-separação craniocaudal.

2. Qual é o fator mais importante na determinação de estabilidade para a lesão do caso-teste?
   A. Integridade do ligamento alar.
   B. Integridade do ligamento transverso.
   C. Integridade do ligamento longitudinal anterior.
   D. Integridade da membrana tectorial.
   E. Integridade do ligamento apical.

3. Uma fratura de compressão axial de C1 instável é demonstrada por uma soma do deslocamento de massa lateral superior a:
   A. 5 mm.
   B. 6 mm.
   C. 7 mm.
   D. 8 mm.
   E. 9 mm.

## Respostas e Explicações

*Pergunta 1*

**A. Correta!** A carga axial de uma queda sobre a cabeça é o mecanismo mais comum para essa lesão. Outras causas comuns incluem: colisão automotiva ou objeto pesado caindo sobre a cabeça. Em razão de angulação das superfícies articulares das massas laterais, fraturas e deslocamento do arco anterior e/ou posterior geralmente ocorrem com esse mecanismo.[1] Na imagem fornecida, existe fratura do arco anterior de C1 estendendo-se para a massa lateral esquerda. A massa lateral está deslocada lateralmente. Existe, também, fratura do arco posterior de C1.

*Outras escolhas e discussões*

**B.** A flexão anteroposterior geralmente leva à lesão de tração-separação da espinha cervical subaxial em modelo passo a passo. Isso inclui o ligamento supraespinhoso, o ligamento interespinhoso, a articulação capsular da faceta, o ligamento amarelo e o ligamento longitudinal posterior. Se a lesão continuar, ela poderá ser ou uma fratura do corpo vertebral (p. ex. no caso da lesão em gota de lágrima por flexão, quando está presente um componente de compressão) ou ela poderá romper o disco e o ligamento longitudinal anterior.

**C.** A extensão anteroposterior não é o mecanismo mais comum. Entretanto, a hiperextensão pode causar fraturas do arco posterior de C1. O primeiro caso informado desse tipo de fratura envolveu *Sir* Geoffrey Jefferson como médico encarregado do tratamento. Em uma manhã nublada em 1919, um piloto colidiu com os fios do telégrafo e foi jogado para fora do avião. O Doutor Jefferson descreveu a fratura segmentar resultante do arco posterior e a lesão foi posteriormente denominada com o nome dele.

**D.** Lesões rotacionais geralmente são descritas como fixação rotacional atlantoaxial, isolamento traumático do pilar articular e luxação interfacetária unilateral. Esses pacientes são incapazes de retornar a cabeça de uma posição rotacionada à posição neutra.[2]

**E.** A lesão craniocaudal por tração-separação pode ocorrer em qualquer nível, mas é encontrada com mais frequência na junção craniocervical, com dissociação/luxação craniocervical e alargamento da articulação do côndilo occipital de C1.

*Pergunta 2*

**B. Correta!** Integridade do ligamento transverso. As fraturas de compressão axial de Jefferson envolvem C1, com a estabilidade dependente da função das massas laterais para fornecer suporte da cabeça e restringir a subluxação lateral. Se ambos os arcos anterior e posterior estiverem fraturados, o ligamento transverso será a única estrutura que poderá evitar essa subluxação.

*Outras escolhas e discussões*

**A.** O ligamento alar anexa os côndilos occipitais ao dente. A integridade desse ligamento é importante em lesões craniocervicais.

**C.** Embora o ligamento longitudinal anterior ofereça suporte para toda a coluna vertebral, esse ligamento normalmente não é afetado em uma fratura de compressão axial de C1.

**D.** A membrana tectorial é uma continuação do ligamento longitudinal posterior e é o ligamento mais forte na junção craniocervical.

**E.** O ligamento apical é uma estrutura fraca que se estende desde o dente até o forame magno. Ele não tem nenhum papel na estabilidade de fraturas de compressão cervical de C1.

*Pergunta 3*

**C. Correta!** 7 mm. Quando as massas laterais de C1 pendem sobre as articulações de C2 na incidência odontoide com a boca aberta ou na investigação transversa coronal, a soma desse ressalto deverá ser calculada bilateralmente (se presente). Se o deslocamento combinado for superior a 7 mm, a lesão será instável. A principal diferença no tratamento de lesões estáveis *versus* instáveis da coluna cervical é a fixação interna ou do halo para lesões instáveis e o molde/suporte rígido para lesões estáveis.

## Referências

1. Jefferson G. Fracture of the atlas vertebra: report of four cases and a review of those previously recorded. Br J Surg 1919;7(27):407–422
2. Rhea JT. Rotational injuries of the cervical spine. Emerg Radiol 2000;7:149–159

### Melhores Dicas

- O ligamento transverso desempenha papel crucial na estabilidade de fraturas de compressão axial de C1 e sua integridade pode ser avaliada pelo deslocamento da massa lateral de C1 sobre C2. Usar a projeção odontoide com a boca aberta ou CT coronal.
- Se houver deslocamento de massa lateral superior a 7 mm (a soma de direita e esquerda), o ligamento transverso provavelmente estará rasgado, indicando lesão instável e a necessidade de tração craniana.
- Fraturas de compressão axial normalmente não estão associadas a déficits neurológicos.

# Elementos Essenciais 10

## ■ Caso

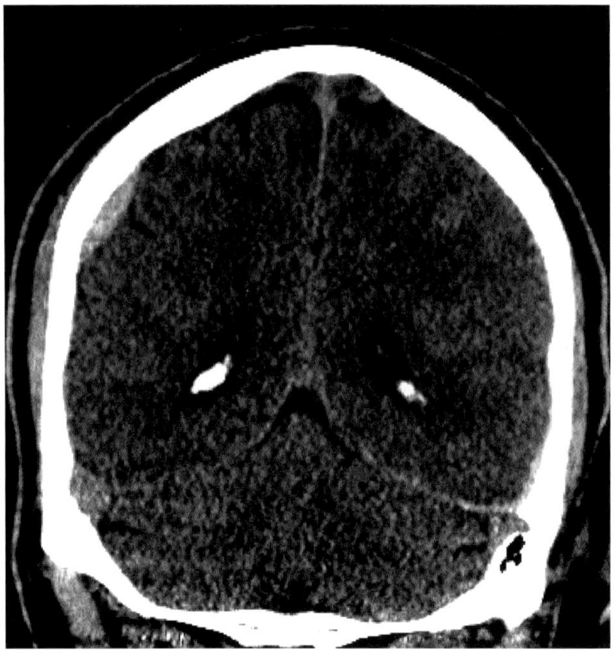

Paciente A: Colisão automotiva com golpe direto à direita

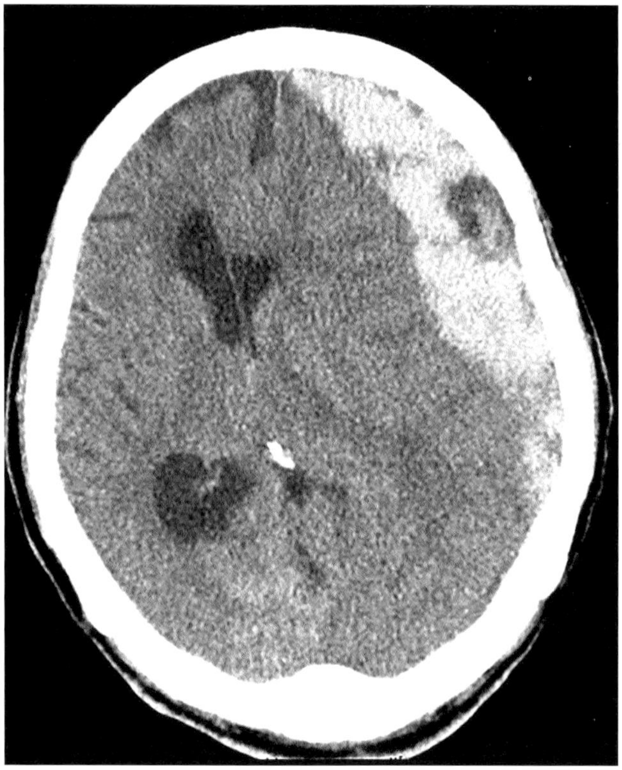

Paciente B: Queda ao nível do solo

## ■ Perguntas

1. Quanto ao paciente A, qual das opções a seguir é a causa mais comum desse tipo de lesão?
   A. Lesão das veias de ponte durante tratamento anticoagulação.
   B. Fratura, com lesão da artéria meníngea média.
   C. Hemorragia de malformação arteriovenosa cerebral.
   D. Lesão por golpe e contragolpe causando contusão intraparenquimatosa.
   E. Aneurisma intracraniano rompido.

2. Como o tipo de hemorragia (paciente A) é diferenciado dos outros tipos de hemorragia intracraniana? Esse tipo de hemorragia:
   A. Pode cruzar as suturas da calvária, mas não a linha média.
   B. É restringida pelas suturas da calvária.
   C. Se estende diretamente no sistema ventricular via o ventrículo lateral.
   D. Está confinada ao parênquima do cérebro.
   E. Pode-se redistribuir nos ventrículos, com a formação em camadas usualmente observada em várias cisternas.

3. O que significa o material de baixa densidade dentro da hemorragia subdural de alta densidade? (paciente B).
   A. Artefato de endurecimento do feixe devido à espessura da calvária.
   B. Agudo na hemorragia crônica, com as áreas de atenuação baixa representando o componente crônico.
   C. Hemorragia ativa ou hiperaguda.
   D. Neoplasma.
   E. Aneurisma trombosado.

## ■ Respostas e Explicações

### Pergunta 1

**B. Correta!** A causa mais comum de uma hemorragia epidural é a fratura da calvária com lesão da artéria meníngea média. A imagem fornecida demonstra hematoma subgaleal e dilatação da musculatura temporal, o que sugere lesão direta. A fratura da calvária também estava presente, mas não foi mostrada.

#### Outras escolhas e discussões

**A.** A lesão de veias de ponte é encontrada, mais usualmente, em hematoma subdural (paciente B). Esse tipo de lesão é observado com frequência em pacientes idosos com atrofia cerebral. Essa população de pacientes também apresenta risco aumentado de hemorragia intracraniana, se estiver sob tratamento anticoagulação.

**C.** Embora as malformações arteriovenosas cerebrais (AVMs) possam sangrar com ou sem trauma, não há sinal de uma AVM intracerebral na imagem de referência. Além disso, o espaço epidural seria um sítio para uma hemorragia por AVM. Essas malformações podem sangrar no parênquima do cérebro, no espaço subaracnóideo ou no sistema ventricular.

**D.** Embora as lesões por golpe e contragolpe geralmente causem contusão do parênquima, a imagem de referência mostra hemorragia extra-axial com efeito de massa no parênquima cerebral. Essas lesões podem resultar em sangramento epidural, subdural, subaracnóideo e intraparenquimatoso. É importante avaliar não só o sítio de inchaço das partes moles do escalpo, mas a lesão de contragolpe com alto índice de suspeita.

**E.** Aneurismas rompidos normalmente de apresentam como hemorragia subaracnóidea, não epidural, na CT craniana sem contraste.

### Pergunta 2

**B. Correta!** As hemorragias epidurais ocorrem entre a camada periosteal da dura-máter e a calvária. A camada periosteal está presa para baixo à calvária nas suturas e impede que a hemorragia cruze as suturas. A foice do cérebro não impede a extensão da epidural pela linha média. A aparência clássica de um hematoma epidural (paciente A) é uma hemorragia extra-axial em formato biconvexo ou lentiforme.

#### Outras escolhas e discussões

**A.** A hemorragia subdural não está restrita pelas suturas da calvária. O espaço subdural é um espaço potencial entre a camada meníngea da dura-máter e da aracnoide máter. A dura-máter é um componente da foice do cérebro e usualmente impede que a hemorragia subdural cruze a linha média.

**C.** Hemorragias intraparenquimatosas de grande porte podem-se estender diretamente para os ventrículos laterais.

**D.** As contusões cerebrais são confinadas ao parênquima do cérebro e usualmente estão associadas à hemorragia subaracnóidea.

**E.** A redistribuição de hemorragia extra-axial nos ventrículos e cisternas geralmente é observada com hemorragia subaracnóidea.

### Pergunta 3

**C. Correta!** A hipoatenuação interna na hemorragia extra-axial (epidural ou subdural) é compatível com hemorragia hiperaguda (ou seja, sangramento durante a obtenção das imagens). Isso representa sangue não coagulado. Neste caso (paciente B), a hemorragia extra-axial tem forma predominantemente côncava e cruza o espaço coronal, que são aspectos de hemorragia subdural.

#### Outras escolhas e discussões

**A.** Quando um artefato de endurecimento do feixe causa atenuação diminuída, ele normalmente é mais linear na aparência e também vai cruzar outras estruturas.

**B.** A hemorragia aguda ou crônica geralmente mostra nível de fluido-fluido, caso em que os produtos mais densos de sangue estão em localização mais dependente (ou seja, posteriormente no paciente em supino).

**D.** Não há tumor no espaço subdural, que está onde a atenuação baixa está centralizada.

**E.** Aneurismas não são usualmente observados no espaço subdural.

## ■ Referências

1. Al-Nakshabandi NA. The swirl sign. Radiology 2001;218(2):433
2. Bricolo AP, Pasut LM. Extradural hematoma: toward zero mortality. A prospective study. Neurosurgery 1984;14(1):8–12
3. Cheung PS, Lam JM, Yeung JH, Graham CA, Rainer TH. Outcome of traumatic extradural haematoma in Hong Kong. Injury 2007;38(1):76–80
4. Maugeri R, Anderson DG, Graziano F, Meccio F, Visocchi M, Iacopino DG. Conservative vs. Surgical Management of Post-Traumatic Epidural Hematoma: A Case and Review of Literature. Am J Case Rep 2015;16:811–817
5. Bullock MR, Chesnut R, Ghajar J, et al. Surgical management of acute epidural hematomas. Neurosurgery 2006;58(3 Suppl):S7-15; discussion Si-iv

### Melhores Dicas

- O sinal de redemoinho *(swirl sign)* se refere a áreas de baixa atenuação no sangue extra-axial predominantemente hiperdenso. As áreas em atenuação baixa representam sangue não coagulado e sugerem sangramento ativo.[1]
- As hemorragias epidurais apresentam fratura de crânio associada em 74 a 95%.[2,3]
- O tratamento de hemorragias epidurais agudas se baseia em três fatores: espessura máxima da hemorragia epidural (1,5-2,5 cm), volume da hemorragia epidural (30 $cm^3$) e volume do desvio da linha média (0,5-1,2 cm).[4,5]

# Com Detalhes 1

## ■ Caso

Paciente de 22 anos de idade manifestando dor pélvica do lado direito e com teste de gravidez negativo. As medições do ovário direito são superiores a 4 cm. Qual das opções a seguir é o diagnóstico MAIS provável?

A. Gravidez ectópica.
B. Cisto hemorrágico rompido.
C. Apendicite aguda.
D. Massa ovariana sólida.
E. Torção ovariana.

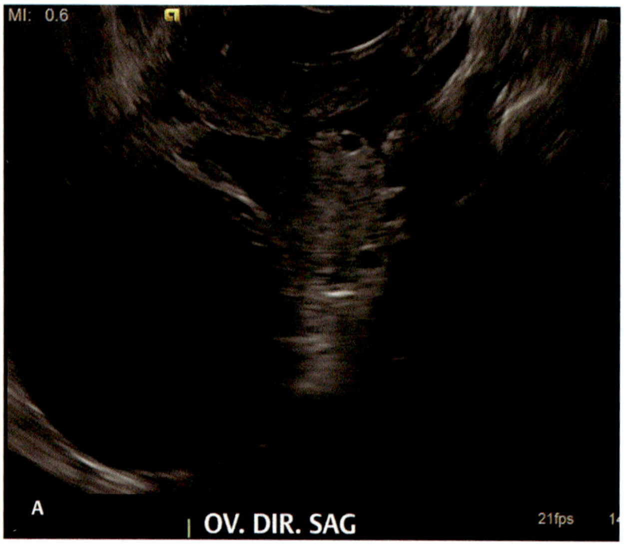


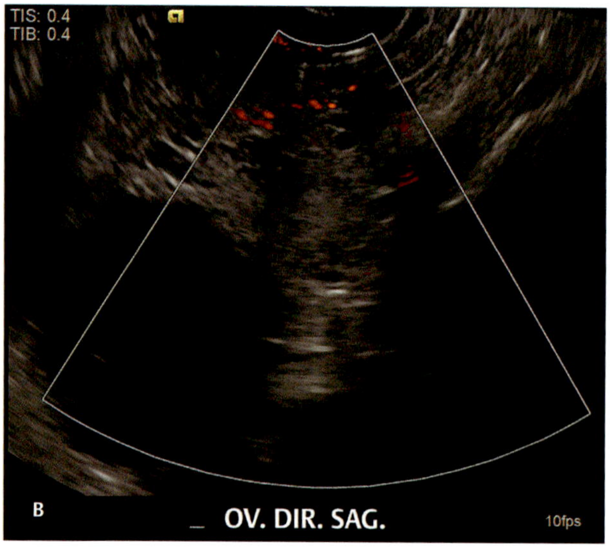




## ■ As perguntas a seguir pertencem à doença dos anexos.

1. Qual das opções a seguir é o achado mais coerente em torção ovariana?
   A. Folículos localizados na periferia.
   B. Dilatação do ovário.
   C. Ecotextura heterogênea.

2. Qual das opções a seguir é o neoplasma MAIS comum associado à torção ovariana?
   A. Cisto grande e simples.
   B. Cistadenoma.
   C. Cistadenocarcinoma.
   D. Teratoma cístico maduro.

3. Verdadeiro ou Falso. O fluxo sanguíneo no ovário exclui a torção ovariana.

4. Verdadeiro ou Falso. A doença inflamatória da pelve é um fator de risco para torção ovariana.

5. Qual das opções a seguir é a modalidade de escolha na avaliação de torção ovariana?
   A. Radiografia.
   B. Ultrassom.
   C. Tomografia computadorizada.
   D. Investigação por imagens de ressonância magnética.

6. Verdadeiro ou Falso. Na torção ovariana, os ovários podem-se mover em direção à linha média.

7. Qual é o tratamento preferido para torção ovariana em mulher após a menopausa?
   A. Observação.
   B. Reverter a torção do pedículo vascular.
   C. Ooforectomia.

8. _____ é causado por tratamento de estimulação ovariana e consiste em acúmulo extravascular de fluido que resulta em ascite, efusões pleurais, depleção de volume intravascular e oligúria.

9. _____ é uma síndrome clínica caracterizada por amenorreia, hirsutismo, infertilidade e obesidade.

## Respostas e Explicações

**E. Correta!** Torção ovariana é o diagnóstico mais provável. As imagens demonstram fluido livre, ovário direito aumentado (> 4 cm) com folículos periféricos e ausência de fluxo. Todas essas são características de torção ovariana. Com a torção, o estroma do ovário pode ser ecogênico, hipoecoico ou heterogêneo, dependendo do volume do edema, hemorragia e/ou necrose.

### *Outras escolhas e discussões*

**A.** O teste de gravidez da paciente é informado como negativo. Além disso, a massa redonda não demonstra fluxo interno ou um "anel de fogo" a sugerir gravidez ectópica.

**B.** O fluido livre é observado nos anexos direitos, mas um cisto complexo não é demonstrado.

**C.** O fluido livre é observado nos anexos direitos, mas um tubo de terminação cega não é demonstrado.

**D.** A massa sólida apresentaria fluxo na investigação por imagens de mapeamento de amplitude por Doppler (*Power Doppler*).

### *Pergunta 1*

**B.** Das escolhas apresentadas, o achado mais coerente em torção ovariana é a dilatação do ovário (> 4 cm).[1] A ecotextura heterogênea pode ocorrer secundária a: isquemia, edema e/ou hemorragia. Folículos localizados na periferia também são comuns.

### *Pergunta 2*

**D.** Cisto, cistadenoma e cistadenocarcinoma podem todos levar à torção ovariana, mas o teratoma cístico maduro (cisto dermoide) é o neoplasma mais comum a resultar em torção ovariana.

### *Pergunta 3*

**Falso.** Embora a ausência de fluxo sanguíneo sugira torção ovariana, a presença de fluxo sanguíneo não exclui a torção ovariana. Quando a torção ocorre, o sistema venoso está comprometido, causando congestão ovariana. Isso resulta no acúmulo de fluido no estroma ovariano e nos folículos, o que resulta em aumento da pressão e, por fim, no comprometimento arterial e na trombose. Os fenômenos de torcer-distorcer podem ocorrer nos ovários, às vezes causando hiperemia durante os períodos de distorcer.

### *Pergunta 4*

**Falso.** A doença inflamatória da pelve leva à formação de aderências. Isso restringe a torção dos anexos e pode, na verdade, ser um mecanismo protetor. Isso também é válido para a endometriose.[2]

### *Pergunta 5*

**B.** O ultrassom é a modalidade escolhida quando se avalia a torção ovariana por muitas razões, incluindo a ampla disponibilidade, ausência de radiação ionizante, custo inexpressivo e a habilidade de avaliar o fluxo sanguíneo. Os aspectos da torção ovariana na tomografia computadorizada ou nas imagens de ressonância magnética incluem dilatação do ovário e torção do pedículo vascular.

### *Pergunta 6*

**Verdadeiro.** Durante a torção ovariana, às vezes o ovário migra para cima ou em direção à linha média. Isso pode causar dificuldades em se localizar o ovário, uma vez que ele não está em seu sítio normal.

### *Pergunta 7*

**C.** As mulheres após a menopausa com torção ovariana deverão se submeter à ooforectomia bilateral realizada à época do diagnóstico.[2] As mulheres na pré-menopausa deverão se submeter à destorção do pedículo vascular, na tentativa de permitir que a hemorragia e o edema se resolvam. Se o ovário não puder ser salvo, então a ooforectomia poderá ser realizada em uma segunda operação.

### *Pergunta 8*

A síndrome de hiperestimulação ovariana é uma complicação do tratamento de estimulação do ovário para fertilização *in vitro*. Os aspectos da investigação por imagens incluem dilatação bilateral dos ovários, cistos ovarianos múltiplos, efusões pleurais e ascite. É necessário o tratamento conservador com monitoramento próximo. Em casos mais sérios, trata-se de um quadro potencialmente fatal.

### *Pergunta 9*

A síndrome do ovário policístico é demonstrada na investigação por imagens como um ovário dilatado contendo múltiplos folículos periféricos. Às vezes esse quadro pode ser interpretado erroneamente como torção ovariana. Os achados clínicos de menstruação irregular ou amenorreia, hirsutismo, infertilidade e obesidade ajudam na elaboração do diagnóstico. Além disso, diferentemente da torção, a síndrome do ovário policístico é bilateral. As consequências de saúde mais marcantes são: infertilidade, diabetes melito do tipo 2, hipertensão, dislipidemias, acidentes vasculares cerebrais e aterosclerose das coronárias.[3]

## Referências

1. Chang HC, Bhatt S, Dogra VS. Pearls and pitfalls in diagnosis of ovarian torsion. Radiographics 2008;28(5):1355–1368
2. Oelsner G, Shashar D. Adnexal torsion. Clin Obstet Gynecol 2006;49(3):459–463
3. Lee TT, Rausch ME. Polycystic ovarian syndrome: role of imaging in diagnosis. Radiographics 2012;32(6):1643–1657

### Melhores Dicas

- As condições predisponentes para a torção ovariana incluem: cistos grandes, neoplasmas císticos (benignos ou malignos), teratomas císticos maduros (mais comuns) e cistos hemorrágicos.
- Sinal de turbilhão *(whirlpool)*: pedículo vascular torcido observado em torção ovariana.
- Sinal da roda de carroça *(spoke-wheel)*: numerosos cistos ovarianos grandes em padrão de roda de carroça observados na síndrome de hiperestimulação ovariana.

# Com Detalhes 2

## ■ Caso

Qual é o diagnóstico MAIS provável para a paciente A?

A. Colecistite aguda.
B. Colecistite crônica.
C. Coledocolitíase.
D. Hepatite aguda.
E. Carcinoma hepatocelular.

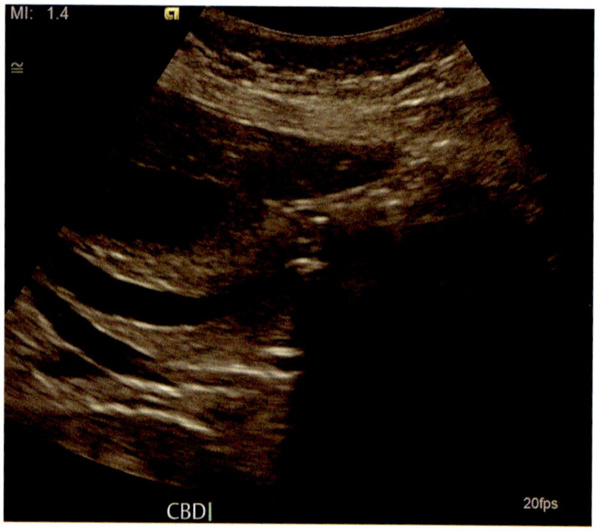


Paciente A: Mulher com 30 anos de idade apresentando dores no quadrante superior direito

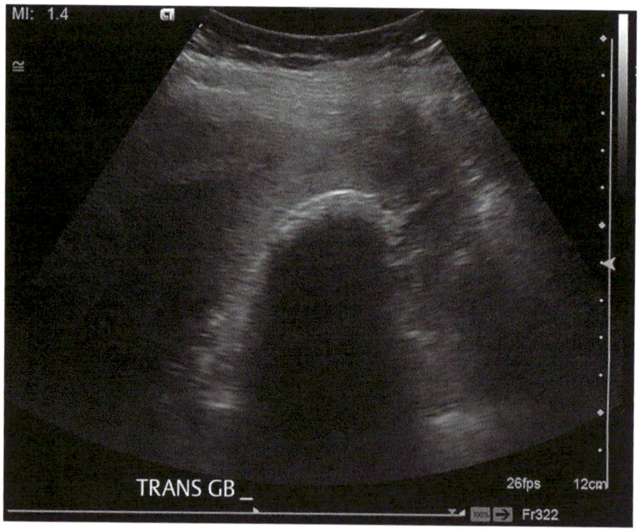


Paciente B: Mulher com 49 anos de idade apresentando dores no quadrante superior direito

## ■ As perguntas a seguir pertencem à doença do quadrante superior direito e investigação relevante por imagens.

1. Qual é a modalidade de investigação por imagens padrão ouro para avaliar coledocolitíase?

2. Verdadeiro ou Falso. Como a MRCP é a modalidade de investigação por imagens padrão ouro para coledocolitíase, ela deveria ser o primeiro estudo por imagens para dor no quadrante superior direito.

3. Qual das opções a seguir é a complicação grave MAIS comum da colangiopancreatografia retrógrada endoscópica?
   A. Hemorragia.
   B. Pancreatite.
   C. Perfuração.
   D. Colangite.
   E. Colecistite.

4. Qual sinal de ultrassom é ilustrado na imagem para a paciente B?

5. Verdadeiro ou Falso. O complexo WES é coerente com colecistite aguda.

6. Os sinais sonográficos mais sensíveis de colecistite aguda são _____ e _____.

7. Qual é o diagnóstico mais provável da descrição a seguir? Uma estrutura redonda e ecogênica ao longo da parede da vesícula biliar que não se movimenta, não tem sombreamento e tem fluxo Doppler.
   A. Bola de lama aderente.
   B. Cálculo biliar aderente.
   C. Pólipo da vesícula biliar.

8. Qual é a causa mais provável de um artefato em cauda de cometa observado em um ultrassom da vesícula?

9. Um cálculo impactado dentro de um ducto cístico pode levar a qual das situações a seguir? (Selecione TODAS as que se aplicam.)
   A. Síndrome de Mirizzi.
   B. Colecistite aguda.
   C. Câncer da vesícula biliar.

## Respostas e Explicações

**C. Correta!** Essa paciente tem coledocolitíase. A imagem do caso-teste para a paciente A demonstra foco ecogênico intraluminar dentro de uma estrutura tubular, com sombreamento acústico posterior associado. Isso é coerente com coledocolitíase e dilatação do ducto biliar comum.

### *Outras escolhas e discussões*

**A.** A vesícula biliar não está totalmente investigada por imagens, mas não há demonstração de colecistite aguda.

**B.** A vesícula biliar não está totalmente investigada por imagens, mas não há demonstração de colecistite crônica.

**D.** A hepatite aguda pode ter aparência de "céu estrelado" (*starry-sky*) no ultrassom, o que está relacionado a inchaço edematoso intralobular dos hepatócitos, ecogenicidade hepática reduzida e acentuação da parede das vênulas.

**E.** O carcinoma hepatocelular é dividido nos tipos: solitário, multifocal ou difuso. Esse carcinoma pode estar associado à dilatação focal do ducto biliar intra-hepático, mas o envolvimento do ducto biliar comum seria atípico.

### *Pergunta 1*

A *colangiopancreatografia por ressonância magnética (MRCP)* é o padrão ouro e altamente precisa para o diagnóstico de coledocolitíase (97%). Observar que a MRCP às vezes subestima o número presente de cálculos no ducto biliar. Embora o ultrassom seja a modalidade de primeira linha de investigação por imagens, ele tem menos de 50% de sensibilidade para o diagnóstico de coledocolitíase. A tomografia computadorizada (CT) tem sensibilidade moderada. Na CT os cálculos no sistema biliar podem aparecer na forma de "sinal alvo" com cálculos radiossensíveis cercados por bile de atenuação baixa.

### *Pergunta 2*

**Falso.** Um ultrassom do quadrante superior direito é o estudo preferido para dor aguda no quadrante superior direito. O ultrassom também é o teste mais sensível para colecistite aguda.

### *Pergunta 3*

**B.** A complicação grave mais comum da colangiopancreatografia retrógrada endoscópica é a pancreatite (3,5%). A hemorragia intraluminar é a complicação menos comum (cerca de 1%) e geralmente é moderada. A infecção também pode ocorrer.

### *Pergunta 4*

Um complexo de parede-ecossombra (WES) é ilustrado neste ultrassom de quadrante superior direito. O complexo WES é um sinal sonográfico representando uma vesícula cheia de cálculos. A "parede" corresponde à parede da vesícula, o "eco" corresponde aos cálculos ecogênicos da vesícula e a "sombra" corresponde ao sombreamento acústico posterior proveniente dos cálculos. Pode haver uma pequena quantidade de bile que separa a "parede" do "eco".

A vesícula de porcelana pode, às vezes, ser confundida com um complexo WES. Nesse caso de vesícula de porcelana, porém, uma pequena quantidade de bile entre a parede e os cálculos não é visualizada.

### *Pergunta 5*

**Falso.** Como descrito anteriormente, o complexo WES é um achado sonográfico que corresponde a uma vesícula cheia de cálculos. Nem todos os casos estão associados à colecistite aguda. Observar que o complexo WES pode, realmente, causar dificuldades na avaliação da espessura da parede.

### *Pergunta 6*

O sinal sonográfico de Murphy e a colelitíase são os sinais mais sensíveis de colecistite aguda. Outros sinais associados de colecistite aguda incluem: espessamento da parede da vesícula e fluido pericolecístico.

### *Pergunta 7*

**C.** Essa é a descrição de um pólipo de vesícula biliar. Lama, cálculo biliar e pólipo todos podem ter formato redondo e fixo. Se pequenos (< 3 mm) os cálculos biliares aderentes podem não ter sombreamento acústico posterior. A chave para esta pergunta é o fluxo Doppler, pois somente um pólipo terá fluxo interno. Um artefato de cintilação pode ser observado com os cálculos e não deverá ser confundido com fluxo interno.

A grande maioria dos pólipos de vesícula biliar é benigna e muitos são compostos de colesterol. Pólipos > 1,5 cm estão associados ao risco aumentado de malignidade. É geralmente aceito que a colecistectomia deverá ser considerada em pólipos > 1 cm. Pólipos < 6 mm não exigem acompanhamento complementar.

### *Pergunta 8*

Adenomiomatose é a causa mais provável do artefato em cauda de cometa na vesícula biliar. Essa doença causa espessamento da parede da vesícula biliar, pois envolve a mucosa e a parede muscular com invaginações ou divertículos chamados de seios de Rokitansky-Aschoff. Esses seios geralmente acumulam cristais de colesterol que levam ao artefato de cauda de cometa. A adenomiomatose pode, às vezes, imitar um câncer de vesícula biliar na investigação por imagens. Esses dois quadros podem ser diferenciados na CT, se a parede da vesícula biliar demonstrar pequenos espaços parecendo císticos para confirmar a adenomiomatose.

### *Pergunta 9*

Todas as escolhas estão corretas. A síndrome de Mirizzi se refere à impactação de cálculos biliares no ducto cístico causando compressão extrínseca do ducto biliar comum e obstrução subsequente. Um cálculo impactado dentro de um ducto cístico pode levar à colecistite aguda, se estiver obstruindo o ducto. Os fatores de risco para câncer da vesícula biliar incluem: vesícula biliar de porcelana, cálculos biliares e colecistite crônica.

### Melhores Dicas

- A maioria dos cálculos biliares é composta de colesterol e não é visível na radiografia plana.
- A vesícula de porcelana está associada a risco aumentado de câncer de vesícula e deverá ser removida cirurgicamente.
- O câncer de vesícula biliar e a adenomiomatose podem imitar uma à outra na investigação por imagens.

# Com Detalhes 3

## ■ Caso

Qual é o diagnóstico MAIS provável do paciente A (imagem em radiografia plana)?

A. Obstrução do intestino delgado.
B. Obstrução do intestino grosso.
C. Íleo de pancreatite.
D. Íleo de apendicite aguda.



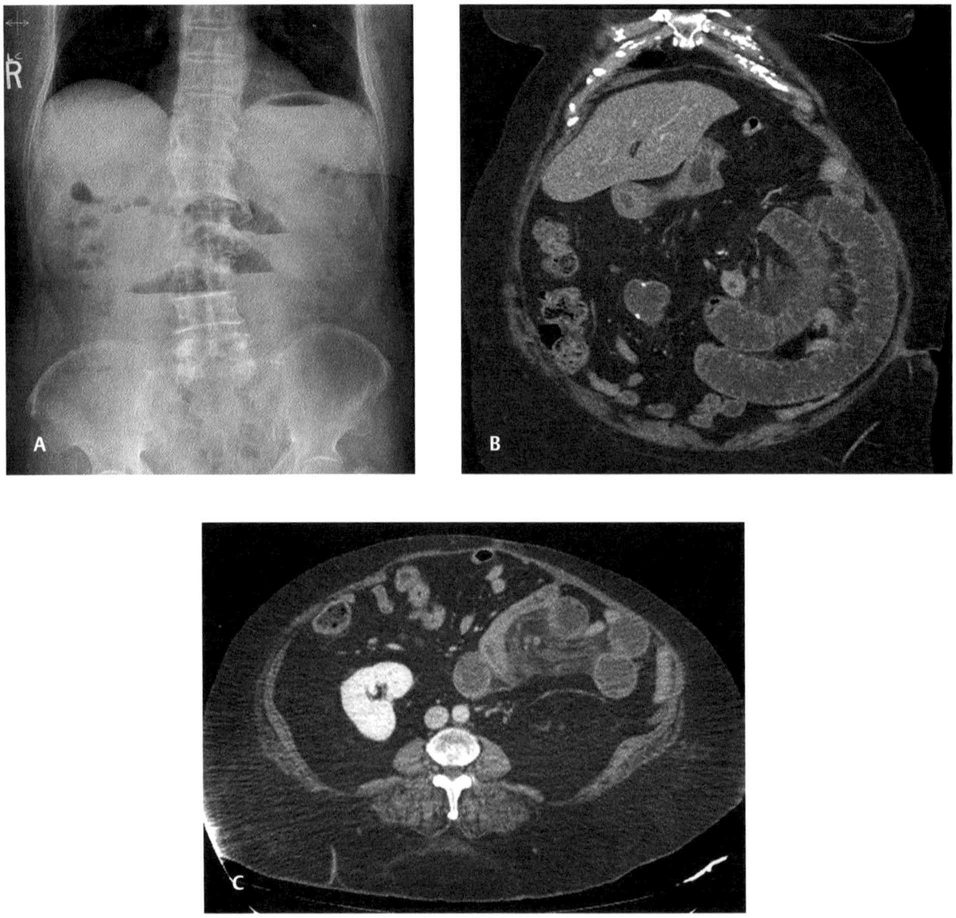


## ■ As perguntas a seguir pertencem ao quadro de obstrução intestinal.

1. Quais achados em potencial na radiografia plana poderiam sugerir o diagnóstico de íleo de pancreatite ou de apendicite aguda?
2. Dois achados ameaçadores de isquemia intestinal na radiografia são _____ e _____.
3. Em um quadro suspeito de obstrução do intestino delgado, qual é o MELHOR estudo inicial a ser realizado?
   A. Série abdominal aguda.
   B. Tomografia computadorizada (CT) do abdome e da pelve.
4. Qual é o diagnóstico mais provável do paciente B (imagens por CT)?
   A. Obstrução parcial do intestino delgado.
   B. Obstrução completa do intestino delgado.
   C. Obstrução de alça fechada do intestino.
   D. Obstrução do intestino grosso.
5. Qual é o tratamento para a obstrução de alça fechada do intestino?
6. Verdadeiro ou Falso. Nos EUA o fator de risco mais importante para obstrução do intestino delgado é a hérnia abdominal ou inguinal.
7. Verdadeiro ou Falso. Uma hérnia estrangulada é o mesmo que uma hérnia encarcerada.
8. Qual é a causa mais comum de obstrução do intestino grosso em adultos?
9. Verdadeiro ou Falso. Na obstrução completa do intestino delgado, o cólon está sempre em colapso.

## Respostas e Explicações

**A. Correta!** Este paciente tem obstrução do intestino delgado. Os achados comuns nesse quadro (observado neste caso) incluem segmentos dilatados de intestino delgado com níveis de ar-fluido e segmentos relativamente descomprimidos de cólon. O quadro de íleo pode ter aspectos similares, incluindo segmentos distendidos de intestino delgado, mas os níveis múltiplos de ar-fluido no caso-teste deverão levar o radiologista a diagnosticar obstrução do intestino delgado.

*Pergunta 1*

Segmentos distendidos de intestino delgado no abdome médio (íleo) com calcificações na região esperada do pâncreas sugerem pancreatite crônica com pancreatite aguda superposta.

Na radiografia, um apendicolito com imobilização (levoscoliose posicional) secundário à irritação do músculo psoas e íleo focalizado no quadrante inferior direito sugere quadro de apendicite aguda.

*Pergunta 2*

Pneumatose e gás venoso portal são achados sinistros que sugerem isquemia do intestino. O quadro de pneumoperitônio também pode estar presente, mas isso será não específico.

*Pergunta 3*

**B.** Os critérios de adequação do American College of Radiology afirmam que para obstrução intestinal suspeita de alto grau, baixo grau ou intermitente, a CT é o estudo inicial preferido, por causa das informações limitadas fornecidas pelas radiografias ao radiologista e ao cirurgião.

*Pergunta 4*

**C. Correta!** A CT mostra obstrução de alça fechada. Os achados de CT associados desse tipo de obstrução podem incluir torção dos vasos mesentéricos (sinal de turbilhão), isquemia intestinal exibida por realce fraco ou ausente da parede do intestino, pneumatose, fluido entre alças e a presença de dois pontos de transição muito próximos.

*Pergunta 5*

A obstrução de intestino de alça fechada deverá sofrer intervenção cirúrgica causada por alta propensão para isquemia intestinal.

*Pergunta 6*

**Falso.** Nos EUA a causa mais comum de obstrução do intestino delgado são as aderências de cirurgia anterior. Outras causas incluem: hérnias abdominais e inguinais, inflamação e neoplasma. Em países emergentes, a causa mais comum dessa obstrução é a hérnia abdominal ou inguinal.

*Pergunta 7*

**Falso.** Uma hérnia encarcerada é aquela que não pode ser reduzida sem cirurgia. A hérnia estrangulada é aquela com comprometimento vascular. A maioria das hérnias estranguladas é encarcerada, mas a maioria das hérnias encarceradas não é estrangulada. A estrangulação do intestino demonstra realce reduzido da parede intestinal e, às vezes, espessamento dessa parede. Tipicamente, ocorrem alterações inflamatórias, fluido e encalhes no saco da hérnia. Hérnias encarceradas apresentam realce normal da parede intestinal, mas podem ter fluido livre moderado no saco.

*Pergunta 8*

A causa mais comum de obstrução do intestino grosso em adultos é a malignidade. Outras causas potenciais incluem: hérnia e vólvulo. As aderências usualmente não causam obstrução de intestino grosso.

*Pergunta 9*

**Falso.** Na obstrução completa do intestino delgado, o cólon nem sempre está em colapso. Uma obstrução completa precoce pode ainda ter material fecal no cólon.

## Referência

1. Butt MU, Velmahos GC, Zacharias N, Alam HB, de Moya M, King DR. Adhesional small bowel obstruction in the absence of previous operations: management and outcomes. World J Surg 2009;33(11):2368–2371

### Melhores Dicas

- Na radiografia, um íleo pode imitar a obstrução do intestino delgado.
- A apendicite aguda pode causar íleo. Considerar o diagnóstico na radiografia plana se houver apendicolito, turvação da reflexão do músculo psoas e imobilização do paciente com levoscoliose.
- As aderências são a causa mais comum de obstrução do intestino delgado. Elas geralmente se desenvolvem de cirurgia anterior, mas também podem ocorrer em pacientes sem cirurgia (ou seja, doença de Crohn ou diverticulite adjacente anterior[1]).

# Com Detalhes 4

## Caso

Qual das opções a seguir é o diagnóstico MAIS provável?

A. Pseudoaneurisma aórtico.
B. Ruptura aórtica.
C. Dissecção aórtica.
D. Hematoma intramural.

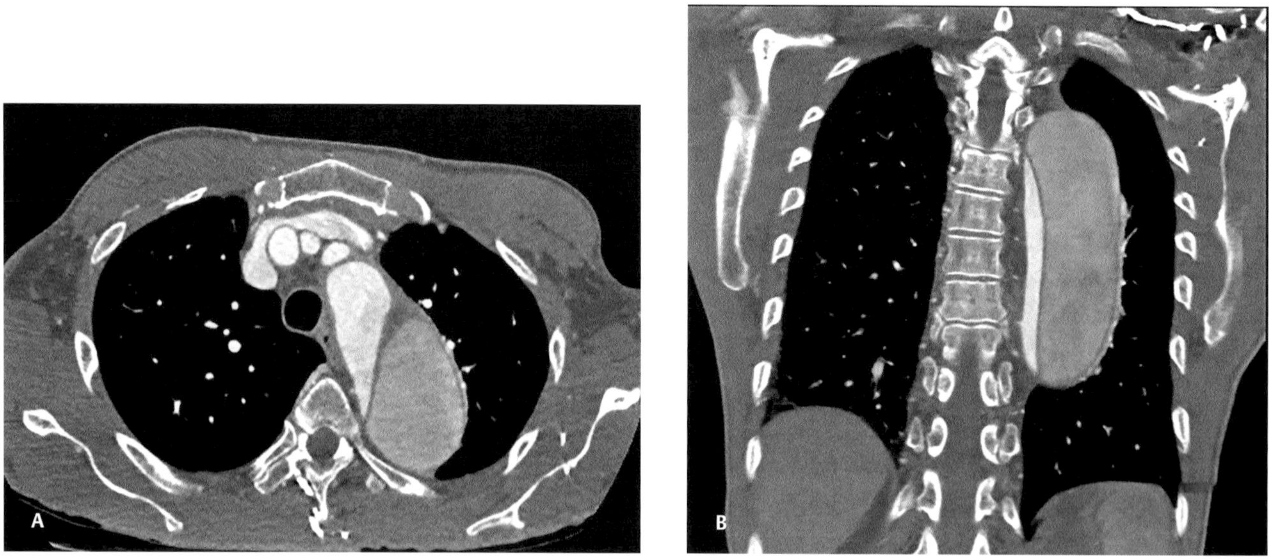


## As perguntas a seguir pertencem à doença aórtica.

1. Verdadeiro ou Falso. A causa mais comum de dissecção aórtica é o trauma.

2. O tipo de dissecção aórtica mostrado no caso-teste é classificado como _____ e o tratamento é _____.

3. Qual é o teste definitivo recomendado para avaliar a dissecção aórtica torácica suspeita?

4. Quais são as três causas da dissecção aórtica aguda relacionadas com a pressão arterial elevada aguda?

5. Verdadeiro ou Falso. Em uma dissecção aórtica, o lúmen verdadeiro normalmente é maior que o falso lúmen.

6. Cinco complicações potenciais de dissecção aórtica ascendente incluem _____.

7. Quanto à parte da parede aórtica que forma o lúmen falso em uma dissecção aórtica, o falso lúmen é criado _____.
   A. Entre a íntima e a média.
   B. No interior da média.
   C. Entre a média e a adventícia.

8. O que são as três "síndromes aórticas agudas"?

9. Verdadeiro ou Falso. O lúmen verdadeiro de uma dissecção aórtica geralmente dá origem ao eixo celíaco e a artéria mesentérica superior.

## ■ Respostas e Explicações

**C. Correta!** Essa é uma dissecção aórtica, que é demonstrada por um retalho intimomedial. Nesse caso-teste, o lúmen verdadeiro está densamente opacificado com contraste e o falso lúmen tem preenchimento tardio e mistura de contraste. A dissecção não envolve os vasos ramificados.

### *Outras escolhas e discussões*

**A.** O pseudoaneurisma aórtico teria a mesma atenuação que a aorta em todas as fases de realce por contraste.

**B.** A ruptura aórtica pode ter diferenças em atenuação. Entretanto, a hemorragia periaórtica, que não é observada neste caso, estaria presente.

**D.** O hematoma intramural aórtico torácico é classificado e tratado da mesma forma que uma dissecção. Um retalho intimomedial discreto não é observado com hematoma intramural e a densidade é geralmente mais alta que o sangue não opacificado (60 a 70 HU). O hematoma intramural pode ser causado por hipertensão, úlcera aterosclerótica penetrante ou sequela de trauma.

### *Pergunta 1*

**Falso.** A causa mais comum de dissecção aórtica é a hipertensão.

### *Pergunta 2*

Stanford tipo B, tratamento clínico. Uma vez que a dissecção não envolve a aorta torácica ascendente ou os vasos da ramificação, essa é uma dissecção Stanford tipo B. Os tipos de dissecção são, em geral, tratados com controle da pressão arterial. Entretanto, dada a dilatação do aneurisma da aorta, o tratamento cirúrgico poderá ser considerado.

### *Pergunta 3*

A angiografia por tomografia computadorizada do tórax e abdome com contraste é o teste definitivo. A angiografia por ressonância magnética poderá ser usada se o paciente for alérgico ao contraste iodado.

### *Pergunta 4*

O uso de cocaína, feocromocitoma e levantamento de peso (pesos pesados) têm sido associados à dissecção aórtica.[1]

### *Pergunta 5*

**Falso.** O lúmen verdadeiro normalmente é menor e tem fluxo de velocidade mais alto que o falso lúmen.

### *Pergunta 6*

1. Insuficiência cardíaca resultante de regurgitação aórtica aguda. Isso se deve usualmente ao prolapso do folheto aórtico ou à distorção de alinhamento do folheto.
2. Tamponamento cardíaco, que pode levar à hipotensão.
3. Ruptura da aorta, que pode levar à hipotensão.
4. Insuficiência vascular resultante da subperfusão dos vasos da ramificação do arco aórtico. Isso pode levar a déficits de pulso.
5. Complicações neurológicas que incluem: derrame, isquemia do cordão espinal, neuropatia isquêmica e encefalopatia hipóxica.[1]

### *Pergunta 7*

**B.** O falso lúmen é criado na média. A parede interna é composta pela íntima e média (retalho intimomedial) e a parede externa é composta pela média e adventícia.

### *Pergunta 8*

As três síndromes aórticas agudas são: dissecção aórtica, hematoma intramural e úlcera penetrante. Todos esses quadros são classificados em Tipo A e Tipo B e recebem tratamento similar. É importante lembrar que todas essas três doenças estão localizadas na média e podem causar sintomatologia idêntica.[2]

### *Pergunta 9*

**Verdadeiro.** O eixo celíaco e a artéria mesentérica superior geralmente surgem do lúmen verdadeiro.

## ■ Referências

1. Braverman AC. Acute aortic dissection: clinician update. Circulation 2010;122(2):184–188
2. Macura KJ, Corl FM, Fishman EK, Bluemke DA. Pathogenesis in acute aortic syndromes: aortic dissection, intramural hematoma, and penetrating atherosclerotic aortic ulcer. Am J Roentgenol 2003;181(2):309–316

### Melhores Dicas

- Dissecção aórtica: O lúmen verdadeiro geralmente é menor que o lúmen falso e quase sempre dá origem ao eixo celíaco e à artéria mesentérica superior. A etiologia mais comum é a hipertensão.
- Hematoma intramural: Tratado e classificado como uma dissecção aórtica. Pode ser mostrado pelo sinal "crescente de hiperatenuação" (na tomografia computadorizada sem contraste).
- As síndromes aórticas agudas ocorrem ou se estendem na camada média da parede aórtica.

# Com Detalhes 5

## ■ Caso

Nesta tomografia computadorizada (CT) sem realce por contraste, qual das opções a seguir é o diagnóstico MAIS provável?

A. Carcinomatose leptomeníngea.
B. Leptomeningite.
C. Hemorragia subaracnóidea.
D. Terapia de hiperoxigenação.

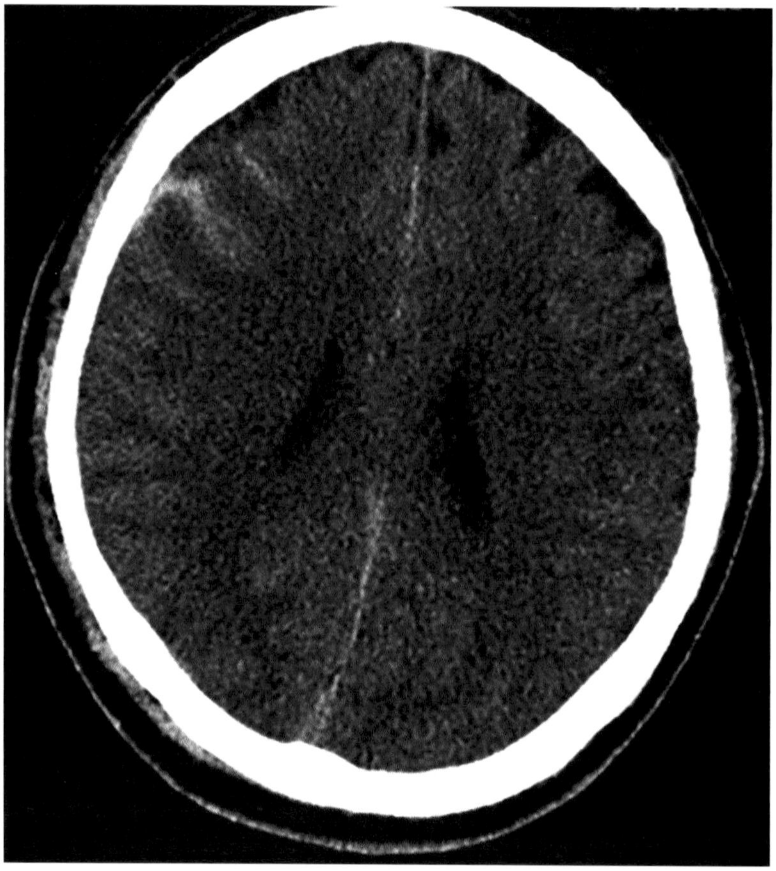



## ■ As perguntas a seguir pertencem ao quadro de sangue subaracnóideo.

1. Verdadeiro ou Falso. A causa mais comum de hemorragia subaracnóidea é o trauma.
2. O aneurisma sacular rompido é a segunda causa mais comum de hemorragia subaracnóidea. A terceira causa mais comum é _____.
3. Qual é o PRIMEIRO teste diagnóstico recomendado para avaliar um quadro suspeito de hemorragia subaracnóidea não traumática?
4. Quais são os três padrões de hemorragia subaracnóidea e qual padrão é descrito no caso-teste?
5. Verdadeiro ou Falso. Os aneurismas intracranianos se desenvolvem, mais usualmente, próximos aos ou nos pontos de ramificação do círculo de Willis.
6. Três complicações potenciais de hemorragia subaracnóidea incluem _____.
7. Verdadeiro ou Falso. Uma punção lombar para sangue da subaracnóidea é mais provavelmente diagnóstica se for executada dentro das primeiras duas horas do início dos sintomas.
8. Verdadeiro ou Falso. A hemorragia pseudoaracnóidea é um sinal ameaçador.
9. Qual sistema de classificação é usado para classificar a hemorragia subaracnóidea na CT?

## Respostas e Explicações

**C. Correta!** Nessa CT sem realce por contraste a hemorragia subaracnóidea é a única escolha que resultaria em hiperdensidade nos sulcos e no espaço subaracnóideo.

### *Outras escolhas e discussões*

**A.** A carcinomatose leptomeníngea pode ocorrer na mesma distribuição que a do sangue subaracnóideo. Essa entidade pode ser observada na CT com realce por contraste e nas sequências de recuperação de inversão atenuada por fluido de ressonância magnética (FLAIR).

**B.** A leptomeningite pode parecer a mesma que a carcinomatose leptomeníngea na investigação por imagens.

**D.** A terapia de hiperoxigenação pode demonstrar sinal FLAIR hiperintenso no espaço subaracnóideo. Isso se deve ao efeito fracamente paramagnético de oxigênio suplementar, que resulta em redução do tempo de relaxamento ponderado em T1 do líquido cefalorraquidiano.

### *Pergunta 1*

**Verdadeiro.** O trauma é a causa mais comum de hemorragia subaracnóidea.

### *Pergunta 2*

A hemorragia perimesencefálica não aneurismática é a terceira causa mais comum de hemorragia subaracnóidea. Como o nome sugere, o sangue está localizado nas cisternas perimesencefálicas. Na angiografia não se encontra uma causa específica e o quadro tem origem, provavelmente, venosa. As complicações são muito raras.

### *Pergunta 3*

Quando houver suspeita clínica de hemorragia subaracnóidea, o primeiro teste diagnóstico é uma CT do crânio sem realce por contraste. Se a CT demonstrar hemorragia subaracnóidea, então será necessária investigação vascular complementar por imagens. Isso poderá começar ou com a angiografia digital intra-arterial ou com a angiografia por CT. Se a origem da hemorragia subaracnóidea não for observada, busca-se por um exame mais minucioso ou com punção lombar ou com angiografia por CT.

### *Pergunta 4*

Os três padrões de hemorragia subaracnóidea são: difuso, perimesencefálico e convexidade cerebral isolada. O padrão exibido no caso-teste é o tipo de convexidade cerebral isolada. O reconhecimento do padrão é importante para ajudar na causalidade e origem da hemorragia, pois precocemente no curso do tempo a hemorragia localiza a origem do sangramento.

### *Pergunta 5*

**Verdadeiro.** A localização mais comum de aneurismas intracranianos é ao longo do círculo de Willis e 90% dos casos surge na circulação anterior.

### *Pergunta 6*

Três complicações potenciais de hemorragia subaracnóidea são: novo sangramento, hidrocefalia não obstrutiva e vasoespasmo.

Nos primeiros dias após a hemorragia, existe potencial para novo sangramento de um aneurisma rompido. Aneurismas maiores têm alta incidência de novo sangramento. Além disso, a hemorragia subaracnóidea pode levar à hidrocefalia não obstrutiva por causa do bloqueio da reabsorção do líquido cefalorraquidiano pelas vilosidades aracnóideas. Por último, o vasoespasmo pode-se desenvolver em 4 a 10 dias, o que é tratado com bloqueadores dos canais de cálcio, mais notadamente o nimodipino.

### *Pergunta 7*

**Falso.** A xantocromia geralmente leva pelo menos seis horas e, às vezes, até 12 horas para se desenvolver após a hemorragia subaracnóidea.

### *Pergunta 8*

**Verdadeiro.** A hemorragia pseudoaracnóidea se refere à atenuação parenquimatosa reduzida como resultado de edema cerebral difuso com aumento da pressão intracraniana, causando dilatação das veias superficiais. Esse sinal indica lesão cerebral grave e prognóstico ruim.

### *Pergunta 9*

A escala de Fisher modificada é um método de classificação de hemorragia subaracnóidea de 0 a 4. O risco de vaso espasmo aumenta progressivamente com o grau da classificação. O sistema de graduação se baseia na espessura da hemorragia subaracnóidea e na presença ou ausência de hemorragia intraventricular.

| | |
|---|---|
| Grau 0 | Ausência de hemorragia subaracnóidea |
| Grau 1 | Hemorragia subaracnóidea fina |
| Grau 2 | Hemorragia subaracnóidea fina com hemorragia intraventricular |
| Grau 3 | Hemorragia subaracnóidea espessa |
| Grau 4 | Hemorragia subaracnóidea espessa com hemorragia intraventricular |

Fina = < 1 mm de espessura. Espessa = > 1 mm de espessura.

### Melhores Dicas

- A sequência de investigação por imagens de ressonância magnética mais sensível para hemorragia subaracnóidea é a técnica FLAIR.
- Outros processos de doença e artefatos podem causar sinal FLAIR aumentado, incluindo leptomeningite, carcinomatose leptomeníngea, terapia de hiperoxigenação e pulsação de fluido cefalorraquidiano ou vascular.
- Os aneurismas geralmente ocorrem em pontos de ramificação e a circulação anterior é a envolvida com mais frequência. Aneurismas de artéria comunicante anterior são duas vezes mais propensos à ruptura que os outros aneurismas intracranianos.

# Rico em Imagens 1

## ■ Caso

Combinar o tipo de lesão de tornozelo com a classificação de Lauge-Hansen.

A. Padrão de fratura de Maisonneuve.
B. Supinação-adição.
C. Supinação-rotação externa (SER).
D. Pronação-rotação externa (PER).

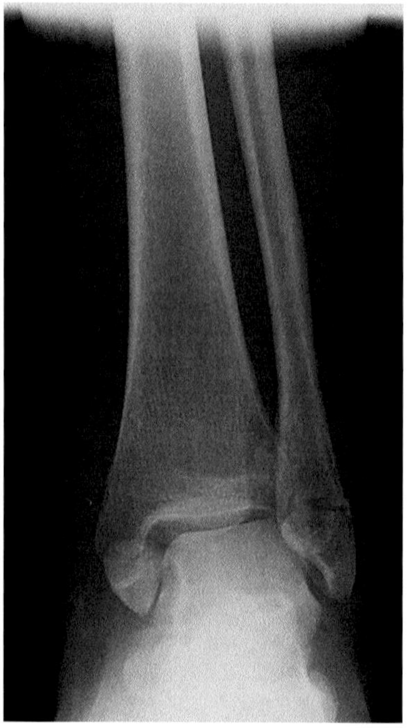
1.

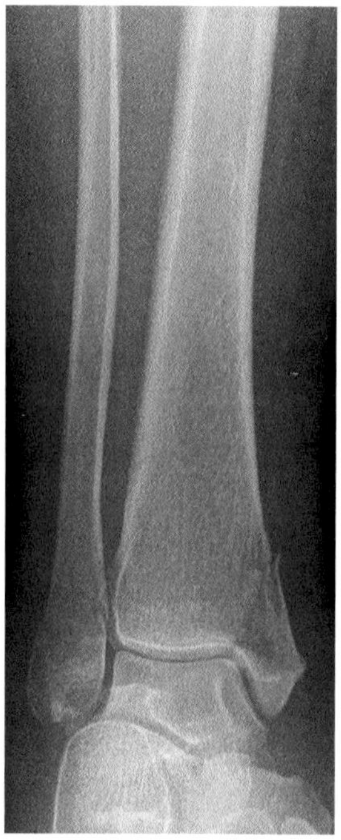
2.

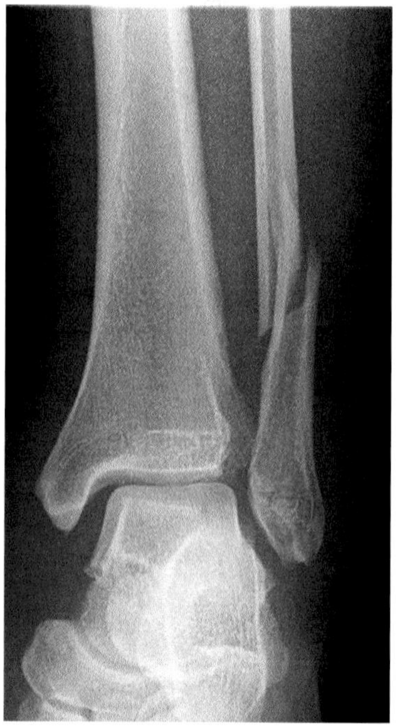
3.

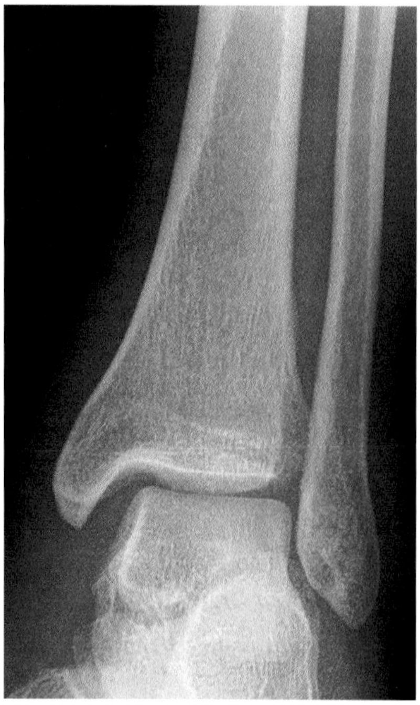
4a.

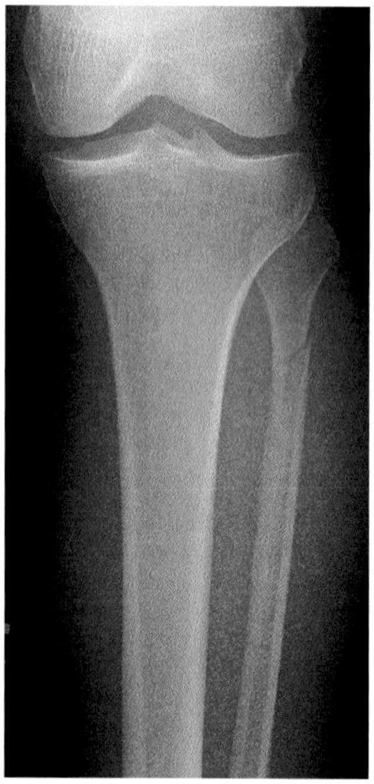
4b.

## ■ Respostas e Explicações

**1. C.** A primeira imagem demonstra fratura transversa do maléolo medial e fratura fibular trans-sindesmótica (Weber B) que torna essa fratura em uma lesão de tornozelo SER em Estádio IV. As lesões de tornozelo seguem um padrão de lesão passo a passo. A progressão passo a passo para a lesão SER inclui ruptura do ligamento tibiofibular inferior anterior ou avulsão do tubérculo tibial anterior, fratura fibular trans-sindesmótica, ruptura do ligamento tibiofibular posterior ou avulsão do maléolo posterior e, por fim, fratura transversa do maléolo medial ou ruptura dos ligamentos deltoideos.

**2. B.** A segunda imagem demonstra uma fratura fibular infrassindesmótica (Weber A) com fratura vertical do maléolo medial, o que é compatível com lesão do tornozelo por adução em supino. A lesão de estádio I ou é uma fratura fibular intrassindesmótica ou uma ruptura do ligamento talofibular. O estádio II é caracterizado como fratura vertical do maléolo medial. É importante avaliar a impactação do teto marginal, pois a ortopedia tentará elevar o componente articular impactado.[1]

**3. D.** A terceira imagem demonstra uma fratura fibular suprassindesmótica (Weber C) com ampliação do espaço livre medial e desvio lateral do talo. Esse quadro é compatível com lesão PER de tornozelo. A progressão passo a passo para lesão PER inclui: fratura transversa do maléolo medial ou lesão do ligamento deltóideo, ruptura do ligamento tibiofibular inferior anterior ou fratura de avulsão do tubérculo tibial anterior, fratura fibular suprassindesmótica e, por último, fratura do maléolo posterior ou ruptura do ligamento tibiofibular inferior posterior.

**4 a,b. A.** As duas últimas imagens demonstram ampliação do espaço livre medial e lateral com fratura da diáfise fibular proximal. Esse é um padrão de fratura de Maisonneuve e deverá sempre ser suspeito quando houver ampliação do espaço livre medial e lateral sem fratura em uma série de imagens de tornozelo. A radiografia plana tibial-fibular deverá ser obtida para avaliar uma fratura fibular proximal.

É importante conhecer ambas as classificações de Danis-Weber e de Lauge-Hansen, pois ambas descrevem a mesma lesão de tornozelo. A classificação de Danis-Weber se concentra na localização anatômica da fratura fibular, enquanto a classificação de Lauge-Hansen descreve a relação mecanística da lesão de tornozelo.

A classificação de Lauge-Hansen pode prognosticar lesões que não são evidentes na radiografia plana porque ela descreve lesões que ocorrem de maneira passo a passo (ou seja, em estádios).

Regras para memorizar:

1. Identificar a localização da fratura fibular usando a classificação de Danis-Weber (consultar Melhores dicas).
2. Classificar o tipo de lesão na classificação de Lauge-Hansen (consultar Melhores dicas).
3. Buscar pelo estádio mais alto da lesão.

## ■ Referência

1. McConnell T, Tornetta P, 3rd. Marginal plafond impaction in association with supination-adduction ankle fractures: a report of eight cases. J Orthop Trauma 2001;15(6):447–449



### Melhores Dicas

| Localização da fratura fibular | Classificação de Danis-Weber | Classificação de Lauge-Hansen |
|---|---|---|
| Infrassindesmótica | Weber A | Supinação-adução |
| Trans-sindesmótica | Weber B | SER |
| Suprassindesmótica | Weber C | PER |

Um quarto tipo de lesão, pronação-adução, não é discutido por se tratar de um tipo incomum de fratura de tornozelo.

Se o espaço livre medial e o espaço livre lateral estiverem ampliados sem fratura fibular na série para tornozelo, investigar a perna para avaliar uma fratura fibular proximal (ou seja, padrão de fratura de Maisonneuve).

# Rico em Imagens 2

## ■ Caso

Todos os pacientes a seguir se apresentam no pronto-socorro com dores abdominais. Combinar as imagens radiológicas com os diagnósticos corretos.

A. Apendagite epiploica.
B. Apendicite aguda.
C. Diverticulite.
D. Câncer de cólon.

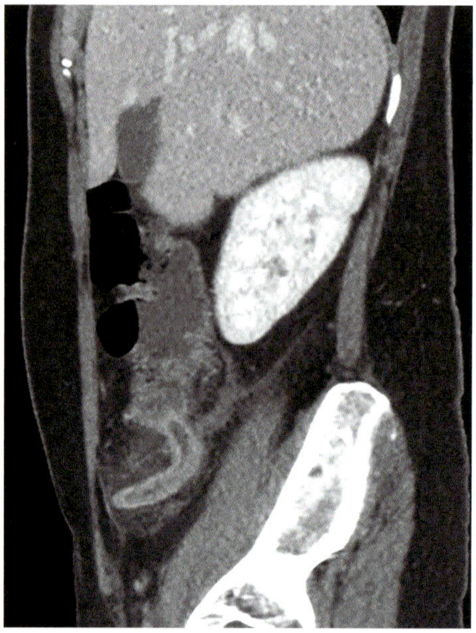
1.

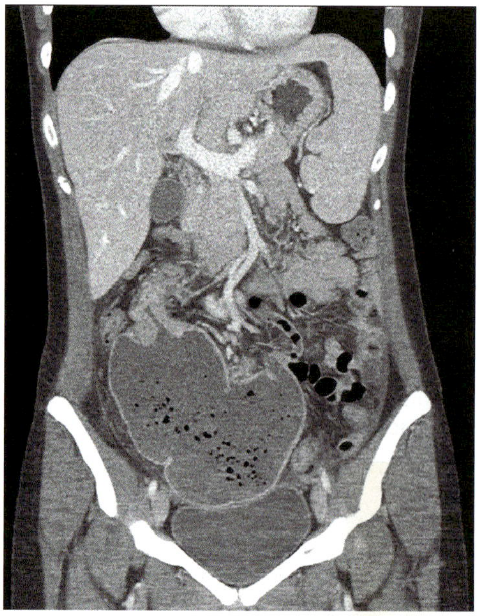
2.

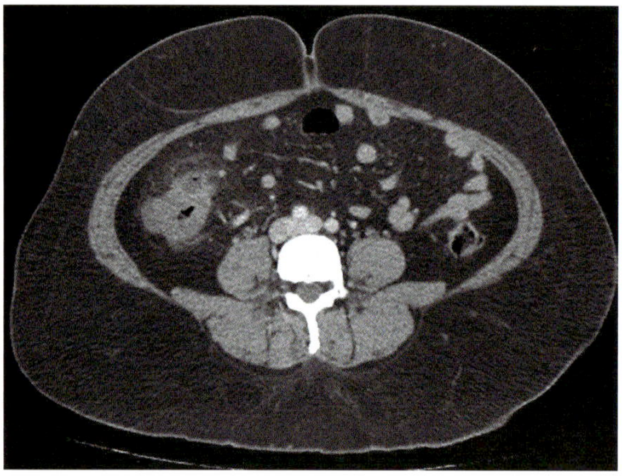
3.

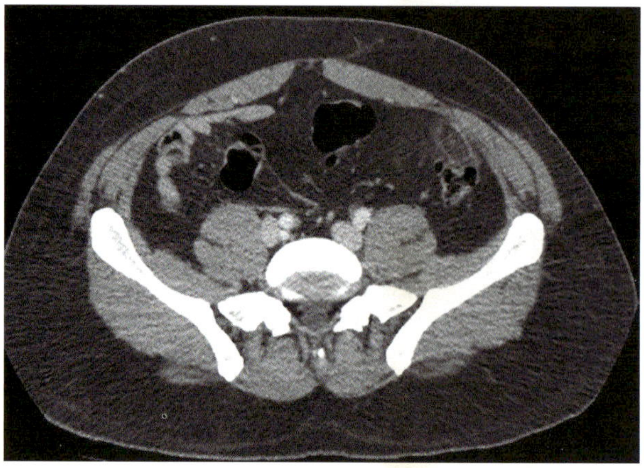
4.

## Respostas e Explicações

**1. B.** Apendicite aguda. Esse quadro pode ser diagnosticado com ultrassom, investigação por imagens de ressonância magnética (MRI), tomografia computadorizada (CT) e até com radiografia plana. Nos adultos, a CT é a modalidade de investigação preferida para a avaliação de apendicite. Um apêndice dilatado com filamentos de gordura periapendicular é a aparência típica para apendicite não complicada. A apendicite pode ser complicada por perfuração e formação de abscesso que podem alterar o tratamento.

Às vezes pode-se observar o desenvolvimento de massa inflamatória apendicular, que se refere à inflamação que cerca o apêndice e outras estruturas. Isso ocorre em pacientes com perfuração do apêndice que tem, geralmente, a apresentação de apendicite gradual e menos intensa. À medida que a formação de massa inflamatória apendicular aumenta o índice de complicação para uma apendicectomia de emergência, a apendicectomia de intervalo é geralmente realizada após terapia antibiótica intravenosa.[1]

Nas crianças, o ultrassom é a modalidade preferida de investigação por imagens. Essa modalidade tem várias vantagens sobre a CT, incluindo a ausência de radiação ionizante, a ausência de contraste intravenoso, a habilidade de avaliar a compressão do apêndice e a habilidade de acessar a vascularidade com ultrassom Doppler. Os achados dessa investigação por ultrassom de apendicite aguda incluem estrutura tubular não compressora de terminação cega medindo ≥ 7 mm com inflamação periapendicular. Às vezes pode-se observar um apendicolito como um foco ecogênico com sombreamento acústico posterior. Segue-se um exemplo.

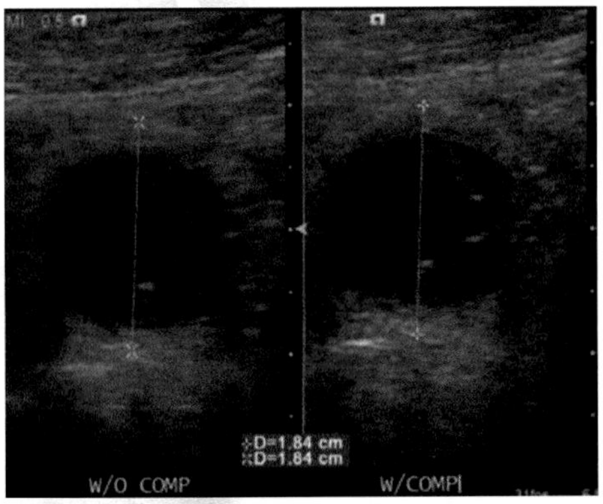


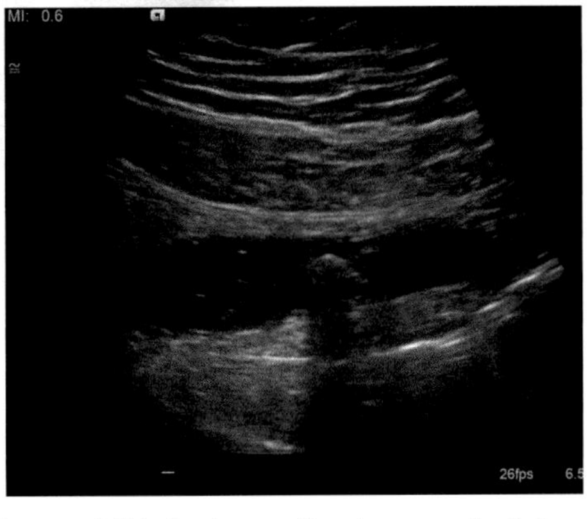


A MRI é a modalidade de escolha de segunda linha em uma criança quando o apêndice não é visualizado ou os achados são questionáveis no ultrassom. Achados de apendicite na MRI incluem um apêndice dilatado com inflamação periapendicular. A restrição de difusão na MRI pode ser visualizada em apendicite precoce.[2]

**2. D.** Câncer de cólon. O câncer colorretal é o quarto câncer mais comum nos EUA (mama > pulmão > próstata > colorretal) e pode se apresentar de formas diferentes, incluindo: pólipo (exofítico ou séssil), lesão focal de parede colônica ou invasão circunferencial da parede colônica com estreitamento intraluminar. A imagem do caso-teste mostra a clássica lesão "*apple-core*", originalmente descrita com estudos de bário. Pode-se observar também a dilatação acentuada do ceco, compatível com obstrução intestinal de grande porte. A malignidade é a causa mais comum de obstrução intestinal significativa. O câncer de cólon perfurado pode, às vezes, ser difícil de ser diferenciado da diverticulite, tanto clinicamente quanto por imagens.

**3. C.** Diverticulite. Essa é uma causa comum de dor abdominal em adultos. Achados de investigação por imagens para diverticulite não complicada incluem espessamento de parede colônica e alteração inflamatória pericolônica. A diverticulite complicada inclui formação de abscesso e perfuração. Um divertículo inflamado nem sempre é visualizado. A doença pode resultar em obstrução intestinal aguda e pode levar também à obstrução intestinal mesmo após a resolução da inflamação, resultante da formação subsequente de aderências. Uma sequela em potencial da diverticulite é a formação de fístula (colovesicular, colovaginal ou coloentérica). Como discutido anteriormente, o câncer de cólon pode imitar um quadro de diverticulite. Se a malignidade for uma consideração, deve-se realizar a colonoscopia logo após a resolução da inflamação.

**4. A.** Apendagite epiploica. Esse quadro diz respeito à inflamação de um dos apêndices epiploicos do cólon. Esse processo pode causar sintomas semelhantes aos da apendicite aguda ou diverticulite. Trata-se de um processo autolimitante que não precisa de tratamento cirúrgico. A chave para o diagnóstico é a inflamação ao redor de uma clareira ovoide central de atenuação de gordura sem espessamento adjacente da parede colônica. Uma hiperdensidade redonda central pode estar presente representando um vaso trombosado dentro do apêndice.

## Referências

1. Deelder JD, Richir MC, Schoorl T, Schreurs WH. How to treat an appendiceal inflammatory mass: operatively or nonoperatively? J Gastrointest Surg 2014;18(4):641–645
2. Inci E, Kilickesmez O, Hocaoglu E, Aydin S, Bayramoglu S, Cimilli T. Utility of diffusion-weighted imaging in the diagnosis of acute appendicitis. Eur Radiol 2011;21(4):768–775

### Melhores Dicas

- A hiperemia é observada na apendicite aguda precoce. Entretanto, à medida que o processo progride, às vezes se observa fluxo reduzido levando à necrose.
- O ultrassom deverá ser o estudo de primeira linha para a avaliação de apendicite em pacientes pediátricos e em gestantes.
- A apendagite epiploica pode imitar um quadro de diverticulite e de apendicite, mas não é uma lesão cirúrgica. Por isso, o diagnóstico preciso é crucial.

# Rico em Imagens 3

## ■ Caso

Combinar a imagem com o tratamento apropriado recomendado.

A. Retração de uma linha/tubo.
B. Avanço de uma linha/tubo.
C. Remoção de uma linha/tubo.
D. Colocação de um tubo.

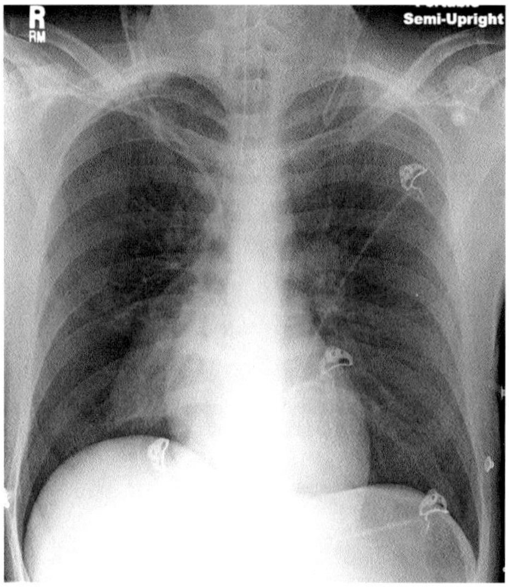


1.

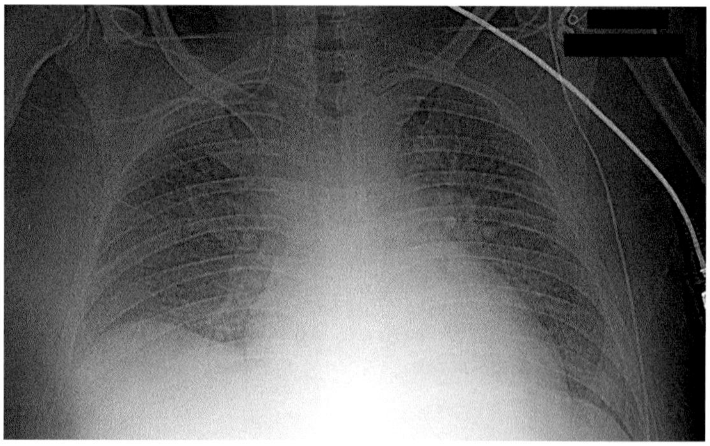

2.

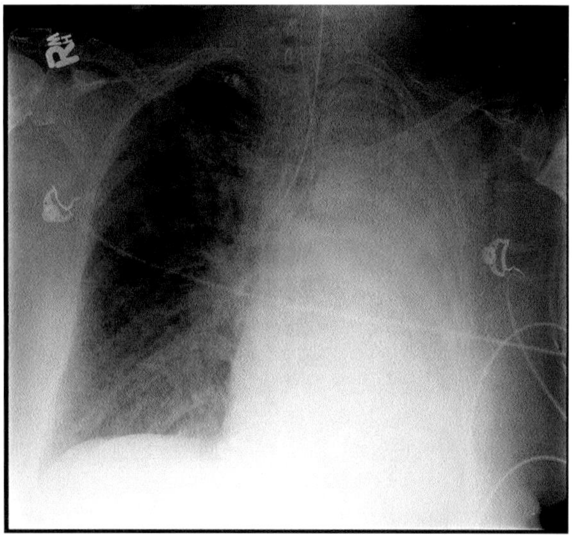

3.

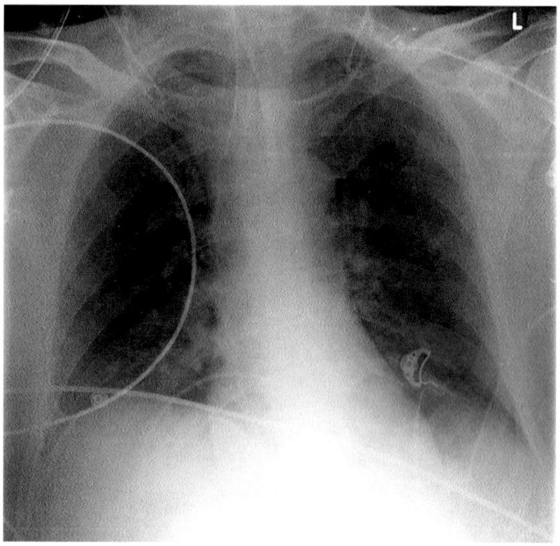


4.

## Respostas e Explicações

**1. D.** Colocação de um tubo. Observa-se a presença de pneumotórax direito, que é uma complicação conhecida para a inserção de cateter na veia subclávia. Outras complicações incluem a falha na inserção do cateter, acesso arterial, hemitórax e má posição do cateter. É importante também verificar um pneumotórax contralateral, pois tentativas de inserção de linha podem ter havido em ambos os lados do paciente antes da investigação por imagens.

Os achados radiográficos de pneumotórax de tensão incluem: visualização da linha pleural visceral, atelectasia do pulmão ipsolateral, espaços intercostais aumentados, desvio do mediastino para longe do pneumotórax e depressão do diafragma.

**2. C.** Remoção de uma linha. Observa-se cateter mal posicionado na subclávia direita. O cateter na subclávia corre para cima, para a veia jugular interna direita. Cateteres mal posicionados podem se estender para várias veias, incluindo a veia mamária interna, a veia ázigos, a veia intercostal superior e a veia tireóidea inferior. Linhas mal posicionadas deverão ser reposicionadas ou substituídas. Uma vez violado o campo estéril, uma linha pode ser puxada de volta, mas não avançar.

A radiografia lateral pode avaliar o curso do cateter venoso central no plano anterior-posterior. Se o cateter cursar anteriormente ao longo do esterno, provavelmente estará na veia mamária interna. Se o curso for posterior, ele poderá estar na veia ázigos. A posição normal de um cateter venoso central na radiografia lateral é na junção entre o terço anterior e o terço médio do tórax.

**3. A.** Retração de um tubo. Observa-se intubação da haste principal direita com hiperinflação do pulmão ipsolateral e colapso do pulmão contralateral esquerdo. Existe perda de volume e desvio do mediastino para a esquerda. Uma vez que o paciente provavelmente já tenha comprometimento respiratório (intubação), essa colocação de tubo provavelmente causará mais hipoxemia. Com o pescoço em posição neutra, o tubo endotraqueal deverá ficar a $5 \pm 2$ cm da carina. Na radiografia portátil, a carina se sobrepõe a T5-T7. Se a carina não for visível, pode-se assumir que a posição em T3 ou T4 é segura.[1]

**4. B.** Avanço de um tubo. A ponta do tubo de Dobhoff cobre o esôfago proximal. Ele deverá ser avançado e idealmente colocado depois do piloro. Os tubos de Dobhoff são usados especificamente para alimentação e nutrição. A colocação do tubo no caso-teste aumenta significativamente o risco de aspiração. Tubos entéricos também podem se enrolar na hipofaringe. Se isso ocorrer, o tubo deverá ser removido completamente e nova tentativa de colocação deverá ser realizada.

A colocação de bolsa no paciente antes da intubação pode causar distensão gasosa do estômago e não deverá ser confundida com intubação esofágica. Buscar pelo tubo endotraqueal que cobre a coluna de ar da traqueia e observar os volumes pulmonares.

## Referência

1. Goodman LR, Conrardy PA, Laing F, Singer MM. Radiographic evaluation of endotracheal tube position. Am J Roentgenol 1976;127(3):433–434



### Melhores Dicas

- A radiografia lateral pode ajudar a determinar se uma linha central mal posicionada está na veia mamária interna (localização anterior) ou na veia ázigos (localização posterior).
- As complicações para intubação incluem: lesão dentária, pneumotórax e tubo mal posicionado no brônquio ou esôfago da haste principal direita.
- Posicionamento do tubo endotraqueal: $5 \pm 2$ cm acima da carina. A carina está ao nível de T5-T7 na radiografia portátil.

# Rico em Imagens 4

## ■ Caso

Combinar as imagens de tomografia computadorizada com a morfologia usada na classificação e escore de gravidade de lesão toracolombar (TLICS).

A. Compressão.
B. Compressão axial.
C. Translação.
D. Distração.

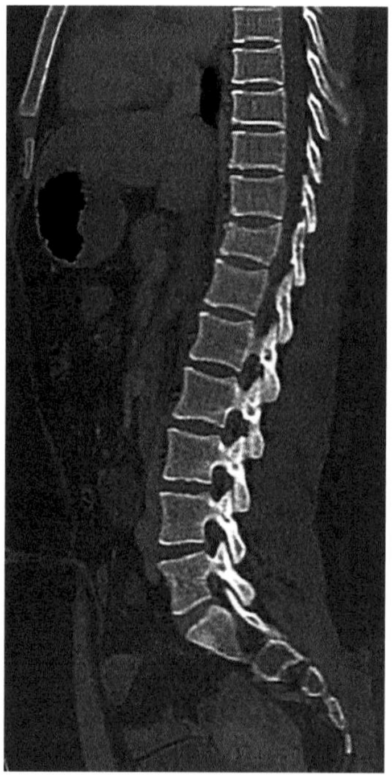
1.

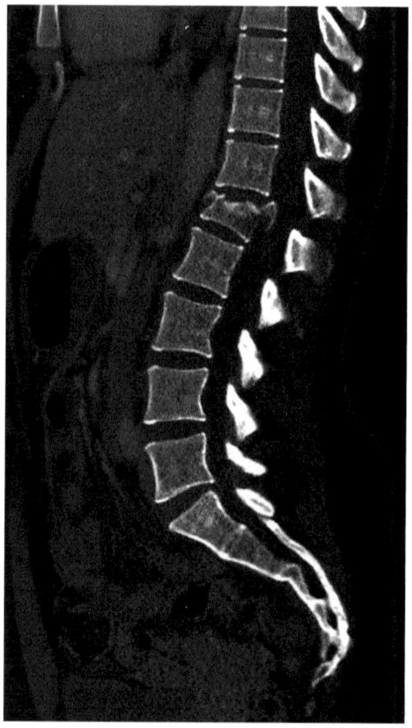
2.

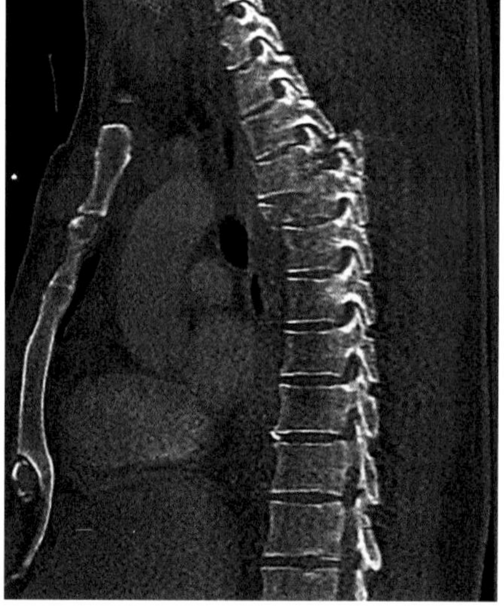
3.

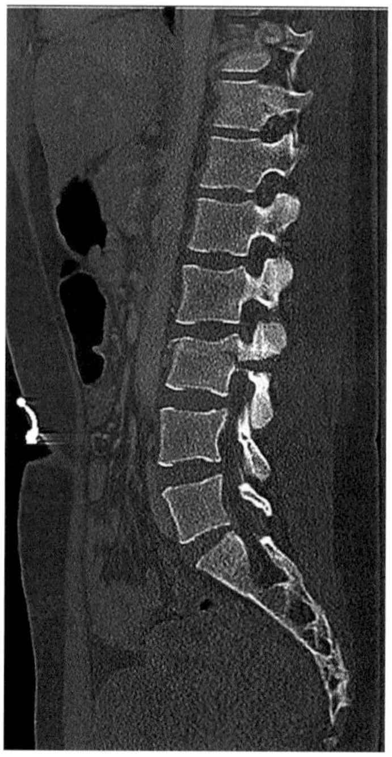
4.

## ■ Respostas e Explicações

Existem três classificações principais de lesão espinal incluindo: classificação de Denis, classificação de coluna AO e TLICS.

A classificação de Denis (três colunas) avalia qual parte da coluna vertebral está lesionada. As colunas são divididas em anterior, média e posterior. A coluna anterior inclui o ligamento longitudinal anterior e os dois terços anteriores do disco e corpo vertebral. A coluna média inclui o terço posterior do corpo vertebral e o ligamento longitudinal posterior. A coluna posterior inclui os pedículos e as estruturas posteriores aos pedículos. Lesões da coluna anterior são consideradas estáveis. As lesões envolvendo as colunas anterior e média podem ser instáveis. Se todas as três colunas estiverem envolvidas, a lesão espinal será considerada instável.

A classificação AO da coluna e a classificação TLICS descrevem a morfologia da lesão. Ambas possuem modificadores neurológicos. A classificação AO da coluna categoriza lesões em Tipo A, Tipo B ou Tipo C.

A TLICS descreve a morfologia da lesão (compressão, ruptura, translação/rotação ou distração), a integridade (intacto, lesão suspeita, lesão) do complexo ligamentoso posterior (PLC) e o *status* neurológico. Com base nos critérios de classificação, esse modelo é usado para prognosticar a necessidade de cirurgia. Essa classificação concede pontos dependendo da morfologia da lesão (1-4), complexo ligamentoso posterior (0-3) e envolvimento neurológico (0-3). Se a soma for > 4, então o tratamento operatório será usualmente considerado. Se a soma for < 4, então o tratamento não operatório será estimulado. Se a soma for 4, então a lesão poderá ser tratada com ou sem cirurgia.

**1. A.** Fratura de compressão. Essas fraturas são o tipo mais comum de lesão óssea da coluna torácica e lombar. Esses tipos de lesão ocorrem com carga axial e/ou forças de flexão. Um fator importante a considerar é a extensão da perda de altura do corpo vertebral. Vários níveis podem ser afetados e as fraturas podem ou não ser contíguas. Na classificação TILCS é dado um ponto para a morfologia da fratura de compressão.

Os achados comuns incluem concavidade da placa terminal superior, curvamento do córtex anterior do corpo vertebral, fratura de canto anterior-superior ou leve perda de altura com faixa esclerótica 1 ou 2 mm abaixo da placa terminal superior (impactação trabecular).

As fraturas de compressão são tipicamente consideradas como lesão única (anterior) da coluna na classificação de Denis e lesão do Tipo A1 na classificação AO da coluna vertebral.

**2. B.** Fratura de compressão axial. Essa fratura tem o mesmo mecanismo de lesão que aquele das fraturas de compressão, mas ocorre cominuição e os fragmentos podem se estender anterior, lateral e posteriormente. A imagem do caso-teste exibe fragmentos anteriores e posteriores da fratura. A retropulsão do fragmento da fratura pode causar compressão do saco tecal, do cordão e das raízes dos nervos. Na classificação TLICS são concedidos dois pontos para a morfologia de ruptura.

A morfologia da fratura de compressão axial é considerada uma lesão de duas colunas na classificação de Denis, pois envolve ambas as colunas anterior e média das vértebras.

A classificação AO da coluna separa fraturas de compressão axial em fraturas incompletas (fratura somente da placa terminal) e completas (ambas as placas terminais fraturadas). Estas são rotuladas como Tipo A3 e Tipo A4, respectivamente.

**3. C.** Lesão de translação. Esta lesão se refere ao movimento de um segmento superior da coluna em relação a um segmento inferior da coluna. Mais usualmente, existe uma translação anterior das vértebras, exibida pela anterolistese ou com facetas subluxadas/luxadas ou com fratura da parte interarticular. A translação lateral também pode ocorrer. Três pontos são dados à morfologia de translação na classificação TLICS. A lesão de rotação (ou seja, luxação da faceta unilateral) também recebe três pontos.

A lesão de translação é considerada uma lesão de três colunas na classificação de Denis, pois esse tipo de lesão rompe tanto o osso quanto as estruturas discoligamentosas em cada uma das três colunas.

A classificação AO da coluna categoriza essas lesões em lesões do Tipo C.

**4. D.** Lesão de distração. Essa lesão pode resultar de forças de flexão ou de extensão e pode ter natureza apenas discoligamentosa quanto transóssea. A lesão de distração mais usualmente reconhecida é a "fratura de Chance" com um plano de fratura horizontal/axial através dos elementos/pedículos posteriores para o corpo vertebral, como exibido no caso-teste. Essa é uma morfologia do tipo flexão-distração. A extensão-distração também pode ocorrer, com ruptura do ligamento longitudinal anterior e ampliação do espaço do disco, e pode continuar para os elementos posteriores. Quatro pontos são dados para esta morfologia na classificação TLICS. É importante lembrar que lesões por flexão-distração também podem ter um componente de fratura de compressão/compressão axial.

A lesão por distração pode ser considerada como lesão de três colunas na classificação de Denis, se a lesão se estender até o nível dos dois terços anteriores do corpo vertebral.

A classificação AO da coluna categoriza essas lesões no Tipo B. Elas são subdivididas em B1 para ruptura transóssea da faixa de tensão (fratura de Chance), B2 para ruptura da faixa de tensão posterior com fratura de compressão/compressão axial concomitante e B3 para lesões por hiperextensão.

### Melhores Dicas

- A lesão do tipo fratura de Chance é uma lesão instável, classificada como lesão por distração nas classificações TLICS e AO da coluna vertebral. Geralmente a lesão é submetida à fixação posterior. Existe alta associação a lesões intra-abdominais.
- A PLC descrita em TLICS inclui, anatomicamente: ligamento supraespinhoso, ligamento interespinhoso, cápsula/articulação da faceta e ligamento amarelo. O ligamento longitudinal posterior não faz parte de PLC.
- A lesão incompleta do cordão espinal tem valor de pontuação mais alto que a lesão completa do cordão porque a cirurgia pode evitar a progressão para a lesão completa do cordão.

# Rico em Imagens 5

## ■ Caso

Combinar os achados na investigação de herniação por imagens com as sequelas potenciais corretas.

A. Infarto do território da artéria cerebral anterior.
B. Pupila fixa e dilatada.
C. Infartação e hidrocefalia no território da artéria cerebelar inferior posterior (PICA).
D. Comprometimento cardiorrespiratório.

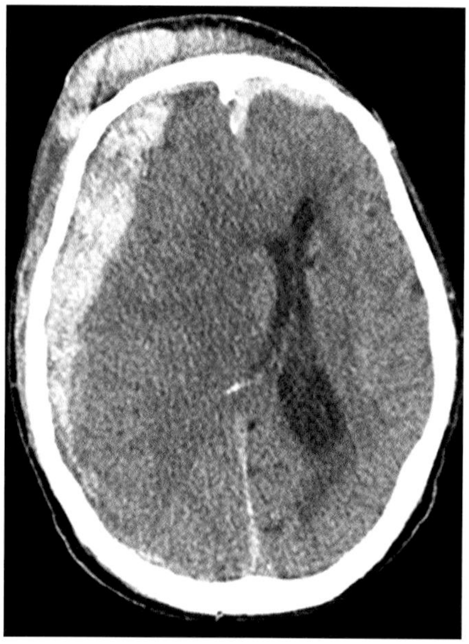
1.

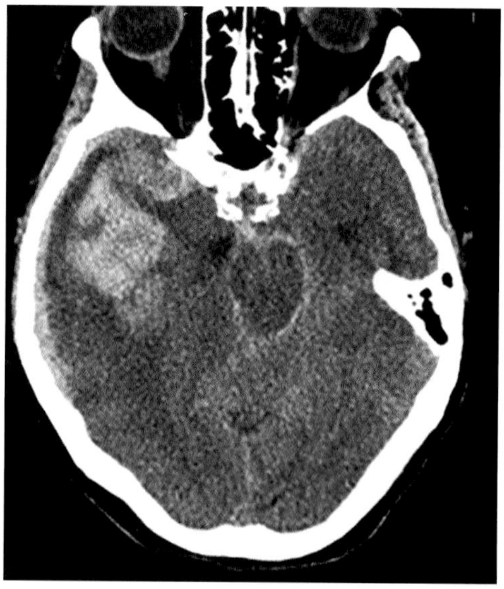
2.

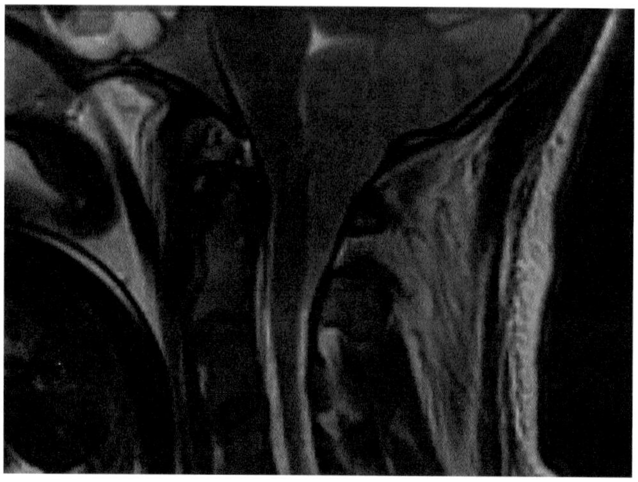
3.

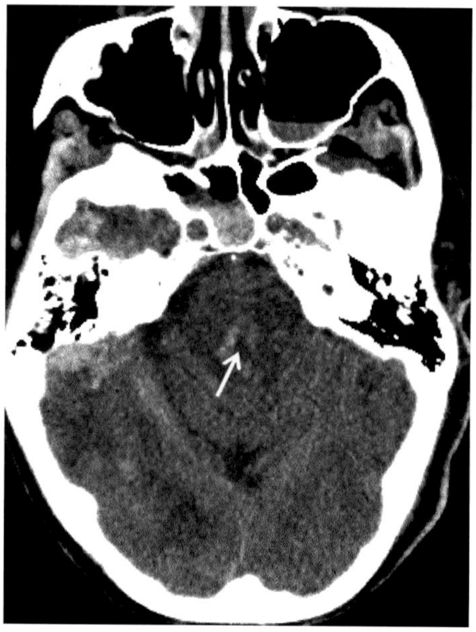
4.

## Respostas e Explicações

**1. A.** Infartação da artéria cerebral anterior. A primeira imagem demonstra herniação sob a foice. Essa herniação ocorre quando o efeito de massa é exercido sobre o hemisfério cerebral com deslocamento hemisférico subsequente, particularmente o giro cingulado, por baixo da foice do cérebro. Uma sequela potencial dessa herniação sob a foice é a compressão da artéria cerebral anterior, que pode levar ao infarto. Isso pode ocorrer no lado ipsolateral ou bilateralmente.

**2. B.** Pupila fixa e dilatada. A segunda imagem demonstra herniação do gancho. À medida que o lobo temporal medial e o gancho se movem em sentido medial e descendente pela incisura tentorial, pode ocorrer compressão no tronco cerebral, nas artérias cerebrais posteriores e no nervo craniano III (oculomotor). A compressão desse nervo pode levar à pupila ipsolateral fixa e dilatada. Esse tipo de herniação também pode comprimir a artéria cerebral posterior, com infartação subsequente dos lobos occipitais e a hemianopsia homônima resultante.[1]

**3. C.** Infarto da PICA e hidrocefalia. A herniação tonsilar é mostrada na terceira imagem e pode ser causada por massa na fossa posterior (neoplasma ou hemorragia), efeito de massa supratentorial intenso ou punção lombar num quadro de aumento da pressão intracraniana. A herniação tonsilar pode causar compressão da PICA levando ao infarto cerebelar. Às vezes a compressão do quarto ventrículo leva à hidrocefalia obstrutiva.

**4. D.** Comprometimento cardiorrespiratório. As hemorragias de Duret são observadas na quarta imagem, demonstradas por sangue no interior da ponte. Essas hemorragias são usualmente observadas com a herniação central (herniação transtentorial descendente do mesencéfalo) que rasga os vasos perfurantes que se estendem para a ponte. À medida que o mesencéfalo desce, ocorre a compressão da medula oblonga, que leva ao comprometimento respiratório.[1]

## Referências


1. Johnson PL, Eckard DA, Chason DP, Brecheisen MA, Batnitzky S. Imaging of acquired cerebral herniations. Neuroimaging Clin N Am 2002;12(2):217–228
2. Aboulezz AO, Sartor K, Geyer CA, Gado MH. Position of cerebellar tonsils in the normal population and in patients with Chiari malformation: a quantitative approach with MR imaging. J Comput Assist Tomogr 1985;9(6):1033–1036
3. Barkovich AJ, Wippold FJ, Sherman JL, Citrin CM. Significance of cerebellar tonsillar position on MR. Am J Neuroradiol 1986;7(5):795–799


### Melhores Dicas

O posicionamento da tonsila cerebelar pode ter faixa ampla na população normal. Se as tonsilas cerebelares estiverem inferiores à linha básio-opístio em ≥ 5 mm, então estará presente a herniação tonsilar patológica. Variantes normais podem ocorrer e as medições sugeridas para o normal são de menos 2 a 3 mm.[2,3]

| Tipo de herniação | Território do infarto |
|---|---|
| Herniação sob a foice | Artéria cerebral anterior |
| Herniação do gancho | Artéria cerebral posterior |
| Herniação tonsilar | PICA |

# Mais Desafiador 1

## ■ Caso

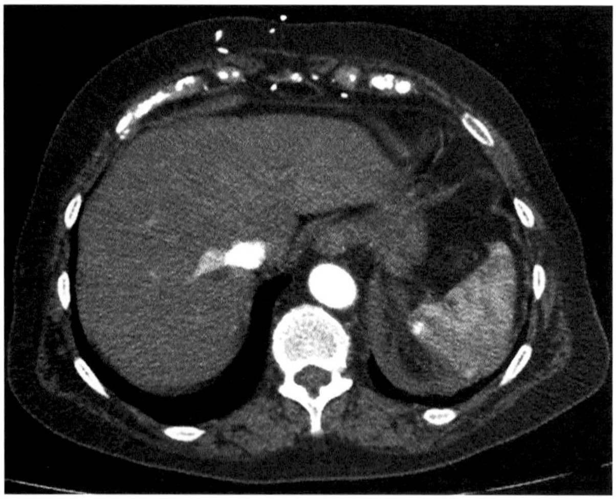

Fase arterial

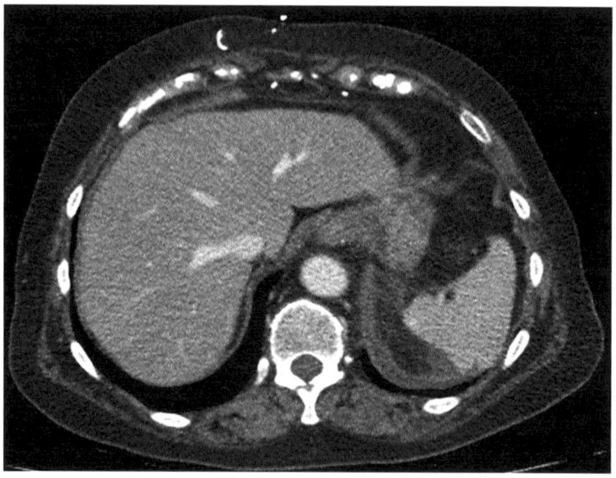

Fase venoso-portal



## ■ Perguntas

1. Qual é o diagnóstico mais provável?
   A. Padrão de realce normal do baço.
   B. Lesão esplênica sem lesão vascular.
   C. Lesão esplênica com pseudoaneurisma.
   D. Lesão esplênica com extravasamento ativo de contraste no baço.
   E. Lesão esplênica com extravasamento ativo no peritônio.

2. Qual é o tratamento apropriado de um paciente estável com o achado na imagem?
   A. Sem necessidade de intervenção.
   B. Embolização proximal da artéria esplênica principal.
   C. Embolização distal do pseudoaneurisma esplênico.
   D. Laparotomia com ressecção parcial do baço.
   E. Laparotomia com esplenectomia.

3. Qual é a consequência potencialmente fatal de um pseudoaneurisma esplênico não tratado?
   A. Se < 2 cm de diâmetro, os pseudoaneurismas não ameaçam a vida.
   B. Ruptura esplênica tardia.
   C. Hipertensão maligna.
   D. Trombose de pseudoaneurisma esplênico.

## Respostas e Explicações

*Pergunta 1*

**C. Correta!** As imagens do caso-teste exibem lesão esplênica com pseudoaneurisma. Este acompanha o acúmulo de sangue aórtico nas duas fases de realce por contraste.

*Outras escolhas e discussões*

**A.** A fase arterial do realce do baço sempre tem aparência de listras de tigre. Isso não deverá ser observado na fase venoso-portal. No caso-teste, as áreas de atenuação baixa no baço na fase venoso-portal são lacerações. As lesões esplênicas podem ser classificadas ou com o sistema de graduação da American Association for the Surgery of Trauma (AAST) ou pela classificação baseada em tomografia computadorizada.

**B.** Uma lesão vascular está presente.

**D.** O extravasamento ativo de contraste pode imitar um pseudoaneurisma em um estudo de fase única, mas não deverá acompanhar o acúmulo de sangue aórtico nas duas fases. Além disso, o extravasamento do contraste tende a crescer de tamanho na fase venoso-portal.

**E.** Não há sinal de extravasamento de contraste no peritônio. Esse extravasamento de contraste intraperitoneal do baço pode aparecer como uma camada de contraste ao longo da porção dependente do espaço periesplênico ou estar cercado por uma hemorragia não opacificada.

*Pergunta 2*

**C. Correta!** Pseudoaneurismas esplênicos deverão ser embolizados e isso deverá ser executado o mais distalmente possível. A embolização seletiva ajuda a manter a maior parte da função esplênica.[1]

*Outras escolhas e discussões*

**A.** Embora as lesões esplênicas possam, com frequência, ser tratadas de modo conservador, um pseudoaneurisma concomitante deverá ser embolizado.

**B.** A embolização proximal (artéria esplênica principal) é usada para reduzir a pressão de perfusão ao baço. A perfusão ocorre através de vias colaterais, incluindo as artérias gástrica curta, pancreática, gastroepiploica e esplênica capsular.[2]

**D.** As ressecções parciais do baço estão usualmente reservadas para massas esplênicas benignas. Embora essa ressecção esplênica parcial possa ser realizada nos quadros de trauma, se o paciente estiver estável será preferível a embolização endovascular, e se o paciente estiver instável o procedimento deverá ser a esplenectomia total.

**E.** A laparotomia com esplenectomia geralmente está reservada a pacientes instáveis ou para lesões de alto grau que provavelmente falharão na terapia conservadora.

*Pergunta 3*

**B. Correta!** A ruptura esplênica tardia pode estar associada a pseudoaneurismas esplênicos. A ruptura é potencialmente fatal.[3] Embora o sistema de graduação da AAST não trate especificamente de pseudoaneurisma, isso é tratado pelo sistema de classificação por tomografia computadorizada radiológica com multidetectores.[4]

*Outras escolhas e discussões*

**A.** Pseudoaneurismas de qualquer tamanho são potencialmente fatais e precisam de tratamento.

**C.** A hipertensão é a doença mais comum associada a aneurismas de artéria renal e não a pseudoaneurismas esplênicos. Ainda não está esclarecido se o aneurisma de artéria renal causa a hipertensão ou se a hipertensão causa o aneurisma.[5]

**D.** A trombose ocorre em pseudoaneurismas esplênicos. Na verdade, isso pode ser benéfico.

## Referências

1. Madoff DC, Denys A, Wallace MJ, et al. Splenic arterial interventions: anatomy, indications, technical considerations, and potential complications. Radiographics 2005;25 Suppl 1:S191–211
2. Imbrogno BF, Ray CE. Splenic artery embolization in blunt trauma. Semin Intervent Radiol 2012;29(2):147–149
3. Freiwald S. Late-presenting complications after splenic trauma. Perm J 2010;14(2):41–44
4. Marmery H, Shanmuganathan K, Alexander MT, Mirvis SE. Optimization of selection for nonoperative management of blunt splenic injury: comparison of MDCT grading systems. Am J Roentgenol 2007;189(6):1421–1427
5. Henke PK, Cardneau JD, Welling TH 3rd, et al. Renal artery aneurysms: a 35-year clinical experience with 252 aneurysms in 168 patients. Ann Surg 2001;234(4):454–462; discussion 462–453

### Melhores Dicas

- O baço é o órgão mais usualmente lesionado na população adulta.
- O sistema de graduação da AAST é uma classificação que ajuda o tratamento direto de lesões esplênicas.
- Os pseudoaneurismas são potencialmente fatais (ruptura esplênica tardia) e precisam de tratamento.

# Mais Desafiador 2

## ■ Caso

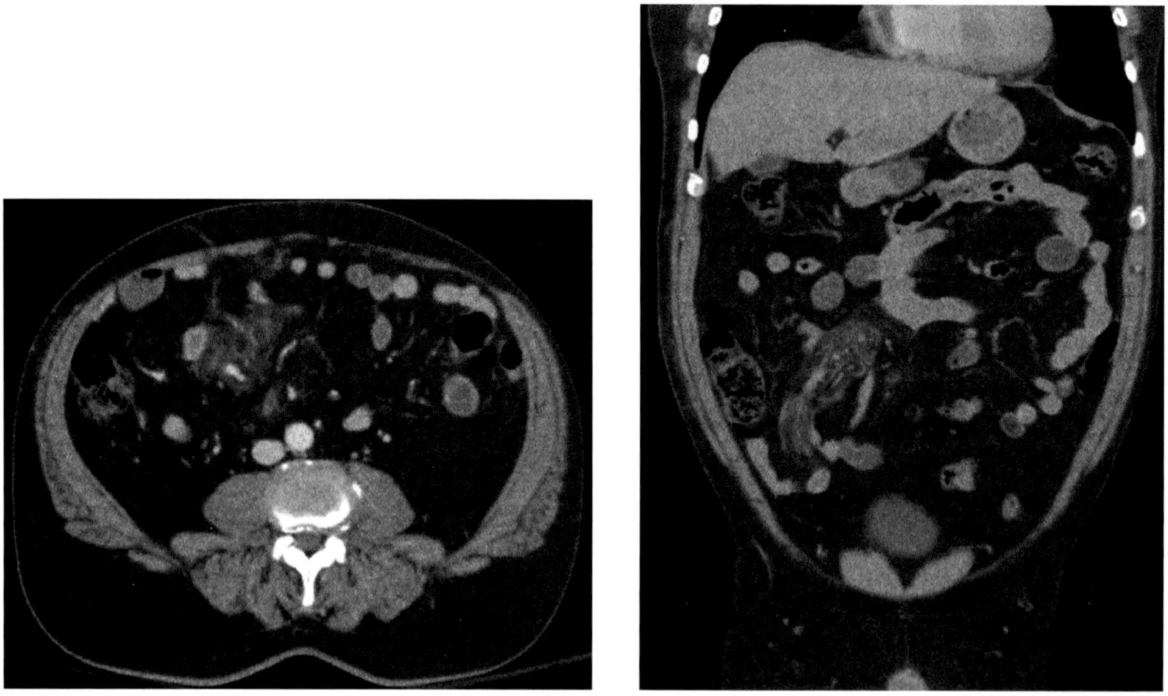

Condição de um jovem de 25 anos de idade após colisão automotiva

## ■ Perguntas

1. Qual é o diagnóstico mais provável?
   A. Paniculite mesentérica.
   B. Mesenterite esclerosante.
   C. Tumor carcinoide.
   D. Linfoma.
   E. Hematoma mesentérico.

2. Onde ocorrem as lacerações do mesentério em alça de balde?
   A. Porção proximal da artéria mesentérica superior.
   B. Porção proximal da artéria mesentérica inferior.
   C. Veia mesentérica superior próximo à confluência das veias mesentérica superior e esplênica.
   D. Veia mesentérica inferior próximo à drenagem para a veia esplênica.
   E. Vasos mesentéricos ao nível do intestino.

3. Qual é o sinal radiográfico mais ESPECÍFICO de lesão intestinal?
   A. Espessamento da parede intestinal.
   B. Descontinuidade da parede intestinal.
   C. Fluido livre de densidade moderada.
   D. Fluido *interloop*.
   E. Gás extraluminar.

## Respostas e Explicações

*Pergunta 1*

**E. Correta!** As imagens do caso-teste demonstram formação de filamentos e hemorragia ao longo da vasculatura mesentérica compatíveis com hematoma mesentérico. Esse tipo de lesão pode ser observado no traumatismo tanto penetrante quanto cego. A hemorragia resulta da lesão aos vasos mesentéricos. Lesões mesentéricas podem ser potencialmente fatais por causa da hemorragia e/ou da isquemia do intestino. Várias das outras escolhas oferecidas poderão ter aparência similar na tomografia computadorizada, mas a história de trauma aqui é a chave para a elaboração do diagnóstico correto.

*Outras escolhas e discussões*

**A.** A paniculite mesentérica é rara e caracterizada por inflamação crônica da gordura no mesentério. Essa entidade tem sido descrita como massa adiposa de paniculite mesentérica com nódulos associados bem definidos, menores de 5 mm e de partes moles.[1] Os achados na investigação por imagens são similares aos das imagens do caso-teste. "Mesentério enevoado" é um termo usado para descrever paniculite mesentérica.

**B.** A mesenterite esclerosante é considerada um estádio fibrótico de paniculite mesentérica. A paniculite mesentérica é a fase aguda, demonstrada pela necrose de gordura e inflamação aguda. A mesenterite esclerosante é o estádio mais tardio e está frequentemente associado a outras doenças inflamatórias crônicas incluindo fibrose retroperitoneal, colangite esclerosante, tireoidite de Riedel e pseudotumor orbitário. Embora a etiologia da mesenterite esclerosante seja desconhecida, infecção, trauma, isquemia e coexistência com malignidade todas elas já foram sugeridas.[2]

**C.** O tumor carcinoide no mesentério pode ter aparência similar à da mesenterite esclerosante. Com o carcinoide, há vários graus de fibrose mesentérica e calcificação, incluindo o padrão clássico de fibrose "em roda de carroça".

**D.** O linfoma também pode ter aparência semelhante, com infiltração na gordura mesentérica e dilatação de linfonodos mesentéricos.

*Pergunta 2*

**E. Correta!** Lacerações do mesentério em alça de balde ocorrem no quadro de trauma por força cega, no qual o intestino mais móvel se movimenta para longe do mesentério, cisalhando os vasos mesentéricos ao nível do intestino. Dependendo de quanto do intestino é envolvido, pode-se seguir um quadro de intestino isquêmico exigindo ressecção cirúrgica. Outras sequelas traumáticas geralmente encontradas em associação à lesão mesentérica incluem: lesão intestinal, lesão espinal e fraturas do anel pélvico.

As demais escolhas estão incorretas.

*Pergunta 3*

**B. Correta!** A descontinuidade da parede intestinal é o sinal mais específico de lesão intestinal; entretanto, esse é também o último achado comum. As outras escolhas são todas achados não específicos de lesão intestinal.

*Outras escolhas e discussões*

**A.** O espessamento da parede intestinal é observado em 75% dos casos de lesão transmural. Entretanto, esse achado é não específico.

**C.** Fluido livre de densidade moderada tem alta sensibilidade para lesão intestinal. Entretanto, esse achado é não específico.

**D.** Fluido *interloop* se refere a fluido ao longo do lado mesentérico dos segmentos do intestino delgado e, às vezes, indica o sítio da lesão intestinal. O fluido *interloop* tem mais probabilidade de estar associado à lesão intestinal ou mesentérica que a uma lesão de órgão sólido.[3]

**E.** O pneumoperitônio é observado em 44 a 55% dos casos de lesão intestinal. Outras causas de pneumoperitônio incluem: barotrauma, ventilação mecânica e ar introduzido por cateter de Foley em pacientes com ruptura intraperitoneal da bexiga.

## Referências

1. Daskalogiannaki M, Voloudaki A, Prassopoulos P, et al. CT evaluation of mesenteric panniculitis: prevalence and associated diseases. Am J Roentgenol 2000;174(2):427–431
2. Horton KM, Lawler LP, Fishman EK. CT findings in sclerosing mesenteritis (panniculitis): spectrum of disease. Radiographics 2003;23(6):1561–1567
3. Brody JM, Leighton DB, Murphy BL, et al. CT of blunt trauma bowel and mesenteric injury: typical findings and pitfalls in diagnosis. Radiographics 2000;20(6):1525–1536; discussion 1536–1537

### Melhores Dicas

- A lesão mesentérica é uma entidade potencialmente fatal que pode causar instabilidade hemodinâmica ou isquemia intestinal.
- Lacerações do mesentério em alça de balde ocorrem na região do intestino e podem levar à isquemia intestinal.
- Ao encontrar formação de filamentos mesentéricos na tomografia computadorizada, lembre-se de considerar traumatismo no diferencial.

# Mais Desafiador 3

## ■ Caso



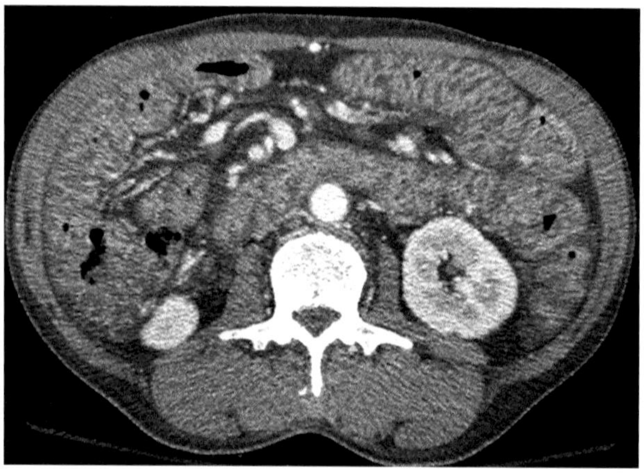

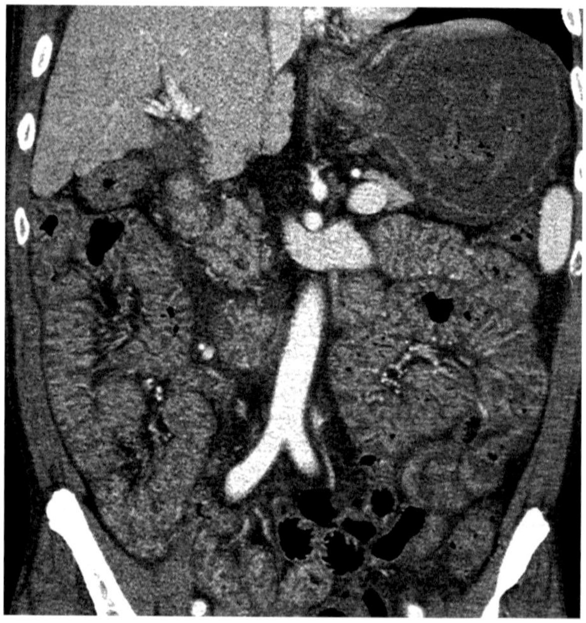

Tomografia computadorizada (CT) do abdome e da pelve com realce por contraste

## ■ Perguntas

1. Qual é o diagnóstico MAIS provável?
   A. Obstrução do intestino delgado.
   B. Contusão do intestino delgado.
   C. Lesão mesentérica.
   D. Intestino de choque.
   E. Doença celíaca.

2. Qual das opções a seguir é um componente do complexo de hipotensão na CT?
   A. Pouco realce mucoso do intestino.
   B. Veia cava inferior semelhante à fenda/nivelada.
   C. Diâmetro aumentado da aorta.
   D. Glândulas suprarrenais com pouco realce.
   E. Espessamento focal da parede intestinal.

3. Como é tratado o intestino de choque? Selecione a resposta correta.
   A. Reanimação com fluido e cessação da fonte de sangramento.
   B. Ressecção de segmentos do intestino delgado que mostrem o realce exagerado da mucosa.
   C. Pinçamento cruzado da aorta.
   D. Oclusão do balão endovascular de reanimação de colocação do cateter da aorta.
   E. Terapia antibiótica.

## ■ Respostas e Explicações

*Pergunta 1*

**D. Correta!** Trata-se de um quadro de intestino de choque. Acredita-se que esse quadro resulte de hipovolemia, com estimulação simpática resultante, vasoconstrição esplâncnica e perfusão intestinal reduzida.[1]

*Outras escolhas e discussões*

**A.** Achados de obstrução do intestino delgado incluirão segmentos dilatados de intestino delgado cheio de fluido e uma transição de intestino dilatado para descomprimido.

**B.** A contusão do intestino delgado pode aparecer como espessamento focal da parede com hematoma discreto ou espessamento circunferencial da parede dentro de um segmento desse intestino. Geralmente as contusões são limitadas a um pequeno segmento intestinal. O realce exagerado da mucosa seria atípico no quadro de contusão do intestino delgado.

**C.** Embora a lesão mesentérica possa levar a lacerações em alça de balde e isquemia intestinal concomitante, os achados focalizados também estão usualmente presentes.

**E.** A doença celíaca é uma doença comum, embora subdiagnosticada, de má absorção que afeta 1 em cada 200 norte-americanos. Ela é exibida na CT por um padrão de prega ileojejunal reversa e intestino delgado dilatado e com fluido. Outros aspectos incluem linfadenopatia e intussuscepção transitória do intestino delgado.[2]

*Pergunta 2*

**B. Correta!** A veia cava inferior se torna "semelhante a uma fenda" (dimensão anteroposterior < 9 mm). O complexo de hipotensão CT é observado mais usualmente em lesão traumática com hipovolemia, levando à hipotensão.

*Outras escolhas e discussões*

**A.** O intestino de choque tem aparência característica de realce exagerado difuso da mucosa do intestino e edema submucoso (parede). Acredita-se que esse quadro resulte de perfusão intestinal reduzida, que altera a permeabilidade do intestino e causa vazamento de fluido e de contraste.

**C.** O diâmetro da aorta pode *diminuir* em decorrência de hipovolemia.

**D.** O realce exagerado das glândulas suprarrenais pode ocorrer. Entretanto, isso é mais comum em pacientes pediátricos.

*Pergunta 3*

**A. Correta!** A reanimação precoce com fluido e a cessação da fonte de sangramento são, em geral, suficientes para tratar intestino de choque. Logo após a reanimação, o intestino volta ao normal.

*Outras escolhas e discussões*

**B.** Embora haja hipoperfusão intestinal, o intestino não está infartado quando essa aparência é observada na varredura por CT. A ressecção não é recomendada.

**C.** O pinçamento cruzado da aorta é usado para controlar o sangramento distalmente, mas poderá causar isquemia visceral em potencial quando o grampo for engajado e a lesão de reperfusão for liberada após o pinçamento cruzado.

**D.** Um balão endovascular de reanimação para cateter de oclusão da aorta é inserido na artéria femoral e usado para cessar a hemorragia exsanguinante distal ao balão. O balão pode ser inflado acima do eixo celíaco (para sangramento abdominal) ou abaixo das artérias renais (para sangramento pélvico). Embora essa manobra possa estancar a hemorragia temporariamente, a reanimação é o componente-chave para reverter o complexo de hipotensão.[3]

**E.** O uso da terapia antibiótica não é uma ação corretiva para intestino de choque.

## ■ Referências

1. Ames JT, Federle MP. CT hypotension complex (shock bowel) is not always due to traumatic hypovolemic shock. Am J Roentgenol 2009;192(5):W230–235
2. Scholz FJ, Afnan J, Behr SC. CT findings in adult celiac disease. Radiographics 2011;31(4):977–992
3. Biffl WL, Fox CJ, Moore EE. The role of REBOA in the control of exsanguinating torso hemorrhage. J Trauma Acute Care Surg 2015;78(5):1054–1058.

### Melhores Dicas

- Os achados de complexo de hipotensão em CT incluem intestino de choque, veia cava inferior semelhante a uma fenda/nivelada, aorta de diâmetro pequeno e glândulas suprarrenais com realce exagerado.
- O intestino de choque aparece como mucosa intestinal com realce exagerado e edema submucoso.
- O quadro de intestino de choque é mais frequentemente reversível por reanimação e cessação da fonte de sangramento.

# Mais Desafiador 4

## ■ Caso

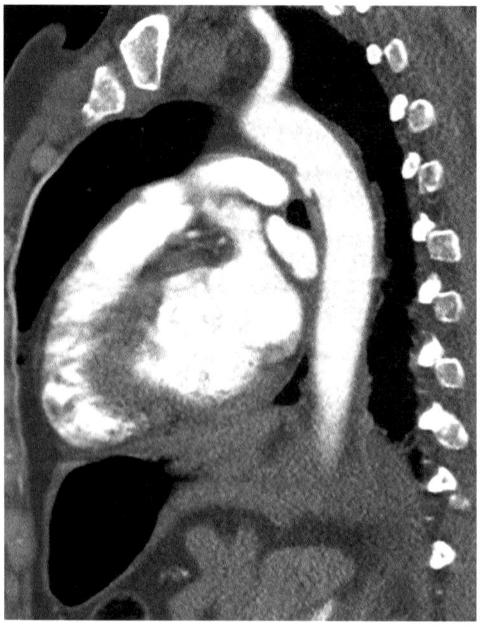

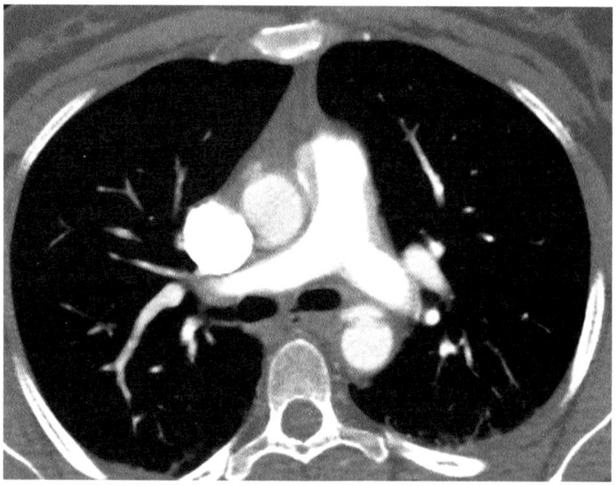

*Status* de mulher de 46 anos após colisão automotiva

## ■ Perguntas

1. Qual é o diagnóstico MAIS provável?
   A. Divertículo atípico do ducto.
   B. Infundíbulo atípico da terceira artéria intercostal direita.
   C. Dissecção aórtica.
   D. Pseudoaneurisma aórtico.
   E. Hematoma intramural da aorta.

2. Qual das opções a seguir é a localização mais comum para uma lesão da aorta torácica?
   A. Aorta ascendente.
   B. Istmo aórtico.
   C. Ao nível do diafragma.
   D. Em um vaso de ramificação de grande porte (ou seja, carótida).

3. Qual é o tratamento definitivo para o pseudoaneurisma traumático no istmo aórtico exibido no caso-teste? (Selecione TODOS os aplicáveis.)
   A. Controle da pressão arterial.
   B. Anticoagulação.
   C. Enxerto-*stent* endovascular.
   D. Reparo cirúrgico aberto.

## Respostas e Explicações

*Pergunta 1*

**D. Correta!** Este é um pseudoaneurisma aórtico. A imagem da tomografia computadorizada demonstra anormalidade de contorno externo ou "projeção para fora" do contraste com ângulos agudos no sítio da lesão. O pseudoaneurisma se refere a uma laceração em uma ou mais camadas do vaso e é, às vezes, denominado de *ruptura contida*. Esse quadro contrasta com o de um aneurisma verdadeiro, que dilataria todas as três camadas do vaso e teria contorno suave. A parede da aorta é formada pelas camadas íntima, média e adventícia.

*Outras escolhas e discussões*

**A.** Embora um divertículo atípico do ducto seja uma armadilha em potencial quando se diagnostica um pseudoaneurisma, divertículos atípicos do ducto mantêm ombros suaves e margens não interrompidas.[1]

**B.** Infundíbulos da segunda e da terceira artérias intercostais são, em geral, encontrados nessa mesma região. Entretanto, eles se estendem perpendiculares à aorta, têm formato usualmente cônicos e margens suaves que levam a um vaso.[1]

**C.** A dissecção da aorta se refere a um retalho de íntima-média com lúmens verdadeiro e falso no vaso. A dissecção não leva à anormalidade de contorno externo.

**E.** Embora haja hemorragia periaórtica, neste caso ela não está na parede da aorta.

*Pergunta 2*

**B. Correta!** A localização mais comum para a ocorrência de uma lesão traumática da aorta torácica é o istmo da aorta (aorta torácica descendente), tanto na autópsia quanto na investigação por imagens. Esse istmo é amarrado pelo ligamento arterioso, que está localizado logo distal à artéria subclávia esquerda.

*Discussão*

Outros sítios comuns de lesão incluem os pontos de ramificação dos vasos do arco aórtico, a aorta ascendente e a aorta descendente próxima ao diafragma. (Observar que esses sítios são todos menos comuns que o istmo aórtico.)

Na investigação por imagens, a lesão da aorta ascendente forma apenas 5% das lesões aórticas. Entretanto, na biópsia as lesões da aorta ascendente formam de 20 a 25% das lesões aórticas. Várias complicações dessas lesões podem ocorrer, incluindo o quadro de hemopericárdio com tamponamento subsequente, lesão de artéria coronária e ruptura de válvula aórtica.[2]

*Pergunta 3*

**C e D. Corretas!** Tanto o reparo cirúrgico aberto quanto o reparo aórtico endovascular torácico (TEVAR) podem ser usados para tratamento definitivo de pseudoaneurismas traumáticos. Muitos centros estão usando TEVAR com resultados promissores. TEVAR tem tempo de procedimento mais curto e risco operatório mais baixo, mas as complicações em potencial incluem: endovazamento, colapso do *stent*, derrame, dissecção retrógrada, migração e paralisia.[3,4] É prática padrão tratar primeiro as lesões não aórticas potencialmente fatais em pacientes portadores de pseudoaneurisma aórtico traumático.

*Outras escolhas e discussões*

**A.** Embora a pressão arterial deva ser controlada em pacientes com pseudoaneurisma traumático, esse não é o tratamento definitivo. O controle da pressão arterial é o tratamento de primeira linha para dissecção tipo B de Stanford ou para hematoma intramural.

**B.** A anticoagulação não é o tratamento definitivo para pseudoaneurisma traumático. A anticoagulação é usada em conjunto com o medicamento anti-hipertensivo para lesões aórticas mínimas (ou seja, lesão da íntima com ou sem trombo aderente).

## Referências


1. Fisher RG, Sanchez-Torres M, Whigham CJ, Thomas JW. "Lumps" and "bumps" that mimic acute aortic and brachiocephalic vessel injury. Radiographics 1997;17(4):825–834
2. Creasy JD, Chiles C, Routh WD, Dyer RB. Overview of traumatic injury of the thoracic aorta. Radiographics 1997;17(1):27–45
3. Nishimoto M, Fukumoto H, Nishimoto Y, Furubayashi K, Morita H, Sasaki S. Surgical treatment of traumatic thoracic aorta rupture: a 7-year experience. Jpn J Thorac Cardiovasc Surg 2003;51(4):138–143
4. Shan JG, Zhai XM, Liu JD, Yang WG, Xue S. Thoracic endovascular aortic repair for traumatic thoracic aortic injury: a single-center initial experience. Ann Vasc Surg 2016;32:104–110
5. Groskin SA. Selected topics in chest trauma. Semin Ultrasound CT MR 1996;17(2):119–141


### Melhores Dicas

- Um pseudoaneurisma é uma ruptura aórtica contida em que pelo menos uma das três camadas é afetada. Todas as três camadas da parede aórtica permanecem intactas nos aneurismas verdadeiros.
- O hematoma intramural é tratado da mesma maneira que a dissecção aórtica. Dissecções tipo A de Stanford (envolvendo a aorta torácica ascendente, incluindo o arco aórtico) são tratadas por cirurgia. Dissecções tipo B de Stanford (localizadas na aorta torácica descendente, distais à artéria subclávia esquerda) geralmente recebem tratamento clínico.
- Até 60% dos pacientes com ruptura traumática da aorta não apresentam evidência visível ou palpável de lesão torácica.[5] Na radiografia do tórax, buscar pelos seguintes sinais de lesão aórtica: perda do contorno do arco aórtico, capuz apical esquerdo, desvio da traqueia e do tubo nasogástrico para a direita ou brônquio principal esquerdo deprimido.

# Mais Desafiador 5

## ■ Caso

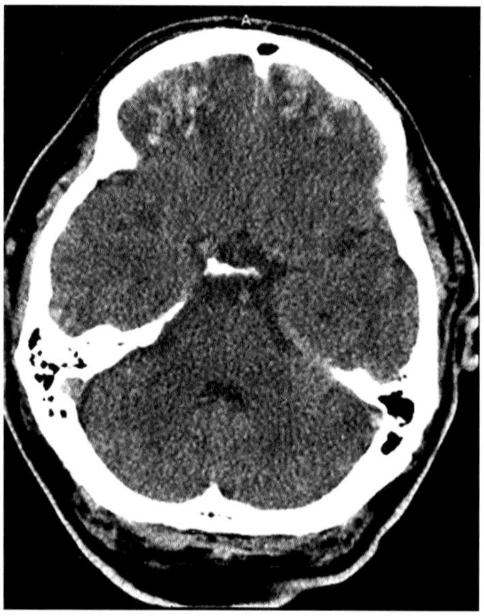

Situação de homem de 56 anos após colisão automotiva



## ■ Perguntas

1. Os achados do caso-teste são, mais provavelmente, resultado de qual das opções a seguir?
   A. Hemorragia epidural de fratura de crânio adjacente.
   B. Lesão das veias de ponte.
   C. Angiopatia amiloide.
   D. Lesão de golpe contragolpe.
   E. Tumor hemorrágico.

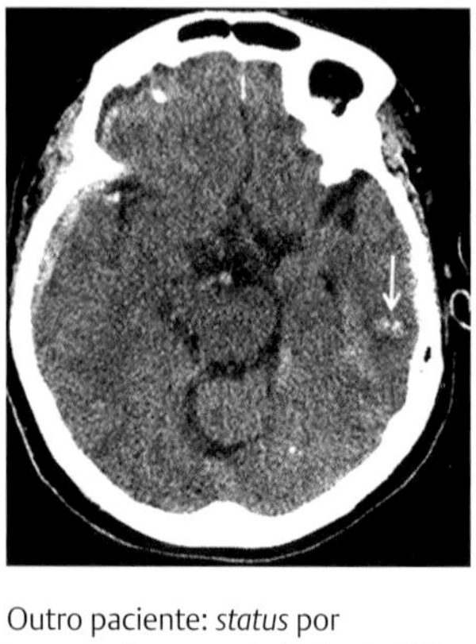

Outro paciente: *status* por tomografia computadorizada (CT) sem contraste após colisão automotiva

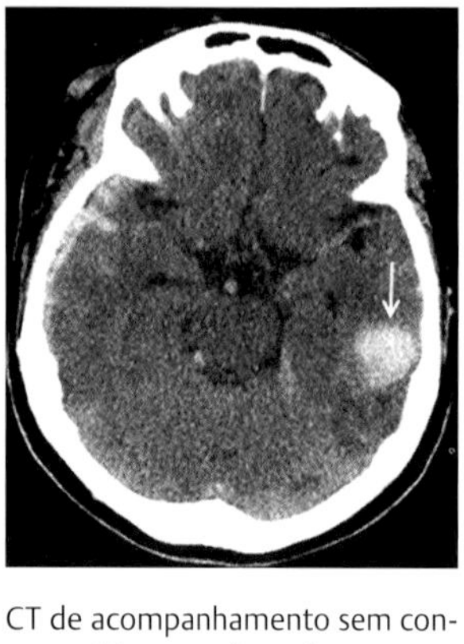

CT de acompanhamento sem contraste 4 horas mais tarde

2. Qual é a explicação MAIS provável para a estrutura hiperdensa (*setas brancas*) se ampliar no estudo de acompanhamento?
   A. Diferença no posicionamento do paciente: a lesão é provavelmente do mesmo tamanho.
   B. A contusão cerebral aumentou, o que não é incomum nas primeiras 48 horas após a lesão.
   C. A hemorragia subaracnóidea preencheu o sulco.
   D. A lesão adicional ocorreu entre os estudos; o paciente pode ter caído da maca.

3. Qual é a diferença entre lesão de contusão cerebral *primária* e *secundária?*
   A. A lesão primária ocorre no sítio de impacto e a secundária ocorre no lado oposto ao do impacto.
   B. A lesão primária é o sítio de lesão intracraniana e lesão secundária é a consequência dessa lesão (ou seja, hemiplegia se houver infarto, dilatação pupilar secundária a compressão do nervo oculomotor etc.).
   C. Lesão primária é a lesão às células (neurônios, astrócitos e oligodendrócitos) dentro de instantes da lesão, enquanto lesão secundária é o insulto continuado secundário à isquemia, substâncias excitotóxicas e dano de radicais livres.
   D. A lesão primária é a lesão ao paciente e a secundária é o efeito nos membros da família (ou seja, emocional, financeiro).
   E. Lesão primária é a lesão ao veículo e secundária é a força que é transmitida ao paciente.

## Respostas e Explicações

*Pergunta 1*

**D. Correta!** A imagem demonstra contusões cerebrais bifrontais, o que é um local comum para lesões de golpe e contragolpe. A contusão cerebral é encontrada com mais frequência nas regiões cortical e subcortical, próxima às cristas de ossos ou ao longo da calvária.

*Outras escolhas e discussões*

**A.** A hemorragia epidural se refere ao sangue extra-axial entre a dura-máter e a calvária. O caso-teste demonstra (predominantemente) sangue intra-axial.

**B.** A lesão das veias de ponte normalmente resulta em hemorragia subdural, que é um sangramento extra-axial entre o espaço potencial da dura-máter e a aracnoide máter.

**C.** A angiopatia amiloide cerebral é uma doença dependente da idade caracterizada por deposição de peptídeos amiloides beta. A doença está associada à hemorragia cerebral, mas raramente causa sintomas em pacientes com menos de 60 anos de idade. Além disso, o caso-teste informa história de trauma agudo, tornando a lesão parenquimatosa mais provável.

**E.** A hemorragia intra-axial é observada bilateralmente, o que poderia ocorrer potencialmente com um glioblastoma (astrocitoma grau IV), pois esses tumores podem cruzar a linha média e apresentar um componente hemorrágico; entretanto, a aparência do caso-teste é clássica para contusão cerebral.

*Pergunta 2*

**B. Correta!** A contusão cerebral aumenta em tamanho em cerca de 50% dos pacientes, e isso ocorre geralmente dentro das primeiras 48 horas. Isso é, às vezes, conhecido como "fluorescência" e pode causar efeito de massa crescente e levar à piora dos sintomas e das consequências para o paciente.

*Outras escolhas e discussões*

**A.** Embora haja pequenas diferenças em posicionamento, existe aumento de tamanho bem acima de 25 a 30%, o que é a porcentagem recomendada para se usar quando se confirmar o aumento no tamanho.

**C.** O sangramento subaracnóideo é mínimo na convexidade temporal esquerda, mas a hemorragia crescente é intra-axial e representa produtos intraparenquimatosos de sangue.

**D.** Existe a possibilidade absoluta de ocorrer uma segunda lesão traumática, especialmente na transferência do paciente, mas isso seria muito menos provável que a fluorescência da contusão intracerebral conhecida.

*Pergunta 3*

**C. Correta!** As contusões cerebrais são compostas de lesão primária e lesão secundária. A lesão *primária* ocorre no momento do insulto (lesão direta às células), enquanto a *secundária* é o insulto continuado secundário à isquemia, substâncias excitotóxicas e danos de radicais livres da fragmentação de produtos do sangue e dano aos tecidos. Lesões adicionais ocorrendo após a disfunção microvascular incluem: vasoconstrição, vasospasmo e oclusão. Isso leva à isquemia de tecido, edema e à progressão hemorrágica da contusão.[1]

É importante compreender que embora os achados da investigação por imagens possam ser estáveis ou até mesmo melhores, o dano continua a ocorrer e o *status* do paciente pode declinar.

*Outras escolhas e discussões*

As outras opções são incorretas. O mecanismo na escolha A descreve o fenômeno do golpe-contragolpe.

Observar que, às vezes, a evolução de um hematoma *intraparenquimatoso* pode imitar um processo neoplástico. A investigação por imagens com realce por contraste de um hematoma intraparenquimatoso pode mostrar realce de borda mais de um ano após seu desenvolvimento. Uma investigação por ressonância magnética de rotação (*spin*) arterial pode ser útil na distinção entre hematoma intraparenquimatoso crônico e neoplasma cístico hipervascular.[4]

## Referências

1. Kurland D, Hong C, Aarabi B, Gerzanich V, Simard JM. Hemorrhagic progression of a contusion after traumatic brain injury: a review. J Neurotrauma 2012;29(1):19–31
2. Alahmadi H, Vachhrajani S, Cusimano MD. The natural history of brain contusion: an analysis of radiological and clinical progression. J Neurosurg 2010;112(5):1139–1145
3. Kim JJ, Gean AD. Imaging for the diagnosis and management of traumatic brain injury. Neurotherapeutics 2011;8(1):39–53
4. Kamide T, Seki S, Suzuki KI, et al. A chronic encapsulated intracerebral hematoma mimicking a brain tumor: findings on arterial spin labeling of MRI. Neuroradiol J 2016;29:273–276

### Melhores Dicas

- As contusões cerebrais aumentam de tamanho em 50% dos pacientes e isso geralmente ocorre dentro das primeiras 48 horas.[2] Estudos de acompanhamento em 6 a 8 horas são úteis para avaliar a progressão.
- Os locais mais comuns para contusões cerebrais são os lobos frontais e os polos temporais.
- A CT pode subestimar uma lesão intracerebral, especialmente se for precocemente examinada por imagens (< 3 horas). Mais de 80% das lesões axonais traumáticas é não hemorrágica e difícil de diagnosticar na CT.[3] A investigação por ressonância magnética é mais sensível para diagnosticar contusões não hemorrágicas e lesões axonais traumáticas.

# Elementos Essenciais 1

## ■ Caso

*Status* de paciente após ferimento único por arma de fogo no abdome, com ferimento de entrada e saída no exame físico.

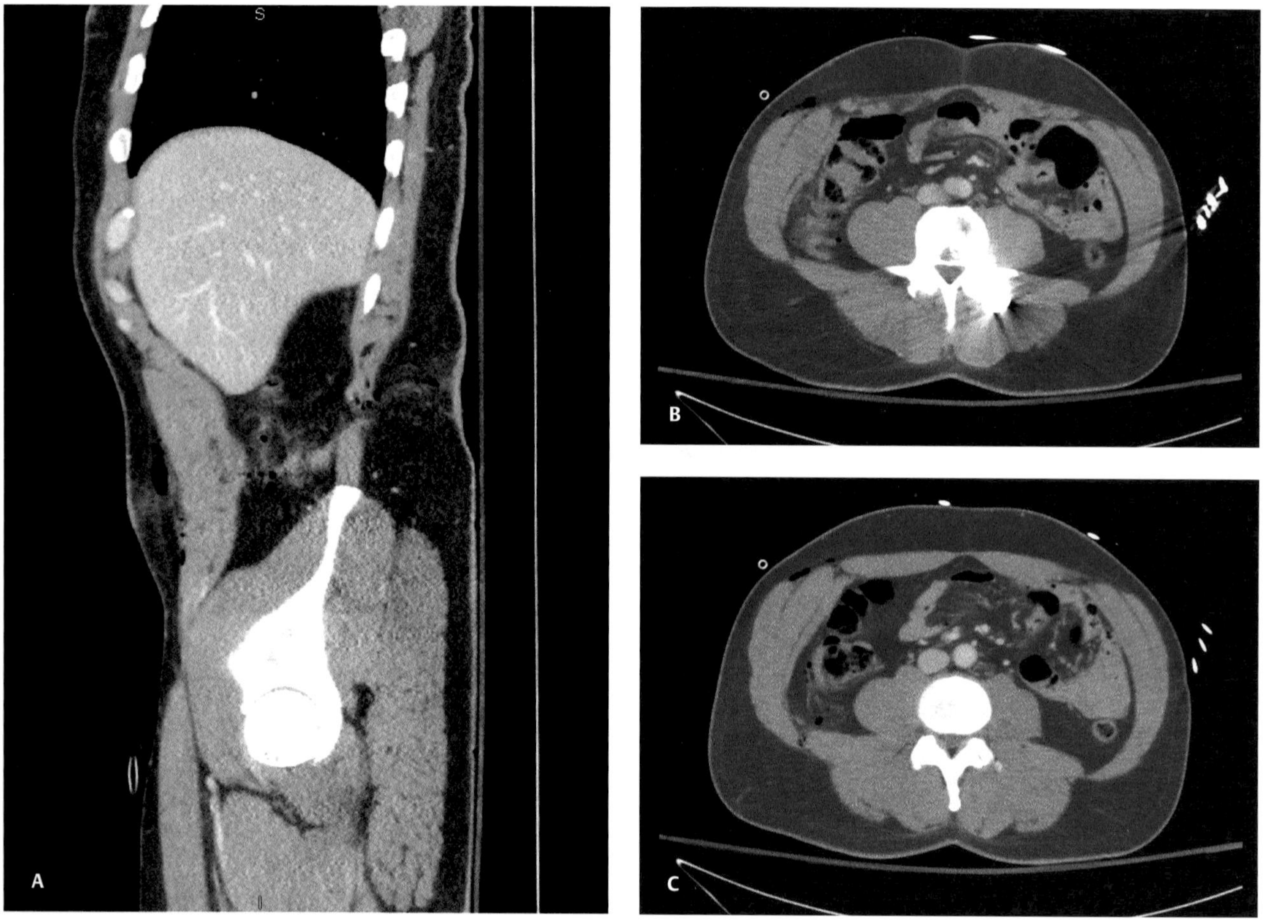




## ■ Perguntas

1. Qual das opções a seguir mais bem descreve os achados da tomografia computadorizada (CT)?
   A. A bala introduziu gás ectópico; não há lesão orgânica.
   B. Os achados se referem a uma lesão colônica.
   C. Ferimentos por arma de fogo são estéreis, seja qual for a via percorrida pela bala.
   D. Não há evidência de lesão intestinal, pois não há derrame de conteúdos intestinais.

2. Qual é o melhor passo a seguir?
   A. Cuidados de suporte.
   B. CT de acompanhamento.
   C. Avaliação cirúrgica.
   D. Enema de bário.

3. Qual das opções a seguir é um sinal INDIRETO de lesão intestinal penetrante?
   A. Fluido *interloop*.
   B. Descontinuidade do intestino.
   C. Vazamento de contraste oral.
   D. Presença de ferimento de saída na parede intestinal.

## Respostas e Explicações

*Pergunta 1*

**B. Correta!** Os achados dizem respeito a uma lesão colônica. A via da bala é visível nas imagens coronal e axial. A proximidade dessa via ao cólon ascendente deve levar a um alto índice de suspeita de lesão intestinal. A presença de gás pericolônico e densificação de gordura aumenta a preocupação. Neste paciente, uma lesão intestinal completa foi encontrada na cirurgia.

*Outras escolhas e discussões*

**A.** Com frequência, gás ectópico é introduzido por lesões de balas de arma de fogo. Na verdade, o gás superficial na parede abdominal anterior pode ser resultado desse mecanismo. Entretanto, o gás mais profundo adjacente ao cólon não é, nitidamente, causado só pela bala e a lesão colônica deverá ser suspeita.

**C.** Lesões por arma de fogo não são intrinsecamente estéreis, especialmente quando atravessam o trato gastrointestinal ou as vias aéreas.

**D.** O derrame de conteúdo intestinal seria um sinal direto de lesão intestinal, mas o reverso não é verdade e a ausência de conteúdos intestinais extraluminares não exclui a lesão.

*Pergunta 2*

**C. Correta!** Na presença de trauma penetrante e lesão intestinal, recomenda-se a exploração cirúrgica.

*Outras escolhas e discussões*

**A.** É pouco provável que os cuidados de suporte resultem na resolução da lesão intestinal sem complicações.

**B.** A CT de acompanhamento provavelmente não fornecerá qualquer informação diagnóstica complementar neste momento.

**D.** O enema de bário é especificamente contraindicado neste paciente. O bário livre de um vazamento pode resultar em peritonite por bário, que pode ser difícil de tratar ou mesmo ser potencialmente fatal. Se um exame fluoroscópico for desejado para confirmar um vazamento intestinal, esse exame deverá ser realizado com contraste solúvel em água.

*Pergunta 3*

**A. Correta!** Os sinais diretos de lesão intestinal penetrante são diagnósticos de lesão e incluem: descontinuidade da parede intestinal, extensão do trato da ferida até o intestino, vazamento de material de contraste via oral ou retal e extravasamento vascular mesentérico ativo. Os sinais indiretos podem surgir secundariamente a uma lesão intestinal e deverão levantar suspeitas. Sinais *indiretos* de lesão intestinal penetrante incluem densificação de gordura, fluido *interloop* e hematoma mesentérico.

*Outras escolhas e discussões*

**B.** A descontinuidade do intestino é sinal direto de lesão intestinal.

**C.** O vazamento de contraste por via oral é sinal direto de lesão intestinal.

**D.** A presença de um ferimento de saída na parede do intestino é sinal direto de lesão intestinal.

## Leituras Sugeridas


Karanikas ID, Kakoulidis DD, Gouvas ZT, Hartley JE, Koundourakis SS. Barium peritonitis: a rare complication of upper gastrointestinal contrast investigation. Postgrad Med J 1997;73(859):297–298

Lozano JD, Munera F, Anderson SW, Soto JA, Menias CO, Caban KM. Penetrating wounds to the torso: evaluation with triple-contrast multidetector CT. Radiographics 2013;33(2):341–359


### Melhores Dicas

- Sinais diretos de lesão intestinal na CT: descontinuidade da parede intestinal, extensão do trato do ferimento para o intestino, vazamento de material de contraste por via oral ou retal e extravasamento vascular mesentérico ativo de material de contraste. Todos são diagnósticos de lesão intestinal.
- Sinais indiretos de lesão intestinal na CT: densificação de gordura, hematoma mesentérico e fluido *interloop*. Esses sinais podem surgir secundariamente a uma lesão e deverão aumentar a suspeita.
- Sempre buscar cuidadosamente por sinais sutis de lesão intestinal e nunca assumir que gás ectópico é causado somente pela entrada da bala.

# Elementos Essenciais 2

## ■ Caso

Mulher de 39 anos de idade apresenta-se com dores abdominais progressivas. São mostradas as imagens de tomografia computadorizada e de tomografia por emissão de pósitrons de fluorodesoxiglicose.

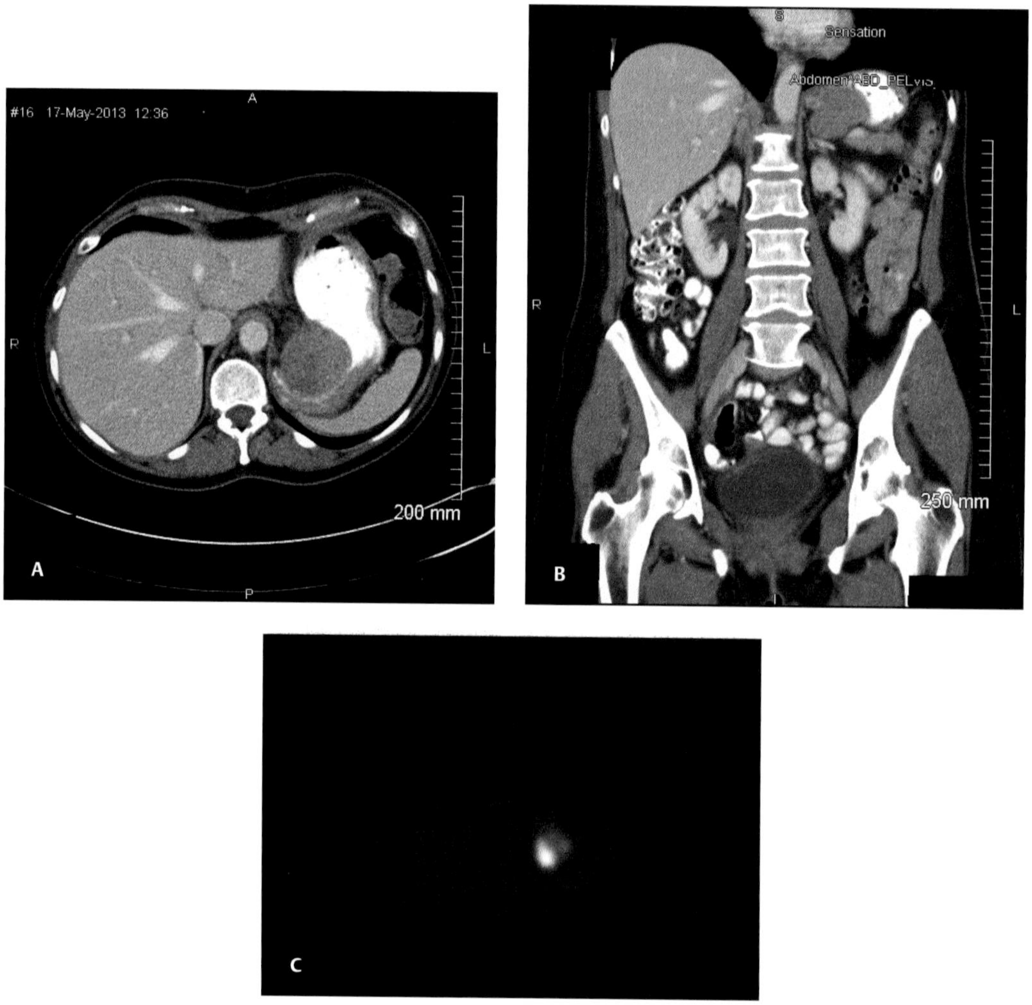




## ■ Perguntas

1. Qual é o diagnóstico MAIS provável?
   A. Adenocarcinoma.
   B. Linite plástica.
   C. Metástase de câncer de mama.
   D. Tumor do estroma gastrointestinal.

2. Qual é a localização mais comum para esses tumores?
   A. Esôfago.
   B. Estômago.
   C. Intestino delgado.
   D. Cólon.

3. Qual é o sítio mais provável de metástase para esses tumores?
   A. Fígado.
   B. Pulmão.
   C. Linfonodos.
   D. Órgãos adjacentes/mesentério.

## Respostas e Explicações

*Pergunta 1*

**D. Correta!** Essa massa gástrica suavemente marginada e parcialmente exofítica é mais coerente com um tumor do estroma gastrointestinal (GIST). Trata-se de um tumor do mesênquima que surge da parede gástrica e é, com frequência, indolente e assintomático. Às vezes, esses tumores podem ser ulcerados e/ou hemorrágicos. O GIST é observado mais frequentemente em adultos após os 40 anos de idade.

*Outras escolhas e discussões*

**A.** Embora o adenocarcinoma seja uma massa gástrica primária comum, ela tem origem mucosa. Massas maiores em geral são ulceradas e heterogêneas, crescendo concentricamente ao longo da parede gástrica, diferentemente do caso-teste.

**B.** Linite plástica é um termo que se refere a um processo infiltrativo difuso da parede gástrica, geralmente envolvendo a submucosa. Trata-se de um termo descritivo e não um diagnóstico patológico e pode ser resultado de causas ou neoplásticas ou inflamatórias.

**C.** Metástases de câncer de mama podem ocorrer no estômago. Entretanto, uma massa gástrica homogênea, grande e isolada seria muito pouco provável para câncer de mama.

*Pergunta 2*

**B. Correta!** Embora GIST possa ocorrem em qualquer local ao longo do trato gastrointestinal, a maioria é encontrada no estômago (60 a 70%).

*Outras escolhas e discussões*

**A.** GIST pode ocorrer no esôfago, mas isso é raro. Massas murais no esôfago são muito mais prováveis de serem musculares (p. ex., leiomioma).

**C.** O intestino delgado, especialmente o duodeno, é a segunda localização maios comum para um GIST (30% dos tumores).

**D.** O cólon é a última localização comum para um GIST.

*Pergunta 3*

**A. Correta!** Uma pequena porcentagem de GISTs é maligna. Quando metastática, a doença se espalha mais usualmente para o fígado.

*Outras escolhas e discussões*

**B.** Metástases pulmonares são raras em GIST.

**C.** Metástases para linfonodos são raras em GIST.

**D.** Disseminação contígua/mesentérica de GIST é incomum em doença primária, mas pode ser observada em recorrência após ressecção.

## Leitura Sugerida

Sandrasegaran K, Rajesh A, Rydberg J, Rushing DA, Akisik FM, Henley JD. Gastrointestinal stromal tumors: clinical, radiologic, and pathologic features. Am J Roentgenol 2005;184:803–811

### Melhores Dicas

- A localização mais comum para um GIST é o estômago.
- O GIST se apresenta, tipicamente, como massa mural sólida, grande e em realce.
- Esses tumores são usualmente benignos, mas quando malignos as metástases ocorrem mais usualmente no fígado.

# Elementos Essenciais 3

## ■ Caso

Uma idosa apresenta-se com timpanismo e dores abdominais.

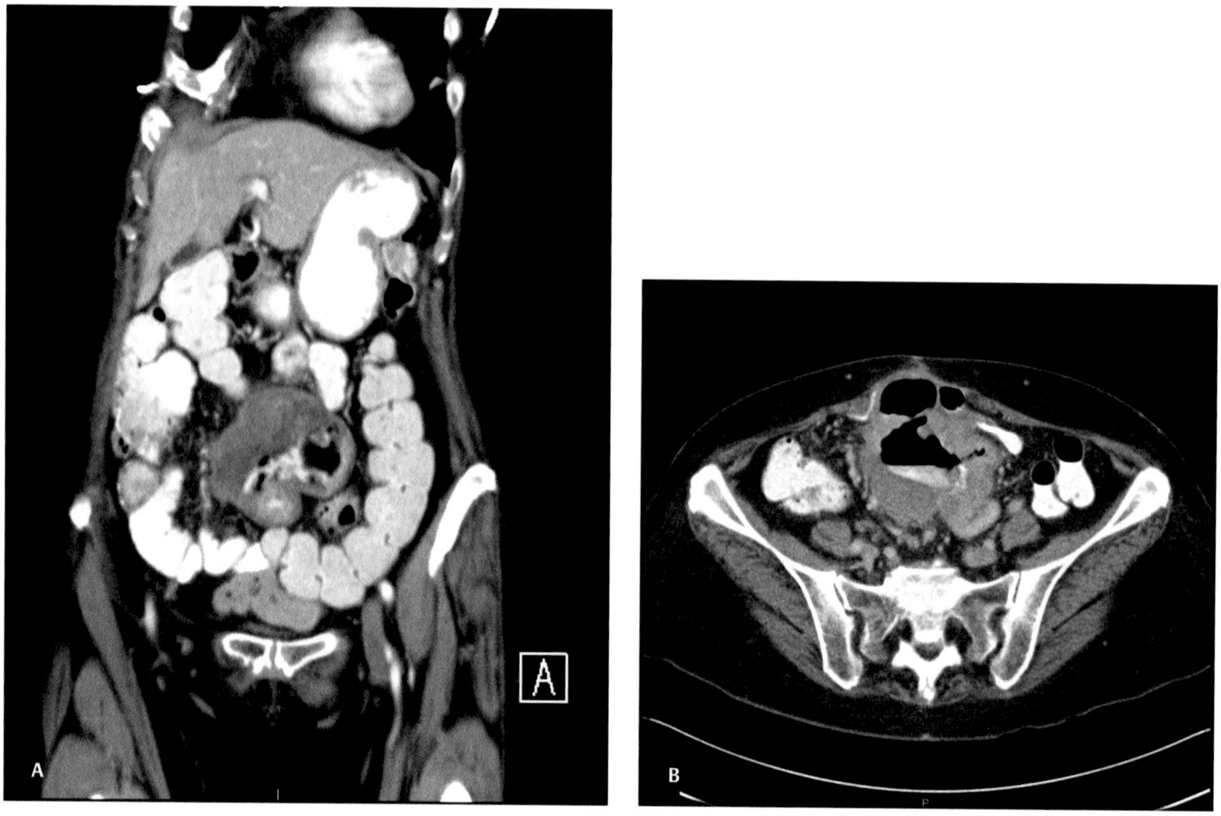




## ■ Perguntas

1. Todas as opções a seguir estão no diagnóstico diferencial, EXCETO:
   A. Linfoma.
   B. Adenocarcinoma.
   C. Carcinoide.
   D. Metástase.

2. Qual é o diagnóstico mais provável?
   A. Câncer de mama metastático.
   B. Adenocarcinoma.
   C. Doença intestinal inflamatória.
   D. Linfoma do intestino delgado.

3. Qual das opções a seguir é verdadeira sobre o processo dessa doença?
   A. A obstrução é comum.
   B. Pode ocorrer intussuscepção.
   C. O tipo de célula mais comum é o linfoma de células T.
   D. Essa doença ocorre mais usualmente no duodeno.

## Respostas e Explicações

*Pergunta 1*

**C. Correta!** Não é provável que o carcinoide do intestino delgado se apresente como massa significativa expandindo o lúmen desse intestino.

*Outras escolhas e discussões*

**A.** O linfoma do intestino delgado geralmente tem a aparência daquele mostrado no caso-teste.

**B.** O adenocarcinoma é uma massa de intestino delgado intrínseca comum e raramente pode ter a aparência daquela do caso-teste.

**D.** As metástases também podem ter a aparência daquela do caso-teste.

*Pergunta 2*

**D. Correta!** Essa paciente tem uma das aparências clássicas de linfoma do intestino delgado. O linfoma é o tumor maligno mais comum do intestino delgado e pode se apresentar com pregas nodulares dilatadas, com espessamento mural difuso ou como massa expansível e ulcerativa e não obstrutora, como neste caso. Se a doença for limitada ao intestino e linfonodos adjacentes, ela será denominada de linfoma primário do intestino delgado. Essa entidade também pode ser secundária.

*Outras escolhas e discussões*

**A.** Metástases de câncer de mama podem ocorrer no intestino delgado e até apresentar essa aparência, mas isso é menos comum que linfomas.

**B.** O adenocarcinoma do intestino delgado resulta, mais provavelmente, em obstrução luminar que em dilatação.

**C.** A doença inflamatória do intestino seria muito pouco provável.

*Pergunta 3*

**B. Correta!** O linfoma do intestino delgado pode atuar como ponto de conduta para a intussuscepção.

*Outras escolhas e discussões*

**A.** A obstrução é menos comum em linfoma de intestino delgado, pois esses tumores tendem a ser moles e flexíveis.

**C.** O tipo de célula mais comum é o linfoma de células B.

**D.** A localização mais comum para o linfoma do intestino delgado é o íleo.

## Leitura Sugerida

Ghai S, Pattison J, Ghai S, O'Malley ME, Khalili K, Stephens M. Primary gastrointestinal lymphoma: spectrum of imaging findings with pathologic correlation. RadioGraphics 2007;27(5):1371–1388

### Melhores Dicas

- O linfoma do intestino delgado ocorre mais frequentemente no íleo.
- A obstrução por causa de um linfoma é incomum, pois essas massas são tumores moles e flexíveis.
- O linfoma do intestino delgado pode ser primário ou secundário.

# Elementos Essenciais 4

## ■ Caso

Senhora de 56 anos apresenta-se no pronto-socorro.

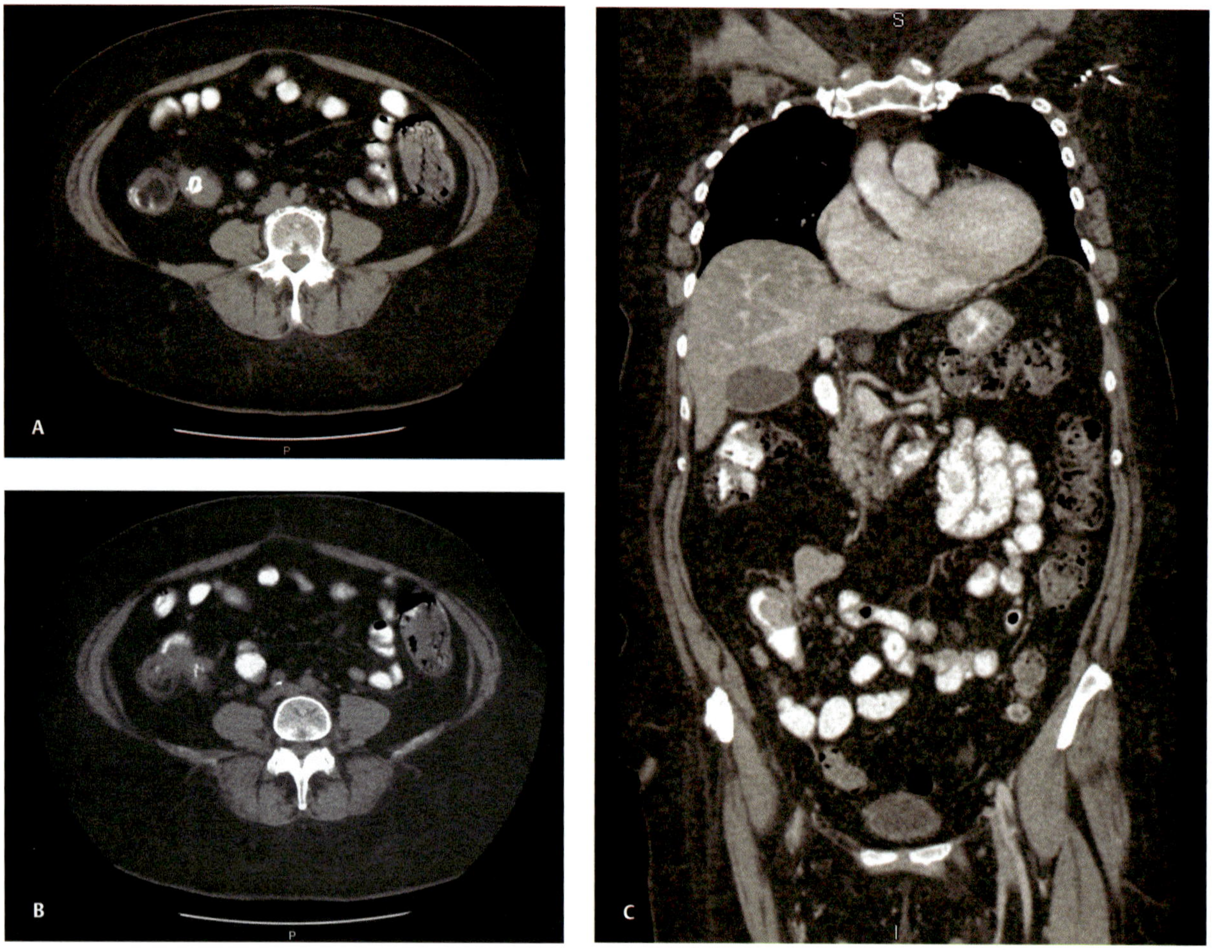

## ■ Perguntas

1. Qual é o diagnóstico MAIS provável?
   A. Carcinoide.
   B. Linfoma.
   C. Tumor desmoide.
   D. Apendagite epiploica.

2. Qual sintoma revelador essa paciente pode ter tido?
   A. Vômito intratável.
   B. Boca seca.
   C. Rubores.
   D. Constipação.

3. Qual das aparências pode ser esperada para metástases de carcinoide no fígado?
   A. Hiporrealce arterial.
   B. Absorção de agentes de contraste específicos para hepatócitos.
   C. Massa predominantemente necrótica.
   D. Isoatenuação de fase venosa portal.

## Respostas e Explicações

*Pergunta 1*

**A. Correta!** Trata-se mais provavelmente de um tumor carcinoide. Carcinoides do intestino delgado ocorrem mais usualmente no íleo. Essa paciente apresenta espessamento mural como uma massa no intestino delgado distal. Observa-se processo semelhante a massa associado no mesentério com faixas de retração de tecido em irradiação (reação desmoplástica). Com o carcinoide, às vezes somente metástases mesentéricas são visíveis nas imagens. Às vezes usa-se uma regra solta de três: um terço ocorre no intestino delgado, um terço tem metástases, um terço é múltiplo, um terço tem uma segunda malignidade e um terço tem síndrome carcinoide.

*Outras escolhas e discussões*

**B.** O linfoma pode ocorrer na parede do intestino e no mesentério, mas essa apresentação é menos típica.

**C.** O tumor desmoide poderia explicar o processo retrátil parcialmente calcificado no mesentério, mas o envolvimento da parede do intestino seria atípico.

**D.** A apendagite epiploica se apresenta como processo inflamatório centralizado ao redor de um lóbulo de gordura, ao longo da margem *serosa* do cólon. Pode haver um vaso central com trombose visível.

*Pergunta 2*

**C. Correta!** Essa paciente pode apresentar ruborização. Tumores liberando 5-hidroxitriptamina (serotonina) podem causar grande quantidade de sintomas denominados de "síndrome carcinoide", que podem incluir: ruborização, diarreia, dor abdominal, chiado e/ou palpitações. Observa-se alto metabolismo de primeira passagem no fígado pela serotonina liberada pelo intestino ou por tumores mesentéricos, de modo que a síndrome carcinoide geralmente só ocorre na presença de metástases no fígado ou em tumores primários fora do trato gastrointestinal (especialmente no pulmão).

*Outras escolhas e discussões*

**A.** O quadro de vômito intratável pode ocorrer se o tumor tiver causado obstrução intestinal. Entretanto, não há obstrução intestinal presente no caso-teste.

**B.** Boca seca é classicamente observada com a superestimação simpática em vez de com a síndrome carcinoide.

**D.** O tumor carcinoide provavelmente causaria diarreia (não constipação).

*Pergunta 3*

**D. Correta!** Isoatenuação de fase venosa portal. Na tomografia computadorizada (CT) para metástases carcinoides e outras metástases neuroendócrinas para o fígado o padrão de realce clássico é o hiper-realce de fase arterial que se torna um pouco isoatenuante para o fígado nas fases venosa portal e tardia. Na verdade, esses tumores podem ser difíceis de visualizar na CT, se a investigação por imagens da fase arterial não for realizada.

*Outras escolhas e discussões*

**A.** O hiporrealce arterial pode ser visualizado com metástases tratadas, mas não na doença metastática ativa.

**B.** Metástases carcinoides deverão ser hipointensas na fase hepatobiliar durante a investigação por imagens de ressonância magnética do fígado com contraste específico para hepatócitos. De fato, a conspicuidade na fase hepatobiliar pode ser um meio excelente de monitorar metástases para o fígado.

**C.** Grande quantidade de necrose seria atípica para metástases carcinoides no fígado.

## Leitura Sugerida

Ganeshan D, Bhosale P, Yang T, Kundra V. Imaging features of carcinoid tumors of the gastrointestinal tract. Am J Roentgenol 2013;201:773–786



### Melhores Dicas

- O carcinoide primário do intestino delgado pode ou não estar visível nas CT.
- Carcinoide metastático no mesentério é, classicamente, um processo semelhante à massa com reação desmoplástica. A massa pode ou não estar calcificada.
- Metástases de carcinoide para o fígado apresentam, tipicamente, aumento de realce na fase arterial.

# Elementos Essenciais 5

## Caso

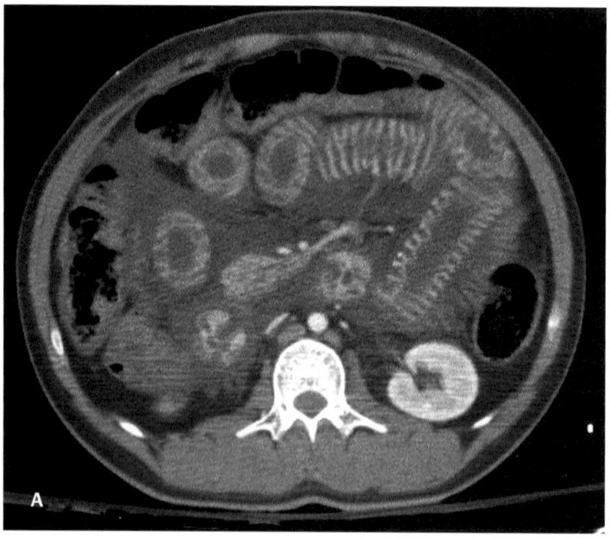


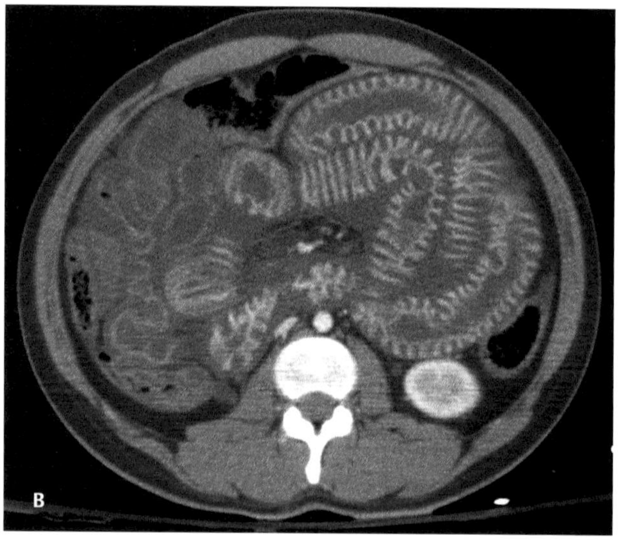




## Perguntas

1. Qual é a melhor explicação para a anormalidade do intestino delgado?
   A. Doença inflamatória do intestino.
   B. Intestino de choque.
   C. Isquemia intestinal.
   D. Linfoma.

2. Qual é a causa subjacente mais comum do achado principal neste caso?
   A. Obstrução.
   B. Sobrecarga de volume.
   C. Reação de contraste.
   D. Perda sanguínea grave e aguda.

3. Qual das estruturas a seguir também pode ser hiperatenuante com essa entidade?
   A. Baço.
   B. Fígado.
   C. Glândulas suprarrenais.
   D. Veia cava inferior.

## Respostas e Explicações

*Pergunta 1*

**B. Correta!** Este é um caso de intestino de choque, que se caracteriza por edema submucoso acentuado com super-realce mucoso. O intestino de choque ocorre de perda sanguínea súbita e maciça em pacientes traumatizados e é um indicador prognóstico ruim. Esse processo também pode ser observado em outros casos de perda de volume intensa ou de hipotensão. O mecanismo proposto é a vasoconstrição mesentérica com dinâmica de perfusão alterada. Deve-se notar que as alterações são reversíveis com a reanimação e nem sempre levam ao infarto intestinal.

*Outras escolhas e discussões*

**A.** A doença intestinal inflamatória ativa pode resultar em edema mural e realce, mas não é a melhor escolha neste caso.

**C.** A isquemia intestinal pode levar a um edema mural e/ou hiperemia mucosa. Entretanto, as artérias e veias mesentéricas aparecem patentes nas imagens fornecidas, sem evidência de aterosclerose aórtica. Para que a doença vascular afete o número de alças de intestino delgado observadas nesse paciente, uma grande anormalidade central arterial ou venosa.

**D.** Não se esperaria que o linfoma tivesse a aparência fornecida.

*Pergunta 2*

**D. Correta!** Perda de sangue intensa e aguda é a causa mais comum de intestino de choque.

*Outras escolhas e discussões*

**A.** Não se esperaria que a obstrução tivesse essa aparência.

**B.** Neste paciente, a ascite é causada por permeabilidade intestinal alterada, não por sobrecarga de volume.

**C.** Os achados demonstrados não seriam o resultado principal de uma reação de contraste. A anafilaxia sistêmica em uma reação de contraste poderia resultar em hipoperfusão, mas não seria a causa mais comum da aparência de intestino de choque.

*Pergunta 3*

**C. Correta!** Glândulas suprarrenais. Além dos achados intestinais e da veia cava inferior em forma de fenda (IVC) observada nessas imagens, o choque hipovolêmico pode resultar no caso de super-realce adrenal, aorta pequena, nefrogramas tardios, realce pancreático variável e edema peripancreático, além de hiporrealce do fígado e do baço.

*Outras escolhas e discussões*

**A.** Tipicamente, o baço apresentaria hiporrealce no caso de choque hipovolêmico.

**B.** O fígado teria hiporrealce no quadro de choque hipovolêmico.

**D.** A IVC tem o típico aspecto de fenda no quadro de choque hipovolêmico (como em nosso paciente), mas sem hiper-realce.

## Leitura Sugerida

Ames JT, Federle MP. CT hypotension complex (shock bowel) is not always due to traumatic hypovolemic shock. Am J Roentgenol 2009;192(5):W230–W235

### Melhores Dicas

- O intestino de choque se caracteriza por edema submucoso acentuado e realce mucoso.
- Os achados associados podem incluir super-realce das glândulas suprarrenais, nivelamento da IVC e da aorta, realce variável do pâncreas com edema peripancreático, nefrogramas tardios e hiporrealce do baço e do fígado.
- As alterações são reversíveis com a reanimação e nem sempre levam a infarto intestinal.

# Elementos Essenciais 6

## ■ Caso

Paciente apresenta-se no pronto-socorro com dores abdominais e cãibras que pioram.

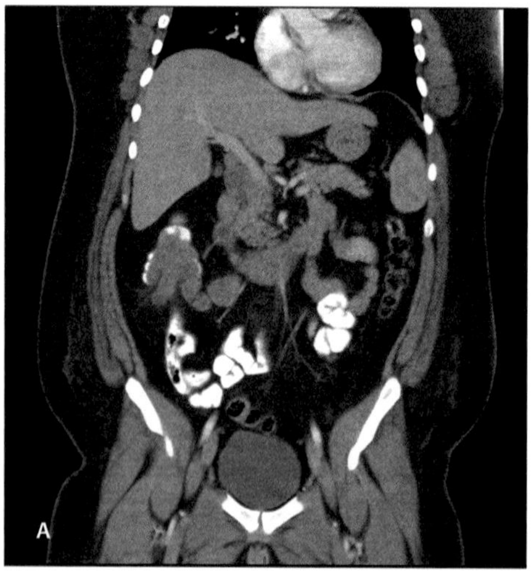


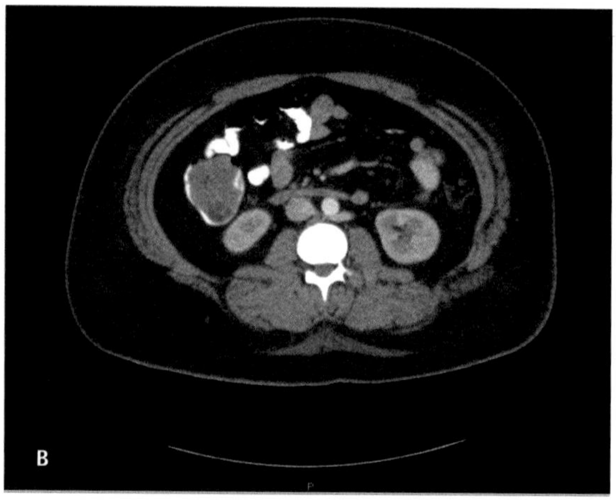


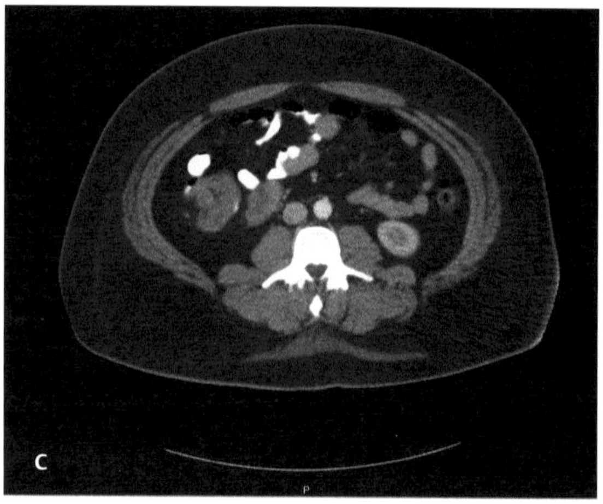




## ■ Perguntas

1. Qual é o melhor diagnóstico?
   A. Intussuscepção colocolônica.
   B. Colite infecciosa.
   C. Isquemia.
   D. Divertículo de Meckel.

2. Quanto ao processo da doença, qual das afirmações a seguir é a correta?
   A. Geralmente autolimitado.
   B. Geralmente associado a aderências.
   C. Mais frequentemente causado por massa benigna.
   D. Mais frequentemente causado por adenocarcinoma em adultos.

3. Qual das opções a seguir descreve a intussuscepção?
   A. A alça intestinal do doador.
   B. A causa da anormalidade.
   C. O receptor da alça intestinal.
   D. A camada de gordura mesentérica na massa associada na tomografia computadorizada.

## Respostas e Explicações

*Pergunta 1*

**A. Correta!** As imagens axiais e coronais demonstram um segmento de intestino e mesentério acompanhante penetrando na alça de corrente descendente, coerente com uma intussuscepção colocolônica.

*Outras escolhas e discussões*

**B.** A colite infecciosa se manifesta, geralmente, como uma inflamação de um longo segmento intestinal com transição gradual para a corrente ascendente ou descendente normal.

**C.** Nessas imagens, a isquemia do intestino pode ser focalizada, mas não é, tipicamente, como massa e não seria responsável pela gordura mesentérica no cólon.

**D.** O divertículo de Meckel é um divertículo de terminação cega no intestino delgado distal. Como resíduo do ducto vitelino, um divertículo de Meckel pode conter mucosa gástrica e pode ser fonte de sangramento gastrointestinal. Várias massas gastrointestinais podem surgir em um divertículo de Meckel. A massa que surge em um divertículo de Meckel pode ter algumas características mostradas, mas a anormalidade desse paciente está no cólon e parece característica de intussuscepção.

*Pergunta 2*

**D. Correta!** Mais frequentemente causado por adenocarcinoma em adultos. Nos adultos a intussuscepção colônica é causada, mais frequentemente, por massa subjacente ou outro *lead point*. Em crianças e adolescentes, a intussuscepção ileocolônica e a colocolônica é mais espontânea. Em adultos, a intussuscepção intestino delgado-intestino delgado também é comum, geralmente transitória, e assintomática.

*Outras escolhas e discussões*

**A.** A intussuscepção colônica não é usualmente autolimitada em adultos. Em geral, o tratamento da causa subjacente é indicado.

**B.** A intussuscepção colônica pode estar associada a várias causas, mas as aderências são uma causa menos comum que a massa subjacente.

**C.** Massa benigna como um lipoma ou leiomioma pode causar intussuscepção, mas seria menos comum que um adenocarcinoma.

*Pergunta 3*

**C. Correta!** A alça de intestino do receptor. Ela pode ajudar a lembrar de que há algumas semelhanças entre a pronúncia das palavras "intussuscipiente" e "recipiente".

*Outras escolhas e discussões*

**A.** A alça de intestino do doador é referida como o intussuscepto.

**B.** A causa subjacente da anormalidade é referida como o *lead point*.

**D.** A camada de gordura mesentérica não tem um nome especial na terminologia da intussuscepção.

## Leituras Sugeridas

Gollub MJ. Colonic intussusception: clinical and radiographic features. Am J Roentgenol 2011;196(5):W580–W585

Warshauer DM, Lee JKT. Adult intussusception detected at CT or MR imaging: clinical-imaging correlation. Radiology 1999;212:853–860

### Melhores Dicas

- Nos adultos, a intussuscepção do intestino grosso está, quase sempre, associada à malignidade, como um adenocarcinoma.
- A intussuscepção do intestino delgado em adultos pode ser benigna e transitória.
- O intussuscepto é a alça doadora e o intussuscipiente é a alça receptora.

# Elementos Essenciais 7

## ■ Caso

Um paciente apresenta-se no pronto-socorro com desenvolvimento recente de dor e náuseas abdominais progressivas.

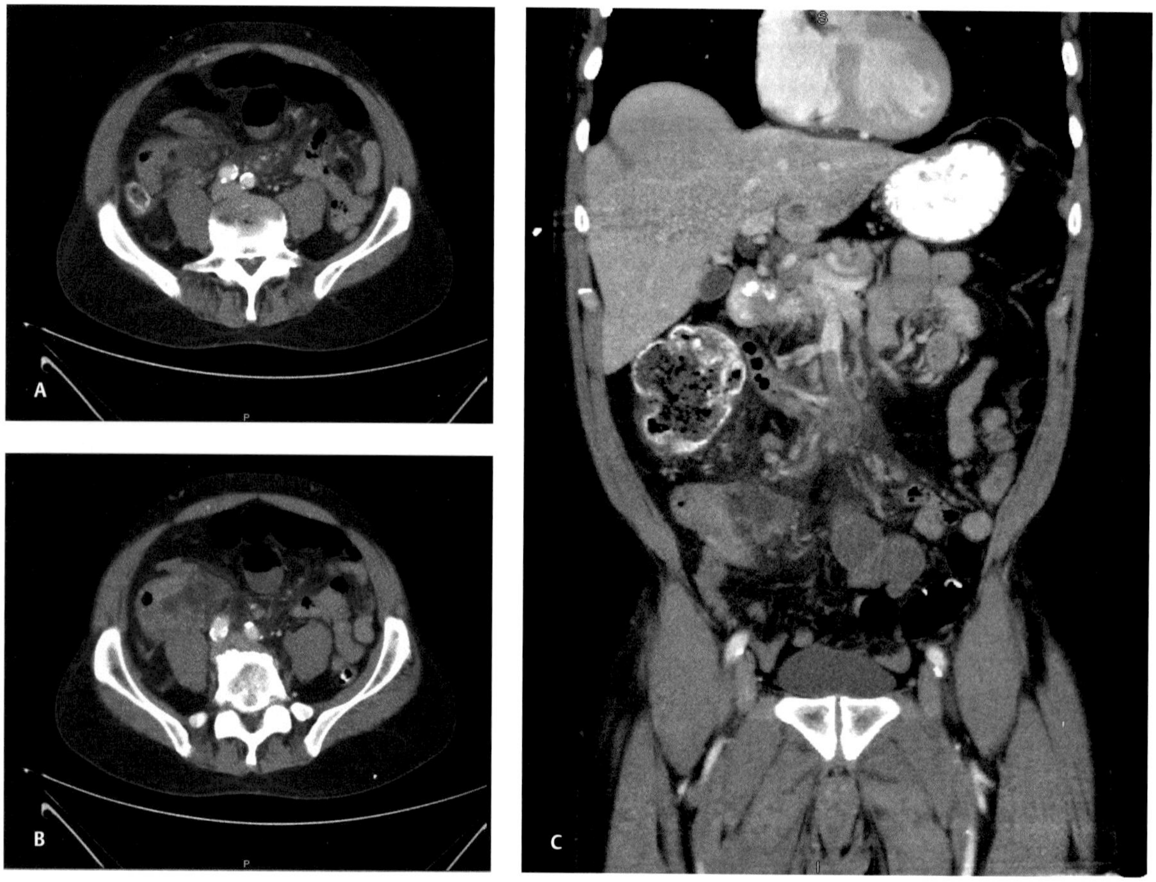




## ■ Perguntas

1. Qual é o diagnóstico correto?
   A. Trombose embólica aguda da artéria mesentérica superior.
   B. Trombose aguda da veia mesentérica superior.
   C. Hipertensão porta.
   D. Hérnia interna.

2. Qual anormalidade secundária também está presente?
   A. Infarto do mesentério.
   B. Obstrução do intestino.
   C. Varizes.
   D. Pneumatose.

3. Qual das afirmações a seguir é verdadeira para diagnóstico deste caso-teste?
   A. Mortalidade baixa.
   B. Mais usualmente idiopático.
   C. Envolvimento resultante do intestino geralmente é segmentar.
   D. A veia mesentérica inferior é mais usualmente envolvida que a SMV.

## Respostas e Explicações

*Pergunta 1*

**B. Correta!** Trombose aguda da SMV. As imagens mostram um defeito de preenchimento na SMV e vários ramos venosos mesentéricos. Certificar-se sempre de investigar a vasculatura mesentérica, especialmente onde existe inflamação do intestino, edema segmentar do intestino, edema mesentérico ou, caso contrário, dor abdominal sem explicação.

*Outras escolhas e discussões*

**A.** A anormalidade está na SMV, e não na artéria. Se não houver certeza em uma única imagem, rolar para cima e para baixo para se convencer de estar buscando a artéria ou a veia.

**C.** A trombose venosa da porta e a hipertensão porta podem resultar da trombose da SMV. Entretanto, não há evidência de hipertensão porta nessa imagem.

**D.** Não há hérnia interna nas imagens.

*Pergunta 2*

**A. Correta!** Observa-se necrose geográfica de gordura mesentérica no quadrante inferior direito, coerente com infarto mesentérico. Existe, também, edema generalizado na raiz do mesentério.

*Outras escolhas e discussões*

**B.** Observa-se distensão gasosa de alças do intestino delgado no abdome anterior, mas não há evidência primária de obstrução intestinal.

**C.** A trombose venosa crônica do mesentério pode levar a varizes (ou seja, canais venosos colaterais), mas colaterais bem formadas não estão usualmente presentes no quadro agudo.

**D.** A pneumatose pode resultar de isquemia intestinal no quadro de trombose mesentérica. Entretanto, não há evidência de pneumatose nas imagens fornecidas.

*Pergunta 3*

**C. Correta!** O envolvimento resultante do intestino é usualmente segmentar. A isquemia do intestino pode resultar de trombose venosa do mesentério e será limitada aos segmentos de intestino drenados pela veia trombosada.

*Outras escolhas e discussões*

**A.** A trombose grave da SMV tem alto índice de mortalidade.

**B.** A trombose da SMV raramente é idiopática, após investigação clínica apropriada. Causas subjacentes incluem estados de hipercoagulação, malignidade, inflamação/infecção do intestino, hipertensão porta, cirurgia recente e medicamentos. A trombose primária da SMV é um diagnóstico de exclusão.

**D.** A SMV é mais usualmente afetada que a veia mesentérica inferior.

## Leitura Sugerida

Duran R, Denys AL, Letovanec I, Meuli RA, Schmidt S. Multidetector CT features of mesenteric vein thrombosis. RadioGraphics 2012;32(5):1503–1522

### Melhores Dicas

- Certificar-se sempre de investigar a vasculatura mesentérica, especialmente onde existe inflamação do intestino, edema segmentar do intestino, edema mesentérico ou, caso contrário, dor abdominal sem explicação.
- Rolar para cima e para baixo até se convencer de saber qual vaso mesentérico se está buscando.
- A distribuição de envolvimento do intestino com trombose mesentérica geralmente é segmentar.

# Elementos Essenciais 8

## ■ Caso

Paciente idoso apresenta-se com dor aguda no quadrante inferior esquerdo.

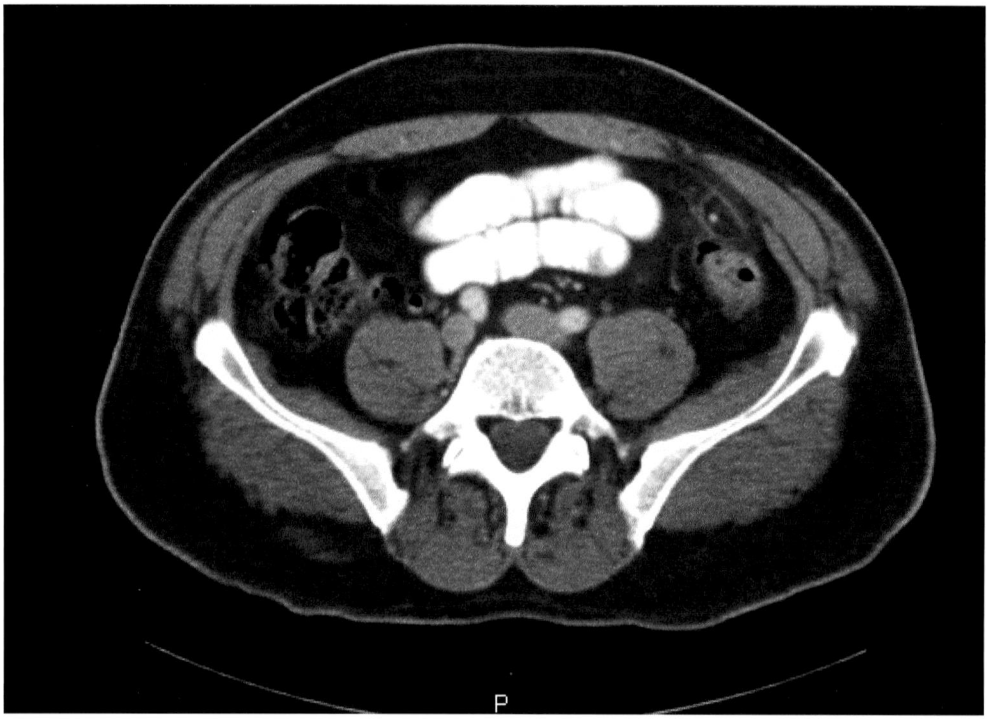




## ■ Perguntas

1. Qual é o diagnóstico mais provável?
   A. Diverticulite.
   B. Doença inflamatória do intestino.
   C. Isquemia do intestino.
   D. Apendagite epiploica.

2. Qual é o melhor próximo passo?
   A. Consulta cirúrgica.
   B. Terapia de suporte.
   C. Investigação complementar por imagens.
   D. Colonoscopia.

3. Qual das opções a seguir é uma etiologia potencial desse processo?
   A. Torção.
   B. Oclusão luminar.
   C. Autoimune.
   D. Infecção.

## Respostas e Explicações

*Pergunta 1*

**D. Correta!** Observa-se um edema cercando um lóbulo adiposo oval ao longo da margem serosa do cólon descendente, coerente com apendagite epiploica.

*Outras escolhas e discussões*

**A.** A diverticulite aguda é causa comum de dor no quadrante inferior esquerdo em adultos. Entretanto, esta imagem não mostra qualquer divertículo nem inflamação peridiverticular.

**B.** As alterações inflamatórias deste paciente não estão centradas na parede intestinal, de modo que a doença inflamatória do intestino é pouco provável.

**C.** Não existe evidência de tomografia computadorizada (CT) de isquemia intestinal nesse paciente.

*Pergunta 2*

**B. Correta!** Terapia de suporte. As complicações da apendagite epiploica são raras e o cuidado de suporte por si só é suficiente para tratamento no quadro agudo.

*Outras escolhas e discussões*

**A.** A consulta cirúrgica pode ser evitada com a elaboração do diagnóstico correto pela investigação por imagens.

**C.** A investigação complementar por imagens não é necessária na presença de achados característicos na CT.

**D.** A colonoscopia não é necessária em apendagite epiploica.

*Pergunta 3*

**A. Correta!** As etiologias usualmente citadas de apendagite epiploica incluem: torção do apêndice ou trombose da drenagem venosa.

*Outras escolhas e discussões*

**B.** Oclusão luminar é, com frequência, a causa de diverticulite aguda.

**C.** Fatores autoimunes não têm papel em apendagite epiploica.

**D.** Sinais de infecção como febre e contagem elevada de leucócitos não são, em geral, parte da apresentação.

## Leitura Sugerida

Singh AK, Gervais DA, Hahn PF, Sagar P, Mueller PR, Novelline RA. Acute epiploic appendagitis and its mimics. Radiographics 2005;25(6):1521–1534

### Melhores Dicas

- A apendagite epiploica é uma imitação de condições inflamatórias agudas como apendicite aguda ou diverticulite aguda.
- Na CT, observa-se edema cercando um lóbulo adiposo oval ao longo da margem serosa do cólon.
- O tratamento é de suporte. O diagnóstico correto pode evitar consulta cirúrgica.

# Elementos Essenciais 9

## Caso

Um idoso de 90 anos de idade apresenta-se com dor abdominal aguda. A imagem mostra uma radiografia de reconhecimento antes do exame por fluoroscopia, mas após a tomografia computadorizada (CT) com contraste.

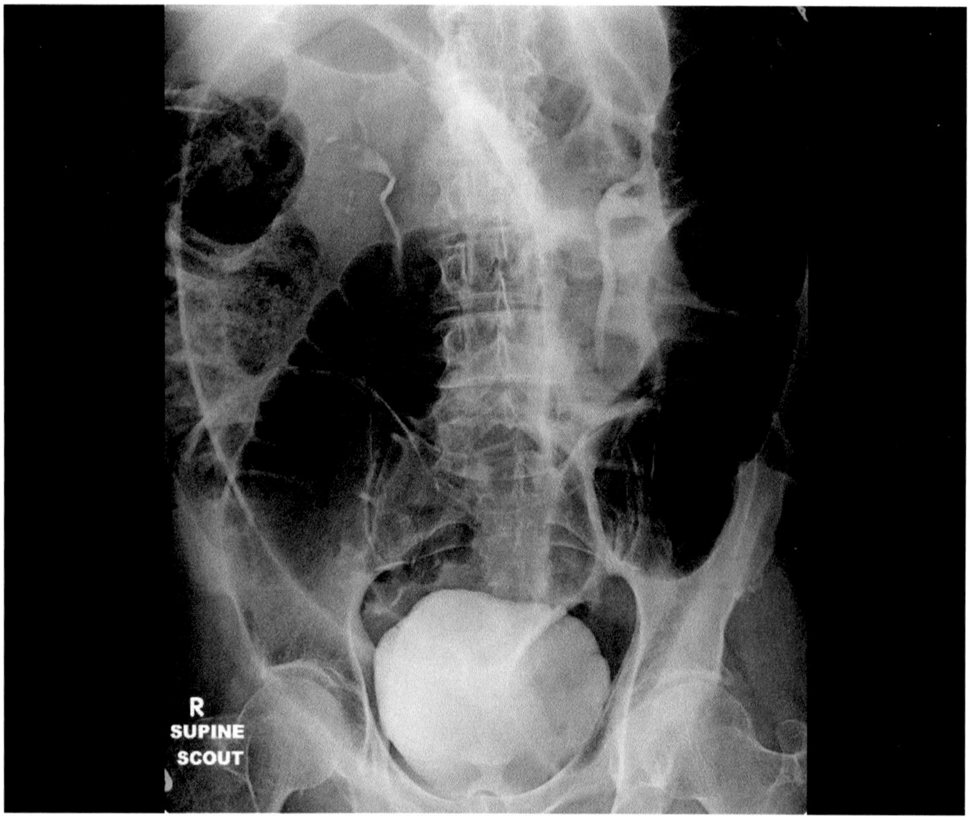




## Perguntas

1. Com base nessa imagem, qual das opções a seguir é a mais provável?
   A. Báscula cecal.
   B. Vólvulo cecal.
   C. Vólvulo sigmoide.
   D. Megacólon tóxico.

2. Sobre essa anormalidade, qual das afirmações a seguir é correta?
   A. O sinal de turbilhão foi descrito nas radiografias.
   B. Essa anormalidade é o segundo tipo mais comum de vólvulo colônico.
   C. Essa anormalidade é mais usualmente observada em adultos jovens.
   D. A constipação crônica é um fator de risco.

3. Qual das afirmações a seguir é verdadeira sobre o tratamento dessa anormalidade?
   A. Não há papel para o enema de bário.
   B. A descompressão do tubo retal pode ser terapêutica.
   C. A intervenção cirúrgica é exigida para o tratamento.
   D. A descompressão nasogástrica é recomendada.

## Respostas e Explicações

*Pergunta 1*

**C. Correta!** Vólvulo sigmoide. A imagem mostra uma alça substancialmente dilatada surgindo do quadrante inferior esquerdo, que pode ser difícil de observar inicialmente porque ela é quase tão grande para ser visualizada na imagem. Observa-se distensão gasosa leve do cólon ascendente. Nas opções fornecidas, somente o vólvulo sigmoide resultaria nessa aparência.

*Outras escolhas e discussões*

**A.** A báscula cecal é um dobramento do ceco para cima sem vólvulo. O ceco deve ter um mesentério e ficar no peritônio para que isso ocorra.

**B.** O vólvulo cecal resulta, caracteristicamente, em uma alça de intestino dilatada no abdome central ou quadrante superior esquerdo surgindo do abdome direito. Isso pode levar à obstrução do intestino delgado.

**D.** A dilatação colônica é esperada em megacólon tóxico e, na verdade, a dilatação intensa com isquemia mural é uma causa potencial de megacólon tóxico. Entretanto, o padrão neste caso-teste é mais coerente com vólvulo sigmoide.

*Pergunta 2*

**D. Correta!** A constipação crônica pode levar à redundância do cólon de sigmoides, o que pode resultar em hipermobilidade e vólvulo. O uso de fibras a longo prazo também é um fator de risco.

*Outras escolhas e discussões*

**A.** O sinal de turbilhão tem sido descrito na CT para vólvulo, mas não é visível em radiografias.

**B.** O vólvulo sigmoide é o tipo mais comum de vólvulo colônico, respondendo por aproximadamente 70% dos casos.

**C.** O vólvulo sigmoide é visto mais frequentemente em adultos idosos.

*Pergunta 3*

**B. Correta!** A colocação de um tubo retal de descompressão pode resultar na resolução do vólvulo. Se malsucedida, o tratamento cirúrgico pode ser necessário.

*Outras escolhas e discussões*

**A.** Radiografias e CT podem diagnosticar com sucesso um vólvulo sigmoide na maioria dos pacientes. Em casos duvidosos, o enema de bário pode contribuir para o diagnóstico (demonstrando a junção retossigmoide formando um bico com obstrução do fluxo ascendente).

**C.** A intervenção cirúrgica pode ser evitada em casos de descompressão bem-sucedida do tubo retal.

**D.** A descompressão nasogástrica não tem possibilidade de resolver um vólvulo sigmoide.

## Leitura Sugerida

Peterson CM, Anderson JS, Hara AK, Carenza JW, Menias CO. Volvulus of the gastrointestinal tract: appearances at multimodality imaging. Radiographics 2009;29(5):1281–1293



### Melhores Dicas

- O vólvulo de sigmoides ocorre, usualmente, na população idosa.
- Os fatores predisponentes à redundância de sigmoides incluem a constipação crônica e o uso duradouro de fibras.
- A CT pode demonstrar a torção do mesentério e o estreitamento focal do cólon sigmoide.

# Elementos Essenciais 10

## ■ Caso

Paciente de 81 anos apresenta-se com dores abdominais e cãibras agudas.

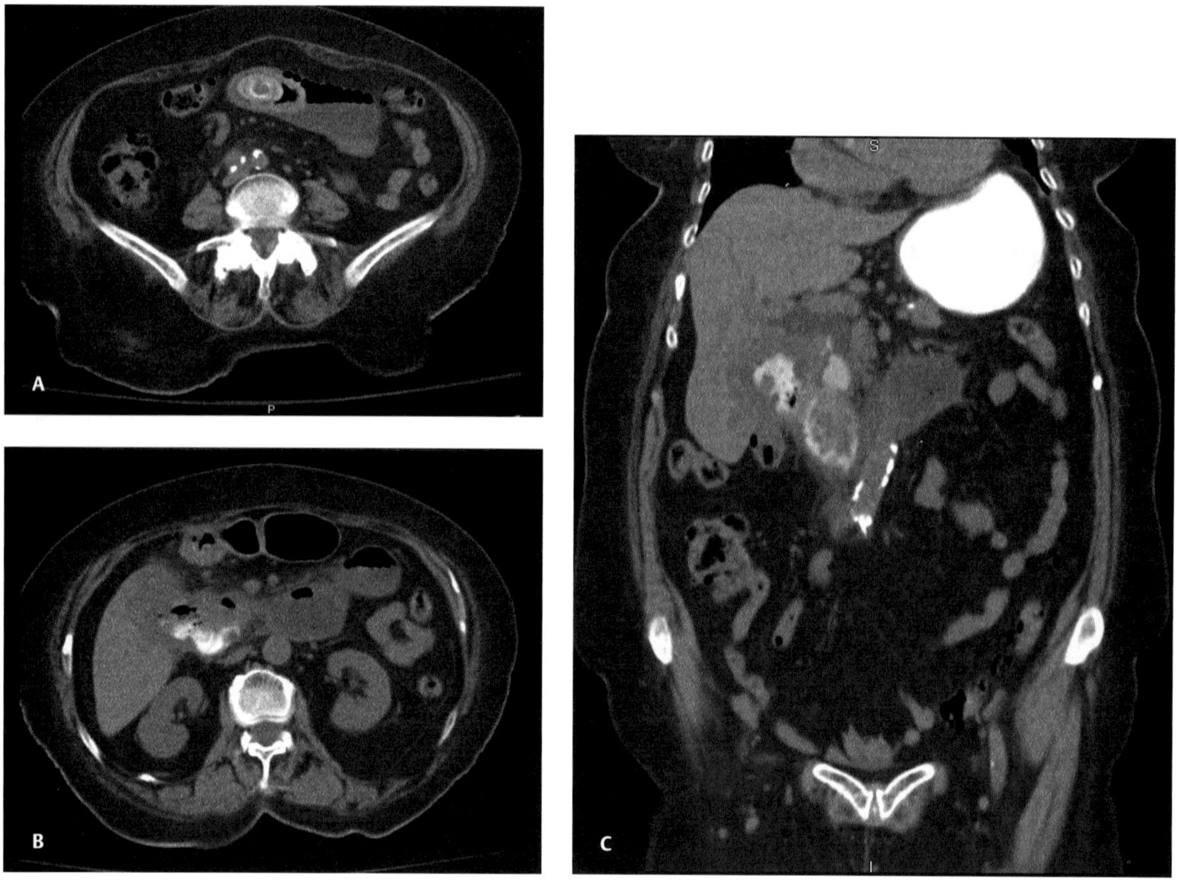



## ■ Perguntas

1. Qual é o diagnóstico mais completo?
   A. Íleo de cálculo biliar.
   B. Obstrução do intestino delgado.
   C. Perfuração do duodeno.
   D. Doença de Crohn.

2. Todas as opções a seguir fazem parte da tríade de Rigler nas radiografias, EXCETO:
   A. Localização ectópica do cálculo biliar.
   B. Pneumobilia.
   C. Ar intra-abdominal livre.
   D. Obstrução do intestino delgado.

3. Qual das seguintes afirmações sobre íleo de cálculo biliar é correta?
   A. A maioria dos pacientes se apresenta com a tríade de Rigler.
   B. Existe predileção por mulheres jovens.
   C. A obstrução intestinal é provável quando os cálculos têm 15 mm ou mais de diâmetro.
   D. O cálculo biliar geralmente passa por uma fístula entre a vesícula biliar e o intestino.

## Respostas e Explicações

*Pergunta 1*

**A. Correta!** Íleo de cálculo biliar. A primeira imagem axial demonstra um cálculo biliar concentricamente calcificado no lúmen do intestino delgado. Observa-se dilatação ascendente do intestino delgado devido à obstrução ao nível do cálculo. A imagem axial adicional e a imagem coronal demonstram edema moderado na fossa da vesícula biliar e adjacente ao duodeno. Observa-se contraste oral extraluminar desde a segunda porção do duodeno em direção à fossa da vesícula biliar, diagnóstico de uma fístula colecística-entérica.

*Outras escolhas e discussões*

**B.** Presença de obstrução do intestino delgado. Entretanto, esse não é o diagnóstico mais completo.

**C.** Presença de perfuração duodenal. Entretanto, esse não é o diagnóstico mais completo.

**D.** A doença de Crohn não está presente nesse paciente.

*Pergunta 2*

**C. Correta!** A tríade de Rigler descreve três achados característicos (localização ectópica do cálculo biliar, pneumobilia e obstrução do intestino delgado) que podem estar presentes em radiografias abdominais com íleo de cálculo biliar. O ar intra-abdominal livre não faz parte dessa tríade, mas seria inesperado com íleo de cálculo biliar.

*Outras escolhas e discussões*

**A.** Se calcificado, o cálculo biliar pode ser visualizado em radiografias.

**B.** Pneumobilia resulta da fístula biliar.

**D.** A obstrução do intestino delgado é o terceiro componente da tríade de Rigler.

*Pergunta 3*

**D. Correta!** O cálculo biliar geralmente passa através da fístula entre a vesícula biliar e o intestino. A fístula se forma entre a vesícula e uma alça adjacente de intestino secundária à inflamação recorrente ou crônica da vesícula, do intestino ou de ambos.

*Outras escolhas e discussões*

**A.** A maioria dos pacientes não se apresenta com a tríade de Rigler. Somente 10% dos pacientes apresentam todos os três achados. A obstrução é frequentemente visível nas radiografias ("íleo" é um termo impróprio para esse processo). Entretanto, o cálculo biliar pode ser relativamente radiolucente e a pneumobilia pode ser sutil ou inexistente.

**B.** A maioria dos pacientes com íleo de cálculo biliar é idosa, com predominância no sexo feminino.

**C.** Para resultar em obstrução intestinal, o cálculo biliar geralmente precisa ser maior que 2,5 cm de diâmetro.

## Leitura Sugerida

Lassandro F, Romano S, Ragozzino A, Rossi G, Valente T, Ferrara I, Romano L, Grassi R. Role of helical CT in diagnosis of gallstone ileus and related conditions. Am J Roentgenol 2005;185(5):1159–1165

### Melhores Dicas

- "Íleo de cálculo biliar" não é um íleo verdadeiro. Trata-se de uma obstrução mecânica causada por um cálculo biliar dentro do lúmen do intestino delgado.
- O cálculo biliar geralmente passa através de uma fístula colicística entérica com o duodeno ou outra porção do intestino como o estômago.
- Os cálculos impactantes geralmente são maiores que 2,5 cm para serem suficientemente grandes para causar uma obstrução.

# Com Detalhes 1

## ■ Caso

Paciente com cirrose conhecida. Qual das opções é correta?

A. A biópsia não é necessária para fazer este diagnóstico.
B. O diagnóstico diferencial inclui hemangioma.
C. A medição de alfafetoproteína (AFP) do soro é um teste sensível de triagem para este diagnóstico.
D. Essa seria uma lesão 3 do Liver Imaging Reporting and Data System (LI-RADS).

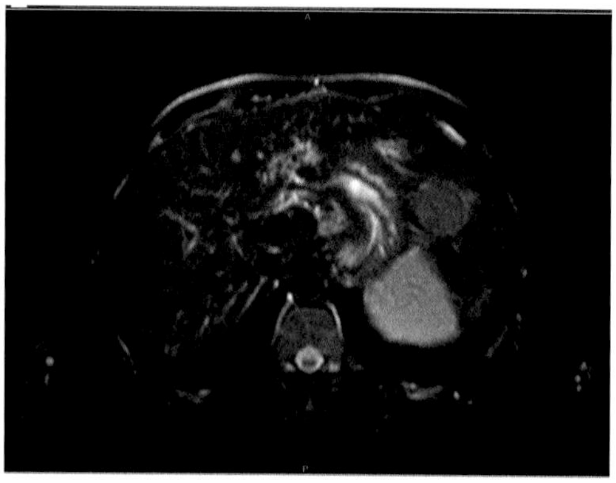

T2

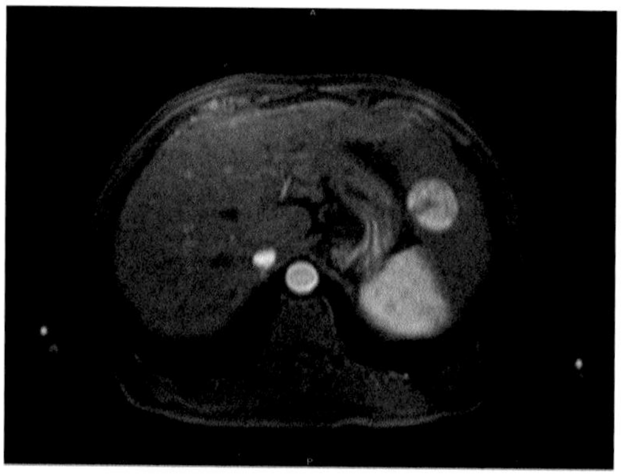

Fase arterial



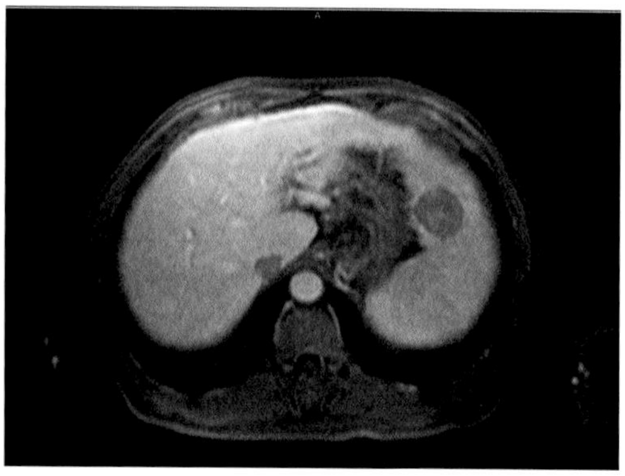

Fase venosa portal

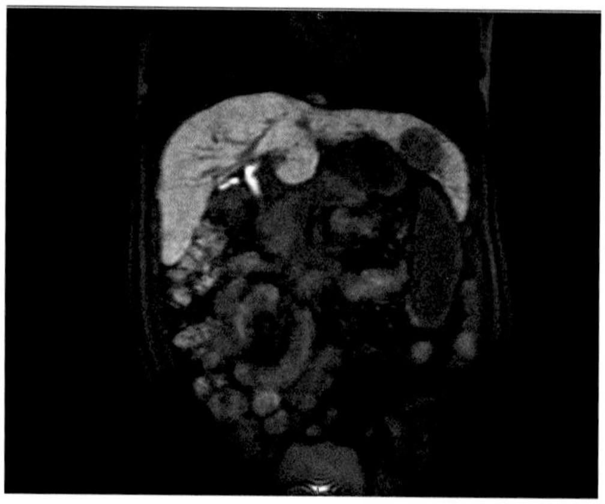

Fase hepatobiliar

## ■ As perguntas a seguir pertencem ao quadro de cirrose, HCC, e investigação relevante por imagens.

1. Quais os dois sistemas de classificação que foram recentemente introduzidos para lesões do fígado no quadro de doença hepática crônica?
2. Em um exame por contraste dinâmico, qual é o mais crítico para a detecção de HCC?
3. Qual é a demora de tempo necessária para se atingir a fase de hepatócitos após a administração do contraste intravenoso (IV) Eovist (Bayer Healthcare Pharmaceuticals, Whippany, NJ) gadoxetato dissódico?
4. Verdadeiro ou Falso. A presença de cápsula ou pseudocápsula é um aspecto de HCC.
5. Verdadeiro ou Falso. Nódulos regenerativos em geral são brilhantes em sequências ponderadas em T2.
6. Verdadeiro ou Falso. Os níveis de AFP no soro são sempre elevados na presença de HCC.
7. O órgão mais distante de disseminação de HCC é ____.
8. Verdadeiro ou Falso. HCCs podem conter gordura dentro e fora das imagens da fase.
9. A invasão de tumor da veia porta é uma característica de HCC?
10. Quais são as vias de eliminação do contraste IV Eovist (gadoxetato dissódico)?

## Respostas e Explicações

**A. Correta!** A biópsia não é necessária para se elaborar este diagnóstico. Esse paciente tem carcinoma hepatocelular (HCC). Em pacientes com doença hepática crônica, os critérios de investigação por imagens bem estabelecidos, fornecidos pelo American College of Radiology/LI-RADS e pela Organ Procurement and Transplantation Network podem estabelecer o diagnóstico de HCC sem a necessidade de biópsia. Esta é reservada para casos duvidosos.

*Outras escolhas e discussões*

**B.** Um hemangioma seria muito mais brilhante que esta lesão na sequência ponderada em T2. O realce da fase arterial pode ser observado com um hemangioma de preenchimento atípico/com flash, mas neste caso a hipoatenuação (*washout*) da fase venosa portal não seria esperada.

**C.** Somente a AFP não é suficientemente sensível para ser usada na triagem para HCC. Tipicamente, a investigação intermitente do fígado por imagens é aplicada para pacientes com doença crônica do fígado.

**D.** Uma lesão com realce arterial, hipoatenuação e tamanho superior a 2 cm seria classificada como LI-RADS 5, definitivamente um HCC.

*Pergunta 1*

A Organ Procurement and Transplantation Network e a LI-RADS são dois sistemas de classificação recentemente introduzidos para lesões hepáticas na presença de doença crônica do fígado.

*Pergunta 2*

A fase mais crítica de realce para a detecção de HCC é a fase arterial tardia. Isso pode ser reconhecido pela presença de contraste nas artérias hepáticas e na veia porta, mas não nas veias hepáticas.

*Pergunta 3*

Mais de 10 minutos são necessários para se atingir a fase de hepatócitos com a investigação por imagens de ressonância magnética com Eovist. Muitos centros aguardam de 15 a 20 minutos antes da aquisição das imagens. O Multihance (gadobenato dimeglumina) também tem uma fase hepatobiliar, embora a fase tardia possa não ser atingida por 1 a 2 horas, e a porcentagem de excreção biliar é muito mais baixa que aquela observada com Eovist.

*Pergunta 4*

**Verdadeiro.** Embora nem sempre presente, uma cápsula ou pseudocápsula levanta suspeita de HCC.

*Pergunta 5*

**Falso.** Nódulos regenerativos são tipicamente intermediários ou escuros nas sequências ponderadas em T2.

*Pergunta 6*

**Falso.** Quando elevada, a AFP pode servir como um marcador efetivo de tumor para HCC. A ausência de AFP elevada não exclui a presença do tumor.

*Pergunta 7*

Os pulmões são o sítio mais comum de metástase distante de HCC.

*Pergunta 8*

**Verdadeiro.** Gordura em uma lesão é mais comum em adenoma hepatocelular que em HCC, mas a presença de gordura não exclui o HCC.

*Pergunta 9*

Sim. A invasão da veia porta é característica do HCC.

*Pergunta 10*

Em pacientes com função renal e hepática normal, cerca de 50% do *bolus* IV de Eovist (gadoxetato dissódico) é excretado pelos rins na urina e 50% desse *bolus* é excretado pelo fígado na bile.

## Leituras Sugeridas


American College of Radiology. Liver imaging reporting and data system. http://www.acr.org/lirads

Wald C, Russo MW, Heimbach JK, Hussain HK, Pomfret EA, Bruix J. New OPTN/UNOS policy for liver transplant allocation: standardization of liver imaging, diagnosis, classification, and reporting of hepatocellular carcinoma. Radiology 2013;266(2):376–382


### Melhores Dicas

- Em pacientes com doença hepática crônica os critérios de investigação por imagens podem estabelecer o diagnóstico de HCC sem biópsia.
- A fase mais crítica de realce para HCC é a fase arterial tardia, destacada por contraste nas artérias hepáticas e veias portais, mas não nas veias hepáticas.
- Em pacientes com função renal e hepática normais, cerca de metade da dose de Eovist (gadoxetato dissódico) é excretada pelo fígado e metade pelos rins.

# Com Detalhes 2

## ■ Caso

Senhor de 59 anos apresenta-se com trombose venosa profunda recente e perda de peso. Não há história de pancreatite aguda. Duas imagens de tomografia computadorizada axial são mostradas. Qual é o diagnóstico mais provável?

A. Cistadenoma mucinoso.
B. Cistadenoma seroso.
C. Adenocarcinoma.
D. Necrose murada.

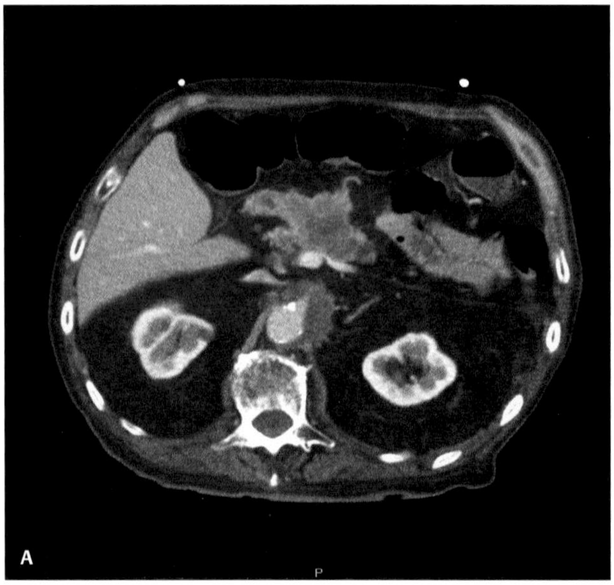


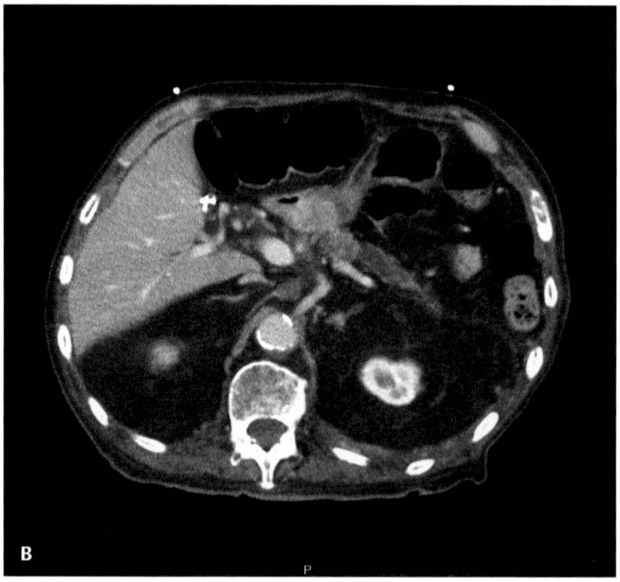




## ■ As perguntas a seguir pertencem ao adenocarcinoma ductal pancreático.

1. Qual nível aproximado de envolvimento da artéria mesentérica superior (SMA) tornaria o tumor desse paciente irressecável?

2. Qual órgão é o sítio mais comum de disseminação distante?

3. Verdadeiro ou Falso. A atrofia da cauda do pâncreas é sinal indireto de adenocarcinoma pancreático.

4. Em qual diâmetro o ducto pancreático é considerado dilatado?

5. Indique duas maneiras em que a investigação por imagens durante a fase pancreática é útil.

6. Verdadeiro ou Falso. Geralmente esses tumores são hipervasculares.

7. Qual porcentagem desses tumores é ressecável na apresentação?

8. De acordo com o estadiamento TNM, até qual estádio T o paciente seria considerado ressecável?

9. Verdadeiro ou Falso. A oclusão da veia porta relacionada à extensão do tumor pode ainda ser tratada com cirurgia.

10. Verdadeiro ou Falso. Tumores centralizados na cabeça se apresentam antes do que aqueles centralizados na cauda do pâncreas.

## ■ Respostas e Explicações

**C. Correta!** Esse é um adenocarcinoma. As imagens demonstram massa de hiporrealce irregular no colo pancreático com dilatação ascendente do ducto e atrofia. Observa-se um suporte dos vasos mesentéricos e tecido retroperitoneal infiltrativo dando suporte à aorta.

### *Outras escolhas e discussões*

**A.** O cistadenoma mucinoso é causa comum de lesões pancreáticas císticas, mas não teria as características mostradas.

**B.** O cistadenoma seroso é causa comum de lesões pancreáticas císticas, mas não teria as características mostradas.

**D.** A necrose murada pode se apresentar como área de hipoatenuação irregular no pâncreas, e pode ainda ser suporte vascular ou envolvimento de espaços retroperitoneais adicionais. Entretanto, haverá também história de pancreatite necrosante, que não existe neste caso.

### *Pergunta 1*

O envolvimento da SMA em mais de 180 graus é tipicamente considerado como irressecável.

### *Pergunta 2*

O fígado é o sítio mais comum de metástases distantes em adenocarcinoma pancreático.

### *Pergunta 3*

**Verdadeiro.** Exceto por pequenos tumores no uncinado, ou tumores na cauda distal, o adenocarcinoma pancreático pode resultar em dilatação ascendente do ducto e atrofia glandular. Esse é um sinal indireto de adenocarcinoma pancreático.

### *Pergunta 4*

O ducto pancreático é usualmente considerado dilatado quando o diâmetro for superior a 3 mm.

### *Pergunta 5*

A fase pancreática, que ocorre após demora de aproximadamente 40 segundos, fornece ótimo contraste entre parênquima pancreático normal e anormal. Essa fase também é útil porque as artérias peripancreáticas são geralmente bem visualizadas.

### *Pergunta 6*

**Falso.** O adenocarcinoma do pâncreas mostra tipicamente hiporrealce para o pâncreas normal adjacente.

### *Pergunta 7*

Infelizmente, só 15 a 20% tem doença ressecável na apresentação.

### *Pergunta 8*

Os tumores T3 (tumor que se estende além do pâncreas, mas sem envolver o eixo celíaco ou a SMA) geralmente são ressecáveis, desde que não haja metástases distantes.

### *Pergunta 9*

**Falso.** Em geral, se a extensão direta do tumor resultou em oclusão de um vaso sanguíneo regional maior, o tumor será irressecável.

### *Pergunta 10*

**Verdadeiro.** O tumor, por si só, é geralmente assintomático nos estádios iniciais, mas massas na cabeça do pâncreas podem ocluir o ducto biliar comum e levar à apresentação de icterícia. Massas na cabeça do órgão se apresentam antes que as massas de cauda.

## ■ Leituras Sugeridas

Brennan DDD, Zamboni GA, Raptopoulos VD, Kruskal JB. Comprehensive preoperative assessment of pancreatic adenocarcinoma with 64-section volumetric CT. RadioGraphics 2007;27(6):1653–1666

Wong JC, Raman S. Surgical resectability of pancreatic adenocarcinoma: CTA. Abdom Imaging 2010;35(4):471–480



### Melhores Dicas

- O adenocarcinoma pancreático apresenta, geralmente, hiporrealce ao tecido pancreático normal e é mais bem identificado na fase de realce do pâncreas (demora de aproximadamente 40 segundos).
- Deve-se sempre examinar cuidadosamente o eixo celíaco, SMA, veia mesentérica superior e veia porta quanto ao envolvimento.
- O exame cuidadoso do fígado também é crítico. Metástases do fígado podem ser sutis e usualmente impedirão a ressecção.

# Com Detalhes 3

## ■ Caso

Um paciente apresenta-se para uma investigação por imagens de ressonância magnética (MRI) após colonoscopia. Qual é o diagnóstico mais provável?

A. Adenocarcinoma do reto.
B. Colite focal.
C. Fístula perirretal.
D. Carcinoma de células escamosas do ânus.

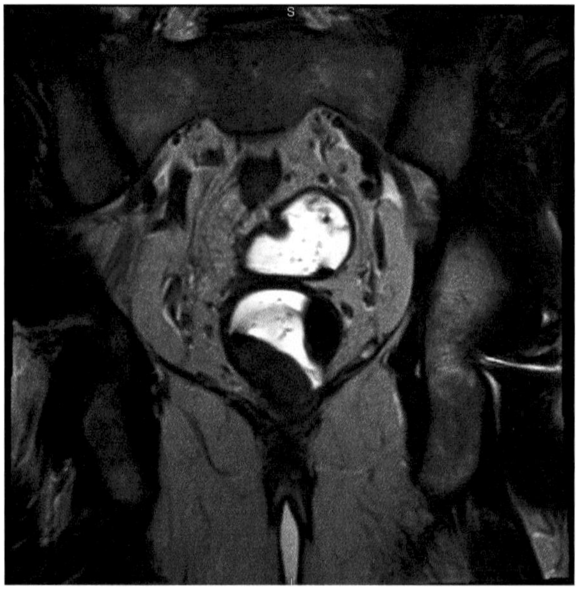

Coronal T2

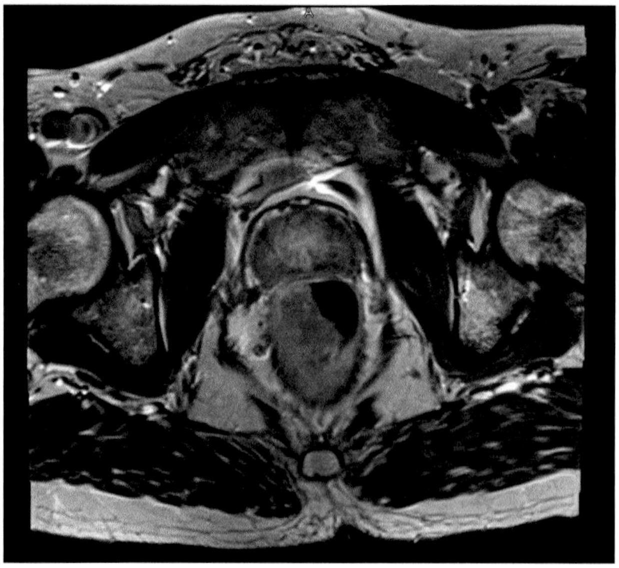

Axial T1 pós-contraste



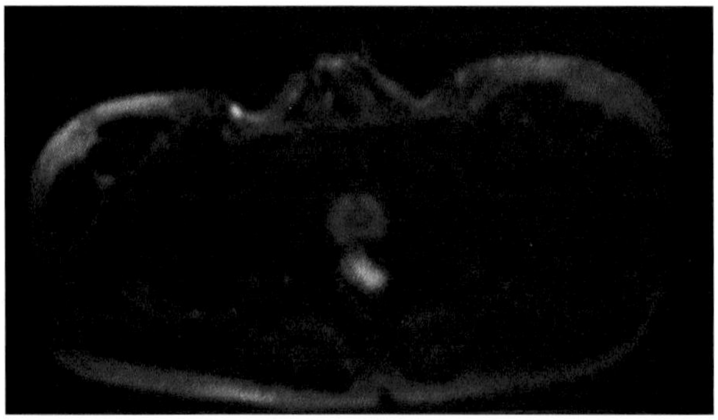

Investigação por imagens ponderada em difusão axial

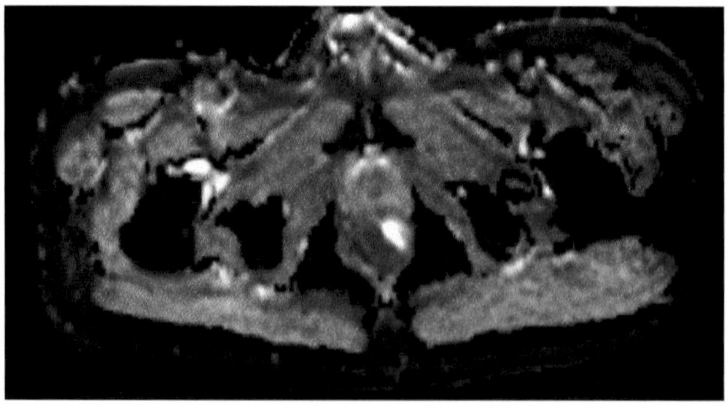

Coeficiente de difusão axial aparente

## ■ As perguntas a seguir pertencem ao quadro de carcinoma retal.

1. Neste caso, qual é o estadiamento T do paciente?
2. As lesões T3 envolvem até qual camada da parede intestinal?
3. Qual tamanho de linfonodo perirretal é considerado maligno?
4. Linfonodos malignos demonstram sinal _____ no mapa de coeficiente de difusão aparente.
5. Qual é o local mais comum para disseminação da doença para linfonodos?
6. Até qual profundidade na parede intestinal chegam as lesões T2?
7. Quais estruturas são contidas pela fáscia mesorretal?
8. Até que ponto acima da beira anal uma lesão é considerada baixa *versus* alta no reto?
9. Quais são as vantagens da MRI sobre o ultrassom para estadiamento de carcinoma retal?
10. Quais são as vantagens da MRI sobre a tomografia computadorizada para estadiamento de carcinomas retais?

## Respostas e Explicações

**A. Correta!** Observa-se massa hipointensa em T2 em realce no reto, centrada acima da linha dentada, com difusão restrita. Isso é mais provavelmente um adenocarcinoma retal.

### *Outras escolhas e discussões*

**B.** A colite focal pode resultar em espessamento da parede, mas os aspectos dessa massa são mais sugestivos de neoplasma em realce.

**C.** A fístula perirretal se manifestaria como trato de sinal baixo estendendo-se desde o reto com realce adjacente, possivelmente contendo fluido hiperintenso em T2.

**D.** O carcinoma de células escamosas do ânus surgiria da mucosa escamosa, inferior à linha dentada.

### *Pergunta 1*

Essa é uma massa em T2 que envolve pelo menos a mucosa e a muscular. Existe alguma possível irregularidade da fáscia perirretal que poderia significar extensão de tumor transmural, mas isso não é definitivo. As imagens fornecidas provavelmente não suportariam a categorização T3.

### *Pergunta 2*

As lesões T3 se estendem para além da muscular própria e nos tecidos retais, mas não envolve órgãos adjacentes ou o peritônio visceral.

### *Pergunta 3*

Não há consenso só para tamanho. Um corte de 5 mm no tamanho em dimensão de eixo curto fornece sensibilidade e especificidade razoáveis. Acrescentar características suspeitas como morfologia redonda, margens espiculadas ou sinal heterogêneo pode aumentar a precisão do diagnóstico.

### *Pergunta 4*

O tumor primário e os linfonodos metastáticos demonstram, tipicamente, difusão restrita. O sinal de coeficiente de difusão aparente deverá, portanto, ser reduzido.

### *Pergunta 5*

Linfonodos perirretais próximos ao tumor primário são um sítio inicial comum de disseminação da doença.

### *Pergunta 6*

As lesões T2 se estendem até o nível da muscular própria.

### *Pergunta 7*

A fáscia mesorretal contém: gordura, linfáticos, linfonodos e o próprio reto.

### *Pergunta 8*

A abordagem cirúrgica pode depender da posição de um tumor retal em relação ao ânus. Um corte de 5 cm acima da beira anal tem sido usado para definir tumores retais altos *versus* baixos.

### *Pergunta 9*

Como a MRI, o ultrassom transretal pode demonstrar o tumor primário e a profundidade do envolvimento mural. Entretanto, a MRI fornece melhor visualização das estruturas ao redor e dos linfonodos regionais.

### *Pergunta 10*

A MRI é superior à tomografia computadorizada para delinear a invasão da parede retal e definir o envolvimento de órgãos adjacentes.

## Leituras Sugeridas


Jhaveri KS, Hosseini-Nik H. MRI of rectal cancer: an overview and update on recent advances. Am J Roentgenol 2015;205(1):W42–W55

Kaur H, Choi H, You YN, Rauch GM, Jensen CT, Hou P, Chang GJ, Skibber JM, Ernst RD. MR imaging for preoperative evaluation of primary rectal cancer: practical considerations. Radiographics 2012;32(2):389–409

Taylor FGM, Swift RI, Blomqvist L, Brown G. A systematic approach to the interpretation of preoperative staging MRI for rectal cancer. Am J Roentgenol 2008;191(6):1827–1835




### Melhores Dicas

- O estadiamento do câncer retal é mais bem realizado com MRI.
- O estadiamento do tumor depende da profundidade de invasão em relação à parede intestinal e estruturas adjacentes e a presença de quaisquer linfonodos anormais.
- É útil comentar no relatório da radiologia em quanto de distância o tumor está acima da borda anal.

# Com Detalhes 4

## ■ Caso

Paciente de 21 anos de idade apresenta-se com dores progressivas na região média do abdome do lado direito e leucocitose. Imagens coronais e axiais ponderadas em T2 são mostradas. Qual é o diagnóstico?

A. Dor relacionada com a gravidez.
B. Torção ovariana.
C. Apendicite.
D. Cálculo ureteral.

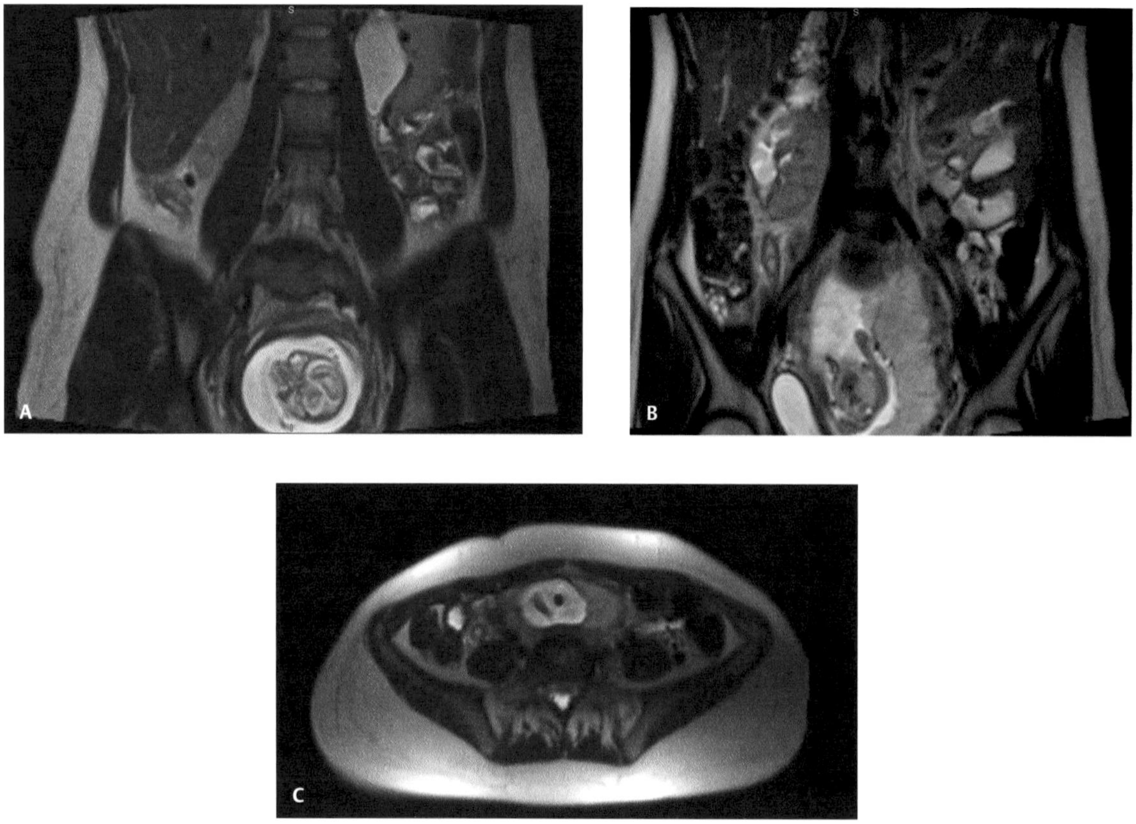



## ■ As perguntas a seguir pertencem ao quadro de apendicite.

1. A presença de um cálculo no apêndice (apendicolito) na tomografia computadorizada é diagnóstica de apendicite?
2. Qual é a dose de radiação materna máxima considerada segura para o feto?
3. Qual é a dose de radiação estimada para o feto no primeiro trimestre de um exame padrão de abdome e pelve por CT?
4. Verdadeiro ou Falso. Quando se suspeita de apendicite materna, a necessidade de diagnóstico preciso deverá ter precedência ao se decidir usar material de contraste à base de gadolínio.
5. Verdadeiro ou Falso. O contraste intravenoso iodado é considerado seguro no quadro de gravidez.
6. Os achados clássicos de apendicite aguda na CT incluem _____.
7. O local da dor no quadro de apendicite aguda é classicamente conhecido como _____.
8. Por que apendicolitos retidos após a cirurgia são problemáticos?
9. Verdadeiro ou Falso. No terceiro trimestre, a avaliação para apendicite deverá ser limitada ao quadrante inferior direito profundo.
10. A precisão da CT para apendicite aguda tem sido informada na faixa de _____.

## Respostas e Explicações

**C. Correta!** Apendicite. Essa paciente tem um apêndice distendido e de parede espessa no quadrante inferior direito, com edema na gordura periapendiceal. A paciente também está grávida.

### *Outras escolhas e discussões*

**A.** A dor da paciente não está relacionada com a gravidez. A investigação por imagem de ressonância magnética (MRI) é, porém, uma modalidade excelente para avaliar apendicite aguda suspeita em gravidez, devido à ausência de radiação ionizante.

**B.** A torção ovariana pode causar dor no quadrante inferior direito, mas não está demonstrada neste caso.

**D.** O cálculo ureteral pode causar dor no quadrante inferior direito, mas não está demonstrado neste caso.

### *Pergunta 1*

Não. A presença de um apendicolito isolado não indica apendicite na CT.

### *Pergunta 2*

Existe alguma incerteza na discussão sobre dose de radiação e o feto em desenvolvimento. Entretanto, uma dose de 50 mGy tem sido considerada como limite seguro, abaixo da qual não haverá prejuízo dos efeitos determinísticos e menos de 1% de risco de efeitos estocásticos.

### *Pergunta 3*

Estudos fantasma sugeriram uma dose de aproximadamente 20 a 30 mGy no primeiro trimestre e aproximadamente 30 a 44 mGy no segundo trimestre.

### *Pergunta 4*

**Falso.** Embora a saúde materna tenha precedência sobre a saúde fetal em muitas circunstâncias, o uso de gadolínio seria contraindicado. Além disso, o contraste intravenoso é desnecessário ao diagnóstico de apendicite aguda por MRI.

### *Pergunta 5*

**Verdadeiro.** O contraste iodado intravenoso pode ser administrado no quadro de gestação, se indicado para os cuidados com a mãe.

### *Pergunta 6*

Os achados clássicos de apendicite por CT incluem espessamento mural, realce mural, dilatação do apêndice e alterações inflamatórias adjacentes. Limiares variáveis de tamanho foram aplicados variando, tipicamente, de diâmetros de 7 a 8 mm.

### *Pergunta 7*

O ponto de McBurney é o termo usado para descrever a localização da dor no quadro de apendicite aguda.

### *Pergunta 8*

Apendicolitos retidos podem ser fonte de infecção e levar à formação de abscesso.

### *Pergunta 9*

**Falso.** O útero em dilatação no terceiro trimestre pode deslocar o ceco e o apêndice no abdome superior. A avaliação para apendicite nesse trimestre pode precisar cobrir uma área maior.

### *Pergunta 10*

A precisão da CT para apendicite aguda tem sido informada entre 92 e 98%.

## Leituras Sugeridas

Abbasi N, Patenaude V, Abenhaim HA. Management and outcomes of acute appendicitis in pregnancy-population-based study of over 7000 cases. BJOG 2014;121:1509–1514

Andersen B, Nielsen TF. Appendicitis in pregnancy: diagnosis, management and complications. Acta Obstet Gynecol Scand 1999;78:758–762

Long SS, Long C, Lai H, Macura KJ. Imaging strategies for right lower quadrant pain in pregnancy. Am J Roentgenol 2011;196(1):4–12

Mazze RI, Källén B. Appendectomy during pregnancy: a Swedish registry study of 778 cases. Obstet Gynecol 1991;77:835–840

Mourad J, Elliott JP, Erickson L, Lisboa L. Appendicitis in pregnancy: new information that contradicts long-held clinical beliefs. Am J Obstet Gynecol 2000;182:1027–1029

Spalluto LB, Woodfield CA, DeBenedectis CM, Lazarus E. MR imaging evaluation of abdominal pain during pregnancy: appendicitis and other nonobstetric causes. Radiographics 2012;32(2):317–334

Woodfield CA, Lazarus E, Chen KC, Mayo-Smith WW. Abdominal pain in pregnancy: diagnoses and imaging unique to pregnancy—review. Am J Roentgenol 2010:194(6):WS14–WS30

### Melhores Dicas

- Os achados clínicos de apendicite em pacientes grávidas diferem daqueles em pacientes não grávidas.
- Se o apêndice não for identificado pelo ultrassom, a MRI é a modalidade de escolha para apendicite suspeita na gravidez.
- A administração de contraste à base de gadolínio é contraindicada na gravidez.

# Com Detalhes 5

## ■ Caso

Paciente de meia-idade apresenta-se 5 semanas após o início de pancreatite por cálculo biliar. Qual é o melhor termo para descrever o achado atual no leito pancreático?

A. Pseudocisto complexo.
B. Necrose murada.
C. Pancreatite necrosante.
D. Coleção necrótica aguda.

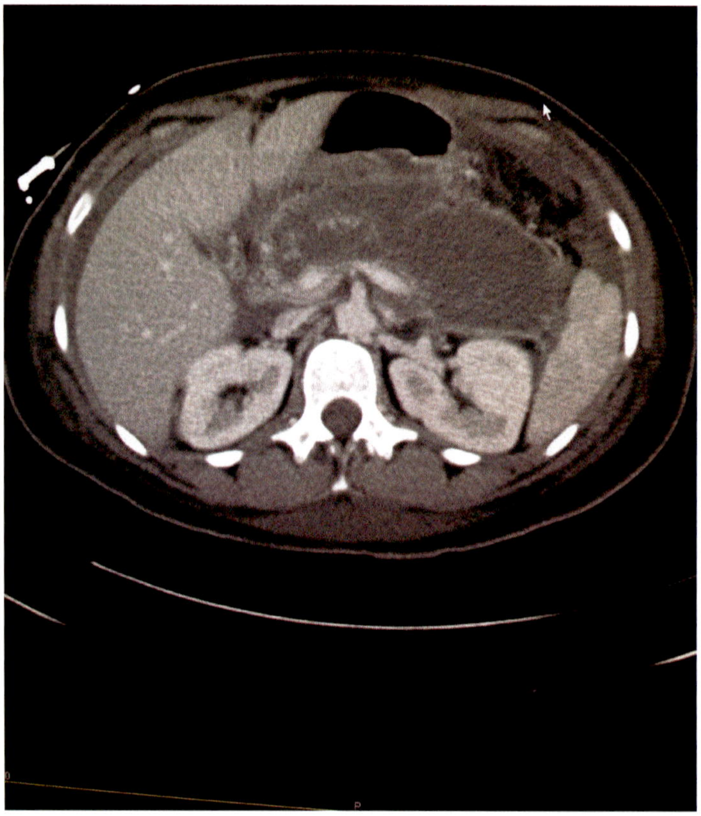



## ■ As perguntas a seguir pertencem ao quadro de pancreatite.

1. Qual é o nome do sistema de classificação mais recente para estadiamento de pancreatite?
2. Quais termos são usados para descrever coleções de fluido em IEP e o que distingue uma da outra?
3. Quais termos são usados para descrever coleções em pancreatite necrosante e o que distingue uma da outra?
4. Qual complicação vascular pode classicamente ocorrer da pancreatite aguda?
5. Quais são as duas causas mais comuns de pancreatite nos EUA?
6. Qual investigação por imagens é necessária para o diagnóstico de pancreatite aguda?
7. Quanto tempo depois do início dos sintomas um paciente com pancreatite aguda deverá ser investigado por imagens?
8. Achados da investigação por imagens de pancreatite simples (IEP) incluem _____.
9. Qual é o aspecto mais crítico da investigação por imagens para identificar quadro de necrose pancreática?
10. Qual aspecto da investigação por imagens é a marca registrada de pancreatite crônica?

## Respostas e Explicações

**B. Correta!** Este é um quadro de necrose murada. Essa coleção de parede espessa e atenuação misturada ocupa a localização esperada do pâncreas, indicando pancreatite necrosante anterior.

### *Outras escolhas e discussões*

**A.** O termo "pseudocisto" tem sido usado com frequência para descrever qualquer coleção de fluido pós-pancreatite. Na terminologia atual, porém, um pseudocisto se refere, especificamente, a uma coleção de fluido peripancreático que persista mais de quatro semanas após um episódio de pancreatite edematosa intersticial.

**C.** A pancreatite necrosante se refere à inflamação pancreática levando à necrose glandular e não é usada para descrever uma coleção de fluido.

**D.** A coleção necrótica aguda é uma coleção de fluido associada à pancreatite que ocorre dentro das primeiras quatro semanas de um episódio de pancreatite necrosante.

### *Pergunta 1*

A classificação Atlanta revisada delineia a terminologia padronizada para descrever pancreatite aguda e coleções de fluido associadas. A pancreatite aguda é classificada ou como pancreatite necrosante ou como pancreatite edematosa intersticial (IEP), dependendo da presença ou ausência de necrose glandular.

### *Pergunta 2*

Coleções de fluido em IEP são classificadas como coleções de fluido peripancreático agudo se estiverem presentes por menos de quatro semanas após o início dos sintomas, e como pseudocistos se estiverem presentes por mais de quatro semanas.

### *Pergunta 3*

Em pancreatite necrosante, as coleções são classificadas como coleções necróticas agudas se se desenvolverem menos de quatro semanas após o início dos sintomas, e como necrose murada se o desenvolvimento ocorrer mais de quatro semanas após o início dos sintomas e desenvolverem parede discreta.

### *Pergunta 4*

O aneurisma da artéria esplênica ocorre classicamente secundário à pancreatite aguda. Outras complicações vasculares podem incluir aneurisma da artéria gastroduodenal e trombose da veia esplênica. Examinar sempre cuidadosamente os vasos nos estudos do pâncreas com realce por contraste.

### *Pergunta 5*

O álcool e a coledocolitíase são duas das causas mais comuns de pancreatite aguda nos EUA.

### *Pergunta 6*

Nenhuma. Apesar do uso crescente da investigação por imagens, lembrar que o diagnóstico de pancreatite aguda pode ser feito com base em achados clínicos e laboratoriais. A tomografia computadorizada (CT) com realce por contraste é usada para estabelecer o diagnóstico em casos duvidosos. A CT pode ser usada para identificar e acompanhar complicações. Quase todos os pacientes também se submeterão a um ultrassom para avaliar a presença de cálculos biliares, e muitos terão uma colangiopancreatografia por ressonância magnética para avaliar a presença de coledocolitíase.

### *Pergunta 7*

A CT é indicada em casos que não se resolvem em 48 a 72 horas, para confirmar o diagnóstico e identificar quaisquer complicações. A investigação precoce por imagens pode ser indicada em casos graves.

### *Pergunta 8*

A IEP exibirá dilatação do pâncreas com edema peripancreático e acumulação de fluido simples.

### *Pergunta 9*

A falta de realce glandular é o aspecto definitivo de necrose pancreática na CT.

### *Pergunta 10*

Calcificações pancreáticas grosseiras são a marca registrada de pancreatite crônica.

## Leituras Sugeridas


O'Connor OJ, Buckley JM, Maher MM. Imaging of the complications of acute pancreatitis. Am J Roentgenol 2011;197(3):W375–W381

O'Connor OJ, McWilliams S, Maher MM. Imaging of acute pancreatitis. Am J Roentgenol 2011;197(2):W221–W225

Shyu JY, Sainani NI, Sahni VA, Chick JF, Chauhan NR, Conwell DL, Clancy TE, Banks PA, Silverman SG. Necrotizing pancreatitis: diagnosis, imaging, and intervention. Radiographics 2014;34(5):1218–1239

Thoeni RF. Revised Atlanta classification of acute pancreatitis: its importance for the radiologist and its effect on treatment. Radiology 2012;262(3):751–764




### Melhores Dicas

- O álcool e a coledocolitíase são duas das causas mais comuns de pancreatite nos EUA.
- A Revised Atlanta Classification fornece terminologia clara para a discussão de pancreatite aguda e coleções de fluido associadas à pancreatite.
- Na terminologia atual, um pseudocisto é uma coleção de fluido peripancreático presente por mais de quatro semanas após um episódio de pancreatite edematosa intersticial.

# Rico em Imagens 1

## ■ Caso

São apresentados quatro exames de fígado por imagem de ressonância magnética em pacientes com lesões hepáticas indeterminadas na tomografia computadorizada. Qual(is) conjunto(s) de imagens demonstra lesões provavelmente malignas?

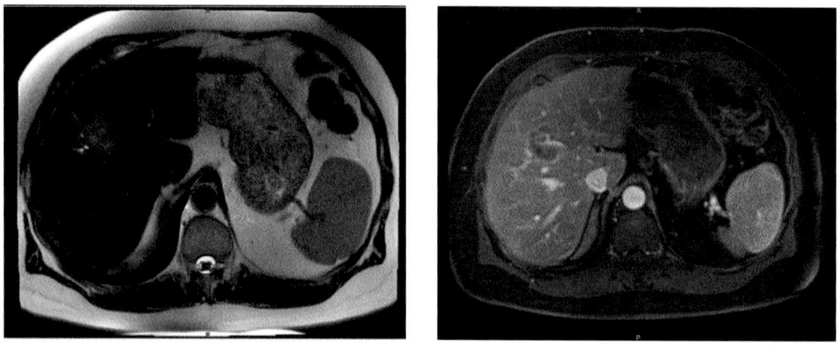

1.

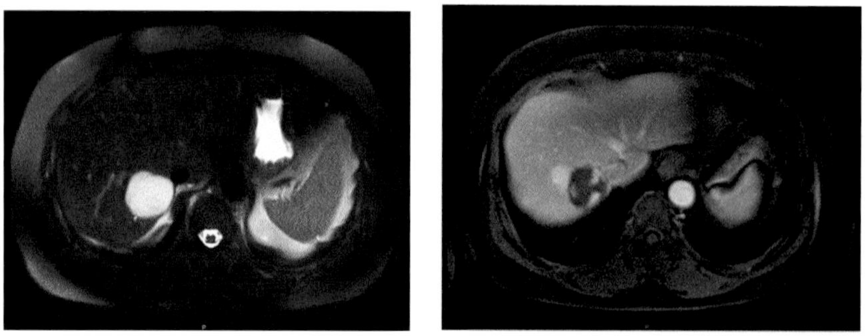

2.

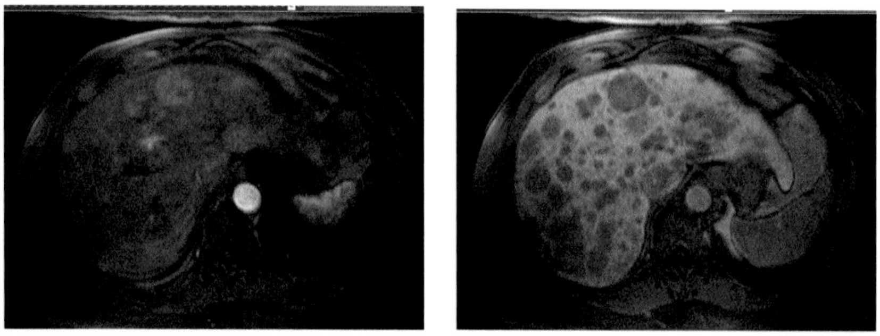

3.

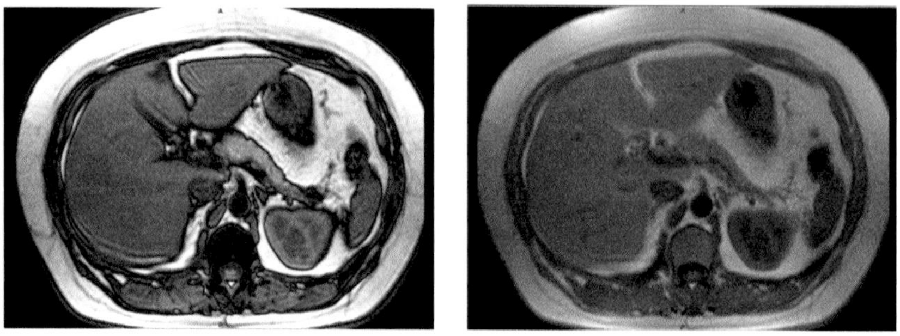

4.

Fase oposta Em fase

## Respostas e Explicações

**Opção 1.** Provavelmente maligno. As imagens mostram massa moderadamente hiperintensa em T2, com realce periférico contínuo na fase venosa portal. Isso é, provavelmente, maligno, representando, possivelmente, metástase de adenocarcinoma. O realce é um pouco reminiscente de um hemangioma. Entretanto, o sinal T2 é menos que o esperado para hemangioma e o realce não é nodular ou descontínuo.

**Opção 2.** Provavelmente benigno. As imagens mostram massa acentuadamente hipertensa em T2 com realce nodular periférico descontínuo após administração de contraste. Esse é um hemangioma hepático de aparência clássica. Esse padrão de realce é conhecido como realce tipo 2. O realce tipo 1 se caracteriza por realce uniforme imediato (hemangioma capilar pequeno ou "preenchimento com *flash*") e encontrado tipicamente em hemangiomas menores. O realce tipo 3 é caracterizado por realce nodular periférico com progressão centrípeta, mas hipointensidade central persistente (p. ex., hemangioma gigante).

**Opção 3.** Provavelmente maligno. As imagens mostram massas múltiplas com realce de fase arterial e sem absorção na fase hepatobiliar. Essas são provavelmente metastáticas, pois não há achados óbvios de doença hepática crônica. Metástases hipervasculares surgem tipicamente de tumores neuroendócrinos (p. ex., tumor pancreático de células das ilhotas, tumor carcinoide ou feocromocitoma), carcinoma de células renais, carcinoma da tireoide, coriocarcinoma, melanoma e sarcomas. Este era um caso de metástases carcinoides.

**Opção 4.** Provavelmente benigno. As imagens mostram lesão focal ao longo da borda livre do segmento hepático 4 adjacente ao ligamento falciforme. A lesão está oculta na imagem em fase e hipointensa ao fígado na imagem na fase oposta. Esse quadro é coerente com a deposição adiposa focal. Os locais clássicos incluem a borda do fígado adjacente ao ligamento falciforme, adjacente à fossa da vesícula biliar e adjacente à veia porta no fígado central.

## Leituras Sugeridas

Danet I-M, Semelka RC, Leonardou P, Braga L, Vaidean G, Woosley JT, Kanematsu M. Spectrum of MRI appearances of untreated metastases of the liver. Am J Roentgenol 2003;181(3):809–817

Silva AC, Evans JM, McCullough AE, Jatoi MA, Vargas HE, Hara AK. MR imaging of hypervascular liver masses: a review of current techniques. Radiographics 2009;29(2):385–402

### Melhores Dicas

- A perda de sinal das imagens da fase oposta em relação às imagens em fase é diagnóstica de deposição adiposa no fígado.
- Fontes de metástases hepáticas hipervasculares incluem tumores neuroendócrinos (p.ex., tumor pancreático das células das ilhotas, tumor carcinoide ou feocromocitoma), carcinoma de células renais, carcinoma da tireoide, coriocarcinoma, melanoma e sarcomas.
- A aparência clássica de metástases de adenocarcinoma no fígado inclui hipointensidade em T1, hiperintensidade leve em T2 e realce heterogêneo não progressivo (às vezes como alvo).

# Rico em Imagens 2

## ■ Caso

Todos esses pacientes foram encaminhados para investigação por imagens de ressonância magnética (MRI) para lesões hepáticas indeterminadas na tomografia computadorizada (CT). Combinar o diagnóstico apropriado com as imagens fornecidas.

A. Carcinoma hepatocelular.
B. Hiperplasia nodular focal (FNH).
C. Cisto.
D. Adenoma hepático.

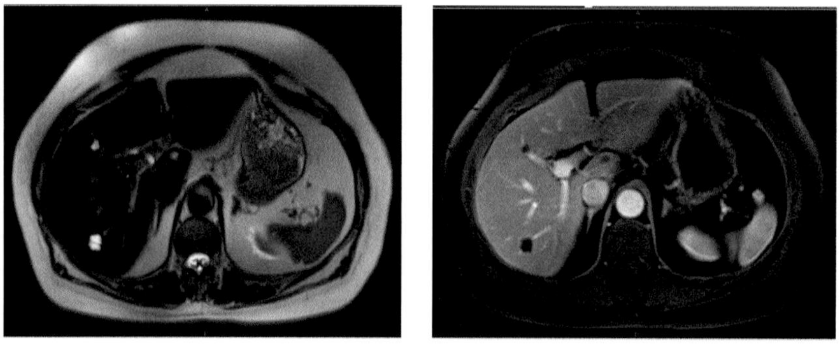
1.

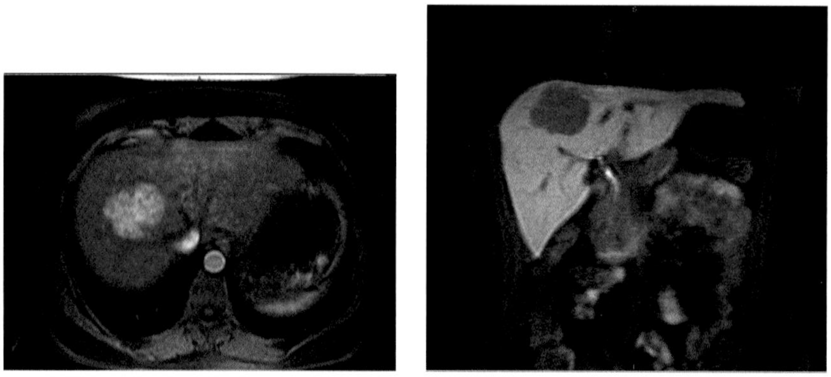
2.

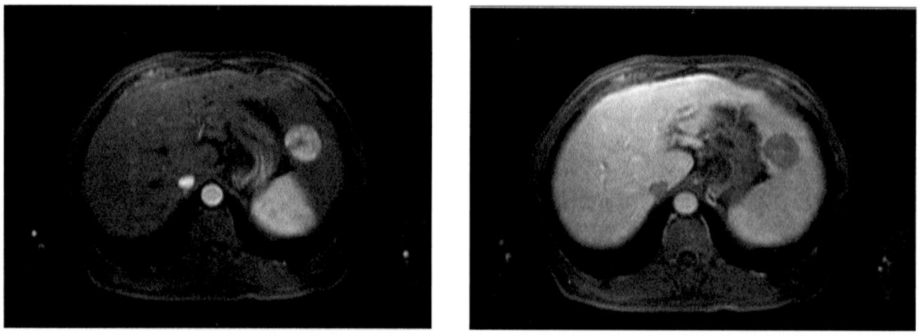
3.

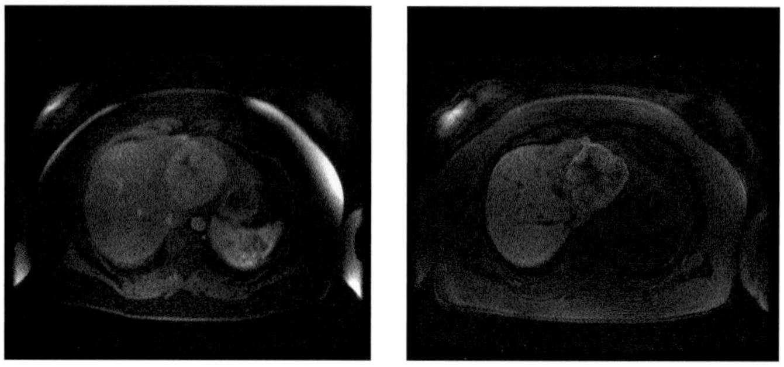
4.

## Respostas e Explicações

**1. C.** Cisto. A opção 1 mostra lesões circunscritas pequenas (lobo direito anterior, lobo direito posterior e lobo caudado) que são acentuadamente hiperintensas em T2 e não realçam após administração de contraste. Essas lesões são mais coerentes com cistos hepáticos simples. Em situações nas quais o ultrassom ou a CT são inconclusivas para determinar uma etiologia benigna de pequenas lesões hepáticas, a MRI pode sempre ser usada para confirmação.

**2. D.** Adenoma hepático. A opção 2 demonstra massa com realce moderadamente intenso na fase arterial e sem absorção na fase hepatobiliar. O super-realce pode levantar preocupação quanto a carcinoma hepatocelular. Entretanto, falta uma cápsula na lesão e não há sinais de doença hepática crônica. Além disso, a alfa-fetoproteína era negativa. Não mostrado aqui, mas não havia evidência de hipoatenuação nas fases venosa central ou de equilíbrio. Essa lesão é um adenoma hepático.

**3. A.** Carcinoma hepatocelular. A opção 3 mostra achados clássicos de carcinoma hepatocelular. A massa no lobo hepático esquerdo mostra hiper-realce na fase arterial e hipoatenuação na fase venosa portal. Esse paciente tem doença crônica do fígado.

**4. B.** FNH. A opção 4 é um exemplo de FNH. A lesão tem hiper-realce para o fígado adjacente na fase arterial, tem cicatriz central hipointensa e demonstra absorção na fase hepatobiliar. Isso é clássico para FNH. A FNH também é minimamente hiperintensa em T2, isointensa em T1 e pode exibir realce tardio da cicatriz central.

## Leituras Sugeridas

Danet I-M, Semelka RC, Leonardou P, Braga L, Vaidean G, Woosley JT, Kanematsu M. Spectrum of MRI appearances of untreated metastases of the liver. Am J Roentgenol 2003;181(3):809–817

Silva AC, Evans JM, McCullough AE, Jatoi MA, Vargas HE, Hara AK. MR imaging of hypervascular liver masses: a review of current techniques. Radiographics 2009;29(2):385–402

### Melhores Dicas

- Na MRI com gadoxetato dissódico (Eovist; Bayer Healthcare Pharmaceuticals Inc., Whippany, NJ), a FNH e o adenoma demonstram hiper-realce nas imagens da fase arterial, mas somente o FNH reterá o contraste na fase hepatobiliar.
- A FNH tem, classicamente, cicatriz central hiperintensa em T2, é isointensa ao parênquima do fígado adjacente nas imagens antes do contraste, realça homogeneamente nas imagens de fase arterial e é similar ao fígado adjacente na fase venosa portal.
- A MRI pode, com frequência, confirmar a etiologia benigna mesmo de cistos hepáticos muito pequenos.

# Rico em Imagens 3

## ■ Caso

Os seguintes quatro pacientes são portadores de anormalidades pancreáticas. Combine o diagnóstico apropriado com as imagens fornecidas. (Caso cortesia da Dra. Desiree Morgan.)

A. Adenocarcinoma pancreático.
B. Coleção necrótica aguda.
C. Cistadenoma mucinoso.
D. Cistadenoma seroso.

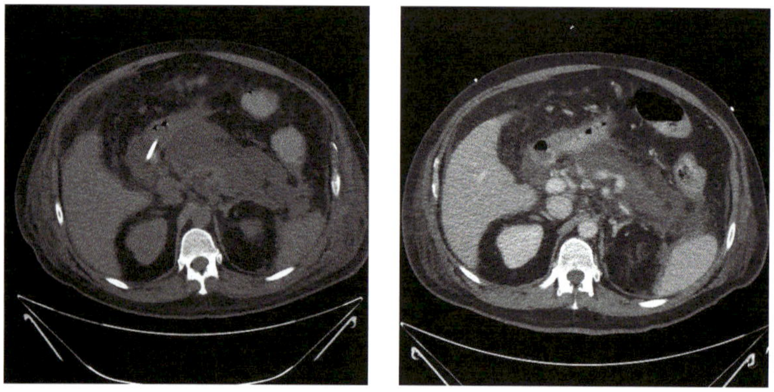
1.

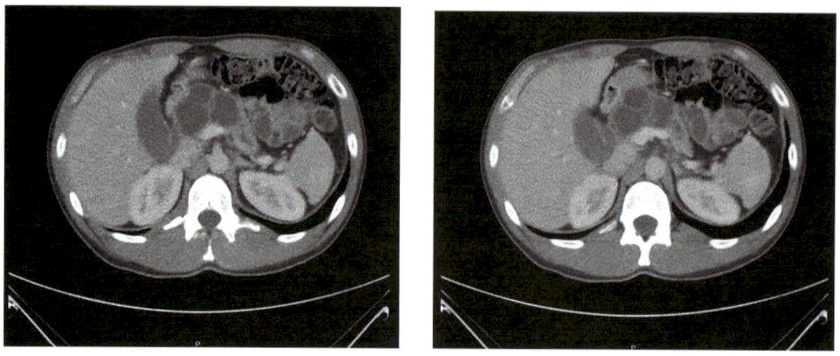
2.

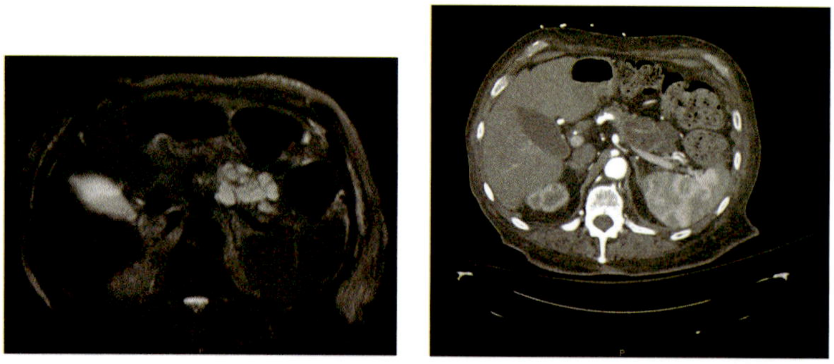
3.

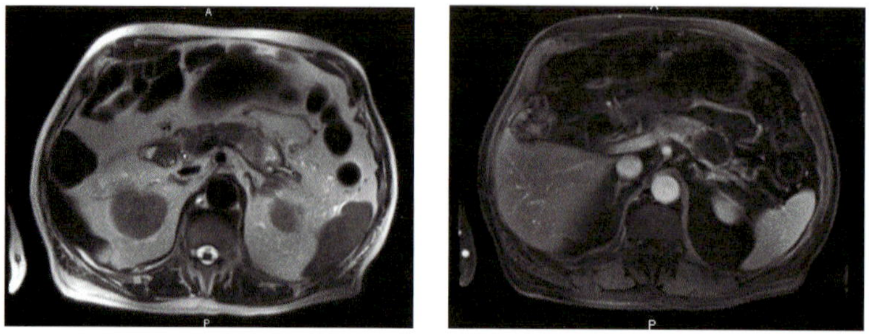
4.

## Respostas e Explicações

**1. B.** Coleção necrótica aguda. A opção 1 mostra área de atenuação de fluido mal definida, grande e heterogênea com densificação de gordura peripancreática. A aparência geral sugere processo inflamatório (p. ex., pancreatite). Esse é um exemplo de coleção necrótica aguda.

**2. C.** Cistadenoma mucinoso. A opção 2 mostra lesão cística complexa com septos e dilatação ascendente do ducto pancreático. As porções císticas da lesão têm aproximadamente 2 cm de tamanho. Das lesões apresentadas, essa é a mais provável de representar um cistadenoma mucinoso. As septações visíveis aparecem finas. Muitos cistadenomas mucinosos possuem cistos maiores que os demonstrados aqui. Essas lesões têm mais probabilidade de serem malignas que as lesões serosas, de modo que, às vezes, a intervenção é necessária. A aparência de um cistadenoma mucinoso e de um adenoma seroso oligocístico podem-se sobrepor.

**3. D.** Cistadenoma seroso. A opção 3 mostra massa com espaços císticos menores e mais numerosos. Das quatro lesões mostradas, esta é a mais coerente com cistadenoma seroso. Os cistadenomas serosos típicos terão muitos espaços císticos, cada um menor de 2 cm de tamanho. Com frequência se observa uma cicatriz central, que pode estar calcificada, embora não haja nenhuma neste caso. Os cistadenomas serosos são tipicamente lesões benignas. Se o paciente for assintomático e não houver outras complicações na investigação por imagens, a lesão poderá ser acompanhada em vez de sofrer biópsia ou remoção.

**4. A.** Adenocarcinoma pancreático. A opção 4 mostra lesão sólida, heterogênea e com hiporrealce sem sinais óbvios de pancreatite atual ou anterior. Existe atrofia pancreática ascendente. Descobriu-se aqui um adenocarcinoma do pâncreas.

## Leituras Sugeridas

Sahani DV, Kadavigere R, Saokar A, Fernandez-del Castillo C, Brugge WR, Hahn PF. Cystic pancreatic lesions: a simple imaging-based classification system for guiding management. Radiographics 2005;25(6):1471–1484

Shyu JY, Sainani NI, Sahni VA, Chick JF, Chauhan NR, Conwell DL, Clancy TE, Banks PA, Silverman SG. Necrotizing pancreatitis: diagnosis, imaging, and intervention. Radiographics 2014;34(5):1218–1239

### Melhores Dicas

- Os cistadenomas serosos clássicos do pâncreas apresentam espaços císticos inferiores a 2 cm de tamanho, cicatriz central, septações e calcificações.
- Os cistadenomas serosos de aparência típica são benignos e não necessariamente precisam ser ressecados.
- As lesões pancreáticas mucinosas deverão ser monitoradas mais de perto ou ressecadas, em razão do pequeno potencial de malignidade.

# Rico em Imagens 4

## ■ Caso

Anormalidades biliares. Qual(is) imagem(s) demonstram lesões provavelmente malignas?

1.

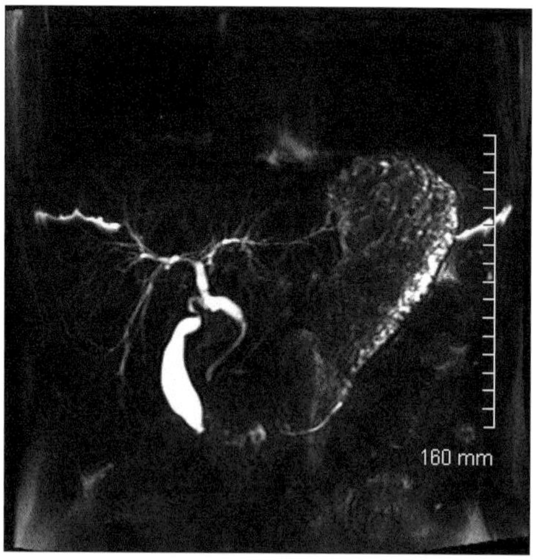


2.

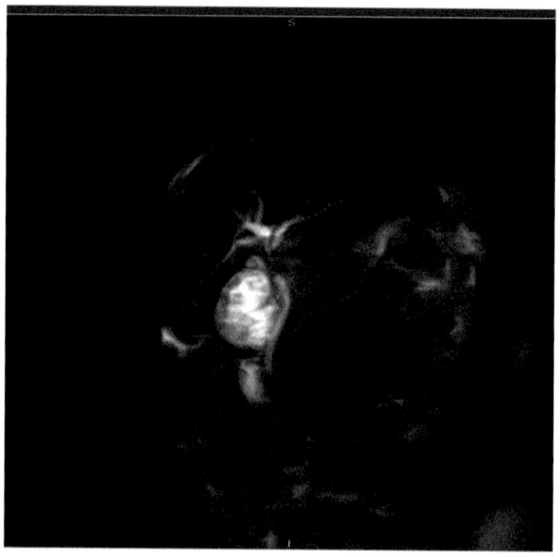

3.

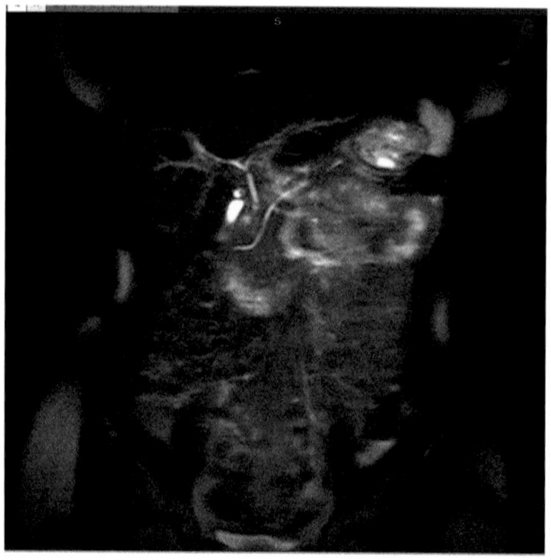

4.

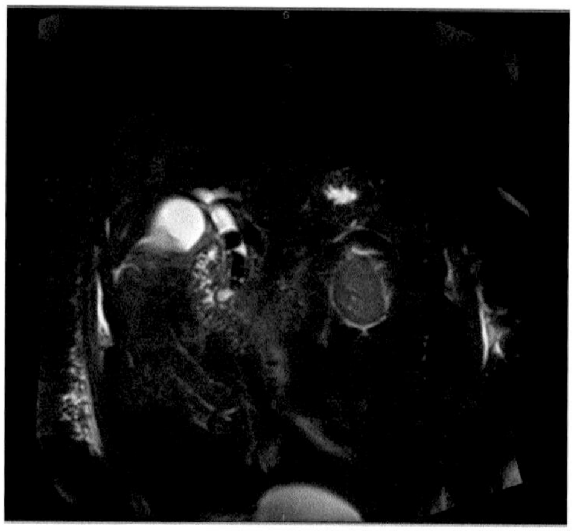

## Respostas e Explicações

**Opção 1.** Lesão mais provavelmente benigna e representa exemplo de colangite por esclerose primária (PSC). A PSC é um quadro inflamatório dos ductos biliares, que pode levar à cirrose e também predispor ao colangiocarcinoma. O principal achado da investigação por imagens é a presença de áreas intermitentes de estreitamento e dilatação por toda a árvore biliar intra-hepática. Às vezes, o ducto biliar comum está envolvido. Cerca de 70% dos pacientes com PSC apresentam doença inflamatória do intestino, mais usualmente a colite ulcerativa. A incidência geral de PSC entre pacientes com doença inflamatória do intestino é de aproximadamente 1 a 4%.

**Opção 2.** A lesão é mais provavelmente maligna. A imagem demonstra dilatação intra-hepática do ducto biliar, com estreitamento focal intenso dos ductos biliares no hilo do fígado. Essa aparência é suspeita para colangiocarcinoma de localização central, ou tumor de Klatskin.

**Opção 3.** Esta opção é mais provavelmente benigna. A imagem demonstra separação entre o ducto biliar comum e o principal ducto pancreático. Essa é uma variante congênita benigna denominada pâncreas divisum que tem incidência de 3 a 7% e que resulta da falha de fusão dos ductos pancreáticos dorsal e ventral. Pode haver incidência aumentada em pancreatite recorrente idiopática nesses pacientes, sugerindo associação entre essas entidades. No pâncreas divisum, o ducto pancreático dorsal mais largo (ducto de Santorini), que drena a cauda, o corpo e a cabeça superior do pâncreas, corre anterior ao ducto biliar comum e drena para as papilas menores. O ducto ventral menor (ducto de Wirsung), que drena a cabeça pancreática inferior e o processo uncinado, acompanha o ducto biliar comum para as papilas maiores. O pâncreas divisum completo ocorre com separação completa dos ductos de drenagem do pâncreas dorsal e ventral. O pâncreas divisum incompleto ocorre na presença de um pequeno ramo de comunicação entre esses ductos.

**Opção 4.** Lesão mais provavelmente benigna. A imagem demonstra defeitos de preenchimento oval múltiplos, hipointensos em T2 dentro de um ducto biliar comum levemente dilatado. Esse quadro é mais coerente com coledocolitíase. O diagnóstico diferencial de defeitos de preenchimento do ducto biliar comum também inclui: tumor, produtos do sangue, lama, ar, parasitas e produtos alimentares ingeridos. O quadro clínico do paciente e a história, assim como o aparecimento em outras sequências podem ajudar a confirmar o diagnóstico.

## Leituras Sugeridas

Chung YE, Kim M-J, Park YN, Choi J-Y, Pyo JY, Kim YC, Cho HJ, Kim KA, Choi SY. Varying appearances of cholangiocarcinoma: radiologic-pathologic correlation. Radiographics 2009;29(3):683–700

Vitellas KM, Keogan MT, Spritzer CE, Nelson RC. MR cholangiopancreatography of bile and pancreatic duct abnormalities with emphasis on the single-shot fast spin-echo technique. Radiographics 2000;20(4):939–957



### Melhores Dicas

- Cerca de 70% dos pacientes com PSC apresentam doença inflamatória do intestino, especialmente colite ulcerativa. A incidência de PSC entre pacientes com essa doença inflamatória intestinal é de aproximadamente 1 a 4%.
- Defeitos de preenchimento no ducto biliar comum na colangiopancreatografia por ressonância magnética podem ser resultado da presença de cálculos, sangue, tumor, lama, parasitas ou ar.
- O tumor de Klatskin é um colangiocarcinoma hilar que ocorre na junção dos ductos hepáticos esquerdo e direito.

# Rico em Imagens 5

## ■ Caso

Quatro pacientes com anormalidades esofágicas são apresentados. Associe o diagnóstico apropriado com as imagens fornecidas. (Caso cortesia da Dra. Christine Menias.)

A. Massa intraluminal maligna.
B. Esofagite eosinofílica.
C. Massa extrínseca.
D. Estritura benigna.

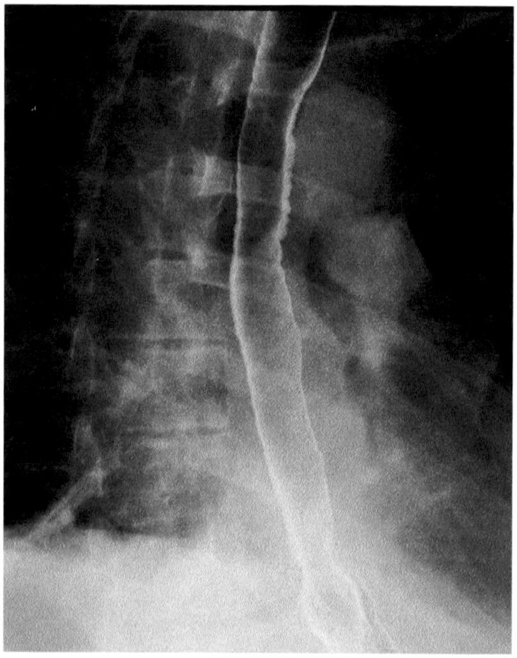

1.

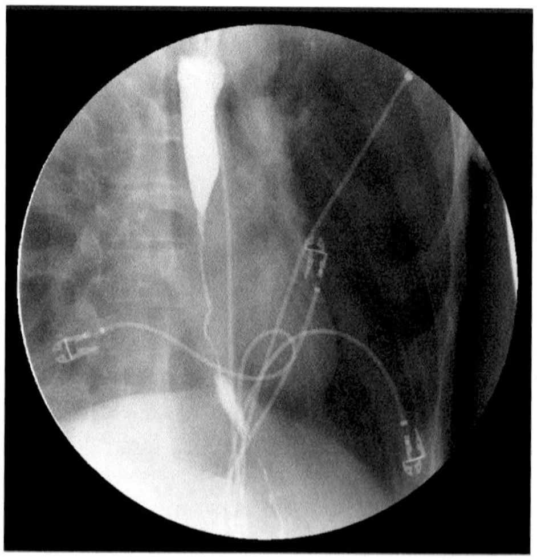

2.

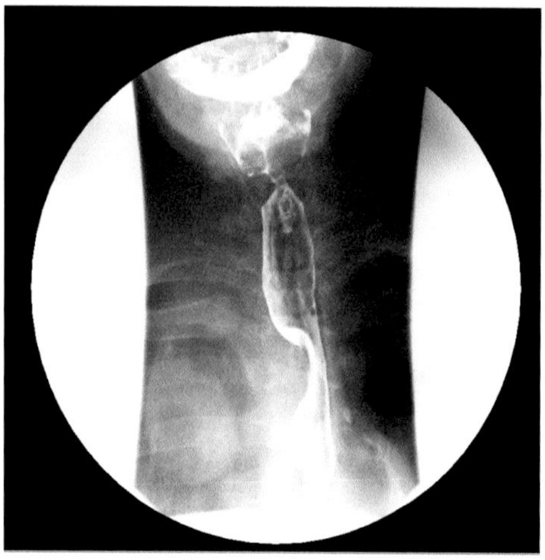

3.

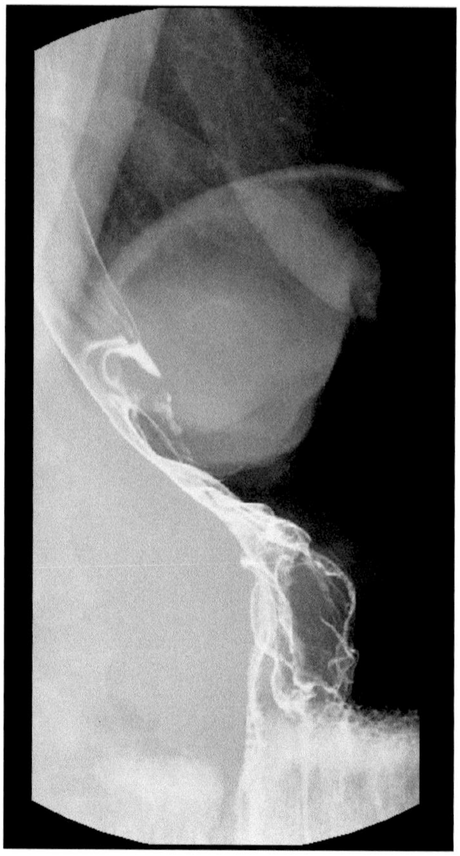

4.

## Respostas e Explicações

**1. B.** Esofagite eosinofílica. A opção 1 é um exemplo de esofagite eosinofílica. No exame fluoroscópico, o esôfago apresenta endentações anelares ao longo de uma área de estreitamento. Esses anéis aparecem como anéis múltiplos, fixos, espaçados próximos e concêntricos que atravessam a estritura. A estritura tem extensão moderada e o sítio pode ser em qualquer seção do esôfago torácico. A apresentação clínica em adultos é tipicamente em homens jovens com disfagia de longa data e impactações alimentares recorrentes.

**2. D.** Estritura benigna. A opção 2 demonstra estritura longa e uniforme. Com a extensão e aparência uniforme, uma causa benigna é favorecida. O diferencial típico de uma estrutura esofágica mais baixa incluiria entidades como: doença do refluxo, esclerodermia, intubação prolongada de tubo nasogástrico e esofagite por refluxo alcalino. Neste caso, o paciente recebeu radiação para o mediastino inferior.

**3. C.** Massa extrínseca. A opção 3 também tem uma área focalizada de estreitamento, desta vez junto com o esôfago torácico superior. O contorno do estreitamento tem ângulos obtusos, sugerindo um processo intramural ou extrínseco. Mediante inspeção cuidadosa, observa-se densidade ao longo do lado direito do mediastino e massa no pulmão proveniente de um câncer de pulmão de células não pequenas. A anormalidade de contorno esofágico se deve à compressão extrínseca.

**4. A.** Massa intraluminar maligna. A opção 4 demonstra massa intraluminar ulcerada com estreitamento luminar resultante. Neste caso, a endoscopia de acompanhamento confirmou massa esofágica, que foi percebida como metástase do melanoma conhecido do paciente.

## Leituras Sugeridas

Luedtke P, Levine MS, Rubesin SE, Weinstein DS, Laufer I. Radiologic diagnosis of benign esophageal strictures: a pattern approach. Radiographics 2003;23(4):897–909

Zimmerman SL, Levine MS, Rubesin SE, Mitre MC, Furth EE, Laufer I, Katzka DA. Idiopathic eosinophilic esophagitis in adults: the ringed esophagus. Radiology 2005;236(1):159–165

### Melhores Dicas

- A esofagite eosinofílica em geral é observada em homens jovens com disfagia de longa data e queixas de impactações alimentares recorrentes.
- Os achados de esofagite eosinofílica na fluoroscopia incluem endentações anelares que são múltiplas, fixas e espaçadas próximas ao longo de uma área de estreitamento.
- Estrituras longas e uniformes do esôfago geralmente são benignas.

# Mais Desafiador 1

## ■ Caso

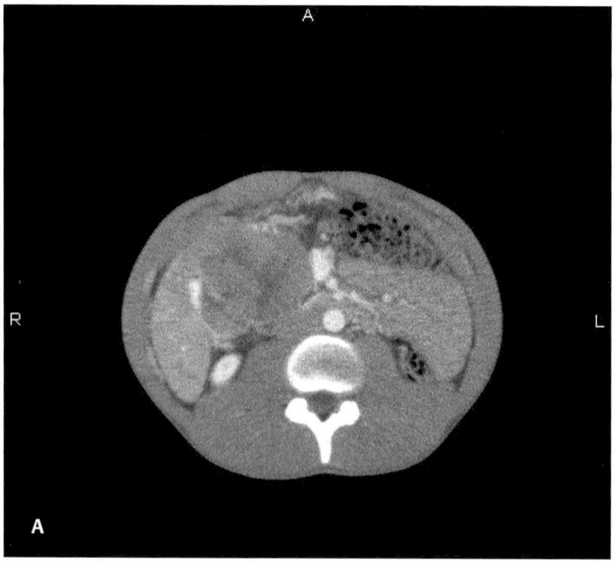


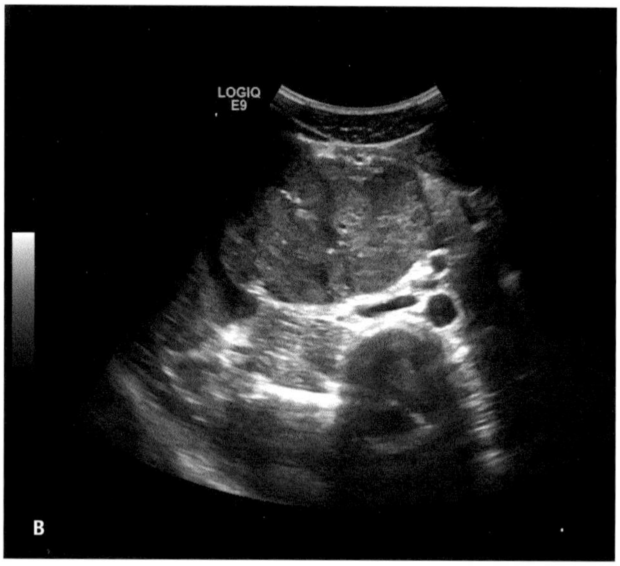




## ■ Perguntas

1. Um paciente afro-americano de 22 anos apresenta-se com dores abdominais superiores de grau baixo durante a semana passada. Não há história clínica anterior significativa. Além desses achados, outras imagens (não mostradas) demonstram múltiplas lesões no fígado. Qual é a etiologia mais provável dessa massa pancreática?
   A. Adenocarcinoma pancreático.
   B. Tumor de células das ilhotas sem funcionamento.
   C. Pseudocisto complicado.
   D. Tumor pseudopapilar sólido do pâncreas.

2. Qual das populações a seguir é mais propícia a contrair esse tumor?
   A. Idosa.
   B. Masculina.
   C. Afro-americana.
   D. Pediátrica.

3. Qual das opções a seguir é verdadeira sobre tumores pseudopapilares sólidos do pâncreas?
   A. O sítio mais comum de disseminação é o pulmão.
   B. Essas lesões são tipicamente benignas.
   C. A localização mais comum para a lesão primária é o corpo do pâncreas.
   D. O tamanho médio do tumor primário no diagnóstico e inferior a 3 cm.

## Respostas e Explicações

*Pergunta 1*

**D. Correta!** Este é um paciente masculino jovem com grande massa pancreática de atenuação mista. O tumor pseudopapilar sólido é o diagnóstico mais provável. Essas massas são heterogeneamente císticas e sólidas e tendem a se apresentar na segunda ou terceira década de vida. Se presentes, a hemorragia interna na tomografia computadorizada ou nas imagens de ressonância magnética podem ser um aspecto de distinção.

*Outras escolhas e discussões*

**A.** O adenocarcinoma pancreático seria incomum em um paciente com essa idade. Além disso, essa massa é maior e menos infiltrativa que o esperado para um adenocarcinoma pancreático nesse local.

**B.** O tumor de células das ilhotas sem funcionamento está no diagnóstico diferencial para este caso. Esses tumores têm hiper-realce típico na fase pancreática, o que poderia ajudar a diferenciar a massa.

**C.** Um pseudocisto complicado pode ser heterogêneo, mas ainda é predominantemente cístico. Essa massa é, também, predominantemente sólida tanto na tomografia computadorizada como no ultrassom.

*Pergunta 2*

**C. Correta!** Tumores pseudopapilares sólidos têm predisposição para as populações afro-americana e asiática. Além disso, eles são mais usualmente encontrados em pacientes femininas, jovens e não caucasianas.

*Outras escolhas e discussões*

**A.** Massas sólidas em pacientes idosos são mais provavelmente malignas.

**B.** Embora este paciente seja homem, os homens têm menos probabilidade que as mulheres de contraírem um tumor pseudopapilar sólido.

**D.** Esse tumor é raro em crianças.

*Pergunta 3*

**B. Correta!** A grande maioria de tumores pseudopapilares sólidos do pâncreas é benigna.

*Outras escolhas e discussões*

**A.** Quando agressivo, o sítio mais comum de metástase é o fígado. Esse paciente, de fato, tem metástases hepáticas (não mostradas). Os linfonodos regionais também podem estar envolvidos.

**C.** Essas massas têm predileção pela cabeça e a cauda do pâncreas.

**D.** O tamanho médio do tumor no diagnóstico é superior a 6 cm.

## Leitura Sugerida

Coleman KM, Doherty MC, Bigler SA. Solid-pseudopapillary tumor of the pancreas. Radiographics 2003;23(6):1644–1648

### Melhores Dicas

- Tumores pseudopapilares sólidos do pâncreas têm predileção por mulheres jovens de descendência afro-americana ou da Ásia oriental.
- Esses tumores geralmente são benignos. Se metastáticos, a disseminação quase sempre é para o fígado e linfonodos.
- As massas tendem a ser grandes e heterogêneas na apresentação. A presença de hemorragia interna pode ser um aspecto de distinção.

# Mais Desafiador 2

## ■ Caso

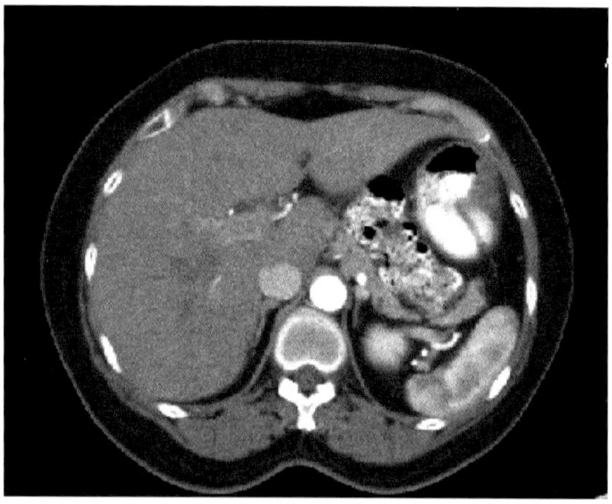

Fase arterial

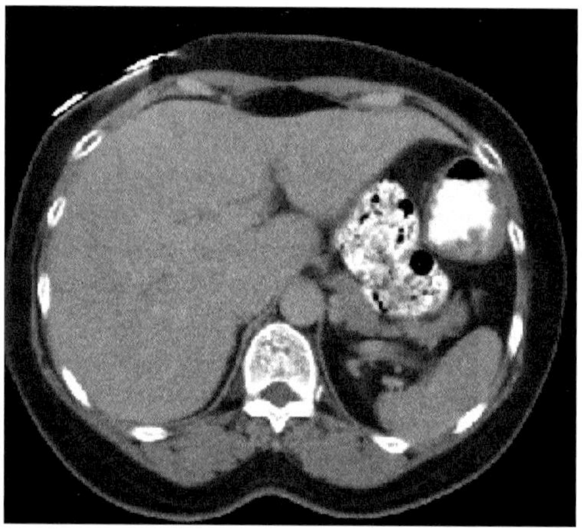

Fase de equilíbrio

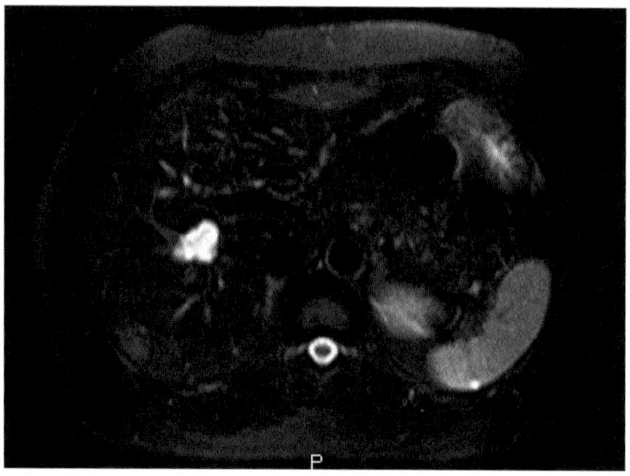


T

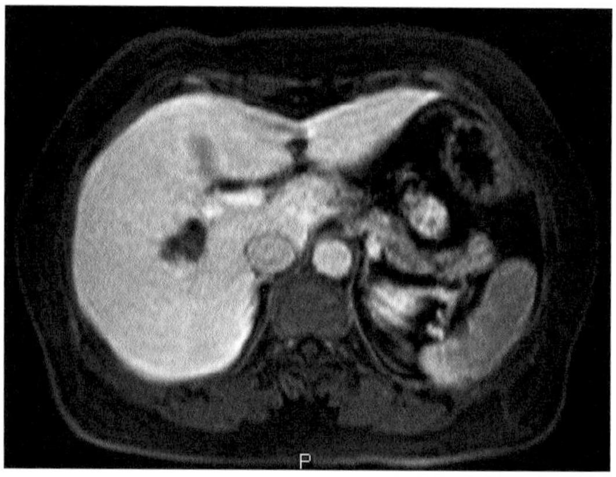


T2

Fase venosa portal em T1 pós-contraste



## ■ Perguntas

1. Senhora de 55 anos se apresenta com história de dores abdominais não específicas há 3 meses. É encontrada uma lesão hepática incidental. Não há história de malignidade e as sorologias para fígado são negativas. Imagens selecionadas de tomografia computadorizada e de investigação por imagem de ressonância magnética (MRI) são fornecidas. Qual é o diagnóstico mais provável?
   A. Hemangioma esclerosado.
   B. Hiperplasia nodular focal.
   C. Carcinoma hepatocelular.
   D. Metástase de carcinoma de cólon.

2. Qual das opções a seguir pode ajudar na diferenciação de um adenoma hepático de um HCC?
   A. Hiper-realce da fase arterial.
   B. Hiporrealce da fase venosa portal.
   C. Ausência de realce em investigação por imagens da fase hepatobiliar.
   D. AFP sérica elevada.

3. O contraste específico para hepatócitos é superior a outros agentes de contraste intracelular para o diagnóstico de qual das lesões a seguir?
   A. Carcinoma hepatocelular.
   B. Hiperplasia nodular focal.
   C. Deposição adiposa focal.
   D. Hemangioma.

## Respostas e Explicações

*Pergunta 1*

**A. Correta!** Das escolhas fornecidas, um hemangioma esclerosado é a mais provável. A tomografia computadorizada não mostra realce na fase arterial. A lesão é isoatenuante ao fígado na imagem da fase de equilíbrio, sugerindo realce tardio. Na MRI a hiperintensidade acentuada em T2 é mais sugestiva de um cisto hepático ou hemangioma. Observam-se alguns componentes em realce na fase venosa portal que não deveriam ser visualizados com um cisto hepático simples. Entretanto, a aparência também é atípica para um hemangioma. Esse é um diagnóstico difícil a fazer e, na verdade, a investigação por imagens do acompanhamento foi realizada nessa paciente para assegurar a etiologia benigna. Nesse acompanhamento verificou-se que a lesão diminuiu, o que é coerente com o quadro de hemangioma esclerosado.

*Outras escolhas e discussões*

**B.** A FNH mostraria super-realce na fase arterial relacionada com o fígado. A absorção do agente de contraste específico para hepatócitos na MRI da fase tardia seria a esperada (não mostrado).

**C.** O HCC também exibiria tipicamente o super-realce na fase arterial, classicamente com hipoatenuação e uma cápsula ou pseudocápsula. Pode ou não haver absorção na fase hepatobiliar. Com HCC a alfa-fetoproteína (AFP) pode estar elevada e a doença hepática crônica é comum, mas nenhum desses eventos está presente neste caso.

**D.** Metástase hepática pode ter aparência similar a essa lesão, especialmente se for uma metástase tratada. Seria esperado que as metástases de câncer de colo tivessem realce mais definitivo, algum grau de hipoatenuação e um pouco menos hiperintensidade em T2 que a visualizada no caso-teste.

*Pergunta 2*

**D. Correta!** AFP sérica elevada. Em pacientes com doença hepática crônica existe sobreposição considerável na aparência de adenoma hepático e HCC. Para esses pacientes, a AFP elevada cria suspeita de HCC. O inverso não é verdadeiro; uma AFP normal não exclui HCC.

*Outras escolhas e discussões*

**A.** O realce da fase arterial está presente tanto no adenoma hepático quanto no HCC.

**B.** O hiporrealce da fase venosa portal ("*washout*") está presente tanto no adenoma hepático quanto no HCC.

**C.** A ausência de realce na investigação por imagens da fase hepatobiliar é esperada para ambos o adenoma hepático e a maioria dos HCCs.

*Pergunta 3*

**B. Correta!** A FNH acumulará contraste específico para hepatócitos, demonstrando sinal nas imagens da fase hepatobiliar. Isso pode facilitar a diferenciação da FNH de outras massas com super-realce (como adenoma hepático e hemangioma atípico) e é uma das principais indicações para uso de Eovist (Bayer Healthcare Pharmaceuticals, Inc., Whippany, NJ:gadoxetato dissódico). Outra área de superioridade com contraste específico para hepatócitos é a identificação e o monitoramento de metástases hepáticas, que são notáveis na fase tardia. A fase tardia também pode ser útil para avaliação da árvore biliar.

*Outras escolhas e discussões*

**A.** Geralmente, o HCC não concentra contraste específico para hepatócitos, embora formas bem diferenciadas possam demonstrar absorção na fase hepatobiliar. Por essa razão, a fase hepatobiliar não contribui para o diagnóstico de HCC.

**C.** A deposição adiposa focalizada é identificada com sucesso na MRI comparando-se as imagens em fase e na fase oposta. Além das diferenças na concentração de gordura, áreas de gordura focalizada se comportaram como o fígado ao redor. Não permitir que o realce em uma área de gordura focal suspeita confunda o examinador; o realce é normal e esperado.

**D.** O diagnóstico de hemangioma não é facilitado por contraste específico para hepatócitos. Na verdade, o diagnóstico pode ser mais desafiador porque o realce progressivo do parênquima adjacente do fígado pode obscurecer a presença de realce no hemangioma.

## Leituras Sugeridas

Doyle DJ, Khalili K, Guindi M, Atri M. Imaging features of sclerosed hemangioma. Am J Roentgenol 2007;189(1):67–72

Gupta RT, Iseman CM, Leyendecker JR, Shyknevsky I, Merkle EM, Taouli B. Diagnosis of focal nodular hyperplasia with MRI: multicenter retrospective study comparing gadobenate dimeglumine to gadoxetate disodium. Am J Roentgenol 2012;199(1):35–43

### Melhores Dicas

- Os hemangiomas esclerosados podem ser difíceis de diagnosticar e, com frequência, exigem acompanhamento para assegurar estabilidade ou redução de tamanho à medida que a lesão se torna mais fibrótica.
- Em pacientes sem doença crônica do fígado, a AFP elevada pode ajudar a distinguir adenoma hepático de HCC.
- O contraste específico para hepatócitos facilita o diagnóstico de certas lesões como FNH e metástases no fígado, mas não é superior a outros agentes de contraste intracelular para muitas outras lesões hepáticas.

# Mais Desafiador 3

## ■ Caso

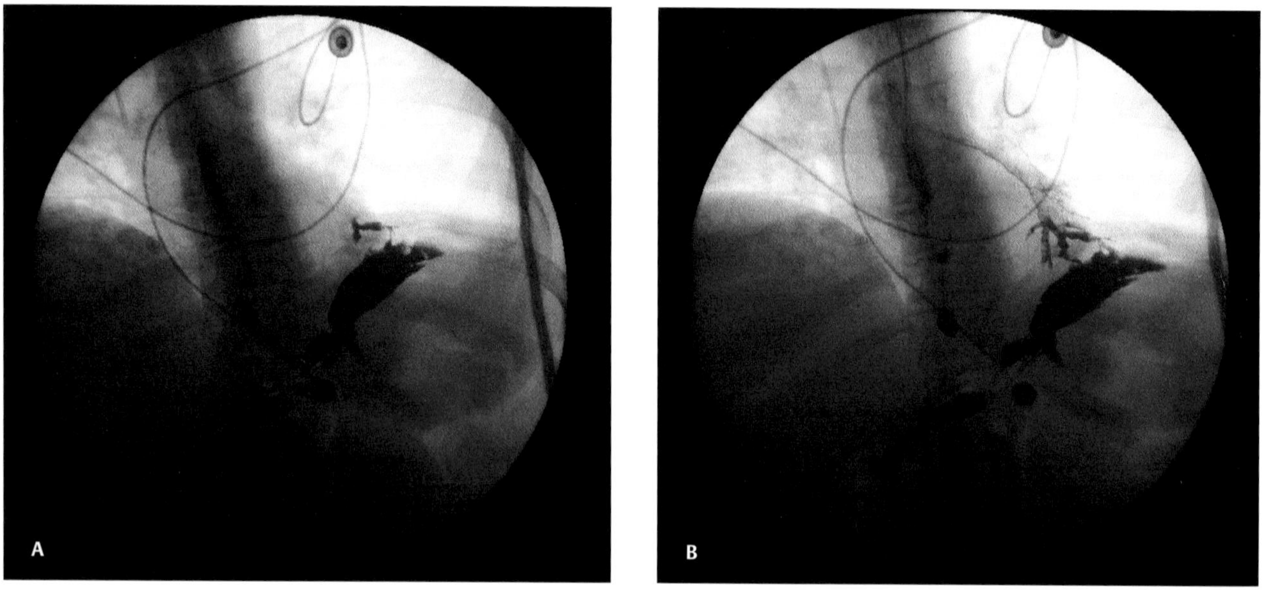

## ■ Perguntas

1. Uma paciente se apresenta com dores no lado esquerdo do tórax e dor abdominal. Ela descreve episódios de tosse após as refeições. As imagens de um exame gastrointestinal (GI) superior são fornecidos. Qual das opções a seguir pode ter predisposto a paciente para seu diagnóstico atual?
   A. Hérnia de hiato.
   B. Procedimento de manga gástrica.
   C. Esternotomia mediana anterior.
   D. Vólvulo gástrico.

2. Qual é o melhor diagnóstico?
   A. Fístula broncopleural.
   B. Ruptura diafragmática.
   C. Obstrução da saída gástrica.
   D. Fístula gastrobrônquica.

3. Qual é a complicação mais comum após a cirurgia de faixa gástrica?
   A. Deslize da faixa.
   B. Faixa mal posicionada.
   C. Dilatação da bolsa.
   D. Perfuração.

## Respostas e Explicações

*Pergunta 1*

**B. Correta!** Essa paciente foi submetida anteriormente ao procedimento de manga gástrica. As imagens mostram preenchimento progressivo das vias aéreas do lobo inferior esquerdo através de uma fístula do estômago. Uma das escolhas, a cirurgia abdominal anterior, é a etiologia mais provável.

*Outras escolhas e discussões*

**A.** Inflamação crônica em uma hérnia de hiato pode levar à formação de fístula. Entretanto, essa paciente não tem hérnia e a fístula é transdiafragmática.

**C.** A esternotomia mediana anterior não deverá envolver o estômago e não deverá predispor a essa complicação.

**D.** O vólvulo gástrico não está presente nessa paciente e não se espera que leve à fístula em isolamento.

*Pergunta 2*

**D. Correta!** Observa-se uma fístula gastrobrônquica. Existe passagem de contraste do estômago para a árvore traqueobrônquica através do hemidiafragma esquerdo. Essa paciente tinha um abscesso pós-operatório que levou, por fim, à formação da fístula.

*Outras escolhas e discussões*

**A.** A fístula broncopleural pode ser a causa do pneumotórax. Este não deverá ser visualizado em um exame de GI superior e não explicaria o contraste se comunicando com a árvore traqueobrônquica.

**B.** Essa paciente tem fístula passando pelo diafragma, mas não há evidência de ruptura diafragmática.

**C.** A obstrução da saída gástrica resultará em esvaziamento tardio ou ausente do estômago no GI superior, mas não deverá resultar em formação de fístula.

*Pergunta 3*

**A. Correta!** O deslize da faixa é a complicação mais comum. Com esse deslize, ocorre herniação do estômago superiormente através da faixa ou do deslize da banda para mais longe em sentido distal ao longo do estômago do que se pretendia. Se não tratado, o quadro pode levar à estenose crônica do estoma, que pode se manifestar como mau alinhamento da faixa nas radiografias, com uma bolsa gástrica dilatada na fluoroscopia. O ângulo phi normal para uma faixa laparoscópica ajustável está entre 4 e 58 graus. O diâmetro do estoma é de tipicamente 3 a 4 mm em medição transversa e a bolsa proximal é tipicamente < 4 cm em sua maior dimensão.

*Outras escolhas e discussões*

**B.** O mau posicionamento da faixa (ou seja, deslocada na cirurgia) é raro, especialmente para cirurgiões experientes.

**C.** A dilatação da bolsa pode ocorrer sem deslizamento da faixa se a faixa estiver muito apertada, se houver aderências de constrição ou se a absorção oral for exagerada.

**D.** A perfuração e a formação de fístula são comuns após a colocação de faixa gástrica e ocorrem em < 1 a 3% dos pacientes. A probabilidade aumenta para 8% após uma segunda operação.

## Leituras Sugeridas


Alharbi SR. Gastrobronchial fistula a rare complication post laparoscopic sleeve gastrectomy. Ann Thorac Med 2013;8(3):179–180

Graif A, Conde K, DeMauro CA. Imaging of a gastrobronchial fistula after gastric bypass surgery and the contrast dilemma. Del Med J 2015;87(4):113–116

Levine MS, Carucci LR. Imaging of bariatric surgery: normal anatomy and postoperative complications. Radiology 2014;270(2):327–341

Sakran N, Assalia A, Keidar A, Goitein D. Gastrobronchial fistula as a complication of bariatric surgery: a series of 6 cases. Obes Facts 2012;5:538–545

Sonavane SK, Menias CO, Kantawala KP, Shanbhogue AK, Prasad SR, Eagon JC, Sandrasegaran K. Laparoscopic adjustable gastric banding: what radiologists need to know. Radiographics 2012;32(4):1161–1178




### Melhores Dicas

- O desenvolvimento de uma fístula gastrobrônquica pode ocorrer após abscesso subfrênico com disseminação secundária pelo diafragma.
- O deslize da faixa é a complicação mais comum após a cirurgia de faixa gástrica. Isso pode ser visualizado nas radiografias como mau alinhamento com bolsa aumentada na fluoroscopia.
- A bolsa aumentada sem mau alinhamento de faixa pode indicar dilatação da bolsa por causa do aperto exagerado da faixa, de aderências de constrição ou de alimentação exagerada.

# Mais Desafiador 4

## ■ Caso

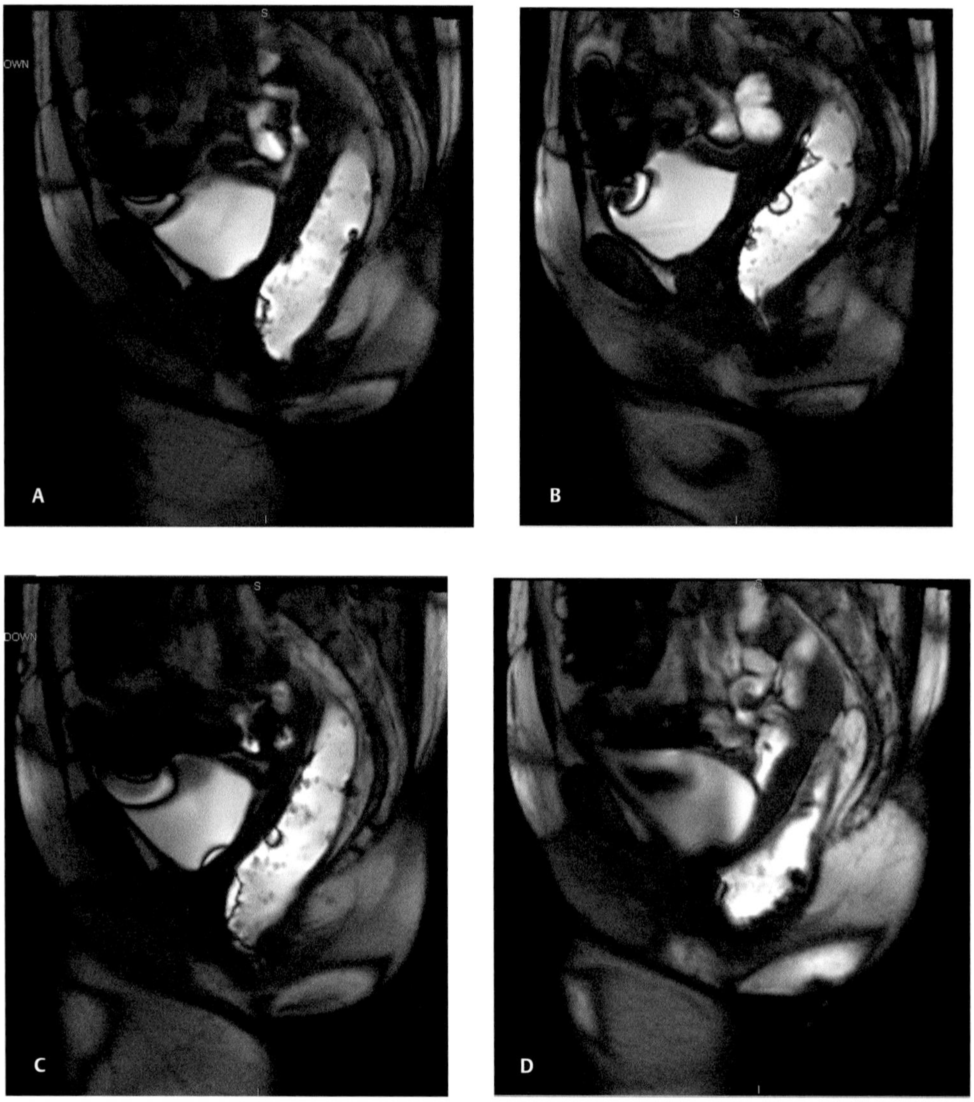




## ■ Perguntas

1. Senhora de 48 anos com história de longa data de constipação crônica e dores na pelve se apresenta para investigação do assoalho pélvico por imagens de ressonância magnética (MRI). São fornecidas imagens selecionadas de diferentes fases do exame. Qual manobra dinâmica é usada para avaliar a contração do músculo puborretal?
   A. Compressão/aperto.
   B. Valsalva.
   C. Repouso.
   D. Defecação.

2. Qual das opções a seguir é usada como ponto de referência anatômica do assoalho pélvico na MRI?
   A. Linha H.
   B. Linha M.
   C. Linha pubococcígea.
   D. Músculo puborretal.

3. Qual é o achado essencial nessas imagens?
   A. Prolapso do compartimento médio.
   B. Movimento paradoxal do músculo puborretal.
   C. Prolapso do reto.
   D. Enterocele.

## Respostas e Explicações

*Pergunta 1*

**A. Correta!** Compressão/aperto. A MRI dinâmica do assoalho pélvico pode ajudar no diagnóstico e tratamento de transtornos problemáticos desse assoalho, que ocorrem em até 24% das mulheres. Existem normalmente quatro manobras dinâmicas durante a MRI do assoalho pélvico. Durante a sequência de compressão/aperto, a paciente é solicitada a apertar a musculatura do assoalho pélvico. O radiologista avalia a elevação apropriada do assoalho pélvico. A segunda imagem mostra essa manobra.

*Outras escolhas e discussões*

**B.** Manobra de Valsalva é realizada para avaliar a fraqueza no assoalho pélvico, assim como qualquer prolapso de órgãos associado. A terceira imagem foi feita com a manobra de Valsalva.

**C.** A investigação por imagens em repouso é realizada para avaliar o alinhamento da linha básica do assoalho pélvico e dos órgãos pélvicos. A primeira imagem foi obtida em repouso.

**D.** A fase de defecação é vital para avaliar as alterações funcionais que ocorrem no assoalho pélvico durante a defecação. A quarta imagem foi realizada durante a defecação.

*Pergunta 2*

**C. Correta!** A linha pubococcígea demarca o assoalho pélvico na MRI sagital. Essa linha é desenhada da borda inferior da sínfise púbica até a última articulação coccígea (ou seja, entre as duas últimas vértebras coccígeas).

*Outras escolhas e discussões*

**A.** A "linha H" é desenhada da borda inferior da sínfise púbica até a borda posterior da junção anorretal. Essa linha mede a largura anteroposterior do hiato pélvico.

**B.** A "linha M" é desenhada da junção anorretal até a linha pubococcígea. Uma linha M mais extensa que 2 cm em repouso é indicativa de prolapso retal. Acima de 2 cm, mas menos de 3 cm pode ser classificada como leve, de 3 a 6 cm pode ser classificada de moderada e superior a 6 cm pode ser classificada como grave.

**D.** O músculo puborretal é uma estrutura do assoalho pélvico e desempenha papel importante na defecação, mas não é a referência anatômica na MRI.

*Pergunta 3*

**C. Correta!** As imagens demonstram prolapso retal em repouso, que piora com Valsalva. Uma linha M < 2 cm é diagnóstica de prolapso retal.

*Outras escolhas e discussões*

**A.** O compartimento médio contém o útero e a vagina, que permanecem ortotópicos nas imagens fornecidas.

**B.** Não há movimento paradoxal do músculo puborretal.

**D.** A enterocele se refere a um prolapso do intestino delgado através de um defeito entre o reto e a vagina. Isso é diferente da retocele, que se refere à parede anterior do reto projetando-se para a vagina posterior.

## Leituras Sugeridas

Bitti GT, Argiolas GM, Ballicu N, et al. Pelvic floor failure: MR imaging evaluation of anatomic and functional abnormalities. Radiographics 2014;34:429–448

Colaiacomo MC, Masselli G, Polettini E, Lanciotti S, Casciani E, Bertini L, Gualdi G. Dynamic MR imaging of the pelvic floor: a pictorial review. Radiographics 2009;29(3):e35



### Melhores Dicas

- O prolapso do assoalho pélvico é comum e afeta até 24% das mulheres durante a vida.
- Nas imagens sagitais, a linha pubococcígea é desenhada da borda inferior da sínfise púbica até a última articulação coccígea.
- A linha M é desenhada da junção anorretal até a linha pubococcígea. O prolapso do assoalho pélvico é diagnosticado com uma linha M mais extensa que 2 cm e pode ser classificada como leve (< 3 cm), moderada (3 a 6 cm) ou grave (> 6 cm.)

# Mais Desafiador 5

## ■ Caso

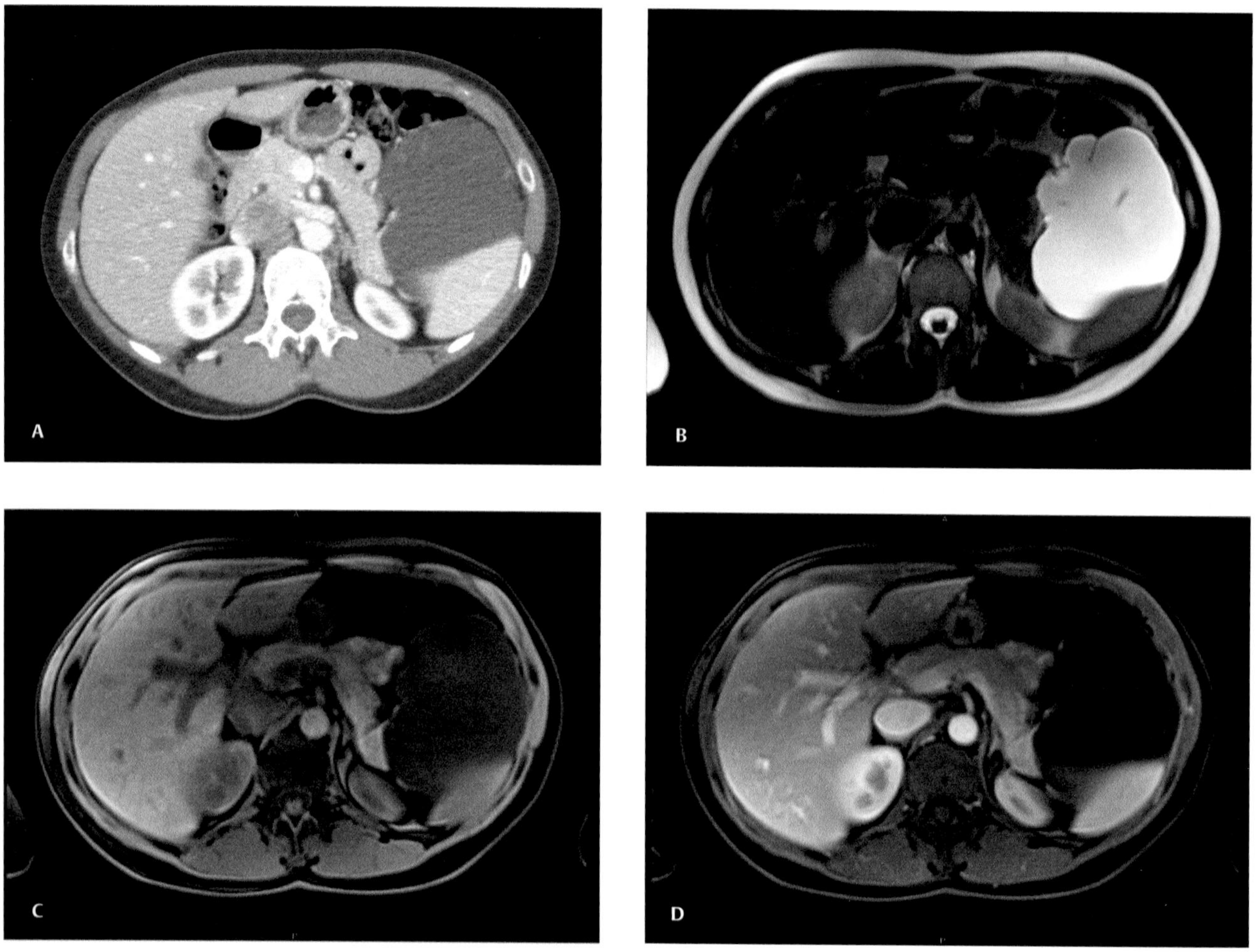




## ■ Perguntas

1. Senhora de meia-idade apresenta-se para um exame minucioso de hematúria microscópica. Não há história clínica ou cirúrgica anterior pertinente. Com base nas imagens mostradas, qual das opções a seguir é o diagnóstico mais provável?
   A. Cistadenoma mucinoso.
   B. Cisto linfoepitelial pancreático.
   C. Linfangioma.
   D. Pseudocisto pancreático.

2. Qual das afirmações a seguir é verdadeira para cistadenomas serosos?
   A. Eles sempre deverão ser ressecados.
   B. A dilatação ductal pancreática associada é comum.
   C. Os cistos na lesão têm, tipicamente, tamanho superior a 2 cm.
   D. Uma cicatriz central fibrosa com ou sem calcificação pode ser visualizada.

3. Qual das afirmações a seguir é verdadeira para linfangiomas?
   A. Geralmente, eles se apresentam como massa cística grande e unilocular.
   B. No abdome, eles ocorrem com mais frequência no espaço peritoneal.
   C. Às vezes, eles cruzam mais de um compartimento retroperitoneal.
   D. Esses linfangiomas raramente contêm calcificações.

## Respostas e Explicações

*Pergunta 1*

**B. Correta!** Esse é um cisto linfoepitelial pancreático. A imagem da tomografia computadorizada demonstra massa de margens lisas e de atenuação por fluido no quadrante superior esquerdo. As imagens de ressonância magnética demonstram hiperintensidade homogênea em T2 e ausência de realce interno. Existe o sinal de "garra" com a cauda pancreática, sugestivo de origem pancreática do cisto. Embora raro, o cisto linfoepitelial é a opção mais provável. Essa lesão era sintomática e foi cortada cirurgicamente.

*Outras escolhas e discussões*

**A.** Cistadenomas mucinosos são macrocísticos e poderiam ter a aparência demonstrada, embora tipicamente tenham mais septações, componentes heterogêneos e/ou componentes nodulares que o que aparece no caso-teste.

**C.** O linfangioma poderia ter aparência similar, mas não deveriam surgir do próprio pâncreas.

**D.** O pseudocisto pancreático está no diferencial para cistos pancreáticos ou peripancreáticos, mas a história de pancreatite seria esperada.

*Pergunta 2*

**D. Correta!** Uma cicatriz central fibrosa com ou sem calcificação pode ser observada. Cistadenomas serosos são, às vezes, referidos como adenomas microcísticos devido à presença de múltiplos cistos pequenos. Existe, com frequência, uma cicatriz central em realce, que pode estar calcificada.

*Outras escolhas e discussões*

**A.** O cistadenoma seroso é uma lesão benigna e, tipicamente, não cortado.

**B.** A dilatação ductal pancreática é incomum com cistadenoma seroso.

**C.** Os cistos individuais de um cistadenoma seroso são tipicamente menores de 2 cm.

*Pergunta 3*

**C. Correta!** Às vezes, eles cruzam mais de um compartimento retroperitoneal. Um linfangioma é uma malformação linfática, que pode ser muito grande e pode, caracteristicamente, cruzar múltiplas bordas anatômicas.

*Outras escolhas e discussões*

**A.** Os linfangiomas são tipicamente lobulados e multiloculares.

**B.** No abdome, os linfangiomas são tipicamente retroperitoneais.

**D.** Com frequência, os linfangiomas contêm calcificações.

## Leituras Sugeridas

Adsay NV, Hasteh F, Cheng JD, et al. Lymphoepithelial cysts of the pancreas: a report of 12 cases and a review of the literature. Mod Pathol 2002;15:492–501

Nam SJ, Hwang HK, Kim H, Yu J-S, Yoon D-S, Chung J-J, Kim JH, Kim KW. Lymphoepithelial cysts in the pancreas: MRI of two cases with emphasis of diffusion-weighted imaging characteristics. J Magn Reson Imaging 2010;32:692–696

Sahani DV, Kambadakone A, Macari M, Takahashi N, Chari S, Fernandez-del Castillo C. Diagnosis and management of cystic pancreatic lesions. Am J Roentgenol 2013;200(2):343–354

Yang DM, Jung DH, Kim H, Kang JH, Kim SH, Kim JH, Hwang HY. Retroperitoneal cystic masses: CT, clinical, and pathologic findings and literature review. Radiographics 2004;24(5):1353–1365



### Melhores Dicas

- Grandes cistos uniloculares do pâncreas têm diagnóstico diferencial incluindo pseudocisto, cistadenoma mucinoso, cistadenoma seroso unilocular e cisto linfoepitelial.
- Cistadenomas mucinosos geralmente possuem cistos maiores de 2 cm, enquanto os cistadenomas serosos geralmente possuem cistos menores de 2 cm.
- Geralmente um linfangioma se apresenta como massa retroperitoneal cística, que às vezes cruza bordas anatômicas.

# Elementos Essenciais 1

## ■ Caso

Mulher de 34 anos apresenta dor no flanco esquerdo.

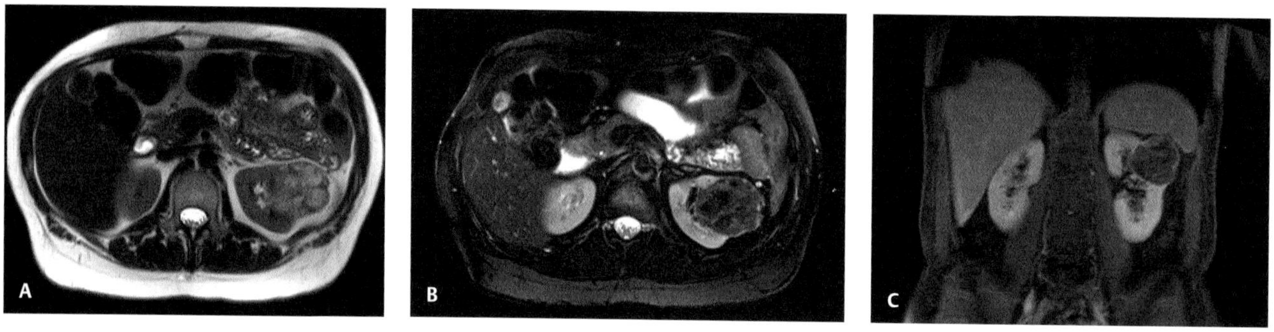


## ■ Perguntas

1. Qual dos seguintes é o diagnóstico correto?
   A. Mielolipoma.
   B. Angiomiolipoma.
   C. Lipossarcoma.
   D. Carcinoma de células renais.

2. A massa renal esquerda mede 5,3 em sua medida máxima. Qual é o tratamento MAIS apropriado?
   A. Conduta conservadora com seguimento por imagens a cada 6 meses.
   B. Nenhum, pois a lesão é benigna.
   C. Embolização/ablação.
   D. Exérese cirúrgica.

3. A qual síndrome os AMLs se associam?
   A. Esclerose tuberosa (TS).
   B. Von Hippel-Lindau.
   C. Neurofibromatose 2.
   D. Dirt-Hogg-Dube.

## Respostas e Explicações

*Pergunta 1*

**B. Correta!** Este é um angiomiolipoma (AML). As imagens demonstram uma lesão contendo gordura macroscópica originada na face lateral do rim esquerdo. A gordura *macroscópica* tipicamente demonstra perda de sinal em imagens com supressão de gordura. A gordura *microscópica* não demonstra perda de sinal nas imagens com supressão de gordura; em vez disso, exibe uma perda de sinal entre imagens com deslocamento químico em fase e fora de fase. Os componentes de um AML incluem vasos sanguíneos (*angio*), músculo liso (mio) e gordura (lipoma).

*Outras escolhas e discussões*

**A.** Um mielolipomas é tipicamente uma lesão macroscópica da suprarrenal contendo gordura. Neste caso, a lesão claramente se origina do rim. Observe o sinal da "garra". A "garra" representa o parênquima renal normal em torno da lesão, sugerindo o órgão de origem.

**C.** Nessa região anatômica, os lipossarcomas, em geral, se originam do retroperitônio e exercem efeito de massa sobre o rim. Eles raramente se originam como lesão nova no rim. Os lipossarcomas geralmente são hipovasculares. A chave para se fazer o diagnóstico do lipossarcoma é determinar que o local de origem seja o retroperitônio, e não o rim.

**D.** Embora 5% dos RCCs contenham gordura, esta geralmente é microscópica. Na ultrassonografia, contudo, o AML e o RCC podem ser indistinguíveis. Em alguns casos desafiadores, um AML pobre em gordura pode ser indistinguível do RCC com qualquer tipo de imagem e se pode indicar cirurgia para excluir RCC.

*Pergunta 2*

**C. Correta!** Recomenda-se embolização/ablação. O maior risco para um AML é a hemorragia. O risco aumenta quando a lesão chega a 4 cm de tamanho ou quando a paciente engravida.

*Outras escolhas e discussões*

**A.** Conduta conservadora com imagens é aceitável se a lesão for pequena (< 4 cm) e o paciente estiver assintomático.

**B.** Esta lesão é benigna, mas seu tamanho justifica tratamento.

**D.** Esta lesão geralmente é tratada com sucesso usando-se embolização e ablação, que têm riscos mais baixos do que a cirurgia.

*Pergunta 3*

**A. Correta!** Os AMLs renais se associam à TS. Essa patologia, também conhecida como depois de Bourneville, é um transtorno neurocutâneo. Um total de 20% de todos os AMLs se associa à TS e até 75% dos indivíduos com TS têm AMLs. Quando associados à TS, os AMLs tendem a ser bilaterais e múltiplos. Classicamente, a TS se associa à tríade de retardo mental, crises convulsivas e adenoma sebáceo. No entanto, essa tríade clássica não costuma estar presente. Outras manifestações da TS incluem angiofibromas faciais, túberes corticais/subcorticais, astrocitomas de células gigantes subependimários, linfangiomiomatose dos pulmões e rabdomiomas cardíacos. Este transtorno é hereditário, de maneira autossômica dominante, mas pode ser esporádico.

*Outras escolhas e discussões*

**B.** Von Hippel-Lindau se associa a múltiplos cistos renais/hepáticos/pancreáticos, bem como ao RCC do tipo células claras. Há aumento do risco de feocromocitoma, de cistadenoma papilar do epidídimo e de neoplasias pancreáticas (cistadenoma sério e tumores das células das ilhotas). Existe uma associação com hemangioblastomas do sistema nervoso central e angiomas da retina. Esse transtorno pode ser hereditário (autossômico dominante) ou esporádico.

**C.** A neurofibromatose 2 é uma condição autossômica dominante classicamente associada a múltiplos schwannomas, meningiomas e ependimomas.

**D.** A síndrome de Birt-Hogg-Dube é uma doença autossômica dominante multissistêmica que envolve os rins, a pele e o pulmão. Caracteriza-se por múltiplos tumores renais bilaterais (cromófobos/RCC de células claras e oncocitomas), múltiplos cistos pulmonares (com aumento do risco de pneumotórax espontâneo) e lesões cutâneas (pápulas e angiofibromas).

## Leituras Sugeridas


Bharwani N, Christmas TJ, Jameson C, et al. Epithelioid angiomyolipoma: imaging appearances. Br J Radiol 2009;82: e249–252

Hidalgo J, Chéchile G. Familial syndromes coupling with small renal masses. Adv Urol 2008.

Israel GM, Hindman N, Hecht E, et al. The use of opposed-phase chemical shift MRI in the diagnosis of renal angiomyolipomas. Am J Roentgenol 2005;184:1868–1872

Jinzaki M, Tanimoto A, Narimatsu Y, et al. Angiomyolipoma: imaging findings in lesions with minimal fat. Radiology 1997;205:497–502

Maclean DF, Sultana R, Radwan R, et al. Is the follow-up of small renal angiomyolipomas a necessary precaution? Clin Radiol 2014;69:822–826

Sherman JL, Hartman DS, Friedman AC, et al. Angiomyolipoma: computed tomographic-pathologic correlation of 17 cases. Am J Roentgenol 1981;137:1221–1226


### Melhores Dicas

- Uma lesão macroscópica do rim contendo gordura é essencialmente diagnóstica de um AML.
- AML > 4 cm deve ser tratado (por embolização/ablação ou, menos frequentemente, com nefrectomia parcial) por causa do risco de hemorragia.
- Não deixe de confirmar se a lesão macroscópica contendo gordura se origina do rim ou da suprarrenal. Se não, é preciso considerar lipossarcoma retroperitoneal.

# Elementos Essenciais 2

## ■ Caso

Mulher de 19 anos apresenta dor pélvica surda crônica. A parte com baixa densidade da massa anexial tem uma unidade Hounsfield de –53.

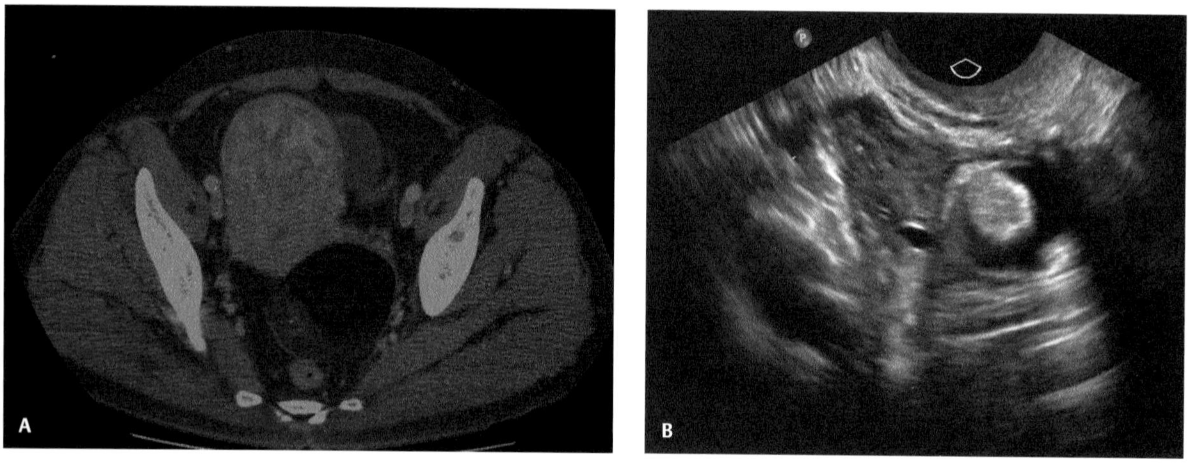


## ■ Perguntas

1. Qual dos seguintes é o diagnóstico MAIS provável?
   A. Cisto hemorrágico.
   B. Endometrioma.
   C. Teratoma ovariano maduro.
   D. Cistadenoma seroso do ovário.

2. Qual é a complicação MAIS provável associada a esse caso em exame?
   A. Transformação maligna.
   B. Hemorragia.
   C. Torção do ovário.
   D. Ruptura.

3. Qual entidade é a estrutura hiperecoica redonda no interior da massa na imagem de ultrassonografia?
   A. Nódulo de Rokitansky.
   B. Calcificação.
   C. Coágulo retraído.
   D. Gordura.

## ■ Respostas e Explicações

### *Pergunta 1*

**C. Correta!** Este é um teratoma. O teratoma maduro é um tumor de ovário com crescimento lento que tem pelo menos duas ou três camadas de células germinativas. Neste caso, a tomografia computadorizada (CT) demonstra densidade de gordura (correspondente à densidade da gordura pélvica em torno) e densidade de tecidos moles. Embora a CT e a ressonância magnética sejam excelentes para diagnosticar um teratoma, a ultrassonografia é a modalidade de escolha por sua conveniência, falta de radiação ionizante e alta acurácia. A ultrassonografia tipicamente demonstra massa anexial cística com componentes murais, muitas vezes incluindo massa ecogênica com sombra posterior.

#### *Outras escolhas e discussões*

**A.** Um cisto hemorrágico não demonstraria gordura na CT. Na ultrassonografia, um cisto hemorrágico aparece como cisto complexo com derivados do sangue em seu interior. Sangue agudo é hiperecoico e se torna cada vez mais hipoecoico com o passar do tempo.

**B.** Um endometrioma não demonstraria gordura na CT. Seu aspecto, na ultrassonografia, pode simular o de um cisto hemorrágico.

**D.** Os cistadenomas serosos do ovário não contêm gordura. Tendem a ser císticos, grandes e muitas vezes bilaterais. Além disso, são mais comuns em mulheres com mais idade.

### *Pergunta 2*

**C. Correta!** Torção é a complicação mais comum de um teratoma, ocorrendo em 5 a 15% dos casos. Por essa razão, essas massas costumam ser ressecadas quando grandes. O risco de torção aumenta uma vez que o ovário chegue a 5 cm de tamanho.

#### *Outras escolhas e discussões*

**A.** A taxa de transformação maligna é < 2%. Pode ocorrer em qualquer das três camadas de células germinativas (ectoderma, mesoderma e endoderma). O carcinoma espinocelular originado do revestimento do cisto é o tipo mais comum. Fatores associados à transformação maligna de um dermoide incluem idade da paciente > 45 anos, tumores > 10 cm, marcadores tumorais séricos elevados e um componente predominantemente realçado de tecidos moles.

**B.** Hemorragia é complicação rara.

**D.** Ruptura é uma complicação rara (1 a 4% dos pacientes). A infecção também é uma complicação rara.

### *Pergunta 3*

**A. Correta!** Esse é um nódulo de Rokitansky, também denominado tampão dermoide. É tipicamente composto por cabelos, elementos dérmicos, dentes e/ou material sebáceo. Um nódulo de Rokitansky tem aspecto ecogênico e nodular à ultrassonografia.

#### *Outras escolhas e discussões*

**B.** Calcificação pode contribuir (mas não é o único componente) para o nódulo de Rokitansky.

**C.** se a lesão fosse simplesmente um cisto com derivados de sangue, um coágulo retraído seria a escolha correta. No entanto, os elementos adicionais mostrados na CT confirmam um teratoma.

**D.** Gordura pode contribuir para (mas não é o único componente) o nódulo de Rokitansky.

## ■ Leituras Sugeridas

Friedman AC, Pyatt RS, Hartman DS, et al. CT of benign cystic teratomas. Am J Roentgenol 1982;138:659–665

Outwater EK, Siegelman ES, Hunt JL. Ovarian teratomas: tumor types and imaging characteristics. Radiographics 2001;21:475–490

Patel MD, Feldstein VA, Lipson SD, et al. Cystic teratomas of the ovary: diagnostic value of sonography. Am J Roentgenol 1998;171:1061–1065



### Melhores Dicas

- Os teratomas maduros são neoplasias ovarianas de crescimento lento que contêm pelo menos duas das três camadas de células germinativas.
- A ultrassonografia é a modalidade de escolha para teratoma e geralmente pode fazer o diagnóstico definitivo. Geralmente há um componente ecogênico, sombra e um nível líquido-líquido.
- Vários sinais sonográficos são úteis para teratoma: O sinal da "ponta do *iceberg*" se refere às estruturas ecogênicas no interior da lesão obscurecendo as partes mais profundas por causa da pouca penetração do som. O sinal do "ponto-traço" se refere às múltiplas bandas ecogênicas finas devido aos cabelos no interior da lesão cística.

# Elementos Essenciais 3

## ■ Caso

Mulher de 51 anos após acidente com veículo.

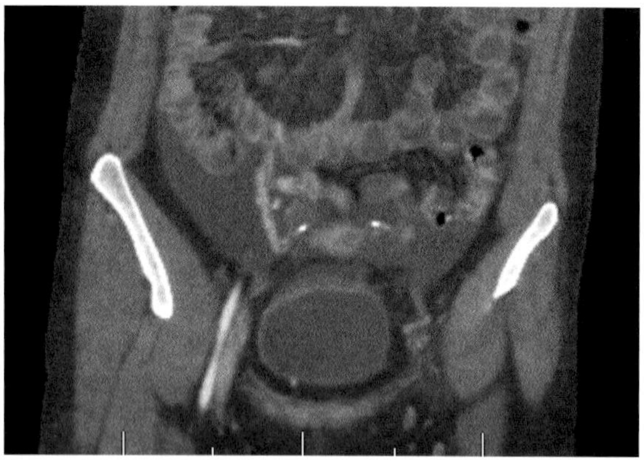

Fase venosa portal

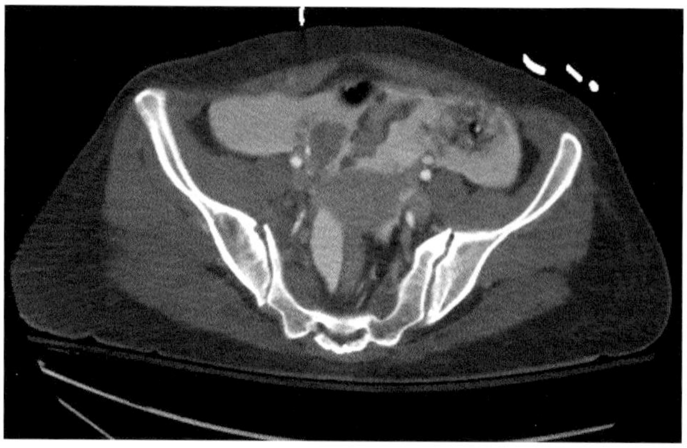

Vinte cinco minutos após o atraso da injeção de contraste

## ■ Perguntas

1. Qual é o diagnóstico correto?
   A. Perfuração intestinal.
   B. Rompimento intraperitoneal da bexiga.
   C. Rompimento extraperitoneal da bexiga.
   D. Ruptura de um cisto hemorrágico.

2. Qual é a conduta MAIS apropriada?
   A. Observação cuidadosa com imagens sequenciais.
   B. Cirurgia com reparo vesical.
   C. Cistectomia radical.
   D. Colocação de sonda Foley.

3. Qual é o modo MAIS apropriado de instilar solução de contraste para uma uretrocistografia miccional em um paciente após trauma?
   A. Injetar manualmente 100 mL na sonda Foley.
   B. Injeção elétrica de 300 mL pela sonda Foley.
   C. Por gravidade, usar uma bolsa elevada acima da paciente com volume de 300 mL (ou até que a pacientes consiga tolerar).
   D. Injetar o contraste pela via intravenosa e aguardar sua excreção na bexiga.

## Respostas e Explicações

*Pergunta 1*

**B. Correta!** Este é um rompimento vesical intraperitoneal. As imagens iniciais demonstram espessamento da parede superior da bexiga com líquido adjacente, e as imagens mais tardias demonstram contraste em torno das alças intestinais com trajeto para as calhas paracólicas. O rompimento intraperitoneal da bexiga representa 10 a 20% de todas as lesões traumáticas vesicais. Nas imagens, o contraste extravasado se insinua entre as alças intestinais. Isso é conhecido como lesão tipo 2 pela cistografia.

*Outras escolhas e discussões*

**A.** Não há evidências de lesão intestinal. A densidade do contraste no abdome nas imagens tardias corresponde à do ureter, confirmando sua origem a partir do sistema urinário/bexiga. Adicionalmente, não há contraste oral nessas imagens. O protocolo para tomografia computadorizada padrão para trauma abdominal contuso é a tomografia computadorizada do abdome e pelve com contraste intravenoso, mas sem contraste oral.

**C.** O rompimento extraperitoneal da bexiga é o tipo mais comum de lesão vesical (80 a 90%). Associa-se mais frequentemente a fraturas pélvicas ou a trauma penetrante. O contraste extravasado tende a se acumular no espaço pré-vesical (também conhecido como espaço retropúbico ou espaço de Retzius). Essa é conhecida como lesão tipo 4 pela cistografia.

**D.** Um cisto hemorrágico roto não produziria líquido tão extenso e denso em todo o abdome. Além disso, isso não seria responsável pela morfologia irregular da bexiga em imagem coronal.

*Pergunta 2*

**B. Correta!** O rompimento intraperitoneal da bexiga exige cirurgia. Dado o risco de peritonite química, existe significativa morbidade em potencial se o defeito não for corrigido cirurgicamente.

*Outras escolhas e discussões*

**A.** A conduta conservadora só é apropriada para rompimento *extraperitoneal* da bexiga.

**C.** Cistectomia radical é medida drástica e representa cirurgia de grande porte. Na maioria dos casos, a bexiga pode ser salva após trauma.

**D.** Uma sonda de demora Foley é o tratamento para ruptura extraperitoneal da bexiga.

*Pergunta 3*

**C. Correta!** O método da gravidade permite a entrada direta menos traumática para o contraste. A administração do contraste deve parar quando o paciente se sentir cheio ou já não conseguir tolerar a instilação.

*Outras escolhas e discussões*

**A.** Injetar contraste manualmente é intrusivo demais e pode causar lesão/desconforto adicional.

**B.** Injetar contraste eletricamente é intrusivo demais e pode causar lesão/desconforto adicional.

**D.** O método indireto de administração intravenosa de contraste não garantiria um enchimento urinário ideal e se poderia deixar de perceber um achado significativo.

## Leituras Sugeridas

Ramchandani P, Buckler PM. Imaging of genitourinary trauma. Am J Roentgenol 2009;192:1514–1523

Vaccaro JP, Brody JM. CT cystography in the evaluation of major bladder trauma. Radiographics 2000;20:1373–1381



### Melhores Dicas

- A cistografia por tomografia computadorizada ou a uretrocistografia miccional são os estudos de escolha para diagnosticar um rompimento vesical. As radiografias simples demonstram uma "bexiga em forma de pera".
- Rompimento intraperitoneal da bexiga: causado por força contusa ou trauma penetrante em uma bexiga cheia; exige reparo cirúrgico.
- Rompimento extraperitoneal da bexiga: causado por fratura pélvica adjacente; pode ser tratado de modo conservador.
- Dirigir com a bexiga cheia coloca a pessoa em um nível de risco mais alto de uma lesão vesical. Esvazie a bexiga primeiro!

# Elementos Essenciais 4

## ■ Caso

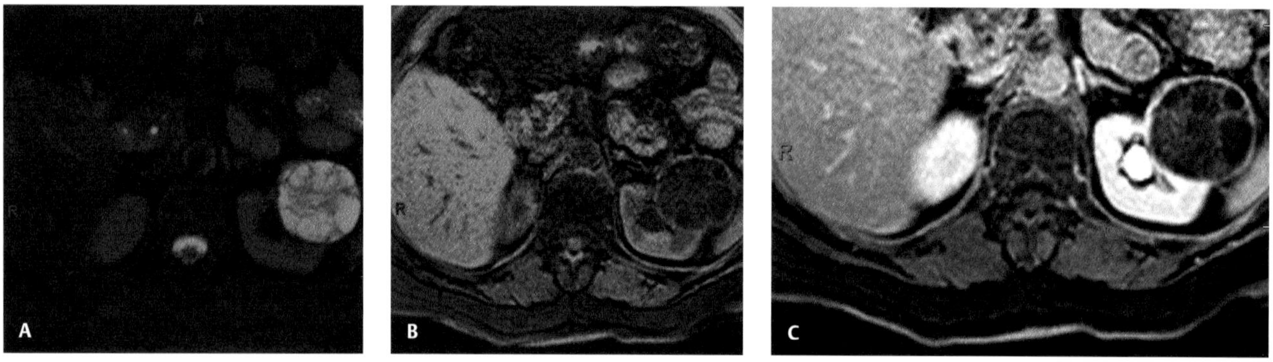


## ■ Perguntas

1. As imagens desta lesão são clássicas de qual entidade?
   A. Nefroma cístico multilocular.
   B. Cisto hemorrágico.
   C. Carcinoma de células renais.
   D. Oncocitoma.

2. Em qual categoria Bosniak esta lesão se encaixa?
   A. Bosniak 1.
   B. Bosniak 2.
   C. Bosniak 3.
   D. Bosniak 4.

3. Qual é a conduta padrão para o caso deste teste?
   A. Observação.
   B. Ressecção.
   C. Embolização.
   D. Outras imagens.

## ■ Respostas e Explicações

*Pergunta 1*

**A. Correta!** Esse é o aspecto clássico de um nefroma cístico multilocular. O nefroma cístico multilocular (MLCN) é tipicamente encapsulado, com hipersinal em T2, hernia para a pelve renal e tem realce septal variável. Essa lesão tem distribuição etária bimodal, que inclui meninos e mulheres de meia-idade.

*Outras escolhas e discussões*

**B.** Os cistos hemorrágicos têm, tipicamente, hipersinal homogeneamente em T1 e não se contrastam.

**C.** Este poderia representar um RCC. Embora tenha o aspecto clássico de um MLCN, o RCC é muito mais comum do que o MLCN. Essas duas lesões costumam ser difíceis de diferenciar por imagens, e ambas costumam ser ressecadas.

**D.** Os oncocitomas são grandes lesões bem demarcadas menos císticas do que o caso em teste. Eles classicamente têm cicatriz central estrelada não contrastada (hipossinal em T2), achado visto em 30% dos casos. Realce relativamente homogêneo é comum. Os oncocitomas podem ser múltiplos e bilaterais. Também existe uma associação dos oncocitomas com esclerose tuberosa e Birt-Hogg-Dube.

*Pergunta 2*

**C. Correta!** Este é Bosniak 3. As lesões Bosniak 3 são indeterminadas para malignidade e geralmente precisam de ressecção ou ablação. Os achados básicos das lesões Bosniak 3 incluem septos espessos/nodulares e uma parede com realce mensurável (ambos vistos aqui). O potencial maligno é de 55%.

*Outras escolhas e discussões*

**A.** As lesões Bosniak 1 são cistos simples com paredes imperceptíveis. Não há potencial maligno e é necessário acompanhamento.

**B.** As lesões Bosniak 2 são cistos minimamente complexos. Elas incluem cistos hemorrágicos < 3 cm, cistos com poucas septações finas (< 1 mm) e cistos com calcificações finas. Não há potencial maligno e não é necessário fazer acompanhamento.

As lesões Bosniak 2F são cistos um pouco mais complexos. Eles incluem cistos hemorrágicos com mais de 3 cm de tamanho e aumento do número de septos (ou espessamento mínimo) e calcificações nodulares ou espessadas, mas ainda sem realce por contraste mensurável. O potencial maligno é de 5%. Necessitam de acompanhamento a cada 6 meses.

**D.** As lesões Bosniak 4 são claramente malignas. Incluem cistos com nódulo ou massa sólida contrastada.

*Pergunta 3*

**B. Correta!** Ressecção é o tratamento de escolha.

*Outras escolhas e discussões*

**A.** Conquanto esta entidade seja benigna, não é inteiramente distinguida do RCC por imagens, e a observação poderia ser um erro.

**C.** E embolização não é o padrão de atenção. Se realizada, a embolização, em geral, fica reservada para tumores pequenos. Um inconveniente da embolização é que provavelmente precisaria de múltiplos tratamentos, assim prolongando o período de tempo da terapia. Além disso, como a malignidade não é definitivamente excluída pelas imagens, indica-se a ressecção.

**D.** Outras imagens não resultariam em diagnóstico mais definitivo.

## ■ Leituras Sugeridas


Israel GM, Bosniak MA. How I do it: evaluating renal masses. Radiology 2005;236:441–450

Madewell JE, Goldman SM, Davis CJ, et al. Multilocular cystic nephroma: a radiographic-pathologic correlation of 58 patients. Radiology 1983;146:309–321

Palmer WE, Chew FS. Renal oncocytoma. Am J Roentgenol 1991;156:1144

Silver IM, Boag AH, Soboleski DA. Best cases from the AFIP: Multilocular cystic renal tumor: cystic nephroma. Radiographics 2008;28:1221–1225


### Melhores Dicas

- Nefroma cístico multilocular é uma lesão benigna que costuma ser difícil de distinguir do RCC em adultos e do tumor de Wilms em crianças.
- Distribuição bimodal do MLCN: meninos (< 5 anos de idade) e mulheres na quinta e sexta décadas de vida.
- Imagens do MLCN: lesão cística multiloculada, bem encapsulada, septações com realce variável, muitas vezes herniando para a pelve renal.

# Elementos Essenciais 5

## ■ Caso

Mulher de 72 anos apresenta dispareunia e gotejamento urinário.

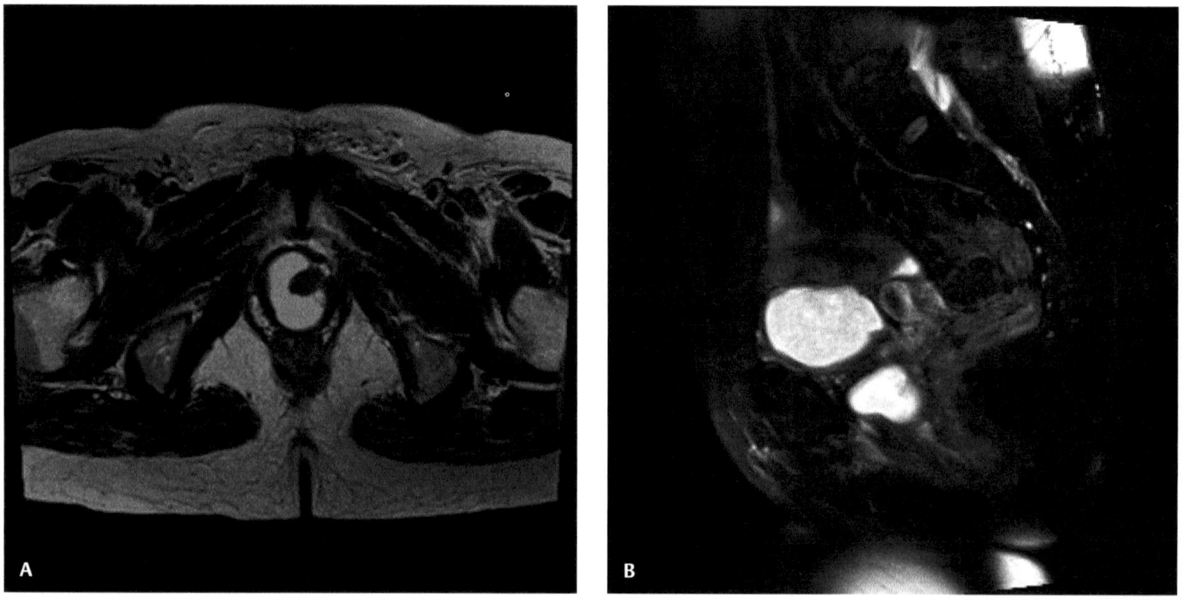


## ■ Perguntas

1. Qual é o diagnóstico correto?
   A. Cisto da glândula de Bartholin.
   B. Cisto da glândula de Skene.
   C. Divertículo uretral.
   D. Cisto do ducto de Gartner.

2. Qual é a sequência de imagem por ressonância magnética (MRI) MAIS importante para fazer esse diagnóstico?
   A. Sequência ponderada em T2.
   B. Sequência ponderada em T1.
   C. Sequência ponderada em T1 contrastada.
   D. Imagens ponderadas em difusão.

3. Qual tipo de câncer se origina MAIS comumente em um divertículo uretral?
   A. Carcinoma de células de transição.
   B. Adenocarcinoma.
   C. Carcinoma espinocelular.
   D. Carcinoma de células pequenas.

## Respostas e Explicações

*Pergunta 1*

**C. Correta!** A paciente tem um divertículo uretral. Eles ocorrem posterolateralmente à uretra acima do nível da sínfise púbica. Podem crescer e circundar o ureter posteriormente (morfologia em "alforje"), como neste caso. Os sintomas incluem disúria, gotejamento (*dribbling*) e dispareunia (os 3 Ds), bem como frequência e urgência urinárias. Uma conexão com a luz uretral é demonstrada na maioria dos casos.

*Outras escolhas e discussões*

**A.** Os cistos da glândula de Bartholin tipicamente ocorrem posteriormente à parte inferior da vagina e abaixo do nível da sínfise púbica. Associam-se aos lábios maiores e decorrem de inflamação crônica, levando à obstrução ductal. Esses cistos geralmente são assintomáticos, mas pode precisar de drenagem devido à infecção superposta.

**B.** Os cistos da glândula de Skene são cistos de retenção que se formam secundariamente à inflamação/obstrução dos ductos parauretrais. Estes tipicamente se localizam lateralmente ao meato uretral externo e abaixo do nível da sínfise púbica. Os cistos da glândula de Skene geralmente são assintomáticos, mas precisam de drenagem ou excisão devido à infecção superposta.

**D.** Os cistos do ducto de Gartner tipicamente ocorrem anterior e superiormente à vagina e acima do nível da face mais inferior da sínfise púbica. Quando os cistos do ducto de Gartner se localizam no nível da uretra, podem causar efeito de massa sobre a uretra, dando origem a sintomas no trato urinário.

*Pergunta 2*

**A. Correta!** T2 é a sequência de escolha na MRI e deve ser feita em todos os três planos. T2 é a mais sensível para a detecção de pequenas lesões císticas. A MRI é o exame de escolha atual para diagnóstico de divertículo uretral. Historicamente, a radiografia contrastada (uretrocistografia miccional ou uretrografia com duplo balão) ou a uretroscopia com fibra óptica eram usadas para fazer o diagnóstico. No entanto, esses métodos são invasivos, difíceis de realizar e desconfortáveis para a paciente. Além disso, se o divertículo uretral contiver hemorragia, pus ou cálculos, o divertículo pode não ser percebido.

*Outras escolhas e discussões*

**B.** A sequência ponderada em T1 é menos sensível do que T2 para a detecção de pequenas lesões císticas. No entanto, T1 é útil para detectar as hemorragias internas algumas vezes encontradas.

**C.** As imagens pós-contraste são menos sensíveis do que T2 para fazer este diagnóstico. No entanto, o contraste é útil para detectar inflamação, infecção ou malignidade subjacente.

**D.** As imagens ponderadas em difusão não são a sequência de escolha. No entanto, elas são suplementares na detecção de infecção/malignidade subjacente.

*Pergunta 3*

**B. Correta!** O adenocarcinoma é o tipo de câncer mais comum originado em um divertículo uretral. Observe que a incidência total de malignidade em um divertículo é baixa. O adenocarcinoma também ocorre nos remanescentes do úraco e em divertículos.

*Outras escolhas e discussões*

**A.** O carcinoma de células de transição é o tipo celular mais comum no trato geniturinário e é encontrado comumente na bexiga, uretra e ureteres.

**C.** O carcinoma espinocelular não é comum no trato geniturinário. Cerca de 5% dos cânceres de bexiga têm origem em células escamosas.

**D.** O carcinoma de pequenas células não é comum no trato geniturinário.

## Leituras Sugeridas

Chou CP, Levenson RB, Elsayes KM, et al. Imaging of female urethral diverticulum: an update. Radiographics 2008;28: 1917–1930

Hahn WY, Israel GM, Lee VS. MRI of female urethral and periurethral disorders. Am J Roentgenol 2004;182:677–682

Patel AK, Chapple CR. Female urethral diverticula. Curr Opin Urol 2006;16:248–254

Siegelman ES, Outwater EK, Banner MP, et al. High-resolution MR imaging of the vagina. Radiographics 1997;17:1183–1203



### Melhores Dicas

- Um divertículo uretral deve ser distinguido de outras lesões císticas da pelve feminina baixa por sua localização, que é superior à parte mais baixa da sínfise púbica e posterior à uretra.
- T2 é a sequência de MRI mais sensível para detecção de um divertículo uretral (ou outras lesões císticas da pelve feminina).
- Adenocarcinoma é a malignidade mais comum em divertículos uretrais e remanescentes do úraco. O carcinoma de células de transição é a malignidade mais comum no restante do trato urinário.

# Elementos Essenciais 6

## ■ Caso

Realizada pielografia retrógrada para hematúria.

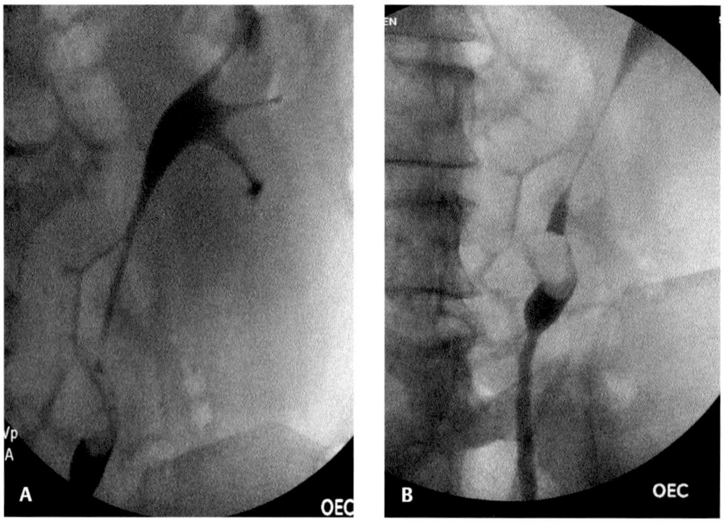


## ■ Perguntas

1. Qual é a causa MAIS provável para a hematúria deste paciente?
   A. Cálculo renal.
   B. Coágulo sanguíneo.
   C. Carcinoma de células de transição.
   D. Carcinoma de células renais.

2. Qual dos seguintes é fator de risco para o desenvolvimento do diagnóstico no caso em teste?
   A. Tabagismo.
   B. Álcool.
   C. Infecção.
   D. Contraste iodado intravenoso.

3. Tumores metácronos do trato urinário são mais comuns com:
   A. Carcinoma de células de transição da bexiga.
   B. Carcinoma de células de transição do trato urinário alto.
   C. Carcinoma de células transição uretral.
   D. Carcinoma de células renais.

## Respostas e Explicações

### *Pergunta 1*

**C. Correta!** Este é um caso de carcinoma de células de transição (TCC). Este é o aspecto clássico de um tumor ureteral por urografia simples, com a formação de um menisco ou sinal "do cálice". A falta de dilatação ureteral corrente acima sugere que este processo se tenha desenvolvido lentamente. O TCC é mais comumente encontrado em uma população mais idosa (média de idade de 65 anos), com uma predileção de 4:1 para o gênero masculino. No total, 96% dos casos são encontrados na bexiga, 3% na pelve renal e 1% no ureter. Esses tumores geralmente se caracterizam como papilares ou não papilares.

#### *Outras escolhas e discussões*

**A.** É improvável o cálculo renal, dada a falta de dilatação corrente acima, o que se esperaria com um cálculo desse tamanho. Além disso, esse cálculo teria de ser radiotransparente, e um cálculo não produziria o efeito do menisco visto aqui.

**B.** Seria de esperar que um coágulo de sangue desse tamanho causasse dilatação corrente acima no sistema coletor.

**D.** O RCC é extremamente raro no ureter.

### *Pergunta 2*

**A. Correta!** Os fatores de risco e as exposições industriais ligadas ao desenvolvimento do TCC incluem tabagismo, certas aminas e corantes fenílicos, ciclofosfamida, fenacetina e ácido aristolóquico (nefropatia dos Bálcãs).

As outras escolhas são todas incorretas.

### *Pergunta 3*

**B. Correta!** Os tumores metácronos do trato urinário são mais comuns com TCC do trato urinário alto. Os tumores metácronos são os que ocorrem em tempos diferentes. Aproximadamente 40% dos pacientes com TCC do trato urinário alto desenvolverão locais adicionais de tumor distalmente (geralmente na bexiga). O tratamento cirúrgico de escolha para um TCC do trato alto (envolvendo o rim ou o ureter) é uma nefroureterectomia (onde se removem o rim e o ureter ipsolaterais).

#### *Outras escolhas e discussões*

**A.** Somente 2 a 4% dos pacientes com TCC desenvolvem tumor em outras partes do trato urinário. O tratamento cirúrgico para TCC de bexiga tipicamente consiste em cistectomia radical com formação de conduto ileal. (A bexiga é primeiramente removida. Depois, remove-se uma parte do íleo, que é conectada aos ureteres para servir como bexiga.) O conduto drena por uma ostomia.

**C.** O TCC uretral é extremamente raro. A maioria dos carcinomas da uretra é do tipo espinocelular.

**D.** Há aumento do risco de RCC metácrono em pacientes com a doença de von Hippel-Lindau, em pacientes com diagnóstico de RCC antes dos 40 anos e em pacientes com RCC familiar.

## Leituras Sugeridas

Browne RF, Meehan CP, Colville J, et al. Transitional cell carcinoma of the upper urinary tract: spectrum of imaging findings. RadioGraphics 2005;25:1609–1627

Kawashima A, Goldman SM. Neoplasms of the renal collecting system, pelvis and ureters. In: Pollack HM, McClennan BL, Dyer RB, Kenney PJ, eds. Clinical Urography. New York, NY: Saunders; 2000:1560–1641

Vikram R, Sandler CM, Ng CS. Imaging and staging of transitional cell carcinoma. Lower urinary tract. Am J Roentgenol 2009;192:1481–1487



### Melhores Dicas

- O TCC é o tumor mais comum do trato urinário e ocorre mais frequentemente na bexiga.
- O TCC alto tem mais tendência para lesões metácronas do que o TCC de bexiga. O tratamento cirúrgico difere, dependendo do local da doença.
- No ureter, procure o sinal do "cálice" ao diferenciar de um cálculo. O TCC pode resultar variavelmente em obstrução.

# Elementos Essenciais 7

## ■ Caso

Imagem de controle para uma condição diagnosticada na primeira infância.

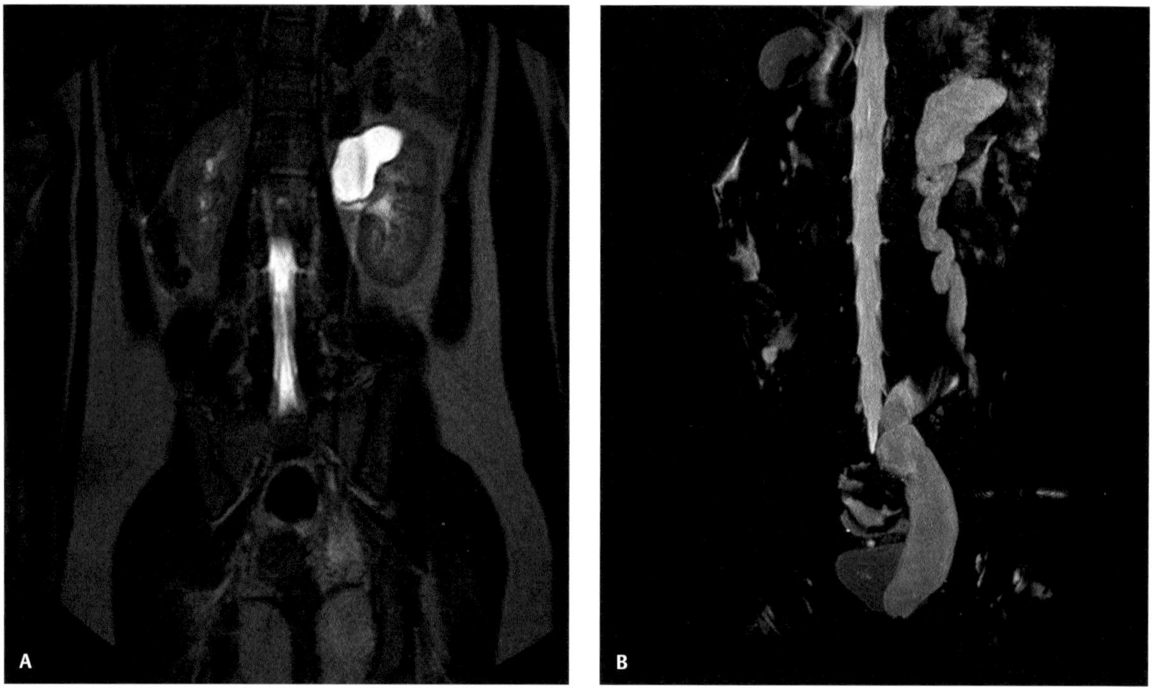


## ■ Perguntas

1. Qual das seguintes é a causa MAIS provável para esses achados de imagens?
   A. Cálculo ureterovesical.
   B. Rim duplo.
   C. Megaureter congênito.
   D. Cisto do seio renal.

2. Em um sistema coletor duplicado, qual sistema tipicamente tem refluxo e qual sistema tem obstrução?
   A. O polo superior tem obstrução e refluxo.
   B. O polo inferior tem obstrução, e o polo superior, refluxo.
   C. O polo superior tem obstrução, e o polo inferior, refluxo.
   D. O polo inferior tem obstrução e refluxo.

3. Qual é o modo MAIS preciso de diagnosticar esta condição?
   A. Ultrassonografia.
   B. CT multiface.
   C. CT de fase venosa portal.
   D. Urografia excretora.

## ■ Respostas e Explicações

### *Pergunta 1*

**B. Correta!** Este é um rim duplo. A primeira imagem demonstra uma estrutura cística no polo superior esquerdo, que é contíguo com o ureter dilatado visto na urografia por ressonância magnética (segunda imagem). Também há atrofia focal do polo superior do rim esquerdo. Essa atrofia decorre de obstrução crônica. A parte inferior restante do rim é normal e tem sistema coletor não dilatado. Esses são todos achados típicos de um sistema coletor duplicado com dois ureteres. O ureter visível está dilatado e se estende desde o polo superior. O ureter do polo inferior não é visível. Um sistema duplicado é uma das anomalias renais congênitas mais comuns. A extensão da duplicação está em um espectro. Pode ser duplicação simples apenas da pelve renal, drenando com um único ureter, ou dois sistemas coletores distintos que drenam para a bexiga. Quando a segunda situação ocorre, a anatomia geralmente segue a regra de Weigert-Meyer (v. adiante). A duplicação é vista em 0,7% da população, e tipos leves costumam passar despercebidos nas imagens. A maioria dos casos é assintomática, mas ocorrem complicações de infecção, obstrução e refluxo algumas vezes.

### *Outras escolhas e discussões*

**A.** Se um cálculo na junção ureterovesical esquerda fosse a causa desse grau de dilatação ureteral, seria esperada uma atrofia do rim *inteiro*. Além disso, dada a falta de edema perinéfrico, esse processo parece ser crônico.

**C.** Um megaureter congênito poderia ser a resposta se um sistema coletor normal não fosse visualizado na parte inferior do rim esquerdo. Um megaureter congênito primário verdadeiro está relacionado com um segmento adinâmico distal com dilatação proximal. Isso é análogo à acalasia primária do esôfago. Essa entidade costuma ser diagnosticada em crianças. Raramente se associa a megacálices congênitos. O refluxo vesicoureteral também pode resultar em dilatação ureteral.

**D.** A estrutura cística na primeira imagem é uma parte do sistema coletor dilatado. Um cisto no seio renal não se conecta com a pelve renal e com o sistema coletor.

### *Pergunta 2*

**C. Correta!** O polo superior tem obstrução, e o polo inferior, refluxo. De acordo com a lei de Weigert-Meyer, o ureter do polo inferior se insere ortotopicamente (em sua localização normal), e o ureter do polo superior se insere ectopicamente, inferiormente e medialmente com reação ao ureter do polo inferior. A inserção ectópica costuma se associar a uma ureterocele, que pode causar obstrução do polo superior. Costuma haver distorção da inserção do ureter ectópico, resultando em refluxo. Na pielografia, algumas vezes apenas o polo inferior se opacifica (devido à obstrução do superior). Efeito de massa pelo polo superior dilatado forma o clássico sinal do "lírio pendente".

As outras escolhas são incorretas.

### *Pergunta 3*

**B. Correta!** O uso de contraste para confirmar ou excluir a comunicação do "cisto" com o sistema coletor é o melhor modo de diferenciar um cisto do seio renal de hidronefrose. (Uma estrutura cística preenchida de contraste que subsequentemente passa para o sistema coletor não representa um cisto do seio renal.) Em termos de qual estudo contrastado selecionar, o ponto importante é conseguir comparar o pré-contraste e o pós-contraste, possivelmente incluindo imagens tardias. Das escolhas de respostas, a CT multiface é a melhor opção.

Uma ressonância magnética multiface é igualmente efetiva à CT contrastada para essa finalidade.

Observe que uma estrutura cística nessa região que se opacifica poderia representar hidronefrose ou um divertículo calicial, que também se comunica com o sistema coletor. A morfologia deve ser capaz de diferenciar essas escolhas.

### *Outras escolhas e discussões*

**A.** A ultrassonografia renal muitas vezes (mas nem sempre) diferencia cistos parapélvicos de hidronefrose.

**C.** Uma fase única de um estudo contrastado pode ter limitações para se fazer o diagnóstico.

**D.** Uma urografia excretora pode demonstrar hidronefrose e muitas vezes demonstrar deformidades do sistema coletor por cistos do seio renal adjacentes, mas a avaliação anatômica é limitada e a urografia excretora não consegue demonstrar os próprios cistos.

## ■ Leituras Sugeridas

Callahan MJ. The drooping lily sign. Radiology 2001;219: 226–228

Fernbach SK, Feinstein KA, Spencer K, et al. Ureteral duplication and its complications. Radiographics 1997;17:109–127

Lebowitz RL, Avni FE. Misleading appearances in pediatric uroradiology. Pediatr Radiol 1980;10:15–31

### Melhores Dicas

- O rim duplo é anomalia congênita comum do trato renal. O local e a extensão da duplicação podem variar.
- Com a duplicação completa do sistema coletor, os dois ureteres se inserem separadamente (de acordo com a regra de Weigert-Meyer). O ureter do polo superior se insere ectopicamente, em posição inferomedial ao ureter ortotópico do polo inferior.
- Com um sistema duplo completo, o polo superior tem obstrução, enquanto o polo inferior tem refluxo.

# Elementos Essenciais 8

## ■ Caso

O rim esquerdo não foi visualizado na ultrassonografia.

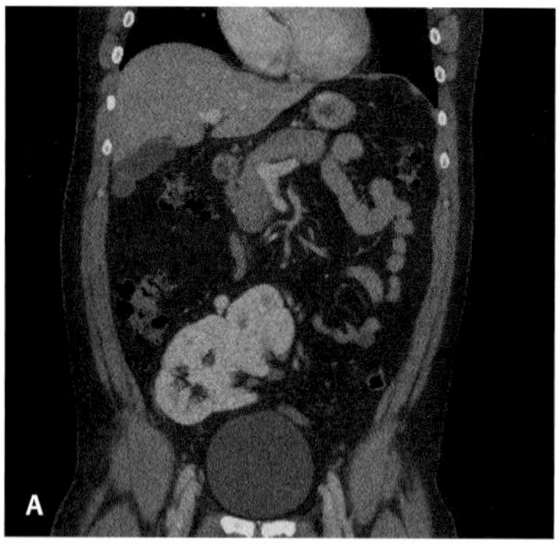


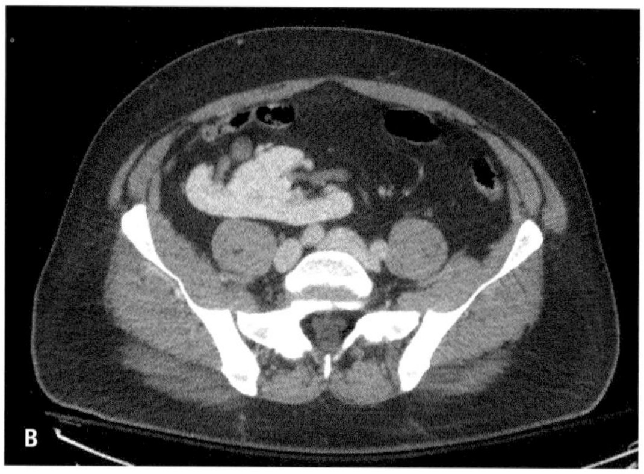


## ■ Perguntas

1. Qual dos seguintes é o diagnóstico correto?
   A. Ectopia renal cruzada com fusão.
   B. Sistema coletor renal direito duplicado.
   C. Rim em ferradura.
   D. Rim direito de localização baixa.

2. Neste caso, onde provavelmente o ureter esquerdo está se inserindo na bexiga?
   A. Inferiormente a partir da inserção ureteral direita.
   B. Juntamente com o ureter direito na sua inserção.
   C. De maneira ortotópica.
   D. Superiormente à inserção ureteral direita.

3. A agenesia renal unilateral comumente se associa a qual dos seguintes? Escolha TODOS que estejam corretos.
   A. Doença de Caroli.
   B. Anomalias cromossômicas.
   C. Anomalias dos ductos müllerianos.
   D. Síndrome de Budd-Chiari.

## Respostas e Explicações

*Pergunta 1*

**A. Correta!** Os rins não estão em sua localização esperada nessas imagens e se vê uma fusão renal no quadrante inferior direito. Esse é o aspecto característico da ectopia renal cruzada com fusão. A tomografia computadorizada retrata a banda parenquimatosa ligando os rins. As complicações em potencial dessa anomalia incluem nefrolitíase, infecção e hidronefrose. A ectopia renal cruzada com fusão decorre da subida renal anormal na embriogênese. Normalmente, por volta da oitava semana de vida, os rins chegam à sua posição apropriada no nível L2.

*Outras escolhas e discussões*

**B.** Um sistema coletor duplicado não explicaria a ausência de um rim contralateral e a localização pélvica do rim.

**C.** Um rim em ferradura se refere à fusão de ambos os rins (com uma banda parenquimatosa ou fibrosa), permanecendo os respectivos rins em seu próprio lado. Com um rim em ferradura, o polo inferior de cada rim se posiciona medialmente, enquanto o polo superior se posiciona lateralmente. Isso é o inverso dos rins normotópicos.

**D.** Conquanto o rim direito esteja em um posicionamento inferior, um rim pélvico é um diagnóstico incompleto. Além disso, isso não seria responsável pela fusão dos rins.

*Pergunta 2*

**C. Correta!** O ureter do rim com fusão anormal se insere em sua localização normal (ortotopicamente); neste caso, no lado esquerdo da bexiga.

*Outras escolhas e discussões*

**A.** Uma inserção inferior do ureter pode ser vista com um sistema coletor renal duplicado.

**B.** Uma inserção com fusão com o ureter direito poderia ocorrer ao longo do espectro de um sistema coletor duplicado.

**D.** É incorreta.

*Pergunta 3*

**B. Correta!** Agenesia renal pode se associar a algumas anomalias cromossômicas, inclusive síndrome de Down e síndrome de Turner.

**C. Correta!** Agenesia renal unilateral comumente se associa a anomalias dos ductos müllerianos.

A agenesia renal resulta da ausência de indução do metanéfron pelo broto ureteral com 6 a 7 semanas de gestação. O metanéfron se torna o rim adulto, e a ausência de sua formação resulta na ausência completa da estrutura. O metanéfron também é importante para a formação da genitália interna normal, explicando a associação de anomalias renais com anomalias dos ductos de Wolff e de Müller. Na ausência de um rim, verifique sempre as estruturas pélvicas, pois anomalias uterinas nas meninas e agenesia das glândulas seminais nos meninos se associam comumente. A agenesia da suprarrenal é extremamente rara e pode se associar à agenesia renal.

*Outras escolhas e discussões*

**A.** A doença de Caroli é um transtorno congênito com dilatação cística multifocal dos ductos biliares intra-hepáticos segmentares. Associa-se à doença autossômica recessiva do rim policístico e autossômica dominante, bem como ao rim em esponja medular.

**D.** A síndrome de Budd-Chiari é a obstrução venosa hepática e não se associa à agenesia renal.

## Leituras Sugeridas


Bauer BS. Anomalies of form and fusion, crossed renal ectopia with and without fusion. In: Alan J, ed. Wein: Campbell-Walsh Urology Book. 9th ed. Philadelphia: WB Saunders; 2007:3269–3304

Dyer RB, Chen MY, Zagoria RJ. Classic signs in uroradiology. Radiographics 2004;24(suppl 1):S247–280

Gay SB, Armistead JP, Weber ME, et al. Left infrarenal region: anatomic variants, pathologic conditions, and diagnostic pitfalls. Radiographics 1991;11:549–570

Kaufman MH, Findlater GS. An unusual case of complete renal fusion giving rise to a "cake" or "lump" kidney. J Anat 2001;198:501–504




### Melhores Dicas

- Depois do rim em ferradura, a ectopia renal cruzada com fusão é a anomalia renal congênita mais comum a seguir.
- Tem relevância clínica significativa a diferenciação entre agenesia renal, rim pélvico e rim atrófico. Uma cintilografia renal algumas vezes pode detectar função renal oculta.
- Em razão de suas origens embriológicas, as anomalias renais algumas vezes ocorrem associadas a anomalias da genitália pélvica. Quando vir uma, verifique se também as outras estão presentes.

# Elementos Essenciais 9

## ■ Caso

Mulher de 34 anos apresenta infertilidade.

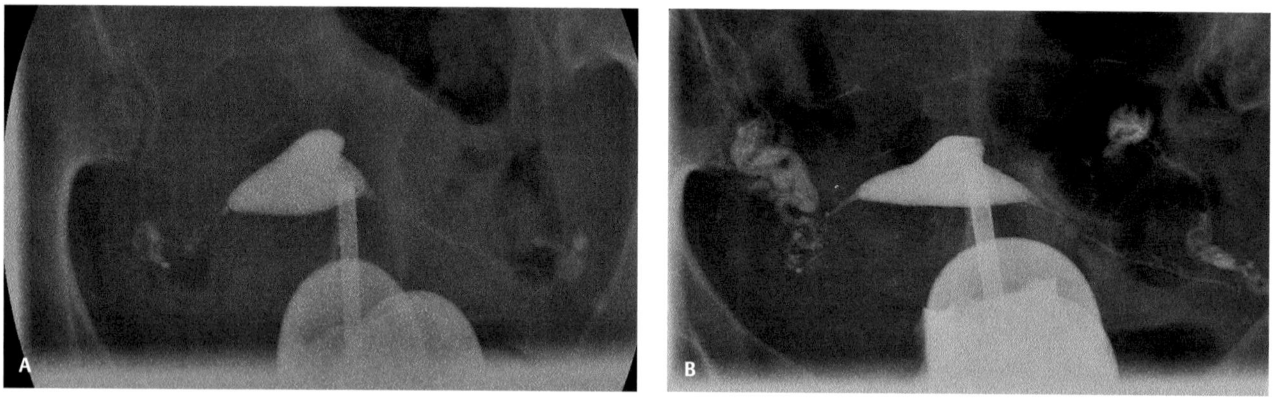


## ■ Perguntas

1. Qual diagnóstico está visível na histerossalpingografia (HSG) e explica a infertilidade?
   A. Salpingite ístmica nodosa (SIN).
   B. Síndrome de Asherman.
   C. Miomas.
   D. Oclusão das tubas uterinas.

2. Qual outro risco esta paciente está correndo?
   A. Doença inflamatória pélvica.
   B. Gravidez ectópica.
   C. Endometriose.
   D. Tuberculose.

3. Qual das seguintes é contraindicação para se realizar uma HSG?
   A. Infecção pélvica.
   B. Menstruação.
   C. Cirurgia uterina prévia.
   D. Dor pélvica.

## Respostas e Explicações

*Pergunta 1*

**A. Correta!** SIN é demonstrada neste caso. SIN refere-se à cicatriz nodular das tubas uterinas. Os achados característicos incluem espaços diverticulares nodulares envolvendo as tubas (geralmente os dois terços proximais). Neste caso, minúsculas excrescências instiladas com o contraste são vistas ao longo do trajeto do istmo das tubas.

*Outras escolhas e discussões*

**B.** A síndrome de Asherman (sinéquias uterinas) se refere à presença de aderências intrauterinas, geralmente por lesão do endométrio. Há uma associação com infertilidade. No entanto, a cavidade endometrial se distende normalmente nas imagens do caso e não se veem falhas de enchimento lineares irregulares no útero.

**C.** Miomas (se submucosos) formarão falhas de enchimento da cavidade endometrial. Algumas vezes, isso é visto melhor durante o início do enchimento, e não com o máximo de enchimento. No entanto, não são visualizadas falhas de enchimento neste caso. Os miomas intramurais ou subserosos podem passar despercebidos na histerossalpingografia (HSG).

**D.** Existe extravasamento apropriado do contraste além das tubas uterinas, indicando que são patentes. A parte dos cornos da tuba uterina está encapsulada por músculo liso uterino. Se houver espasmo do músculo durante uma HSG, uma ou ambas as tubas podem não se encher completamente, simulando uma oclusão tubária fixa. Algumas instituições usam o espasmolítico glucagon para combater o espasmo. A administração de glucagon pode minimizar a contração dos músculos uterinos e otimizar a opacificação tubária. Isso auxilia na diferenciação entre espasmo dos cornos e oclusão tubária verdadeira.

*Pergunta 2*

**B. Correta!** Há aumento do risco de gravidez ectópica tubária em pacientes que têm SIN. A tuba uterina com cicatriz algumas vezes impede o trajeto apropriado do ovário.

*Outras escolhas e discussões*

**A.** Doença inflamatória pélvica é uma *etiologia* proposta para as cicatrizes tubárias e o desenvolvimento de SIN.

**C.** Endometriose pode simular o aspecto da SIN.

**D.** Tuberculose pode simular o aspecto da SIN.

*Pergunta 3*

**A. Correta!** Se o contraste for instilado em um nicho potencial de infecção, esta pode se propagar das tubas uterinas para o peritônio. Se houver intravasamento de contraste para as veias uterinas, a paciente pode se tornar séptica. Alguns clínicos que fazem o encaminhamento dão antibióticos profiláticos antes do procedimento, especialmente se houver história de doença inflamatória pélvica. No entanto, os antibióticos não são necessários de rotina, e essa decisão fica a critério de o médico que encaminha.

*Outras escolhas e discussões*

**B.** Embora não seja ideal realizar uma HSG durante a menstruação (já que o sangue poderia obscurecer os achados), a menstruação não é uma contraindicação absoluta. Gravidez é uma contraindicação.

**C.** Cirurgia uterina prévia não é contraindicação. De fatos, as HSGs costumam ser realizadas para avaliar possíveis aderências pós-operatórias nas pacientes.

**D.** Dor não é contraindicação.

## Leituras Sugeridas

Bolaji II, Octaba M, Mohee K, et al. An odyssey through salpingitis isthmica nodosa. Eur J Obstet Gynaecol Reprod Biol 2015;184:73–79

Creasy JL, Clark RL, Cuttino JT, et al. Salpingitis isthmica nodosa: radiologic and clinical correlates. Radiology 1985;154:597–600

Sathyamoorthy P. Salpingitis isthmica nodosa: review of four cases from the general hospital, Kota Bharu. Singapore Med J 1994;35:65–66

Simpson W, Beitia LG, Mester J. Hysterosalpingography: a reemerging study. Radiographics 2006;26:419–431



### Melhores Dicas

- A HSG geralmente é realizada para identificar uma causa de infertilidade, para avaliar a patência das tubas uterinas ou para avaliar a eficácia de técnicas de esterilização cirúrgica, como os dispositivos Essure.
- A SIN resulta de cicatrizes na tuba uterina, e a HSG mostra múltiplos divertículos (muitas vezes sutis) originando-se da tuba uterina proximal. Há aumento de risco associado de gravidez ectópica e infertilidade.
- As três partes da tuba uterina são a parte do corno (na junção com o útero), a parte ístmica e a parte da ampola (perto do ovário). O auxílio mnemônico é CIA.

# Elementos Essenciais 10

## ■ Caso

O paciente apresenta dor escrotal à esquerda. São mostradas as imagens selecionadas de uma ultrassonografia escrotal esquerda e de uma tomografia computadorizada.

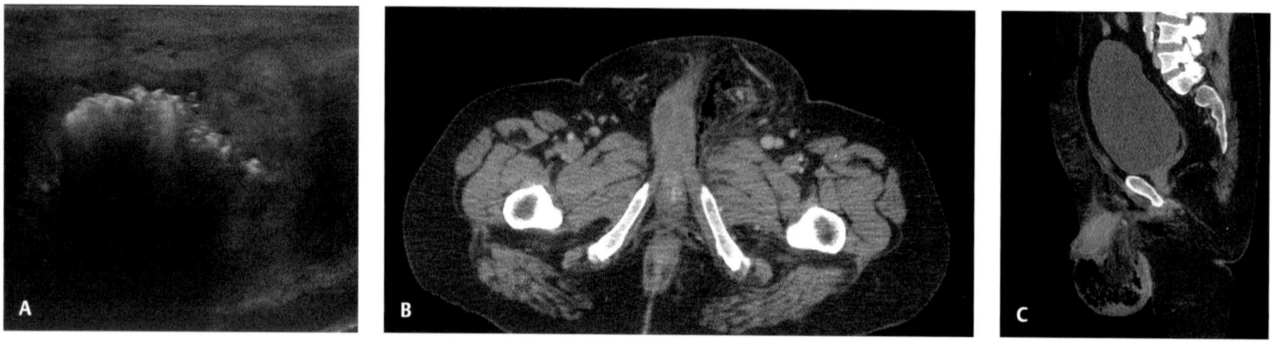


## ■ Perguntas

1. Qual é a MELHOR etapa seguinte na conduta para este paciente?
   A. Antibióticos intravenosos.
   B. Desbridamento cirúrgico.
   C. Esteroides.
   D. Observação cuidadosa, pois isso muitas vezes se resolve espontaneamente.

2. Qual é a condição subjacente mais provável para este paciente?
   A. Hidrocele.
   B. Orquite.
   C. Diabetes.
   D. Testículo não descido.

3. O que você esperaria ver na ultrassonografia escrotal com esse diagnóstico?
   A. Focos ecogênicos com sombras sujas.
   B. Focos ecogênicos com sombras limpas.
   C. Artefato em cauda de cometa.
   D. Múltiplos focos císticos.

## Respostas e Explicações

*Pergunta 1*

**B. Correta!** A cirurgia é indicada. Ultrassonografia e tomografia computadorizada demonstram ar subcutâneo no períneo e escroto à esquerda com espessamento da pele sobrejacente. Isso faz o diagnóstico de gangrena de Fournier, uma fascite necrosante rapidamente progressiva e potencialmente fatal do períneo. Os sintomas de apresentação tipicamente incluem febre, leucocitose, dor perineal/escrotal e crepitação pelo ar nos tecidos moles.

*Outras escolhas e discussões*

**A.** Esta é uma emergência urológica. Dado o risco de mortalidade associado, os antibióticos intravenosos exclusivamente não serão suficientes. Antibióticos de amplo espectro são administrados juntamente com cirurgia, já que a gangrena de Fournier é tipicamente uma infecção polimicrobiana.

**C.** Esteroides não têm papel no tratamento desta condição.

**D.** Esta é uma emergência urológica, e esse processo não se resolve espontaneamente.

*Pergunta 2*

**C. Correta!** Diabetes é um fator de risco para a gangrena de Fournier. Outros fatores de risco incluem imunossupressão, vírus da imunodeficiência humana, gênero masculino e alcoolismo.

*Outras escolhas e discussões*

**A.** Hidrocele não é fator de risco.

**B.** A propagação da infecção do testículo geralmente não é a etiologia. Comumente, a infecção se origina em fístulas anorretais ou em abscessos perineais.

**D.** Criptorquidia não é fator de risco.

*Pergunta 3*

**A. Correta!** Ar na parede do escroto e nos tecidos perineais se manifestará como pequenos focos ecogênicos com sombra suja e artefato *ring-down* (sem estreitamento do feixe *ring-down*).

*Outras escolhas e discussões*

**B.** Focos ecogênicos com sombra limpa tipicamente indicam calcificação/cálculos.

**C.** O artefato em cauda de cometa, que emana de estruturas calcificadas ou cristalinas (altamente reflexivas) é um tipo de artefato de reverberação que mostra estreitamento. A cauda de cometa pode ser vista com pequenos cálculos, nódulos coloides e adenomiomatose da vesícula.

**D.** Múltiplos focos císticos não seriam esperados.

## Leituras Sugeridas

Rajan DK, Scharer KA. Radiology of Fournier's gangrene. Am J Roentgenol 1998;170:16

Uppot RN, Levy HM, Patel PH. Case 54: Fournier gangrene. Radiology 2003;226:115–117

You JS, Chung YE, Cho KS, et al. The emergency computed tomography as important modality for early diagnosis of Fournier gangrene. Am J Emerg Med 2010;29(959):e1–2



### Melhores Dicas

- A gangrena de Fourier é uma fascite necrosante fulminante do escroto/períneo. Geralmente é polimicrobiana.
- Fournier geralmente é encontrada em diabéticos, nos idosos ou nos imunodeprimidos. Existe predominância masculina e pode haver história de infecção na pele ou pelve adjacente.
- É uma emergência cirúrgica!

# Com Detalhes 1

## ■ Caso

Mulher de 31 anos apresenta dor pélvica. Qual dos seguintes é o diagnóstico correto para a massa anexial à DIREITA da paciente?

A. Endometrioma.
B. Dermoide ovariano.
C. Cistadenoma seroso.
D. Cisto simples.

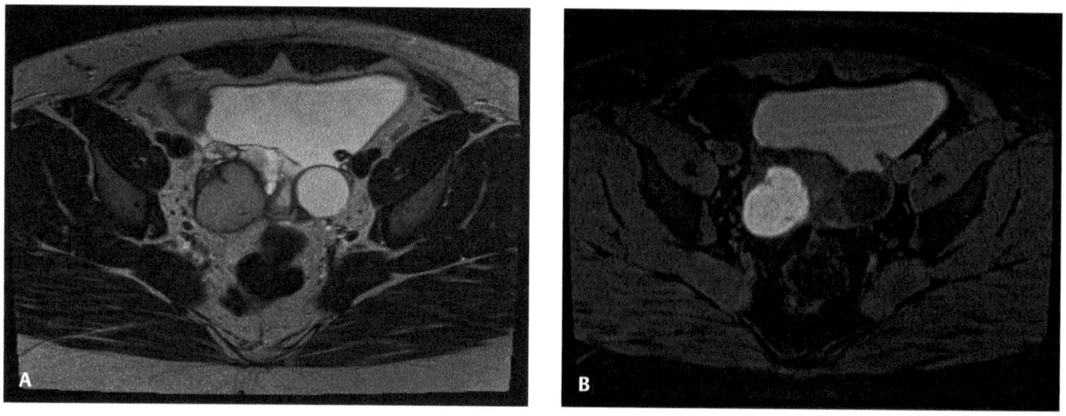


## ■ As seguintes perguntas são pertinentes a endometriose e massas ovarianas.

1. Quais sintomas poderiam estar presentes nesta paciente?
2. Qual característica demonstrada na ressonância magnética é clássica para o diagnóstico?
3. Verdadeiro ou Falso. Uma sequência de ressonância magnética com saturação de gordura e ponderada em T1 ajudaria a diferenciar este diagnóstico de um teratoma.
4. Como um endometrioma pode ser diferenciado de um cisto hemorrágico?
5. Uma lesão ovariana que demonstre captação em uma cintilografia corporal total com iodo-123 é chamada _____.
6. O segundo tumor ovariano mais comum (depois de um dermoide ovariano) é _____.
7. Os cistadenomas serosos ou tumores mucinosos do ovário têm mais probabilidade de ser bilaterais?
8. Qual tumor de ovário causa hiperplasia do endométrio?
9. O que é a síndrome de Meigs, e qual tumor ovariano é a sua causa?
10. Verdadeiro ou Falso. Uma vez diagnosticados, os cistos paraovarianos deve ser acompanhados com imagens anuais.

## Respostas e Explicações

**A. Correta!** A lesão à direita da paciente é um endometrioma. Um endometrioma se refere a tecido endometrial que se implantou no ovário. Também é conhecido como "cisto chocolate" e pode ser bilateral. A intensidade de sinal é o resultado de produtos do sangue de idade variável (devido à hemorragia repetida). A endometriose profunda é manifestação do processo além dos ovários, com implantação em tecido uterino ou na serosa do intestino. Formam-se aderências com a endometriose profunda, e o acorrentamento dos ovários às estruturas em redor é achado frequente. Classicamente, não se coleta líquido fisiológico normal no fundo-de-saco normal, mas é deslocado. Há aumento do risco de malignidades ovarianas de células claras e epiteliais endometrioides nas pacientes com endometriose. Os nódulos intralesionais contrastados levantam a possibilidade de malignidade.

### *Outras escolhas e discussões*

**B.** Não há evidências de intensidade de sinal de gordura no interior da lesão para confirmar o diagnóstico de dermoide ovariano.

**C.** Os cistadenomas serosos podem ser tingidos de sangue, mas tipicamente não compreendem inteiramente os produtos do sangue, como neste caso.

**D.** A massa deste caso no lado direito da paciente não segue o sinal de líquido simples em ambas as imagens; entretanto, a massa à esquerda é de fato um cisto simples.

### *Pergunta 1*

Esta paciente pode apresentar dor cíclica, pois este é tecido endometrial implantando no ovário.

### *Pergunta 2*

Estas imagens de ressonância magnética demonstram "atenuação de T2", que se caracteriza por hipossinal em T2 devido à presença de desoxiemoglobina e de metemoglobina. A imagem ponderada em T1 tem tipicamente o brilho de uma lâmpada por hemorragia repetida e produtos do sangue subagudos.

### *Pergunta 3*

**Verdadeiro.** Uma imagem com saturação de gordura ponderada em T1 ajuda a diferenciar produtos do sangue de gordura, pois ambos têm hipersinal em T1 sem saturação de gordura. A saturação de gordura é necessária na avaliação de um endometrioma em potencial.

### *Pergunta 4*

Como um endometrioma, um cisto hemorrágico é brilhante nas imagens ponderadas em T1. No entanto, um cisto hemorrágico geralmente também é brilhante nas imagens ponderadas em T2 (sem "atenuação"). Isso é porque um cisto hemorrágico tipicamente tem produtos do sangue agudos ou subagudos, enquanto que um endometrioma tem os produtos do sangue repetidos ou crônicos que causam a atenuação de T2. Algumas vezes, a atenuação de T2 não é óbvia e pode ser difícil diferenciar as duas entidades apenas com base na intensidade de sinal. Os cistos hemorrágicos algumas vezes exibem camadas em crescentes e tendem a se resolver ou retrair durante o ciclo menstrual subsequente. Achados adicionais de endometriose profunda incluem aderências à pelve e implantes em outras estruturas pélvicas, inclusive na serosa uterina.

### *Pergunta 5*

Estruma ovariano. Essa condição rara se refere a tecido da tireoide originado no ovário, e isso pode ser visto com a cintilografia usando iodo.

### *Pergunta 6*

Cistadenoma seroso. Depois do dermoide ovariano, o cistadenoma seroso é o tumor ovariano mais comum a seguir.

### *Pergunta 7*

Os cistadenomas serosos têm aumento da propensão para bilateralidade (15%). Os tumores ovarianos mucinosos geralmente são unilaterais.

### *Pergunta 8*

O tumor de Brenner do ovário pode causar hiperplasia de endométrio. Esse raro tumor epitelial é bilateral em 30% dos casos.

### *Pergunta 9*

A síndrome de Meigs se refere à combinação de derrame pleural, ascite e lesão ovariana. A lesão ovariana implicada, em geral, é um fibroma (90%), tecoma ou fibrotecoma.

### *Pergunta 10*

**Falso.** Uma vez diagnosticados, não há necessidade de imagens de controle para os cistos paraovarianos (pressupondo-se que não haja características suspeitas). Os cistos paraovarianos são congênitos, separados do ovário e não se resolvem.

## Leituras Sugeridas

Glastonbury CM. The shading sign. Radiology 2002;224:199–201

Lee SI. Radiological reasoning: imaging characterization of bilateral adnexal masses. Am J Roentgenol 2006;187:S460–466



### Melhores Dicas

- Um endometrioma é tecido endometrial que se implanta no ovário e causa dor cíclica. Suas características nas imagens refletem hemorragia repetida dentro de um cisto. T1 com hipersinal e "atenuação de T2" são os aspectos clássicos.
- Diagnósticos diferenciais de lesões anexiais com hipersinal em T1: gordura (dermoide), sangue (endometrioma ou cisto hemorrágico) e material proteináceo. Use saturação de gordura para estreitar o diferencial.
- Endometriomas devem ser seguidos pelo menos anualmente para excluir neoplasia. A transformação maligna é mais comum em pacientes com mais de 45 anos e para endometriomas > 6 cm.

# Com Detalhes 2

## ■ Caso

O nódulo na suprarrenal esquerda visto nessa tomografia computadorizada (CT) sem contraste e contrastada tem as seguintes medidas: sem contraste, 18 HU; fase venosa portal 66 HU e fase tardia, 25 HU. Qual é o diagnóstico correto para este nódulo na suprarrenal esquerda?

A. Adenoma pobre em lípides.
B. Carcinoma da suprarrenal.
C. Nódulo indeterminado.
D. Adenoma rico em lípides.

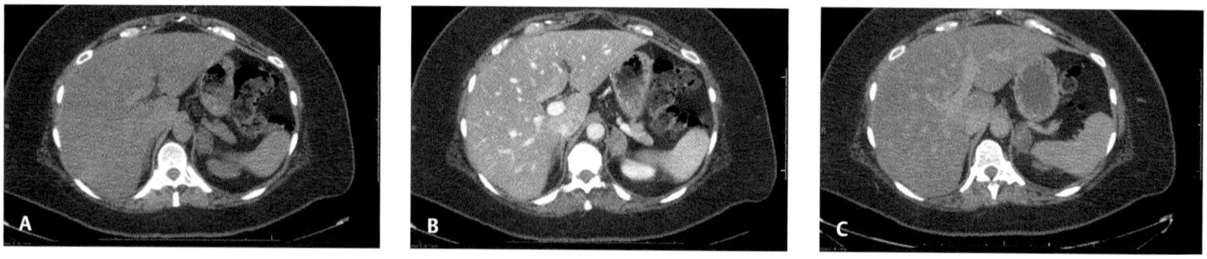


## ■ As seguintes perguntas são pertinentes a lesões na suprarrenal.

1. Qual é o tempo de espera apropriado pós-administração de contraste para um protocolo de massa na suprarrenal pela CT?
2. A saída percentual mínima de contraste usada para diagnosticar adenoma da suprarrenal quando a CT não contrastada não está disponível é _____.
3. Um nódulo de 2 cm na suprarrenal esquerda mede 6 HU. Qual é a MELHOR etapa a seguir?
4. Dê o nome dos elementos que compõem um mielolipoma.
5. Verdadeiro ou Falso. Espera-se uma perda de sinal nas imagens com deslocamento químico com duplo gradiente em um mielolipoma.
6. Qual lesão da suprarrenal costuma ser caracterizada como "brilho de lâmpada" em imagens ponderadas em T2?
7. Quais estudos por medicina nuclear podem ser usados para avaliar o feocromocitoma?
8. Quais características de uma massa na suprarrenal despertam preocupação com carcinoma adrenocortical?
9. Qual é um tumor de colisão da glândula suprarrenal?
10. O que a calcificação da glândula suprarrenal implica?

## ■ Respostas e Explicações

**A. Correta!** Este é um adenoma pobre em lípides. A CT não contrastada demonstra uma medida de densidade > 10 HU. Portanto, não é um adenoma rico em lípides. A saída absoluta do contraste > 60% é diagnóstica de um adenoma da suprarrenal. Neste caso, a saída de contraste absoluta é de 85%. Se a saída de contraste for < 60%, o estudo é indeterminado e precisam ser consideradas outras etiologias, inclusive carcinoma ou metástase.

*Pergunta 1*

Para avaliar adequadamente a saída de contraste em potencial, uma demora de 10 a 15 minutos é considerada apropriada.

*Pergunta 2*

Pelo menos 40% de saída de contraste relativa são diagnósticos de um adenoma da suprarrenal. Pelo menos 60% de saída de contraste absoluta (isto é, em comparação com o estudo sem contraste) são diagnósticos de um adenoma da suprarrenal.

Saída de contraste relativa = (HU tardio – HU contrastado)/ HU contrastada $\times$ 100

Saída de contraste absoluta = (HU tardio – HU contrastado) (HU contrastado – HU não contrastado) $\times$ 100

*Pergunta 3*

Não é necessário continuar a investigação. Isso é compatível com um adenoma de suprarrenal rico em lípides. Clinicamente, poderia ser funcional e pode ser apropriado fazer uma investigação bioquímica e laboratorial.

*Pergunta 4*

Um mielolipoma compreende adipócitos maduros e células hematopoiéticas (mielo = elementos da medula óssea). Um mielolipoma é uma entidade benigna geralmente descoberta incidentalmente em imagens. Um terço dessas massas contém calcificação. O exemplo da ressonância magnética fornecido demonstra perda de sinal nas imagens com saturação de gordura em T2 na glândula suprarrenal direita. Isso indica a presença de gordura macroscópica e é diagnóstico de um mielolipoma.

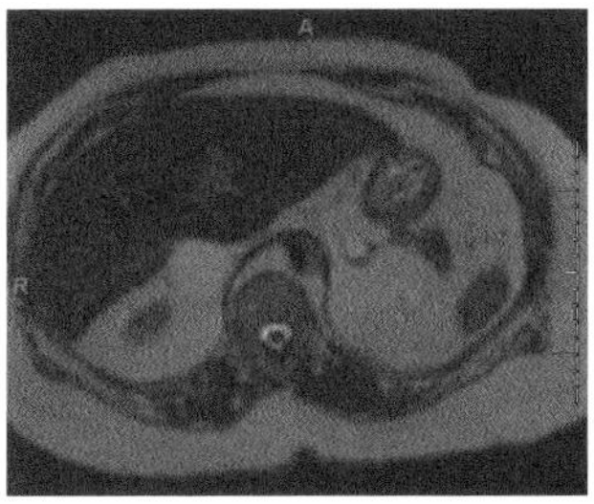

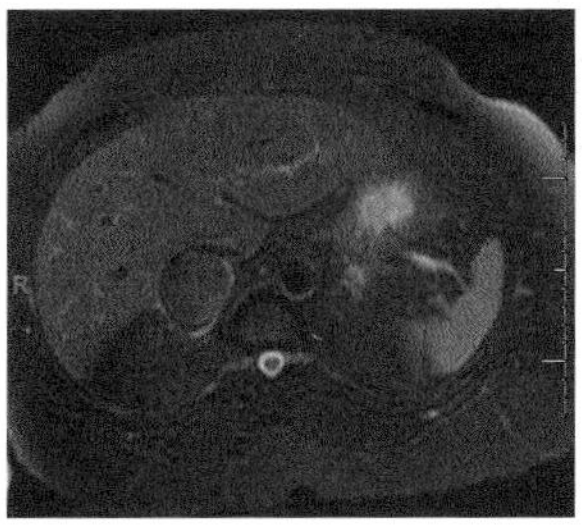

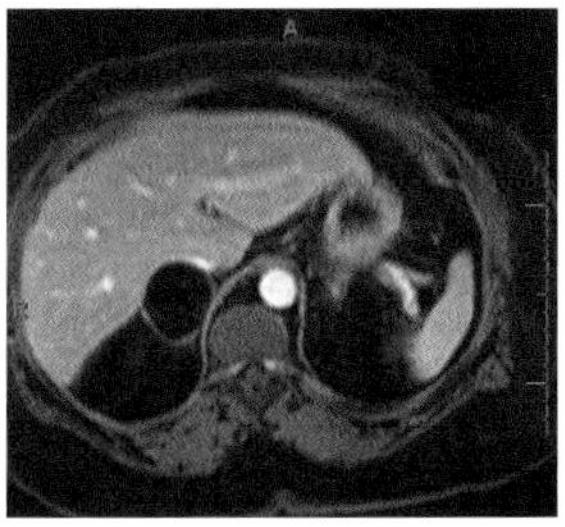

*Pergunta 5*

**Falso.** Nas imagens com deslocamento químico com duplo gradiente, um mielolipoma mostra o mesmo sinal nas sequências em fase e fora de fase. Os mielolipomas contêm gordura macroscópica, não microscópica. Uma queda de sinal nas imagens fora de fase indica gordura microscópica (ou intracelular), como se vê em um adenoma da suprarrenal.

*Pergunta 6*

O feocromocitoma é a lesão suprarrenal clássica com "brilho de lâmpada em T2". No entanto, o brilho de lâmpada não é específico de feocromocitoma. Por exemplo, necrose cística de um carcinoma cortical da suprarrenal pode ter um aspecto semelhante em T2. Além disso, esse achado algumas vezes não está sequer presente com um feocromocitoma.

*Pergunta 7*

Exames com In-111-pentreotida (Octreoscan) e I-123 são úteis no diagnóstico e na localização de feocromocitoma.

*Pergunta 8*

O carcinoma adrenocortical deve ser considerado em massa suprarrenal com as seguintes características: tamanho grande (> 4 cm, 70% malignos), calcificação, hemorragia e necrose. Os feocromocitoma podem ter características semelhantes, mas são diferenciados por marcadores bioquímicos.

*Pergunta 9*

Um tumor de colisão se refere à situação quando dois tumores histologicamente distintos estão em proximidade muito grande (ou realmente se tocam) na mesma glândula suprarrenal. Isso é incomum, mas quando ocorre, uma das duas lesões é tipicamente um adenoma suprarrenal, e a outra é uma lesão metastática.

*Pergunta 10*

Calcificação da glândula suprarrenal implica hemorragia prévia (sepse, trauma ou a síndrome de Waterhouse-Friderichsen), infecção (tuberculose ou histoplasmose) ou neoplasia subjacente (carcinoma cortical da suprarrenal, mielolipoma, feocromocitoma).

### Melhores Dicas

- Os adenomas ricos em lípides são diagnosticados com exatidão com uma medida de densidade de 10 HU ou menos na CT não contrastada ou com perda de sinal entre as imagens em fase e fora de fase na ressonância magnética.
- Se os critérios anteriores não forem cumpridos, os adenomas pobres em lípides podem ser diagnosticados com o cálculo da saída de contraste absoluta ou relativa, que deve ser > 60% e > 40%, respectivamente.
- O mielolipoma é massa benigna (geralmente suprarrenal) composta por gordura macroscópica e células hematopoiéticas. Procure queda de sinal nas imagens de ressonância magnética com saturação de gordura (denota gordura macroscópica).

# Com Detalhes 3

## ■ Caso

Mulher de 45 anos. Qual é o diagnóstico MAIS provável?

A. Cálculo coraliforme.
B. Cisto hemorrágico em seio renal.
C. Contraste retido.
D. Pielonefrite xantogranulomatosa.

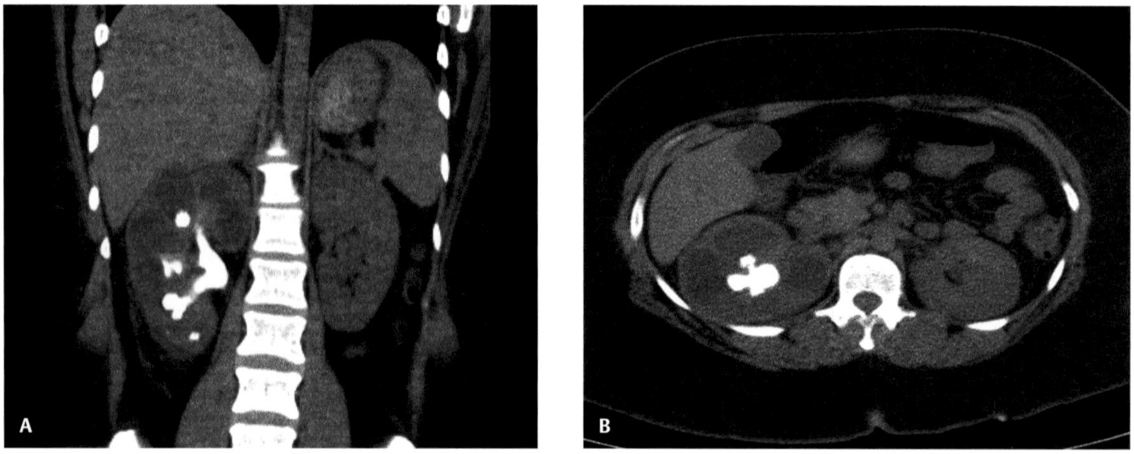


## ■ As seguintes perguntas são pertinentes à infecção renal.

1. A marca patológica da XGP é _____.
2. Qual é a conduta para XGP?
3. Qual é o aspecto clássico da pielonefrite na tomografia computadorizada contrastada?
4. Verdadeiro ou Falso. Os abscessos renais com 2 cm ou mais devem ser drenados pela via percutânea.
5. O que é ureterite cística?
6. O que é leucoplasia e há potencial maligno?
7. O que é malacoplasia e há potencial maligno?
8. Qual é a etapa seguinte se houver suspeita de pus em um paciente febril com sistema coletor renal dilatado?
9. Verdadeiro ou Falso. Os antibióticos intravenosos podem tipicamente tratar a pielonefrite enfisematosa.
10. Calcificação homogênea do rim associada à tuberculose é denominada _____.

## Respostas e Explicações

**D. Correta!** Este é um caso de pielonefrite xantogranulomatosa (PXG). O rim fica aumentado de volume, contém cálices dilatados com aspecto multiloculado (sinal da "pata de urso") e há um cálculo coraliforme. Também há discreto espessamento da fáscia renal circundante. Esses achados são característicos da XGP do tipo difuso. Os tipos variantes envolvem menos do que o rim inteiro. A XGP é uma infecção granulomatosa com predileção feminina e geralmente encontrada em pacientes com meia-idade a idosas. As bactérias mais comumente implicadas são a *Escherichia coli* e *Proteus mirabilis*.

### *Outras escolhas e discussões*

**A.** Um cálculo coraliforme está presente, mas esse é um diagnóstico incompleto.

**B.** O cisto hemorrágico em seio renal seria um pouco hiperdenso (embora não tão denso quanto no caso apresentado). Além disso, ele não explicaria satisfatoriamente os cálices dilatados, embora não opacificados.

**C.** Contraste retido é improvável, pois não há evidências de qualquer contraste em outra parte, e isso não explicaria os cálices dilatados, embora não opacificados.

### *Pergunta 1*

A marca patológica da XGP são os macrófagos carregados de lípides. Neste caso sem contraste, os depósitos com baixa atenuação na região dos cálices são macrófagos carregados de lípides.

### *Pergunta 2*

A conduta na XGP tipicamente é nefrectomia (algumas vezes nefrectomia parcial). Esses pacientes costumam evoluir para complicações significativas, mais comumente fístulas pielocutâneas e ureterocutâneas. Com o tratamento apropriado, o prognóstico, em geral, é bom com baixa mortalidade.

### *Pergunta 3*

Com pielonefrite, há classicamente um nefrogramas estriado (devido a áreas de edema no interior do rim infectado) e posição ereta da fáscia perinéfrica. Lembre-se de pesquisar doença contralateral porque o processo algumas vezes é bilateral e de excluir um abscesso drenável.

### *Pergunta 4*

**Falso.** A colocação de cateter percutâneo para drenagem, em geral, é escolhida em vez de antibióticos intravenosos unicamente quando o abscesso renal chegar a 3 cm, não a 2 cm.

### *Pergunta 5*

Ureterite cística é uma condição benigna dos ureteres que demonstra múltiplos pequenos cistos na submucosa. Encontrada tipicamente em diabéticos com infecções crônicas ou cálculos e pode se associar a E. coli ou tuberculose. Na fase excretora da urografia por tomografia computadorizada (ou pela urografia excretora convencional), a ureterite cística aparece como múltiplas pequenas (2 a 5 mm) falhas de enchimento transparentes, redondas e com paredes lisas projetando-se à luz do ureter.

### *Pergunta 6*

Leucoplasia do trato urinário refere-se à metaplasia do urotélio e se associa a infecção (maioria) ou cálculos. Ocorre mais comumente na bexiga do que na pelve renal ou ureter. Radiograficamente, a leucoplasia se apresenta como espessamento da mucosa/falhas de enchimento. A leucoplasia de fato tem potencial maligno.

### *Pergunta 7*

A malacoplasia é uma doença inflamatória granulomatosa crônica incomum que afeta a parede da bexiga. Afeta predominantemente as mulheres e se associa à E. coli. Radiograficamente, a malacoplasia se apresenta como massas vesicais ou espessamento da prede. Não há potencial maligno, mas a malacoplasia pode ser localmente agressiva.

### *Pergunta 8*

Indica-se descompressão de emergência do sistema coletor dilatado se estiver presente pus, pois pode haver sepse iminente. Em geral, isso é efetuado por colocação de um tubo de nefrostomia percutâneo ou stent.

### *Pergunta 9*

**Falso.** A pielonefrite enfisematosa não é facilmente tratada com antibióticos intravenosos. Essa entidade é uma infecção necrosante potencialmente fatal, na qual se encontra ar no sistema coletor renal. Antibióticos e nefrectomia são a conduta padrão. O prognóstico é pior quando também existe ar no espaço perinéfrico.

### *Pergunta 10*

Calcificação homogênea do rim associada à tuberculose é denominada rim "em massa de vidraceiro".

## Leituras Sugeridas


Clapton WK, Boucaut HA, Dewan PA, et al. Clinicopathological features of xanthogranulomatous pyelonephritis in infancy. Pathology 1993;25:110–113

Hayes WS, Hartman DS, Sesterbenn IA. Xanthogranulomatous pyelonephritis. Radiographics 1991;11:485–498

Merchant S, Bharati A, Merchant N. Tuberculosis of the genitourinary system-urinary tract tuberculosis: renal tuberculosis-part I. Indian J Radiol Imaging 2013;23:46–63

Rajesh A, Jakanani G, Mayer N, et al. Computed tomography findings in xanthogranulomatous pyelonephritis. J Clin Imaging Sci 2011;1:45


### Melhores Dicas

- A XGP é uma infecção granulomatosa com achados por imagens de aumento de volume renal, cálculo coraliforme e cálices dilatados com depósitos com baixa atenuação. A marca diferenciadora patológica são os macrófagos carregados de lípides, e o tratamento é nefrectomia.
- Leucoplasia tem potencial maligno, enquanto a malacoplasia, não.
- A pionefrose exige descompressão de urgência. A pielonefrite enfisematosa exige antibióticos urgentes seguidos por nefrectomia.

# Com Detalhes 4

## ■ Caso

Este paciente possuía uma tomografia computadorizada contrastada de abdome essencialmente normal 1 dia antes da radiografia mostrada à esquerda. O estudo de comparação 1 semana antes é mostrado à direita. Qual é o diagnóstico correto?

A. Estudo normal.
B. Nefrocalcinose.
C. Cálculo coraliforme bilateral.
D. Necrose tubular aguda.
E. Obstrução mecânica.

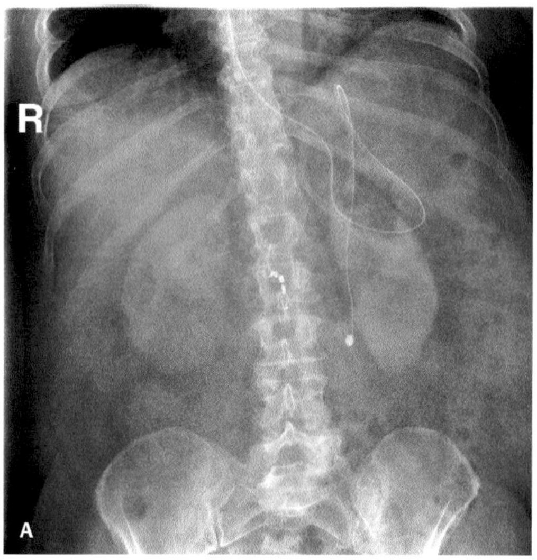


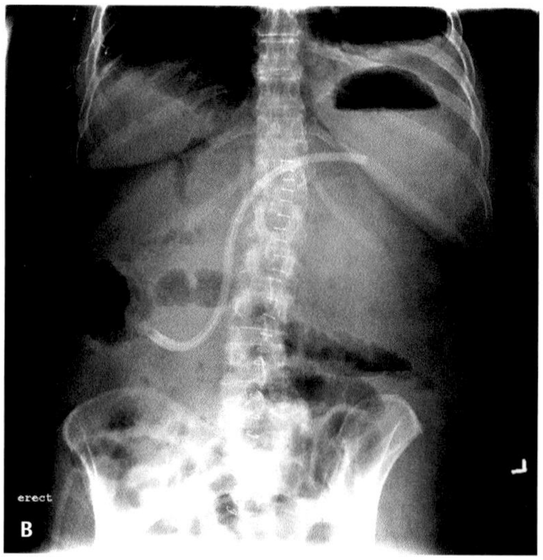


## ■ As seguintes perguntas são pertinentes a lesões renais.



1. Qual elevação numérica da creatinina é considerada diagnóstica de CIN após administração de contraste?

2. Qual é o maior fator de risco para o desenvolvimento de fibrose sistêmica nefrogênica (NSF) após a administração de gadolínio?

3. Qual é o intervalo de tempo apropriado depois da injeção de contraste para pesquisar trauma do ureter e/ou do sistema coletor?

4. O que é um rim de Page e quais são as consequências clínicas?

5. De acordo com a American Association for the Surgery of Trauma, uma laceração renal à tomografia computadorizada que mede 2 cm é classificada como lesão grau _____.

6. Um hematoma subcapsular sem compressão renal é classificado como qual grau de lesão?

7. Extravasamento urinário nas imagens tardias é considerado qual grau de lesão?

8. Dê o nome de uma causa comum de hematoma do retalho da bexiga.

9. A causa mais comum de lesão ureteral é _____.

10. O mecanismo mais comum para lesão uretral no gênero masculino é _____.

## Respostas e Explicações

**D. Correta!** Este paciente tem necrose tubular aguda. A radiografia à esquerda demonstra rins opacificados. Não há hidronefrose sugerindo obstrução mecânica, e o estudo normal realizado 1 semana antes (na foto à direita) exclui calcificações. Desse modo, os rins estão demonstrando retenção prolongada de contraste. Como contraste intravenoso foi dado 24 horas antes, isso tem mais probabilidade de ser necrose tubular aguda causada por nefropatia induzida por contraste (CIN). Os fatores de risco incluem taxa de filtração glomerular (GFR) baixa, alta dose de contraste e injeção intra-arterial (opostamente à intravenosa).

### *Pergunta 1*

De acordo com o manual mais recente do American College of Radiology sobre meios de contraste, não há definição absoluta para CIN. No entanto, um dos critérios mais frequentemente usados é um aumento absoluto de 0,5 mg/dL sobre a creatinina sérica basal.

### *Pergunta 2*

O maior fator de risco para desenvolver NSF é função renal comprometida. Se os rins não forem capazes de eliminar o gadolínio do sistema (o que tipicamente ocorre quando a GFRe < 30), então os quelatos se dissociam, deixando os íons gadolínio livres para se depositarem nos tecidos moles. A NSF pode se desenvolver semanas ou até meses depois da administração de gadolínio. As manifestações físicas incluem espessamento da pele, edema, placas fibrosas, envolvimento de órgãos internos e, algumas vezes, óbito. Não há terapia efetiva. A NSF tem sido demonstrada na cintilografia óssea como captação difusa do isótopo radioativo nos tecidos moles e, na tomografia por emissão de pósitrons com fluorodesoxiglicose, como atividade na pele e muscular.

### *Pergunta 3*

Um total de 6 a 10 minutos depois da injeção de contraste é um intervalo de tempo apropriado para pesquisar trauma ao ureter e/ou sistema coletor. Nesse ponto, o contraste, deve opacificar o sistema coletor renal, os ureteres e o começo da luz da bexiga, enquanto que o contraste na maior parte das outras estruturas abdominais já deve ter grandemente saído.

### *Pergunta 4*

Rim de Page se refere à hipertensão que se desenvolve depois de compressão externa do parênquima renal por longo tempo, tipicamente por uma coleção de líquido subcapsular. A compressão dos vasos renais leva a uma diminuição do fluxo sanguíneo e subsequente ativação do sistema renina-angiotensina, o que causa uma elevação da pressão arterial. Com um rim de Page, o parênquima renal geralmente fica notavelmente distorcido.

### *Pergunta 5*

Grau 3. As lesões grau 3 têm mais de 1 cm sem extensão à pelve renal ou ao sistema coletor. As lesões grau 2 são lacerações superficiais com menos de 1 cm de tamanho sem extensão ao sistema coletor ou um hematoma perirrenal não expansivo.

### *Pergunta 6*

Lesão grau 1. Este é definido como uma contusão ou um hematoma perirrenal subcapsular sem aumento de volume.

### *Pergunta 7*

Lesão grau 4. Esta é uma laceração que se estende à pelve renal ou demonstra extravasamento urinário. O grau 4 também envolve lesão dos principais vasos renais com hemorragia contida ou um hematoma subcapsular expansivo comprimindo o rim.

### *Pergunta 8*

O hematoma do retalho da bexiga é complicação incomum de parto cesáreo. É um hematoma localizado entre a parede posterior da bexiga e a parte anterior do útero e geralmente resulta de deiscência da incisão no segmento uterino inferior. Os hematomas de retalho da bexiga, em geral, são pequenos (< 5 cm).

### *Pergunta 9*

Cirurgia ginecológica é a causa mais comum de lesão ureteral.

### *Pergunta 10*

A lesão traumática com as pernas abertas é o mecanismo mais comum para lesão uretral no gênero masculino. A foto mostrada é uma uretrografia retrógrada (sempre indicada como estudo inicial quando se suspeita de lesão uretral), a qual mostra vazamento de contraste da parte anterior da uretra para os tecidos moles do pênis que estão em volta. Deve-se suspeitar da lesão clinicamente quando houver sangue no meato uretral e/ou incapacidade para urinar.

### Melhores Dicas

- A definição de CIN é controversa. Uma definição razoável é um aumento absoluto de 0,5 mg/dL acima da creatinina sérica basal.
- O gadolínio traz o risco de NSF. O risco é muito menor quando a GFRe é > 30.
- Sistema de graduação da American Association for the Surgery of Trauma para lesão renal:
  - Grau 1: Hematoma subcapsular.
  - Grau 2: Laceração renal superficial < 1 cm.
  - Grau 3: Laceração renal superficial > 1 cm.
  - Grau 4: Lesão do sistema coletor ou dos grandes vasos renais com hemorragia contida.

# Com Detalhes 5

## ■ Caso

Mulher de 42 anos apresenta história de miomectomia. O teste da beta-gonadotrofina coriônica humana foi negativo. Qual é o diagnóstico MAIS provável?

A. Malformação arteriovenosa uterina (AVM).
B. Doença trofoblástica gestacional.
C. Produtos da concepção retidos.
D. Carcinoma do endométrio.

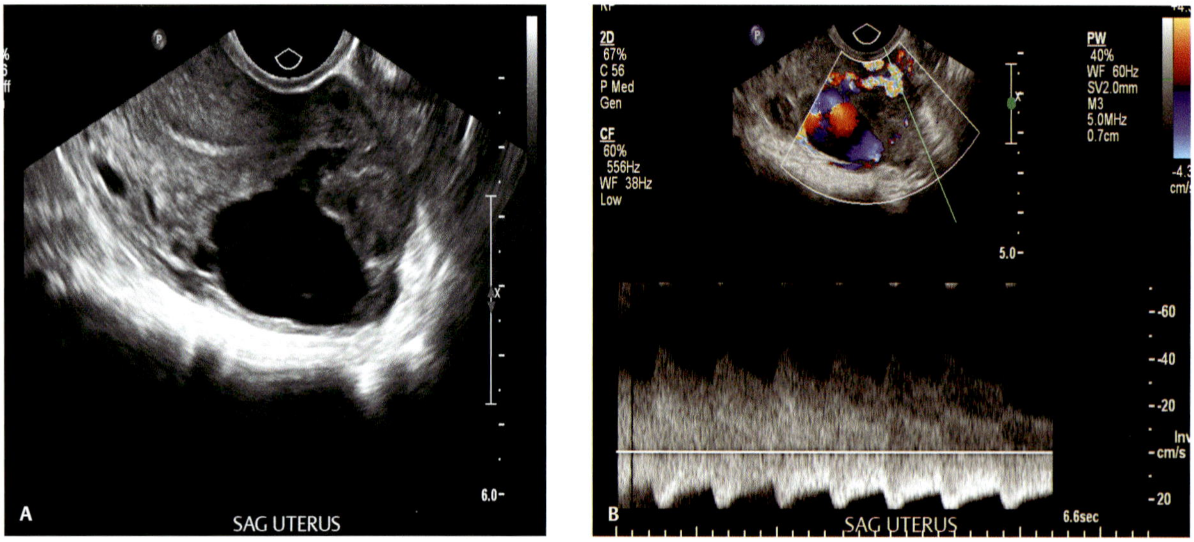


## ■ As seguintes perguntas são pertinentes às condições relacionadas com massas uterinas ou o útero grávido.

1. Realizou-se embolização da artéria uterina para tratar AVM. De onde se origina a artéria uterina?

2. Os sinais de "tempestade de neve" ou "cacho de uvas" são vistos com qual entidade uterina?

3. Dê o nome da condição em que a placenta cobre o orifício cervical interno, como visto na imagem.

4. Quais são os fatores de risco comuns para placenta prévia?

5. Verdadeiro ou Falso. Placenta *acreta* se associa a bandas intraplacentárias.

6. Quais são alguns fatores de risco comuns associados à placenta *acreta*?

7. Massa endometrial com vaso único de alimentação é mais provavelmente um _____.

8. Pólipos endometriais e miomas não degenerativos têm qual intensidade de sinal nas imagens ponderadas em T2?

9. O tipo mais comum de degeneração miomatosa é _____.

10. Qual tipo de degeneração miomatosa é comum nas grávidas?

## Respostas e Explicações

**A. Correta!** Esta é uma AVM uterina. Essa entidade relativamente rara pode colocar a vida em risco. Geralmente resulta de intervenção cirúrgica prévia (parto cesáreo, miomectomia), mas algumas vezes é congênita. Conforme demonstrado no caso, a ultrassonografia com Doppler colorido é um método não invasivo de diagnóstico, demonstrando estrutura altamente vascular na parede do útero com fluxo arterial e venoso. Tipicamente, veem-se estruturas anecoicas sinuosas/tubulares no miométrio e demonstram padrão com baixa resistência (0,2 a 0,5) e alta velocidade de fluxo.

### *Outras escolhas e discussões*

**B.** A doença trofoblástica gestacional tem aspecto um tanto semelhante, mas a beta-gonadotrofina coriônica humana estaria acentuadamente elevada.

**C.** Produtos da concepção retidos apresentariam material anormal e frequentemente hipervascular centralizado no endométrio, não na parede do miométrio.

**D.** O aspecto anecoico do caso não é típico de carcinoma uterino.

### *Pergunta 1*

A artéria uterina se origina da divisão anterior da artéria ilíaca interna. Os ramos adicionais da divisão anterior da artéria ilíaca interna são as artérias umbilical (patente somente no feto), vesical superior (ramo da artéria umbilical), obturatória, vaginal, vesical inferior, retal média, pudenda interna e glútea inferior.

### *Pergunta 2*

Sinais da "tempestade de neve" ou do "cacho de uvas" descrevem uma gravidez molar completa. O aspecto característico é de ecos de aspecto sólido difusos com pequenos espaços anecoicos entremeados.

### *Pergunta 3*

Placenta prévia. Essa condição descreve uma posição anormalmente baixa da placenta que se situa perto do orifício cervical interno ou que o cobre. Uma placenta com localização baixa está presente quando a borda placentária inferior se situa a 0,5 a 3 cm do orifício interno.

### *Pergunta 4*

Os fatores de risco para placenta prévia incluem antecedentes de placenta prévia, parto cesáreo prévio, idade materna alta e tabagismo.

### *Pergunta 5*

**Verdadeiro.** O termo geral placenta *acreta* descreve aderência placentária anormal às vilosidades, estendendo-se além dos limites do endométrio, fixando-se ao miométrio. Essa fixação é conhecida como bandas intraplacentárias, que algumas vezes são vistas na ressonância magnética. Placenta *acreta* é a fixação à face superficial do miométrio sem invasão profunda. Placenta increta é a invasão do miométrio. Placenta percreta é a invasão além do miométrio com ruptura da serosa.

### *Pergunta 6*

Os fatores de risco associados à placenta *acreta* incluem placenta prévia, parto cesáreo prévio, cirurgia/procedimento uterino prévio e idade materna avançada.

### *Pergunta 7*

Massa endometrial com vaso de alimentação único mais provavelmente é um pólipo endometrial. Essa característica geralmente ajuda a diferenciar um pólipo de um mioma submucoso.

### *Pergunta 8*

Os pólipos endometriais têm hipersinal em T2. Os miomas (não degenerativos), em geral, têm hipossinal em T2.

### *Pergunta 9*

O tipo mais comum de degeneração miomatosa é a degeneração hialina (ou calcificada). Esta mostra áreas de ausência de contraste em imagens de ressonância magnética.

### *Pergunta 10*

A degeneração miomatosa vermelha (ou carnosa) por infarto hemorrágico se associa à gravidez. As degenerações miomatosas mixoide e cística demonstram aumento do sinal em T2.

### Melhores Dicas

- AVM uterina representa múltiplas comunicações fistulosas arteriovenosas sem rede de capilares interposta no interior do útero. Geralmente é causada por instrumentação ou trauma, mas pode ser congênita.
- A ultrassonografia com Doppler geralmente é capaz de fazer o diagnóstico de AVM uterina. A ressonância magnética é útil para casos problemáticos e algumas vezes com finalidades de planejamento terapêutico. A angiografia por cateter, padrão-ouro tradicional para o diagnóstico, é menos comumente realizada por ser invasiva.
- A placenta prévia ocorre quando a placenta se situa perto do orifício cervical interno ou sobre ele. Placenta *acreta* descreve um espectro de projeções vilosas anormais no miométrio. Ambas as condições colocam as grávidas em risco mais alto de hemorragia.

# Rico em Imagens 1

## ■ Caso

Associe o diagnóstico apropriado às imagens fornecidas.

A. Fibrose retroperitoneal (RPF).
B. Linfoma.
C. Erdheim-Chester.
D. Câncer metastático de testículo.

1.
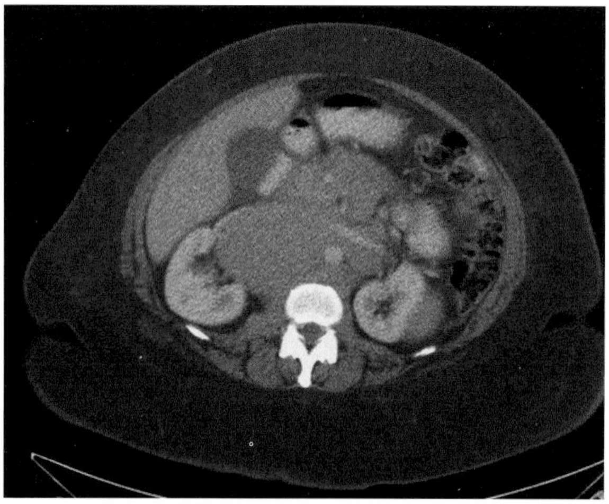

2.
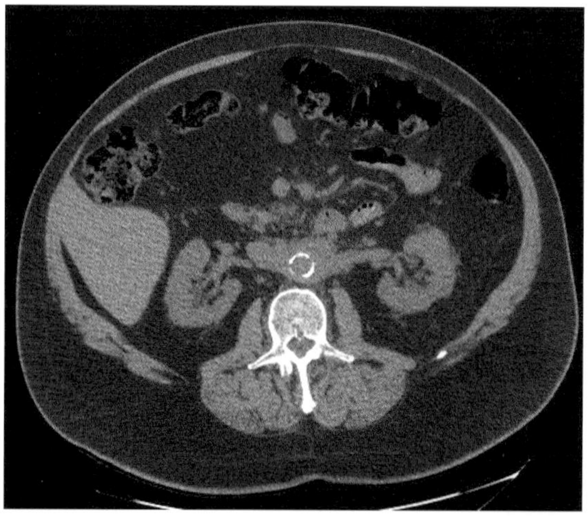

3.
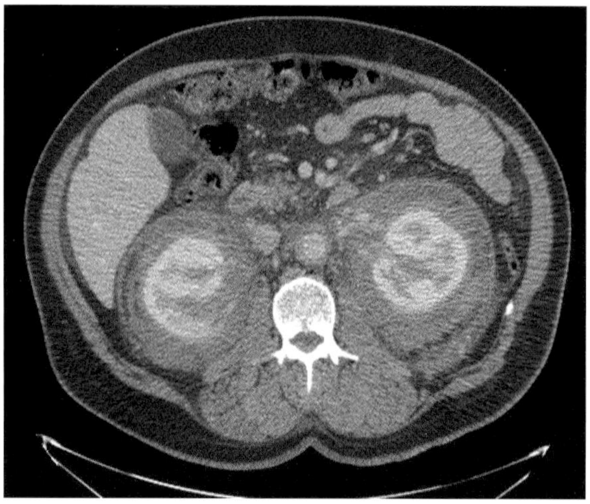

4.
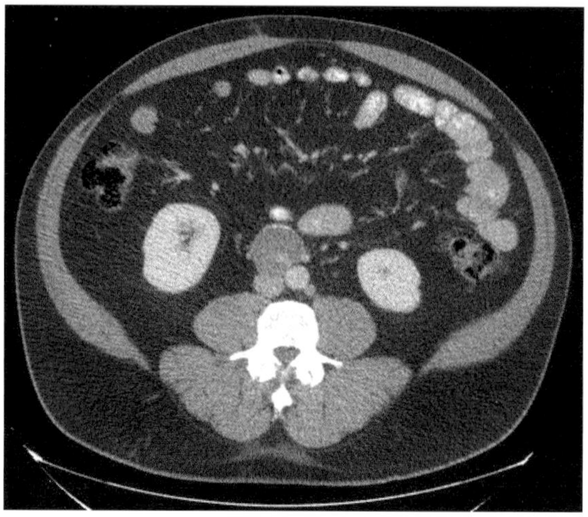

## Respostas e Explicações

**1. B.** Linfoma. Geralmente se pensa nele como uma lesão "mole". Tende a encapsular e deslocar estruturas, causando obstrução. O linfoma algumas vezes levanta a aorta da coluna (ao contrário da RPF). As características adicionais mais comuns no linfoma do que na RPF incluem localização predominantemente suprarrenal, heterogeneidade, extensão perirrenal, adenopatia adicional e um tamanho maior (> 1,5 cm).

**2. A.** RPF. Esta entidade tende a se apresentar com obstrução ureteral. O desvio medial de ambos os ureteres com extensão pélvica é mais comum com a RPF do que com o linfoma. Há uma predominância pelo gênero masculino com a RPF. A maioria dos casos de RPF é idiopática, mas outras causas têm sido implicadas, incluindo radiação, inflamação, sangramento retroperitoneal e vários medicamentos (metisergida [medicação ultrapassada para enxaqueca], hidralazina, metildopa e ergotamina). O tecido com RPF se realça com a administração de contraste.

**3. C.** Erdheim-Chester. Esta rara granulomatose multissistêmica tem manifestações e gravidade variáveis. Patologicamente, há infiltração por histiócitos carregados de lípides. Dor óssea e fibrose no retroperitônio costumam estar presentes. O envolvimento renal (mostrado aqui) pode resultar em insuficiência renal. Há fibrose em torno dos rins, mas poupando a veia cava inferior e os ureteres pélvicos (diferentemente da fibrose retroperitoneal típica). Insuficiência cardíaca e fibrose pulmonar são causas comuns de óbito.

**4. D.** Câncer metastático de testículo. É importante compreender o padrão de drenagem para o câncer testicular. Este tende a se propagar para as regiões para-aórtica e paracaval. NÃO drena para as cadeias de linfonodos ilíacos pélvicos.

Outra consideração incomum para tecido retroperitoneal nodular é a hematopoiese extramedular. Essa entidade rara só deve ser considerada quando o paciente tiver uma hemoglobinopatias conhecida e quando estiverem presentes alterações esqueléticas características.

## Leituras Sugeridas

Cronin CG, Lohan DG, Blake MA, et al. Retroperitoneal fibrosis: a review of clinical features and imaging findings. Am J Roentgenol 2008;191:423–431

Frampas E. Lymphomas: Basic points that radiologists should know. Diagn Interv Imaging 2013;94:131–144

Fortman BJ, Beall DP. Erdheim-Chester disease of the retroperitoneum: a rare cause of ureteral obstruction. Am J Roentgenol 2001;176:1330–1331



### Melhores Dicas

- A tomografia por emissão de pósitrons com fluorodesoxiglicose não pode ser usada para diferenciar linfoma de fibrose retroperitoneal, já que ambas as entidades são geralmente ávidas por fluorodesoxiglicose.
- Em comparação com o linfoma, a RPF obstrui mais comumente os ureteres, permanece menor no diâmetro anteroposterior e transversal e NÃO tende a levantar a aorta.
- Os cânceres testiculares drenam para as regiões para-aórtica e paracaval no nível dos rins, não para os linfonodos pélvicos. Se você vir linfadenopatia retroperitoneal isolada em um paciente do gênero masculino, recomende ultrassonografia testicular.

# Rico em Imagens 2

## ■ Caso

Associe o diagnóstico apropriado às imagens fornecidas.

A. Uropatia obstrutiva.
B. Trombose da veia renal (RVT).
C. Estenose da artéria renal (RAS).
D. Nefropatia diabética.

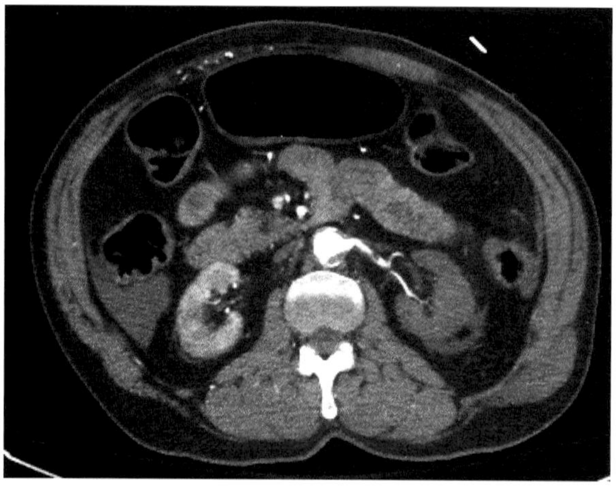

1.

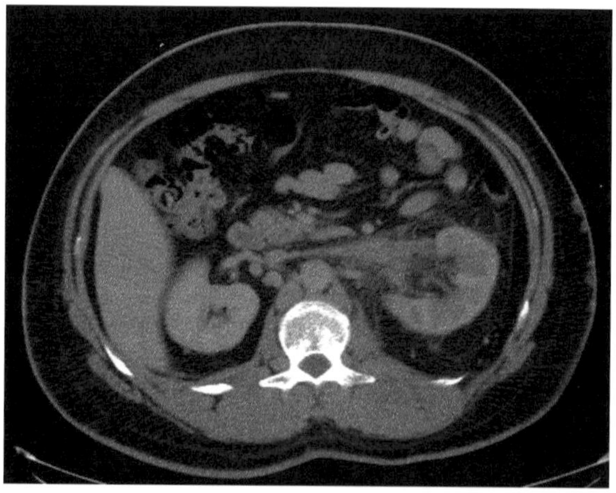

2.

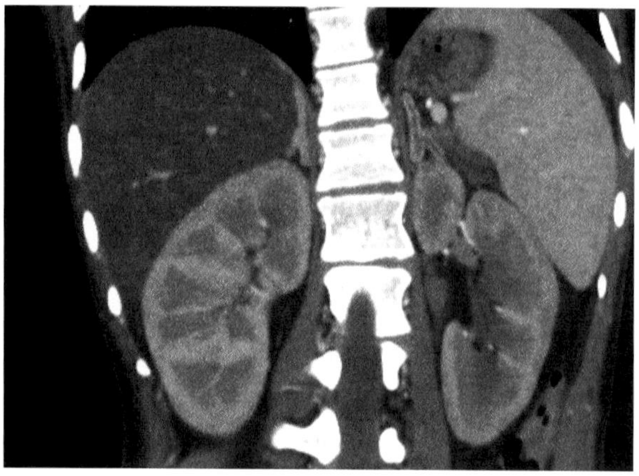

3.

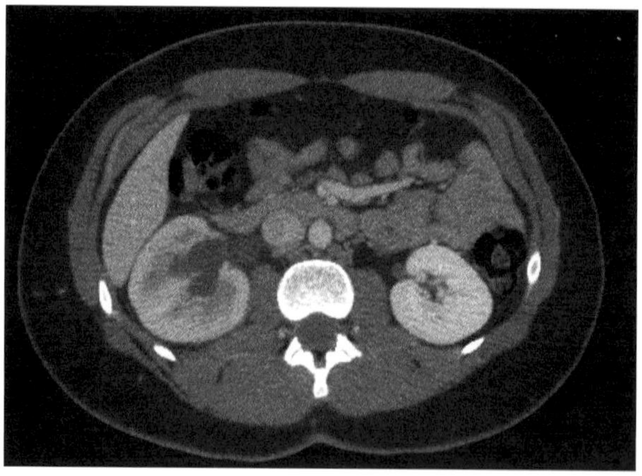

4.

## Respostas e Explicações

**1. C.** RAS. Há uma perfusão extremamente diminuída no rim esquerdo, não há hidronefrose nem aumento de volume renal. Há aterosclerose e um coágulo de alto grau no tronco da artéria renal esquerda. A RAS pode ser diagnosticada com angiotomografia computadorizada, angiografia por ressonância magnética, ultrassonografia ou renografia com captopril.

Alguns achados que têm sido usados para diagnosticar RAS na ultrassonografia incluem diferença do índice resistivo nas artérias renais > 5% entre os rins, razão da velocidade sistólica máxima da artéria renal para a aorta > 3,5 e aumento da velocidade sistólica máxima > 180 cm/s.

**2. B.** RVT. Há um aumento de volume no rim esquerdo (mas sem hidronefrose significativa), formação de cordões de fáscia na região da pelve renal esquerda e uma veia renal esquerda expandida (visivelmente trombosada). A trombose aguda da veia renal inicialmente causa aumento de volume renal unilateral. Mais tarde, pode resultar em atrofia. O trombo é mole ou trombo tumoral. As causas mais comuns de trombose da veia renal incluem síndrome nefrótica, lúpus, glomerulonefrite, diabetes, desidratação, estado de hipercoagulabilidade, doença maligna subjacente, sepse e trauma.

As causas comuns de RVT em crianças incluem desidratação, células falciformes, cateteres venosos umbilicais de demora e diabetes materno. A trombose da veia renal pode ser diagnosticada pela venografia da tomografia computadorizada, a venografia da ressonância magnética ou ultrassonografia. A ultrassonografia algumas vezes é tecnicamente difícil.

**3. D.** Nefropatia diabética. Há uma nefromegalia bilateral (algumas vezes definida como rins com mais de 13 cm de comprimento) sem massas focais. Isso geralmente resulta de um processo sistêmico ou de uma obstrução venosa central distal ao nível das veias renais individuais. As causas específicas de nefromegalia incluem nefropatia diabética (~ 50% dos casos), glomerulonefrite aguda, lúpus eritematoso sistêmico, outra vasculite/doença autoimune (Wegener, Goodpasture, Henoch-Schönlein), nefropatia pelo vírus da imunodeficiência humana, linfoma/leucemia e nefrite intersticial aguda.

Durante a primeira infância/intraútero, a doença autossômica recessiva do rim policístico classicamente demonstra aumento de volume bilateral e rins ecogênicos na ultrassonografia.

**4. A.** Uropatia obstrutiva. Existe um aumento de volume do rim direito, hidronefrose unilateral e um nefrograma atrasado unilateral. Neste caso, o rim direito ainda está na fase corticomedular, enquanto que o rim esquerdo evoluiu para a fase nefrográfica. Está presente um processo obstrutivo distal (mas não mostrado). A causa mais comum de uma obstrução ureteral aguda é um cálculo, mas outros processos intrínsecos e extrínsecos (massa pélvica, fibrose retroperitoneal ou coágulo de sangue ureteral) também são possíveis.

Algumas causas de aumento de volume renal unilateral incluem uropatia obstrutiva, pielonefrite aguda, obstrução arterial aguda e obstrução venosa aguda.

## Leituras Sugeridas


Chen MY, Zagoria RJ, Dyer RB. Radiologic findings in acute urinary tract obstruction. J Emerg Med 1997;15:339–343

Kawashima A, Sandler CM, Ernst RD, et al. CT evaluation of renovascular disease. Radiographics 2000;20:1321–1340

Zagoria RJ, Tung GA. The kidney: the diffuse parenchymal abnormality. In Genitourinary Radiology: The Requisites. Maryland Heights, MO: Mosby; 2004:139–140


### Melhores Dicas

- Diagnósticos diferenciais para um nefrograma atrasado com hidronefrose: uropatia obstrutiva por um cálculo ureteral, massa ureteral, coágulo de sangue, bola de fungos ou massa extrínseca.
- Diagnósticos diferenciais para nefrograma atrasado sem hidronefrose: estenose da artéria renal ou trombose da veia renal. Ambas podem resultar em aumento de volume e, finalmente, atrofia.
- Diagnósticos diferenciais para aumento de volume bilateral nos rins sem massa: trombose aguda da veia cava inferior, outras causas de obstrução venosa central, vírus da imunodeficiência humana ou nefropatia diabética, glomerulonefrite aguda, lúpus eritematoso sistêmico e linfoma.

# Rico em Imagens 3

## ■ Caso

Associe o diagnóstico apropriado às imagens fornecidas.

A. Dermoide ovariano.
B. Endometrioma.
C. Cisto hemorrágico.
D. Neoplasia epitelial cística.

1.
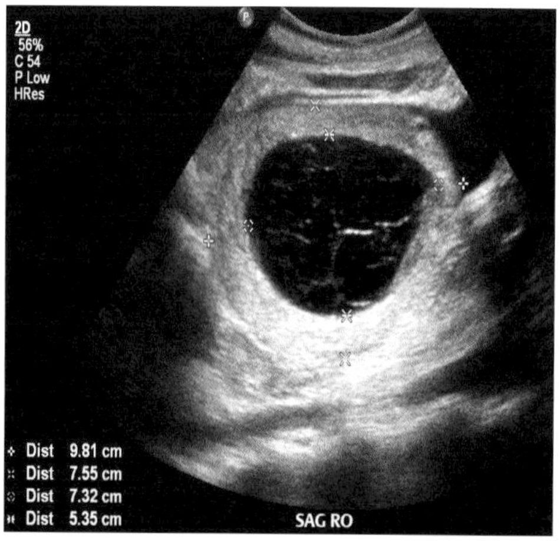


2.
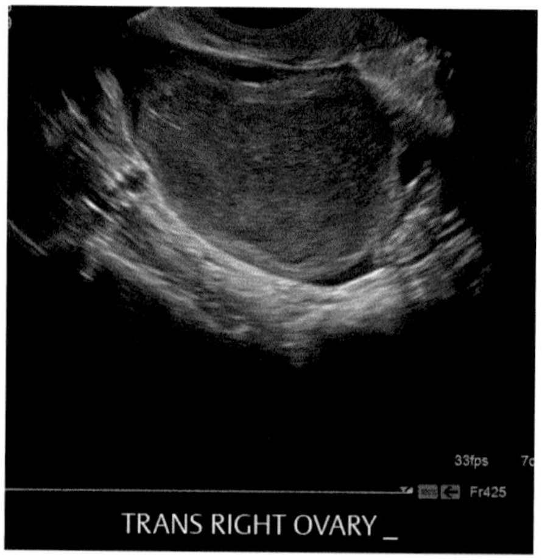


3.
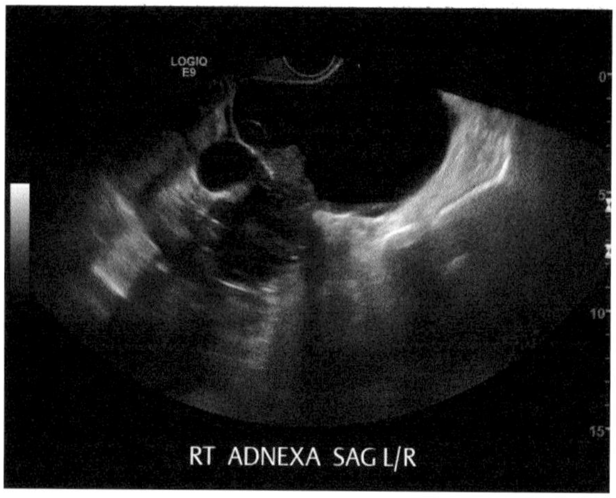


4.
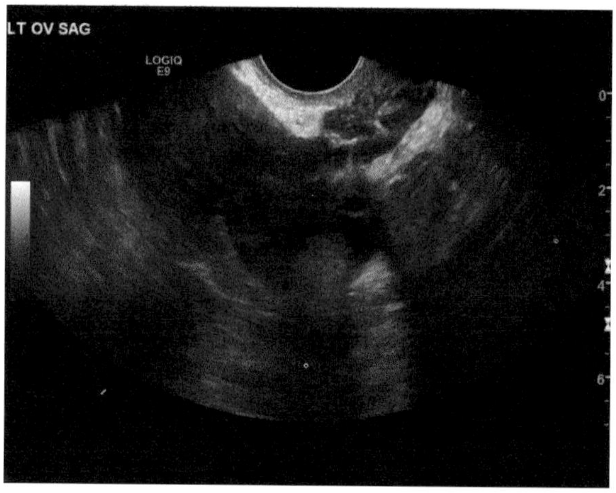

## Respostas e Explicações

**1. C.** Cisto hemorrágico. Este caso demonstra uma lesão cística complexa com ecos internos em um padrão rendado ou reticular. Esse é o aspecto clássico der um cisto hemorrágico em ultrassonografia. Este cisto expande acentuadamente o ovário e é importante excluir torção usando imagens Doppler coloridas. De acordo com as diretrizes da Society of Radiologic Ultrasound, cistos > 5 cm precisam de um seguimento de 6 semanas com ultrassonografia para garantir sua resolução. Um acompanhamento de curto prazo com ultrassonografia deve mostrar pelo menos resolução parcial para um cisto hemorrágico simples, enquanto que um endometrioma ficará inalterado.

**2. B.** Endometrioma. Este caso demonstra uma lesão cística complexa (evidenciada por realce acústico posterior) com ecos internos homogêneos. Esse é o aspecto característico de um endometrioma na ultrassonografia. Algumas vezes, estão presentes focos murais ecogênicos, e essas lesões podem ser multiloculadas. Os endometriomas geralmente são extremamente hipertensos nas imagens de ressonância magnética ponderadas em T1 com um grau de "sombreamento" nas imagens ponderadas em T2.

**3. D.** Neoplasia epitelial cística. Este caso demonstra uma lesão cística complexa nos anexos direitos. Há projeções papilares sólidas no interior do componente cístico maior. Esse aspecto sonográfico é muito suspeito de neoplasia e, na verdade, comprovou-se cirurgicamente que essa lesão representava um cistadenoma seroso papilar benigno. As neoplasias epiteliais císticas são o segundo tumor mais comum no ovário (depois dos dermoides). São o tipo mais comum de malignidade ovariana.

**4. A.** Dermoide ovariano. Este caso demonstra uma lesão ecogênica com sombra acústica posterior. Esse é o aspecto clássico de um nódulo de Rokitansky em um dermoide ovariano. Quando esse tecido hiperecoico com sombra posterior está presente, o diagnóstico pode ser feito na ultrassonografia com alto grau de certeza. Os dermoides são bilaterais em 10% dos casos. Algumas vezes, são responsáveis por torção ovariana (a complicação mais comum), e uma pequena porcentagem sofrerá transformação maligna. Nos casos duvidosos, a tomografia computadorizada ou a ressonância magnética geralmente fazem o diagnóstico.

## Leituras Sugeridas

Alcázar JL, Laparte C, Jurado M, et al. The role of transvaginal ultrasonography combined with color velocity imaging and pulsed doppler in the diagnosis of endometrioma. Fertil Steril 1997;67:487–491

Kawamoto S, Urban BA, Fishman EK. CT of epithelial ovarian tumors. Radiographics 1999;19:S85–S102

Kurjak A, Zalud I, Alfirevic Z. Evaluation of adnexal masses with transvaginal color doppler ultrasound. J Ultrasound Med 1991;10:295–297

Levine D, Brown DL, Andreotti RG, et al. Management of asymptomatic ovarian and other adnexal cysts imaged at US: Society of Radiologists in Ultrasound consensus conference statement. Radiology 2010;256:943–954

### Melhores Dicas

- As diretrizes de 2010 da Society of Radiologists in Ultrasound são as recomendações mais amplamente aceitas para acompanhamento de lesões ovarianas císticas.
- Se na pré-menopausa:
  - Lesão cística benigna (cisto simples, cisto hemorrágico) ≤ 5 cm: não é necessária imagem de controle.
  - Cisto simples benigno com 5 a 7 cm: controle anual com ultrassonografia.
  - Cisto hemorrágico > 5 cm: imagens de controle em 6 a 12 semanas para garantir a resolução.
  - Qualquer suspeita (com componentes sólidos vasculares/septações): exige imagens de ressonância magnética e/ou consulta cirúrgica.
- Se na pós-menopausa:
  - Cisto simples até 1 cm: não é necessário controle com imagens.
  - Cisto simples entre 1 e 7 cm: exige vigilância com imagens anuais por ultrassonografia.
  - Cisto de qualquer tamanho com complexidade (inclusive cistos hemorrágicos) ou lesão suspeita: exige consulta cirúrgica (se no início da menopausa, podem-se fazer imagens até a resolução).
- Em qualquer idade:
  - Endometrioma de qualquer tamanho: controle inicial de 6 a 12 semanas e, depois, anualmente se não removido por cirurgia.
  - Dermoide: controle anual com ultrassonografia para garantir a estabilidade.
  - Hidrossalpinge/cisto de inclusão peritoneal: conforme indicado clinicamente.

# Rico em Imagens 4

## ■ Caso

Associe o diagnóstico apropriado às imagens fornecidas.

A. Rim em esponja medular.
B. Uso crônico de lítio.
C. Necrose papilar renal.
D. Nefrocalcinose medular.

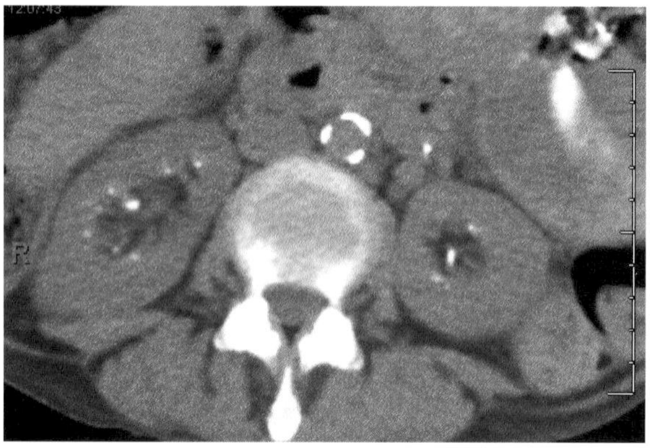

1.

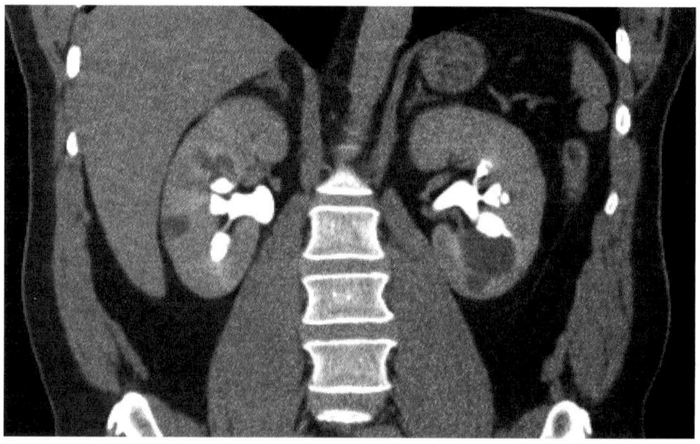

2.

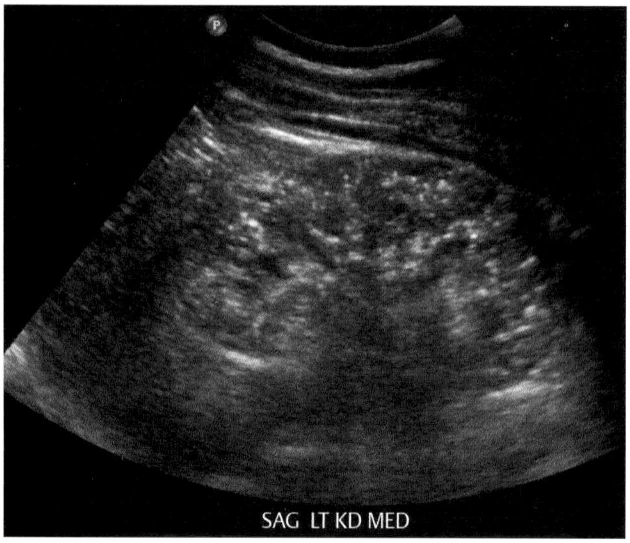


3.

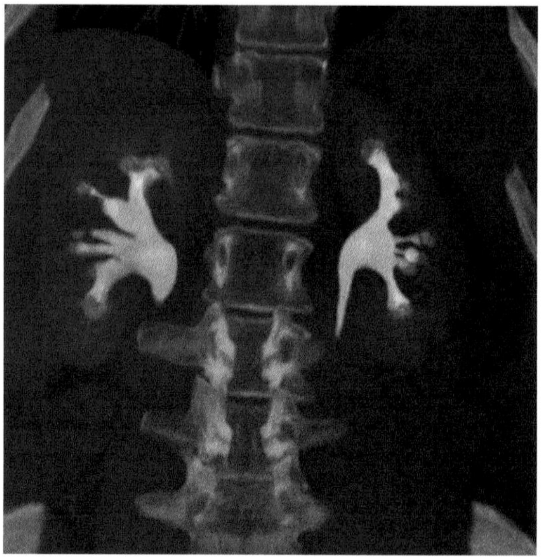

4.

## Respostas e Explicações

**1. D.** Nefrocalcinose medular. Este caso demonstra calcificação no interior das pirâmides medulares bilateralmente. A nefrocalcinose medular é muito mais comum do que a nefrocalcinose cortical. As condições que causam essa entidade também podem levar à formação de cálculos (urolitíase). As causas mais comuns de calcinose medular incluem hiperparatireoidismo, rim em esponja medular e acidose tubular renal tipo 1. Causas menos comuns incluem a síndrome do álcali do leite, sarcoidose e hipervitaminose D. (A nefrocalcinose cortical pode ser causada por necrose **c**ortical, **o**xalose, síndrome de **A**lport e **g**lomerulonefrite crônica. O lembrete mnemônico é COAG.)

**2. C.** Necrose papilar renal. Este caso demonstra acúmulo de contraste na papila renal, criando um aspecto de "bola de golfe na posição de batida". A necrose papilar renal se refere à necrose isquêmica das papilas renais. As características clássicas incluem escavação do fórnice, aspecto de garra de lagosta, o sinal do anel com sinete e papilas descamadas com baqueteamento dos cálices. Finalmente, há esfacelamento do tecido, e ele pode passar para o trato urinário. As causas mais comuns de necrose papilar são uso de anti-inflamatórios **n**ão esteroides, doença de células **s**iclêmicas, uso abusivo de **a**nalgésicos, **i**nfecção, **d**iabetes e desidratação (lembrete mnemônico NSAID). Causas adicionais incluem cirrose, trombose da veia renal, tuberculose e uropatia obstrutiva.

**3. B.** Nefropatia crônica pelo lítio. Este caso demonstra múltiplos pequenos focos ecogênicos. Esses focos, entretanto, não decorrem de calcificação. Na realidade, devem-se a múltiplos cistos minúsculos, nos quais o som reverbera nas paredes. Os múltiplos cistos minúsculos podem se associar à nefropatia crônica pelo lítio e estão presentes em cerca de 50% dos pacientes submetidos a esse tratamento. O aspecto nas imagens por ressonância magnética é muito característico e pode ser útil para se fazer o diagnóstico. É fundamental o conhecimento da história clínica.

**4. A.** Rim em esponja medular. Este caso demonstra um aspecto em "pincel" dos túbulos coletores. Os cálices são largos, rasos e distorcidos com coleções saculares estriadas de contraste na papila renal. Este é um caso de rim em esponja medular (ectasia tubular renal benigna). Há dilatação cística dos túbulos coletores e estase urinária nos túbulos, finalmente levando à formação de cálculos. Não se sabe qual é a etiologia exta, e essa condição geralmente é incidental e assintomática. Ocorre mais comumente no gênero masculino do que no feminino e geralmente é bilateral. Os rins permanecem com tamanho normal. A radiografia simples demonstra nefrocalcinose. Há uma associação com a doença de Caroli (dilatação cística congênita dos ductos intra-hepáticos).

## Leituras Sugeridas

Di Salvo DN, Park J, Laing FC. Lithium nephropathy: unique sonographic findings. J Ultrasound Med 2012;31:637–644

Dyer RB, Chen MY, Zagoria RJ. Abnormal calcifications in the urinary tract. Radiographics 1998;18:1405–1424

Joffe SA, Servaes S, Okon S, et al. Multi-detector row CT urography in the evaluation of hematuria. Radiographics 2003;23:1441–1455

Roque A, Herédia V, Ramalho M, et al. MR findings of lithium-related kidney disease: preliminary observations in four patients. Abdom Imaging 2012;37:140–146



### Melhores Dicas

- É importante diferenciar urolitíase de outras calcificações no rim, que incluem nefrocalcinose medular, nefrocalcinose cortical e calcificações vasculares.
- Diagnósticos diferenciais de necrose papilar: o lembrete mnemônico é NSAID (anti-inflamatórios **n**ão esteroides [mais comum], doença **s**iclêmica, uso abusivo de **a**nalgésicos, **i**nfecção, **d**iabetes e desidratação).
- Diagnósticos diferenciais de nefrocalcinose medular: mais comumente causada por hiperparatireoidismo, rim em esponja medular (túbulos ectásicos, aspecto em "pincel") e acidose tubular renal tipo 1.

# Rico em Imagens 5

## Caso

Associe o diagnóstico apropriado às imagens fornecidas.

A. Seminoma.
B. Tumor de células germinativas extinto.
C. Microlitíase.
D. Gangrena de Fournier.

1.

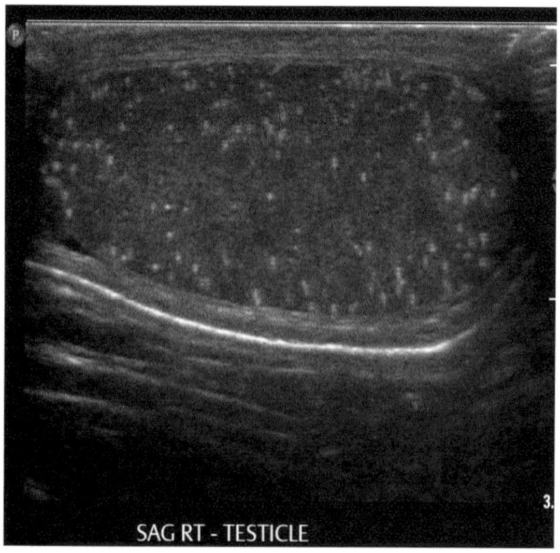


2.

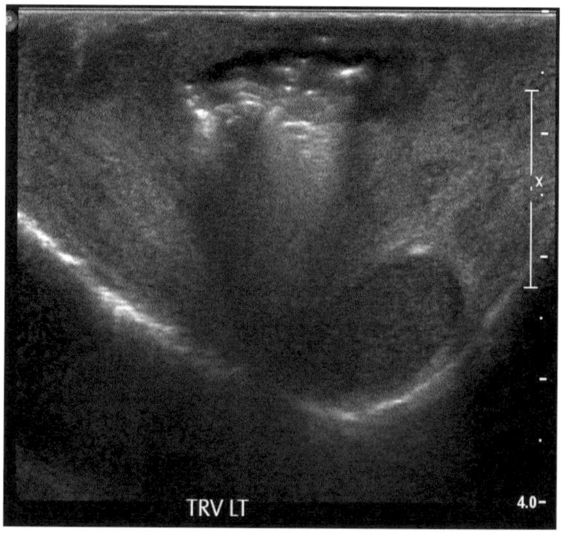


3.

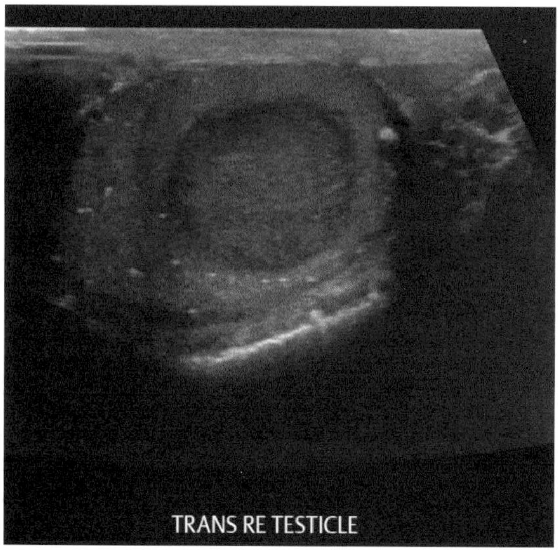


4.

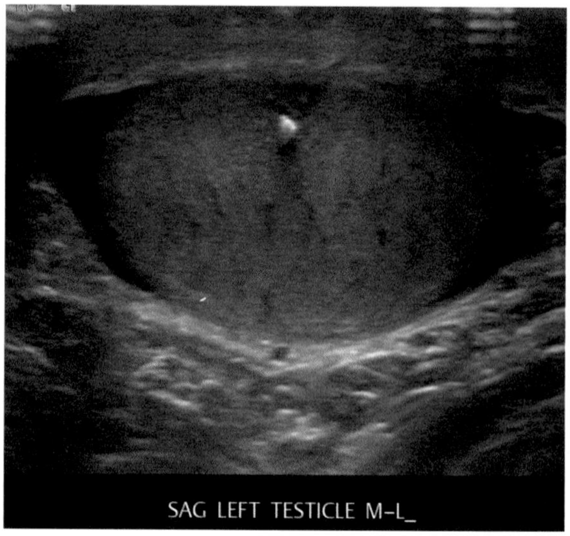

## Respostas e Explicações

**1. C.** Microlitíase testicular (TM). Este caso demonstra múltiplas calcificações minúsculas em todo o testículo. A TM é uma condição idiopática benigna comum definida por pelo menos cinco focos calcificados vistos em uma imagem de ultrassonografia testicular. Se estiverem presentes menos de cinco focos, alguns denominam "microlitíase limitada". Há uma associação um tanto controversa com tumores de células germinativas. O manejo dos pacientes com TM também é controverso. A maioria dos especialistas recomenda que os pacientes assintomáticos devam realizar pelo menos autoexames físicos, e aqueles com sintomas ou outros fatores de risco devem ser acompanhados com ultrassonografia anual. Os fatores de risco para neoplasia testicular de células germinativas incluem antecedentes pessoais ou familiares de tumor de células germinativas, testículos mal descidos, orquiopexia e atrofia testicular.

**2. D.** Gangrena de Fournier. Este caso demonstra focos ecogênicos com sombras sujas. Isso é compatível com ar, e não calcificação, nos tecidos escrotais. Quando esse achado de provável ar é visto, é preciso excluir gangrena de Fournier. Esta é uma emergência urológica que exige desbridamento cirúrgico e que foi o diagnóstico aqui.

**3. A.** Seminoma testicular. Este caso demonstra massa hipoecoica homogênea no testículo direito (com fundo de microlitíase testicular). O seminoma testicular é o tumor testicular mais comum. Em homens jovens, 95% dos cânceres testiculares são tumores de células germinativas, e 5% são tumores do estroma do cordão sexual. Aproximadamente metade dos tumores de células germinativas são seminomas, e metade é de tumores de células germinativas não seminomatosos. O seminoma tende a ser hipoecoico e mais homogêneo do que os tumores testiculares não seminomatosos. Este era um seminoma.

**4. B.** Tumor de células germinativas extinto. Este caso demonstra calcificação única no testículo esquerdo. O diagnóstico diferencial para essa calcificação incluir tumor de células germinativas extinto, sequelas de infecção prévia e sequelas de trauma prévio. Este é grande e grosseiro demais (e solitário) para representar microlitíase. Com referência ao tumor de células germinativas, uma calcificação testicular pode ser o único achado na ultrassonografia e não precisa estar pressente um componente de tecidos moles. Este pode ser um diagnóstico sonográfico difícil, sendo necessário alto nível de suspeita ao avaliar calcificações testiculares. Este caso mostrou ser uma doença maligna primária de células germinativas intratesticular clinicamente oculta que foi descoberta em um homem com linfadenopatia abdominal. Como os tumores de células germinativas extragonadais são raros, a identificação de uma neoplasia de células germinativas em massa retroperitoneal, visceral ou mediastinal deve levar à avaliação sonográfica dos testículos.

## Leitura Sugerida

Cast JE, Nelson WM, Early AS, et al. Testicular microlithiasis: prevalence and tumor risk in a population referred for scrotal sonography. Am J Roentgenol 2000;175:1703–1706



### Melhores Dicas

- A TM é definida por pelo menos cinco focos ecogênicos minúsculos vistos em imagem única de ultrassonografia testicular. Se forem vistos vários focos (porém menos de cinco), então se usa o termo "microlitíase limitada".
- Aumento do risco de malignidade na TM é controverso. As atuais diretrizes urológicas preconizam autoexame físico de rotina periódico para excluir massa testicular. Alguns clínicos optam por ultrassonografia de vigilância anual, particularmente se houver fatores de risco adicionais.
- Uma calcificação grosseira solitária com ou sem massa de tecidos moles associada deve levantar a suspeita de possível tumor de células germinativas extinto oculto.

# Mais Desafiador 1

## ■ Caso

Homem de 52 anos apresenta PSA elevado.

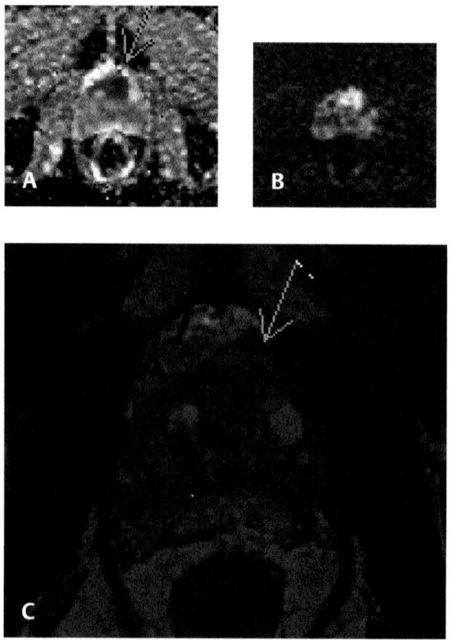


## ■ Perguntas

1. Com referência a câncer de próstata, com base nas imagem de ressonância magnética (MRI) oferecidas, qual dos seguintes é o diagnóstico do paciente?
   A. Estudo normal. Nenhuma evidência de câncer de próstata ou de nódulo suspeito.
   B. Nódulo suspeito na zona de transição. Nenhuma evidência de doença extracapsular.
   C. Nódulo suspeito na zona de transição. Positivo para doença extracapsular.
   D. Nódulo suspeito na zona de transição. Positivo para doença extracapsular. Positivo para doença metastática à distância.
   E. Prostatite. Nenhuma evidência de câncer de próstata nem de nódulo suspeito.

2. Quais das seguintes sequências de MRI multiparamétrica são muito úteis para o diagnóstico de câncer de próstata? Escolha TODAS as que se apliquem.
   A. T2.
   B. T1 contrastada dinâmica (DCE).
   C. DWI.
   D. Imagens gradiente-eco.
   E. Recuperação de inversão com atenuação de líquido livre (FLAIR).

3. Com referência ao câncer de próstata, quais das seguintes são corretas? Escolha TODAS as que se apliquem.
   A. Doença clinicamente siga é reconhecida como escore Gleason 3 + 3 = 6 ou mais.
   B. O antígeno específico da próstata detectável após prostatectomia radical sugere doença recorrente.
   C. Os problemas com biópsia por TRUS incluem taxas altas de falso-negativos e subestadiamento da doença.
   D. As complicações mais comuns com a prostatectomia incluem impotência e incontinência.
   E. Cerca de 50% dos pacientes com idade de 50 terão pelo menos câncer de próstata microscópico.

## Respostas e Explicações

*Pergunta 1*

**C. Correta!** Há um nódulo suspeito na zona de transição e extensão direta além da cápsula. A extensão extracapsular sobe o estádio do câncer de T2 para T3, o que é um achado importante quando se estadia o câncer de próstata, pois isso pode alterar a conduta de prostatectomia para radioterapia e terapia hormonal. Mesmo com a MRI de próstata multiparamétrica de última geração, a acurácia na detecção extracapsular algumas vezes é mínima. Alguns leitores acreditam que, se a extensão extracapsular for um sinal não muito consistente, recomenda-se a inclinação para a não extensão, dando ao paciente "uma chance de cura cirúrgica". Inversamente, mais literatura recente sugere que a extensão extracapsular é subassinalada na MRI.

*Outras escolhas e discussões*

**A.** O estudo não é normal. A MRI de próstata multiparamétrica pode excluir câncer clinicamente significativo com acurácia > 90%. O valor preditivo negativo para Gleason 4 + 3 = 7 é de 97%, e o valor preditivo negativo para Gleason 3 + 4 = 7 é de 90%. Para comparação, o valor preditivo negativo para o padrão atual de biópsia por ultrassonografia transretal (TRUS) é de 65 a 70%.

**B.** Está presente doença extracapsular. Para haver uniformidade e clareza na comunicação, relatam-se os nódulos da próstata com o Prostate Imaging Reporting and Data System (PI-RADS). Os nódulos, pelo PI-RADS, variam de 1 a 5, sendo 1 benignos e 5, malignos. No total, 70% dos cânceres de próstata ocorrem na zona periférica, onde a acurácia da MRI é maior.

**D.** Há um nódulo suspeito e doença extracapsular, mas nenhuma evidência de doença metastática à distância demonstrada. A maior parte do protocolo de MRI para próstata é realizada com alta resolução e pequeno campo de visualização para avaliar a glândula, as glândulas seminais e os tecidos moles imediatamente ao redor. No entanto, recomenda-se pelo menos uma sequência com grande campo de visualização para pesquisar metástases ósseas e linfadenopatia pélvica na pelve inteira.

**E.** Prostatite pode resultar em erro de interpretação e confusão com cânceres de próstata se a inflamação for focal. Mais comumente, contudo, a prostatite se apresenta como anormalidade do sinal de T2 irregular ou difusa e, nesses casos, é fácil distinguir de câncer. Hipersinal na próstata em imagens em T1 pré-contraste geralmente decorrem de biópsia prévia.

*Pergunta 2*

**A. Correta!** T2 é a sequência tradicional para RMI de próstata e utiliza a variação anatômica para identificar massas. O câncer de próstata demonstra hipossinal em T2 relativamente à glândula normal. T2 é a sequência mais importante na parte central da glândula, onde está o determinante primário da classificação por PI-RADS.

**B. Correta!** Os cânceres se contrastam. DCE utiliza injeção de contraste e software com modelos cinéticos para mostrar graficamente de maneira ideal o realce. Câncer tende a demonstrar rápido realce dinâmico com o contraste. DCE se tornou menos importante, com base na pesquisa mais recente, e tem um papel reduzido no PI-RADS V2.

**C. Correta!** Os cânceres demonstram difusão restrita. DWI é a sequência mais importante na zona periférica. O PI-RADS V2 se baseia quase inteiramente em DWI/coeficiente de difusão aparente na zona periférica.

*Outras escolhas e discussões*

**D.** Gradiente-eco não é parâmetro padrão para avaliação de câncer de próstata. Gradiente-eco, em geral, é bem útil para detectar produtos do sangue.

**E.** FLAIR não é parâmetro padrão para avaliação de câncer de próstata. FLAIR, em geral, é uma técnica de recuperação de inversão que nulifica os líquidos.

*Pergunta 3*

**B. Correta!** PSA detectável após prostatectomia radical sugere doença recorrente. A definição mais amplamente aceita de recorrência bioquímica é um PSA > 0,2 ng/mL que se eleva em duas amostras consecutivas coletadas em intervalos de pelo menos 2 semanas pelo mesmo laboratório.

**C. Correta!** A biópsia por TRUS tem uma taxa de falso-negativos de 35% e subestadia os escores Gleason em 35%.

**D. Correta!** As complicações mais comuns da prostatectomia incluem impotência e incontinência. Essas complicações têm levado alguns urologistas a realizar, em seu lugar, terapia focal no câncer de próstata com baixo risco.

**E. Correta!** Cerca de 50% dos pacientes com 50 anos terão pelo menos câncer de próstata microscópico. Resultados de patologia descrevem a incidência do câncer de próstata como semelhante à idade do paciente. Por exemplo, um paciente com 40 anos de idade tem uma chance de 40% de ter pelo menos câncer microscópico. No entanto, a maior parte dos cânceres é clinicamente insignificante (semelhantemente ao carcinoma de tireoide bem diferenciado e carcinoma ductal em cânceres de mama *in situ*).

*Outras escolhas e discussões*

**A.** Embora exista certa controvérsia, a doença clinicamente significativa é reconhecida como Gleason 3 + 4 = 7 ou mais. Gleason 6 ou menos geralmente é considerado "clinicamente insignificante". A lesão-índice tipicamente é a maior e mais agressiva e tem o escore Gleason mais alto. A lesão-índice é a mais importante para determinar o prognóstico, e a MRI multiparamétrica pode auxiliar grandemente na detecção dessa lesão-índice.

### Melhores Dicas

- A MRI de próstata multiparamétrica pode excluir câncer clinicamente significativo com acurácia > 90%.
- DWI é a sequência mais importante na zona periférica. T2 é a sequência mais importante na glândula central. DCE é importante nos pacientes pós-tratamento.
- No total, 70% dos cânceres de próstata ocorrem na zona periférica, onde a acurácia da MRI é a maior.

# Mais Desafiador 2

## ■ Caso

Mulher de 68 anos apresenta sangramento vaginal. A seguir, são fornecidas a ultrassonografia e a imagem de ressonância magnética (MRI) do útero.

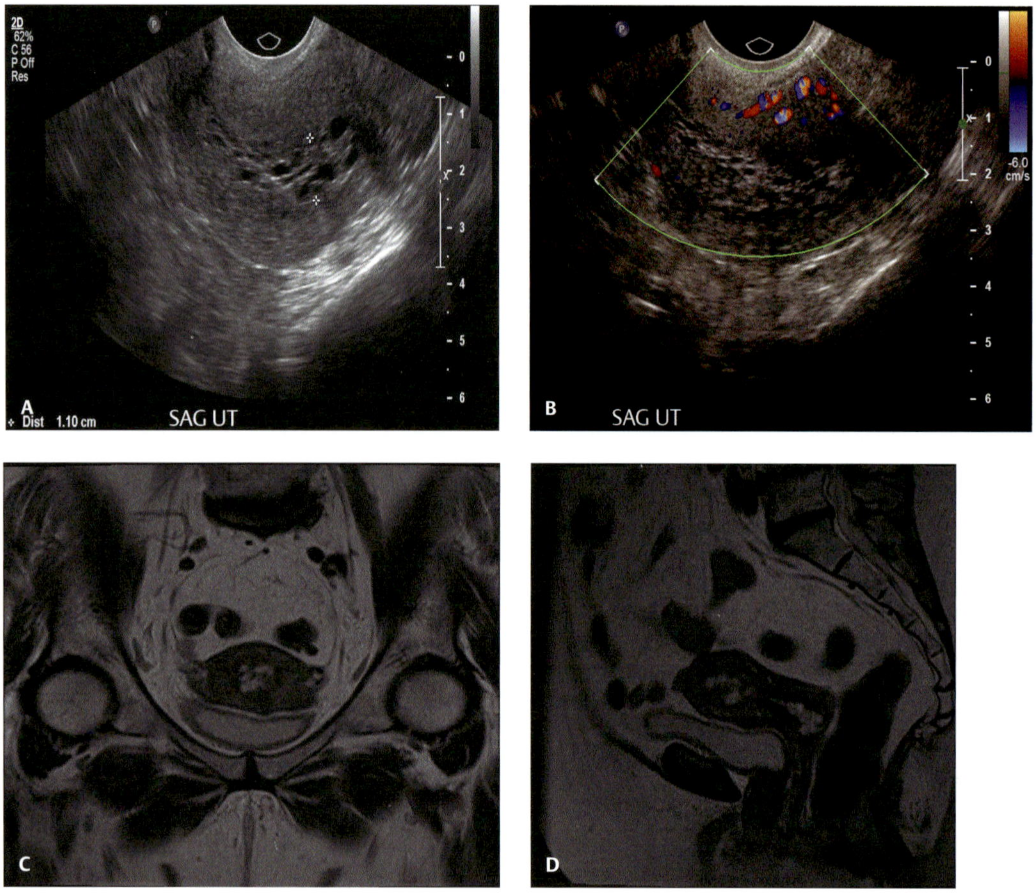




## ■ Perguntas

1. Qual é o diagnóstico? Pense no que é pertinente na história para ser útil.
   A. Hiperplasia endometrial cística (CEH).
   B. Câncer de endométrio.
   C. Adenomiose.
   D. Doença trofoblástica.

2. Qual é a melhor providência a seguir?
   A. Vigilância contínua por imagens.
   B. Amostragem endometrial.
   C. Histerectomia.
   D. Descontinuação do tamoxifeno.

3. Qual é a espessura normal do endométrio na paciente pré e pós-menopausa?
   A. Até 15 mm tanto para a paciente pré como para a pós-menopausa.
   B. Até 20 mm para as pacientes em pré-menopausa e até 10 a 13 mm para as pacientes em pós-menopausa.
   C. Até 15 mm para as pacientes em pré-menopausa e até 5 a 8 mm para as pacientes em pós-menopausa.
   D. Até 20 mm para as pacientes em pré-menopausa e até 5 mm para as pacientes em pós-menopausa.

## Respostas e Explicações

*Pergunta 1*

**A. Correta!** Esta paciente tem CEH. O endométrio fica espessado (medindo 11 mm) e se associa a múltiplos cistos. A CEH se associa ao uso de tamoxifeno, o que é pertinente para saber quando interpretar este estudo. A CEH é o tipo mais comum e relativamente benigno de hiperplasia do endométrio. No entanto, deve ser alta a vigilância para malignidade do endométrio.

*Outras escolhas e discussões*

**B.** O câncer de endométrio pode parecer semelhante e, por isso, geralmente se coleta uma amostra de tecido nos casos de CEH. Na ultrassonografia, o câncer de endométrio tipicamente aparece como faixa de espessamento do endométrio, mas pode aparecer como massa polipoide ou como áreas císticas na faixa. A maioria dos casos se desenvolve no contexto de estimulação hiperestrogênica sem oposição e hiperplasia do endométrio. Menos comumente, desenvolve-se câncer no contexto de atrofia do endométrio.

**C.** Adenomiose representa alteração cística no miométrio (não no endométrio) a partir da deposição de tecido endometrial na submucosa. A detecção e caracterização da adenomiose é variável e limitada por ultrassonografia, a menos que sejam vistos focos císticos no miométrio. A MRI é muito mais sensível e precisa na detecção da adenomiose.

**D.** Doença trofoblástica também poderia parecer semelhante e simular CEH. Seriam necessárias informações clínicas de suporte de beta-gonadotrofina coriônica humana elevada.

*Pergunta 2*

**B. Correta!** A amostragem endometrial com citologia, em geral, é indicada, pois qualquer atipia coloca a paciente num nível de risco mais alto para câncer de endométrio.

As outras escolhas são incorretas.

*Pergunta 3*

**C. Correta!** A espessura normal do endométrio é de até 15 mm para as pacientes em pré-menopausa e até 5 a 8 mm para pacientes em pós-menopausa. Em uma paciente pós-menopausa sem sangramento, 5 mm é o limite sem terapia de reposição hormonal (HRT) e 8 mm se ela estiver em HRT (como com tamoxifeno). Em paciente em pós-menopausa com sangramento, o endométrio deve medir menos de 5 mm (em HRT ou não). As outras escolhas são incorretas.

## Leituras Sugeridas

Fleischer AC. Sonographic assessment of endometrial disorders. Semin Ultrasound CT MR 1999;20:259–266

Jorizzo JR, Chen MY, Martin D, et al. Spectrum of endometrial hyperplasia and its mimics on saline hysterosonography. Am J Roentgenol 2002;179:385–389



### Melhores Dicas

- A espessura da faixa de endométrio:

  Se em pré-menopausa, a faixa de endométrio pode ir até 15 mm.

  Se em pós-menopausa e sem sangramento, a faixa deve ser < 5 mm ou < 8 mm se em uso de HRT/tamoxifeno.

  Se em pós-menopausa com sangramento, a faixa deve ser < 5 mm, independentemente do estado com relação à HRT.

- A causa mais comum de sangramento na pós-menopausa é atrofia do revestimento uterino/vaginal.
- O tamoxifeno causa hiperplasia do endométrio, geralmente de maneira cística benigna.

# Mais Desafiador 3

## ■ Caso

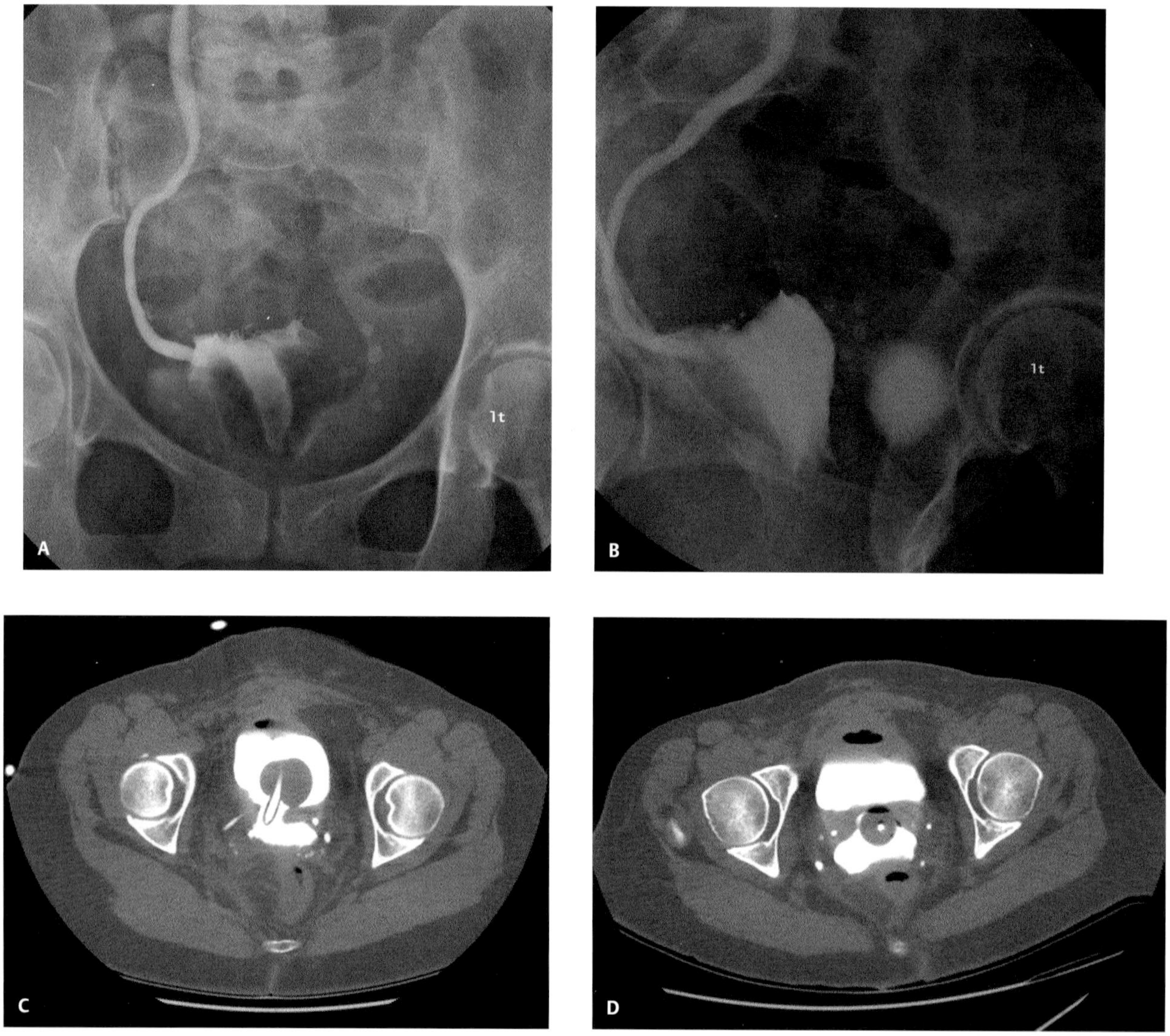



## ■ Perguntas

1. *Status* pós-ureteroscopia direita com colocação de sonda de nefrostomia direita. As imagens mostradas são depois da injeção da sonda de nefrostomia direita. Subsequentemente, realizou-se a tomografia computadorizada (CT). Não há história fornecida. Qual é o diagnóstico?
   A. Fístula colovesical.
   B. Fístula vesicovaginal.
   C. Ruptura da bexiga.
   D. Fístula colovaginal.

2. Qual é a causa MAIS comum dessa entidade no mundo ocidental?
   A. Infecção.
   B. Parto prolongado.
   C. Cirurgia ginecológica.
   D. Diverticulite.

3. Se a anormalidade não for vista em cistografia por CT, qual modalidade de imagem é recomendada?
   A. Ultrassonografia transretal.
   B. Imagem de ressonância magnética (MRI) pélvica.
   C. Cintilografia renal.
   D. Histerossalpingografia.

## Respostas e Explicações

*Pergunta 1*

**B. Correta!** Essa é uma fístula vesicovaginal. Há opacificação da vagina nessa cistografia por CT. Como o contraste foi instilado na bexiga, precisa haver uma conexão entre o trato urinário baixo e a parte anterior da vagina. Clinicamente, o quadro é de drenagem de urina pela vagina. A cistografia fluoroscópica é o método mais comumente usado para essa avaliação. A cistografia por CT também é uma boa escolha diagnóstica.

As outras escolhas são todas incorretas.

*Pergunta 2*

**C. Correta!** Cirurgia ginecológica (geralmente histerectomia) é a causa mais comum de uma fístula vesicovaginal no mundo desenvolvido. Trabalho de parto obstruído prolongado é a causa mais comum em países subdesenvolvidos. Malignidade pélvica, radioterapia, trauma e ruptura uterina são outras causas de fístula vesicovaginal. Se descoberta a alguns dias da cirurgia, deve-se colocar um cateter suprapúbico por até 30 dias, e pequenas fístulas podem se fechar espontaneamente. Algumas vezes, é necessária cirurgia e colocação de um enxerto para comunicações maiores ou para pacientes que falhem na terapia conservadora. A cirurgia geralmente é realizada razoavelmente cedo, a menos que o tecido tenha sido irradiado ou esteja infectado. Em tecido irradiado, geralmente se deixa passar até 1 ano antes do reparo cirúrgico para garantir a cicatrização ótima do tecido.

As outras escolhas são incorretas.

*Pergunta 3*

**B. Correta!** Algumas vezes, fístulas sutis do sistema geniturinário baixo podem ser pegas pela MRI (especialmente nas sequências em T2 com alta resolução), embora não tenha sido detectada anormalidade pela cistografia. Um trajeto cheio de líquido pode ficar prontamente aparente nas imagens ponderadas em T2. O trato também tende a se contrastar.

*Outras escolhas e discussões*

**A.** A ultrassonografia não demonstrará uma fístula, a menos que razoavelmente grande.

**C.** A cintilografia renal é menos sensível do que a cistografia por CT para essa finalidade.

**D.** A histerossalpingografia é menos sensível do que a cistografia por CT para essa finalidade.

## Leituras Sugeridas

Jafri SZ, Roberts JL, Berger BD. Fistulas of the genitourinary tract. In: Pollack HM, McClennan BL, eds. Clinical Urography. Philadelphia, PA: Saunders; 2000:2992–3011

Yu NC, Raman SS, Patel M, et al. Fistulas of the genitourinary tract: a radiologic review. Radiographics 2004;24:1331–1352



### Melhores Dicas

- As fístulas vesicovaginais são mais comumente causadas por cirurgia ginecológica e trabalho de parto prolongado.
- As fístulas colovesicais são mais comumente causadas por diverticulite e câncer de colo.
- Os exames por fluoroscopia ajudam a pesquisar fístulas geniturinárias. Se houver suspeita de fístula vesicovaginal ou colovesical, deve-se fazer uma cistografia. Se houver suspeita de fístula retovaginal, deve-se realizar um enema opaco. Os equivalentes em CT desses também são adequados. Fístulas sutis e seus tratos sinusais podem ser captados em MRI.

# Mais Desafiador 4

## ■ Caso

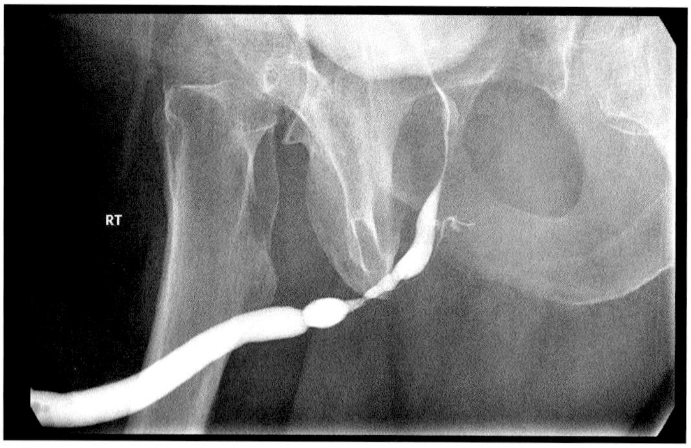


## ■ Perguntas

1. Onde se localiza a anormalidade?
   A. Uretra prostática.
   B. Uretra membranosa.
   C. Uretra bulbar.
   D. Uretra peniana.

2. Qual é a causa MAIS provável desse achado?
   A. Radiação.
   B. Fratura pélvica.
   C. Infecção.
   D. Anomalia congênita.

3. Qual exame é realizado neste caso e qual é a indicação típica para esse estudo?
   A. Uretrografia anterógrada para avaliar a integridade ureteral após trauma.
   B. RUG para avaliar integridade ureteral após trauma.
   C. RUG para avaliar as glândulas periuretrais.
   D. Uretrografia anterógrada para avaliar as glândulas periuretrais.

## ■ Respostas e Explicações

*Pergunta 1*

**C. Correta!** A imagem demonstra estreitamento/estenose da uretra bulbar.

*Outras escolhas e discussões*

As outras escolhas são incorretas.

A uretra masculina é composta por uretra anterior e uretra posterior. A uretra anterior se divide em peniana e bulbar. A uretra posterior se divide em membranosa e prostática. A uretra peniana é a parte mais longa. As glândulas uretrais (de Littré) e as glândulas bulbouretrais (glândulas de Cowper) entram na uretra na parte bulbar. A uretra membranosa é a parte mais curta e atravessa o diafragma urogenital. A uretra prostática é cercada pela próstata. O músculo liso do colículo seminal se situa na sua parede posterior. Os ductos ejaculatórios entram na uretra nesse local. Incidentalmente, as glândulas bulbouretrais estão opacificadas neste caso, mas geralmente não são vistas. Essas estruturas normais tendem a se opacificar no contexto de estreitamento ou infecção. A opacificação dos ductos prostáticos, das glândulas bulbouretrais e das glândulas uretrais de Littré costuma se associa a doença inflamatória uretral e a estreitamento.

*Pergunta 2*

**C. Correta!** Infecção é a causa mais comum de estreitamento uretral. A etiologia infecciosa mais comum em homem jovem é a uretrite gonocócica, seguida em frequência pela *Chlamydia*. Outras causas comuns incluem trauma e instrumentação. Causas menos comuns de estreitamento da uretra incluem irradiação, balanite xerótica obliterante inflamatória e anomalias congênitas.

*Outras escolhas e discussões*

**A.** Irradiação é causa menos comum de estreitamento do que infecção.

**B.** Fratura pélvica é uma causa menos comum de estreitamento do que a infecção. Uma lesão uretral anterior geralmente é causada pelo trauma do tipo queda com as pernas abertas, enquanto que uma lesão uretral posterior é causada por forças de esmagamento com fraturas pélvicas associadas. Se houver sangue no meato uretral após trauma, deve-se realizar uma uretrografia retrógrada (RUG) ANTES de uma uretrocistografia. A cateterização é contraindicada antes da avaliação da uretra.

**D.** Anomalia congênita é causa menos comum de estreitamento do que infecção.

*Pergunta 3*

**B. Correta!** A RUG é o método primário usado para imagens da uretra é realizada no contexto de trauma ou para avaliar estreitamentos e fístulas uretrais. Técnica: O balão de uma sonda Foley 16 ou 18-F é introduzido na fossa navicular da uretra peniana e inflando com 1 a 1,5 mL de soro fisiológico. No total, 20 a 30 mL de material de contraste iodado a 60% são então injetados manualmente com uma seringa sob orientação fluoroscópica até que a uretra anterior seja opacificada. É comum o espasmo do esfíncter uretral externo e pode impedir o enchimento da uretra bulbar profunda, membranosa e prostática. A aplicação de pressão lenta e delicada é útil para minimizar esse espasmo. É desejável a confirmação visual de fluxo para dentro da bexiga. Esse procedimento não é usado para avaliar as glândulas periuretrais, que algumas vezes são vistas incidentalmente.

A uretrocistografia miccional, um estudo anterógrado, é comumente usada para avaliar a uretra posterior. Algumas vezes, RUG e uretrocistografia miccional são realizadas para avaliação minuciosa.

## ■ Leituras Sugeridas


Amis ES, Jr, Newhouse JH, Cronan JJ. Radiology of male periurethral structures. Am J Roentgenol 1988;151:321–324

Sandler CM, Corriere JN Jr. Urethrography in the diagnosis of acute urethral injuries. Urol Clin North Am 1989;16:283–289

McCallum RW. The adult male urethra: normal anatomy, pathology, and method of urethrography. Radiol Clin North Am 1979;17:227–244

Kawashima A, Sandler CM, Wasserman NF. Imaging of urethral disease: a pictorial review. Radiographics 2004;24(suppl 1):S195–S216




### Melhores Dicas

- A RUG é indicada no contexto de trauma com sangue no meato para excluir lesão da uretra. A RUG precisa ser realizada ANTES da colocação da sonda Foley. A RUG também é usada para avaliar estreitamentos e fístulas.
- É importante conhecer a anatomia da uretra. De proximal para distal, as partes prostática e membranosa compõem a uretra posterior, e as partes bulbar e peniana compõem a uretra anterior. Dica: "PM-BP": À noite (PM), você retira a medicação para a pressão arterial (BP).
- Lesão ou estreitamento da uretra anterior se deve a trauma em queda com as pernas abertas/infecção. Lesão da uretra posterior se deve a fraturas pélvicas.

# Mais Desafiador 5

## ■ Caso

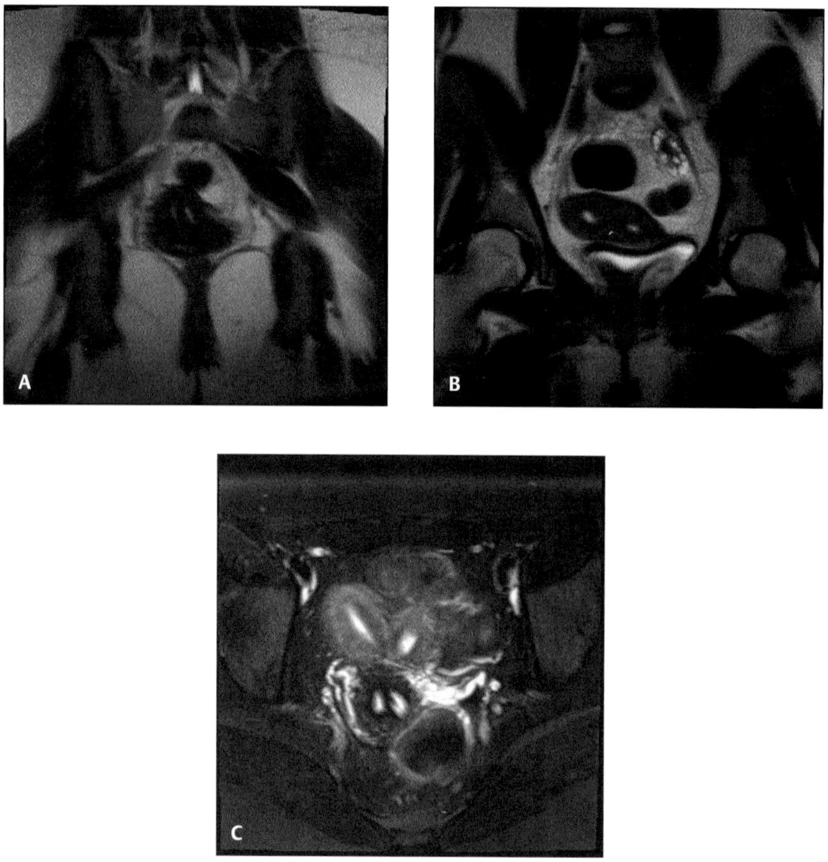

## ■ Perguntas

1. Uma paciente apresenta dor pélvica. Qual tipo de anomalia dos ductos de Müller (MDA) é esta?
   A. Útero arqueado.
   B. Útero unicorno.
   C. Útero bicorno.
   D. Útero septado.

2. Qual tipo de MDA MAIS se associa a abortamentos?
   A. Útero arqueado.
   B. Útero unicorno.
   C. Útero bicorno.
   D. Útero septado.

3. O que causa um útero "em forma de T"?
   A. Exposição intraútero ao dietilestilbestrol (DES).
   B. Exposição ao vírus do herpes simples 1.
   C. Não se relaciona com exposições.
   D. Herdado geneticamente.

## Respostas e Explicações

*Pergunta 1*

**C. Correta!** Esta é uma MDA com útero bicorno e duplo colo uterino. Há dois cornos no útero e dois colos separados por um septo. As MDAs se associam a anomalias renais, como agenesia e ectopia renal cruzada com fusão, em 29% dos casos. Não se associam a anomalias ovarianas. A histerossalpingografia é limitada em sua capacidade de diagnosticar essas anomalias, pois é necessário avaliar o contorno uterino externo para o diagnóstico. A ultrassonografia costuma ser capaz de avaliar acuradamente, e a ressonância magnética é o padrão ouro no diagnóstico e caracterização.

*Outras escolhas e discussões*

**A.** Um útero arqueado se caracteriza por leve indentação do contorno fúndico externo. Não estariam presentes dois cornos uterinos e dois colos.

**B.** O útero didelfo poderia ter um aspecto semelhante. No entanto, os dois colos são mais divergentes com didelfo.

**D.** Um útero septado não teria dois colos separados. Embora não demonstrado de maneira ótima aqui, a diferenciação de útero bicorno e útero septado pode ser feita por avaliação do contorno fúndico uterino externo. A falta de uma fenda no contorno fúndico uterino externo é compatível com um útero septado. Vê-se uma fenda proeminente com um útero bicorno.

*Pergunta 2*

**D. Correta!** O útero septado é a MDA mais comumente associada a abortamentos (taxa de 90% de abortamentos) e também é a MDA mais comum entre mulheres que apresentam dificuldade de concepção. Os abortamentos em um útero septado se devem à irrigação sanguínea variável do septo, que pode ser muscular e fibroso. A ressecção do septo melhora a taxa de gravidez bem-sucedida.

*Outras escolhas e discussões*

**A.** Um útero arqueado é a mais comum das MDAs na população geral, afetando 3,9% de todas as mulheres. As anomalias arqueadas e septadas são anomalias de reabsorção, enquanto que as anomalias do útero didelfo e bicorno são anomalias de fusão.

**B.** Um útero unicorno é aquele com ausência de um segundo corno uterino ou apenas um corno uterino rudimentar. Se o endométrio for visto dentro de um corno rudimentar, deve ser relatado no laudo, pois tecido endometrial nesse local pode causar sintomas de endometriose e problemas de gravidez, inclusive ruptura uterina.

**C.** Um útero bicorno geralmente é assintomático.

*Pergunta 3*

**A. Correta!** Um útero "em forma de T" é causado pela exposição intraútero ao DES, um estrogênio sintético usado para diminuir a taxa de abortamentos espontâneos. Essa anomalia está presente em 31% das mulheres expostas. A exposição ao DES também se associa ao carcinoma de células claras da vagina/colo do útero.

As outras escolhas são incorretas.

## Leituras Sugeridas


Behr SC, Courtier JL, Qayyum A. Imaging of müllerian duct anomalies. Radiographics 2012;32:E233–E250

Troiano RN, McCarthy SM. Mullerian duct anomalies: imaging and clinical issues. Radiology 2004;233:19–34

Zagoria RJ. Genitourinary Radiology: The Requisites. Maryland Heights, MO: Mosby Inc.; 2004




### Melhores Dicas

- A histerossalpingografia é limitada na avaliação de MDA.
- É particularmente importante diferenciar um útero bicorno de um septado, pois isso tem implicações de tratamento e prognóstico. Procure uma fenda fúndica uterina externa. Se presente e tendo mais de 1 cm, a balança se inclina em direção a útero bicorno, e não septado.
- Com um útero unicorno, se for encontrado corno rudimentar, avalie o endométrio.

# Elementos Essenciais 1

## ■ Caso

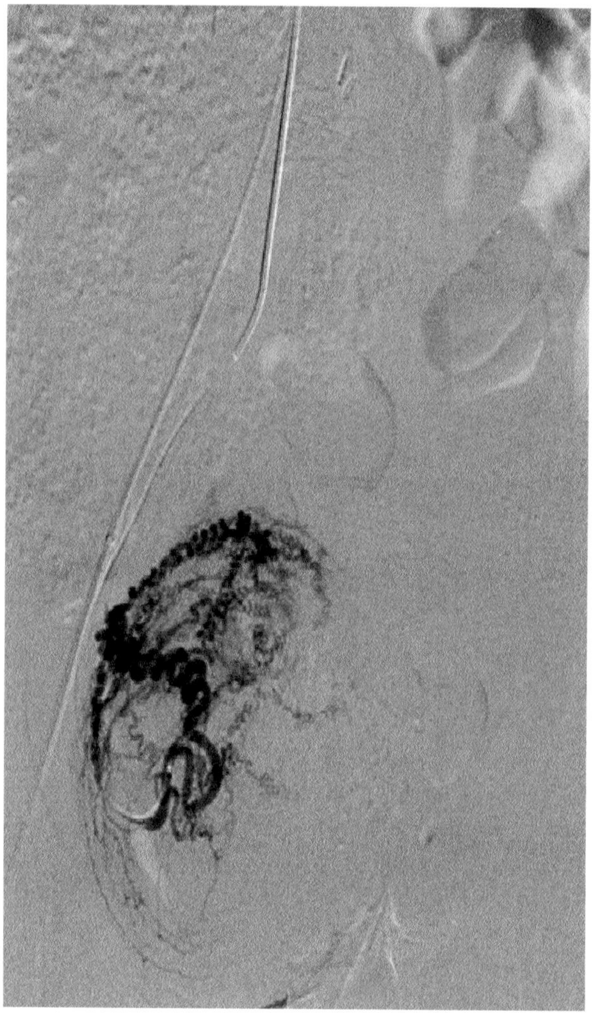

## ■ Perguntas

1. A artéria uterina anatomicamente se origina de qual grande ramo arterial pélvico?
   A. Da divisão posterior da artéria ilíaca interna.
   B. Da divisão anterior da artéria ilíaca interna.
   C. Da artéria mesentérica inferior.
   D. Da divisão anterior da artéria glútea inferior.

2. A embolização de miomas uterinos (UFE) geralmente é realizada usando qual tipo de material embólico?
   A. Molas.
   B. Cola.
   C. Álcool.
   D. Partículas.

3. Qual é o melhor estudo de planejamento pré-procedimento para a embolização de miomas uterinos?
   A. Imagens de ressonância magnética.
   B. Ultrassonografia.
   C. Tomografia computadorizada.
   D. Histerossalpingografia.

## Respostas e Explicações

*Pergunta 1*

**B. Correta!** A artéria uterina se origina, tradicionalmente, da divisão anterior da artéria ilíaca interna a cada lado da pelve.

*Outras escolhas e discussões*

**A.** A artéria uterina tradicionalmente se origina da divisão *anterior*, não da posterior, da artéria ilíaca interna.

**C.** A artéria mesentérica inferior irriga o colo esquerdo e o reto.

**D.** A artéria glútea inferior (como a artéria uterina) é um ramo da divisão anterior da artéria ilíaca interna, mas não irriga o útero.

*Pergunta 2*

**D. Correta!** Partículas, em várias formas, são usadas para oferecer a embolização distal ideal de miomas durante UFE. Empregam-se contas embólicas esféricas ou partículas irregulares de polivinil álcool. Os tamanhos de partículas mais comumente usados são de 500 a 700 micra e de 700 a 900 micra. Estudos têm mostrado que partículas menores não oferecem um benefício maior do que as partículas maiores, exceto nos casos de adenomiose. Após o tratamento, os miomas intracavitários podem-se esfacelar e ser eliminados como fragmentos. Os fragmentos retidos têm o potencial de se infectar. Necrose uterina é um raro fenômeno após z-embolização.

*Outras escolhas e discussões*

**A.** Molas são boas para obter oclusão de vasos, mas não oferecem oclusão distal suficiente para um ótimo resultado da UFE.

**B.** Cola é um embólico líquido e pode obter penetração mais profunda do que as molas. No entanto, não é tradicionalmente usada para embolização de miomas. É cara e, por vezes, torna-se um desafio trabalhar com ela.

**C.** O etanol é um embólico líquido e poderoso agente esclerosante. As limitações em potencial incluem o risco de necrose tecidual e dificuldade para obter resultados previsíveis.

*Pergunta 3*

**A. Correta!** A MRI é o estudo preferido nos Estados Unidos para avaliar uma paciente antes da embolização de mioma. Ela oferece informações sobre a vascularidade do mioma (com base no realce), de sua localização, da presença em potencial de massas anexiais ou uterinas adicionais, da presença em potencial de adenomiose e ajuda a definir outros vasos que irriguem os miomas. A MRI também pode ser usada para avaliar a eficácia pós-tratamento.

A embolização de miomas não deve ser realizada se houver suspeita de um leiomiossarcoma. Diferenciar leiomiossarcoma de miomas uterinos pode ser um grande desafio com imagens. As pacientes que têm sintomas por grandes volumes ou pacientes que exijam garantir da erradicação de seus miomas podem se beneficiar de histerectomia ou miomectomia em vez de UFE. Se a embolização da artéria uterina não tiver sucesso no tratamento de todos os miomas, deve-se considerar uma irrigação ovariana para os miomas residuais.

*Outras escolhas e discussões*

**B.** A ultrassonografia também é um modo muito bom de avaliar o útero e os ovários. A MRI tem vantagens sobre a ultrassonografia, como já foi mencionado. No entanto, a ultrassonografia é uma abordagem pré-procedimento razoável para UFE quando a MRI não estiver disponível.

**C.** A tomografia computadorizada não fornece os detalhes necessários para UFE que a MRI e a ultrassonografia oferecem.

**D.** A HSG em geral é usada para pesquisar nas pacientes uma fonte anatômica de infertilidade ou para avaliar a eficácia de dispositivos de contracepção implantáveis na tuba uterina. A HSG não fornece informações robustas sobre miomas. Teoricamente, a HSG poderia ser útil para avaliar miomas intracavitários.

## Leitura Sugerida

Deshumkh SP, Gonsalves CF, Guglielmo FF, Mitchell DG. Role of MRI imaging of uterine leiomyomas before and after embolization. Radiographics 2012;32(6):E251–E281

### Melhores Dicas

- Partículas com um total de 500 a 700 ou 700 a 900 micra são tipicamente usadas para embolização da artéria uterina.
- Os miomas cervicais não respondem tão bem à UFE porque costumam ter irrigação sanguínea alternativa.
- O sintoma que impulsiona a maioria das mulheres a procurar tratamento para os miomas é a menorragia.

# Elementos Essenciais 2

## ■ Caso

O estado deste paciente é pós-cateterização cardíaca.

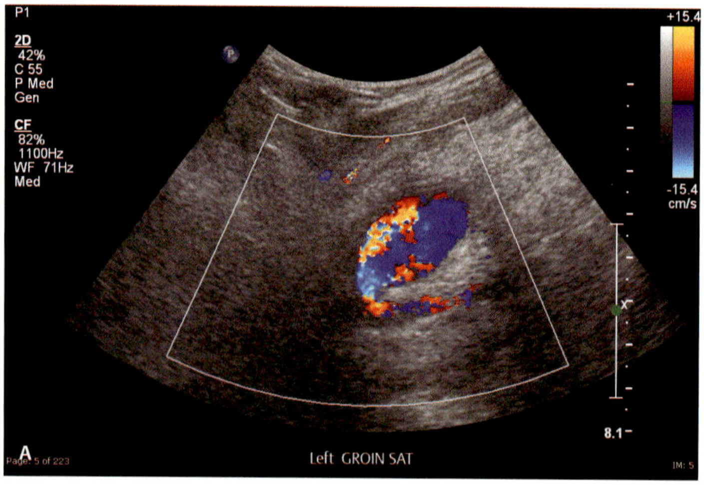


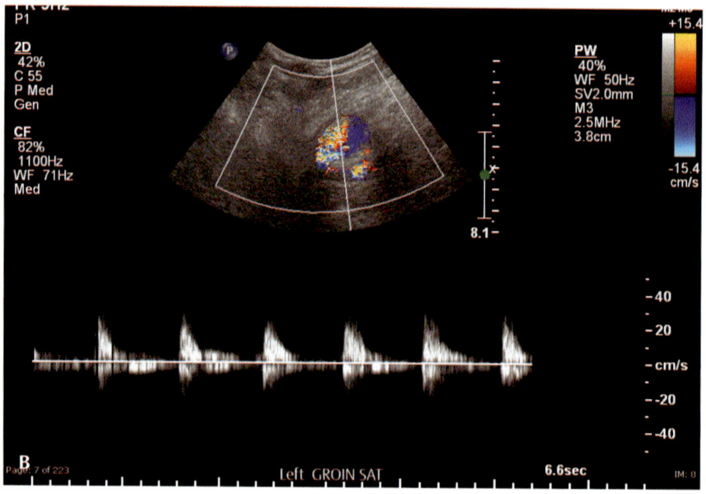


## ■ Perguntas

1. A imagem do teste retrata qual anormalidade?
   A. Fístula arteriovenosa.
   B. Pseudoaneurisma.
   C. Trombo arterial.
   D. Dissecção arterial.

2. Qual dos seguintes métodos de tratamento para um pseudoaneurisma nessa localização é o MENOS desejável?
   A. Compressão guiada por ultrassonografia.
   B. Injeção de trombina.
   C. Reparo cirúrgico.
   D. Colocação de *stent* coberto.

3. Quais características dos pseudoaneurismas são as mais passíveis de tratamento seguro com injeção de trombina?
   A. Colo curto e largo.
   B. Colo longo e largo.
   C. Colo longo e estreito.
   D. Todas as anteriores.

## Respostas e Explicações

### *Pergunta 1*

**B. Correta!** Isso representa um pseudoaneurisma. O fluxo para frente e para trás é retratado nas cores vermelha e azul no fluxo Doppler (sinal do *yin-yang*). Ele é visto em um saco hipoecoico adjacente a uma artéria. Esse é o típico aspecto sonográfico de um pseudoaneurisma. Eles geralmente ocorrem depois de cateterização ou outro trauma. Os pseudoaneurismas sintomáticos e/ou com mais de 2 cm são frequentemente tratados. Pequenos pseudoaneurismas costumam trombosar sem tratamento.

### *Outras escolhas e discussões*

**A.** Uma fístula AV se apresentaria com fluxo arterial na veia adjacente, não com aspecto para frente e para trás no Doppler colorido mostrado aqui.

**C.** Os pseudoaneurismas podem conter trombo, mas nenhum trombo está presente aqui.

**D.** A dissecção iatrogênica é uma complicação em potencial da cateterização, mas não se identifica retalho de dissecção aqui.

### *Pergunta 2*

**D. Correta!** A colocação de um *stent* coberto através de uma articulação, como o quadril, é indesejável por causa do risco de fratura do *stent* pelo movimento articular.

### *Outras escolhas e discussões*

**A.** A compressão guiada por ultrassonografia é um tratamento tradicional usado para pseudoaneurisma da artéria femoral comum. A ultrassonografia é menos invasiva do que a cirurgia e produz bons resultados. A compressão guiada por ultrassonografia tem menos sucesso em pacientes anticoagulados.

**B.** A injeção de trombina no saco do pseudoaneurisma agora se tornou o tratamento padrão para pseudoaneurisma na artéria femoral comum.

**C.** Historicamente, a cirurgia foi o tratamento de primeira escolha para pseudoaneurisma cuja resolução falhasse com a compressão manual.

### *Pergunta 3*

**C. Correta!** Um colo longo e estreito em um pseudoaneurisma é a configuração mais favorável para permitir injeção de trombina segura. Uma longa distância para a artéria de origem e um canal de fluxo estreito entre o pseudoaneurisma e a artéria tornam improvável a introdução inadvertida de trombina na artéria nativa.

A trombina geralmente é reconstituída a 1.000 U por mL. No entanto, alguns profissionais a diluem mais até 100 U por mL. Outra consideração ao escolher uma terapia é que alguns pacientes podem ser alérgicos à trombina.

As outras escolhas têm aumento do risco de complicações.

## Leitura Sugerida

Webber GW, Jang J, Gustavson S, Olin JW. Contemporary management of postcatheterization pseudoaneurysms. Circulation 2007;115:2666–2674

### Melhores Dicas

- A injeção de trombina deve ser realizada em uma parte do saco do pseudoaneurisma distante do colo. Isso reduz a chance de embolização de trombina na extremidade abaixo.
- A taxa de sucesso para a injeção de trombina é > 90%.
- A injeção de trombina não deve ser tentada em pseudoaneurisma que se origina de anastomoses arteriais ou de pseudoaneurismas micóticos.

# Elementos Essenciais 3

## ■ Caso

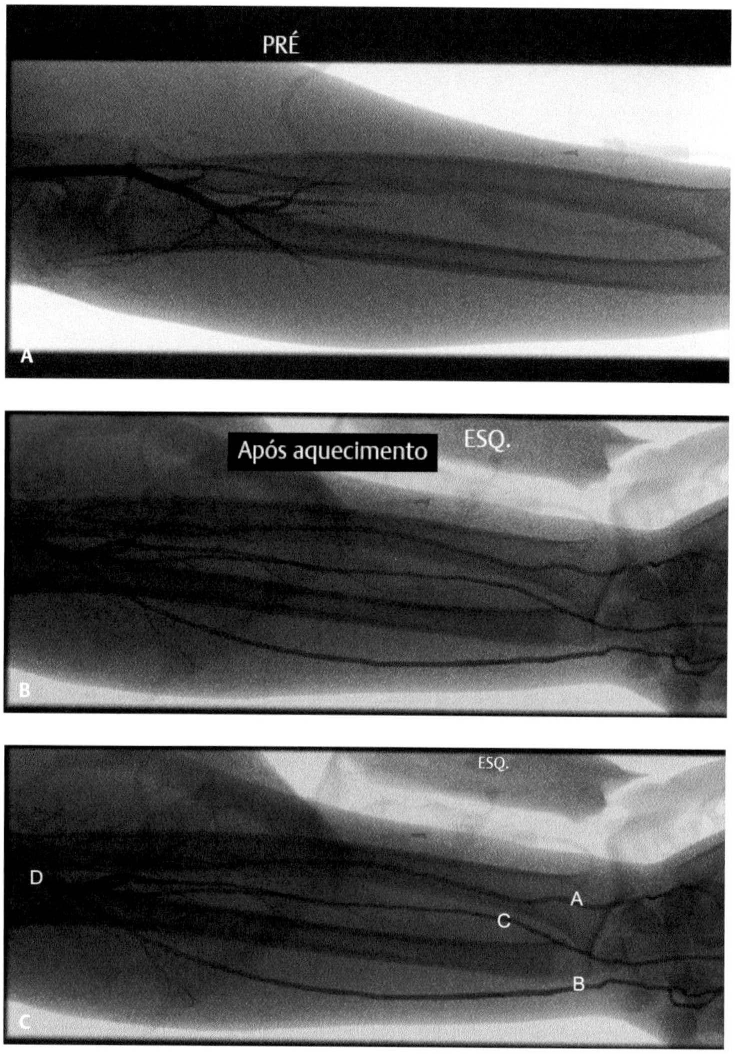


## ■ Perguntas



1. Qual é a história clínica mais provável para este paciente de 25 anos?
   A. Fibrilação atrial.
   B. Insuficiência renal em diálise.
   C. Mãos frias.
   D. Pós-trauma com dor.
   E. Edema unilateral do membro superior.

2. Associe a letra ao vaso correto na imagem.
   __ Artéria braquial.
   __ Artéria interóssea.
   __ Artéria radial.
   __ Artéria ulnar.

3. O arco palmar profundo geralmente é irrigado por qual artéria?
   A. Artéria radial.
   B. Artéria ulnar.
   C. Artéria do polegar.
   D. Artéria radial do indicador.

4. Como o teste de Barbeau difere de um teste de Allen?
   A. Usa-se um manguito de pressão arterial em um teste de Allen.
   B. Usa-se um oxímetro de pulso no teste de Barbeau.
   C. Há quatro classificações para o resultado de um teste de Allen.
   D. O teste de Barbeau determina a patência da artéria radial.

## Respostas e Explicações

*Pergunta 1*

**C. Correta!** O paciente apresentava mãos frias bilateralmente. Esse paciente tem vasoconstrição reversível quando a extremidade é aquecida. Esse achado é compatível com um processo vasoconstritor termicamente relacionado (síndrome de Raynaud). A síndrome de Raynaud não é tipicamente diagnosticada com angiografia nem qualquer tratamento endovascular.

*Outras escolhas e discussões*

**A.** É improvável uma fibrilação atrial que resulte em embolia para todas as artérias do antebraço neste paciente de 25 anos. Adicionalmente, não se esperaria inversão da circulação comprometida com aquecimento do membro superior.

**B.** Embora não se saiba se o paciente tem insuficiência renal, não parece haver calcificação das artérias e não se identifica fístula. Se uma fístula estivesse presente, poderia ser considerado o roubo.

**D.** Não há evidências de extravasamento/sangramento ativo, aneurisma ou pseudoaneurisma para dar sustentação à história de trauma. É improvável que alterações por trauma revertam depois do aquecimento da extremidade.

**E.** Isquemia pode se apresentar com edema, mas, neste caso, o fluxo arterial impedido é reversível quando a extremidade é aquecida. Este paciente tem mais probabilidade de queixar-se de mãos frias do que de edema. Além disso, os braços do paciente são um tanto delgados nas imagens de angiografia sem subtração (portanto, sem edema).

*Pergunta 2*

**A.** Artéria braquial.

**B.** Artéria interóssea.

**C.** Artéria radial.

**D.** Artéria ulnar.

*Pergunta 3*

**A. Correta!** A artéria radial tipicamente fornece a irrigação dominante para o arco palmar profundo.

*Outras escolhas e discussões*

**B.** A artéria ulnar geralmente irriga o arco superficial.

**C.** Não há artéria tênar na mão. O polegar é irrigado pela artéria do polegar

**D.** A radial do indicador não irriga o arco profundo, mas se origina perto da artéria do polegar.

*Pergunta 4*

**B. Correta!** Usa-se um oxímetro de pulso no teste de Barbeau. O oxímetro de pulso é colocado tipicamente no polegar, enquanto que a artéria radial é ocluída durante um teste de Barbeau.

*Outras escolhas e discussões*

**A.** Um manguito de pressão arterial não é tipicamente usado em nenhum dos testes. Tanto o teste de Allen como o de Barbeau envolve ocluir manualmente uma ou ambas as grandes artérias da mão (ulnar e radial).

**C.** Há quatro classificações dos resultados em um teste de Barbeau. O teste de Allen geralmente é positivo ou negativo.

**D.** O teste de Barbeau tipicamente testa a suficiência da artéria ulnar em irrigar a mão, pois a artéria radial está ocluída durante o teste. Não é um teste de patência da artéria radial.

## Leituras Sugeridas


Kim YH, Ng SW, Seo HS, Chang AH. Classification of Raynaud's disease based on angiographic features. J Plast Reconstr Aesthest Surg 2011;64(11):1503–1511

Kotowycz MA, Dzavik V. Radial artery patency after transradial catheterization. Circ Cardiovasc Interv 2012;5:127–133


### Melhores Dicas

- A síndrome de Raynaud pode ser um transtorno primário ou secundário, relacionando-se a síndrome de Raynaud secundária a uma doença subjacente (geralmente doença do tecido conjuntivo).
- Um teste de Barbeau é tipicamente realizado antes da cateterização da artéria radial para determinar a capacidade do paciente de tolerar a oclusão da artéria radial. Se não houver alteração na oximetria de pulso ou na onda pletismográfica, então é provável que a artéria radial seja segura para usar na cateterização.
- A artéria radial tipicamente irriga o arco palmar profundo, e a artéria ulnar irriga o arco palmar superficial.

# Elementos Essenciais 4

## ■ Caso

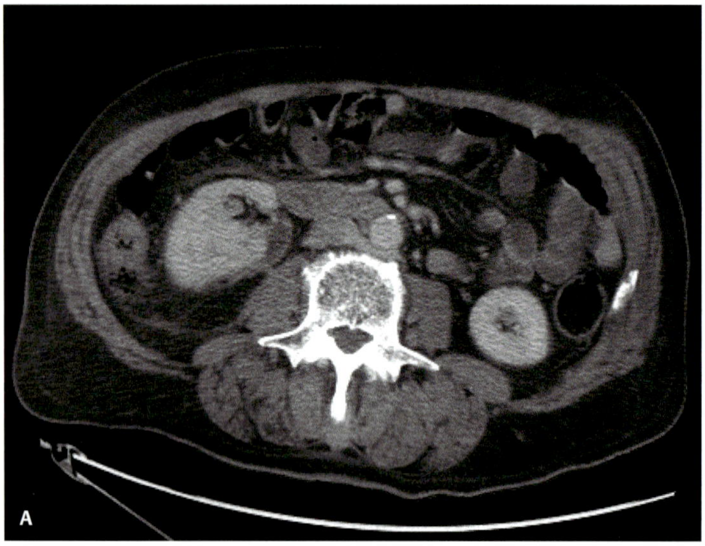


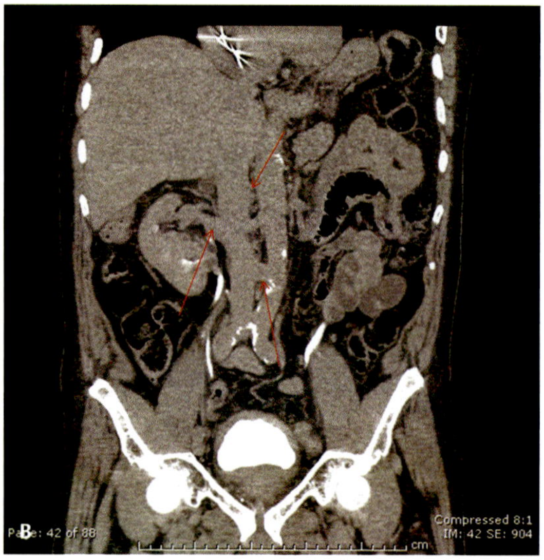


## ■ Perguntas

1. Este paciente, que está precisando de um filtro da veia cava inferior (IVC), tem qual das seguintes variantes anatômicas?
   A. IVC duplicada.
   B. Veia renal esquerda retroaórtica.
   C. Veia renal esquerda em torno da aorta.
   D. Anatomia caval padrão.
   E. Agenesia caval.

2. Em pacientes com mais de uma veia renal esquerda, a posição preferida para colocação de um filtro da IVC é? (Escolha a melhor resposta.)
   A. Entre as veias renais.
   B. Abaixo da veia renal mais baixa.
   C. Acima do óstio da veia cava superior.
   D. Na veia ilíaca esquerda.
   E. Na veia cava superior.

3. A incidência de nova DVT em pacientes depois da colocação de um filtro da IVC é:
   A. Aumentada, em comparação com os pacientes sem filtros da IVC.
   B. A mesma que a dos pacientes sem filtros da IVC.
   C. Diminuída, em comparação com aqueles pacientes sem filtros da IVC.
   D. Desconhecida.
   E. Dependente do estado de anticoagulação do paciente.

## Respostas e Explicações

*Pergunta 1*

**C. Correta!** Este paciente tem uma veia renal esquerda em torno da aorta. As veias renais esquerdas em torno da aórtica podem ser vistas em até 17% da população.

As outras escolhas são todas incorretas.

*Pergunta 2*

**B. Correta!** Abaixo da veia renal mais baixa é uma colocação aceitável para um filtro da IVC. Um filtro abaixo da veia renal mais baixa não permite que coágulo potencialmente contorne o filtro. Os filtros de IVC podem ser colocados de um acesso pela jugular interna ou femoral. A escolha do acesso é determinada pelo operador e por fatores clínicos. Por exemplo, se um paciente tiver trombose venosa profunda na femoral comum direita, é preferível um acesso pela femoral comum esquerda ou pela jugular interna. Alguns filtros são discretos o suficiente para permitir colocação a partir de uma veia braquial ou grande basílica do braço.

*Outras escolhas e discussões*

**A.** A colocação entre as veias renais é subideal por causa do risco teórico de o coágulo entrar na veia renal inferior, que fica abaixo do filtro, e subsequentemente emergir de uma veia renal mais alta, que fica acima do filtro, permitindo a ocorrência de uma embolia pulmonar.

**C.** A colocação acima do óstio de uma veia renal é subideal porque impede a drenagem venosa daquele rim, o que poderia levar à trombose da veia renal. A maioria dos filtros tem como objetivo estar posicionados 1 cm abaixo do óstio da veia renal. Nesse caso, é ideal a colocação do filtro abaixo da veia renal mais baixa ou acima da veia renal mais alta (cujo uso não foi aprovado), em termos de reduzir a chance do trombo de contornar o filtro.

**D.** Um filtro na veia ilíaca esquerda algumas vezes é colocado no contexto de uma IVC duplicada (não presente neste caso). Nessa circunstância, precisaria ser colocado um segundo filtro na IVC ou na veia ilíaca direita para proteger contra uma DVT na extremidade inferior direita.

**E.** Um filtro na veia cava superior não protegeria contra TVP na extremidade inferior.

*Pergunta 3*

**A. Correta!** A chance de desenvolver DVT aumenta nos pacientes com um filtro da IVC colocado. Isso é contraintuitivo, mas se origina na literatura. Essa é uma das razões para haver um empurrão para remover filtros recuperáveis quando a filtração caval já não seja necessária.

Os radiologistas que veem imagens de pacientes com filtros da IVC devem notar: a penetração das pernas além dos confins da IVC, inclinação do filtro, migração de posição com relação ao estudo anterior e fratura do filtro. Todas essas podem indicar uma complicação do filtro da IVC.

As outras escolhas são todas incorretas.

## Leituras Sugeridas

Fedullo PF, Roberts A. Placement of vena cava filters and their complications. UpToDate. September 2015. http://www.uptodate.com/contents/placement-of-vena-cava-filters-and-their-complications

Karazincir S, Balci A, Gorur S, Sumbas H, Kiper AN. Incidence of the retroaortic left renal vein in patients with varicocele. J Ultrasound Med 2007;26(5):601–604

### Melhores Dicas

- Os filtros da IVC vêm em variedades permanentes e recuperáveis. Todavia, todos os filtros aprovados pela Food and Drug Administration são aprovados para uso permanente.
- A US Food and Drug Administration recomenda a remoção dos filtros recuperáveis se já não houver necessidade clínica. Acredita-se que haja aumento do risco de eventos adversos (fratura do filtro, penetração nas pernas etc.) com tempos mais longos de uso.
- Em geral, quanto mais longo um filtro, mais difícil será removê-lo. Cada fabricante de filtros recuperáveis tem uma janela de recuperação sugerida para cada um de seus produtos.

# Elementos Essenciais 5

## ■ Caso

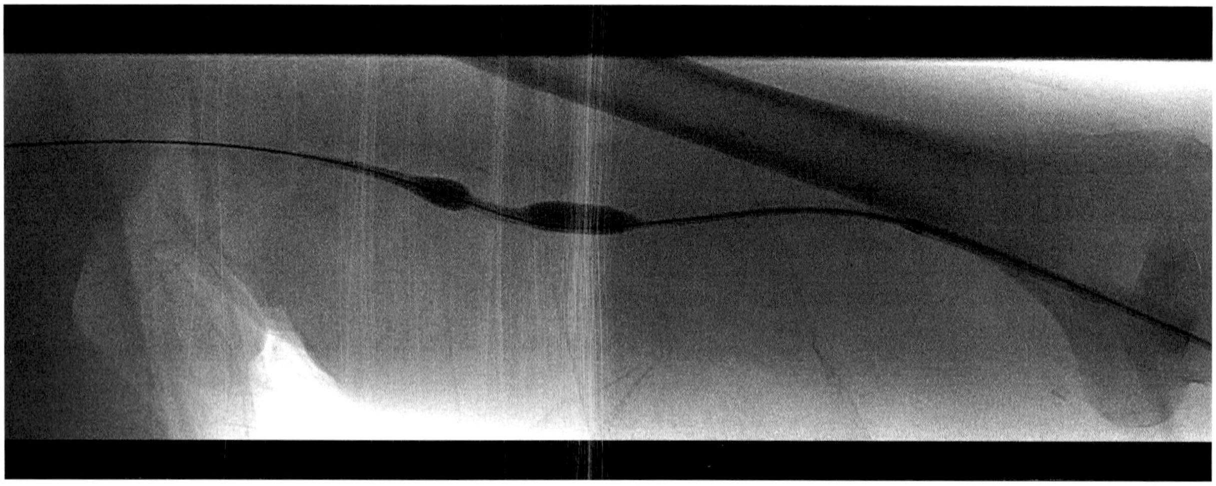

## ■ Perguntas

1. Qual achado ao exame físico é esperado com base nesta imagem feita em um paciente idoso em diálise com uma fístula na fossa antecubital?
   A. Frêmito fraco.
   B. Mão manchada.
   C. Membro superior com edema.
   D. Pulsatilidade.
   E. Frêmito forte.

2. No evento de extravasamento de contraste depois de angioplastia de uma fístula, qual das seguintes é a manobra inicial apropriada?
   A. Colocar um torniquete na região axilar.
   B. Fazer subir um balão no local da ruptura.
   C. Colocar molas no local da ruptura.
   D. Injetar trombina no local da ruptura.
   E. Usar uma sutura para ligar a fístula.

3. Em um enxerto em diálise arteriovenosa. Onde é o local mais comum de estenose?
   A. Anastomose arterial.
   B. Anastomose venosa.
   C. Intraenxerto.
   D. Subclávia.
   E. Veia cava superior.

## Respostas e Explicações

### *Pergunta 1*

**D. Correta!** Seria de esperar pulsatilidade. Quando um paciente tem uma estenose de efluxo da fístula de volta ao coração, há uma pressão de retorno. Essa pressão de retorno se apresenta, ao exame físico, com ausência de frêmito e aumento da pulsatilidade, pois a pressão arterial empurra contra uma obstrução fixa.

#### *Outras escolhas e discussões*

**A.** Estenose arterial causaria um frêmito fraco ou ausente.

**B.** O fluxo arterial do paciente para a mão provavelmente não está comprometido pela estenose de fluxo de saída da fístula. Existe uma entidade conhecida como fenômeno de roubo, pelo qual há um aumento relativo de fluxo através da fístula, em comparação com a mão, resultando em sintomas. Neste caso, a estenose de fluxo de saída pode funcionar forçando mais sangue para a mão do que pela fístula, de modo que a mão tem menos probabilidade de isquemia do que quando a fístula está inteiramente patente.

**C.** O braço do paciente tem pouca probabilidade de estar edemaciado, pois o edema, nesses pacientes, costuma ser causado por estenose do fluxo de saída no nível das veias axilar, subclávia ou braquiocefálica. Essa estenose é no braço, mas não no nível da subclávia, o que inibiria toda a drenagem venosa da extremidade e teria mais probabilidade de resultar em edema.

**E.** Um frêmito criado por fluxo turbulento através de uma fístula. Um frêmito forte é um achado de certeza do exame físico. No caso de uma estenose do circuito da fístula, o frêmito normal pode estar diminuído ou ausente. Neste paciente com estenose de fluxo de saída, seria esperado um aumento da pulsatilidade, e não um frêmito forte. Isso se deve à preservação das pulsações arteriais, pois a pressão arterial é transmitida contra uma obstrução fixa.

### *Pergunta 2*

**B. Correta!** Um balão no local da ruptura muitas vezes fará parar o sangramento. A eficácia desse tratamento pode ser confirmada excluindo-se mais sangramento depois da retirada do balão. Um balão também é útil para temporizar a situação até que o operador esteja preparado para colocar um *stent* coberto através da área da ruptura. Depois da angioplastia, o sucesso técnico se define como ficando uma estenose residual < 30%.

#### *Outras escolhas e discussões*

**A.** Um torniquete na região axilar para parar o influxo arterial no braço pode ser usado como esforço final depois que outras medidas tiverem falhado. Um torniquete não é bom tratamento inicial para extravasamento, pois causa aumento da pressão de retorno por obstrução do fluxo de saída venoso, e isso pode levar a mais sangramento do local da ruptura.

**C.** Ainda que as molas possam causar um trombo que fará parar o sangramento, elas criam uma oclusão irreversível e, portanto, não são usadas tipicamente para tratar ruptura de fístulas contidas.

**D.** A trombina não é tipicamente usada para tratar sangramento depois de angioplastia por causa do risco em potencial de ser criar trombose na fístula ou de gerar um coágulo que pode entrar na circulação central.

**E.** A ligadura da fístula com uma sutura tornaria o acesso à diálise permanentemente inutilizável. Isso apenas seria considerado como procedimento cirúrgico de emergência para sangramento potencialmente fatal.

### *Pergunta 3*

**B. Correta!** A anastomose venosa é o local mais comum para estenose nos enxertos de diálise.

As outras escolhas são todas incorretas. Embora possa ocorrer estenose intraenxerto, subclávia e central, são todas menos comuns do que na anastomose venosa.

## Leituras Sugeridas

Beathard GA. Physical examination of the dialysis vascular access. Semin Dial 1998;11:231–236

Kornfield ZN, Kwak A, Soulen MC, Patel AA, Kobrin SM, Cohen RM, Mantell MD, Chittams JL, Tereotola SO. Incidence and management of percutaneous transluminal angioplasty—induced venous rupture in the "fistula first" era. J Vasc Interv Radiol 2009;20:744–751

### Melhores Dicas

- As fístulas (veias nativas) têm patência mais longa do que os enxertos (material sintético), de modo que as fístulas costumam ser colocadas primeiro.
- Os enxertos têm uma anastomose venosa e uma arterial, e as fístulas têm apenas uma anastomose arterial.
- Fístulas com estenose de fluxo de saída podem ter sangramento prolongado depois da remoção das agulhas de diálise, além de aumento da pulsatilidade da fístula ao exame físico.

# Elementos Essenciais 6

## ■ Caso

Homem de 65 anos assintomático apresenta-se para controle de massa renal (não mostrada).

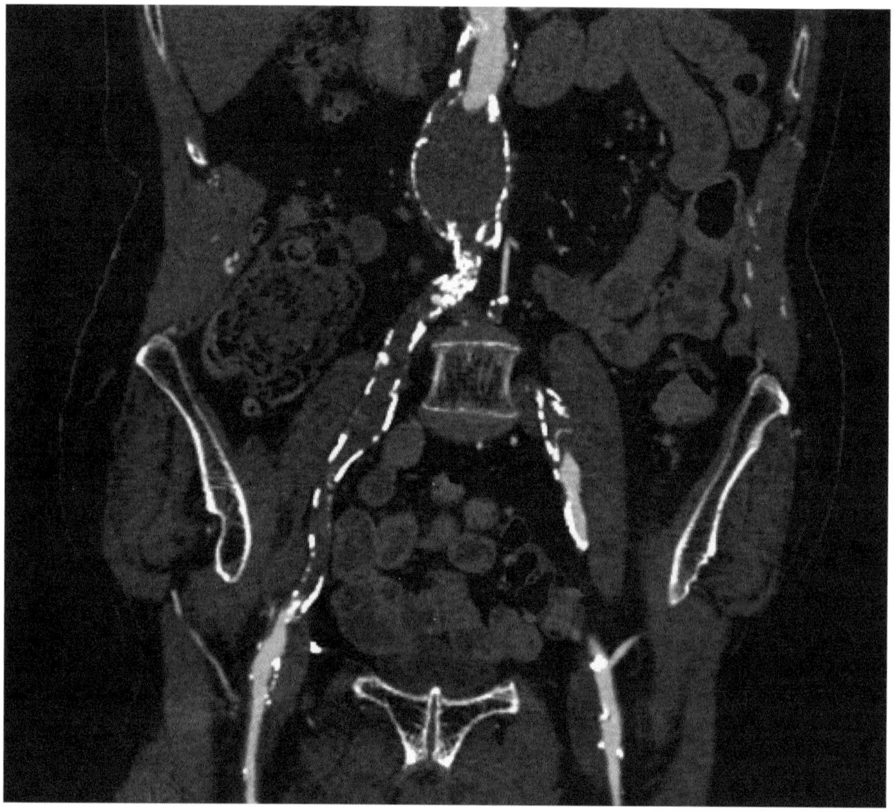

## ■ Perguntas

1. Qual a etiologia mais comum para esse achado?
   A. Infecciosa.
   B. Aterosclerótica.
   C. Hipoplásica.
   D. Iatrogênica.
   E. Congênita.

2. Os pacientes com esses achados em imagens podem apresentar uma tríade clássica de sintomas, que inclui qual dos seguintes?
   A. Dor abdominal.
   B. Insuficiência renal.
   C. Dorsalgia.
   D. Impotência.
   E. Claudicação na coxa.

3. Por que muitos pacientes são assintomáticos?
   A. Longevidade dos achados.
   B. Diabetes coexistente.
   C. Vias colaterais preservando o fluxo sanguíneo distal.
   D. Lesão nervosa por isquemia.
   E. Atrofia muscular.

## Respostas e Explicações

*Pergunta 1*

**B. Correta!** Este paciente tem oclusão distal da aorta. Doença aterosclerótica é a etiologia mais comum.

As outras opções são todas incorretas – isto é, embora todas as outras opções (patologias infecciosas, hipoplásicas, iatrogênicas e congênitas) possam levar à oclusão da aorta, nenhum é mais comum do que a aterosclerose.

*Pergunta 2*

**D. Correta!** Esses pacientes, se sintomáticos, classicamente apresentam uma tríade de claudicação glútea, pulsos femorais ausentes ou diminuídos e impotência. Este paciente tem fluxo nas artérias femorais comuns, portanto, provavelmente tem pulsos femorais palpáveis.

*Outras escolhas e discussões*

**A.** Esses pacientes geralmente não apresentam dor abdominal.

**B.** A oclusão não se estende às artérias renais, portanto, tais pacientes não apresentam tipicamente insuficiência renal.

**C.** Esses pacientes geralmente não apresentam dorsalgia.

**E.** Esses pacientes classicamente apresentam claudicação glútea, embora seja possível claudicação na coxa.

*Pergunta 3*

**C. Correta!** Esses pacientes algumas vezes são assintomáticos porque vias colaterais mantêm o fluxo sanguíneo à pelve e às extremidades inferiores. Essas vias colaterais incluem as vias sistêmico-sistêmicas (p. ex., artéria torácica interna para artéria epigástrica inferior), vias víscero-viscerais e vias víscero-sistêmicas.

A doença aortoilíaca pode ser descrita pelos critérios do TransAtlantic Inter-Society Consensus, aumentando a complexidade da lesão do tipo A ao tipo D. O tipo A é uma lesão curta (geralmente menos de 3 cm) da ilíaca comum ou da ilíaca externa que pode ser tratada com uma abordagem endovascular, enquanto que o tipo D é uma estenose ou oclusão da ilíaca > 10 cm que pode precisar de tratamento cirúrgico.

As outras escolhas são todas incorretas. Muitos desses pacientes de fato têm diabetes, mas há uma resposta melhor para justificar o motivo de estes pacientes costumarem estar assintomáticos.

## Leitura Sugerida

Jaffan AAA, Murphy TP. Aortoiliac revascularization. In Mauro MA, Murphy KPJ, Thomson KR, et al (eds). Image-Guided Interventions. Philadelphia, PA: Saunders; 2013: 189–209

### Melhores Dicas

- A síndrome de Leriche descreve a tríade de claudicação glútea, impotência e ausência ou diminuição dos pulsos femorais que ocorrem no contexto de doença oclusiva aortoilíaca crônica. Os fatores de risco incluem tabagismo, diabetes, hipertensão e hiperlipidemia.
- Muitos desses pacientes são assintomáticos em razão das ricas vias colaterais que permitem fluxo sanguíneo para as extremidades inferiores.
- O tratamento pode ser puramente endovascular ou cirúrgico. Lesões com pontuação mais alta pelo TransAtlantic Inter-Society Consensus têm aumentado o risco de perda de patência.

# Elementos Essenciais 7

## ■ Caso

Homem de 60 anos apresenta sangramento vermelho vivo pelo reto. A imagem é de um protocolo de sangramento gastrointestinal (GI) em angiotomografia computadorizada (CTA).

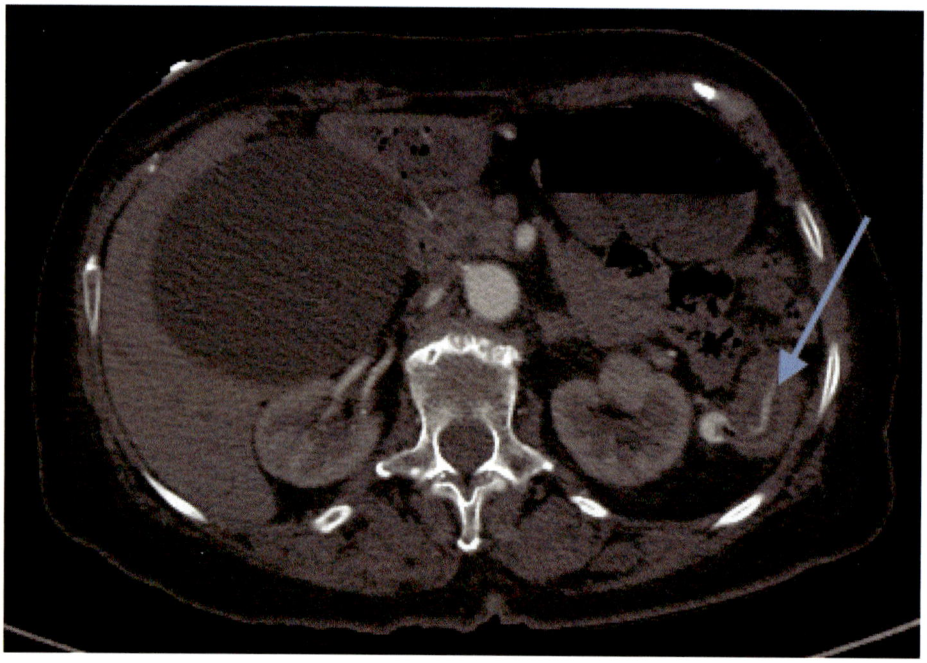

## ■ Perguntas

1. O vaso que normalmente irriga a flexura esplênica também irriga qual outro órgão?
   A. Intestino delgado.
   B. Reto.
   C. Baço.
   D. Pâncreas.
   E. Ceco.

2. Qual das seguintes é uma vantagem em potencial de um exame com hemácias marcadas sobre a CTA no caso de um sangramento GI?
   A. Detecção de taxas de sangramento mais lentas.
   B. Localização precisa do sangramento anatômico.
   C. Retrato detalhado da anatomia arterial.
   D. Tempo de aquisição mais curto.
   E. Maior disponibilidade.

3. Pressupondo uma anatomia normal, de que local a terapia baseada em cateter por esse sangramento GI deve ocorrer?
   A. SMA proximal.
   B. IMA proximal.
   C. Artéria cólica média proximal.
   D. Artéria cólica esquerda proximal.
   E. Distalmente à artéria marginal.

## Respostas e Explicações

*Pergunta 1*

**B. Correta!** O reto é irrigado pela artéria mesentérica inferior (IMA), que também irriga a flexura esplênica.

*Outras escolhas e discussões*

**A.** O intestino delgado é irrigado pela artéria mesentérica superior (SMA).

**C.** O baço é irrigada pela artéria esplênica, que se origina da artéria celíaca.

**D.** O pâncreas é irrigado por múltiplas artérias originadas na artéria celíaca e na SMA.

**E.** O ceco é irrigado pela SMA.

*Pergunta 2*

**A. Correta!** A detecção de taxas de sangramento mais lentas é uma vantagem do estudo por medicina nuclear. Um exame com hemácias marcadas pode detectar taxas de sangramento que não passam de 0,1 mL/min, em comparação com a CTA, que pode detectar taxas de sangramento que não passam de 0,3 a 0,7 mL/min. A angiografia por cateter pode detectar taxas de sangramento que não passam de 0,5 a 1 mL/min.

Um protocolo de CTA para sangramento GI inclui CT sem contraste, CT contrastada intravenosa com fase arterial e CT tardia de fase venosa. Não se dá contraste oral. Com essa técnica, qualquer novo material com alta densidade no intestino na fase arterial que se torne mais proeminente na fase venosa provavelmente é sangramento ativo. Na maioria dos centros, tenta-se a angiografia com embolização antes da cirurgia, dada sua diminuição de morbidade.

As outras escolhas são todas incorretas.

A localização precisa do sangramento, retrato detalhado da anatomia arterial, tempos de aquisição mais curtos e modalidade mais disponível são todas vantagens da CTA sobre a cintilografia nuclear.

*Pergunta 3*

**E. Correta!** Distal à artéria marginal. O tratamento de sangramentos GI baixos deve ocorrer tão distalmente quanto possível para minimizar o risco de infarto de um grande segmento de intestino e prevenir fluxo colateral para a fonte do sangramento. O tratamento deve se originar além da fronteira mesentérica do colo (artéria marginal ou terminal na distribuição da IMA ou vasos retos na distribuição da SMA). Se a angiografia inicial não revelar extravasamento ativo, então pode-se considerar uma angiografia provocativa. Embora o rendimento seja baixo, pode valer a pena o esforço em pacientes com sangramento GI baixo oculto e recorrente.

*Outras escolhas e discussões*

**A.** A SMA não irriga normalmente a flexura esplênica.

**B.** Um ramo da IMA deve ser tratado, mas o tratamento deve ser *distal*, não proximal.

**C.** A artéria cólica média geralmente é um ramo que sai da SMA, mas não da IMA.

**D.** O ramo *distal* da artéria cólica média deve ser tratado, não a artéria cólica média proximal.

## Leituras Sugeridas

Darcy M. Management of lower gastrointestinal bleeding. In Mauro MA, Murphy KPJ, Thomson KR, et al (eds). Image-Guided Interventions. Philadelphia, PA: Saunders; 2013: 374–379

Funaki B. On-call treatment of acute gastrointestinal hemorrhage. Semin Intervent Radiol 2006;23(3):215–222

### Melhores Dicas

- CTA e cintilografia com hemácias marcadas são exames não invasivos apropriados para investigar sangramento GI baixo. Também se pode considerar a colonoscopia. As etiologias comuns para sangramento GI baixo são hemorragia diverticular e angiodisplasia.
- Os pacientes com CTAPG ou cintilografia com hemácias marcadas positivas geralmente são, então, investigados com angiografia. Em raros casos em que não seja possível realizar uma angiografia ou se o paciente estiver instável, considera-se cirurgia.
- Ao tratar sangramento GI baixo com técnicas intervencionistas, é obrigatório o uso de cateterização superseletiva e embolização para minimizar o risco de infarto do intestino ou ressangramento. O microcateter deve ser colocado o mais próximo possível da origem do sangramento antes da embolização.

# Elementos Essenciais 8

## ■ Caso

Homem de 25 anos tem estes achados na angiografia por ressonância magnética.

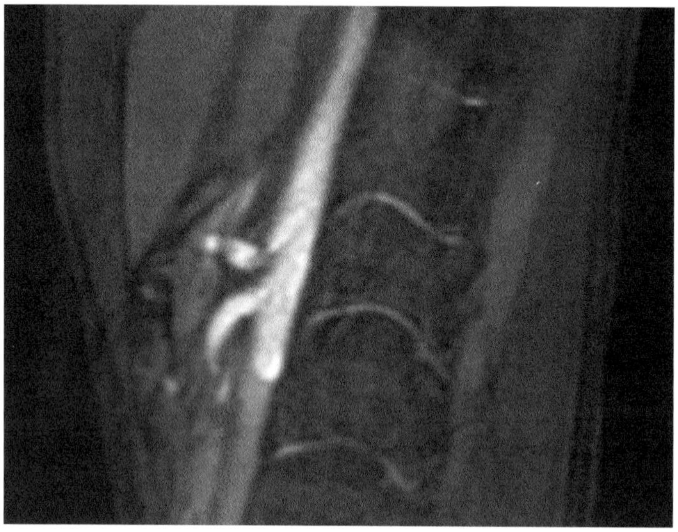

## ■ Perguntas

1. Estes achados têm mais probabilidade de ser significativos:
   A. Se presentes durante a expiração.
   B. Se o estreitamento for > 50%.
   C. Se o paciente tiver sintomas clínicos.
   D. Se o nível de lactato for elevado.
   E. Independentemente da apresentação do paciente.

2. O tratamento de primeira escolha para esse paciente se ele estiver sintomático é:
   A. Cirurgia.
   B. Colocação de *stent* endovascular.
   C. Bloqueio do gânglio celíaco.
   D. Tratamento clínico.
   E. Nenhum tratamento.

3. A localização habitual do ligamento arqueado mediano é:
   A. Anterior à artéria celíaca.
   B. Posterior à artéria celíaca, mas anterior à aorta.
   C. Inferior à artéria celíaca.
   D. Superior à artéria celíaca.
   E. Posterior à aorta.

## Respostas e Explicações

*Pergunta 1*

**C. Correta!** Esses achados têm mais probabilidade de ser significativos se o paciente tiver sintomas clínicos. O diagnóstico de síndrome do ligamento arqueado mediano se baseia em achados clínicos e radiológicos. Esse paciente apresentou dor abdominal e perda de peso. O achado característico em imagens é o estreitamento focal do tronco celíaco proximal, assumindo a forma de um gancho. Esse aspecto pode ser transitório na expiração, porém é mais preocupante se for visto durante a inspiração. A dilatação pós-estenótica ou os vasos colaterais são achados adjuntos relacionados com estreitamento patológico.

A síndrome do ligamento arqueado mediano ocorre em mulheres jovens com 20 a 40 anos com sintomas de dor epigástrica, que pode ou não ser pós-prandial, e perda de peso. Ao exame físico, pode-se auscultar, na região epigástrica, um som abdominal que varia com a respiração. Acredita-se que os sintomas se devam à estenose da artéria celíaca, embora alguns acreditem que uma irritação do gânglio celíaco também contribua. As complicações da síndrome do ligamento arqueado mediano incluem formação de aneurisma das artérias das arcadas pancreaticoduodenais, gastroepiploicas ou celíaca.

*Outras escolhas e discussões*

**A.** O aparecimento é preocupante se presente durante a *inspiração*, como neste caso. Ao contrário, esse estreitamento pode ser transitório na expiração e muitas vezes é clinicamente insignificante nesses casos. Na inspiração, o diafragma baixa e a compressão pelo ligamento arqueado mediano deve ser a menos intensa.

**B.** O grau do estreitamento, em si mesmo, não costuma se correlacionar diretamente com a gravidade dos sintomas do paciente.

**D.** Um nível elevado de lactato não contribui para o diagnóstico.

**E.** Esse aspecto não é preocupante se o paciente estiver assintomático.

*Pergunta 2*

**A. Correta!** A liberação cirúrgica do ligamento arqueado mediano é o melhor tratamento para esse paciente. O paciente deste caso, de fato, foi submetido à liberação cirúrgica do ligamento arqueado mediano com subsequente melhora dos sintomas.

*Outras escolhas e discussões*

**B.** A colocação de um *stent* endovascular antes da cirurgia tem taxa alta de falhas. Se os sintomas persistirem depois da cirurgia, pode-se considerar a colocação do *stent.*

**C.** Embora os sintomas da síndrome do ligamento arqueado mediano possam ser causados por irritação do gânglio celíaco, um bloqueio do gânglio celíaco unicamente não é tratamento padrão para a síndrome do ligamento arqueado mediano.

**D.** Tratamento clínico não é apropriado.

**E.** Dada a presença de sintomas com esse aspecto radiológico, justifica-se o tratamento.

*Pergunta 3*

**D. Correta!** Normalmente, o ligamento arqueado mediano é superior à artéria celíaca.

As outras escolhas são incorretas. O ligamento arqueado mediano é anterior ao tronco celíaco em uma minoria de casos, nos quais pode causar compressão da artéria celíaca.

## Leituras Sugeridas

Horton K, Talamini M, Fishman E. Median arcuate ligament syndrome: evaluation with CT angiography. Radiographics 2005;25:1117–1182

Tracci M. Median arcuate ligament compression of the mesenteric vasculature. Tech Vasc Interv Radiol 2015;18(1):43–50

### Melhores Dicas

- O ligamento arqueado mediano é um ligamento fibroso que liga os pilares diafragmáticos. Normalmente, situa-se superiormente à artéria celíaca, mas pode ser encontrado anteriormente à artéria celíaca em 10 a 24% dos pacientes.
- Conquanto o diagnóstico seja tradicionalmente feito com angiografia convencional, a angiotomografia computadorizada e a angiografia por ressonância magnética agora são cada vez mais usadas com essa finalidade. Os achados por imagem são exacerbados/exagerados com a expiração.
- O tratamento, inicialmente, consiste em descompressão cirúrgica. A revascularização endovascular da artéria celíaca pode ser realizada ao mesmo tempo ou depois. O tratamento endovascular, exclusivamente (sem tratamento cirúrgico), tem alta taxa de falhas.

# Elementos Essenciais 9

## ■ Caso

Paciente jovem que apresenta edema no membro inferior esquerdo, trombose venosa profunda, e este achado na angiotomografia computadorizada e na angiografia.

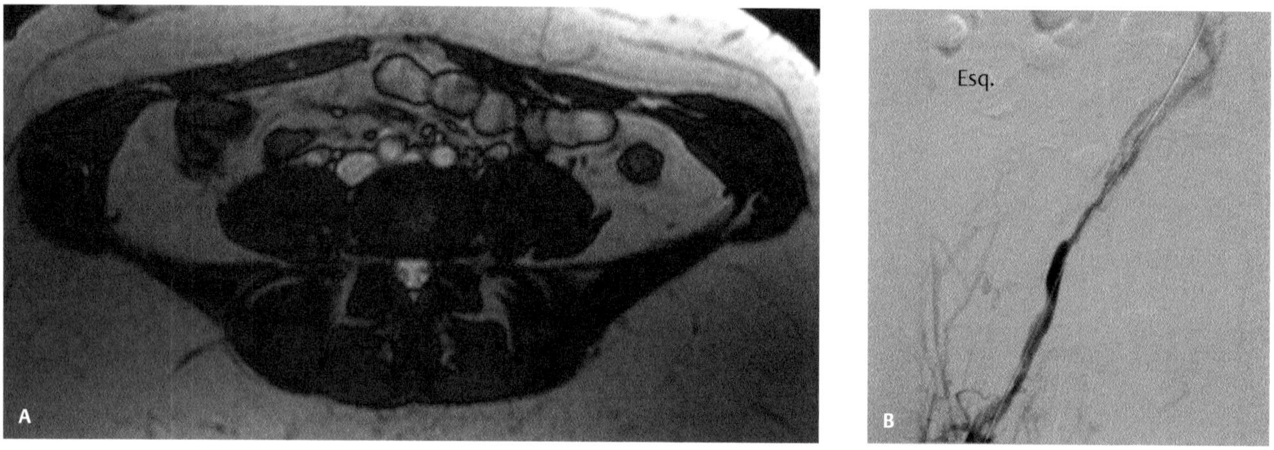


## ■ Perguntas

1. Qual é a etiologia mais provável para esse achado?
   A. Iatrogênica.
   B. Mecânica.
   C. Traumática.
   D. Inflamatória.
   E. Degenerativa.

2. O vaso afetado é:
   A. Artéria ilíaca comum esquerda.
   B. Veia ilíaca comum esquerda.
   C. Veia ilíaca externa esquerda.
   D. Artéria ilíaca comum direita.
   E. Veia ilíaca comum direita.

3. Qual é a melhor estratégia de tratamento para essa paciente?
   A. Técnicas endovasculares, incluindo angioplastia com possível colocação de *stent*.
   B. Conduta cirúrgica.
   C. Tratamento conservador.
   D. Anticoagulação sistêmica exclusivamente.
   E. É necessário investigar mais antes de se traçar um plano de tratamento.

## Respostas e Explicações

*Pergunta 1*

**B. Correta!** Essa paciente tem a síndrome de May-Thurner. A etiologia mais provável é mecânica. A falha por compressão na veia ilíaca comum esquerda decorre da compressão pela passagem da artéria ilíaca comum direita anteriormente e o corpo vertebral lombar posteriormente. A apresentação pode ser aguda, com dor ou edema no membro inferior esquerdo, ou crônica, com insuficiência venosa crônica. Uma apresentação rara é de embolia pulmonar.

A compressão anatômica da veia ilíaca comum esquerda é vista em até 25% de pacientes assintomáticos. O grau de estenose da luz > 50% e a presença de veias colaterais são indícios em imagens que sugerem a síndrome de May-Thurner. Essa síndrome provavelmente contribui para a incidência discretamente mais alta de trombose venosa profunda (DVT) no lado esquerdo. É necessária muita suspeita clínica para reconhecer a síndrome.

*Outras escolhas e discussões*

**A.** Embora os contraceptivos orais possam contribuir para essa síndrome, por si mesmos, não podem explicar os achados específicos nas imagens.

**C.** Não há história de trauma ou achados que deem respaldo a esse diagnóstico na imagem fornecida.

**D.** Inflamação exclusivamente não pode ser responsável pelo achado na imagem.

**E.** Alterações degenerativas não resultam em DVT.

*Pergunta 2*

**B. Correta!** A falha por compressão está na veia ilíaca comum esquerda, comprimida pela artéria ilíaca comum direita, que passa anteriormente à veia ilíaca comum esquerda. Embora a ultrassonografia costume ser usada como imagem inicial, essa modalidade pode ser bem limitada na visualização das veias pélvicas. Venografia por tomografia computadorizada ou ressonância magnética são muito úteis para delinear a anatomia e fazer a estimativa do grau de estenose. A ultrassonografia intravascular também pode demonstrar o grau de estenose.

As outras escolhas são todas incorretas.

*Pergunta 3*

**A. Correta!** Técnicas endovasculares, inclusive angioplastia com possível colocação de *stent*, são as melhores estratégias de tratamento e resultam nas melhores taxas de patência venosa a longo prazo.

*Outras escolhas e discussões*

**B.** A conduta cirúrgica se associa a taxas mais altas de morbidade do que o tratamento endovascular.

**C.** Dada a natureza compressiva dessa síndrome, o tratamento conservados exclusivamente não é suficiente nos indivíduos sintomáticos.

**D.** Anticoagulação sistêmica exclusivamente resulta em taxas altas de volta da trombose.

**E.** O diagnóstico de síndrome de May-Thurner pode, na verdade, basear-se em achados de imagens no contexto clínico apropriado.

## Leituras Sugeridas

Brinegar K, Sheth R, Khademhosseini A, et al. Iliac vein compression syndrome: clinical, imaging, and pathologic findings. World J Radiol 2015;7(11):375–381

Mousa A, AbuRahma A. May-Thurner syndrome: update and review. Ann of Vasc Surg 2013;27(7):984–995

### Melhores Dicas

- A síndrome de May-Thurner se refere à compressão extrínseca da veia ilíaca comum esquerda pela artéria ilíaca comum direita, anteriormente, e a coluna lombossacral, posteriormente. A síndrome resulta em dor, edema e DVT no membro inferior esquerdo.
- Estima-se que a síndrome de May-Thurner ocorra em 2 a 5% dos pacientes que apresentam transtorno venoso na extremidade inferior. É mais comum em mulheres e tende a se apresentar na segunda ou terceira década.
- As técnicas endovasculares resultam em taxas mais baixas de retrombose, em comparação com a anticoagulação sistêmica, exclusivamente. Embora muitos radiologistas intervencionistas comecem com angioplastia, costuma ser necessária a colocação de *stent*. A cirurgia tem sucesso variável e traz consigo morbidade mais alta que o tratamento endovascular.

# Elementos Essenciais 10

## ■ Caso

Mulher de 34 anos apresenta leve dor no flanco esquerdo e hematúria assintomática.

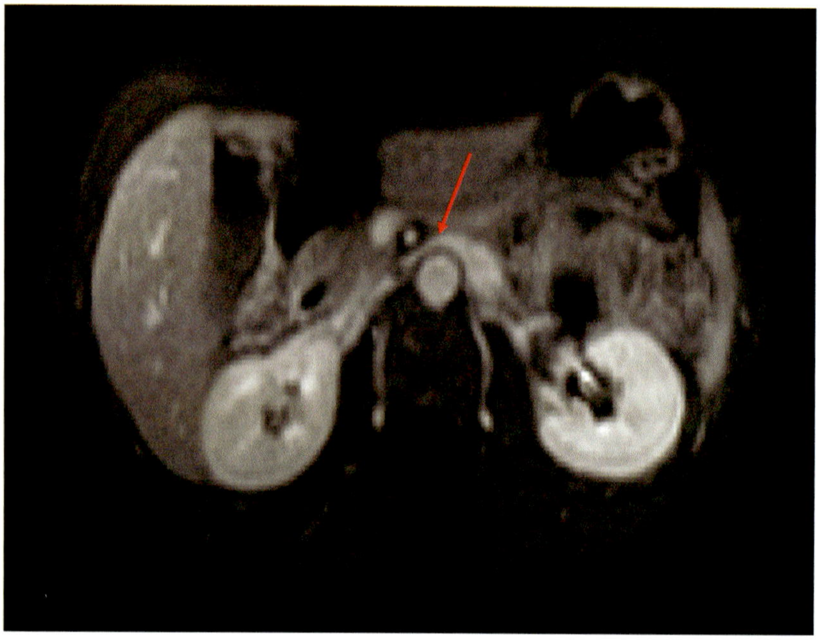

## ■ Perguntas

1. Qual é a fisiopatologia desses sintomas clínicos?
   A. Estreitamento da veia renal esquerda entre a aorta e a artéria mesentérica superior.
   B. Estreitamento da veia renal esquerda entre a aorta e o corpo vertebral.
   C. Estreitamento da veia renal esquerda por massa.
   D. Válvula incompetente.
   E. Estreitamento da veia renal esquerda por estenose iatrogênica.

2. Qual é a sequela comum dessa síndrome?
   A. Trombose.
   B. Insuficiência renal.
   C. Varicocele à esquerda.
   D. Menopausa prematura.
   E. Malignidade.

3. Qual é a estratégia de tratamento mais comum?
   A. Ressecção cirúrgica da massa.
   B. Transposição da veia renal esquerda.
   C. *Stent* venoso.
   D. Perda de peso.
   E. Tratamento dos sintomas.

## Respostas e Explicações

*Pergunta 1*

**A. Correta!** A síndrome do quebra-nozes é a compressão da veia renal esquerda entre a aorta e a artéria mesentérica superior, resultando varicosidades na pelve renal, ureter e veia gonadal. Os sintomas incluem dor no flanco esquerdo (ou abdominal) com hematúria assintomática. Os homens podem desenvolver varicocele à esquerda por refluxo da veia renal esquerda para a veia gonadal esquerda. As mulheres podem desenvolver a síndrome da congestão pélvica por refluxo para os plexos venosos ovariano e parametrial.

Uma venografia retrógrada com gradiente pressórica > 3 mmHg é considerada diagnóstica da síndrome do quebra-nozes. A ultrassonografia é útil para medir as velocidades na veia renal esquerda. Uma velocidade > 100 cm/s medida onde a artéria mesentérica superior cruza a veia renal esquerda é muito sensível e específica para o diagnóstico da síndrome do quebra-nozes. A tomografia computadorizada e a ressonância magnética podem demonstrar compressão da veia renal esquerda e as veias colaterais associadas. É necessário ter os achados das imagens e a sintomatologia clínica para fazer o diagnóstico.

*Outras escolhas e discussões*

**B.** O estreitamento da veia renal esquerda entre a aorta e o corpo vertebral pode causar sintomas se a veia renal esquerda seguisse um trajeto retroaórtico (a chamada síndrome do quebra-nozes posterior).

**C.** É muito menos provável que massa cause este problema.

**D.** Uma válvula incompetente não resultaria em estreitamento.

**E.** Um estreitamento iatrogênico tem muito menos probabilidade de causar este problema.

*Pergunta 2*

**C. Correta!** Varicocele à esquerda, bem como seu correlato feminino, a síndrome da congestão pélvica, têm sido descritas com esta síndrome.

As outras escolhas são incorretas. Uma trombose é sequela possível, mas uma varicocele é mais comum.

*Pergunta 3*

**E. Correta!** Tratamento dos sintomas (tratamento conservador) é a mais comum, especialmente para pacientes mais jovens com casos leves, pois há alta taxa de remissão espontânea.

*Outras escolhas e discussões*

**A.** Não há massa que necessitasse de ressecção cirúrgica.

**B.** Colocação de *stent* venoso pode ser algo que se busque em casos graves, mas não é a estratégia mais comum de tratamento.

**C.** Técnicas cirúrgicas, incluindo derivação gonadocaval e transposição da veia renal esquerda, podem ser encolhidas em casos graves, mas não são a estratégia de tratamento mais comum.

**D.** *Ganho* de peso pode ser útil nos casos leves se o paciente for muito magro.

## Leituras Sugeridas

Butros SR, Liu R, Oliveira GR, et al. Venous compression syndromes: clinical features, imaging findings and management. Br J Radiol 2013;86(1030):20130284

Eliahou R, Sosna J, Bloom A. Between a rock and a hard place: clinical and imaging features of vascular compression syndromes. Radiographics 2012;32:E33–E49

### Melhores Dicas

- A síndrome do quebra-nozes muitas vezes ocorre em mulheres jovens e saudáveis da terceira à quarta décadas. Acredita-se que um ângulo estreito entre a aorta e a artéria mesentérica superior contribua para a fisiopatologia.
- O padrão ouro para diagnóstico é a venografia retrógrada com medidas do gradiente pressórico renocaval.
- O tratamento geralmente é conservador, pois essa síndrome costuma se resolver sem intervenção. Os tratamentos conservadores podem incluir medicação para dor e hidratação. Vários tratamentos cirúrgicos e endovasculares são escolhidos apenas em casos graves.

# Elementos Essenciais 11

## Caso

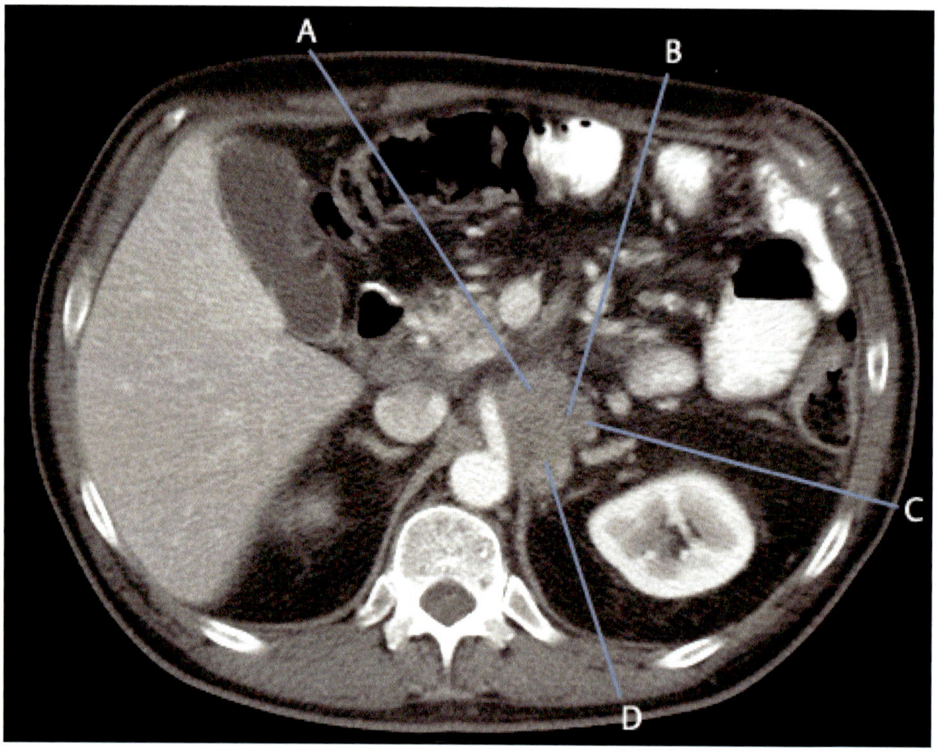


## Perguntas

1. Qual letra marca a melhor via percutânea para biópsia dessa massa?
   A. A.
   B. B.
   C. C.
   D. D.
   E. Nenhuma dessas vias é segura.

2. Qual das seguintes é a via preferida em geral para drenagem de uma coleção pélvica profunda em paciente do gênero feminino (admitindo-se que a coleção seja acessível sem atravessar estruturas vitais)?
   A. Transglútea.
   B. Transabdominal.
   C. Transretal.
   D. Transvaginal.
   E. Em razão da localização, deve-se evitar a drenagem percutânea.

3. De acordo com as diretrizes SIR, qual é a recomendação referente à profilaxia com antibióticos em um paciente séptico antes da drenagem percutânea de abscesso?
   A. Não são necessários antibióticos.
   B. Cobertura somente para Gram-negativos.
   C. Cobertura somente para Gram-positivos.
   D. Cobertura de amplo espectro.
   E. Os antibióticos devem ser suspensos para prevenir alteração dos resultados de culturas.

## Respostas e Explicações

*Pergunta 1*

**D. Correta!** Essa via é mais curta e evita atravessar estruturas vitais. Uma vez que a agulha coaxial (se utilizada) esteja no retroperitônio, pode-se colocar um estilete sem ponta para evitar lesão dos pequenos vasos posteriores à massa. Considera-se que as drenagens/biópsias de abscessos intra-abdominais, intratorácicos, na parede torácica e retroperitoneais tenham um risco moderado de sangramento, de acordo com as diretrizes da Society of Interventional Radiology (SIR).

A ultrassonografia e a tomografia computadorizada são as modalidades mais comumente usadas para guia das imagens. Em geral, a ultrassonografia é preferida quando a coleção for bem visualizada. A tomografia computadorizada pode ser usada para coleções pequenas ou profundas ou para coleções contendo ar. Muitas vezes, a fluoroscopia é útil depois do acesso inicial para o fio-guia e manipulações por cateter.

Pode-se usar a técnica do trocarte ou de Seldinger para acesso à coleção. A técnica do trocarte envolve acesso direto da coleção com uma combinação coaxial de cateter, cânula de enrijecimento e estilete com ponta. Esse método é mais rápido do que a técnica de Seldinger, mas exige visualização em tempo real do cateter durante sua colocação para evitar colocação fora do alvo.

Ao planejar uma rota para a coleção, deve-se usar a mais segura, mais direta e mais curta, enquanto, de maneira ideal, evitam-se os órgãos interpostos ou as estruturas anatômicas vitais. As áreas estéreis não devem ser contaminadas. Nos casos de drenagem por cateter, este deve ser colocado na parte mais dependente da coleção.

*Outras escolhas e discussões*

**A.** Essa via não é a preferida porque atravessa o intestino, o pâncreas e a veia esplênica.

**B.** Essa via não é a preferida porque passa adjacente a múltiplos vasos maiores ou os atravessa.

**C.** Essa via é mais segura do que A ou B, porém mais longa do que D.

**E.** Há uma via segura para essa massa; portanto, a resposta é incorreta.

*Pergunta 2*

**D. Correta!** O acesso transvaginal é o preferido quando possível, exceto quando a paciente for muito jovem. Em geral, para qualquer via de acesso, as complicações relativamente comuns incluem dor no local de entrada do cateter, sangramento e sepse. Outras complicações são mais específicas do local. O tamanho e a forma do cateter são fatores importantes para o sucesso técnico e clínico. Cateteres menores muitas vezes podem ser usados para drenar coleções de líquidos simples, enquanto que os cateteres maiores são necessários para coleções mais complexas. Cateteres *pigtail* com trava são preferidos aos cateteres retos.

*Outras escolhas e discussões*

**A.** Um acesso transglúteo é preferido quando não houver acesso transvaginal, transretal ou transabdominal seguro.

**B.** Uma via transabdominal é preferida quando não houver via transvaginal ou transretal segura.

**C.** Uma via transretal, em geral, é preferida quando não for possível a via transvaginal. A via transretal é considerada menos dolorosa por alguns do que a via transvaginal.

**E.** Apesar da localização na profundidade da pelve com intestino, vasos e bexiga interpostos, uma via percutânea costuma ser possível. Colocar o paciente em decúbito ventral ou em decúbito lateral muitas vezes apresenta novas rotas, não possíveis em decúbito dorsal. Passar uma sonda Foley para descompressão vesical e administração de contraste oral para opacificação do intestino são providências complementares que também ajudam com o planejamento pré-procedimento.

*Pergunta 3*

**D. Correta!** Como os abscessos costumam ser polimicrobianos, é necessária uma cobertura de amplo espectro. Não há consenso para o esquema de antibiótico de primeira escolha, porém mais comumente, pode-se usar uma cefalosporina de terceira geração ou ampicilina/sulbactam para cobertura de Gram-positivos e um aminoglicosídeo pode ser usado para cobertura de Gram-negativos.

*Outras escolhas e discussões*

**A.** As diretrizes da SIR consideram a drenagem percutânea de abscessos um procedimento contaminado e, portanto, recomenda cobertura com antibióticos pré-procedimento.

**B.** Os abscessos costumam ser polimicrobianos com Gram-positivos e Gram-negativos; de modo que a cobertura unicamente para Gram-negativos não costuma ser suficiente.

**C.** Os abscessos costumam ser polimicrobianos com Gram-positivos e Gram-negativos; de modo que a cobertura unicamente para Gram-positivos não costuma ser suficiente.

**E.** Conquanto alguns possam argumentar a favor de suspender os antibióticos de amplo espectro em um paciente assintomático antes da drenagem, em um paciente séptico, os antibióticos são indicados e devem ser iniciados antes da drenagem.

## Leituras Sugeridas

Charles HW. Abscess drainage. Semin Intervent Radiol 2012;29(4):325–336

Venkatesan AM, Kundu S, Sacks D. Practice guideline for adult antibiotic prophylaxis during vascular and interventional radiology procedures. J Vasc Interv Radiol 2010;21:1611–1630

### Melhores Dicas

- A drenagem percutânea de abscesso guiada por imagens tem substituído em larga escala a cirurgia como terapia de primeira escolha para a maioria das coleções de líquidos intra-abdominais e intratorácicas.
- A drenagem percutânea de abscessos é considerada pro cedimento contaminado e recomendam-se antibióticos profiláticos antes do procedimento.
- O cateter deve ser removido quando o paciente tiver melhorado clinicamente, a drenagem for < 20 mL por dia por pelo menos 2 dias e quando não houver evidências de fístula associada. Nem sempre é necessário repetir as imagens para demonstrar resolução do abscesso.

# Elementos Essenciais 12

## ■ Caso

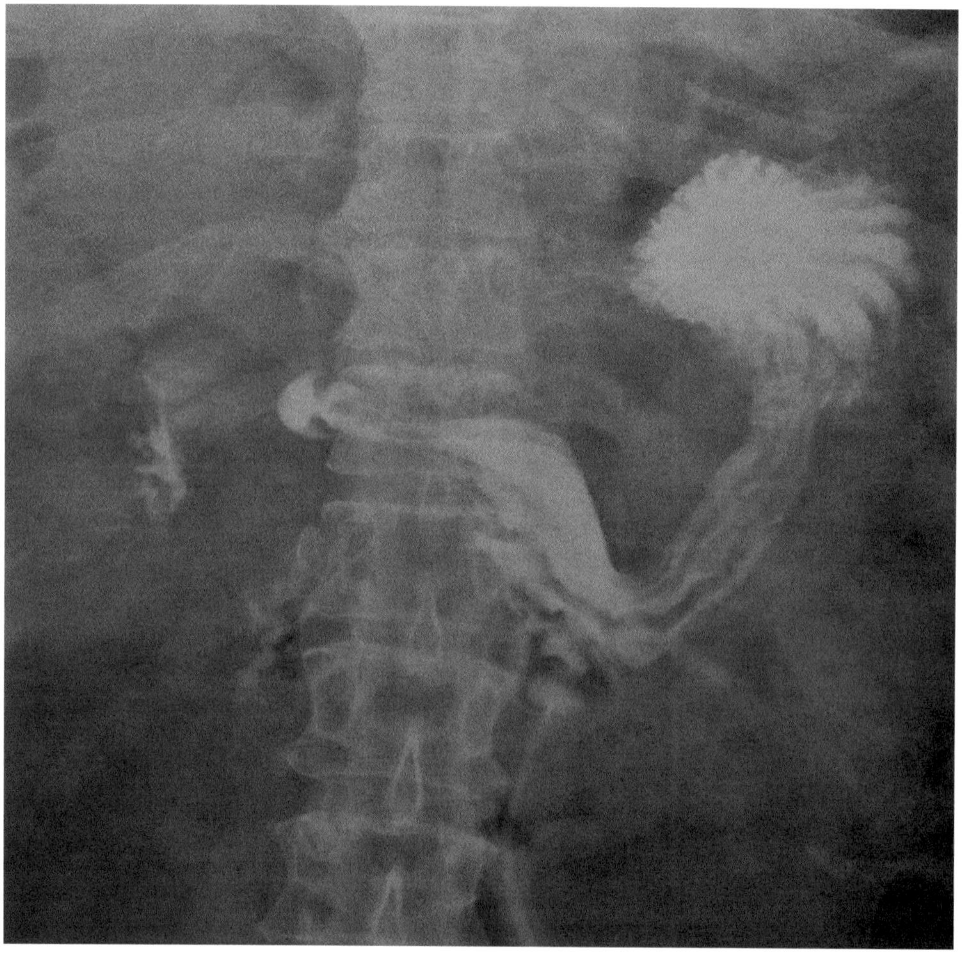

## ■ Perguntas

1. Qual é o local de punção gástrica ideal para a colocação percutânea de uma sonda de gastrostomia?
   A. Antro.
   B. Piloro.
   C. Fundo.
   D. Corpo proximal.
   E. Junção gastroesofágica.

2. Qual é a finalidade de administrar glucagon durante a colocação da sonda de gastrostomia?
   A. Reduzir o risco de insuficiência renal.
   B. Reduzir o risco de sangramento.
   C. Manter a distensão gástrica.
   D. Minimizar o peristaltismo do intestino adjacente.
   E. Prevenir hipoglicemia durante o procedimento.

3. Qual artéria mais provavelmente é lesada durante a colocação percutânea de sonda de gastrostomia?
   A. Aorta.
   B. Artéria celíaca.
   C. Artéria esplênica.
   D. Artéria gástrica esquerda.
   E. Artéria epigástrica inferior.

## Respostas e Explicações

### *Pergunta 1*

**A. Correta!** O antro, a parte distal do corpo, é a posição ideal para a punção. Deve-se ter como alvo estar equidistante das curvaturas maior e menor para evitar lesão de vasos. Uma posição apropriada para a punção gástrica é determinada sob fluoroscopia depois que o estômago esteja adequadamente insuflado com ar. Dá-se glucagon ou hioscina-*N*-butilbrometo para manter a insuflação adequada. Deve-se realizar uma avaliação para excluir a presença de colo sobrejacente. Em casos de distensão gasosa insuficiente, o colo pode ser opacificado por bário oral 12 horas antes do procedimento. A borda do fígado pode ser demarcada por palpação ou ultrassonografia.

Existe certa controvérsia com referência ao uso de rotina da gastropexia. Se for utilizada gastropexia, são montados inicialmente vários fechos em T para aposição do estômago à parede abdominal anterior. Depois se faz uma incisão entre os pontos de gastropexia e se passa uma agulha no estômago, através da qual se introduz um fio. O trato é subsequentemente dilatado antes da colocação do cateter.

Existem vários tipos de cateteres para gastrostomia, os quais diferem em seu comprimento, diâmetro e mecanismo de retenção. Os cateteres retidos em *pigtail* e retidos em balão são dois tipos comuns. As gastrostomia em botão são cateteres discretos com hub curto e válvula na pele com extensão para alimentação que pode ser removida depois da alimentação.

As outras escolhas são todas incorretas.

### *Pergunta 2*

**C. Correta!** A finalidade de administrar glucagon é manter a distensão gástrica adequada.

#### *Outras escolhas e discussões*

**A.** O glucagon não reduz o risco de infecção.

**B.** O glucagon não reduz o risco de sangramento.

**D.** Embora o glucagon diminua o peristaltismo do intestino adjacente, essa não é a finalidade principal de administrar glucagon.

**E.** Embora o glucagon possa elevar a glicemia, essa não é a finalidade principal de administrar glucagon.

### *Pergunta 3*

**E. Correta!** A artéria epigástrica inferior é a artéria com mais probabilidade de ser lesada durante a instalação percutânea da gastrostomia. É preciso cuidado ao escolher um acesso lateral ao músculo reto para evitar essa complicação.

As outras escolhas são todas incorretas. Embora a aorta, a artéria celíaca, a artéria esplênica e a artéria gástrica esquerda possam ser lesadas durante a instalação percutânea da sonda de gastrostomia, nenhuma delas tem mais probabilidade de ser lesada do que a artéria epigástrica inferior.

## Leituras Sugeridas

Lyon SM, Pascoe DM. Percutaneous gastrostomy and gastrojejunostomy. Semin Intervent Radiol 2004;21(3):181–189

Power S, Lee MJ. Gastrostomy and gastrojejunostomy. In Mauro MA, Murphy KPJ, Thomson KR, et al (eds). Image-Guided Interventions. Philadelphia, PA: Saunders; 2013: 969–975

### Melhores Dicas

- As sondas percutâneas de gastrostomia são colocadas em grande variedade de pacientes que não conseguem manter a nutrição por via oral. Eles incluem aqueles com comprometimento neurológico ou doenças malignas da cabeça e pescoço.
- Depois da colocação, o paciente deve permanecer em jejum por pelo menos 12 a 24 horas; entretanto, isso varia com o tipo de sonda e de profissional.
- As principais complicações da colocação percutânea da sonda de gastrostomia incluem peritonite, perfuração gastrointestinal e hemorragia que necessite de transfusão. As complicações menores incluem vazamento em torno do estoma, desalojamento da sonda e infecções nas feridas superficiais. As complicações relacionadas com a sonda variam com o tipo de sonda colocada.

# Elementos Essenciais 13

## ■ Caso

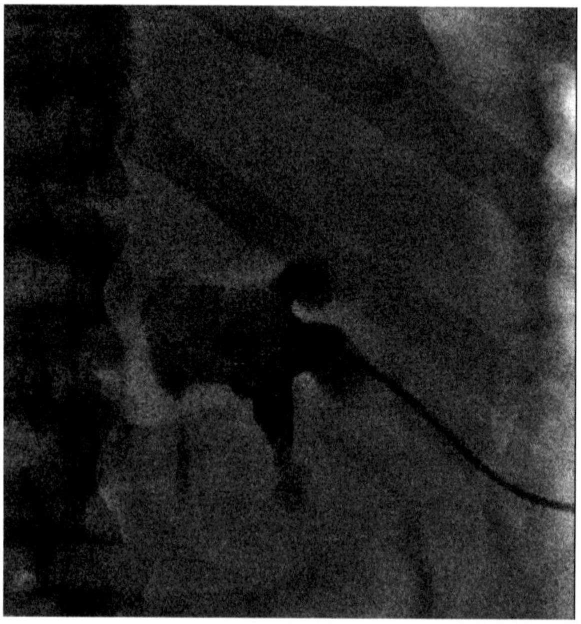

## ■ Perguntas

1. A colocação ideal de uma nefrostomia percutânea (PCN) é através do(a)
   A. Polo superior, cálice anterior.
   B. Polo superior, cálice posterior.
   C. Polo inferior, cálice anterior.
   D. Polo inferior, cálice posterior.
   E. Pelve renal.

2. Qual fator do paciente é particularmente importante a considerar antes da colocação de uma nefrostomia percutânea?
   A. Avaliação das vias aéreas.
   B. Leucograma.
   C. Frequência cardíaca.
   D. Pressão arterial.
   E. Alergias.

3. Qual das seguintes é a diretriz da Society of Interventional Radiology para antibioticoterapia profilática antes da colocação de PCN?
   A. Esse é considerado um procedimento limpo, de modo que não se recomendam antibióticos profiláticos.
   B. Esse é considerado um procedimento limpo, de modo que se recomendam antibióticos profiláticos.
   C. Esse é considerado pelo menos um procedimento limpo-contaminado, de modo que não se recomendam antibióticos profiláticos.
   D. Esse é considerado pelo menos um procedimento limpo-contaminado, de modo que se recomendam antibióticos profiláticos.
   E. O uso de antibióticos profiláticos depende das condições do paciente.

## Respostas e Explicações

*Pergunta 1*

**D. Correta!** A colocação ideal de uma PCN é pelo polo inferior, cálice posterior. O maior eixo do polo inferior, o cálice posterior, geralmente está alinhado com uma zona relativamente avascular chamada linha de Brodel, e ter essa área como alvo oferece o menor risco de lesão arterial significativa.

Existem várias técnicas para colocação de PCN. Na técnica *one-stick*, usa-se a mesma agulha para opacificação do sistema coletor e colocação do tubo de nefrostomia. A ultrassonografia é mais comumente usada para guiar, embora a fluoroscopia possa ser usada alternativamente, em especial se um cálculo radiopaco estiver disponível como alvo.

Com o método *two-stick*, a primeira agulha é usada para opacificar o sistema coletor, o que permite colocação de uma segunda agulha no cálice posterior apropriadamente sob fluoroscopia. Isso pode ser útil se a visualização da agulha ou dos cálices for insatisfatória por ultrassonografia. A primeira agulha pode ser direcionada para a pelve renal, pois não será convertida em nefrostomia.

Não há contraindicações absolutas para a PCN. Se possível, hipercalemia intensa, especialmente com alterações no eletrocardiograma, devem ser tratadas com diálise de emergência antes da colocação da nefrostomia. Coagulopatia deve ser corrigida, de maneira ideal, antes do procedimento.

As outras escolhas são todas incorretas. Acessar a pelve renal para colocação do cateter leva a um risco mais alto de lesão de grande vaso.

*Pergunta 2*

**A. Correta!** Dado que o paciente esteja tipicamente deitado em decúbito ventral durante o procedimento da PCN, a avaliação das vias aéreas é particularmente importante. A monitoração e o acesso às vias aéreas de modo apropriado em caso de uma emergência são mais difíceis com o paciente em decúbito ventral, e deve haver um limiar mais baixo do suporte de anestesia nesses casos.

As outras escolhas são todas incorretas. O leucograma, a frequência cardíaca, a pressão arterial e alergias são importantes para se considerar, mas o decúbito ventral deve fazer pensar primeiro nas vias aéreas.

*Pergunta 3*

**D. Correta!** A PCN é considerada pelo menos procedimento limpo-contaminado, mas pode ser contaminada ou sua. Recomendam-se antibióticos profiláticos. Não há consenso sobre um antibiótico de primeira escolha, mas as escolhas comuns incluem cefazolina, ceftriaxona e ampicilina/sulbactam.

As outras escolhas são todas incorretas. Um procedimento limpo é aquele em que não se entra no trato gastrointestinal, geniturinário ou respiratório. Portanto, a NPC é considerada um procedimento limpo. As diretrizes da Society of Interventional Radiology recomendam o uso profilático de antibióticos independentemente das condições do paciente.

## Leituras Sugeridas

Dagli M, Ramchandani P. Percutaneous nephrostomy: technical aspects and indications. Semin Intervent Radiol 2011;28(4):424–437

Stokes LS, Meranze SG. Percutaneous nephrostomy, cystostomy, and nephroureteral stenting. In Mauro MA, Murphy KPJ, Thomson KR, et al (eds). Image-Guided Interventions. Philadelphia, PA: Saunders; 2013: 1076–1088

### Melhores Dicas

- A indicação mais comum para PCN é obstrução urinária. Outras indicações incluem derivação urinária no caso de fístula urinária, vazamento urinário ou cistite hemorrágica. A PCN também pode ser usada para testes diagnósticos quando o diagnóstico de obstrução é duvidoso com base nos exames clínicos e não invasivos.
- A pleura e o diafragma são mais comumente lesionados durante PCN. A colocação de nefrostomia deve ser feita abaixo da 12ª costela, quando possível, a fim de minimizar a lesão pleural e diafragmática. Também se deve realizar a avaliação das imagens transversais prévias ou a pesquisa sob fluoroscopia de um colo retrorrenal.
- Pequeno sangramento transitório e febre baixa transitória são muito comuns depois da colocação de PCN. Sangramento intenso que exija transfusão ou outras intervenções ocorre em 1 a 4% dos casos. Recomenda-se minimizar o volume usado para opacificar o sistema coletor renal durante o acesso para reduzir o risco de sepse pós-procedimento.

# Elementos Essenciais 14

## ■ Caso

Venografia da subclávia direita em abdução e adução.

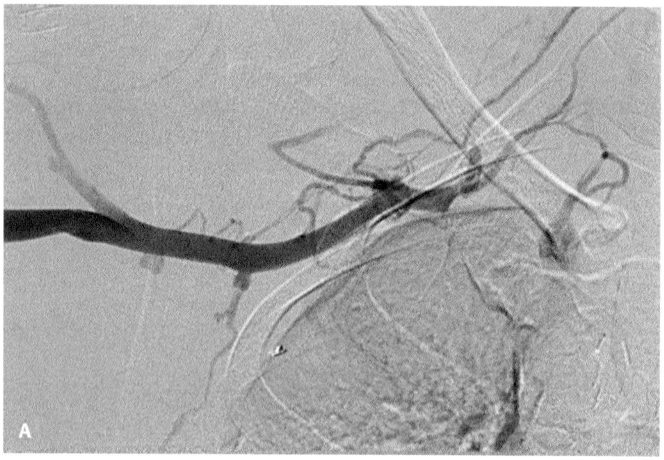


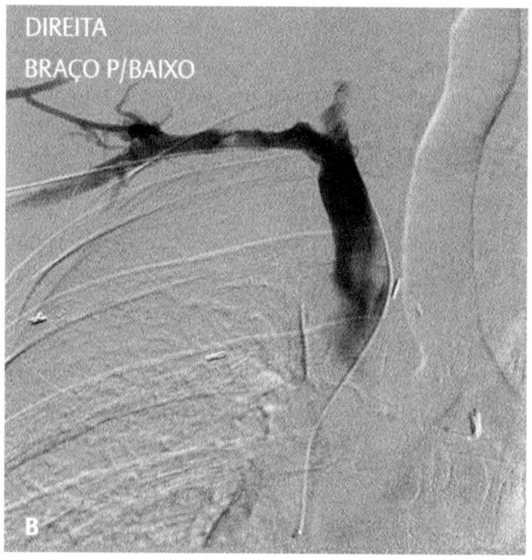


## ■ Perguntas

1. Qual das seguintes é a apresentação clínica mais provável?
   A. Paciente idoso com cateter de longa duração na linha média e edema recente no membro superior.
   B. Lançador de beisebol jovem com início súbito de edema e eritema no membro superior.
   C. Mulher de meia-idade com hipertensão e dor no ombro.
   D. Homem idoso tabagista com edema facial.
   E. Mulher jovem com dispneia.

2. Qual movimento do braço caracteristicamente produz sintomas?
   A. Abdução.
   B. Adução.
   C. Flexão.
   D. Extensão.
   E. Rotação.

3. Qual é a melhor conduta para esse paciente?
   A. Colocação de *stent* unicamente.
   B. Trombólise unicamente.
   C. Trombólise com angioplastia com balão.
   D. Trombólise com anticoagulação sistêmica seguida por cirurgia.
   E. Anticoagulação sistêmica com elevação intermite do membro superior.

## Respostas e Explicações

*Pergunta 1*

**B. Correta!** Esse paciente tem trombose da veia subclávia por esforço (também conhecida como síndrome de Paget Schroetter). Um jovem lançador de beisebol com súbito início de edema e eritema no membro superior é a apresentação clínica mais comum dessa condição. Geralmente ocorre em indivíduo jovem, ativo e saudável com edema de um membro superior inteiro. Com o passar do tempo, ocorre formação de cicatriz (dentro e fora da veia subclávia no nível da primeira costela), o que finalmente leva à oclusão trombótica.

*Outras escolhas e discussões*

**A.** Embora um paciente idoso com trombose induzida por cateter seja possível, a posição do braço na imagem sugere diagnóstico alternativo.

**C.** A oclusão da veia subclávia não resultaria classicamente em hipertensão e dor no ombro.

**D.** A oclusão da veia subclávia não resultaria classicamente em edema facial.

**E.** É possível embolia pulmonar, mas é baixa a incidência de coágulo nesse local em paciente jovem resultar em embolia pulmonar.

*Pergunta 2*

**A. Correta!** A abdução caracteristicamente produz os sintomas e acentua os achados das imagens, como nesse caso.

As outras escolhas são todas incorretas.

*Pergunta 3*

**D. Correta!** Trombólise com anticoagulação sistêmica seguida por cirurgia é a melhor conduta. A trombólise inicial é usada para oferecer alívio dos sintomas da extremidade superior, prevenir embolia pulmonar, reduzir o risco da síndrome pós-trombótica e reduzir a probabilidade de trombose recorrente. A cirurgia é então realizada para descomprimir a veia subclávia pelo desfiladeiro torácico. A primeira costela e os músculos escaleno e subclávio são removidos e se realiza reconstrução venosa direta. A anticoagulação deve ser iniciada quando pela primeira vez se suspeitar do diagnóstico e pode ser descontinuada 12 semanas depois da descompressão cirúrgica.

*Outras escolhas e discussões*

**A.** Colocação de *stent*, especialmente antes da intervenção cirúrgica, tem taxa alta de falhas nessa condição.

**B.** Trombólise unicamente tem taxa de sucesso técnico alta, mas não corrige a fisiopatologia subjacente.

**C.** Trombólise com angioplastia com balão pode ser utilizada juntamente com a trombólise, mas nenhuma das duas corrige a fisiopatologia subjacente.

**E.** Anticoagulação sistêmica sem trombólise direcionada por cateter e subsequente tratamento cirúrgico resulta em taxas altas de trombose recorrente (variando de 50 a 70%), bem como em taxas altas de congestão venosa crônica.

## Leituras Sugeridas

Kurli V, Pryluck DS, Singh CK, et al. Acute upper extremity deep venous thrombosis. In Mauro MA, Murphy KPJ, Thomson KR, et al (eds). Image-Guided Interventions. Philadelphia, PA: Saunders; 2013: 766–771

Thompson R. Comprehensive management of subclavian vein thrombosis. Semin Intervent Radiol 2012;29:44–51

### Melhores Dicas

- A trombose da veia subclávia por esforço é uma condição mecânica causada por compressão extrínseca da veia subclávia entre a clavícula e a primeira costela, o músculo escaleno anterior, o músculo subclávio e o ligamento costoclavicular.
- A elevação do membro superior ou o esforço excessivo causam compressão venosa.
- A tomografia computadorizada ou a ressonância magnética com o membro superior abduzido e posicionamento aduzido também deve ser realizada para desencadear a compressão posicional da veia subclávia.

# Elementos Essenciais 15

## ■ Caso

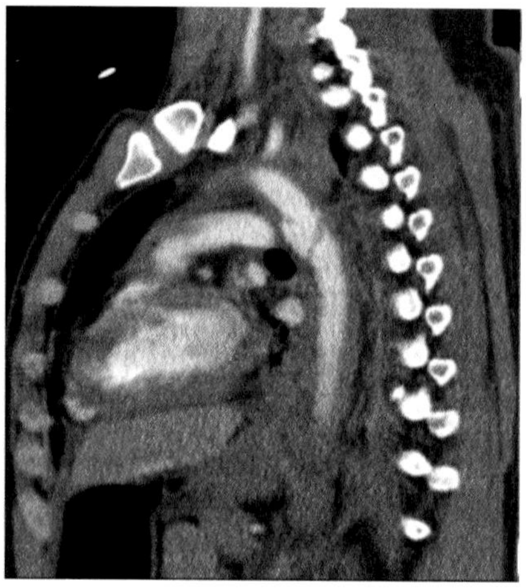

## ■ Perguntas

1. A história clínica mais provável é:
   A. Queda da própria altura.
   B. Acidente com veículo.
   C. Tratamento endovascular recente de aneurisma da artéria cerebral média.
   D. Recente hospitalização para sepse.
   E. Dispneia.

2. A localização mais comum para esse achado é:
   A. Raiz da aorta.
   B. Aorta ascendente.
   C. Aorta descendente.
   D. Hiato diafragmático da aorta.
   E. Istmo da aorta.

3. Qual dos seguintes é exame diagnóstico de escolha para suspeita de lesão aórtica por trauma torácico contuso?
   A. Aortografia convencional.
   B. Radiografia do tórax.
   C. Ultrassonografia.
   D. Angiotomografia computadorizada do tórax.
   E. Angiografia por ressonância magnética do tórax.

## Respostas e Explicações

*Pergunta 1*

**B. Correta!** Esse paciente tem um pseudoaneurisma aórtico traumático. Acidentes com veículos que têm desaceleração significativa podem resultar em nesse tipo de lesão. Há vários mecanismos em potencial de lesão, incluindo desaceleração rápida, forças laterais, compressão da aorta entre estruturas ósseas e lesão por aumentos súbitos da pressão intratorácica. As lesões associadas incluem fraturas esternais e de múltiplas costelas, especialmente a primeira costela. Se não tratadas, as lesões aórticas traumáticas podem evoluir para pseudoaneurismas crônicos, que podem desenvolver calcificação periférica e trombo.

A presença de hematoma mediastinal deve levar à pesquisa cuidadosa de lesão aórtica ou de grande vaso. Se nada for visto, então o hematoma provavelmente terá origem venosa e pode estar relacionado com uma fratura de corpo vertebral. A presença de um plano de gordura entre a aorta e o hematoma mediastinal é achado tranquilizador e argumenta contra lesão aórtica.

*Outras escolhas e discussões*

**A.** Há desaceleração insuficiente em uma queda da própria altura a ponto de ser responsável por esse tipo de lesão.

**C.** Mesmo que a intervenção endovascular possa resultar em lesão de vaso, há uma resposta mais provável, dada a localização típica do achado no caso em teste.

**D.** Ainda que o aneurisma aórtico infectado seja uma possibilidade, a falta de cordões de gordura adjacentes e de espessamento da parede no caso em teste gorna essa opção menos provável.

**E.** Conquanto esse paciente possa ter dispneia, há, provavelmente, história clínica adicional responsável pelo achado.

*Pergunta 2*

**E. Correta!** No total, 90% das lesões traumáticas da aorta ocorrem no istmo da aorta. O istmo é a parte da aorta torácica descendente entre a artéria subclávia esquerda e o ligamento arterial. A aorta ascendente e o hiato diafragmático são responsáveis, cada um, por 5% de lesões aórticas. Essas localizações são mais fixas, em comparação com outras partes da aorta torácica e, desse modo, têm mais propensão a lesões. Séries cirúrgicas e de imagens relatam taxas relativamente mais altas no istmo da aorta, em comparação com laudos de autópsias. Isso por causa da taxa mais baixa de fatalidades das lesões aórticas do istmo, em comparação com outras localizações.

As opções de tratamento das lesões aórticas incluem reparo cirúrgico aberto, reparo endovascular ou tratamento clínico. Tradicionalmente, o reparo cirúrgico aberto é preferido para lesões aórticas traumáticas, mas alguns centros agora estão usando reparo endovascular como tratamento de primeira escolha. Uma dica importante é que fatores técnicos, como artefatos de movimento, podem simular o aspecto de uma lesão aórtica.

*Outras escolhas e discussões*

**A.** A raiz da aorta tem mais propensão para formação pseudoaneurisma traumático, pois é relativamente fixa, mas é lesionada menos comumente do que o istmo da aorta.

**B.** A aorta torácica ascendente é mais móvel e tem menos propensão às lesões.

**C.** A aorta torácica descendente é mais móvel e tem menos propensão às lesões.

**D.** O hiato diafragmático tem mais propensão à formação de pseudoaneurisma traumático, pois é relativamente fixo, mas é lesado menos comumente do que o istmo da aorta.

*Pergunta 3*

**D. Correta!** A angiotomografia computadorizada do tórax tem 100% de sensibilidade e especificidade para diagnosticar lesão da aorta.

*Outras escolhas e discussões*

**A.** A aortografia convencional é o padrão ouro e foi o exame preferido no passado, mas já não é preferida por causa de sua natureza invasiva e avaliação limitada de trombo luminal.

**B.** A radiografia de tórax não tem sensibilidade para esse diagnóstico potencialmente letal.

**C.** A ultrassonografia não tem sensibilidade para esse diagnóstico potencialmente letal.

**E.** A angiografia por ressonância magnética pode ser apropriada em certas situações para resolução de problemas, mas a angiotomografia computadorizada é preferida por causa de sua excelente sensibilidade e especificidade, é de fácil acesso e é necessário pouco tempo para completar o estudo.

## Leituras Sugeridas


Beslic S, Beslic N, Beslic S, et al. Diagnostic imaging of traumatic pseudoaneurysm of the thoracic aorta. Radiol Oncol 2010;44(3):158–163

Cullen EL, Lantz EJ, Johnson M, et al. Traumatic aortic injury: CT findings, mimics, and therapeutic options. Cardiovasc Diag Ther 2014;4(3):238–244




### Melhores Dicas

- As lesões aórticas traumáticas são raras, mas letais em mais de 80% dos casos.
- Os achados diretos de lesão aórtica incluem hematoma intramural, retalho da íntima e pseudoaneurisma. Os achados indiretos incluem contorno irregular da aorta, alteração do calibre da aorta e hematoma periaórticos.
- Uma proeminência ou infundíbulo do ducto, remanescente do ducto arterial, simula lesão aguda. Ele tem, geralmente, parede lisa e forma margem obtusa com a aorta.

# Elementos Essenciais 16

## ■ Caso

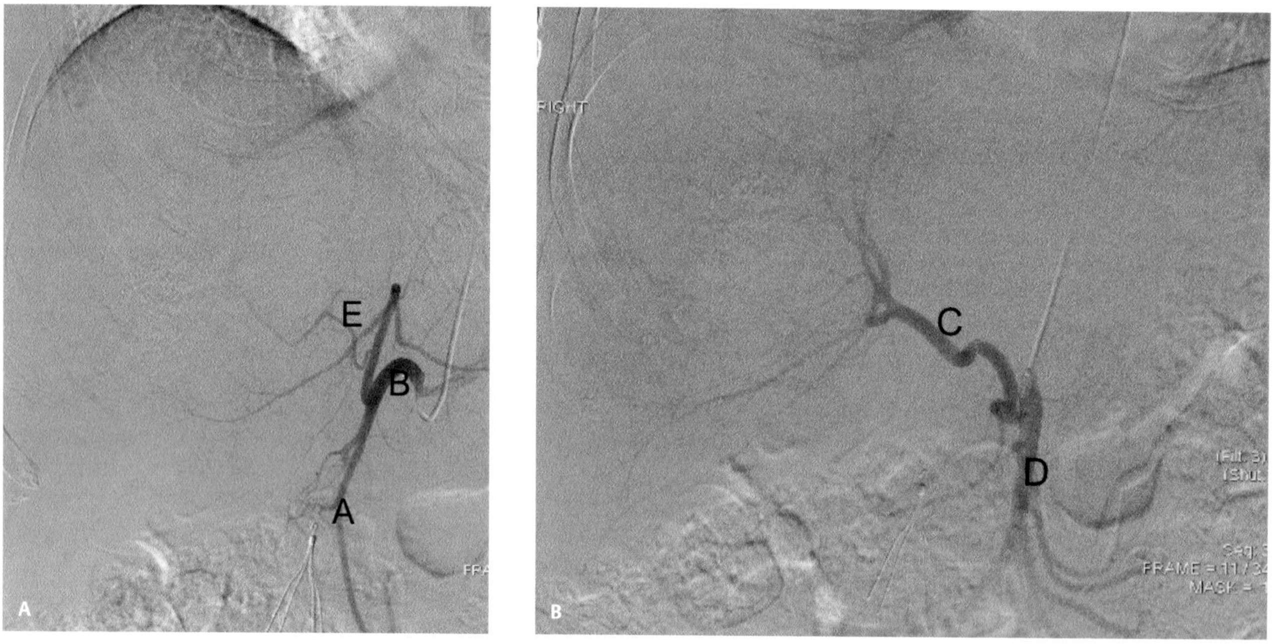


## ■ Perguntas

1. Associe a letra com o vaso apropriado dessa angiografia da artéria celíaca transradial e da artéria mesentérica superior:
   __ Artéria hepática direita substituída.
   __ Artéria mesentérica superior.
   __ Artéria hepática comum.
   __ Artéria gastroduodenal.
   __ Artéria hepática esquerda.

2. Qual agente de quimioterapia é usado na quimioembolização convencional para carcinoma hepatocelular?
   A. Sorafenibe.
   B. Doxorrubicina.
   C. Irinotecano.
   D. Fluorouracil.
   E. Bevacizumabe.

3. Qual dos seguintes é sintoma comum da síndrome pós-embolização?
   A. Febre.
   B. Hematúria.
   C. Tremores.
   D. Erupção cutânea.
   E. Hipertensão.

## Respostas e Explicações

*Pergunta 1*

**C.** Artéria hepática direita substituída.

**D.** Artéria mesentérica superior.

**B.** Artéria hepática comum.

**A.** Artéria gastroduodenal.

**E.** Artéria hepática esquerda.

*Pergunta 2*

**B. Correta!** A doxorrubicina, muitas vezes misturada ao Ethiodol (óleo de semente de papoula), é administrada por via intra-arterial para tratar carcinoma hepatocelular. A mistura clássica previamente envolvia terapia com três agentes, sendo eles doxorrubicina, cisplatina e mitomicina C. Por sua disponibilidade, a maioria dos centros agora usa apenas a doxorrubicina.

*Outras escolhas e discussões*

**A.** O sorafenibe é um inibidor oral da tirosina quinase usado para tratar carcinoma hepatocelular avançado. Não é administrado durante o procedimento de quimioembolização.

**C.** O irinotecano é agente de quimioterapia usado para tratar metástases no fígado de câncer de colo e não é tradicionalmente usado para tratar carcinoma hepatocelular.

**D.** O fluorouracil é um agente de quimioterapia usado para tratar algumas doenças malignas gastrointestinais, mas não é fornecido durante quimioembolização para carcinoma hepatocelular.

**E.** O bevacizumabe (também conhecido como Avastin) é usado para tratar vários tipos de câncer. No entanto, não é tradicionalmente administrado durante o procedimento de quimioembolização.

*Pergunta 3*

**A. Correta!** Febre é um sintoma comum (assim com odor e náuseas) da síndrome pós-embolização. É um processo autolimitado que dura 7 a 10 dias. Isso não deve ser confundido com sepse ou outros processos patológicos que duram mais tempo e não se resolvem por si. Depois de 10 dias, os sintomas devem ser investigados para saber se são complicações mais agressivas. A síndrome pós-embolização é tratada de maneira conservadora, abordando-se os sintomas.

As outras escolhas são todas incorretas.

## Leituras Sugeridas

Brown DB, Nikolic B, Covey AM, Nutting CW, Saad WEA, Salem R, Sofocieous CT, Sze DY. Quality improvement guidelines for transhepatic arterial chemoembolization, embolization and chemotherapeutic infusion for hepatic malignancy. J Vasc Intervent Radiol 2012;23:287–294

Clark TWI. Complications of hepatic chemoembolization. Semin Intervent Radiol 2006;23(2):119–125

### Melhores Dicas

- Ocorre uma artéria hepática *acessória* quando se encontra uma artéria variante além da irrigação arterial normal. Ocorre uma artéria hepática *substituída* quando uma artéria variante é encontrada no lugar da irrigação arterial normal. Diz-se que uma artéria hepática substituída tem 10% de prevalência na população.
- A doxorrubicina é o agente mais comumente usado em quimioembolização. Pode ser misturada ao derivado do óleo de semente de papoula e administrada sob a forma líquida ou pode ser carregada em contas e administrada por via intra-arterial, caso em que o agente será separado das contas com o passar do tempo.
- A síndrome pós-embolização é a constelação de febre, náuseas, vômitos, mal-estar e fadiga. É autolimitada e pode durar de 7 a 10 dias.

# Elementos Essenciais 17

## ■ Caso

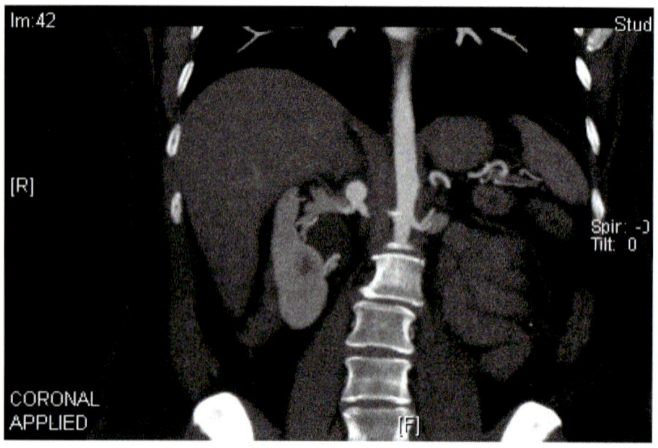


A

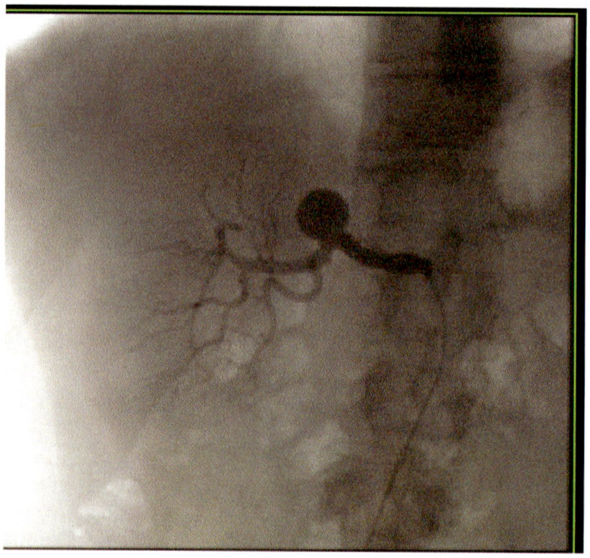

B

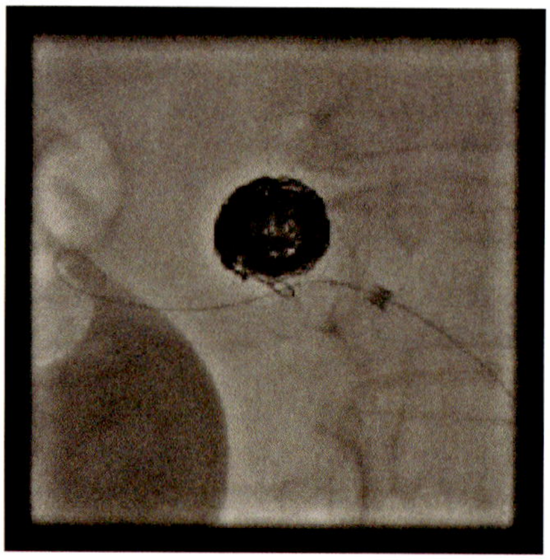

C

## ■ Perguntas

1. A angiotomografia computadorizada e a angiografia retratam qual anormalidade?
   A. Dissecção da artéria renal.
   B. Transecção da artéria renal.
   C. Aneurisma da artéria renal.
   D. Estenose da artéria renal.
   E. Malformação arteriovenosa na artéria renal.

2. Qual é o tamanho limiar aceito para intervenção em aneurismas de artérias viscerais?
   A. 0,5 cm.
   B. 1 cm.
   C. 1,5 cm.
   D. 2 cm.
   E. 5 cm.

3. Qual técnica de tratamento é retratada com essa imagem?
   A. Embolização com cola.
   B. Colocação de enxerto com *stent.*
   C. Mola.
   D. Injeção de trombina.
   E. Embolização "porta da frente-porta traseira".

## Respostas e Explicações

### Pergunta 1

**C. Correta!** Há um aneurisma no tronco da artéria renal.

As outras escolhas são todas incorretas.

### Pergunta 2

**D. Correta!** Aneurismas viscerais/renais > 2 cm costumam ser considerados para tratamento. Isso é especialmente verdade para pacientes de alto risco ou sintomáticos. Observe que essa indicação de tamanho se faz principalmente por consenso, não por estudos randomizados.

*Outras escolhas e discussões*

**A.** Considerados aneurismas muito pequenos, aqueles com 0,5 cm geralmente não são tratados por causa do tamanho pequeno. No entanto, alguns radiologistas tratam aneurismas de qualquer tamanho se o paciente estiver sintomático, se tiver múltiplos aneurismas ou se for mulher em idade fértil.

**B.** Aneurismas com 1 cm costumam ser observados se forem descobertos incidentalmente e se o paciente não for mulher em idade fértil. Conquanto cada aneurisma visceral possa se comportar de modo diferente, o risco de uma complicação devastadora (rompimento) é baixo para um aneurisma desse tamanho em paciente com baixo risco.

**C.** A faixa de 1 a 2 cm é uma zona cinzenta. Assim, alguns profissionais consideram o tratamento, mas o consenso da maioria é que aneurismas assintomáticos < 2 cm possam ser seguramente observados.

**E.** Aneurismas > 5 cm são considerados muito grandes para um aneurisma visceral e, claramente, devem ser tratados. De maneira ideal, contudo, esses aneurismas devem ser tratados muito mais cedo, quando chegam a 2 cm.

### Pergunta 3

**C. Correta!** A imagem retrata a embolização do aneurisma na artéria renal com molas, que é uma das técnicas usadas para tratar um aneurisma. A dificuldade técnica com as molas é mantê-las no saco aneurismático sem deixá-las espirrar para o vaso de origem. Isso pode ser feito com técnica meticulosa e mantendo as molas apertadas.

Muitas vezes, a implantação de molas assistida por balão ou assistida por *stent* pode ajudar. Com a colocação de molas assistida por balão, infla-se o balão na artéria de origem através do colo do aneurisma, e um cateter separado (que é preso pelo balão no aneurisma) é usado para introduzir as molas no espaço fechado. Ao final do procedimento, o balão é removido, deixando-se as molas.

Usa-se uma técnica semelhante na colocação de molas assistida por *stent*. Aí, coloca-se um *stent* não revestido no vaso de origem através do colo do aneurisma e se prende ou coloca um segundo cateter através dos interstícios do *stent* no aneurisma. A estrutura geral do *stent* impede as molas de entrar em prolapso para fora do aneurisma.

*Outras escolhas e discussões*

**A.** Pode-se usar cola para tratar várias condições endovasculares, mas não é o que se mostra no caso em teste.

**B.** Um enxerto com *stent* (também conhecido como *stent* revestido) pode ser usado para excluir um aneurisma enquanto se mantém o fluxo arterial no vaso de origem. Esse enxerto é uma boa escolha para artérias terminais que não têm irrigação colateral, na qual sacrificar o vaso de origem resultaria em isquemia distal.

**D.** A injeção de trombina pode ser realizada pela via percutânea para pseudoaneurismas, mas não está sendo usada para tratar esse aneurisma verdadeiro.

**E.** A técnica "porta da frente-porta traseira" permite ao intervencionista embolizar além do aneurisma e o vaso que leva ao aneurisma (ou pseudoaneurisma). Isso impede enchimento retrógrado do aneurisma. Faz-se isso melhor em territórios vasculares em que haja irrigação colateral, não em artérias terminais onde a embolização da porta da frente exclusivamente levará ao infarto do território vascular.

## Leitura Sugerida

Nosher JL, Chung J, Brevetti LS, Graham AM, Siegel RL. Visceral and renal artery aneurysms: a pictoral essay on endovascular therapy. Radiographics 2006;26(6):1687–1704

### Melhores Dicas

- A indicação de tamanho aceita para tratar aneurismas da artéria renal incidentais é de 2 cm. Também há consenso generalizado de que as grávidas ou mulheres em idade fértil têm aumento do risco de rompimento, e até aneurismas menores devem ser tratados nessas pacientes.
- Os aneurismas podem ser tratados por exclusão via *stent* revestido, embolização da artéria nativa, além e antes do aneurisma (embolização da porta da frente e da porta traseira) ou enchimento do próprio aneurisma com material embólico (molas, cola, Onyx [Medtronic, Mineápolis, MN]).
- Os aneurismas da artéria renal podem-se associar à hipertensão.

# Elementos Essenciais 18

## Caso

Paciente com 23 anos e fibrose cística apresenta hemoptise maciça. Consultou-se a radiologia intervencionista sobre embolização.

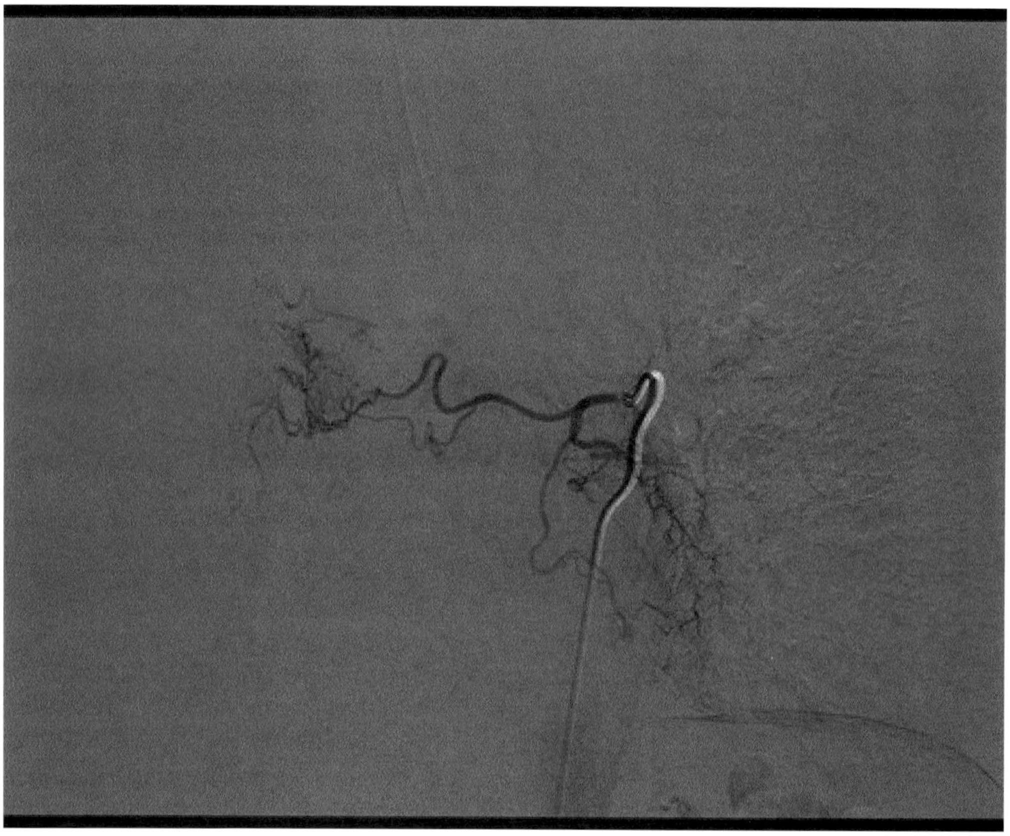

## Perguntas

1. Qual exame seria mais útil antes da angiografia?
   A. Nível de hemoglobina no sangue.
   B. Radiografia do tórax.
   C. Broncoscopia.
   D. Gasometria arterial.

2. Quantas artérias brônquicas estão tipicamente à direita e à esquerda?
   A. Três à direita, duas à esquerda.
   B. Uma à direita, duas à esquerda.
   C. Duas à direita, duas à esquerda.
   D. Uma à direita, três à esquerda.

3. Qual material embólico é melhor para usar na embolização de artéria brônquica?
   A. Partículas.
   B. Molas.
   C. Etanol desidratado.
   D. Tampão vascular.

## Respostas e Explicações

*Pergunta 1*

**C. Correta!** A broncoscopia é útil para identificar a origem anatômica do sangramento e também pode ser útil para a terapia. Uma vez identificado o lado ou o lobo que tem o sangramento, pode-se realizar embolização seletiva. Observe que o sangramento ativo raramente é identificado na angiografia.

*Outras escolhas e discussões*

**A.** É útil conhecer a hemoglobina do paciente, mas a broncoscopia e possivelmente a angiografia podem ser necessárias para controlar o sangramento, independentemente do valor da hemoglobina.

**B.** A radiografia do tórax (ou menor ainda, a tomografia computadorizada) é útil para ajudar a determinar a etiologia do sangramento. Neste caso, a história informa sobre fibrose cística.

**D.** O conhecimento da oxigenação do paciente é útil, mas a broncoscopia e, possivelmente, a angiografia podem ser necessárias para controlar o sangramento, independentemente do valor da oxigenação.

Outras etiologias comuns de hemoptise incluem tuberculose, câncer de pulmão, bronquiectasia e aspergilose. O objetivo imediato crucial é identificar o lobo anatômico ou lado do sangramento.

*Pergunta 2*

**B. Correta!** Mais comumente, há uma artéria brônquica à direita e duas à esquerda. Isso é contraintuitivo, pois o pulmão esquerdo tem dois lobos, e o pulmão direito tem três. Essas artérias brônquicas se originam entre os níveis T3 e T8. Deve-se observar que há variação significativa na origem das artérias brônquicas, vindo a irrigação potencialmente das artérias intercostais, das artérias torácicas e até do tronco tireocervical.

As outras escolhas são todas incorretas.

*Pergunta 3*

**A. Correta!** Material embólico particulado é tradicionalmente usado para a embolização de artérias brônquicas. Permite oclusão do vaso sem bloqueio da origem da artéria. Desse modo, o mesmo vaso pode ser cateterizado novamente no futuro caso o paciente sangre novamente.

*Outras escolhas e discussões*

**B.** As molas são opção menos robusta para embolização porque não oferecem oclusão distal no local do sangramento. Isso torna mais complicado o acesso à artéria brônquica se o paciente sangrar novamente.

**C.** A embolização com etanol desidratado não é tradicionalmente usada nos pulmões em razão de sua natureza altamente nociva e do risco de necrose tecidual.

**D.** Os tampões vasculares são opção menos robusta para embolização porque não oferecem oclusão distal no local do sangramento. Os pacientes com fibrose cística têm alto risco de episódios futuros de hemorragia de artéria brônquica.

## Leitura Sugerida

Yoon W, Kim JK, Kim YH, Chung TW, Kang HK. Bronchial and nonbronchial systemic arterial embolization for life-threatening hemoptysis: a comprehensive review. Radiographics 2002;22(6):1395–1409

### Melhores Dicas

- A definição exata de hemoptise maciça é um tanto controversa. Um total de 300 a 500 mL de sangue por dia é uma definição razoável.
- Um aneurisma da artéria pulmonar pode ser a causa da hemoptise. O aneurisma da artéria pulmonar é denominado aneurisma de Rasmussen.
- Todas as angiografias de artéria brônquica devem ser minuciosamente avaliadas para se saber se existe uma artéria espinal anterior. Essa artéria irriga a medula espinal. Não deve ser realizada embolização se a artéria espinal anterior estiver no território da embolização por causa do risco de paralisia permanente!

# Elementos Essenciais 19

## Caso

Homem de 44 anos apresenta ascite, dor abdominal e elevação nos testes de função hepática.

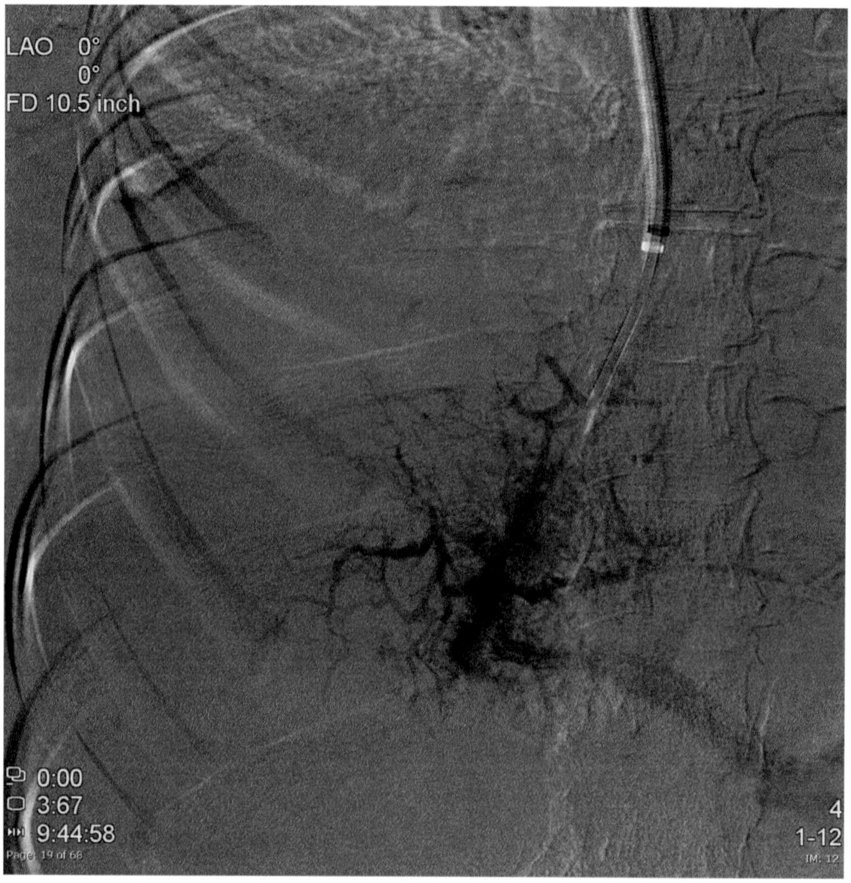


## Perguntas

1. Com base em achados angiográficos, qual é o diagnóstico mais provável?
   A. Carcinoma hepatocelular.
   B. Derivação portoarterial.
   C. Hepatite C.
   D. Síndrome de Budd-Chiari.

2. Com respeito à veia hepática média, o tronco da veia porta direita se localiza:
   A. Anteriormente.
   B. Posteriormente.
   C. Lateralmente.
   D. Medialmente.

3. Quando se faz uma TIPS para tratar varizes com sangramento, qual é o gradiente de pressão venosa portossistêmica ideal?
   A. > 12 mmHg.
   B. ≤ 12 mmHg.
   C. ≤ 3 mmHg.
   D. ≥ 15 mmHg.

## Respostas e Explicações

*Pergunta 1*

**D. Correta!** Este estudo mostra a síndrome de Budd-Chiari. Ela se caracteriza por trombose das veias hepáticas. O tratamento além do manejo clínico é a descompressão vascular por meio de um procedimento de anastomose portossistêmica intra-hepática transjugular (TIPS), que pode salvar a vida e evitar a necessidade de transplante.

*Outras escolhas e discussões*

**A.** Conquanto o paciente possa ter carcinoma hepatocelular, o estudo mostra é de um procedimento de TIPS e não se visualiza carcinoma hepatocelular.

**B.** Esse é um estudo venoso hepático e não mostra derivação portoarterial.

**C.** Conquanto o paciente possa ter hepatite, isso não pode ser determinado com venografia hepática.

*Pergunta 2*

**B. Correta!** A veia porta direita se situa posteriormente à veia hepática média. Uma TIPS tipicamente envolve conectar a veia hepática direita à veia porta direita. A veia hepática direita geralmente é a veia hepática mais posterior no fígado e é posterior à veia porta direita. Isso significa que, se uma agulha for colocada na veia hepática direita, sendo direcionada anteriormente, terá a maior probabilidade de entrar na veia porta direita. Se o radiologista estiver na veia hepática média e direcionar a agulha anteriormente, poderá entrar na veia porta esquerda e se direcionar a agulha posteriormente, pode entrar na veia porta direita.

O enxerto com *stent* Gore Viatorr se tornou o mais amplamente usado para realização de TIPS. Os primeiros 2 cm não são revestidos para colocação na veia porta, sendo o restante do *stent* revestido para impedir vazamentos de bile ou sangramento. Essa técnica tem demonstrado aumento de patência, em comparação com os *stents* não revestidos.

As outras escolhas são todas incorretas.

*Pergunta 3*

**B. Correta!** O alvo em gradiente para varizes com hemorragia é ≤ 12 mmHg.

*Outras escolhas e discussões*

**A.** Um gradiente > 12 mmHg predisporia o paciente a sangramento contínuo.

**C.** Um gradiente < 3 mmHg ajudaria a controlar o sangramento das varizes, mas pode aumentar o risco do paciente de uma encefalopatia hepática.

**D.** Um gradiente > 15 mmHg predisporia o paciente ao sangramento contínuo.

As velocidades normais da ultrassonografia na TIPS variam de 90 a 190 cm/s. A avaliação da direção do fluxo (que deve ser para o fígado no tronco da veia porta e invertida na veia porta esquerda) e de trombo na TIPS deve ser registrada em todas as ultrassonografias para TIPS. É crítica a comparação com estudos prévios para determinar se há disfunção da TIPS em decorrência da ampla variedade de aspectos dos *stents* da TIPS à ultrassonografia.

Observe que o modelo para hepatopatia terminal se correlaciona com a mortalidade em 90 dias e pode ser usado para calcular o risco de realizar uma TIPS eletiva.

## Leituras Sugeridas

ACR-SIR-SPR practice parameter for the creating of a Transjugular Intrahepatic Portosystemic Shunt (TIPS). Amended 2014. Acr.org.

Kliewer MA, Hertzberg BS, Heneghan JP, Suhocki PV, Sheafor DH, Gannon PA, Paulson EK. Transjugular Intrahepatic Portosystemic Shunts (TIPS) effects on respiratory state and patient position on the measurement of Doppler velocities. Am J Roentgenol 2000;175:149–152

### Melhores Dicas

- Nos pacientes com anatomia tradicional, a veia porta direita é *anterior* à veia hepática direita.
- Insuficiência cardíaca, coagulopatia grave, disfunção hepática grave e encefalopatia hepática são contraindicações relativas a uma TIPS eletiva.
- As velocidades normais na ultrassonografia para TIPS variam de 90 a 190 cm/s.

# Elementos Essenciais 20

## Caso

Homem de 40 anos apresenta dor latejante na mão direita. Imagem selecionada de angiografia por ressonância magnética é fornecida.

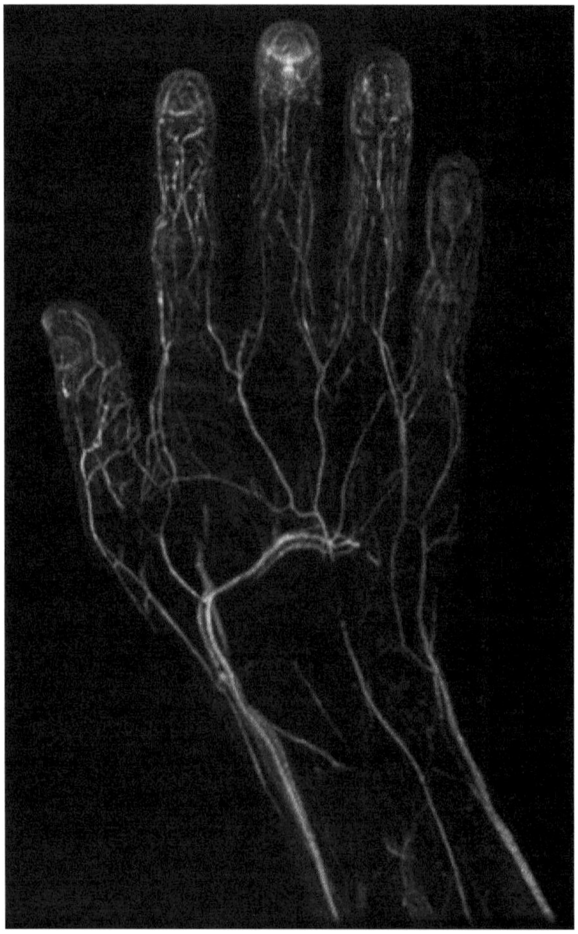

## Perguntas

1. Qual é a parte mais importante da história clínica necessária para se fazer o diagnóstico?
   A. História ocupacional e recreacional.
   B. Antecedentes familiares.
   C. História de medicação.
   D. História de tabagismo.
   E. História cirúrgica.

2. Todas as seguintes alternativas são comumente vistas na angiografia com esse diagnóstico EXCETO:
   A. Áreas estenosadas.
   B. Corte abrupto do vaso.
   C. Aneurisma.
   D. Configuração em saca-rolhas.
   E. Tortuosidade do vaso.

3. Qual(is) vaso(s) tipicamente irriga(m) primariamente o arco palmar superficial?
   A. Artéria radial.
   B. Artéria ulnar.
   C. Artéria mediana.
   D. Artérias radial e ulnar.
   E. Artérias radial, ulnar e mediana.

## Respostas e Explicações

### *Pergunta 1*

**A. Correta!** A história ocupacional e recreacional. Uma história de trauma repetitivo é clássica para o diagnóstico do paciente, que síndrome do martelo hipotenar. Esse paciente apresentava história de jogar hóquei e de lesão repetitiva na eminência hipotenar. Esse trauma repetitivo resulta em hiperplasia da íntima com duplicação e fragmentação da lâmina elástica interna. Os achados de imagens incluem um aspecto em saca-rolhas da artéria ulnar distal, oclusão abrupta (como neste caso), estenose e, menos comumente, formação de aneurisma. Isso classicamente ocorre em pacientes com trauma contuso repetitivo da eminência hipotenar, embora também se relatem casos depois de lesão única.

Não se sabe qual é o tratamento ideal, dada a raridade da doença. Os pacientes comumente são orientados sobre a proteção das mãos, manutenção de um ambiente quente e abandono do tabagismo. Demonstrou-se que os pacientes que continuam a fumar não têm sucesso no tratamento conservador nem no invasivo. Pode-se tentar a trombólise com cateter. As opções cirúrgicas incluem ligadura da artéria ulnar (se houver circulação colateral suficiente), anastomose terminoterminal direta e reconstrução com enxerto interpondo veia.

As outras escolhas são todas incorretas. É importante saber sobre a história de tabagismo ao considerar o tratamento, mas não para fazer o diagnóstico.

### *Pergunta 2*

**C. Correta!** Pode estar pressente um aneurisma, porém é muito menos comum com o diagnóstico do que todas as outras escolhas fornecidas.

Com a síndrome do martelo hipotenar, as pressões segmentar/digital são úteis para localizar o ponto de obstrução. A angiografia por ressonância magnética e a angiotomografia computadorizada são ambas úteis para visualizar os vasos e excluir etiologias alternativas (anormalidades ósseas e dos tecidos moles) que expliquem os sintomas do paciente. A angiografia por cateter continua a ser o padrão ouro e pode fornecer avaliação anatômica detalhada da vasculatura da mão.

As outras escolhas são todas incorretas. Isto é, todas são comumente vistas na angiografia no caso do diagnóstico feito.

### *Pergunta 3*

**B. Correta!** A artéria ulnar tipicamente irriga o arco palmar superficial. Este é considerado completo se irrigar todos os dedos e o lado ulnar do polegar. É considerado incompleto se não irrigar o polegar.

### *Outras escolhas e discussões*

**A.** A extremidade distal do arco palmar superficial da artéria ulnar se comunica com a artéria radial em apenas 34% dos casos.

**C.** A artéria mediana pode fornecer certa irrigação sanguínea para a mão, mas isso é atípico.

## Leituras Sugeridas

Blum AG, Zabel JP, Kohlmann R, et al. Pathologic conditions of the hypothenar eminence: evaluation with multidetector CT and MR imaging. Radiographics 2006;26:1021–1044

Swanson KE, Bartholomew JR, Paulson R. Hypothenar hammer syndrome: a case and brief review. Vasc Med 2011;7(2):108–115

### Melhores Dicas

- A síndrome do martelo hipotenar se refere à lesão da artéria ulnar terminal depois que ela sai do canal de Guyon. Isso ocorre, classicamente, nos pacientes com trauma contuso repetitivo da eminência hipotenar, seja relacionado com a ocupação ou recreação.
- Os pacientes podem apresentar intolerância ao frio, dor na palma e hipoestesia e alterações da cor nos dedos, poupando o polegar. Pode ocorrer ulceração e gangrena em casos extremos. Ao exame físico, o teste de Allen é positivo.
- A síndrome do martelo hipotenar compartilha muitas características comuns com o tromboangiite obliterante. A síndrome do martelo hipotenar tende a se apresentar simetricamente na mão dominante, enquanto a tromboangiite obliterante tende a estar presente simetricamente, muitas vezes com envolvimento do vaso inferior. A síndrome do martelo hipotenar também tende a poupar o polegar, diferentemente da tromboangiite obliterante (quando envolve a mão).

# Elementos Essenciais 21

## Caso

Homem de 50 anos apresenta-se com hipertensão resistente com esta angiografia por ressonância magnética das artérias renais.

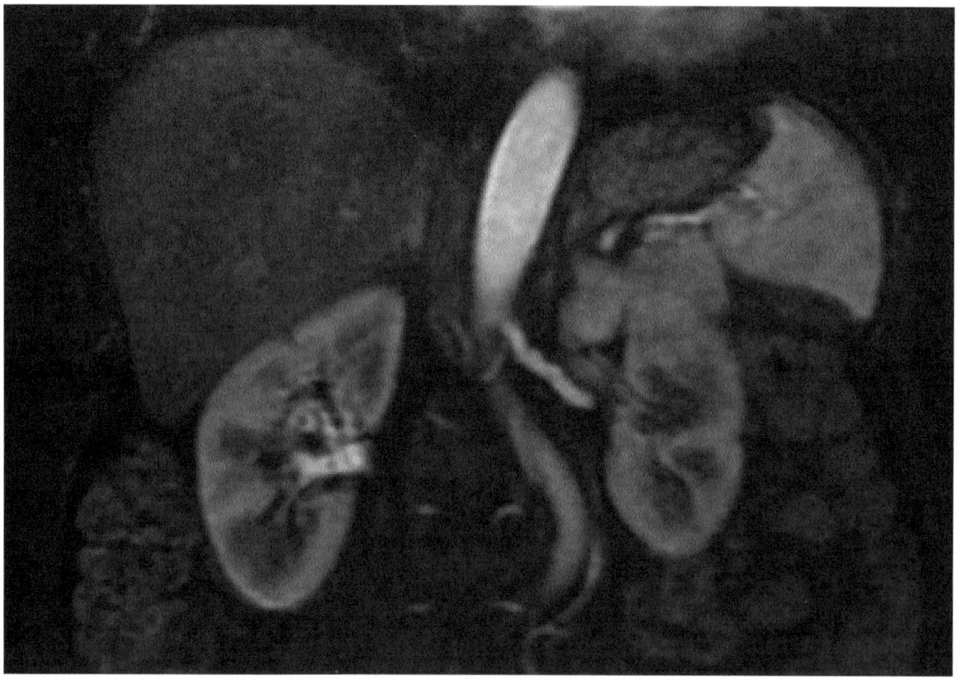

## Perguntas

1. O que é atípico sobre a apresentação da doença desse paciente?
   A. Gênero.
   B. Idade.
   C. Sinal de apresentação.
   D. Aspecto nas imagens.
   E. Localização.

2. A artéria mais comumente afetada por essa condição é:
   A. Carótida.
   B. Vertebral.
   C. Braquial.
   D. Renal.
   E. Ilíaca.

3. Qual é o tratamento de escolha para um paciente jovem com hipertensão de aparecimento recente e resistente ao tratamento clínico, tendo achados de imagens sugestivos de displasia fibromuscular renal?
   A. Tratamento clínico contínuo.
   B. Angioplastia transluminal percutânea.
   C. Colocação primária de *stent*.
   D. Revascularização cirúrgica.
   E. Nefrectomia.

## Respostas e Explicações

*Pergunta 1*

**A. Correta!** A idade, o sintoma de apresentação e os achados de imagens apontam para displasia fibromuscular (FMD) como provável diagnóstico. No entanto, o gênero feminino é mais afetado do que o masculino (3:1).

*Outras escolhas e discussões*

**B.** A idade, neste caso, é típica para FMD (40 a 60 anos).

**C.** O sinal de apresentação com hipertensão é típico de casos de FMD envolvendo as artérias renais.

**D.** As imagens mostram um aspecto clássico de fieira de contas, típico da DFM. Observe a ausência de placa aterosclerótica. A angiotomografia computadorizada e a angiografia por ressonância magnética são boas modalidades para avaliar FMD, mas a angiografia contrastada convencional é o padrão ouro.

**E.** O envolvimento das artérias renais é típico da FMD.

*Pergunta 2*

**D. Correta!** No total, 80% dos pacientes com FMD têm envolvimento das artérias renais. O envolvimento das artérias renais é bilateral em aproximadamente 35% dos casos.

Há vários aspectos da FMD nas imagens. O aspecto clássico é visto com o subtipo fibroplasia medial, demonstrando a "fieira de contas" (áreas multifocais de estenose e segmentos dilatados interpostos). O subtipo fibroplasia da íntima se manifesta como estenoses focais curtas. O subtipo perimedial se manifesta como estenoses tubulares longas com menos dilatações. Também se descreveram subtipos fibroplasia da adventícia. Esses diferentes subtipos se associam a taxas variáveis de resposta ao tratamento.

As considerações de diagnóstico diferencial da aparência deste caso incluem doença aterosclerótica, vasculite, síndromes de Marfan e Ehlers Danlos. Deve-se considerar a mediólise do segmento arterial quando há envolvimento da artéria mesentérica superior ou da artéria gastroduodenal.

*Outras escolhas e discussões*

**A.** O envolvimento da carótida extracraniana é a segunda localização mais comumente envolvida.

**B.** As artérias vertebrais (e carótida intracraniana) também podem estar envolvidas, porém muito menos comumente.

**C.** A FMD pode envolver qualquer artéria, porém é raro o envolvimento da artéria braquial.

**E.** A FMD pode envolver qualquer artéria, mas o envolvimento da artéria ilíaca é raro.

*Pergunta 3*

**B. Correta!** A angioplastia transluminal percutânea é o tratamento de primeira escolha em pacientes jovens com hipertensão de início recente, especialmente se a hipertensão for resistente ao tratamento farmacológico. A terapia farmacológica é de primeira escolha para pacientes com FMD renal e hipertensão. Se ela falhar, então a angioplastia percutânea é o tratamento preferido. A colocação de *stent* fica reservada para pacientes cuja angioplastia seja insuficiente. A revascularização cirúrgica é necessária em casos raros.

As taxas de sucesso para angioplastia percutânea são > 85%, mas a cura estrita da hipertensão (definida como pressão arterial < 140/90 mmHg sem terapia farmacológica) é obtida somente em 36% dos casos. As taxas de cura da hipertensão são mais altas quando a terapia farmacológica continua após a intervenção. As complicações importantes são menos frequentes com angioplastia percutânea do que depois de cirurgia. Os pacientes devem se submeter à vigilância regular, pois a história natural inclui lesões novas e piores em até 40% dos casos.

*Outras escolhas e discussões*

**A.** A conduta clínica, exclusivamente, não é o tratamento de escolha. Se esta falhar, então se recomenda angioplastia percutânea.

**C.** A colocação primária de *stent* não é recomendada, mas pode ser necessária se ocorrer reestenose ou dissecção depois da angioplastia.

**D.** A revascularização cirúrgica pode ser necessária em alguns casos.

**E.** Nefrectomia não é tratamento apropriado para FMD.

## Leituras Sugeridas


Hickey RM, Nemcek AA. Diagnosis and role of interventional techniques. In Geschwind J-F, Dake MD (eds). Abrams' Angiography. Philadelphia, PA: Lippincott Williams & Wilkins; 2014: 621–622

Varennes L, Tahon F, Grand S, et al. Fibromuscular dysplasia: what the radiologist should know: a pictorial review. Insights Imaging 2015;6(3):295–307


### Melhores Dicas

- A FMD é uma doença idiopática, não aterosclerótica e não inflamatória que afeta as artérias de tamanho pequeno a médio.
- Os sintomas clássicos dependem da localização e da intensidade da doença. Os pacientes com envolvimento da artéria renal podem ficar assintomáticos ou apresentar hipertensão. Os pacientes com envolvimento da carótida e da vertebral podem apresentar cefaleia, tonturas, cervicalgia ou sintomas mais sérios, inclusive ataque isquêmico transitório ou acidente vascular encefálico.
- A angiografia por cateter continua a ser o padrão ouro para diagnóstico de FMD em razão de sua alta resolução espacial. A angiotomografia computadorizada e a angiografia por ressonância magnética têm alta especificidade, porém, sensibilidade mais baixa, e um exame negativo não exclui FMD. A ultrassonografia pode ser útil, sendo que uma velocidade diastólica ≥ 150 cm/s ou uma velocidade sistólica máxima renal-aórtica ≥ 3,5 sugere estenose moderada ou intensa.

# Elementos Essenciais 22

## ■ Caso

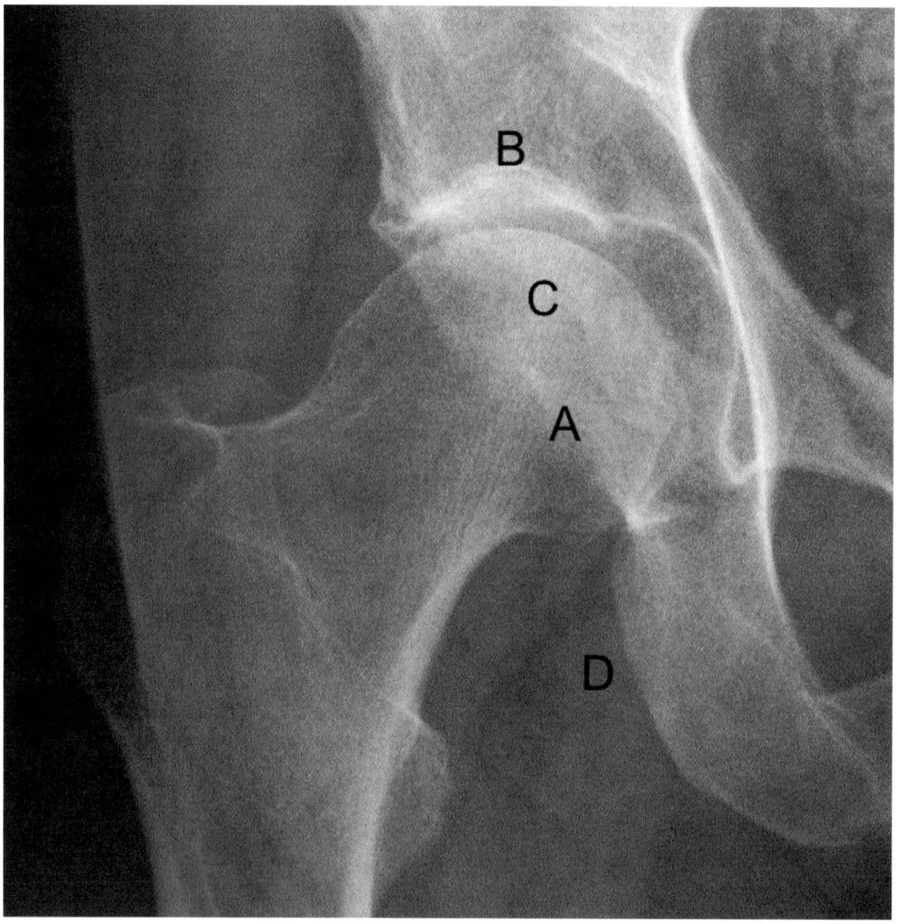


## ■ Perguntas

1. Associe a letra na imagem à descrição apropriada do ponto de acesso arterial.
   __ Alto demais.
   __ Baixo demais.
   __ Ponto de acesso ideal para cateterização retrógrada.
   __ Ponto de acesso ideal para cateterização anterógrada.

2. Qual é o ponto ideal de entrada na pele para o acesso retrógrado à artéria femoral comum?
   A. Prega inguinal.
   B. Parte média da femoral.
   C. Parte superior da cabeça femoral.
   D. Parte inferior da cabeça femoral.
   E. Trocânter menor.

3. Coloca-se uma bainha 5 French. Qual é o tamanho máximo do cateter que essa bainha acomoda?
   A. 4 French.
   B. 4,5 French.
   C. 5 French.
   D. 5,5 French.
   E. 6 French.

## Respostas e Explicações

*Pergunta 1*

**B.** Alto demais. O acesso nessa localização poderia levar a sangramento intra-abdominal quando se remove o acesso e não é fácil manter a pressão nessa localização.

**D.** Baixo demais. Este ponto provavelmente está abaixo da bifurcação da artéria ilíaca comum e pode ser difícil manter a pressão.

**A.** Acesso ideal para cateterização retrógrada. Esse acesso provavelmente está na artéria femoral comum na maioria dos pacientes, e a pressão pode ser mantida contra a cabeça femoral para obter hemostasia.

**C.** Acesso ideal para cateterização anterógrada. Ao ter um acesso descendente no membro inferior, é preciso acessar um pouco mais alto sobre a cabeça femoral para ter suficiente "espaço de operação" para colocar uma bainha e ser capaz de selecionar a artéria femoral superficial.

*Pergunta 2*

**D. Correta!** A parte inferior da cabeça femoral é o ponto ideal de entrada na pele para o acesso retrógrado à artéria femoral comum.

*Outras escolhas e discussões*

**A.** A prega inguinal tem relação variável com a parte inferior da cabeça femoral e não é bom ponto de referência para orientar a punção da artéria femoral comum.

**B.** A parte média da cabeça femoral é o ponto ideal de entrada no vaso, não o ponto ideal de entrada na pele. É o ponto ideal de entrada no vaso porque a artéria femoral comum é facilmente comprimida contra a cabeça femoral nesse local.

**C.** A parte superior da cabeça femoral é o ponto ideal de entrada na pele para o acesso anterógrado à artéria femoral comum.

**E.** O trocânter menor é muito baixo, e a artéria femoral, nesse nível, já está bifurcada em muitos pacientes.

A falta de hemostasia adequada depois do procedimento pode resultar em hematoma ou hemorragia. A compressão manual deve ser mantida por pelo menos 15 minutos. Muitos profissionais mantêm esticado o membro inferior usado para o acesso por um dado período de tempo (frequentemente 4 horas para uma bainha 4 French, 5 horas para uma bainha 5 French etc). Também podem ser considerados os dispositivos para fechamento vascular, os quais resultam em diminuição do tempo de compressão manual, do tempo até a mobilização e do tempo até a alta do paciente, mas não se associam, necessariamente, à diminuição da taxa de aplicação.

*Pergunta 3*

**C. Correta!** 5 French é o tamanho máximo do cateter que uma bainha 5 French consegue acomodar. As bainhas são descritas por seu diâmetro interno *versus* cateteres, que são descritos por seu diâmetro externo. O tamanho do cateter descreve o diâmetro externo em French, onde 3F = 1 mm. O tamanho French das bainhas se refere ao diâmetro interno, ou seja, o tamanho de cateter que se pode encaixar na bainha. Isso significa que o diâmetro real do orifício criado pela bainha é 1,5 a 2F maior do que o tamanho da bainha.

*Outras escolhas e discussões*

**A.** Bainha 5 French consegue acomodar um cateter maior do que 4 French.

**B.** Bainha 5 French consegue acomodar um cateter maior do que 4,5 French.

**D.** Bainha 5 French não consegue acomodar um cateter maior do que 5 French.

**E.** Bainha 5 French não consegue acomodar um cateter maior do que 5 French.

## Leituras Sugeridas

Barbetta I, van den Berg JC. Access and hemostasis: femoral and popliteal approaches and closure devices – why, what, when, and how? Semin Intervent Radiol 2014;31(4):353–360

Kaufman JA. Invasive vascular diagnosis. In Mauro MA, Murphy KPJ, Thomson KR, et al (eds). Image-Guided Interventions. Philadelphia, PA: Saunders; 2013: 11–32

### Melhores Dicas

- O acesso vascular ao sistema arterial é efetuado com a técnica Seldinger, pela qual se introduz um dispositivo em um vaso sanguíneo sobre um fio-guia.
- A artéria femoral comum é o ponto de acesso mais comum para angiografia. A técnica apropriada, incluindo a seleção do ponto ideal de entrada na pele, é essencial para evitar complicações.
- Para evitar sangramento depois do procedimento, recomenda-se compressão manual por pelo menos 15 minutos. Também é útil manter o membro inferior estivado por várias horas após o procedimento.

# Elementos Essenciais 23

## Caso

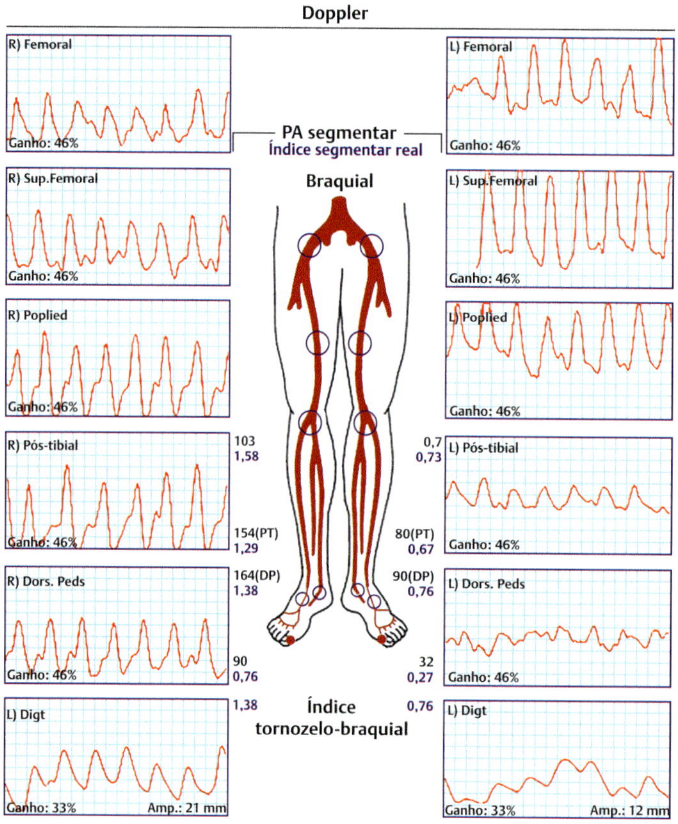


## Perguntas

1. Quais os sintomas esperados com um índice tornozelo-braquial (ABI) de 0,5?
   A. O paciente provavelmente está assintomático.
   B. O paciente provavelmente tem leve claudicação.
   C. O paciente provavelmente tem claudicação moderada.
   D. O paciente provavelmente tem dor em repouso.
   E. O paciente provavelmente tem perda de tecido.

2. Um ABI falsamente elevado pode ocorrer em casos de:
   A. Exercício recente.
   B. Tabagismo.
   C. Artérias periféricas intensamente calcificadas.
   D. Vasculite.
   E. Administração recente de vasodilatadores.

3. Uma paciente vem ao consultório queixando-se de leves câibras intermitentes no membro inferior que melhoram com o repouso. Seus sintomas não têm impacto significativo sobre seu estilo de vida. Tem um ABI de 0,8. A melhor conduta é:
   A. Conduta cirúrgica.
   B. Conduta endovascular.
   C. Avaliação por imagens.
   D. Modificação dos fatores de risco.
   E. Exclusivamente tratamento conservador dos sintomas.

## Respostas e Explicações

*Pergunta 1*

**C. Correta!** Espera-se que pacientes com um ABI na faixa de 0,4 a 0,7 tenham claudicação moderada. O ABI é método rápido, confiável e não invasivo de pesquisar doença arterial periférica. Um manguito pneumático e o transdutor de ultrassonografia Doppler são usados para determinar a pressão arterial no tornozelo por avaliação das pressões das artérias pediosa dorsal e tibial posterior bilateralmente e, nos braços, avaliando as artérias braquiais bilateralmente. Os valores mais altos da artéria pediosa dorsal e da tibial posterior são divididos pelos valores mais altos da artéria braquial para obter o índice.

*Outras escolhas e discussões*

**A.** A faixa normal do ABI é de 1 a 1,2. Menos de 0,9 é considerado anormal, mas os pacientes podem estar assintomáticos com ABI levemente anormal.

**B.** Pacientes com ABI variando entre 0,7 e 0,9 têm doença leve e podem estar assintomáticos ou ter claudicação leve.

**D.** Espera-se que os pacientes com um ABI < 0,3 tenham dor em repouso.

**E.** Espera-se que os pacientes com ABI < 0,3 tenham perda de tecido.

*Pergunta 2*

**C. Correta!** Como as artérias periféricas calcificadas são difíceis de comprimir, isso pode resultar em um valor falsamente elevado. Isso ocorre mais frequentemente em pacientes diabéticos com esclerose calcificada da média. Nesses casos, um índice entre dedos do pé e braquial pode ser indicador valioso de doença periférica. O índice normal é de 0,6 a 0,7 ou mais. Os registros de volume de pulso também continuam acurados em pacientes com vasos não compressíveis.

Nenhuma das outras escolhas relacionadas eleva falsamente o ABI.

*Pergunta 3*

**D. Correta!** É importante abordar os fatores de risco modificáveis para reduzir a morbidade e mortalidade cardiovasculares totais. O manejo dos fatores de risco, inclusive tabagismo, hipertensão, hiperlipidemia e diabetes, é uma parte importante do tratamento de primeira escolha para doença vascular. Modificações do estilo de vida, como manter um peso saudável e fazer exercício regularmente, também são importantes. Os pacientes com insuficiência arterial crônica podem estar assintomáticos ou apresentar claudicação intermitente. Além disso, esses pacientes algumas veze evoluem para dor em repouso, perda tecidual e gangrena. Os sintomas ocorrem no grupo muscular imediatamente distal à região de estenose arterial. É preciso obter história e exame físico meticulosos. Além de um exame vascular completo documentando diminuição ou ausência de pulsos, deve-se realizar exame cuidadoso pesquisando alterações de cor da pele, alterações da temperatura e perda de pelos. Também é importante a pesquisa de úlceras, inclusive seu aparecimento e localização.

*Outras escolhas e discussões*

**A.** Os procedimentos de revascularização, em geral, são considerados em pacientes com sintomas progressivos ou naqueles intensamente limitados por seus sintomas.

**B.** V. resposta A.

**C.** Por causa do custo, da exposição à radiação em potencial e dos procedimentos invasivos em potencial, a avaliação por imagens, em geral, não é considerada, a menos que o paciente precise de revascularização.

**E.** Embora o manejo dos sintomas seja importante, isso exclusivamente não é tratamento suficiente para doença arterial periférica.

## Leituras Sugeridas

Brooke BS, Black JH. Clinical vascular exam. In Mauro MA, Murphy KPJ, Thomson KR, et al (eds). Image-Guided Interventions. Philadelphia, PA: Saunders; 2013: 46–53

Kaufman J. Lower-extremity arteries. In Kaufman JS, Lee MJ (eds). Vascular and Interventional Radiology. Philadelphia, PA: Saunders; 2013: 334–364

Weinberg I, Jaff MR. Diagnostic noninvasive evaluations: ultrasound and hemodynamic studies. In Geschwind J-F, Dake MD (eds). Abrams' Angiography. Philadelphia, PA: Lippincott Williams & Wilkins; 2014: 388–401

### Melhores Dicas

- Um ABI de 1 a 1,2 é considerado normal. Doença oclusiva arterial leve é indicada por valores de ABI de 0,7 a 0,9. Valores de ABI de 0,4 a 0,7 indicam doença moderada, e a doença grave é indicada por valores < 0,4. Geralmente se encontra gangrena com valores de ABI < 0,2.
- A pressão absoluta também é útil para a avaliação. Uma pressão no tornozelo < 50 mmHg é sugestiva de isquemia crônica na extremidade.
- Uma redução da pressão segmentar na extremidade > 20 mmHg de um nível para o seguinte ou comparada ao segmento contralateral é considerada significativa. Essa medida pode ser combinada à análise das ondas Doppler em cada nível para fornecer informações sobre o fluxo, bem como a pressão.

# Elementos Essenciais 24

## ■ Caso

Paciente com colecistostomia se apresenta para avaliação.

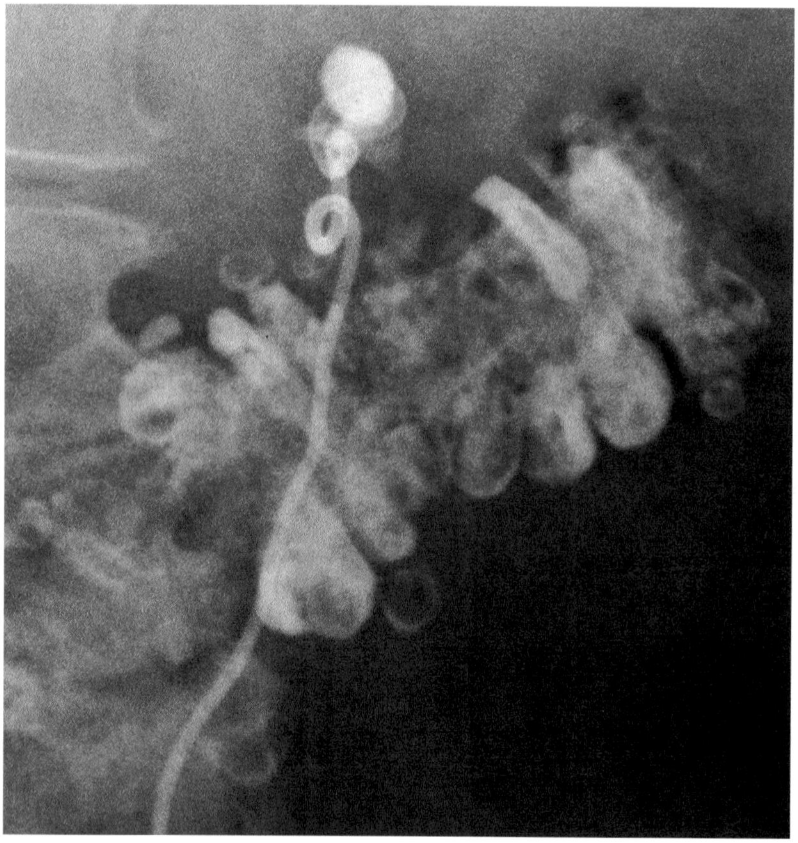

## ■ Perguntas

1. Qual via é a preferida para realização de colecistostomia percutânea?
   A. Transgástrica.
   B. Transpleural.
   C. Transepática.
   D. Transduodenal.
   E. Transcolônica.

2. Quais são as diretrizes da Society of Interventional Radiology (SIR) com referência à suspensão da aspirina antes da colocação do dreno de colecistostomia?
   A. Suspender aspirina por 10 dias.
   B. Suspender aspirina por 5 dias.
   C. Suspender aspirina por 3 dias.
   D. Suspender aspirina por 1 dia.
   E. Não se recomenda suspender a aspirina.

3. Qual é o achado pertinente nessa imagem?
   A. Patência do ducto cístico.
   B. Perfuração da vesícula.
   C. Colelitíase.
   D. Formação de fístula.
   E. Vazamento de bile.

## Respostas e Explicações

*Pergunta 1*

**C. Correta!** Um acesso transepático é o preferido, pois se acredita que oferece maior estabilidade do cateter. De modo ideal, essa abordagem atravessa a área de base do fígado, o que garante que qualquer vazamento de bile que ocorra seja extraperitoneal. Uma via transperitoneal também é comumente utilizada.

A colecistostomia percutânea é feita mais comumente para permitir descompressão da vesícula biliar no contexto de colecistite aguda em um candidato insatisfatório para cirurgia. Ocasionalmente, a colecistostomia percutânea também é utilizada para permitir o acesso ao sistema biliar para colocação de *stent* ou outra intervenção biliar. É costume administrar antibióticos intravenosos com cobertura para Gram-negativos, fazendo-se ajuste da antibioticoterapia depois das culturas.

As outras escolhas são todas incorretas.

*Pergunta 2*

**E. Correta!** A colocação percutânea de sonda de colecistostomia é classificada como procedimento de médio risco sob as diretrizes da SIR. De acordo com essas diretrizes, a aspirina não precisa ser suspensa para procedimentos com risco moderado de sangramento. Outros procedimentos com risco moderado de sangramento incluem colocação inicial de uma sonda de gastrostomia, biópsia hepática transabdominal e drenagem de abscesso intra-abdominal.

Há algumas contraindicações à colocação percutânea da sonda de colecistostomia. Elas incluem falta de via segura para a vesícula e tumor da vesícula que possa ser implantado por acesso percutâneo. Coagulopatia é contraindicação relativa.

As outras escolhas são todas incorretas.

*Pergunta 3*

**D. Correta!** Com a injeção da sonda, o colo ascendente é opacificado, confirmando uma fístula entre a vesícula e o colo. Em geral, as complicações da colocação percutânea de sonda de colecistostomia são raras e podem incluir vazamento de bile, sepse, peritonite e hemorragia. Também pode ocorrer transgressão das estruturas em torno, inclusive a pleura e o intestino, o que pode resultar em perfuração e formação de fístula.

*Outras escolhas e discussões*

**A.** O ducto cístico não está bem visualizado nessa imagem.

**B.** Não há extravasamento de contraste para o peritônio, o que seria de esperar com perfuração da vesícula.

**C.** Não se vê colelitíase.

**E.** Não se demonstra contraste extraluminal; portanto, não há evidência de vazamento de bile.

## Leituras Sugeridas

Fahrbach TM, Wyse GM, Lawler LP, et al. Percutaneous cholecystostomy. In Mauro MA, Murphy KPJ, Thomson KR, et al (eds). Image-Guided Interventions. Philadelphia, PA: Saunders; 2013: 1008–1013

Patel IJ, Davidson JC, Nikolic B. Consensus guidelines for periprocedural management of coagulation status and hemostasis risk in percutaneous image-guided interventions. J Vasc Interv Radiol 2012;23:727–736

### Melhores Dicas

- O método preferido de acesso transcutâneo à vesícula é com orientação por ultrassonografia por trocarte ou com a técnica de Seldinger. O cateter deve ser fixado à drenagem na bolsa externa.
- No caso de colecistite calculosa, realiza-se colangiografia pela sonda para avaliar a patência do ducto cístico antes da remoção. Alternativamente, a sonda pode ser tampada por 48 horas para pesquisar sintomas. Muitas vezes a sonda permanecerá colocada até o momento da colecistectomia..
- Os cuidados iniciais pós-procedimento incluem monitorar os sinais vitais e sintomas. A sonda deve ser deixada aberta para drenagem, e não tampada. Deixa-se o trato amadurecer por 4 a 6 semanas.

# Elementos Essenciais 25

## ■ Caso

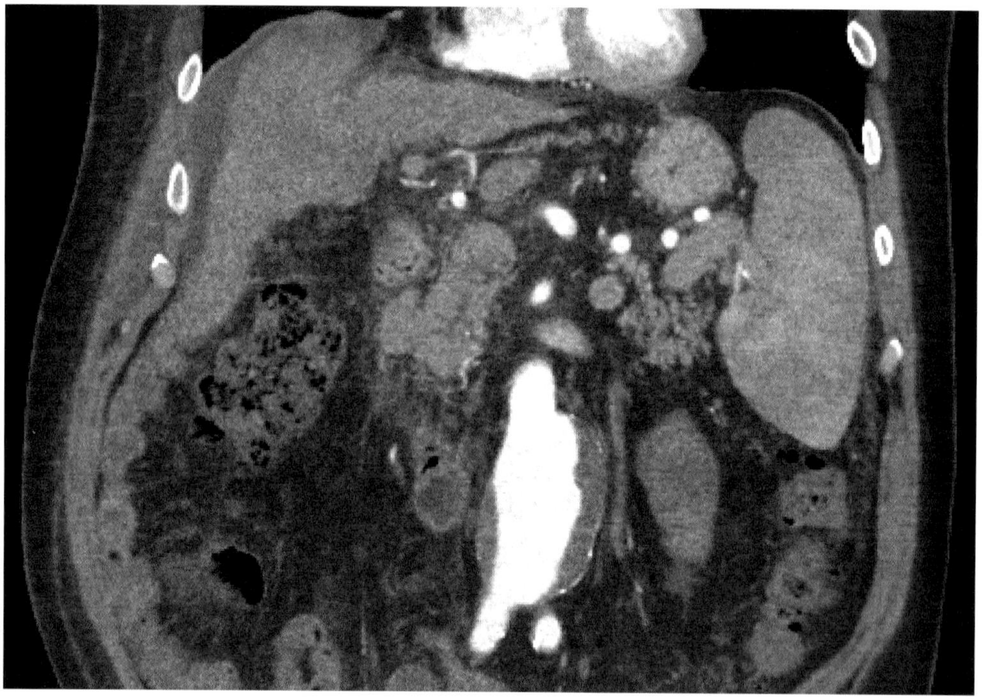

## ■ Perguntas

1. Qual das seguintes é uma indicação típica para reparo de aneurisma da aorta abdominal (AAA):
   A. Presença de um AAA > 4,5 cm.
   B. AAA estável.
   C. Crescimento de um AAA > 0,5 cm em 1 ano.
   D. Crescimento de um AAA > 0,5 cm em 6 meses.

2. Qual modalidade tem mais probabilidade de subestimar o tamanho de um saco aneurismático?
   A. Ultrassonografia.
   B. Tomografia computadorizada.
   C. Ressonância magnética.
   D. Angiografia convencional.
   E. Todas as modalidades anteriores têm acurácia semelhante.

3. Qual das seguintes considerações anatômicas é importante para planear reparo endovascular de um AAA?
   A. Comprimento do pescoço da aorta.
   B. Angulação do pescoço da aorta.
   C. Trombo mural no pescoço da aorta.
   D. Tamanho e tortuosidade das artérias ilíacas e femorais.
   E. Todas as anteriores.

## Respostas e Explicações

*Pergunta 1*

**D. Correta!** Crescimento rápido de um AAA > 0,5 cm em 6 meses é indicação de reparo. Define-se AAA infrarrenal (abaixo da saída da artéria renal) como um diâmetro aórtico > 3 cm ou diâmetro 50% maior do que a aorta não aneurismática adjacente. A maioria dos AAAs envolve a aorta infrarrenal, mas até 15% podem envolver a aorta suprarrenal.

*Outras escolhas e discussões*

**A.** Presença de um AAA > 5,5 cm é indicação de reparo, não de 4,5 cm. O reparo pode ser considerado em AAAs com menos de 5,5 cm em pacientes com risco mais alto de ruptura (como as mulheres). Alternativamente, o reparo pode ser adiado em pacientes mais idosos que tenham risco mais alto de mortalidade perioperatória.

**B.** Um AAA estável geralmente não é indicação para reparo, a menos que o tamanho seja > 5,5 cm ou se o paciente estiver sintomático.

**C.** Crescimento de um AAA > 0,5 cm por ano não é indicação para reparo.

*Pergunta 2*

**D. Correta!** A angiografia por subtração digital convencional avalia apenas a luz patente, não consegue pesquisar trombos murais e pode subestimar o tamanho total do saco aneurismático.

*Outras escolhas e discussões*

As outras escolhas estão todas incorretas, isto é, são capazes de medir precisamente o tamanho do saco aneurismático.

**A.** A ultrassonografia é útil para detecção e monitoração de um AAA e faz estimativas razoáveis do tamanho do saco aneurismático.

**B.** A tomografia computadorizada é excelente para avaliar o tamanho do AAA, bem como para avaliar o pescoço da aorta e os vasos de acesso para planejamento da intervenção.

**C.** A ressonância magnética é excelente para avaliar o tamanho do aneurisma, mas é limitada na avaliação de calcificação.

*Pergunta 3*

**E. Correta!** Todos esses fatores precisam ser considerados ao planear o reparo endovascular.

Define-se pescoço da aorta como a distância desde a artéria renal mais baixa até o começo da aorta aneurismática. É preciso um comprimento mínimo para garantir fixação e vedação apropriada da face proximal do endoenxerto. Com os atuais recursos, o comprimento mínimo é de 10 a 15 mm. O pescoço da aorta deve ser não aneurismático.

O ângulo do pescoço à aorta também é importante. Com os atuais recursos, a angulação máxima permitida varia de 45 a 60 graus. A forma do pescoço e a presença de trombo mural também precisam ser consideradas. Outra consideração ao planear o reparo de aneurismas é o tamanho e a tortuosidade das artérias iliofemorais para garantir a vedação apropriada dos aspectos distais do endoenxerto. Recomenda-se a preservação de uma artéria ilíaca interna para o fluxo sanguíneo pélvico. O tamanho mínimo desses vasos que pode ser usado depende do dispositivo.

## Leituras Sugeridas

Vallabhaneni R, Farber MA. Aortic stent-grafts. In Mauro MA, Murphy KPJ, Thomson KR, et al (eds). Image-Guided Interventions. Philadelphia, PA: Saunders; 2013: e97–e103

Yamanouchi D, Matsumura JS. Abdominal aortic aneurysms. In Geschwind J-F, Dake MD (eds). Abrams' Angiography. Philadelphia, PA: Lippincott Williams & Wilkins; 2014: 677–685

### Melhores Dicas

- Os AAAs podem ser reparados via técnicas cirúrgicas abertas ou endovasculares. As abordagens endovasculares resultam em menos óbitos relacionados com o aneurisma, quando comparadas com o reparo aberto.
- Define-se aneurisma como uma dilatação focal pelo menos 50% maior do que a largura da artéria normal.
- A presença de um AAA > 5,5 cm é indicação para reparo.

# Elementos Essenciais 1

## ■ Caso

Menino de 12 anos, jogador de futebol, apresenta dor joelho.

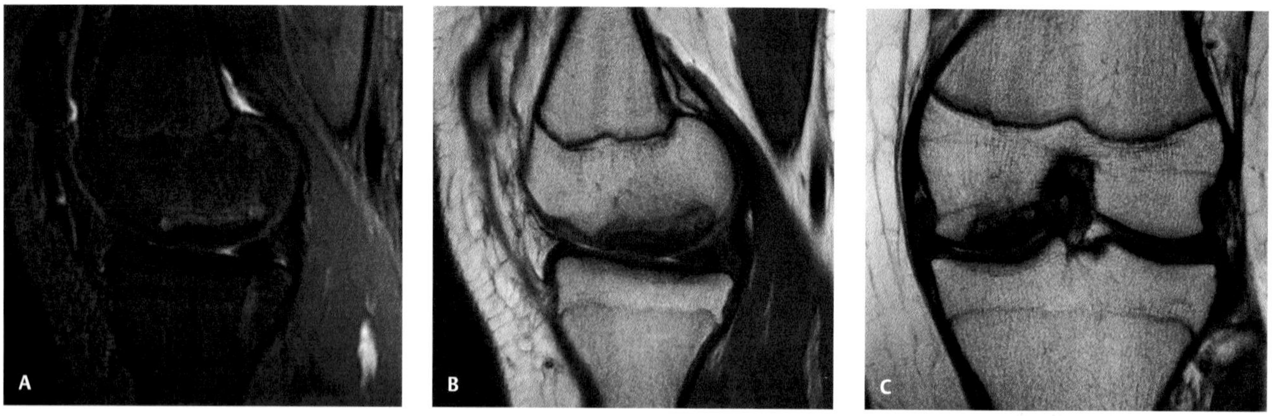


## ■ Perguntas

1. Qual é o diagnóstico?
   A. Osteocondrite dissecante.
   B. Joelho de saltador.
   C. Ruptura do ligamento colateral medial.
   D. Laceração do menisco.
   E. Fratura tipo II Salter Harris.

2. Qual das seguintes opções está correta em relação à lesão representada? (Selecione TODAS as que se aplicam.)
   A. Os pacientes acometidos normalmente têm menos de 18 anos.
   B. As lesões muito comumente afetam o capitólio.
   C. No joelho, essas lesões são mais frequentemente observadas na patela.
   D. A etiologia sugerida é uma lesão no centro de ossificação da cartilagem epifisária.
   E. Opções de tratamento cirúrgico incluem pinagem e enxerto osteocondral.

3. Qual(is) do(s) seguinte(s) é(são) uma característica de ressonância magnética da instabilidade da osteocondrite dissecante? (Selecione TODAS as que se aplicam.)
   A. Embebimento profundo da lesão em líquido.
   B. Corticação em torno da lesão.
   C. Fragmentação da placa subcondral.
   D. Deslocamento ou luxação do fragmento.
   E. Padrão de edema da medula óssea.

## ■ Respostas e Explicações

*Pergunta 1*

**A. Correta!** A osteocondrite dissecante (OCD), na imagem por ressonância magnética, aparece como lesão osteocondral bem circunscrita na epífise, frequentemente ocorrendo no joelho na face lateral do côndilo medial do fêmur. Algumas vezes, isso é denominado lesão osteocondral.

*Outras escolhas e discussões*

**B.** Joelho de saltador é uma lesão insercional crônica da fixação proximal do tendão patelar, apresentando-se como espessamento e aumento de sinal no tendão e edema da medula óssea na patela adjacente.

**C.** O ligamento colateral medial visualizado está intacto.

**D.** Não se demonstra laceração do menisco.

**E.** Uma fratura Salter Harris tipo II atravessa a placa de crescimento e a metáfise. As placas de crescimento e as metáfises estão intactas nesse paciente.

*Pergunta 2*

**A. Correta!** Os pacientes com lesões de OCD tendem a ser jovens (abaixo de 18 anos) e têm duas vezes mais probabilidade de ser do gênero masculino.

**D. Correta!** Embora não se saiba qual é a causa exata, acredita-se que a OCD seja secundária a uma lesão de um centro de ossificação na cartilagem epifisária.

**E. Correta!** As opções de tratamento cirúrgico para lesões de OCD instáveis incluem microfratura, colocação de pino na lesão osteocondral e enxerto osteocondral (auto ou aloenxerto).

*Outras escolhas e discussões*

**B.** A OCD comumente afeta o joelho. Também pode ser vista na cúpula talar do tornozelo e no capítulo do tornozelo.

**C.** No joelho, as lesões osteocondrais são mais frequentemente vistas na face lateral do côndilo medial do fêmur (70%). As lesões no côndilo lateral são as mais frequentes a seguir (10 a 20%). As lesões patelares são responsáveis por 5 a 10% dos casos, e as lesões trocleares raramente são vistas.

*Pergunta 3*

**A. Correta!** Uma orla com hipersinal em T2 (intensidade de líquido ou intensidade de tecido de granulação) em torno de uma lesão de OCD sugere instabilidade em adultos. No entanto, como as lesões osteocondrais frequentemente se resolvem com o tratamento conservador em pacientes juvenis, os critérios são mais estritos, e essa orla precisa ser sinal de ***líquido***. A presença de cistos (até mesmo um) em torno da lesão de OCD em um adulto é compatível com instabilidade, mas em um paciente juvenil, os cistos devem ter mais de 5 mm de tamanho e ser múltiplos para sugerirem instabilidade. Até mesmo neste último cenário, algumas lesões evoluirão para a resolução sem intervenção cirúrgica.

**B. Correta!** Orla com baixa intensidade de sinal ou corticação em torno da lesão sugere instabilidade. Isso teria um aspecto semelhante ao das fraturas crônicas não consolidadas em outras partes do corpo, sendo vista a corticação com baixo sinal nas superfícies opostas da lesão e do osso de origem.

**C. Correta!** Fragmentação da placa subcondral sugere instabilidade.

**D. Correta!** Deslocamento ou luxação do fragmento sugere instabilidade.

*Outras escolhas e discussões*

**E.** Padrão com edema da medula óssea pode ser visto no interior da lesão ou no local doador no contexto de uma OCD. No entanto, isso exclusivamente não é sinal de instabilidade.

## ■ Leituras Sugeridas


Chang GH, Paz DA, Dwek JR, Chung CB. Lower extremity overuse injuries in pediatric athletes: clinical presentation, imaging findings, and treatment. Clin Imaging 2013;37(5):836–846

McKay S, Chen C, Rosenfeld S. Orthopedic perspective on selected pediatric and adolescent knee conditions. Pediatr Radiol 2013;43(Suppl 1):S99–106

Moktassi A, Popkin CA, White LM, Murnaghan ML. Imaging of osteochondritis dissecans. Orthop Clin North Am 2012;43(2):201–211, v–vi


### Melhores Dicas

- As lesões de OCD são mais frequentemente vistas em pacientes com menos de 18 anos e afetam o gênero masculino mais do que o feminino.
- A OCD é mais comumente vista no joelho, na face lateral do côndilo medial do fêmur.
- Sinais de instabilidade da OCD na ressonância magnética incluem orla com sinal de líquido profundamente à lesão, corticação do fragmento e do local doador adjacente e deslocamento ou luxação da lesão.

# Elementos Essenciais 2

## Caso

Homem de 48 anos, saudável, apresenta-se com trauma e dor no pé direito.

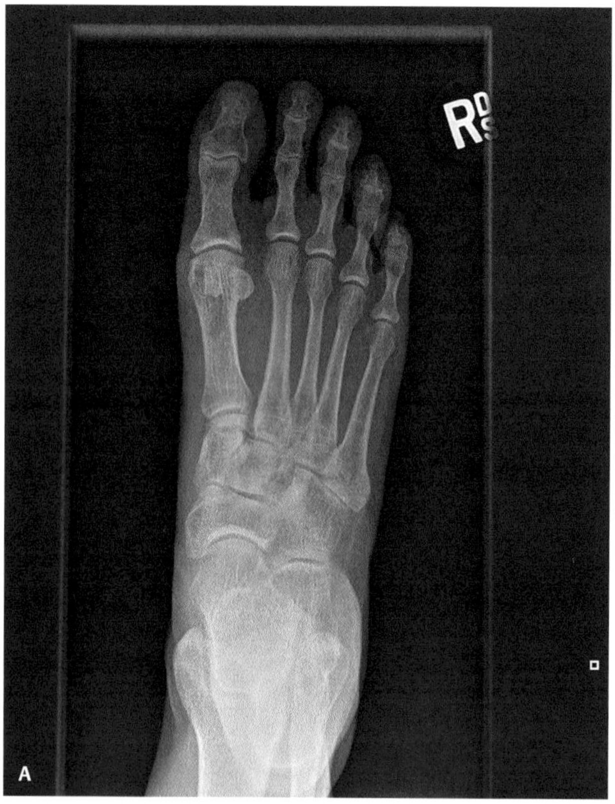


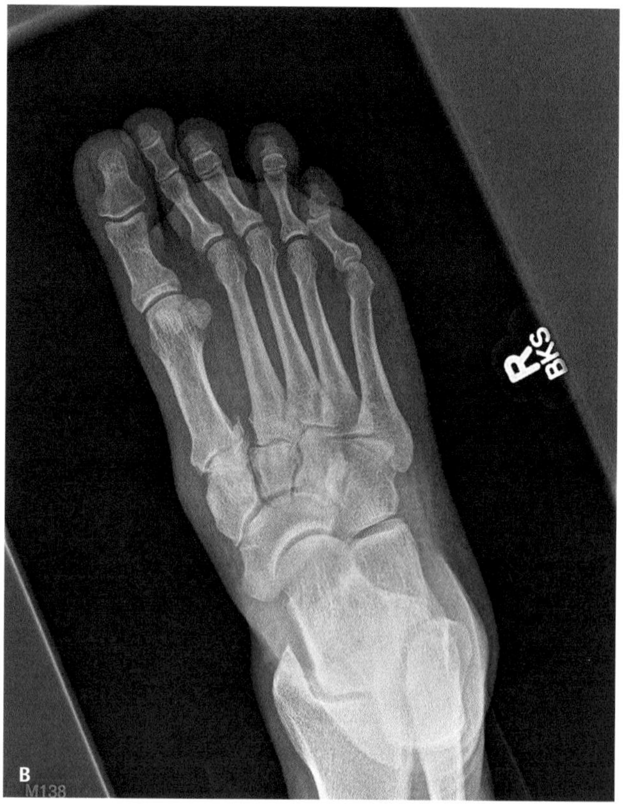


## Perguntas

1. Qual dos seguintes é o diagnóstico correto?
   A. Fratura na base do segundo metatarsiano.
   B. Fratura-luxação de Lisfranc (ligamento cuneometatarsiano medial interósseo).
   C. Articulação neuropática.
   D. Luxação da articulação de Chopart.
   E. Entorse no mediopé.

2. Quantos componentes existem na lesão neste caso?
   A. Um.
   B. Dois.
   C. Três.
   D. Quatro.
   E. Seis.

3. Qual é a melhor providência a seguir no manejo deste paciente?
   A. Fixação cirúrgica.
   B. Redução fechada.
   C. Colocação do paciente em uma bota de caminhada.
   D. Repetir as radiografias em 10 a 14 dias.
   E. Ultrassonografia.

## Respostas e Explicações

*Pergunta 1*

**B. Correta!** Essa é uma fratura-luxação de Lisfranc. A compensação da segunda articulação tarsometatarsiana (TMT) decorre de uma lesão do ligamento de Lisfranc. Este ligamento vai da base do segundo metatarsiano até o cuneiforme medial. As fraturas-luxações de Lisfranc se dividem em homolaterais, nas quais o primeiro ao quinto metatarsianos se deslocam lateralmente, e divergentes, nas quais o segundo ao quinto metatarsianos são deslocados lateralmente, mas o primeiro metatarsiano é deslocado medialmente. Fraturas-luxações de Lisfranc completas envolvem todos os cinco metatarsianos. No caso do teste, a base do primeiro metatarsiano está fraturada e luxada medialmente. A ruptura do ligamento de Lisfranc tipicamente ocorre com a flexão plantar do mediopé em trauma com baixo impacto e com força direta no trauma com alto impacto (p. ex., acidente com veículo).

*Outras escolhas e discussões*

**A.** A base do segundo metatarsiano não está fraturada.

**C.** Esse paciente não tem antecedentes médicos pessoais dignos de nota e se apresenta com lesão aguda, tornando improvável uma neuropatia. Observe que a neuropatia pode predispor a uma lesão do ligamento de Lisfranc. Ela é frequentemente vista em diabéticos, pode ser clinicamente silenciosa e pode resultar em artrite do mediopé e pé plano.

**D.** A articulação de Chopart se refere as articulações calcaneocuboide e talonavicular. Estão normais no caso do teste.

**E.** Entorse do mediopé se refere a entorse do ligamento de Lisfranc sem ruptura da segunda articulação TMT. O caso em teste demonstra uma lesão mais séria.

*Pergunta 2*

**C. Correta!** O ligamento de Lisfranc tem três componentes: dorsal, interósseo e plantar. Todos conectam a base do segundo metatarsiano com o cuneiforme medial. A banda dorsal é a mais fraca, o que explica a frequente luxação dorsal da base do segundo metatarsiano com ruptura do ligamento de Lisfranc. As projeções com sustentação de peso são muito úteis para retratar a luxação dorsal.

*Pergunta 3*

**A. Correta!** Uma fratura-luxação de Lisfranc ou lesão do ligamento de Lisfranc que seja instável ou deslocada pode levar à osteoartrite e ao colapso do mediopé se não reparada cirurgicamente em alinhamento anatômico.

*Outras escolhas e discussões*

**B.** O tratamento mais conservador da redução fechada coloca o paciente em risco mais alto de morbidade subsequente.

**C.** O tratamento mais conservador de colocar o paciente em uma bota para caminhada coloca o paciente em um risco mais alto de morbidade subsequente.

**D.** É improvável que repetir a radiografia acrescente informação útil, pois se faz o diagnóstico nas radiografias iniciais.

**E.** A ultrassonografia pode detectar uma laceração do ligamento de Lisfranc. No entanto, como a radiografia já mostra uma fratura-luxação de Lisfranc, a ultrassonografia não é necessária. Alguns cirurgiões usam tomografia computadorizada ou ressonância magnética para planejamento pré-operatório e para pesquisar fraturas adicionais radiograficamente ocultas que acompanhem as lesões de Lisfranc.

## Leituras Sugeridas


Crim J. MR imaging evaluation of subtle Lisfranc injuries: the midfoot sprain. Magn Reson Imaging Clin N Am 2008;16(1): 19–27

Siddiqui NA, Galizia MS, Almusa E, Omar IM. Evaluation of the tarsometatarsal joint using conventional radiography, CT, and MR imaging. Radiographics 2014;34(2):514–531


### Melhores Dicas

- Tanto nas lesões de Lisfranc homolaterais como nas divergentes, o segundo ao quinto metatarsianos são deslocados lateralmente. Nas divergentes, o primeiro metatarsiano é deslocado medialmente. Nas homolaterais, o primeiro metatarsiano é deslocado lateralmente (continua congruente com os outros metatarsianos).
- Uma lesão de Lisfranc pode facilmente passar despercebida numa radiografia simples, especialmente se a imagem do pé for feita sem sustentação de peso. As projeções com sustentação de peso são muito importantes se houver preocupação com lesão do mediopé. Até uma compensação sutil da segunda articulação TMT sugere lesão de Lisfranc.
- O ligamento de Lisfranc corre da base do segundo metatarsiano ao cuneiforme medial.

# Elementos Essenciais 3

## ■ Caso

Mulher de 27 anos apresenta-se com dor no polegar após lesão aguda.

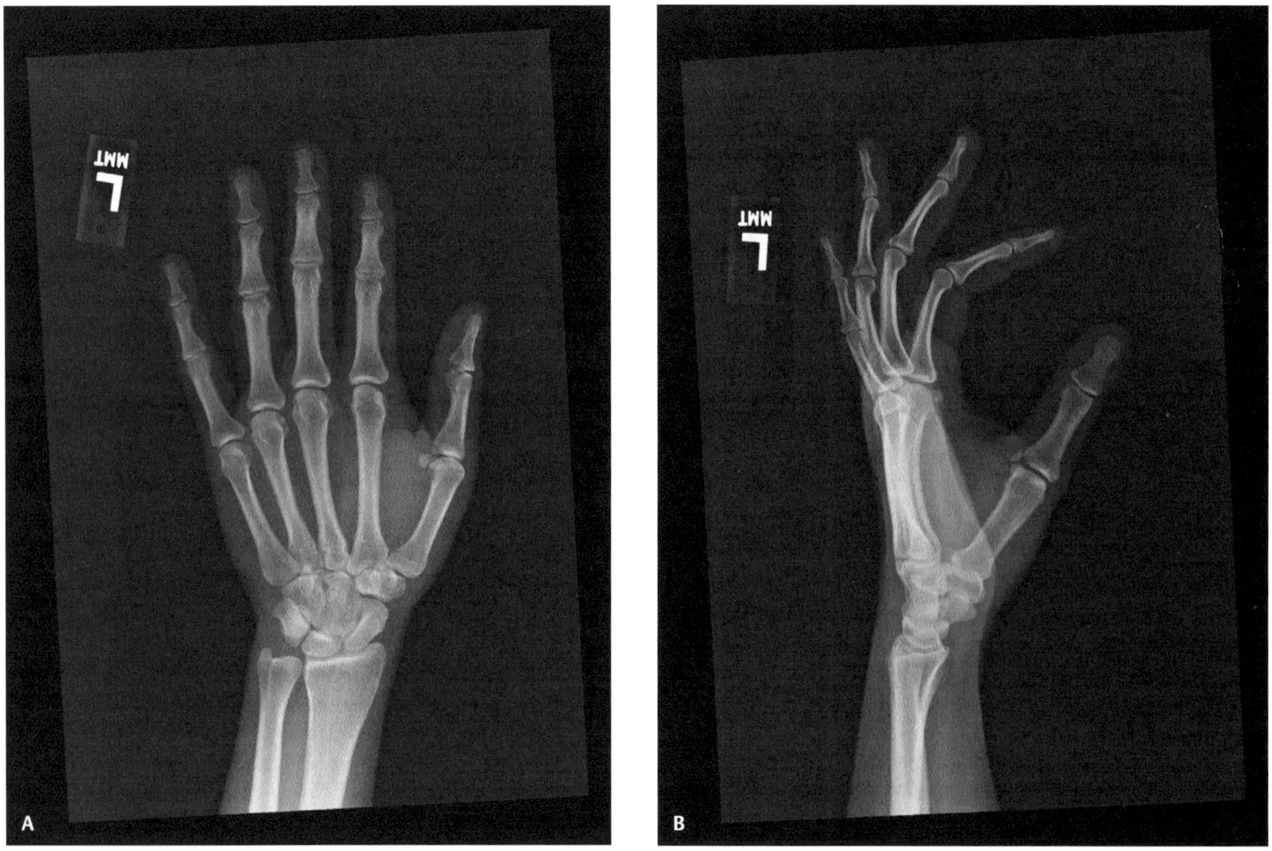


## ■ Perguntas

1. Qual é o diagnóstico que as radiografias demonstram?
   A. Lesão do ligamento colateral ulnar.
   B. Lesão do ligamento colateral radial.
   C. Lesão em polia.
   D. Lesão de tendão extensor.
   E. Lesão de tendão flexor.

2. Qual das seguintes escolhas NÃO é um passo apropriado no manejo na lesão mostrada anteriormente?
   A. Imagem de ressonância magnética.
   B. Fixação cirúrgica.
   C. Repetição das radiografias com projeções sob tensão.
   D. Tratamento conservador.
   E. Ultrassonografia.

3. Qual é o mecanismo de lesão neste caso?
   A. Hiperadução.
   B. Hiperabdução.
   C. Carga axial.
   D. Hiperextensão.
   E. Hiperflexão.

## Respostas e Explicações

*Pergunta 1*

**A. Correta!** Vê-se pequeno fragmento ósseo adjacente à base ulnar da falange proximal do polegar. Isso indica fratura com avulsão do ligamento colateral ulnar (UCL). Isso tem sido classicamente denominado "polegar do guarda-caça", referindo-se a lesões crônicas do UCL em paciente que repetitivamente quebram o pescoço de pequenas caças (coelhos). Hoje em dia, essa lesão é mais comumente vista em esquiadores (embora alguns considerem que "polegar do esquiador" seja mais uma lesão aguda). O fragmento da fratura, neste caso, está deslocado e rodado. A articulação metacarpofalângica do polegar pode estar em angulação vara com subluxação radial da falange proximal.

*Outras escolhas e discussões*

**B.** O ligamento colateral radial fixa a face radial da falange proximal e, se lesionado, resulta em fragmento de avulsão no local e/ou subluxação ulnar da falange proximal.

**C.** As lesões em polia raramente resultam em fraturas com avulsão e, portanto, em geral são ocultas radiograficamente.

**D.** Não está presente uma lesão do tendão extensor no caso teste. Uma fratura com avulsão dorsal e uma deformidade fixa em flexão poderiam representar uma lesão do tendão extensor.

**E.** Não está presente uma lesão do tendão flexor no caso teste. Uma fratura com avulsão volar e uma deformidade fixa em extensão poderiam representar uma lesão do tendão flexor.

*Pergunta 2*

**C. Correta!** As projeções sob tensão jamais devem ser feitas em pacientes com um polegar de guarda-caça, pois elas realmente criam uma lesão de Stener e transformam uma lesão não cirúrgica em cirúrgica. Está presente uma lesão de Stener quando o UCL lacerado é anormalmente deslocado sobre a aponeurose do adutor/tendão do adutor do polegar. Esse alinhamento impedirá a cicatrização normal do ligamento e, portanto, uma lesão de Stener exige fixação cirúrgica.

*Outras escolhas e discussões*

**A.** A imagem de ressonância magnética (MRI) é útil para avaliar a extensão da lesão do UCL e para pesquisar possível lesão de Stener. Uma lesão do UCL muitas vezes pode ser sutil ou oculta em radiografias iniciais.

**B.** É necessária fixação cirúrgica na presença de uma lesão de Stener. Neste caso, o fragmento de fratura deslocado e rodado tem a ver com a presença de uma lesão de Stener. Esta foi depois comprovada cirurgicamente quando a paciente foi submetida à redução cirúrgica e à fixação do UCL e do fragmento de avulsão.

**D.** O tratamento conservador (imobilização e controla da dor) costuma ser suficiente para tratar uma laceração do UCL não deslocada. No entanto, quando está presente uma lesão de Stener ou quando a conduta conservadora tiver falhado, é necessária fixação cirúrgica.

**E.** Como a MRI, a ultrassonografia é útil para avaliar a extensão da lesão do UCL e para pesquisar uma possível lesão de Stener. A ultrassonografia musculoesquelética costuma ser um exame dinâmico, mas para esta indicação, as imagens dinâmicas devem ser evitadas ou realizadas com muito cuidado para evitar causar uma lesão de Stener.

*Pergunta 3*

**B. Correta!** O UCL é lesado quando o polegar sofre hiperabdução extrema. Ser guarda-caça, esquiar e dançar *brake* têm sido implicados como fatores de risco.

*Outras escolhas e discussões*

**A.** A lesão por hiperadução não traumatizaria o UCL. (Uma lesão do ligamento colateral radial seria mais provável com esse mecanismo.)

Os outros mecanismos não seriam tipicamente responsáveis por uma lesão do UCL.

## Leituras Sugeridas


Clavero JA, Alomar X, Monill JM, Esplugas M, Golano P, Mendoza M, Salvador A. MR imaging of ligament and tendon injuries of the fingers. Radiographics 2002;22:237–256

Hinke DH, Erickson SJ, Chamoy L, Timins ME. Ulnar collateral ligament of the thumb: MR findings in cadavers, volunteers, and patients with ligamentous injury (gamekeeper's thumb). Am J Roentgenol 1994;163:1431–1434

Hirschmann A, Sutter R, Scweizer A, Pfirrmann CW. MRI of the thumb: anatomy and spectrum of findings in asymptomatic volunteers. Am J Roentgenol 2014;202:819–827


### Melhores Dicas

- O polegar do guarda-caça (ou do esquiador) descreve uma lesão por hiperabdução do UCL da articulação metacarpofalângica do polegar. Ultrassonografia e MRI são, ambas, muito úteis na avaliação.
- Uma lesão de Stener ocorre quando o UCL lacerado é deslocado acima da aponeurose do adutor/tendão do adutor do polegar. Isso exige fixação cirúrgica.
- As projeções radiográficas com tensão não devem ser realizadas e se deve ter cuidado extremo durante manobras dinâmicas com ultrassonografia para evitar causar uma lesão de Stener.

# Elementos Essenciais 4

## ■ Caso

Homem de 53 anos com rigidez e dor no pescoço e no dorso, sem outros sintomas sistêmicos.

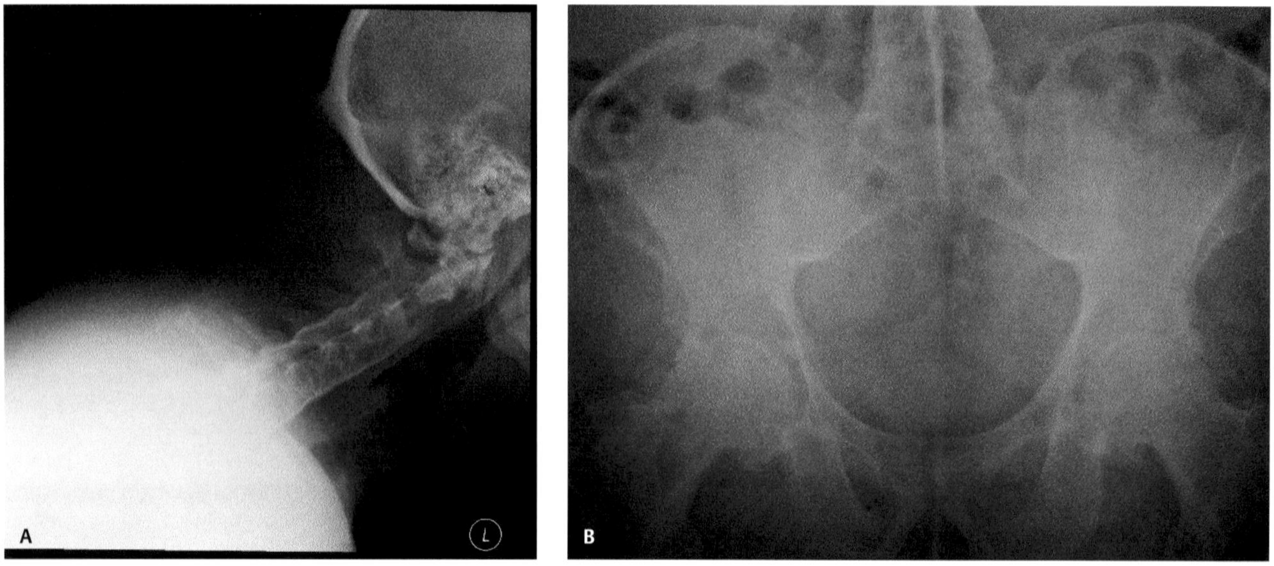


## ■ Perguntas

1. Qual dos seguintes é o diagnóstico mais provável?
   A. Artrite psoriásica.
   B. Hiperostose esquelética idiopática difusa.
   C. Artrite reativa.
   D. Espondilite anquilosante.
   E. Artrite de doença inflamatória intestinal.

2. Qual é o local primário da doença neste transtorno?
   A. Osso.
   B. Membrana sinovial.
   C. Êntese.
   D. Cartilagem.
   E. Ligamento.

3. Qual é a localização mais comum de uma lesão de Romanus?
   A. Coluna cervical.
   B. Coluna torácica média.
   C. Junção toracolombar.
   D. Coluna lombar baixa.
   E. Articulações SI.

## Respostas e Explicações

### Pergunta 1

**D. Correta!** As articulações sacroilíacas (SI) têm fusão bilateralmente, o que é compatível com sacroileíte bilateral. A radiografia da coluna cervical mostra sindesmófitos de união finos em múltiplos níveis, o que é compatível com "coluna em bambu". Essa apresentação é típica de espondilite anquilosante, uma espondiloartropatia soronegativa que tem forte associação ao antígeno HLA-B27. "Soronegativa" refere-se à ausência de fator reumatoide.

### *Outras escolhas e discussões*

**A.** A artrite psoriásica se associa à ossificação paravertebral volumosa, não a sindesmófitos finos flutuantes, como no caso teste. A artrite psoriásica comumente se associa à sacroileíte bilateral assimétrica, embora nos casos crônicos, a sacroileíte possa se tornar mais simétrica.

**B.** A hiperostose esquelética idiopática difusa se associa à ossificação volumosa em múltiplos níveis nos ligamentos paraespinais, não a sindesmófitos finos flutuantes A hiperostose esquelética idiopática difusa geralmente é considerada achado incidental e não se associa à sacroileíte, embora as articulações SI possam se fundir superiormente pelo osso de união volumoso, semelhante ao aspecto visto na coluna.

**C.** A artrite reativa (antes conhecida como síndrome de Reiter) se associa, geralmente, a uma sacroileíte bilateral assimétrica, embora nos casos crônicos, a sacroileíte se torne mais simétrica. Na coluna, a artrite reativa se associa à ossificação paravertebral volumosa, não a sindesmófitos finos flutuantes.

**E.** A doença inflamatória intestinal se associa à artropatia, e seu aspecto radiográfico pode ser semelhante ao da espondilite anquilosante. No entanto, como este paciente não tinha sintomas gastrointestinais, é improvável a artrite da doença inflamatória intestinal.

### Pergunta 2

**C. Correta!** A êntese é o local primário da doença na espondilite anquilosante e representa o tecido conjuntivo entre o tendão ou ligamento e o osso. Como as articulações SI são predominantemente revestidas por fibrocartilagem e com muito pouco tecido sinovial, pode-se pensar nessas articulações como ênteses, explicando seu envolvimento característico nas espondiloartropatias, como a espondilite anquilosante. A inflamação crônica de uma êntese pode levar à ancilose subsequente. Os pacientes com ancilose têm aumento do risco de desenvolver fraturas.

A sacroileíte geralmente é o primeiro local envolvido pela espondilite anquilosante. Essa doença afeta a coluna e os quadris e também pode afetar os ombros, os joelhos, as mãos e o parênquima pulmonar (com alterações fibrobolhosas apicais predominantes).

### *Outras escolhas e discussões*

**B.** A membrana sinovial é o local primário da doença na artrite reumatoide, não na espondilite anquilosante.

As outras escolhas são todas incorretas.

### Pergunta 3

**C. Correta!** A junção toracolombar é o local mais comum da uma lesão de Romanus. A lesão de Romanus é uma área erosiva inflamatória focal ao longo da margem anterossuperior ou anteroinferior de um carpo vertebral e pode ser vista no início da evolução das espondiloartropatias. Com ressonância magnética, mostram hipersinal com tau curto focal na recuperação da inversão durante inflamação ativa. Mais tarde, essas lesões podem se tornar escleróticas ao se resolverem, levando ao sinal do "canto brilhante". Também podem deixar para trás medula gordurosa pós-inflamatória (sem hipersinal com tau curto na recuperação da inversão).

### *Discussão*

Com referência à articulação SI, há várias simulações de sacroileíte verdadeira. O hiperparatireoidismo pode causar erosão e simular sacroileíte bilateral. A osteíte condensante dos ilíacos não é uma sacroileíte verdadeira. Refere-se à esclerose benigna do ilíaco nas proximidades da articulação SI. Assume geralmente a forma triangular. O diagnóstico pode ser feito quando o achado é visto com falta de envolvimento do sacro adjacente e preservação do espaço articular SI. Geralmente é assintomática.

Somente a metade inferior da articulação SI representa uma articulação diartrodial verdadeira. Avalie minuciosamente a metade inferior da articulação SI ao pesquisar artropatia.

## Leituras Sugeridas


Jang JH, Ward MM, Rucker AN, Reveille JD, Davis Jr JC, Weisman MH, Learch TJ. Ankylosing spondylitis: patterns of radiographic involvement—a re-examination of accepted principles in a cohort of 769 patients. Radiology 2011;258:192–198

Kim NR, Choi J-Y, Hong SH, Jun WS, Lee JW, Choi J-A, Kang HS. "MR corner sign": value for predicting presence of ankylosing spondylitis. Am J Roentgenol 2008;191:124–128

Lacout A, Rousselin B, Pelage J-P. CT and MRI of spine and sacroiliac involvement in spondyloarthropathy. Am J Roentgenol 2008;191:1016–1023


### Melhores Dicas

- A espondilite anquilosante se associa à sacroileíte simétrica e bilateral e a sindesmófitos de união em múltiplos níveis na coluna, levando à anquilose e ao característico aspecto de "coluna em bambu". A coluna com anquilose tem aumento do risco de fratura.
- A sacroileíte unilateral é uma infecção até que se prove o contrário.
- Diagnósticos diferenciais de sacroileíte bilateral e simétrica: doença inflamatória intestinal, espondilite anquilosante. Diagnósticos diferenciais de sacroileíte bilateral, mas assimétrica: artrite reumatoide, gota, artrite psoriásica, artrite reativa (doença de Reiter) e osteoartrite.

# Elementos Essenciais 5

## ■ Caso

Homem de 42 anos apresenta dorsalgia.

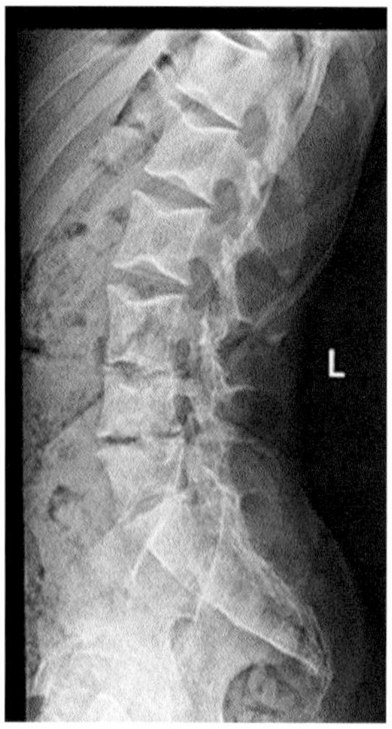


## ■ Perguntas

1. Qual condição subjacente está provavelmente presente?
   A. Doença de Paget.
   B. Hiperparatireoidismo.
   C. Doença falciforme.
   D. Osteopetrose.
   E. Osteodistrofia renal.

2. Qual é a causa da depressão da placa terminal no caso teste?
   A. Trauma.
   B. Infarto.
   C. Infecção.
   D. Cirurgia.
   E. Hemorragia.

3. Quais das seguintes são manifestações musculoesqueléticas da doença falciforme? (Selecione TODAS as que se aplicam.)
   A. Osteomielite.
   B. Transtorno do crescimento.
   C. Hematopoiese extramedular.
   D. Malignidade.
   E. Ulceração da pele.

## Respostas e Explicações

*Pergunta 1*

**C. Correta!** A depressão da placa terminal vista em múltiplos corpos vertebrais é típica da doença falciforme. As placas terminais bicôncavas no caso teste resultam em aspecto de "boca de peixe". As vértebras mais características "em forma de H" ou de "tronco de Lincoln" podem ser vistas mais tarde à medida que evoluem os infartos da placa terminal.

*Outras escolhas e discussões*

**A.** A doença de Paget na coluna se caracteriza por esclerose densa e hipercrescimento dos corpos vertebrais.

**B.** O hiperparatireoidismo na coluna produz esclerose transversa da placa terminal do corpo vertebral, semelhante a uma camiseta de jogador de rúgbi. Se houver fraturas superpostas por insuficiência da placa terminal, as vértebras podem assumir um aspecto de boca de peixe. Não está presente, contudo, esclerose da placa terminal no caso teste.

**D.** A osteopetrose da coluna causa densa esclerose da placa terminal do corpo vertebral, resultando em uma vértebra "em sanduíche".

**E.** A osteodistrofia renal na coluna resulta em aspecto semelhante ao do hiperparatireoidismo.

*Pergunta 2*

**B. Correta!** A depressão central da placa terminal do corpo vertebral na doença falciforme é causada por infartos ósseos.

*Discussão*

A doença falciforme é uma condição autossômica recessiva caracterizada por hemácias com formas anormais. Seu impacto é extensivo ao corpo todo e resulta em considerável morbidade e mortalidade. Os achados radiográficos típicos incluem aspecto de calota craniana espessada, vértebras na forma de H ou em "boca de peixe", osteopenia difusa e engrossamento das trabéculas nos ossos longos.

A persistência associada de medula vermelha nos ossos longos e locais adicionais de reconversão de medula vermelha é vista na ressonância magnética. A expansão da medula também é detectada na cintilografia óssea. Os pacientes com doença falciforme são predispostos a infartos e osteomielite.

*Pergunta 3*

**A. Correta!** Os pacientes com doença falciforme têm aumento da incidência de osteomielite e de artrite séptica por causa dos infartos ósseos e hipoesplenismo. Este último reduz a capacidade do corpo de erradicar certas bactérias. As infecções por *Salmonella* são particularmente comuns nos pacientes com células falciformes.

**B. Correta!** Ocorre comprometimento do crescimento subsequentemente aos infartos ósseos, que afetam as epífises e as placas de crescimento.

**C. Correta!** Embora a hematopoiese extramedular ocorra mais na talassemia e nas anemias hemolíticas, também pode ser vista com a doença falciforme, resultando em expansão óssea e massas nos tecidos moles do tórax, glândulas suprarrenais e pele.

**E. Correta!** A doença falciforme causa estase venosa e hipóxia tecidual, o que produz ulceração da pele, particularmente nas proeminências ósseas.

*Escolha incorreta e discussão*

**D.** Não há evidências conclusivas de aumento do risco de malignidade musculoesquelética com a doença falciforme. O câncer medular renal, neoplasia rara e agressiva do rim, associa-se ao traço siclêmico.

## Leituras Sugeridas

Ejindu VC, Hine AL, Mashayekhi M, Shorvon PJ, Misra RR. Musculoskeletal manifestations of sickle cell disease. Radiographics 2007;27(4):1005–1021

Martinoli C, Bacigalupo L, Forni GL, Balocco M, Garlaschi G, Tagliafico A. Musculoskeletal manifestations of chronic anemias. Semin Musculoskelet Radiol 2011;15(3):269–280

### Melhores Dicas

- A doença falciforme predispõe à osteomielite hematogênica, e a Salmonella é o patógeno mais comum. Pode-se ver a reconversão proeminente da medula vermelha em localizações fora do comum e, algumas vezes, é difícil a diferenciação de osteomielite hematogênica.
- Usar a idade mais jovem de um paciente e a presença de vértebra em forma de H em uma radiografia do tórax pode ajudar a diferenciar um paciente siclêmico em crise de pacientes com insuficiência cardíaca congestiva.
- A doença falciforme predispõe a infartos ósseos multifocais. Na coluna, as vértebras em forma de H são razoavelmente peculiares da doença falciforme, enquanto as vértebras "em boca de peixe" são menos específicas e podem ser vistas em outras condições, incluindo osteoporose, osteodistrofia renal e talassemia.

# Elementos Essenciais 6

## ■ Caso

Mulher de 43 anos apresenta dor no ombro.

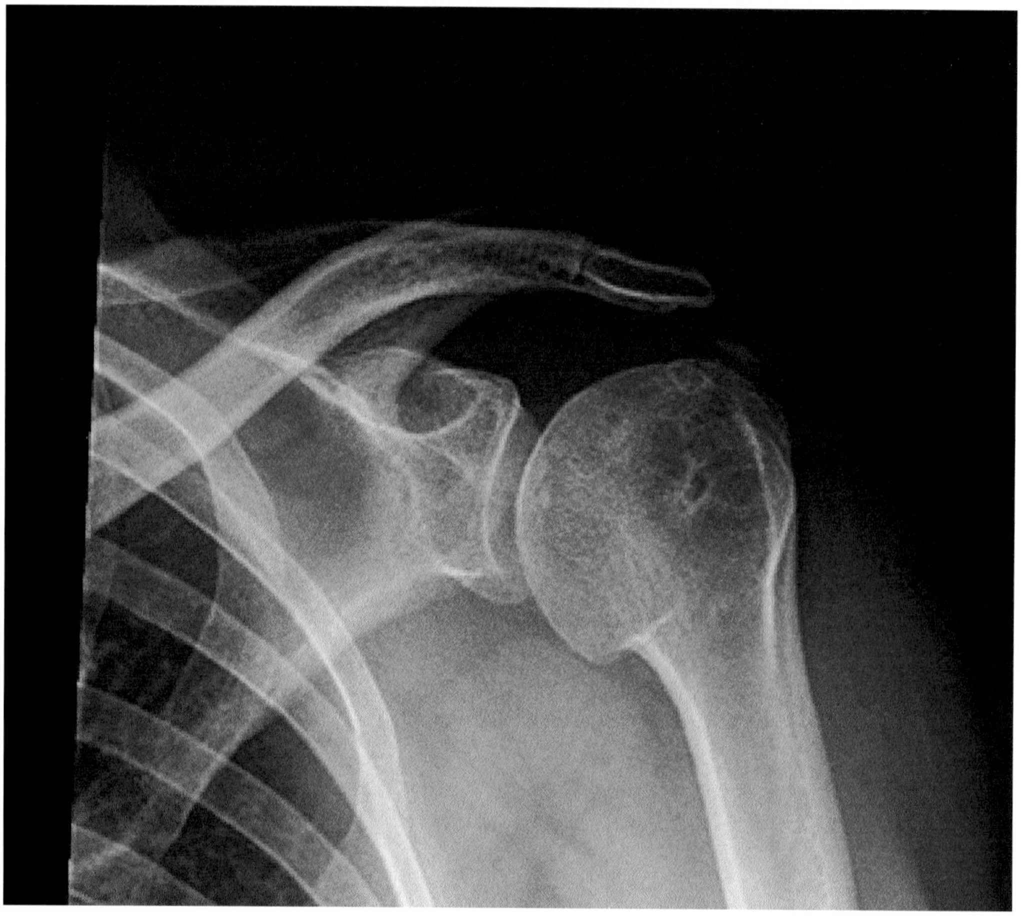

## ■ Perguntas

1. Qual dos seguintes é o diagnóstico correto?
   A. Fratura da tuberosidade maior.
   B. Tendinose calcificada.
   C. Ombro congelado.
   D. Condroblastoma da cabeça do úmero.
   E. Fratura do colo umeral.

2. Qual destes é o local MAIS comum para o achado do caso do teste?
   A. Manguito rotador.
   B. Cotovelo.
   C. Joelho.
   D. Tendão do calcâneo.
   E. Polegar.

3. Qual(is) das seguintes é(são) verdadeira(s) com referência à tendinose calcificada do manguito rotador? (Selecione TODAS as que se aplicam.)
   A. Doença dolorosa frequentemente se associa à bursite subdeltóidea.
   B. A principal opção de tratamento é a ressecção cirúrgica.
   C. Hiperemia Doppler se correlaciona com dor.
   D. Há fases de formação, de repouso e de reabsorção.
   E. Os depósitos calcificados podem causar erosão no osso.

## Respostas e Explicações

*Pergunta 1*

**B. Correta!** Há uma mineralização globular focal dos tecidos moles na região de inserção do manguito rotador, compatível com deposição de cristais de hidroxiapatita ou tendinose calcificada.

*Outras escolhas e discussões*

**A.** Uma fratura da tuberosidade maior teria matriz óssea, não cálcio amorfo, como se mostra no caso do teste.

**C.** Um ombro congelado (ou capsulite adesiva) se caracteriza por espessamento e contração da cápsula articular e da sinóvia do ombro. A radiografia simples geralmente é normal. A ressonância magnética, algumas vezes, mostra espessamento capsular e sinal alto no recesso axilar e sinal intermediário no intervalo rotador.

**D.** Um condroblastoma é tipicamente uma lesão transparente bem definida vista em pacientes jovens (menos de 20 anos), localizada na epífise de um osso longo. O caso do teste demonstra várias pequenas lesões transparentes com bordas escleróticas na cabeça do úmero. No entanto, são típicas de cistos intraósseos entesopáticos benignos.

**E.** Não há fratura no colo umeral. Há leve formação de osteófitos na cabeça do úmero, o que algumas vezes simula fratura.

*Pergunta 2*

**A. Correta!** A tendinose calcificada afeta mais comumente os ombros e, em particular, o manguito rotador. Esses depósitos calcificados também podem ocorrer nos punhos, cotovelos, mãos, quadris, joelhos e pés.

No manguito rotador, as rupturas se distribuem da seguinte maneira: supraespinhoso (80%), infraespinhoso (15%) e subescapular (5%).

*Pergunta 3*

**A. Correta!** Os depósitos de cálcio podem se derramar na bursa subdeltóidea sobrejacente, causando inflamação e dor, que pode ser intensa.

**C. Correta!** Hiperemia Doppler e distensão da bursa subdeltóidea se correlacionam com dor e tendinose calcificada.

**D. Correta!** Há fases de formação, de repouso e de reabsorção. Durante a fase de formação, cristais de cálcio coalescem no tendão, formando um foco de calcificação. Durante a fase de repouso, o tecido fibrocartilaginoso encapsula o foco de calcificação. Durante a fase de reabsorção, há reabsorção espontânea do cálcio, o que gera uma resposta inflamatória muitas vezes caracterizada por síndrome dolorosa aguda e amplitude de movimento limitada.

**E. Correta!** Durante a fase de reabsorção, o cálcio é derramado na bursa subdeltóidea sobrejacente e pode causar erosão no osso, causando inflamação. Na ressonância magnética, essas alterações inflamatórias podem parecer muito agressivas e levantar suspeita de infecção ou doença maligna. Recomendam-se ultrassonografia e radiografias para avaliação das imagens de tendinose calcificada, dado o aspecto típico nessas modalidades e custo relativamente baixo.

*Outra escolha e discussão*

**B.** O tratamento principal NÃO é a ressecção cirúrgica. As opções de tratamento para a tendinose calcificada do manguito rotador incluem aspiração guiada por ultrassonografia/lavagem e injeção de corticosteroide na bursa subacromial-subdeltóidea. Esse tem uma taxa alta de sucesso do tratamento. Os casos refratários podem ser submetidos à ressecção cirúrgica, mas isso é incomum.

## Leituras Sugeridas

Bureau NJ. Calcific tendinopathy of the shoulder. Semin Musculoskelet Radiol 2013;17(1):80–84

Le Goff B, Berthelot JM, Guillot P, Glemarec J, Maugars Y. Assessment of calcific tendonitis of rotator cuff by ultrasonography: comparison between symptomatic and asymptomatic shoulders. Joint Bone Spine 2010;77:258–263

Levy O. Ultrasound-guided barbotage in addition to ultrasound-guided corticosteroid injection improved outcomes in calcific tendinitis of the rotator cuff. J Bone Joint Surg Am 2014;96:335

### Melhores Dicas

- O local mais comum de tendinose calcificada (ou deposição de cristais de hidroxiapatita) é o manguito rotador, mas essa entidade pode afetar também outros tendões, como as inserções glúteas e as origens dos flexores do joelho.
- Inflamação relacionada com tendinose calcificada pode contribuir para extrema dor no ombro, levando a uma passagem por serviços de emergência ou clínica de cuidados de urgência para avaliação.
- A tendinose calcificada que causa erosão no osso pode ter um aspecto agressivo na tomografia computadorizada e na ressonância magnética e simular uma lesão óssea maligna.

# Elementos Essenciais 7

## ■ Caso

Homem de 56 anos apresenta dor anterior no joelho e edema.

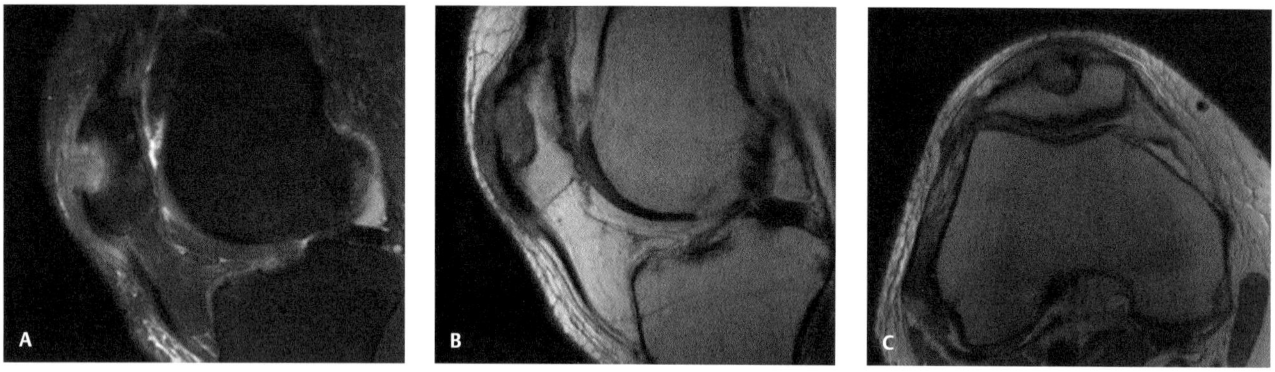


## ■ Perguntas

1. Qual dos seguintes é o diagnóstico mais provável?
   A. Gota.
   B. Laceração do tendão do quadríceps.
   C. Entesopatia.
   D. Artrite reumatoide.
   E. Osteomielite.

2. Qual dos seguintes é o local MAIS comum de envolvimento desta entidade?
   A. Articulação do quadril.
   B. Face medial da cabeça do primeiro metatarsiano.
   C. Coluna lombar.
   D. Articulação radiocarpal.
   E. Articulação glenoumeral.

3. Com referência à gota, qual(is) dos seguintes é(são) correta(s)? (Selecione TODAS as que se aplicam.)
   A. Erosões ósseas marginais com margens escleróticas e bordas s ocorrem tardiamente no processo de doença.
   B. As características sonográficas da gota incluem derrame articular, bem como depósitos ecogênicos no líquido articular, a sinóvia, e/ou na superfície da cartilagem.
   C. Os tofos sempre são intra-articulares.
   D. O uso de terapia para redução do urato aumente a sensibilidade e a especificidade da tomografia computadorizada de energia dupla para o diagnóstico de gota.
   E. Os tofos geralmente têm aspecto típico de hipossinal em T1 e hipersinal em T2 na maioria dos casos.

## Respostas e Explicações

*Pergunta 1*

**A. Correta!** As imagens de ressonância magnética revelam uma erosão óssea anterior no córtex patelar com margens escleróticas definidas e bordas suspensas, dando o aspecto de uma "mordida de rato". O material nos tecidos moles no leito da erosão é de sinal intermediário. Esses achados são típicos de um tofo de gota.

*Outras escolhas e discussões*

**B.** Um tendão do quadríceps lacerado na inserção mais distal na patela teria a anormalidade centrada no tendão (com descontinuidade das fibras e sinal alto intrínseco), e lugar de centralizada no osso, como neste caso. Se presente, uma laceração do tendão do quadríceps retrairia a patela em direção distal ("patela baixa").

**C.** A entesopatia patelar é vista como proliferação óssea ou formação de esporão no quadríceps ou nas fixações patelares. Envolve inflamação nos locais onde ligamentos, tendões ou cápsulas articulares se fixam ao osso. A entesopatia não se associaria a erosões.

**D.** As erosões associadas à artrite reumatoide geralmente ocorrem nas áreas nuas das articulações sinoviais e não demonstram, geralmente, as margens escleróticas ou as bordas suspensas vistas na gota. A sinovite é a anormalidade mais precoce a aparecer com a artrite reumatoide, o que não se demonstra neste caso.

**E.** A falta de úlcera de tecidos moles adjacente torna menos provável uma infecção do que gota. Adicionalmente, é improvável uma infecção aguda produzir uma lesão intraóssea com margens tão bem definidas. No entanto, a infecção de tecidos moles costuma afetar o osso adjacente – por exemplo, é possível a extensão direta de um corpo estranho – e infecção seria uma consideração diagnóstica.

*Pergunta 2*

**B. Correta!** Aproximadamente 50% dos casos de gota ocorrem na face medial da cabeça do primeiro metatarsiano. A gota é encontrada nos tornozelos (tendão do calcâneo), pés (articulações intertarsais), punhos (compartimento carpometacarpiano), nas ênteses em torno dos joelhos (tendões patelas e poplíteo), ombros e articulações sacroilíacas. Podem-se ver derrames bilaterais no olécrano e são um indício do diagnóstico correto.

As outras escolhas são todas incorretas.

*Pergunta 3*

**A. Correta!** Erosões ósseas marginais com margens escleróticas e bordas suspensas ocorrem tardiamente no processo de doença. A maioria das apresentações precoces da gota tem radiografias simples normais.

**B. Correta!** As características sonográficas da gota incluem derrame articular, bem como depósitos ecogênicos no líquido articular, na sinóvia e/ou na superfície da cartilagem. A ultrassonografia é muito sensível para detectar líquido articular e também é capaz de visualizar finos depósitos ecogênicos.

*Outras escolhas e discussões*

**C.** Depósitos tofáceos não se restringem às localizações intra-articulares.

**D.** A CT de energia dupla tem demonstrado sensibilidade e especificidade de até 100% e 95%, respectivamente, para o diagnóstico de gota. No entanto, o uso frequente de terapia para redução do urato pode diminuir a sensibilidade para diagnosticar gota com a CT de energia dupla.

**E.** Os tofos geralmente não têm aspecto típico de hipossinal em T1 e hipersinal em T2 na maioria das massas. Nas imagens de ressonância magnética, os tofos geralmente são isointensos em T1 e T2 e demonstram realce proeminente. Pode haver sinal variável, dependendo da quantidade de cálcio.

## Leituras Sugeridas

Girish G, Glazebrook KN, Jacobson JA. Advanced imaging in gout. Am J Roentgenol 2013;201(3):515–525

O'Connor PJ. Crystal deposition disease and psoriatic arthritis. Semin Musculoskelet Radiol 2013;17(1):74–79

### Melhores Dicas

- As clássicas características radiográficas das erosões pela gota são manifestações tardias da doença e incluem falhas intraósseas focais com margens escleróticas e bordas suspensas. Por causa do diagnóstico e tratamento mais precoces hoje, muitos casos de gota terão radiografia normal.
- Com a gota, há preservação do espaço articular até tardiamente na doença, diferentemente da osteoartrite. Com a gota, há ausência de desmineralização periarticular, diferentemente da artrite reumatoide.
- Os tofos, na ressonância magnética, são variáveis, mas costumam ser isointensos em T1 e T2 com realce proeminente. A CT de energia dupla também é útil para detectar cristais de ácido úrico e diagnosticar gota.

# Elementos Essenciais 8

## ■ Caso

Homem de 45 anos apresenta dor e clique no joelho.

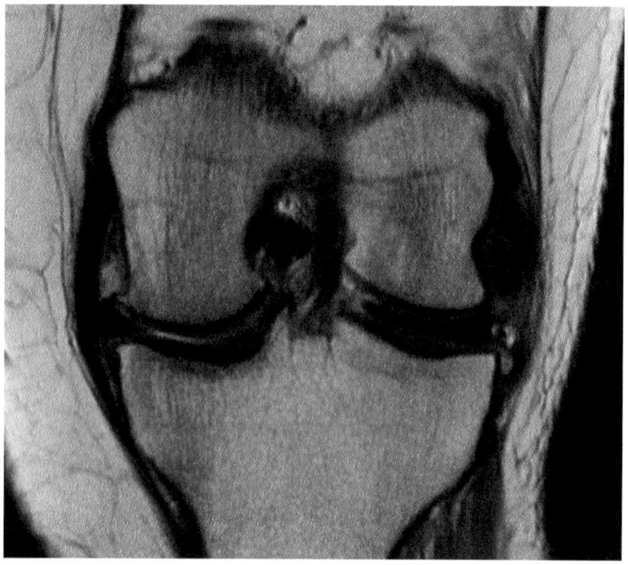

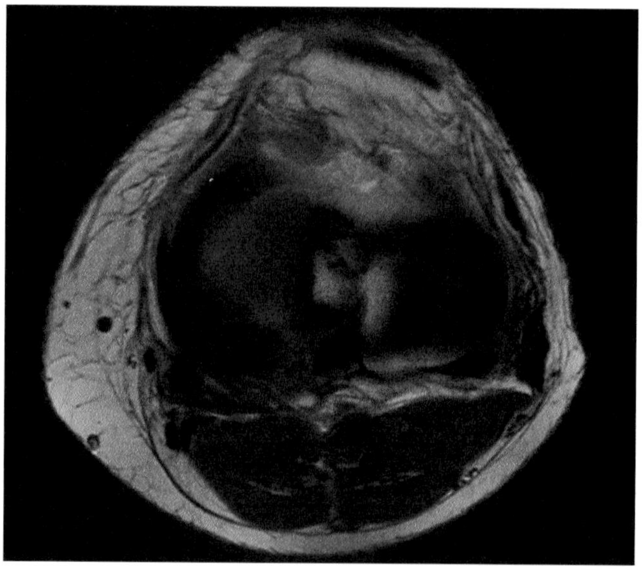

## ■ Perguntas

1. Qual das seguintes condições é demonstrada neste caso e predispõe à instabilidade do joelho?
   A. Osteófitos.
   B. Menisco discoide.
   C. Laceração do ligamento colateral medial.
   D. Contusão óssea.
   E. Laceração do ligamento cruzado anterior.

2. Com referência a este transtorno, qual(is) das seguintes é(são) correta(s)? (Selecione TODAS as que se aplicam.)
   A. Hipermóvel.
   B. Mais frequentemente afeta o menisco lateral.
   C. Condição adquirida.
   D. Aumenta o risco de degeneração meniscal.
   E. Raramente bilateral.

3. Qual(is) das seguintes opções está(estão) correta(s) em relação à aparência da imagem por ressonância magnética (MRI) de um menisco discoide? (Selecione TODAS as que se aplicam.)
   A. Demonstra continuidade dos cornos anterior e posterior em três ou mais imagens sagitais com espessura de 5 mm.
   B. Ocupa > 50% do espaço articular femorotibial lateral.
   C. Costuma demonstrar aumento difuso da intensidade de sinal do menisco.
   D. Presença de laceração do menisco aumenta a capacidade da MRI de diagnosticar com precisão um menisco discoide.
   E. Tratamento artroscópico pode incluir saucerização e desbastamento.

## Respostas e Explicações

*Pergunta 1*

**B. Correta!** Pensa-se que o menisco discoide (visto no menisco lateral do caso do teste) represente condição congênita multifatorial na qual o centro do menisco contém tecido extrameniscal. Apesar do tecido meniscal extra, o menisco é mais propenso a lesões do que um menisco normal. Um menisco discoide pode ser inteira ou parcialmente discoide, ambos os quais produzem morfologia anormalmente espessada e aumentada. Um menisco discoide costuma ser hipermóvel, predisposto a lesões, e coloca o paciente em um risco mais alto de instabilidade do joelho.

*Outras escolhas e discussões*

**A.** Os osteófitos se formam como resultado do remodelamento ósseo, tipicamente visto em resposta à perda de cartilagem em uma articulação. Se grande o suficiente, os osteófitos podem resultar em impacto do tecido mole ou sensação de estalido. Os osteófitos não predispõem à instabilidade articular.

**C.** O ligamento colateral medial está discretamente espessado, mas não descontinuidade das fibras, não há inflamação adjacente nem evidência de laceração. O espessamente, neste caso, pode resultar de alteração não aguda da sustentação do peso ou entorse prévia.

**D.** Não está presente contusão óssea óbvia, embora fossem necessárias sequências sensíveis a líquido para excluir esse tipo de lesão microtrabecular. Mesmo que presente, uma contusão óssea seria dolorosa, mas não predisporia à instabilidade articular.

**E.** Uma laceração do ligamento cruzado anterior predisporia o joelho à instabilidade, mas o ligamento cruzado anterior prece intacto com base na imagem coronal.

*Pergunta 2*

**A. Correta!** O menisco discoide é hipermóvel e pode ser desprovido de fixações periféricas, predispondo às lesões.

**B. Correta!** A incidência de menisco discoide é muito mais alta para o menisco lateral do que para o menisco medial.

**D. Correta!** Há diminuição das fibras de colágeno e perda da orientação normal do colágeno em um menisco discoide, sendo comum a degeneração mucoide. Adicionalmente, os meniscos discoides são mais suscetíveis à lesão do que os meniscos normais, pois sua e espessura anormais resultam em aumento da tensão biomecânica.

*Outras escolhas e discussões*

**C.** O menisco discoide é uma condição congênita multifatorial, não adquirida.

**E.** Um menisco discoide costuma ser bilateral (em até 50%).

*Pergunta 3*

**A. Correta!**

**B. Correta!** Isto se vê nas imagens coronais.

**C. Correta!** Os meniscos discoides são predispostos à degeneração, que se apresenta como sinal alto difuso intrassubstância na MR.

**E. Correta!** Quando os meniscos discoides são lacerados ou ficam instáveis, considera-se o tratamento cirúrgico. O tratamento artroscópico inclui comumente saucerização e desbastamento do menisco para restaurar uma forma normal e estabilizar o menisco se houver instabilidade meniscal pela sondagem.

*Outras escolhas e discussões*

**D.** A presença de uma laceração meniscal rompe o sinal e a morfologia padrão dos meniscos e diminui um pouco a capacidade da MRI de diagnosticar precisamente um menisco discoide.

## Leituras Sugeridas

Francavilla ML, Restrepo R, Zamora KW, Sarode V, Swirsky SM, Mintz D. Meniscal pathology in children: differences and similarities with the adult meniscus. Pediatr Radiol 2014;44(8):910–925

McKay S, Chen C, Rosenfeld S. Orthopedic perspective on selected pediatric and adolescent knee conditions. Pediatr Radiol 2013;43(Suppl 1):S99–106

### Melhores Dicas

- O menisco discoide afeta mais comumente o menisco lateral (razão de incidência de 10:1 para menisco lateral:medial).
- No total, 2% da população têm menisco lateral discoide.
- Os meniscos discoides são predispostos à degeneração, laceração e subsequente instabilidade articular.

# Elementos Essenciais 9

## ■ Caso

Menina de 13 anos bailarina apresenta dor persistente no calcanhar.

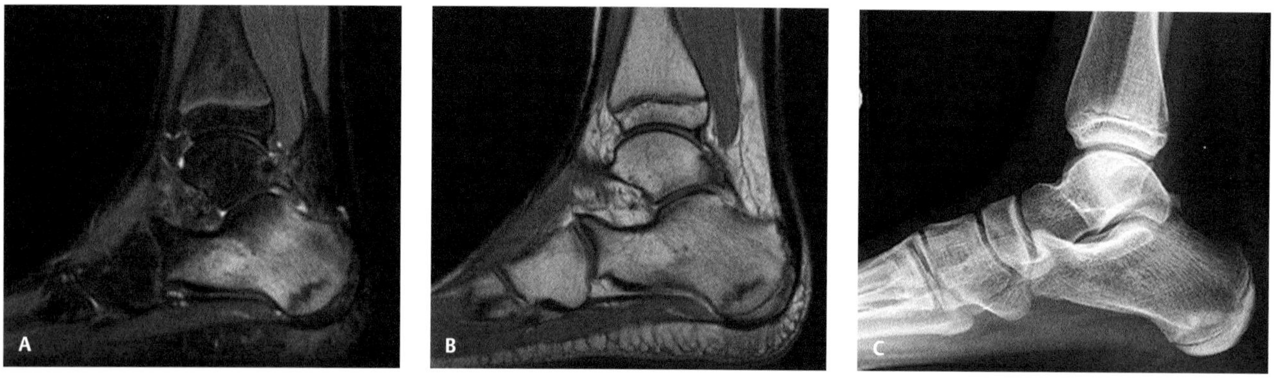


## ■ Perguntas

1. Qual dos seguintes é o diagnóstico correto?
   A. Lipoma intraósseo.
   B. Deformidade de Haglund.
   C. Laceração do tendão do calcâneo.
   D. Fascite plantar.
   E. Fratura por estresse.

2. Qual mecanismo é o MAIS provável para a lesão no caso do teste?
   A. Queda da própria altura.
   B. Inversão.
   C. Microtrauma repetitivo.
   D. Dorsiflexão forçada.
   E. Eversão.

3. Qual é o tratamento recomendado para o caso do teste?
   A. Curetagem e enfaixamento.
   B. Desbridamento do tendão.
   C. Imobilização e repouso.
   D. Calcaneoplastia.
   E. Anti-inflamatórios não esteroides.

## Respostas e Explicações

*Pergunta 1*

**E. Correta!** Essa é uma fratura por estresse. Na imagem de ressonância magnética (MRI), as fraturas por estresse tipicamente se apresentam como hipossinal linear (condensação das trabéculas) com edema da medula óssea circundando. O edema da medula costuma ser intenso. Pode estar presente uma reação periosteal. Reação ao estresse é o termo usado quando, nos mesmos cenários clínicos que levam às fraturas por estresse, o edema da medula é evidente à MRI, mas não ficam visíveis linhas de fratura distintas.

Há dois tipos de fratura por estresse. Uma fratura por fadiga é aquela em que o osso normal é submetido a uma carga repetitiva (como no caso do teste). Fraturas por fadiga ocorrem em muitas partes do corpo, porém são mais comumente encontradas nos pés, tíbia, fêmur proximal, bacia e coluna.

Uma fratura por insuficiência é a fratura por estresse de osso anormal submetido a uma carga normal ou leve. É comumente vista no paciente idoso com desmineralização. As fraturas por insuficiência são mais frequentemente encontradas na coluna, bacia, costelas, bem como em locais das extremidades inferiores com osso subcondral.

*Outras escolhas e discussões*

**A.** Um lipoma intraósseo é um tumor osteolítico benigno do osso que tem margens bem definidas e um nicho esclerótico central na radiografia simples. O calcâneo é o segundo local mais comum dessa lesão (depois do fêmur proximal). O diagnóstico é feito por MR ou tomografia computadorizada demonstrando gordura.

**B.** A deformidade de Haglund se refere a uma proeminência dolorosa da parte posterior e superior do calcâneo. Costuma resultar do desgaste por sapatos apertados, o que leva à bursite retrocalcânea.

**C.** Na MRI, as lacerações de tendão (inclusive do tendão do calcâneo) aparecem como descontinuidade das fibras do tendão, muitas vezes ocorrendo em um fundo de tendinose.

**D.** Na MRI, a fascite plantar aparece como espessamento e sinal alto da fáscia plantar na origem no calcâneo. Isso pode se associar a edema da medula do calcâneo e dos tecidos moles perifasciais.

*Pergunta 2*

**C. Correta!** As fraturas por estresse (fadiga) ocorrem em decorrência de estresse com baixo nível em ossos sujeitos a microtrauma repetitivo. Isso frequentemente afeta os pés de bailarinos, de corredores de longas distâncias e em recrutas que executam marchas militares. O local mais comum de fratura por fadiga no pé é o segundo metatarsiano. O calcâneo é o segundo local mais comum. Os ossos sesamoides e os ossos do tarso do pé também podem ser afetados, ambos sendo frequentemente difíceis de detectar em radiografias simples. As fraturas por estresse geralmente são tratadas com imobilização e repouso.

*Discussão*

As outras escolhas são incorretas. Queda da própria altura, lesão por inversão e por eversão do pé e tornozelo potencialmente resultam em fraturas traumáticas agudas, não na fratura por estresse demonstrada no caso do teste. A dorsiflexão forçada do pé pode se associar a uma ruptura aguda do tendão do calcâneo.

*Pergunta 3*

**C. Correta!** Fraturas por estresse geralmente são tratadas com imobilização e repouso.

*Outras escolhas e discussões*

**A.** Curetagem e enfaixamento são usados para tratar lesões intraósseas líticas.

**B.** Desbridamento de tendão é realizado em casos de tendinopatia que falharam no tratamento conservador.

**D.** Calcaneoplastia é realizada algumas vezes para tratar a deformidade de Haglund.

**E.** Os anti-inflamatórios não esteroides oferecem certo alívio da dor na fratura por estresse, mas são necessários repouso e imobilização para consolidação da fratura.

## Leitura Sugerida

Goulart M, O'Malley MJ, Hodgkins CW, Charlton TP. Foot and ankle fractures in dancers. Clin Sports Med 2008;27(2):295–304

Oestreich AE, Bhojwani N. Stress fractures of ankle and wrist in childhood: nature and frequency. Pediatr Radiol 2010;40(8):1387–1389

### Melhores Dicas

- Há dois tipos de fratura por estresse: a fratura por fadiga decorre de uma carga repetitiva que lesiona um osso normal. Uma fratura por insuficiência decorre de uma carga normal que lesiona um osso anormal.
- A MRI demonstra hipersinal em T2 por causa da lesão microtrabecular subjacente. Uma banda de intensidade baixa de sinal que seja linear ou irregular correspondendo à linha de fratura também é frequentemente vista. Na maioria dos pacientes, o edema visto na RM se resolve dentro de 6 meses.
- Uma fratura femoral subtrocantérica por estresse em mulher de meia-idade é por insuficiência de bifosfonatos até que se prove o contrário, e isso requer um encaminhamento ao ortopedista, dada a propensão para que a fratura se complete.

# Elementos Essenciais 10

## ■ Caso

Homem de 35 anos apresenta-se com dor no ombro direito depois de cair e sentir um "estalido" no ombro. Teve episódios semelhantes no passado.

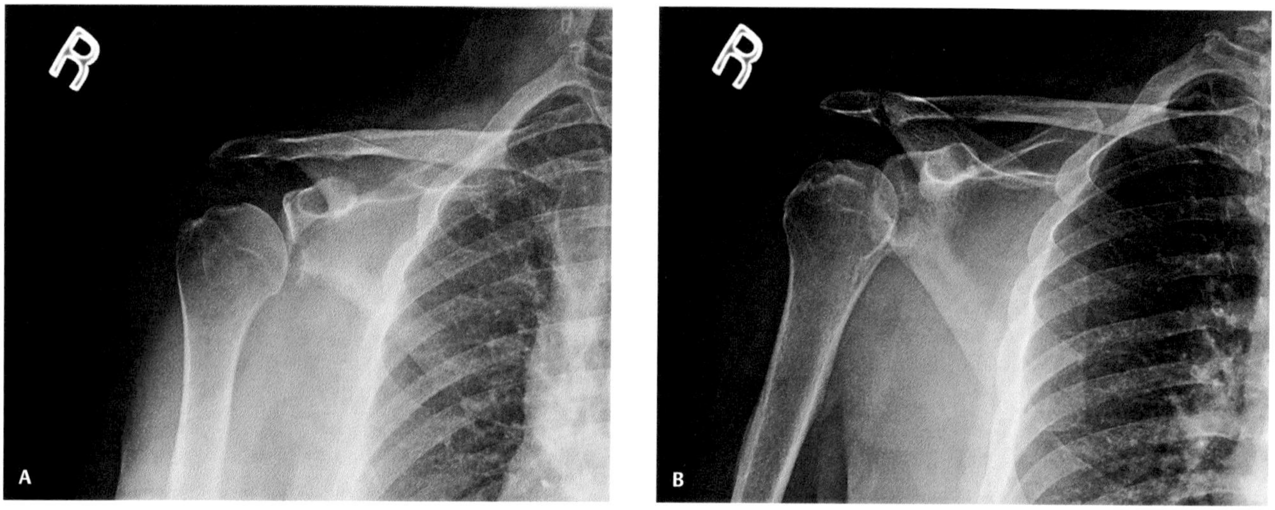


## ■ Perguntas

1. O que aconteceu?
   A. Separação acromioclavicular.
   B. Osteólise clavicular distal.
   C. Luxação glenoumeral anterior, seguida por redução.
   D. Luxação glenoumeral posterior, seguida por redução.
   E. Laceração maciça do manguito rotador em espessura total.

2. Em um procedimento de Latarjet, a área em questão é escorada com um enxerto ósseo. De onde esse enxerto ósseo se origina mais comumente?
   A. Acrômio.
   B. Processo coracoide.
   C. Fíbula distal.
   D. Rádio distal.
   E. Crista ilíaca.

3. Qual das seguintes é a melhor modalidade para diagnosticar uma laceração pós-operatória do lábio?
   A. Imagem de ressonância magnética (MRI).
   B. Artrografia por ressonância magnética.
   C. CT sem contraste.
   D. Radiografia.
   E. Ultrassonografia.

## Respostas e Explicações

### *Pergunta 1*

**C. Correta!** Uma lesão óssea de Bankart (fratura da parte anterior e inferior da glenoide) e deformidade de Hill Sachs (fratura por impacção posterolateral da cabeça do úmero) indicam prévia luxação glenoumeral anterior. A maioria das luxações glenoumerais é anterior, caso em que a cabeça do úmero é deslocada anterior e inferiormente. As fraturas de Hill Sachs ocorrem por causa de impacção dessa parte da cabeça do úmero com a borda da glenoide. A tomografia computadorizada algumas vezes é útil para excluir Bankart óssea sutil.

### *Outras escolhas e discussões*

**A.** A articulação acromioclavicular demonstra leves alterações degenerativas, mas está normalmente alinhada.

**B.** Não se veem alterações erosivas, na clavícula distal, sugerindo osteólise clavicular distal. Essa entidade tipicamente se apresenta com dor localizada na articulação acromioclavicular e decorre de trauma e subsequente reabsorção do osso subcondral na clavícula distal.

**D.** Não se vê uma luxação glenoumeral posterior neste caso. A luxação posterior do ombro representa apenas 2 a 4% dos casos de luxação glenoumeral do ombro, mas é frequentemente difícil de ver na radiografia simples. Costuma passar despercebida e é causa potencial de erro médico. Pode-se ver uma luxação posterior do ombro com um sinal de "calha" (também conhecido como "Hill-Sachs" invertida) e com uma fratura da glenoide posterior.

**E.** Com uma laceração maciça do manguito rotador com espessura total, pode-se esperar que a cabeça do úmero migre superiormente e se encoste à superfície inferior do acrômio. Isso não ocorreu neste caso.

### *Pergunta 2*

**B. Correta!** O enxerto ósseo se origina mais comumente do processo coracoide. Realiza-se um procedimento de Latarjet no contexto de insuficiência glenóidea. O processo coracoide e os tendões que a ele se fixam são transferidos e fixados à escora da orla glenoidea anteroinferior. A tomografia computadorizada (CT) pré-operatória costuma ser útil em avaliar o estoque de osso da glenoide e em determinar o tamanho do fragmento ósseo de Bankart.

### *Outras escolhas e discussões*

A crista ilíaca é usada (raramente) para o apoio da margem anteroinferior da glenoide, mas o processo coracoide é usado muito mais comumente em um procedimento de Latarjet. Os outros locais não são usados.

### *Pergunta 3*

**B. Correta!** A artrografia por MRI é a modalidade mais acurada para diagnosticar uma laceração do lábio, seja no pré ou no pós-operatório. Na artrografia, pode-se diagnosticar uma laceração do lábio quando o contraste se percorre inteiramente o lábio ou reduz anormalmente o lábio. O contorno do contraste cortando inferiormente o lábio lacerado é tipicamente irregular. Variações normais do corte inferior do contraste podem ocorrer sob forma de sulco no lábio superior ou um forame no lábio anterossuperior. Diferentemente das lacerações verdadeiras, essas variantes anormais têm tipicamente um aspecto liso, ocorrem em locais típicos já mencionados e, no caso do sulco superior, tendem a não se estender tão profundamente ou posteriormente como as lacerações anteroposteriores verdadeiras do lábio superior.

### *Outras escolhas e discussões*

**A.** A MRI convencional é muito útil para avaliar os tecidos moles, como o manguito rotador, porém é menos sensível do que a artrografia por MRI para avaliar o lábio, especialmente no estado pós-operatório.

**C.** A CT é útil para diagnosticar o estoque de osso e as ferragens, mas não é acurada para avaliar o lábio no pós-operatório. A artrografia por CT, em contrapartida, pode avaliar efetivamente o lábio em pacientes que não possam ser submetidos a uma MRI.

**D.** As radiografias são insensíveis para tal finalidade. Podem ser úteis para excluir luxação ou fratura e para avaliar a posição das ferragens.

**E.** Nas melhores circunstâncias, apenas pequenas partes do lábio são visíveis por ultrassonografia (geralmente apenas a parte posterior do lábio), e a ultrassonografia é especialmente limitada na avaliação pós-operatória do lábio.

## Leituras Sugeridas

Bencardino JT, Gyftopoulos S, Palmer WE. Imaging in glenohumeral instability. Radiology 2013;269(2):323–337

Griffith JF, Antonio GE, Tong CWC, Ming CK. Anterior shoulder dislocation; quantification of glenoid bone loss with CT. Am J Roentgenol 2003;180:1423–1430

Mohana-Borges AVR, Chung CB, Resnick D. MR imaging and MR arthrography of the postoperative shoulder: spectrum of normal and abnormal findings. Radiographics 2004;24:69–85

### Melhores Dicas

- No total, 50% de todas as luxações no corpo envolvem o ombro. A maioria delas é de luxações anteriores da articulação glenoumeral, mas as luxações posteriores menos comuns frequentemente passam despercebidas nas radiografias simples. CT ou MRI podem ser úteis para os casos problemáticos.
- Ao avaliar o lábio, estamos cientes das variações normais no lábio superior e anterossuperior.
- Defeito de Hill-Sachs e fratura por impacção da parte posterolateral da cabeça do úmero. Não deixe de registrar tais fraturas, mesmo que não agudas, pois podem "envolver" a margem da glenoide e resultar em luxações repetidas.

# Com Detalhes 1

## ■ Caso

Homem de 38 anos apresenta dor no joelho esquerdo. As radiografias foram negativas, exceto por um derrame articular. As imagens sagitais e coronais ponderadas em T2 com saturação de gordura são mostradas a seguir. Qual dos seguintes é o diagnóstico correto?

A. Rompimento do ligamento cruzado posterior.
B. Rompimento do ligamento cruzado anterior (ACL).
C. Rompimento do ligamento colateral lateral.
D. Rompimento do ligamento colateral medial (MCL).
E. Rompimento da banda iliotibial.

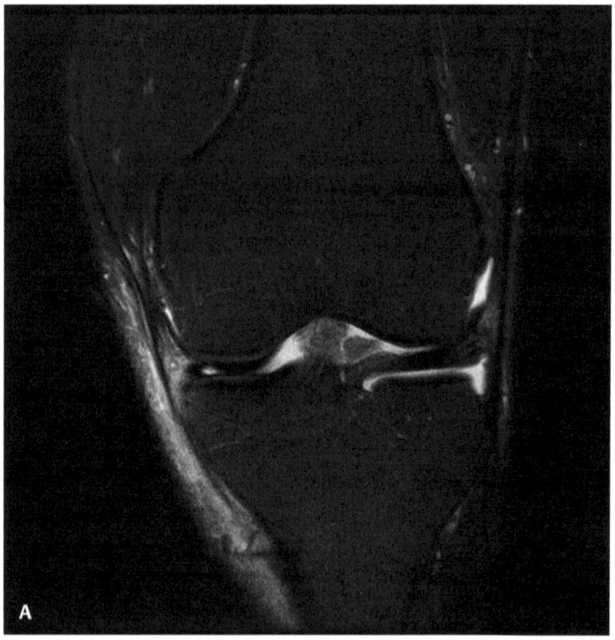


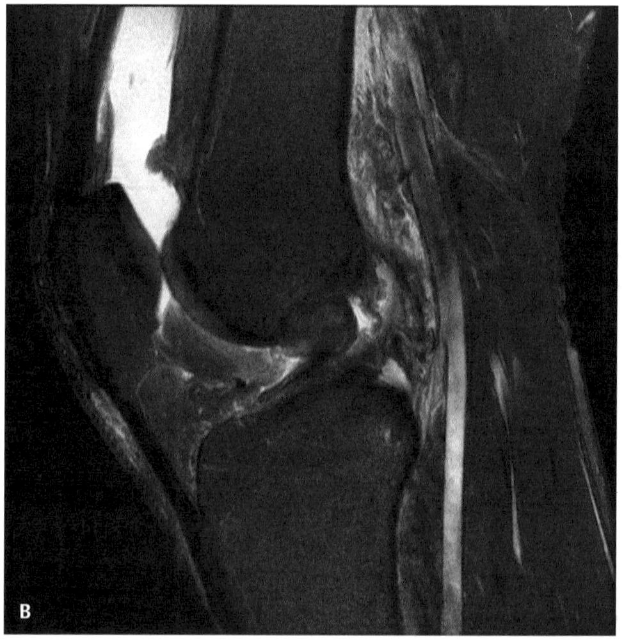


## ■ As seguintes perguntas são pertinentes à lesão do ACL.

1. Verdadeiro ou Falso. A maioria dos cirurgiões ortopédicos pede a imagem de ressonância magnética (MRI) no contexto de possível laceração do ACL com a finalidade primária de confirmar ou excluir laceração do ACL.
2. Qual é o mecanismo mais comum de uma lesão do ACL?
3. Em uma radiografia inicial, qual é a fratura tibial mais frequentemente encontrada com essa lesão?
4. Verdadeiro ou Falso. Uma fratura por impacção no côndilo medial do fêmur é comumente vista com essa lesão.
5. Quais lesões formam a clássica tríade infeliz de O'Donoghue?
6. Verdadeiro ou Falso. O diagnóstico clínico de uma lesão no canto posterolateral é altamente preciso.
7. Quantos feixes compreendem o ACL?
8. Quais estruturas podem ser usadas na reconstrução com enxerto do ACL?
9. O que é uma lesão em ciclope?
10. Dê o nome de pelo menos duas complicações que mais provavelmente se desenvolvem se não for reparada a lesão do ACL.

## Respostas e Explicações

**B. Correta!** Houve ruptura do ACL. O ACL é composto por denso tecido conjuntivo que conecta o fêmur e a tíbia. Impede a translação tibial anterior relativamente ao fêmur.

*Outras escolhas e discussões*
As outras escolhas são incorretas. O ligamento colateral medial está espessado e tem edema perifascicular, mas não se rompeu. As outras estruturas estão normais ou não são visualizadas nessas imagens.

*Pergunta 1*
**Falso.** O exame clínico é muito preciso para detectar uma laceração do ACL. Um bom cirurgião ortopédico geralmente não pede o exame para fazer o diagnóstico. O estudo é pedido para procurar achados subsidiários, como lesão de menisco e de outros ligamentos.

*Pergunta 2*
Uma laceração do ACL geralmente é causada por uma lesão em que o joelho se gire em torno do eixo. Também pode ser causada por um golpe direto no joelho. O teste de Lachman é o teste clínico mais sensível usado para detectar uma lesão do ACL. No teste de Lachman, o paciente é colocado em decúbito dorsal com o joelho curvado 20 a 30 graus. Enquanto uma das mãos do clínico é colocada na coxa, a outra mão puxa a tíbia anteriormente, avaliando a translação relativamente ao fêmur. Se o ACL estiver lacerado, ocorrerá translação.

*Pergunta 3*
Uma fratura de Segond descreve avulsão tibial da fixação do ligamento capsular lateral do platô tibial lateral. Se essa pequena fratura for identificada em uma radiografia simples, há probabilidade extremamente alta de uma laceração do ACL subjacente. As lesões por impacção no platô posterior da tíbia (contusões e fraturas) também se associam, frequentemente, às lacerações do ACL, mas muitas vezes são visíveis apenas com avaliação subsequente por MRI.

*Pergunta 4*
**Falso.** Uma fratura por impacção do côndilo lateral do fêmur frequentemente ocorre com uma laceração do ACL. Essa fratura pode ser identificada em uma radiografia em perfil pela presença do sinal da incisura femoral profunda, que é um sulco femoral lateral anormalmente deprimido (profundidade > 1,5 mm). A lesão por impacção correspondente no platô tibial posterior também é comumente vista com um giro em torno do eixo.

*Pergunta 5*
A clássica tríade infeliz de O'Donoghue consiste em uma laceração do ACL, laceração do menisco medial e laceração/entorse do MCL. No caso do teste, uma laceração complexa do menisco medial e uma entorse de grau intermediário do MCL são parcialmente visualizadas. Uma laceração do menisco lateral também pode acompanhar uma laceração do ACL, muitas vezes ocorrendo perto da fixação da raiz posterior.

*Pergunta 6*
**Falso.** O diagnóstico clínico de uma lesão do canto posterolateral pode ser difícil, especialmente no contexto de lesões adicionais. A lesão do canto posterolateral algumas vezes se associa a uma laceração do ACL e, se não for percebida, pode resultar uma instabilidade crônica. A MRI é precisa no diagnóstico de lesões do canto posterolateral, particularmente dos componentes maiores. Os componentes do canto incluem o ligamento colateral fibular (lateral), a cápsula lateral, o ligamento popliteofibular, o tendão do poplíteo, o tendão do bíceps, bem como os ligamentos anatômicos variavelmente arqueados e fabelofibulares.

*Pergunta 7*
O ACL compreende dois feixes: anteromedial e posterolateral. O feixe anteromedial é o mais forte dos dois e fica retesado durante a flexão. Algumas vezes, ocorre laceração parcial do ACL ou laceração de um feixe. O tratamento é controverso nessa situação. Muitos acreditam que as lacerações que compreendam menos de 25% da área transversal do ligamento possam ser tratadas de modo conservador, enquanto que as lacerações que compreendam mais de 50% da área transversal do ligamento geralmente precisam de cirurgia, pois frequentemente evoluem para lacerações de espessura total.

*Pergunta 8*
A reconstrução do ACL é mais comumente realizada usando enxerto patelar ou de flexor do joelho. O enxerto patelar é composto por uma parte do tendão patelar com pequeno bloqueio ósseo em cada extremidade. O enxerto patelar deixa uma falha central típica no tendão patelar proximal, a qual pode ser vista na MRI. O enxerto de flexor do joelho, muitas também se incluindo o tendão do grácil, é um enxerto de tecido moles composto por dois feixes na tentativa de simular melhor a estrutura nativa do ACL. Enxertos de flexor do joelho são usados mais frequentemente, embora nenhum dos dois enxertos tenha comprovado conclusivamente a superioridade sobre o outro.

*Pergunta 9*
Uma lesão em ciclope se refere à artrofibrose focal que se forma adjacente à face anterior do enxerto do ACL perto da inserção tibial e é vista na MRI como massa heterogênea com baixa intensidade de sinal. Pode levar a impacto, dor e diminuição da amplitude de movimento. As lesões em ciclope ocorrem em aproximadamente 5% dos pacientes com enxertos no ACL. Se sintomáticas, podem ser tratadas com excisão artroscópica.

*Pergunta 10*
O tratamento não cirúrgico de uma laceração completa do ACL aumenta o risco de instabilidade articular, sendo consequências uma futura laceração do menisco e osteoartrite prematura. A reconstrução cirúrgica é tipicamente recomendada para prevenir essas complicações. Fisioterapia e exercícios de fortalecimento também podem melhorar a estabilidade no contexto de uma laceração do ACL.

### Melhores Dicas

- No contexto de trauma, as contusões ósseas no côndilo lateral do fêmur e no platô tibial posterolateral são altamente suspeitas para uma laceração do ACL associada.
- No contexto de uma laceração do ACL, se houver edema nos tecidos moles das partes posterior e lateral do joelho ou uma fratura ou contusão na cabeça da fíbula, considere a possibilidade de uma lesão do canto posterolateral e avalie cuidadosamente esses ligamentos e tendões. Se não for percebida, isso pode levar à instabilidade crônica e à falha na reconstrução do ACL.
- Uma lesão em ciclope descreve artrofibrose focal anterior ao enxerto no ACL. Isso pode causar dor, impacto e diminuição da amplitude de movimento.

# Com Detalhes 2

## ■ Caso

Homem de 35 anos apresenta dor no quadril. Qual dos seguintes é o diagnóstico correto?

A. Escorregamento da epífise.
B. Osteomielite.
C. Variante normal.
D. Necrose avascular (AVN).
E. Laceração labral.

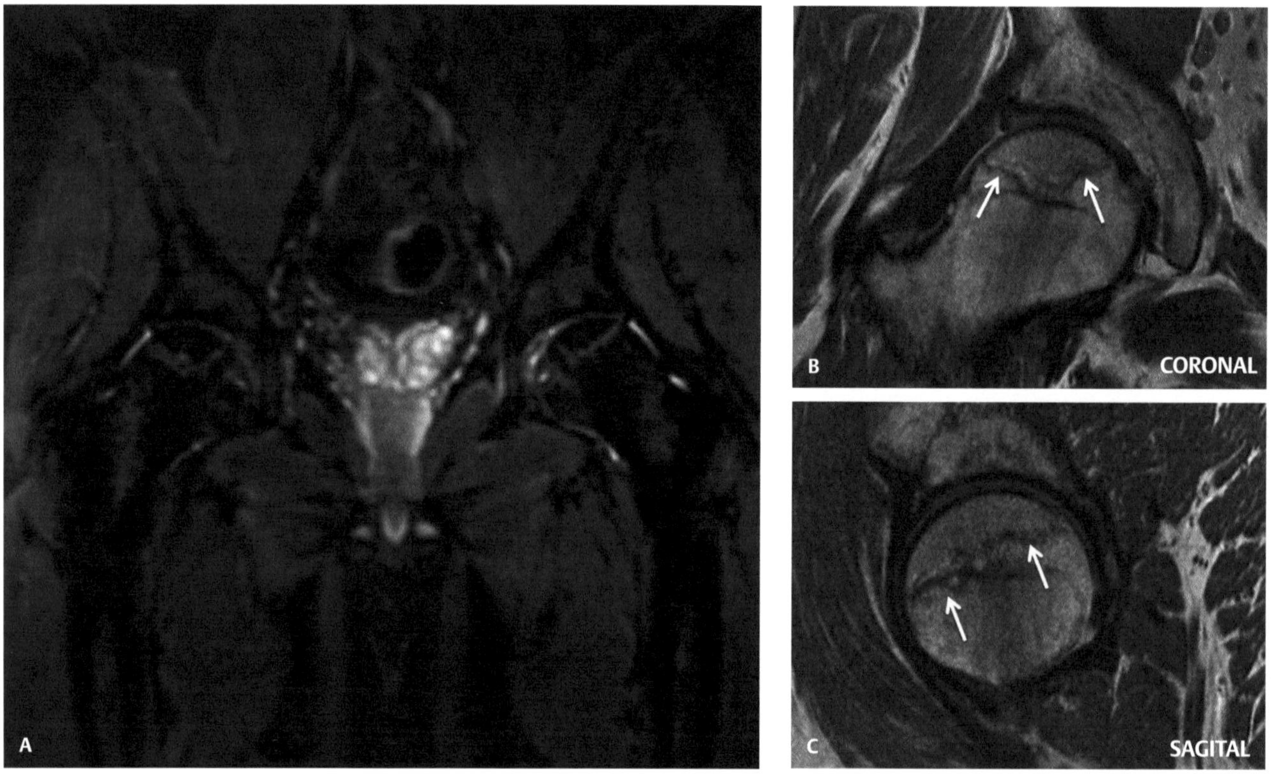


## ■ As seguintes perguntas são pertinentes a necrose avascular.

1. O sinal da linha dupla é uma característica de imagem de AVN visto em _____.
2. Verdadeiro ou Falso. Os fatores de risco para AVN incluem uso crônico de esteroides, uso abusivo de álcool e trauma.
3. Verdadeiro ou Falso. Estados patológicos como a doença falciforme, vasculite e transplante de órgãos predispõem à AVN.
4. Uma condição pediátrica no quadril que pode evoluir para AVN é _____.
5. Verdadeiro ou Falso. Fragmentação subcondral e colapso são características precoces das imagens na AVN.
6. Verdadeiro ou Falso. Aumento da densidade óssea em articulação normal de um modo geral é um dos sinais radiográficos mais precoces de AVN.
7. As opções de tratamento cirúrgico para AVN incluem _____.
8. "Corpos vertebrais em forma de H" causados por necrose da placa terminal são classicamente descritos em _____.
9. Verdadeiro ou Falso. A AVN provavelmente é causada por interrupção da irrigação ou comprometimento da perfusão, afetando o osso.
10. Verdadeiro ou Falso. A utilidade da MR é apenas determinar se está presente AVN.

## ■ Respostas e Explicações

**D. Correta!** As imagens de ressonância magnética (MRI) demonstram o sinal da "linha dupla" (linha interna brilhante em T2 e linha externa escura em T2) na cabeça do fêmur, o que faz o diagnóstico de AVN.

### *Outras escolhas e discussões*

**A.** O paciente é esqueleticamente maduro, e as epífises não estão subluxadas nem luxadas, excluindo-se o escorregamento epifisário proximal do fêmur (SCFE). O SCFE é causa relativamente comum de dor no quadril em adolescente. Obesidade é um fator de risco. O SCFE é encontrado mais comumente no gênero masculino do que no feminino, pode ser bilateral e é essencialmente uma fratura Salter Harris I deslocada.

**B.** Não há padrão de edema da medula óssea, destruição cortical, derrame articular ou abscesso para levantar uma suspeita de osteomielite.

**C.** Embora a anormalidade seja simétrica, o sinal da cabeça femoral serpenteante é claramente anormal.

**E.** Não há sinal ou anormalidade morfológica no lábio do acetábulo que sugira laceração labral, embora a sensibilidade para detecção diminua sem o benefício dos derrames articulares. A artrografia por ressonância magnética pode ser útil para a detecção de lacerações labrais, pois a entrada de contraste em uma falha linear na substância do lábio é compatível com laceração. É controversa a presença de um sulco sublabral como variante normal.

### *Pergunta 1*

O sinal da linha dupla é uma característica de imagem da AVN vista em MRI. A linha interna com hipersinal em T2 representa tecido de granulação, e a outra linha externa com hipossinal representa osso esclerótico.

### *Pergunta 2*

**Verdadeiro.** Os fatores de risco para AVN incluem uso crônico de esteroides, uso abusivo de álcool e trauma.

### *Pergunta 3*

**Verdadeiro.** Certos estados patológicos, como as hemoglobinopatias, vasculite, transplante de órgão e pancreatite, predispõem à AVN.

### *Pergunta 4*

Uma condição do quadril pediátrico que pode evoluir para AVN é o SCFE. A doença de Legg-Calvé-Perthes é uma AVN primária no quadril pediátrico.

### *Pergunta 5*

**Falso.** Fragmentação subcondral e colapso são características de imagens tardias da AVN.

### *Pergunta 6*

**Verdadeiro.** O aumento da densidade óssea em articulação normal no restante é um dos sinais radiográficos mais precoces de AVN. No entanto, as radiografias têm baixa sensibilidade e especificidade para AVN em início. A MRI é a modalidade mais sensível para se fazer o diagnóstico.

### *Pergunta 7*

As opções para tratamento cirúrgico de AVN incluem artroplastia e procedimentos que poupam a articulação, como a descompressão do centro.

### *Pergunta 8*

"Corpos vertebrais em forma de H" causados por necrose da placa terminal são classicamente descritos na doença falciforme.

### *Pergunta 9*

**Verdadeiro.** A AVN provavelmente é causada por interrupção da irrigação ou comprometimento da perfusão para o osso afetado.

### *Pergunta 10*

**Falso.** A MRI na avaliação de AVN dá muito mais informação do que simplesmente se a AVN está presente. O prognóstico pode ser oferecido e as decisões de conduta tomadas com base no seguinte: edema na medula na cabeça e colo do fêmur, artrite de quadril subjacente, achatamento da cabeça do fêmur, porcentagem da parte superficial superior da cabeça do fêmur e presença/tamanho do derrame articular.

## ■ Leituras Sugeridas


Moya-Angeler J, Gianakos AL, Villa JC, Ni A, Lane JM. Current concepts on osteonecrosis of the femoral head. World J Orthop 2015;6(8):590–601

Resnick D, Kransdorf MJ. Bone and Joint Imaging. Philadelphia, PA: W B Saunders Co.; 2005

Zalavras CG, Lieberman JR. Osteonecrosis of the femoral head: evaluation and treatment. J Am Acad Orthop Surg 2014;22(7):455–464


### Melhores Dicas

- Fragmentação subcondral e colapso são características das imagens tardias da AVN.
- O sinal da dupla linha é uma característica de imagem da necrose avascular visto em MRI.
- Depois do diagnóstico de AVN na MRI, inclua o seguinte no seu laudo: edema de medula na cabeça e colo do fêmur, artrite de quadril subjacente, achatamento da cabeça do fêmur, porcentagem da parte superior superficial da cabeça do fêmur e presença/tamanho do derrame articular.

# Com Detalhes 3

## ■ Caso

Garota de 17 anos corredora apresenta dor aguda no quadril esquerdo. Qual dos seguintes é o diagnóstico correto?

A. Avulsão do sartório.
B. Avulsão do iliopsoas.
C. Avulsão do glúteo médio.
D. Avulsão de flexor do joelho.

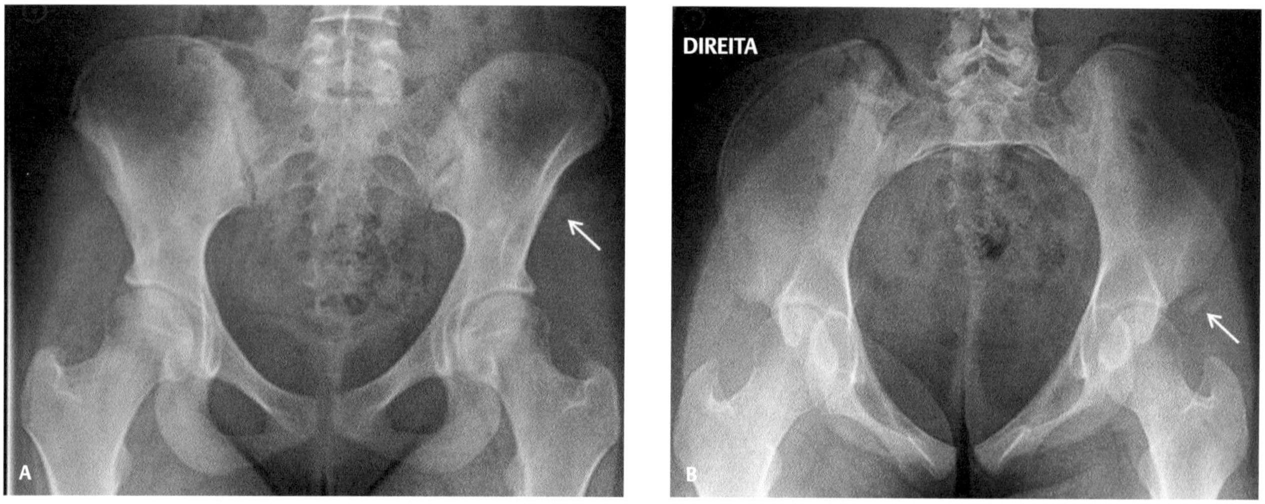


## ■ As seguintes perguntas são pertinentes a lesões por avulsão e anatomia relevante.

1. O reto femoral se origina da _____.
2. Os músculos abdominais se inserem na _____.
3. Os músculos adutores do quadril se originam do _____.
4. Qual é a última apófise a se fundir na bacia?
5. Por que as lesões de apófises pélvicas são comuns no atleta adolescente?
6. Qual é o local mais comum de lesão apofisária pélvica nos adolescentes?
7. A lesão por avulsão na espinha ilíaca anteroinferior é particularmente comum em quais esportes?
8. Em um homem de 76 anos com fratura e avulsão do trocânter menor, deve-se excluir _____.
9. Quais populações têm risco de lesões do tendão do abdutor do quadril?
10. Verdadeiro ou Falso. As lesões por avulsão se restringem predominantemente ao quadril e à bacia.

## ■ Respostas e Explicações

**A. Correta!** O tendão do sartório se origina na espinha ilíaca anterossuperior, que sofreu avulsão à esquerda nesta paciente (*setas*). Uma lesão por avulsão ocorre quando um tendão fixado retira uma parte do osso cortical do osso de origem durante trauma. O aspecto mal definido pode simular um processo mais agressivo, mas as localizações típicas das lesões por avulsão e as histórias devem possibilitar o diagnóstico definitivo.

### *Outras escolhas e discussões*

**B.** O iliopsoas se insere no trocânter menor.

**C.** O glúteo médio se insere no trocânter maior.

**D.** Os tendões dos flexores do joelho (cabeça longa do bíceps femoral, semitendíneo, semimembranáceo) se originam no ísquio.

### *Pergunta 1*

O reto femoral se origina com duas cabeças. A cabeça direta se origina da espinha ilíaca anteroinferior, e a cabeça rebatida se origina entre a espinha ilíaca anteroinferior e a borda superior do acetábulo. Podem ocorrer lacerações parciais complexas do músculo em decorrência dessa anatomia peculiar.

### *Pergunta 2*

Os músculos abdominais se inserem na crista ilíaca, no ramo púbico superior e no osso púbico.

### *Pergunta 3*

Os músculos adutores do quadril se originam do ramo púbico superior, do corpo do púbis e do ramo púbico inferior. Lesões por avulsão nesses locais costumam ser causadas por estresse crônico repetitivo e podem ser causa de pubalgia atlética.

### *Pergunta 4*

A apófise da crista ilíaca é a última a se fundir na bacia. A apófise da crista ilíaca começa a ossificar aproximadamente aos 15 anos e pode completar a fusão até aos 25 anos.

### *Pergunta 5*

As apófises da bacia do adolescente podem permanecer sem fusão até meados da terceira década. A apófise sem fusão é o ponto mais fraco no complexo músculo-tendão-osso e, portanto, o mais suscetível a lesões.

### *Pergunta 6*

O local mais comum de lesão apofisária pélvica nos adolescentes é a tuberosidade isquiática. A lesão por avulsão da tuberosidade isquiática nas origens dos flexores do joelho costuma estar relacionada com futebol, atletismo de pista e campo e outros esportes de competição.

### *Pergunta 7*

A lesão por avulsão na espinha ilíaca anteroinferior é particularmente comum em esportes com chutes, como o futebol, o rúgbi e o futebol americano.

### *Pergunta 8*

Em um homem de 76 anos com fratura e avulsão no trocânter menor, deve-se excluir malignidade. As fraturas por avulsão pélvicas em pacientes adultos devem levantar a suspeita de uma lesão óssea patológica subjacente.

### *Pergunta 9*

Mulheres idosas com mais de 65 anos e tendinose do abdutor do quadril subjacente têm o risco de lesão do tendão, apresentando-se como laceração com espessura parcial ou total. As pacientes com artroplastia total do quadril realizada via acesso anterolateral também têm risco de laceração do abdutor do quadril, pois esse acesso exige incisão do glúteo mínimo e do glúteo médio.

### *Pergunta 10*

**Falso.** As lesões por avulsão podem ocorrer em muitos locais, inclusive no tornozelo, pé, mão e joelho. As lesões por avulsão no cotovelo podem ocorrer no esqueleto imaturo. As lesões por avulsão crônicas podem deixar ossificação ou calcificação no local da lesão.

## ■ Leituras Sugeridas

McKinney BI, Nelson C, Carrion W. Apophyseal avulsion fractures of the hip and pelvis. Orthopedics 2009;32(1):42

Sanders TG, Zlatkin MB. Avulsion injuries of the pelvis. Semin Musculoskelet Radiol 2008;12(1):42–53

Singer G, Eberl R, Wegmann H, Marterer R, Kraus T, Sorantin E. Diagnosis and treatment of apophyseal injuries of the pelvis in adolescents. Semin Musculoskelet Radiol 2014;18(5):498–504

### Melhores Dicas

- Fraturas não traumáticas por avulsão em pacientes adultos devem levantar a suspeita de lesão óssea patológica subjacente.
- Ao avaliar uma radiografia simples com anormalidade do osso cortical, pense na possibilidade de ser explicada por uma lesão por avulsão. É fundamental o conhecimento das inserções e origens dos músculos.
- Em pediatria, um aspecto assimétrico de apófise deve levantar a suspeita de lesão por avulsão e/ou apofisite.

# Com Detalhes 4

## ■ Caso

Menino de 10 anos apresenta dor em um dedo após lesão no basquetebol. Qual dos seguintes é o diagnóstico correto?

A. Salter-Harris (S-H) tipo I.
B. S-H tipo II.
C. S-H tipo III.
D. S-H tipo IV.
E. S-H tipo V.

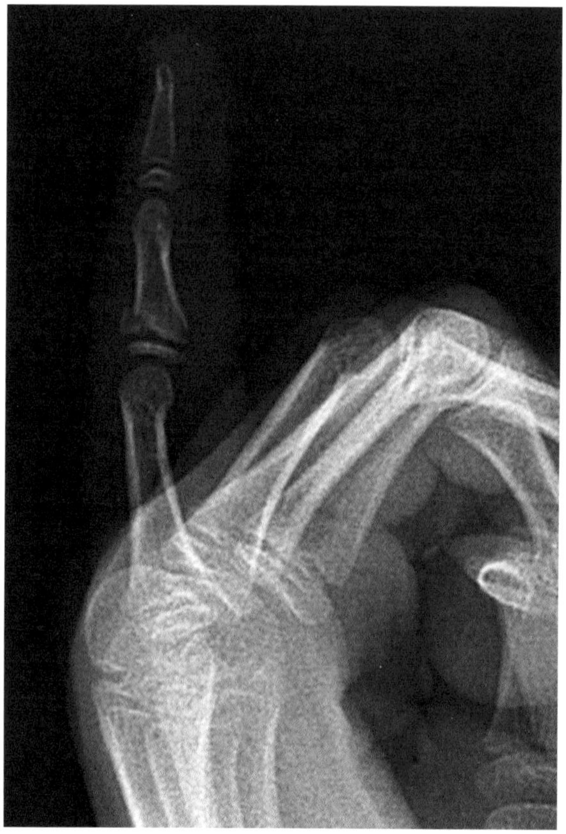

## ■ As seguintes perguntas são pertinentes a lesões S-H.

1. Aproximadamente _____% das fraturas pediátricas envolvem a fise.
2. De acordo com a classificação de fraturas S-H, uma fratura envolvendo apenas a epífise e a placa de crescimento é do tipo _____.
3. De acordo com a classificação de fraturas S-H, uma fratura envolvendo a epífise e a metáfise é do tipo _____.
4. Fraturas S-H tipo _____ têm o pior prognóstico.
5. Verdadeiro ou Falso. A fratura S-H tipo II é a mais comum.
6. Verdadeiro ou Falso. A fratura S-H tipo I é considerada lesão por esmagamento.
7. Verdadeiro ou Falso. A fratura S-H tipo I só pode ocorrer se a placa de crescimento já tiver passado por fusão.
8. Verdadeiro ou Falso. As fraturas S-H tipo IV podem resultar em distúrbios do crescimento.
9. Verdadeiro ou Falso. As fraturas S-H tipo V pode ocorrer como lesão por estresse.
10. Verdadeiro ou Falso. Uma fratura de Tillaux é S-H tipo III.

## Respostas e Explicações

**B. Correta!** Essa é uma fratura S-H tipo II. A fratura entra no plano da fise e sai pela metáfise.

A classificação S-H é usada há longo tempo, sendo a classificação mais comum para fraturas pediátricas que envolvam a placa de crescimento. O sistema de classificação é importante para a conduta e para o prognóstico, pois o prognóstico piora à medida que aumente o número S-H (1 a 5, tendo 1 o melhor prognóstico, e 5, o pior).

### *Pergunta 1*

Aproximadamente 15% das fraturas pediátricas envolvem a fise.

### *Pergunta 2*

De acordo com a classificação de fraturas S-H, uma fratura envolvendo apenas e epífise e a placa de crescimento é do tipo III.

### *Pergunta 3*

De acordo com a classificação de fraturas S-H, uma fratura envolvendo a epífise e a metáfise é do tipo IV.

### *Pergunta 4*

As fraturas S-H tipo V têm o pior prognóstico. Quanto mais alto o tipo de classificação S-H, pior o prognóstico da fratura.

### *Pergunta 5*

**Verdadeiro.** As fraturas do tipo II são as mais comuns. São responsáveis por aproximadamente 75% de todas as fraturas fisárias.

### *Pergunta 6*

**Falso.** Uma S-H tipo I não é lesão por esmagamento. A fratura S-H tipo I é a separação da fise, resultando em alargamento e algumas vezes escorregamento epifisário (p. ex., escorregamento epifisário proximal do fêmur). S-H tipo I costuma ficar oculta na radiografia inicial, sendo confirmada somente com a reação periosteal de consolidação na radiografia de controle em 7 a 10 dias. A fratura do tipo V é considerada uma lesão por esmagamento e tem mais probabilidade de resultar em distúrbio do crescimento.

### *Pergunta 7*

**Falso.** Uma fratura do tipo I só pode ocorrer se a placa de crescimento não tiver passado por fusão. Todas as fraturas S-H ocorrem antes de se completar a fusão da placa de crescimento.

### *Pergunta 8*

**Verdadeiro.** As fraturas S-H do tipo IV podem resultar em distúrbio do crescimento. As fraturas fisárias envolvendo a epífise (III e IV) podem resultar em parada do crescimento. As fraturas do tipo IV podem resultar em barra fisária através da placa de crescimento, o que, por sua vez, produz crescimento assimétrico ou deformidade.

### *Pergunta 9*

**Verdadeiro.** As fraturas do tipo V podem decorrer de uma lesão por estrese ou trauma repetitivo. Algumas vezes, isso é visto, por exemplo, em ginastas.

### *Pergunta 10*

**Verdadeiro.** Uma fratura de Tillaux é S-H tipo III. Especificamente, essa é uma fratura através da face anterolateral das epífises distais da tíbia.

## Leituras Sugeridas

Caine D, DiFiori J, Maffulli N. Physeal injuries in children's and youth sports: reasons for concern? Br J Sports Med 2006;40(9):749–760

Cepela DJ, Tartaglione JP, Dooley TP, Patel PN. Classifications in brief: Salter-Harris classification of pediatric physeal fractures. Clin Orthop Relat Res 2016;474(11):2531–2537

### Melhores Dicas

- A classificação de fraturas S-H descreve os padrões de lesão fisária. É útil para o prognóstico.
- S-H tipo II é, de longe, a mais comum, sendo responsável por 75% dos casos. Tenha isso em mente ao tentar categorizar uma fratura sutil.
- Recurso mnemônico EABTE: Tipo I = Esmagamento; Tipo II = Acima; Tipo III = Mais Baixa; Tipo IV = aTravés; Tipo V = Esmagada.

# Com Detalhes 5

## ■ Caso

Mulher de 29 anos apresenta massa dolorosa em crescimento na parte distal da coxa esquerda. As fotos são de radiografias anteroposterior e lateral, imagem ressonância magnética (MRI) axial em T1 pós-contraste com saturação de gordura e cintilografia óssea com 99 m-metil difosfonato. Qual dos seguintes é o diagnóstico MAIS provável?

A. Carcinoma de mama metastático.
B. Condrossarcoma.
C. Linfoma.
D. Sarcoma de Ewing.
E. Osteossarcoma.

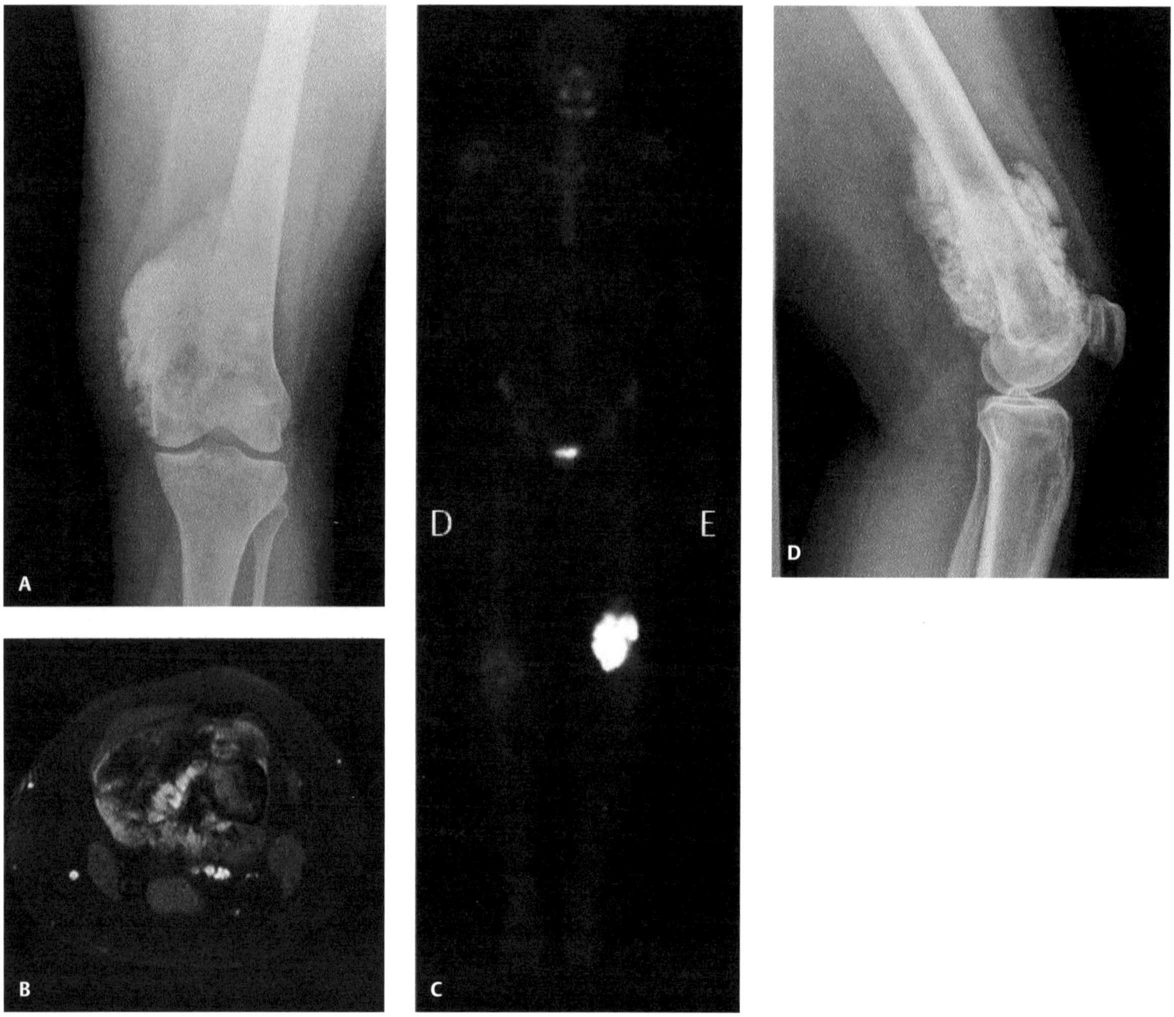


## ■ As seguintes perguntas são pertinentes ao osteossarcoma.

1. Qual processo patológico se associa à grande maioria de osteossarcomas secundários?
2. O que é um triângulo de Codman?
3. Qual é a idade mais comum de apresentação do osteossarcoma?
4. Como definimos encapamento neurovascular na MRI?
5. Qual é o local mais comum de doença metastática no osteossarcoma?
6. O que é uma lesão saltada?
7. Qual é o subtipo mais comum de osteossarcoma superficial?

## Respostas e Explicações

**E. Correta!** É um osteossarcoma. Esta é a segunda malignidade óssea mais comum (depois do mieloma múltiplo) e frequentemente se origina da metáfise ou diáfise de um osso longo. É a malignidade óssea primária mais comum que afeta crianças e adolescentes. A maioria dos osteossarcomas ocorre em pacientes entre as idades de 10 e 30 anos, mas pode se desenvolver em qualquer idade, e cerca de 10% ocorrem em pacientes acima de 60 anos. O osteossarcoma tem uma predileção pelo gênero masculino de aproximadamente 2 casos para cada caso feminino. Associa-se à matriz osteoide, que é densa e semelhante a uma nuvem nas radiografias. Na MRI, o tumor tem hipossinal e se contrasta heterogeneamente. Associa-se à captação focal e muitas vezes intensa na cintilografia óssea com tecnécio 99 m-metil difosfonato.

### *Outras escolhas e discussões*

**A.** A grande massa distal no fêmur com matriz osteoide tem pouca probabilidade de representar um carcinoma de mama metastático. As metástases de câncer de mama podem ser líticas ou blásticas, mas raramente produzem matriz osteoide extraóssea.

**B.** O condrossarcoma tipicamente ocorre na quarta ou quinta década de vida. Na bacia e extremidades inferiores, envolve mais comumente a asa do ilíaco, mas também pode envolver a parte proximal ou distal do fêmur. Associa-se à matriz condroide (anel e arco) nas imagens, a qual está ausente no caso do teste.

**C.** Plasmocitoma, massa sólida composta de plasmócitos, associa-se ao mieloma múltiplo. É tipicamente lítico e não produz matriz osteoide. Ocorre infrequentemente no fêmur distal.

**D.** O sarcoma de Ewing tipicamente ocorre na diáfise ou na metáfise de ossos longos, porém é mais comum em pacientes mais jovens (primeira e segunda décadas). O tumor de Ewing pode se apresentar como grande massa de tecidos moles e reação periosteal, mas não produz matriz osteoide.

### *Pergunta 1*

A doença de Paget se associa à vasta maioria de osteossarcomas secundários. Aproximadamente 5% dos osteossarcomas são secundários, decorrentes de transformação maligna de um processo benigno. O processo benigno mais comum associado ao desenvolvimento de um osteossarcoma secundário é a doença de Paget, seguida por radioterapia prévia.

### *Pergunta 2*

Um triângulo de Codman descreve uma forma triangular de reação periosteal, tipicamente ao longo da margem de um tumor agressivo que "ultrapassa" a capacidade do periósteo de contê-lo. Comumente é visto no osteossarcoma e em outras lesões ósseas agressivas.

### *Pergunta 3*

O osteossarcoma tem distribuição etária bimodal, porém o pico maior se concentra durante o estirão de crescimento da adolescência. Ocorre um segundo pico menor nos idosos.

### *Pergunta 4*

Ocorre encapamento neurovascular por sarcomas ósseos primários menos frequentemente do que com sarcomas de tecidos moles, ambos ocorrendo em menos de 10% dos casos. É importante identificar o encapamento por causa de seu impacto sobre a ressecção subsequente. É necessária MR de alta qualidade, mas ainda é difícil algumas vezes efetuar um diagnóstico acurado mesmo com os melhores estudos. Isso se deve a vários fatores, incluindo distorção do plano fascial por grandes tumores e à presença de edema peritumoral. O encapamento completo geralmente não é difícil de estabelecer. A identificação de contato > 180 graus da circunferência da artéria ou nervo tem sido proposta como ponto de corte em casos de encapamento incompleto, primariamente a fim de reduzir diagnósticos falso-positivos, nos quais está presente apenas deslocamento neurovascular.

### *Pergunta 5*

Os pulmões são o local mais comum de doença metastática. CT é a modalidade de escolha nessa avaliação. O osteossarcoma também pode metastatizar para os linfonodos regionais. Em geral, linfonodos mediastinais calcificados e/ou nódulos pulmonares calcificados são quase sempre benignos (resultado de doença granulomatosa prévia), mas o osteossarcoma metastático muito menos comum pode parecer idêntico.

### *Pergunta 6*

As lesões saltadas são lesões malignas não contíguas que ocorrem no mesmo osso como tumor primário. MRI, cintilografia óssea e tomografia por emissão de pósitrons/TC são úteis para detectar as lesões saltadas.

### *Pergunta 7*

O osteossarcoma parosteal é responsável por 65% dos osteossarcomas superficiais. O osteossarcoma parosteal se origina da camada externa do periósteo e geralmente ocorre na terceira ou quarta década. É tipicamente considerada uma malignidade com grau inferior, mas pode conter áreas focais de tumor com grau mais alto. O aspecto radiológico de um osteossarcoma parosteal é tipicamente matriz osteoide semelhante a uma nuvem que se origina de uma localização justacortical, muitas vezes com um pedúnculo estreito de fixação ao córtex. Inicialmente, a cavidade medular não é envolvida, mas pode ser invadida pelo tumor à medida que a lesão cresce em tamanho. O prognóstico é significativamente melhor com osteossarcoma parosteal do que com osteossarcoma convencional e tem uma sobrevida em 10 anos de 80 a 90%.

### Melhores Dicas

- Para o osteossarcoma, a MRI é útil para determinar a extensão do tumor e para determinar se envolve ossos, músculos, uma articulação adjacente ou um feixe neurovascular. Essa informação pode afetar a ressecabilidade do tumor e precisa ser descrita no laudo do radiologista.
- Como se presume que o trajeto da agulha de biópsia seja contaminado e precisará ser ressecado durante a cirurgia, é importante que o radiologista que realiza a biópsia consulte o oncologista ortopédico referentemente ao acesso à biópsia.
- Osteossarcomas parosteais, periosteais e superficiais de alto grau se originam do periósteo e são coletivamente denominados osteossarcomas superficiais. O osteossarcoma parosteal é o mais comum e tem prognóstico muito melhor que o osteossarcoma convencional.

# Rico em Imagens 1

## ■ Caso

Ligue o diagnóstico apropriado à imagem fornecida.

A. Artrite reumatoide (RA).
B. Artropatia por deposição de pirofosfato de cálcio.
C. Osteoartrite (OA) erosiva.
D. Artrite psoriásica.

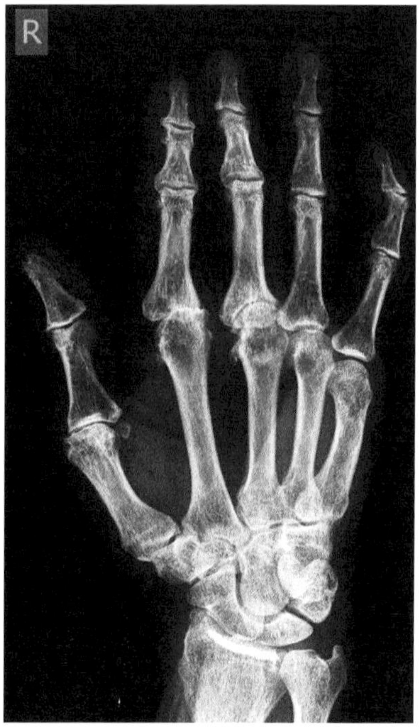

1.

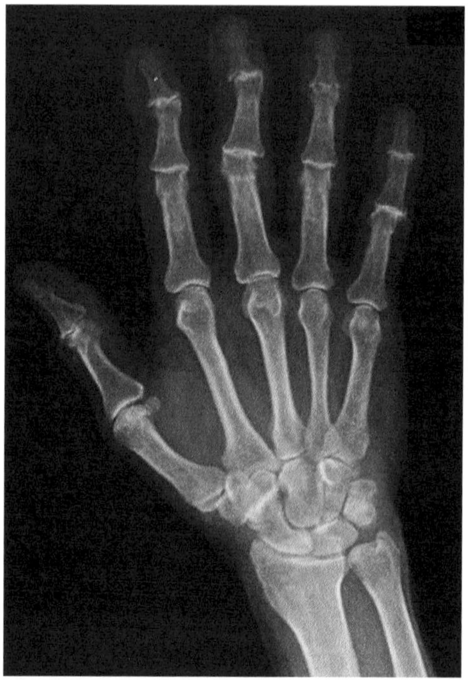
2.

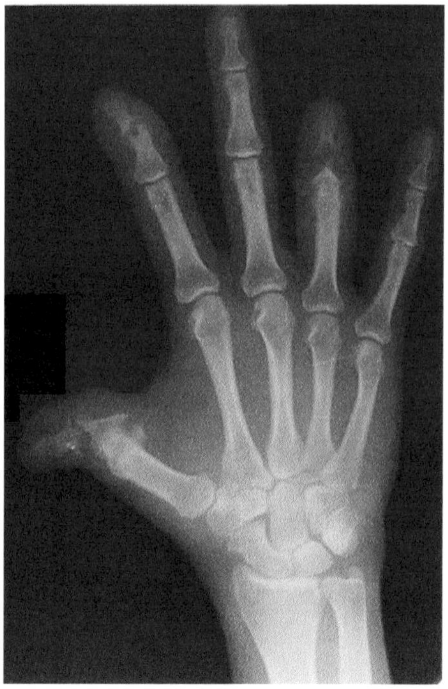
3.

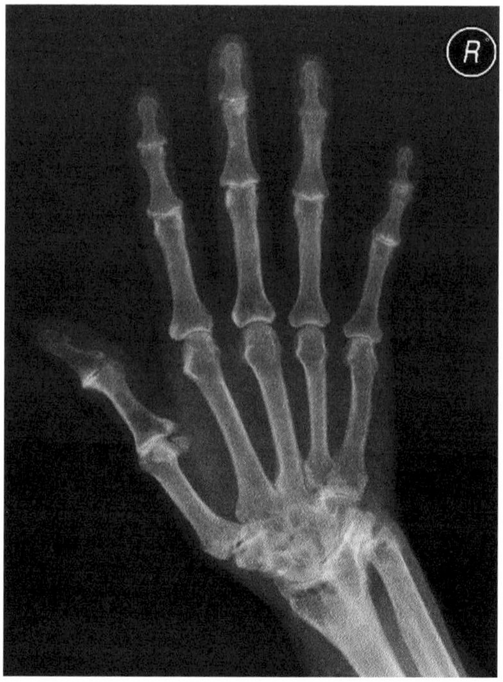

4.

## Respostas e Explicações

**1. B.** Artropatia por deposição de pirofosfato de cálcio. A artropatia por deposição de pirofosfato de cálcio descreve deposição de pirofosfato de cálcio di-hidratado nas articulações e em torno delas, provocando uma resposta inflamatória (pseudogota) e subsequente desenvolvimento de alterações degenerativas. A segunda e a terceira articulações metacarpofalângicas são caracteristicamente envolvidas na mão, como neste caso. Os espaços articulares ficam intensamente estreitados com alterações císticas subcondrais e osteófitos "em gancho" originadas nas cabeças do segundo e terceiro metacarpianos. Comumente ocorre condrocalcinose no complexo de fibrocartilagem triangular no punho (não vista neste caso).

**2. C.** OA erosiva. A OA erosiva se refere a um subtipo de OA que tem um componente erosivo adicional. Os pacientes são predominantemente do gênero feminino, têm fator Rh negativo e estão em pós-menopausa. A OA erosiva tem distribuição distal, geralmente envolvendo as articulações interfalângica distal (DIP) e/ou interfalângica proximal. Desenvolvem-se erosões subcondrais centrais com alterações ósseas adjacentes produtivas. Isso cria o característico aspecto de "asa de gaivota". Tal aspecto é visto no caso do teste (segunda à quarta articulações DIP). Também se vê estreitamento do espaço articular associado à OA típica.

Como essa entidade tem um componente inflamatório, os sintomas podem se assemelhar aos da RA ou da artrite psoriásica. Com a OA erosiva, contudo, estão ausentes os sintomas sistêmicos, e a distribuição da OA típica está presente. Além disso, não ocorrem erosões marginais na osteoartrite erosiva.

**3. D.** Artrite psoriásica. A psoríase da pele quase sempre precede do desenvolvimento de artrite psoriásica. Aproximadamente 10 a 15% dos pacientes com artrite psoriásica prosseguirão desenvolvendo artrite psoriásica. A maioria desses pacientes é HLA B-27 positiva. Os achados de artrite psoriásica incluem erosões marginais, formação óssea produtiva ("periostite fofa") e edema de tecidos moles sobrejacentes ("dedo em salsicha"). Esses achados são vistos no caso do teste na segunda articulação DIP. A distribuição é tipicamente distal e pode ser simétrica ou assimétrica e ainda unilateral ou bilateral. Podem-se ver deformidades em lápis na xícara, como na quarta articulação DIP no caso do teste. Na coluna, osteófitos laterais volumosos e sacroileíte assimétrica são característicos de artrite psoriásica.

**4. A.** RA. A RA é uma artrite inflamatória crônica que afeta primariamente tecido sinovial. O fator Rh é quase sempre positivo. Nas mãos e punhos, vê-se envolvimento predominante nas articulações metacarpofalângicas e no carpo. Podem-se ver erosões marginais com edema de tecidos moles. A ressonância magnética pode detectar achados da RA (como edema de medula e sinovite) antes das radiografias. No caso do teste, ocorreu destruição articular avançada com remodelação carpal e certa autofusão carpal, mas sem a presença de osteófitos. Nas articulações maiores, a RA se associa a estreitamento intenso e relativamente concêntrico do espaço articular. Finalmente, as articulações afetadas por RA podem sofrer osteoartrite secundária depois do tratamento, o que pode resultar em uma constelação confusa de achados de imagens, incluindo osteófitos.

## Leituras Sugeridas


Helms CA, Vogler JB, Simms DA, Genant HK. CPPD crystal deposition disease or pseudogout. Radiographics 1982;2(1):40–52

Jacobson JA, Girish G, Jiang Y, Resnick D. Radiographic evaluation of arthritis: inflammatory conditions. Radiology 2008;248:378–389

Martel W, Stuck KJ, Dworin AM, Hylland RG. Erosive osteoarthritis and psoriatic arthritis: a radiologic comparison in the hand, wrist, and foot. Am J Roentgenol 1980;134:125–135

Sommer OJ, Kladosek A, Weiler V, Czembirek H, Boeck M, Stiskal M. Rheumatoid arthritis: a practical guide to state-of-the-art imaging, image interpretation, and clinical implications. Radiographics 2005;25:381–398

Steinbach LS, Resnick D. Calcium pyrophosphate dihydrate crystal deposition disease revisited. Radiology 1996;200:1–9


### Melhores Dicas

- OA erosiva: articulações DIP e interfalângicas proximais com o característico aspecto em "asa de gaivota".
- Artrite psoriásica: combinação de erosões marginais, alterações proliferativas ósseas e edema com "dedo em salsicha". Aspecto "lápis na xícara" pode ser achado avançado tardio.
- RA: artrite erosiva bilateralmente simétrica e puramente erosiva, favorecendo o carpo e as articulações metacarpofalângicas. Estreitamento intenso e concêntrico do espaço articular nas grandes articulações afetadas. Analise com cuidado as quintas articulações metacarpofalângicas nos pés também.
- Artropatia por deposição de pirofosfato de cálcio: osteófitos "em gancho" na cabeça do segundo e terceiro metacarpianos, cistos subcondrais e condrocalcinose complexa triangular de fibrocartilagem.
- Lembre-se de que a OA secundária pode se sobrepor a alterações subjacentes de qualquer artrite inflamatória tratada ou "extinta".

# Rico em Imagens 2

## ■ Caso

Adolescente de 16 anos apresenta febre, dor no joelho e edema. Ligue a letra apropriada de dentro das imagens com o diagnóstico fornecido.

1. Abscesso de tecidos moles.
2. Trato sinusal (cloaca).
3. Reação periosteal.
4. Abscesso intraósseo.
5. Destruição fisária.

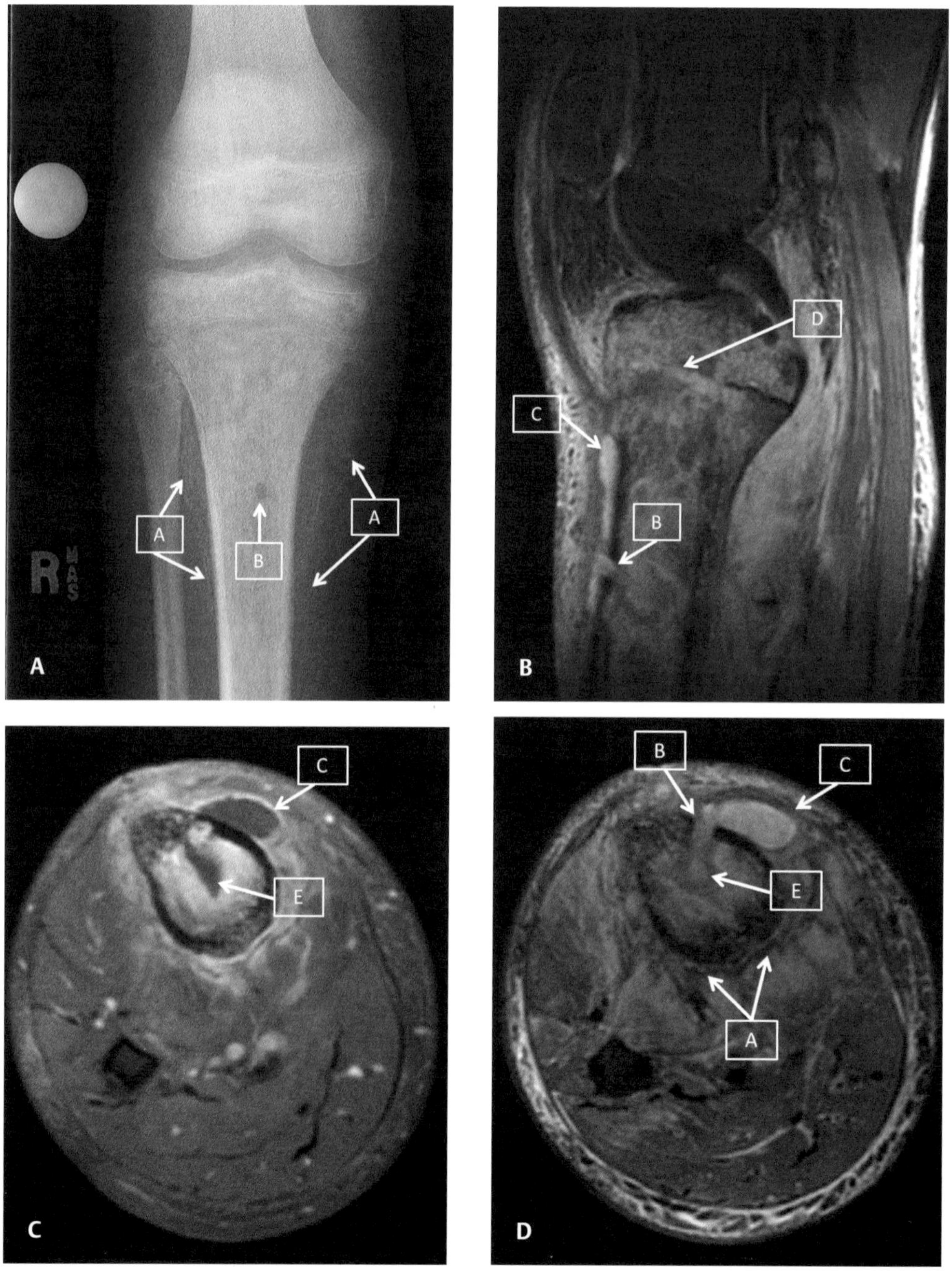

## Respostas e Explicações

**1. C.**

**2. B.**

**3. A.**

**4. E.**

**5. D.**

*Discussão*

A osteomielite pode ocorrer em decorrência da propagação direta de uma fonte contígua (trauma, ferragens de fixação, implante articular), insuficiência vascular (doença vascular periférica) ou disseminação hematogênica. O organismo mais comumente causador na osteomielite é o *Staphylococcus aureus*.

Lactentes e crianças são frequentemente afetados via propagação hematogênica, e isso é primariamente visto em locais metafisários altamente vascularizados. A placa de crescimento, nos casos pediátricos, pode proteger da propagação para a epífise (embora nem sempre, como se vê no caso do teste). Em lactentes, a infecção pode se propagar através da fise via vasos transfisários não presentes em crianças com mais idade. O envolvimento da placa de crescimento pode levar a distúrbios do crescimento e deformidade crônica.

As radiografias podem ser normais nos estágios iniciais de osteomielite aguda. A ressonância magnética é a modalidade de imagem mais sensível e detectará edema da medula óssea, edema de tecidos moles, realce de tecido anormal, interrupção cortical e abscesso associado.

As radiografias têm melhor sensibilidade para detectar osteomielite não aguda do que osteomielite aguda. Com osteomielite subaguda e crônica, as radiografias podem mostrar destruição cortical, reação periosteal e espessamento de tecidos moles. A ressonância magnética, nesses casos, é particularmente útil para detectar abscessos intraósseos, abscessos subperiosteais (particularmente na população pediátrica), trato sinusal ósseo (cloaca) e osso necrótico sequestrado (sequestro) A presença de um sequestro ou grande abscesso deve ser destacada no laudo do radiologista, pois esses achados podem exigir intervenção cirúrgica.

## Leituras Sugeridas

Dodwell ER. Osteomyelitis and septic arthritis in children: current concepts. Curr Opin Pediatr 2013;25(1):58–63

Jaramillo D. Infection: musculoskeletal. Pediatr Radiol 2011;41(Suppl 1):S127–134

Lew DP, Waldvogel FA. Osteomyelitis. Lancet 2004;364:369–379

### Melhores Dicas

- O organismo mais comum na osteomielite é o *Staphylococcus aureus*.
- Quando está presente um sequestro ou grande abscesso na osteomielite crônica, pode ser necessária intervenção cirúrgica.
- Na população pediátrica, osteomielite e neoplasia (como o sarcoma de Ewing ou metástases) tendem a ocorrer em metáfise altamente vascularizada. Ambos têm aspecto semelhante nas imagens.

# Rico em Imagens 3

## ■ Caso

Ligue o diagnóstico apropriado com a imagem fornecida.

1. Doença de Kohler.
2. Infração de Freiberg.
3. Doença de Legg-Calvé-Perthes.
4. Doença de Kienbock.

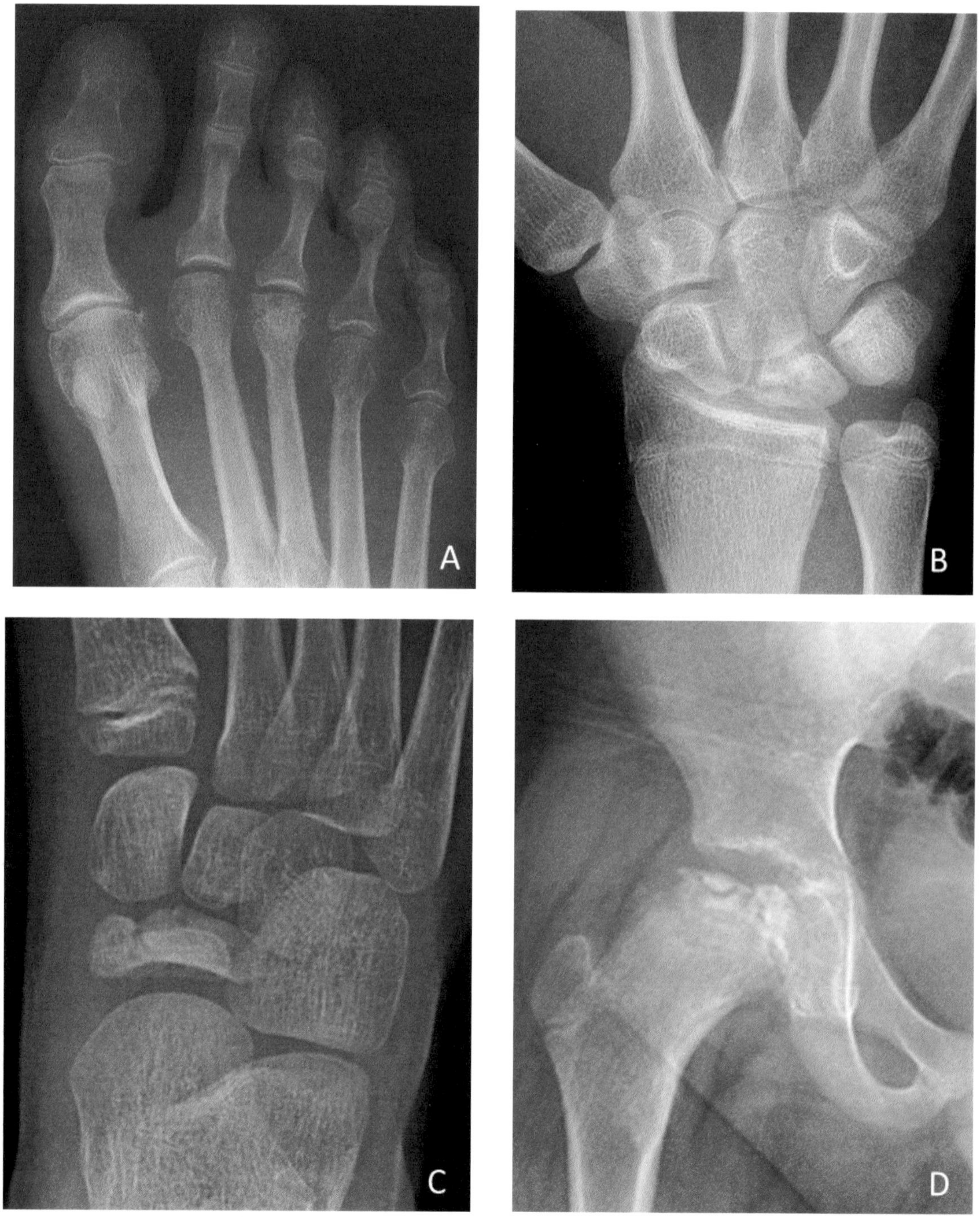

## Respostas e Explicações

1. C.
2. A.
3. D.
4. B.

*Discussão*

Esses quatro são exemplos de osteocondrose. Osteocondrose é um termo usado para descrever uma necrose isquêmica asséptica do osso, geralmente afetando o osso epifisário ou apofisário. As osteocondroses são vistas comumente na população pediátrica e adulta jovem e são tipicamente autolimitadas. No entanto, podem ocorrer complicações das osteocondroses, inclusive fechamento prematuro da placa de crescimento, corpos osteocondrais e osteoartrite secundária.

Na radiografia e na tomografia computadorizada, as osteocondroses demonstram esclerose, achatamento subcondral e fragmentação óssea. Na ressonância magnética, o osso afetado tem hipossinal em T1 e PD e comumente se vê edema da medula no osso de origem. O aspecto simula necrose avascular nas imagens.

As osteocondroses de ossos específicos são comumente epônimos, tendo os indivíduos que descreveram a doença como fonte do nome. Exemplos de osteocondroses na extremidade superior incluem doença de Kienbock (semilunar) e doença de Panner (capítulo). Na extremidade inferior, os exemplos incluem a doença de Legg-Calvé-Perthes (epífise proximal do fêmur), doença de Kohler (navicular do tarso), doença de Sever (apófise do calcâneo) e infração de Freiberg (cabeça do segundo ou terceiro metatarsiano). A doença de Scheuermann é uma osteocondrose na coluna que afeta a apófise do anel. Foram descritas, aproximadamente, 40 osteocondroses, e qualquer epífise ou apófise é potencialmente sujeita a essa patologia. A doença de Osgood-Schlatter é a fragmentação autolimitada do tubérculo da tíbia com edema de tecidos moles e espessamento na inserção do ligamento patelar.

O termo algumas vezes usado "osteocondrite" é um nome equivocado, pois não há inflamação nesse processo, e a cartilagem não é primariamente afetada.

## Leituras Sugeridas


Brant WE, Helms CA. Fundamentals of Diagnostic Radiology. Philadelphia, PA: Lippincott, Williams & Wilkins; 2007: 1155

Resnick D. Osteochondroses. In Resnick D. Diagnosis of Bone and Joint Disorders. 4th edition. Philadelphia, PA: WB Saunders; 2002: 3686–3741


### Melhores Dicas

- As osteocondroses geralmente afetam osso epifisário ou apofisário e são tipicamente autolimitadas.
- As complicações podem incluir fechamento prematuro da placa de crescimento, corpos osteocondrais e osteoartrite secundária.
- Esteja atento porque a apófise é o equivalente de uma epífise, de modo que qualquer patologia afetando uma também pode afetar a outra.

# Rico em Imagens 4

## ■ Caso

Ligue a imagem apropriada ao diagnóstico correto.

A. Osteoma osteoide.
B. Fibroma não ossificante (NOF).
C. Encondroma.
D. Cisto ósseo unicameral.

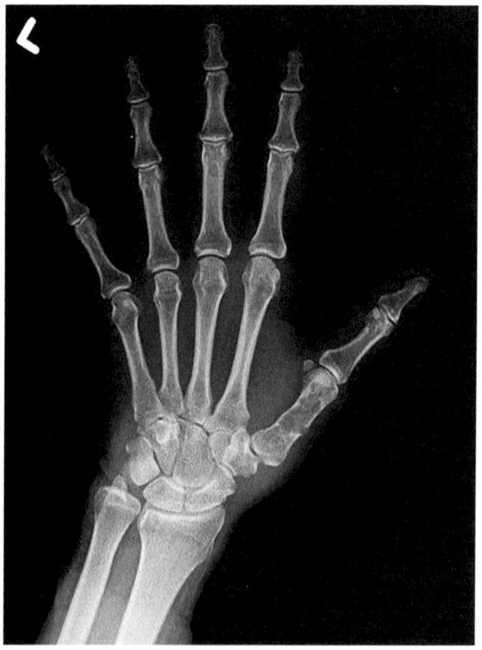

1.

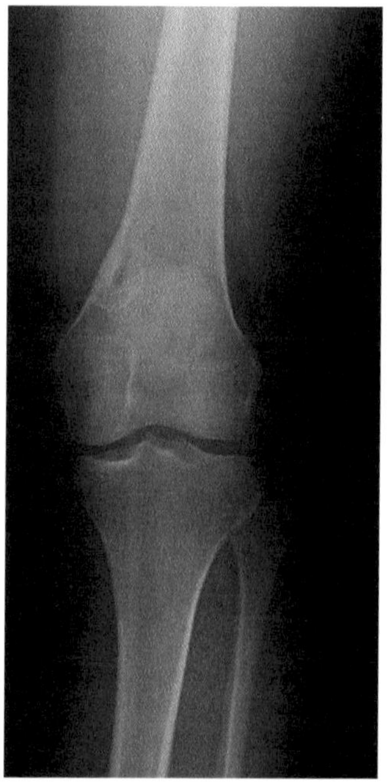

2.

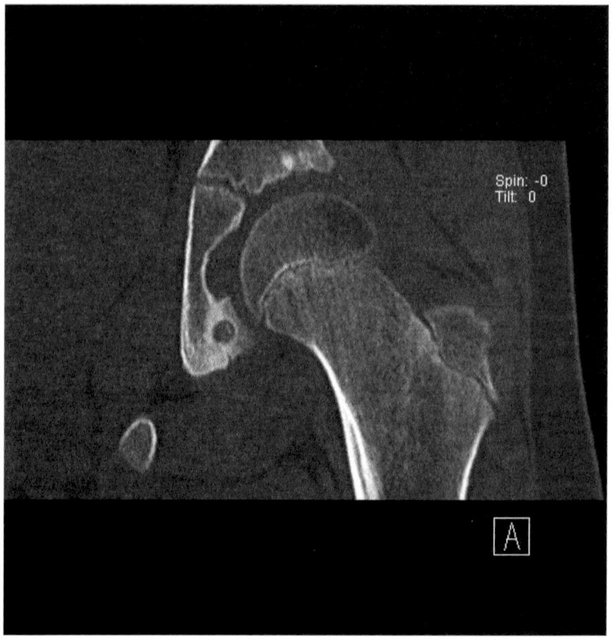


3.

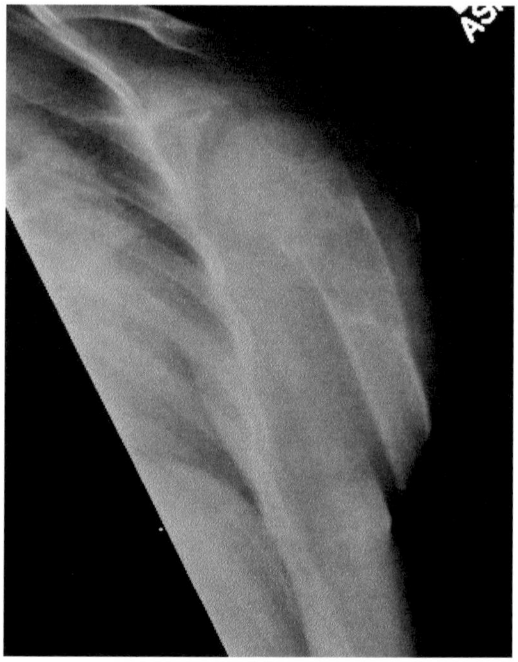

4.

## Respostas e Explicações

**1. C.** Encondroma. O encondroma é uma lesão benigna de ocorrência comum, composta por cartilagem hialina. É encontrado mais frequentemente na mão, seguida pelos ossos longos. Geralmente é diagnosticado na terceira e quarta décadas como achado incidental. O aspecto radiográfico típico de um encondroma é o de uma lesão lítica expansiva com borda esclerótica fina, com ou sem matriz condroide interna (anel e arco). Na MRI, um encondroma aparece com hipersinal heterogêneo em T2.

Em razão da natureza benigna dessa lesão, não é necessário tratamento, exceto no caso de uma fratura patológica (que seria então tratada com curetagem e fixação). A encondromatose é chamada doença de Ollier. A associação de encondromatose e hemangiomas de tecidos moles é chamada síndrome de Maffucci.

É importante diferenciar um encondroma de um condrossarcoma. Os condrossarcomas são raros nas mãos, que são o local mais comum para encondromas. Estes geralmente não causam dor (a menos que fraturados), enquanto os condrossarcomas geralmente causam dor focal. Os condrossarcomas se associam, comumente, à destruição cortical e a uma massa de tecidos moles, enquanto que os encondromas, não. Algumas vezes, a diferenciação é muito desafiadora.

**2. B.** NOF. NOF, fibroxantoma e defeito cortical fibroso descrevem lesões fibrosas benignas histologicamente idênticas que comumente se originam na metáfise dos ossos longos. O NOF é tipicamente encontrado em crianças ou adolescentes. Essa lesão é vista radiograficamente como lesão lítica não agressiva com borda esclerótica. É encontrada em posição excêntrica endosteal na metáfise ou diáfise. Na imagem de ressonância magnética (MRI), o NOF costuma ser heterogêneo, ter hipossinal em T1, hipossinal variável em T2 e algumas vezes exibe leve realce heterogêneo. O NOF se associa a um leve aumento da captação na cintilografia óssea.

Geralmente, não é necessário tratamento e não se recomenda a biópsia, pois o aspecto radiográfico faz o diagnóstico. A biópsia pode realmente ser enganosa porque células gigantes dispersas podem ocorrer em um NOF. No caso de fratura patológica ou fratura iminente, a fixação cirúrgica pode ocasionalmente ser indicada.

**3. A.** Osteoma osteoide. O osteoma osteoide é um tumor benigno formador de osso que ocorre mais comumente durante a segunda e a terceira décadas. Pode se associar a dor significativa que piora à noite e é aliviada por ácido acetilsalicílico. Nas radiografias e tomografia computadorizada, tipicamente se apresenta como nicho transparente bem definido no córtex do osso, muitas vezes com esclerose pronunciada em torno e reação periosteal. Na MRI, há edema de medula em torno, mas o aspecto do nicho é variável, assim como o grau de contraste. Um osteoma osteoide se associa à intensa captação na cintilografia óssea. O nicho de um osteoma osteoide é o tecido neoplásico, raramente tendo mais do que 1,5 a 2 cm de diâmetro, mas o edema de medula reativo em torno e a reação periosteal podem cobrir uma área maior (e também podem envolver os tecidos moles adjacentes). No total, 10 a 20% dos osteomas osteoides ocorrem na coluna, e esses se localizam tipicamente nos elementos posteriores. Desenvolve-se escoliose em aproximadamente 75% dos osteomas osteoides na coluna por espasmo muscular crônico.

O tratamento de escolha para osteoma osteoide é a ablação guiada por imagem, realizada sob anestesia geral. A ablação é um tratamento minimamente invasivo com taxa alta de curas e recuperação rápida. A história natural do osteoma osteoide é a regressão espontânea e, para lesões em locais onde seja alto o potencial para complicação pela ablação ou curetagem cirúrgica, a terapia crônica com anti-inflamatórios não esteroides pode ser a melhor opção.

**4. D.** Cisto ósseo unicameral. Um cisto ósseo unicameral é uma coleção benigna cheia de líquido que mais comumente se desenvolve nos ossos longos. Aparecer nas radiografias como lesão lítica geográfica com fina margem esclerótica. O córtex sobrejacente pode ser cortado em uma forma curva. Podem ocorrer fraturas patológicas através da lesão, produzindo um fragmento de osso no interior da cavidade, o que é conhecido como sinal do "fragmento caído".

O tratamento é indicado no contexto de uma fratura patológica (como neste caso) ou uma fratura iminente. A curetagem cirúrgica é o tratamento mais comum.

## Leituras Sugeridas


Basile A, Failla G, Reforgiato A, Scavoe G, Mundo E, Messina M, Caltabiano G, Arena F, Ricceri V, Scavoe A, Masala S. The use of microwave ablation in the treatment of osteoid osteomas. Cardiovasc Intervent Radiol 2014;37:737–742

Douis H, Saifuddin A. The imaging of cartilaginous bone tumours. I. Benign lesions. Skeletal Radiol 2012;41:1195–1212

Hetts SW, Hilchey SD, Wilson R, Franc B. Case 110: nonossifying fibroma. Radiology 2007;243:288–292

Murphey MD, Flemming DJ, Boyea SR, Bojescul JA, Sweet DE, Temple HT. Archives of the AFIP. Enchondroma versus chondrosarcoma in the appendicular skeleton: differentiating features. Radiographics 1998;18:1213–1237

Pretell-Mazzini J, Murphy RF, Kushare I, Dormans JP. Unicameral bone cysts: general characteristics and management controversies. J Am Acad Orthop Surg 2014;22:295–303

Rosenthal DI, Hornicek FJ, Torriani M, Gebhardt MC, Mankin HJ. Osteoid osteomas: percutaneous treatment with radiofrequency energy. Radiology 2003;229:171–175

Smith SE, Kransdorf MJ. Primary musculoskeletal tumors of fibrous origin. Semin Musculoskelet Radiol 2000;4(1):73–88


### Melhores Dicas

- A NOF, cisto ósseo unicameral, e encondromas são todas lesões benignas "não me toque".
- É importante diferenciar um encondroma de um condrossarcoma. Os sinais de condrossarcoma podem incluir dor, tamanho maior, destruição cortical e massa de tecidos moles.
- Algumas lesões ósseas benignas, como a NOF e a displasia fibrosa, podem ter variado e algumas vezes confundido as aparências na MRI. Se você encontrar uma lesão óssea primária indeterminada na MRI, sempre correlacione com uma radiografia e/ou angiotomografia computadorizada, pois o diagnóstico pode-se tornar óbvio subitamente.

# Rico em Imagens 5

## ■ Caso

Ligue a coalização tarsal apropriada com a imagem fornecida.

1. Talonavicular.
2. Cubonavicular.
3. Calcaneonavicular.
4. Cisto que chegou à articulação subtalar (talocalcânea).

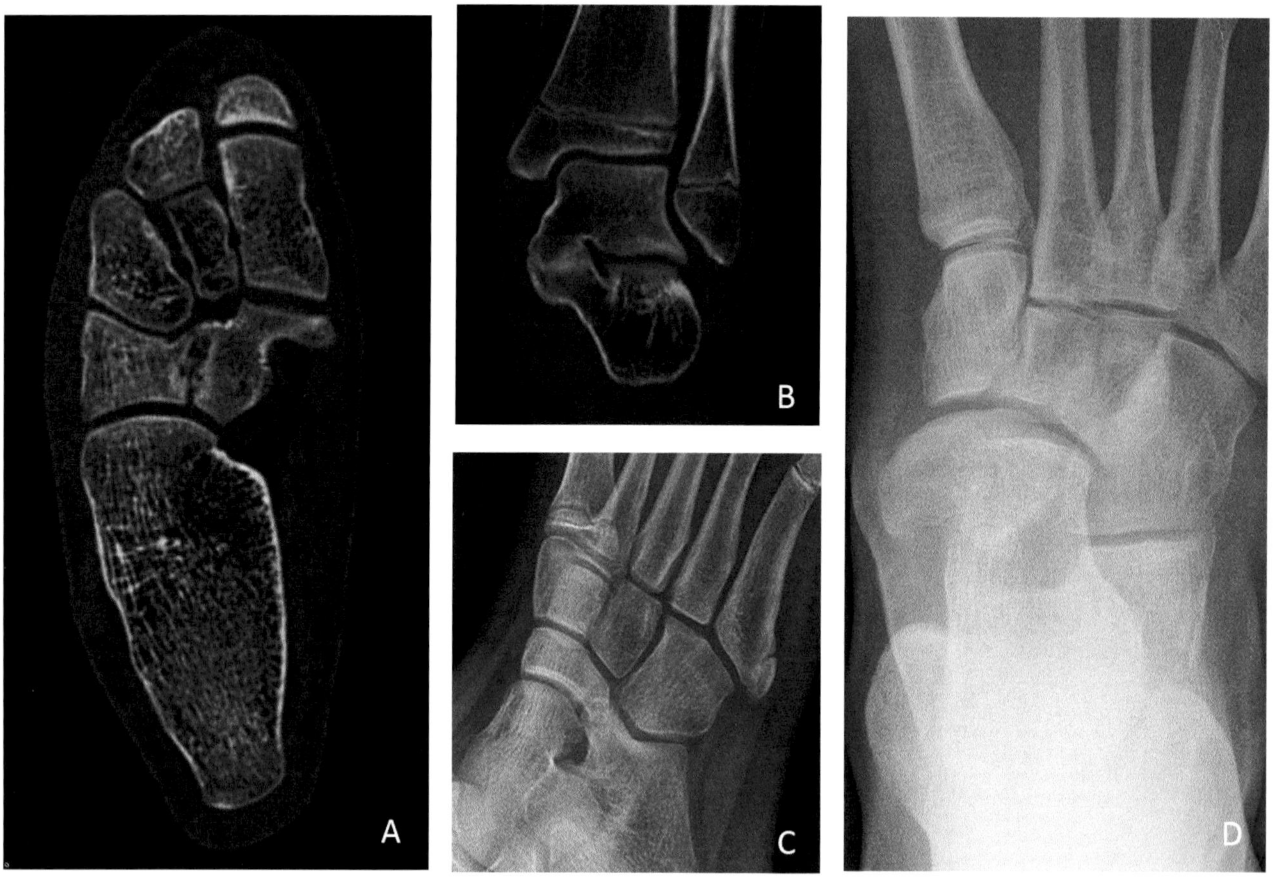

## ■ Respostas e Explicações

**1. D.**

**2. A.**

**3. C.**

**4. B.**

*Discussão*

Esses quatro casos são bons exemplos de coalizões tarsais. Estas são uniões aberrantes entre dois ou mais ossos do tarso. As coalizões tarsais podem ser ósseas (sinostoses) ou não ósseas. Se não ósseas, podem ainda ser categorizadas como cartilaginosas (sincondroses) ou fibrosas (sindesmoses). Uma coalizão é não óssea quando não há osso de interligação através da coalizão. As coalizões não ósseas, em pacientes pediátricos, podem ossificar mais tarde com a subsequente maturidade esquelética. Mais de metade dos casos de coalizão tarsal são bilaterais. As articulações mais comumente afetadas são a talocalcânea (subtalar) e calcaneonavicular, que compõem aproximadamente 90% dos casos.

A biomecânica alterada relacionada com uma coalizão subtalar pode causar uma deformidade em pé plano valgo, com achatamento do arco longitudinal e abdução do antepé. A restrição de movimento prolongada causada pela coalizão subtalar pode finalmente levar à artrose das articulações da faceta posterior, tarsais médias e tibiotalar. O tratamento não cirúrgico em geral é a primeira escolha para coalizão tarsal sintomática, mas se indica o tratamento cirúrgico quando as medidas conservadoras falham. As opções cirúrgicas incluem ressecção da coalizão e artrodese. Embora as radiografias algumas vezes identifiquem ou sugiram coalizão tarsal, a tomografia computadorizada é a modalidade de imagem mais efetiva para se fazer o diagnóstico.

## ■ Leituras Sugeridas


Lawrence DA, Rolen MF, Haims AH, Zayour Z, Moukaddam HA. Tarsal coalitions: radiographic, CT, and MR imaging findings. HSS J 2014;10(2):153–166

Newman JS, Newberg AH. Congenital tarsal coalition: multimodality evaluation with emphasis on CT and MR imaging. Radiographics 2000;20(2):321–332

Zaw H, Calder JD. Tarsal coalitions. Foot Ankle Clin 2010;15(2):349–364


### Melhores Dicas

- As coalizões tarsais mais comum são a talocalcânea (subtalar) e calcaneonavicular, que compõem aproximadamente 90% dos casos. Lembre-se usando “Não Contraste CT” (navicular-calcâneo e calcaneotalar).
- As coalizões tarsais podem ser ósseas (sinostoses) ou não ósseas. Se não ósseas, são cartilaginosas (sincondroses) ou fibrosas (sindesmoses).
- As coalizões tarsais costumam ser vistas apenas em retrospectiva nas radiografias simples. Para um paciente pediátrico com dor no pé e no tornozelo e radiografia simples “normal”, considere reavaliar pesquisando uma coalizão tarsal ou uma lesão osteocondral da cúpula talar.

# Mais Desafiador 1

## ■ Caso

Mulher de 36 anos apresenta dor no quadril.

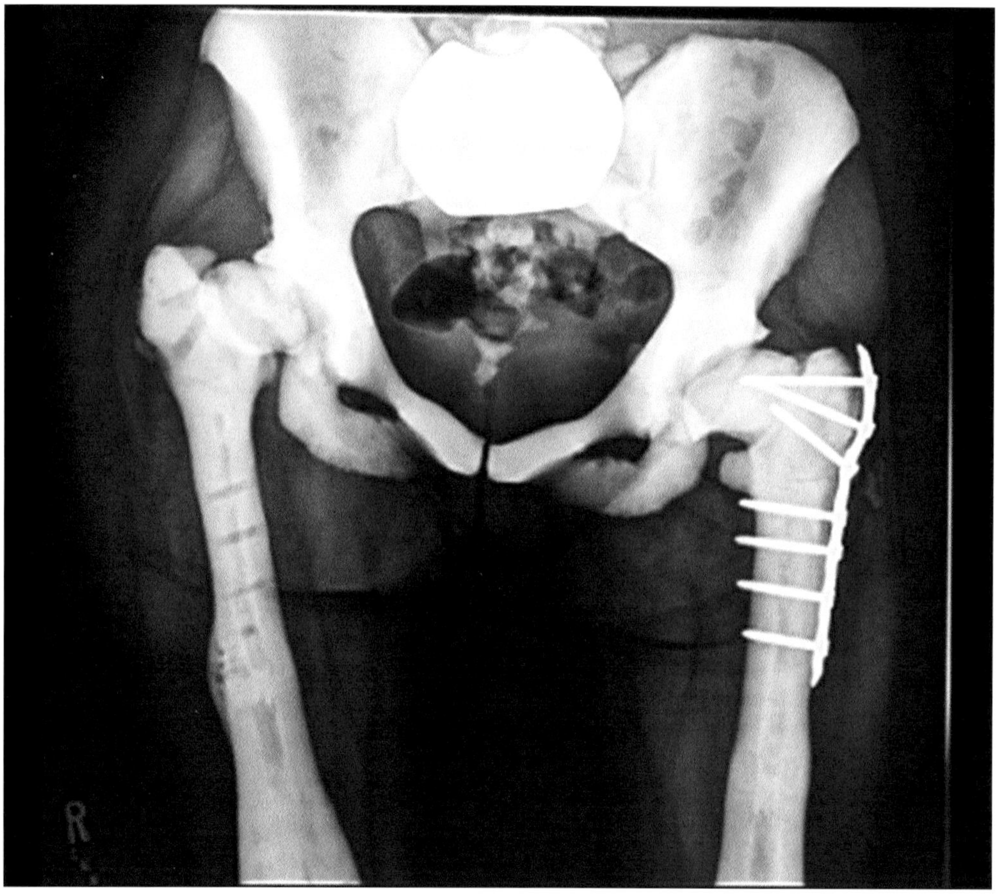


## ■ Perguntas

1. A esclerose óssea difusa grave da paciente, juntamente com a história de vértebras em sanduíche e fraturas patológicas, sugere qual dos seguintes diagnósticos?
   A. Doença de Paget.
   B. Picnodisostose.
   C. Osteopetrose.
   D. Osteodistrofia renal.

2. Esclerose óssea difusa, juntamente com reabsorção subperiosteal digital, calcificação de tecidos moles e esclerose da placa terminal vertebral, sugere:
   A. Doença de Paget.
   B. Picnodisostose.
   C. Osteopetrose.
   D. Osteodistrofia renal.

3. Esclerose óssea difusa, juntamente com baixa estatura, ossos nas suturas e atraso do fechamento das suturas cranianas, sugere:
   A. Doença de Paget.
   B. Picnodisostose.
   C. Osteopetrose.
   D. Osteodistrofia renal.

## Respostas e Explicações

*Pergunta 1*

**C. Correta!** A osteopetrose é uma condição hereditária que resulta em aspecto acentuadamente denso do osso e obliteração do canal medular, o que se vê no caso do teste. Embora o osso pareça comparativamente denso, na realidade, é mais quebradiço do que o normal e predisposto a fraturas frequentes. O tipo autossômico recessivo desta doença resulta em natimortalidade ou óbito na infância. O tipo autossômico dominante é menos grave e se apresenta mais tarde. O aspecto radiológico da osteopetrose é descrito como tendo uma configuração endo-óssea ou "osso dentro de osso". A esclerose da placa terminal, na osteopetrose, é mais espessa e mais definida com tipicamente se vê na osteodistrofia renal. Na coluna, isso é descrito "coluna em sanduíche".

*Outras escolhas e discussões*

**A.** A doença de Paget, em geral, é encontrada em idosos. Começa com uma fase lítica e evolui em fase osteoblástica, resultando a fase osteoblástica em trabéculas grosseiras, espessamento cortical e aumento de volume ósseo. As trabéculas grosseiras e o aumento de volume típico dos ossos não são vistos neste caso. Além disso, o envolvimento ósseo pela doença de Paget é esporádico e envolve um osso (monostótica) ou vários ossos (poliostótica), mas não é uma doença esquelética difusa.

**B.** A picnodisostose é uma doença autossômica recessiva que resulta em hiperostose que estreita, mas, de um modo geral, poupa o canal medular. Os pacientes apresentam baixa estatura e outros achados característicos.

**D.** Os pacientes com osteodistrofia renal demonstram mais comumente osteopenia, mas também podem exibir osteosclerose. No entanto, a osteosclerose, neste caso, é consideravelmente maior do que se esperaria na osteodistrofia renal.

*Pergunta 2*

**D. Correta!** Os pacientes com osteodistrofia renal demonstram mais comumente osteopenia, mas também podem exibir osteosclerose. Esta, juntamente com esclerose da placa terminal vertebral ("coluna em camisa de jogador de rúgbi") e reabsorção subperiosteal ao longo da face radial das falanges médias, sugere fortemente osteodistrofia renal.

*Outras escolhas e discussões*

**A.** Um osso individual afetado pela doença de Paget pode, de alguns modos, fazer parecer envolvimento por osteodistrofia renal, mas a doença de Paget não é uma doença esquelética difusa.

**B.** A reabsorção subperiosteal digital e a calcificação dos tecidos moles não são vistas na picnodisostose. Além disso, o córtex vertebral inteiro estaria esclerótico, não apenas as placas terminais.

**C.** Conquanto o aspecto em "vértebras em sanduíche" se assemelhe um pouco com a "coluna em camiseta de jogador de rúgbi" da osteodistrofia renal, a reabsorção subperiosteal digital e a calcificação de tecidos moles não são vistos com a osteopetrose.

*Pergunta 3*

**B. Correta!** A picnodisostose é uma doença autossômica recessiva que resulta em hiperostose esquelética e canais medulares estreitados, porém não obliterados. Os ossos também são hipoplásicos, resultando em baixa estatura, anomalias craniofaciais típicas e morfologia falângica distal simulando acro-osteólise. Ossos nas suturas e atraso significativo do fechamento das suturas cranianas são os sinais de diferenciação.

*Outras escolhas e discussões*

**A.** A doença de Paget afeta idosos e, portanto, não altera o desenvolvimento ósseo.

**C.** A osteopetrose não tem atraso do fechamento das suturas cranianas, ossos nas suturas nem hipoplasia óssea.

**D.** A osteodistrofia renal é mais comumente osteopênica. No entanto, se um paciente exibir osteosclerose, nenhum dos achados anteriores estará presente.

## Leituras Sugeridas

Brant WE, Helms CA. Fundamentals of Diagnostic Radiology. Philadelphia, PA: Lippincott, Williams & Wilkins; 2007: 1163–1167

Ihde LL, Forrester DM, Gottsegen CJ, Masih S, Patel DB, Vachon LA, White EA, Matcuk GR Jr. Sclerosing bone dysplasias: review and differentiation from other causes of osteosclerosis. Radiographics 2011;31(7):1865–1882

### Melhores Dicas

- Diagnósticos diferenciais para osteosclerose difusa: osteodistrofia renal, doença falciforme, mielofibrose, osteopetrose, picnodisostose, carcinoma metastático, mastocitose, doença de Paget, atletas e fluorose.
- Recurso mnemônico para diagnóstico diferencial de osteosclerose difusa: **R**egularidade do **S**exo **M**antém **O**casionais **P**erversões **M**uito **M**ais **P**razerosas **A**lém de **F**antásticas. Os diagnósticos são: osteodistrofia renal, siclemia, mielofibrose, osteoporose, picnodisostose, metástases, mastocitose, Paget, atletas e fluorose.
- Com doença de Paget, lembre-se de "trabéculas grosseiras e córtex espessado".

# Mais Desafiador 2

## ■ Caso

Paciente 1: Homem de 58 anos com dor no ombro: Paciente 2: Homem de 65 anos com dor no ombro.

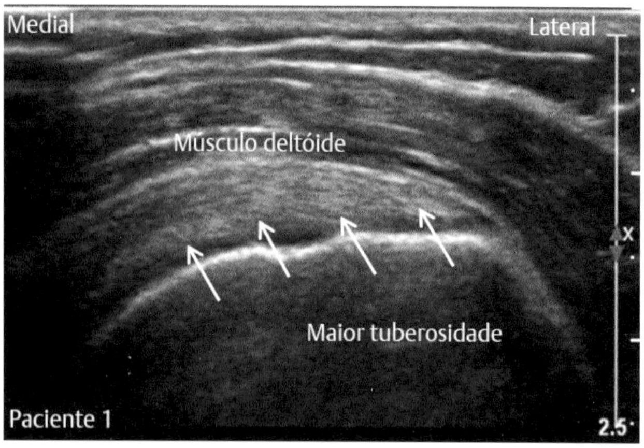


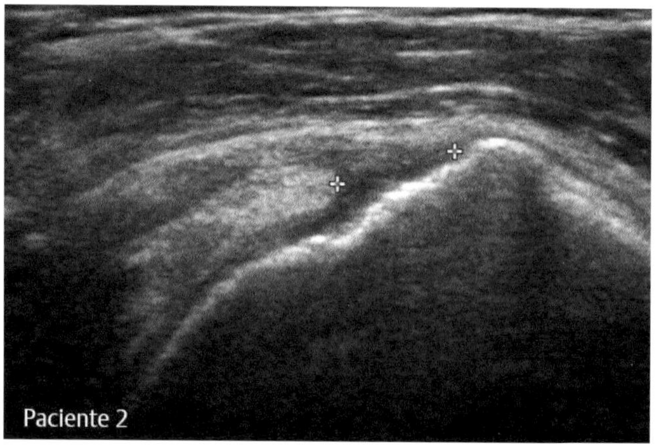


## ■ Perguntas

1. Qual é o diagnóstico do paciente 2?
   A. Bursite subacromial.
   B. Tendinose calcificada.
   C. Ruptura do manguito rotador.
   D. Fratura do úmero proximal.
   E. Artrite glenoumeral.

2. Qual patologia do ombro pode ser avaliada com sucesso por ultrassonografia? (Selecione TODAS as que se aplicam.)
   A. Bursite subacromial.
   B. Deformidade de Bankart.
   C. Laceração do manguito rotador.
   D. Tendinose calcificada.
   E. Tendinopatia do bíceps.

3. Quais destes procedimentos podem ser realizados com sucesso usando ultrassonografia como guia? (Selecione TODAS as que se aplicam.)
   A. Aspiração de tendinose calcificada.
   B. Biópsia de lesão óssea.
   C. Infiltração na articulação glenoumeral.
   D. Infiltração na bursa subacromial.

## ■ Respostas e Explicações

### *Pergunta 1*

**C. Correta!** Há uma laceração do manguito rotador. O tendão do supraespinhoso está lacerado de sua inserção na tuberosidade maior. Observe o aspecto normal na ultrassonografia do tendão do supraespinhoso no paciente 1 (*setas*).

### *Outras escolhas e discussões*

As outras escolhas são incorretas. A bursa subacromial não está distendida. Não há demonstração de mineralização de tecidos moles no tendão do manguito rotador. Não se vê fratura do úmero, e a articulação glenoumeral não é mostrada.

### *Pergunta 2*

**A. Correta!** A distensão por líquido da bursa subacromial (bursite) é facilmente detectada usando ultrassonografia.

**C. Correta!** A ultrassonografia tem acurácia semelhante à da ressonância magnética para detectar laceração do manguito rotador. Uma minoria de instituições com equipe bem treinada e transdutores de alta resolução usa a ultrassonografia mais do que a ressonância magnética como método de triagem quando patologia do manguito rotador é a principal interrogação clínica.

**D. Correta!** Depósitos de cálcio nos tendões do manguito rotador são bem avaliados usando ultrassonografia.

**E. Correta!** Tendinose, tenossinovite e laceração do bíceps são bem avaliadas usando ultrassonografia.

### *Outra escolha e discussão*

A outra escolha é incorreta. Uma deformidade de Bankart (lesão da parte anterior/inferior do lábio e da glenoide) é mal avaliada com ultrassonografia por causa de sua localização subideal para uma janela acústica.

### *Pergunta 3*

**A. Correta!** A aspiração de tendinose calcificada pode ser prontamente realizada, sendo a ultrassonografia a modalidade preferida para tal procedimento.

**C. Correta!** A articulação glenoumeral é facilmente acessada para infiltração terapêutica usando ultrassonografia (geralmente por um acesso posterior).

**D. Correta!** A bursa subacromial pode ser precisamente procurada para infiltração terapêutica, bem como para aspiração, usando-se a ultrassonografia como guia.

### *Outra escolha e discussão*

A outra escolha é incorreta. A ultrassonografia avalia mal lesões intraósseas e, portanto, não é útil para finalidades de biópsia óssea.

## ■ Leituras Sugeridas

Beggs I. Shoulder ultrasound. Semin Ultrasound CT MR 2011;32(2):101–113

Jacobson JA. Shoulder US: anatomy, technique, and scanning pitfalls. Radiology 2011;260(1):6–16

Martinoli C, Bianchi S, Prato N, Pugliese F, Zamorani MP, Valle M, et al. US of the shoulder: non-rotator cuff disorders. Radiographics 2003;23(2):381–401

### Melhores Dicas

- As lacerações na inserção do manguito rotador são bem avaliadas com ultrassonografia. Por causa de seu baixo custo e de sua ampla disponibilidade, algumas instituições usam a ultrassonografia como instrumento de triagem primária para avaliar o manguito.
- No ombro, a ultrassonografia também é útil na avaliação de tendinopatia do bíceps, bursite subacromial e tendinose calcificada.
- Nos pacientes acima de 40 anos de idade, as causas mais comuns de dor no ombro incluem doença do manguito rotador, impacto (impingimento), osteoartrite e ombro congelado.

# Mais Desafiador 3

## ■ Caso

Homem de 28 anos apresenta uma história de esclera azul, fraturas recorrentes desde a infância e deformidades ósseas crônicas. A densidade dos ossos é anormal. São mostradas radiografias bilaterais das extremidades inferiores.

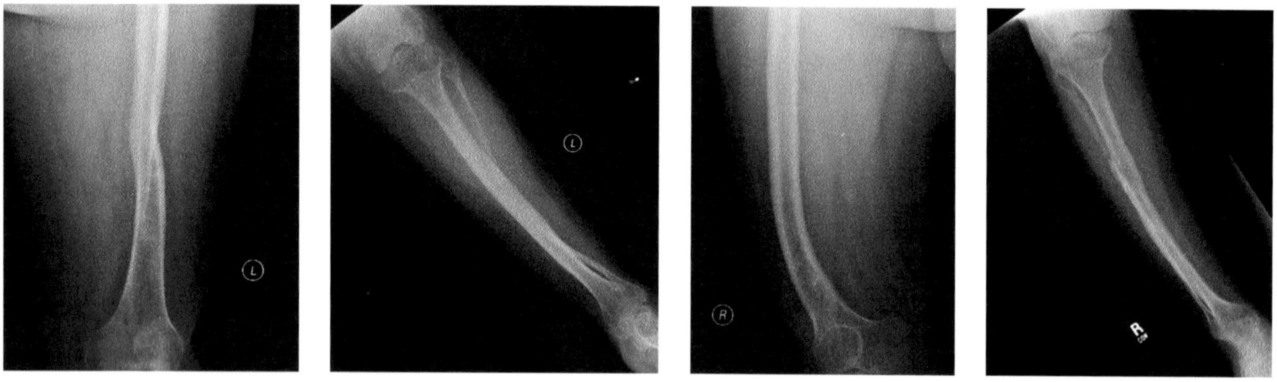

## ■ Perguntas

1. Qual dos seguintes é o diagnóstico MAIS provável?
   A. Trauma não acidental.
   B. Acondroplasia.
   C. Neurofibromatose.
   D. Osteogênese imperfeita (OI).
   E. Exostose hereditária múltipla.

2. Qual subtipo dessa condição o paciente mais provavelmente tem? Escolha a MELHOR resposta.
   A. I.
   B. II.
   C. III.
   D. IV.
   E. I ou IV.

3. Qual(is) dos seguintes é(são) tratamento comum para esse diagnóstico? (Selecione TODAS as que se aplicam.)
   A. Tratamento com bifosfonato.
   B. Tratamento crônico com corticosteroides.
   C. Suplementação de vitamina D.
   D. A e B.
   E. A e C.

## Respostas e Explicações

*Pergunta 1*

**D. Correta!** Isso é OI. A OI resulta de um defeito genético na produção de colágeno do tipo I, o que leva a múltiplas fraturas. Os pacientes com OI podem ter esclera azul e perda auditiva. As radiografias geralmente demonstram osteopenia com fraturas crônicas e deformidades ósseas subsequentes.

*Outras escolhas e discussões*

Não se esperaria esclera azul com nenhuma das outras alternativas.

**A.** A densidade óssea é tipicamente normal em trauma não acidental.

**B.** Nas extremidades inferiores, um acondroplásico geralmente exibe alargamento metafisário e fíbula alongada, o que não está presente neste caso.

**C.** As manifestações musculoesqueléticas da neurofibromatose podem incluir recortes vertebrais posteriores, incisuras/displasia costais e arqueamento dos ossos longos, especialmente da tíbia. Pseudoartrose tibial é sequela em potencial bem conhecida da neurofibromatose. No entanto, não se esperaria esclera azul.

**E.** Exostoses hereditárias múltiplas podem causar deformidades ósseas, mas são improváveis no caso do teste, apareceriam como osteocondromas múltiplos e muitas vezes se apresentam com continuidade de estrutura na diáfise (alargamento da diáfise na extremidade dos ossos longos).

*Pergunta 2*

**E. Correta!** Os tipos I e IV da OI são compatíveis com um tempo de vida normal. Dado que esse paciente tem 28 anos, provavelmente tem OI tipo I ou tipo IV.

*Outras escolhas e discussões*

As outras escolhas são todas incorretas. A OI tipo II é incompatível com a vida. A OI tipo III tem taxa de mortalidade alta na infância em decorrência de numerosas fraturas e deformidades graves.

*Pergunta 3*

**E. Correta!** Os pacientes com OI costumam ser tratados com bifosfonatos e vitamina D para melhorar a qualidade do osso. Redução e fixação cirúrgica podem ser indicadas em alguns casos para pacientes com OI que apresente fraturas agudas.

*Outras escolhas e discussões*

O tratamento crônico com corticosteroides não é usado no tratamento de OI e, de fato, não é incentivado porque os esteroides causam desmineralização e enfraquecem os ossos ainda mais.

## Leituras Sugeridas

Burnei G, Vlad C, Georgescu I, Gavriliu TS, Dan D. Osteogenesis imperfecta: diagnosis and treatment. J Am Acad Orthop Surg 2008;16(6):356–366

Resnick D. Diagnosis of Bone and Joint Disorders. 4th edition. Philadelphia, PA: Saunders; 2002: 4398–4409

### Melhores Dicas

- É importante diferenciar OI de trauma não acidental. Os pacientes com OI tipicamente têm diminuição da densidade óssea.
- O tratamento para OI envolve suplementação com bifosfonato e vitamina D. Deformidades ósseas incapacitantes podem ser corrigidas cirurgicamente.
- Os tipos I e IV da OI são compatíveis com uma duração da vida normal e geralmente parecem normais ao nascimento, apresentando fraturas mais tarde na vida. A OI tipo II geralmente é fatal intraútero, e a OI tipo III tem taxa de mortalidade alta na infância.

# Mais Desafiador 4

## ■ Caso

Mulher de 63 anos apresenta dor no punho esquerdo.

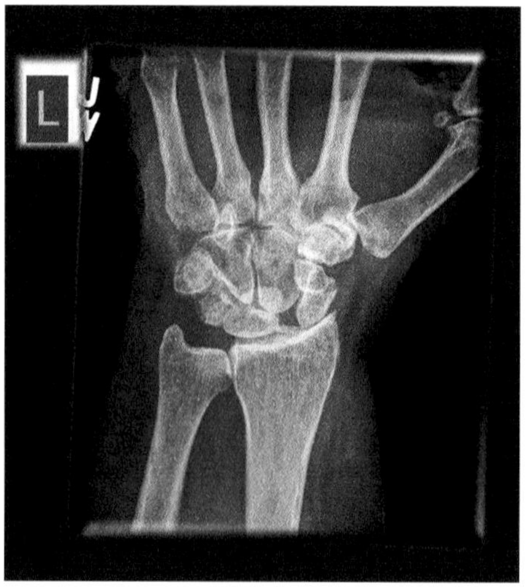


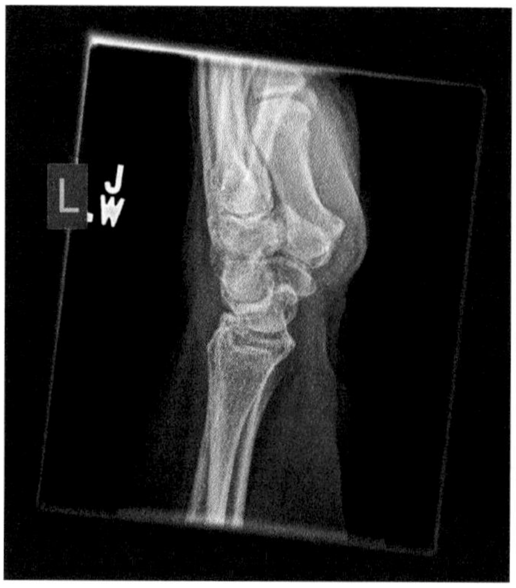


## ■ Perguntas

1. Qual dos seguintes é o diagnóstico correto?
   A. Colapso avançado com não consolidação do escafoide no punho.
   B. Colapso avançado do escafossemilunar (SLAC) no punho.
   C. Instabilidade segmentar intercalada volar.
   D. Instabilidade carpal média.
   E. Luxação perissemilunar.

2. Qual componente do ligamento escafossemilunar é mais importante para manter a estabilidade e o alinhamento anatômico?
   A. Volar.
   B. Membranoso.
   C. Dorsal.

3. Quando a osteoartrite envolve o punho, frequentemente envolve a articulação radiocárpica. Qual articulação do punho é realmente afetada MAIS comumente?
   A. Lunopiramidal.
   B. Radioulnar distal.
   C. Capitato-semilunar.
   D. Triescafoide.
   E. Escafossemilunar.

## Respostas e Explicações

*Pergunta 1*

**B. Correta!** Este é um caso de punho com SLAC. O punho com SLAC é padrão comum de mau alinhamento no punho que começa com a ruptura do ligamento escafossemilunar. Ocorre osteoartrite primeiro na articulação radiocárpica e subsequentemente na articulação capitato-semilunar. No caso do teste, aa osteoartrite está presente nas articulações radiocárpica e capitato-semilunar.

Também ode ocorrer instabilidade e/ou rotação segmentar intercalada dorsal do escafoide, seguida finalmente por migração proximal do capitato. A instabilidade segmentar intercalada dorsal está presente neste caso, indicada por inclinação dorsal do semilunar, um ângulo semilunar-capitato > 30 graus e um ângulo escafossemilunar > 60 graus.

Trauma é a causa mais comum de SLAC no punho. No entanto, também são encontrados sinais de SLAC no punho em condições inflamatórias, como na artropatia da doença por deposição de pirofosfato de cálcio e necrose avascular do semilunar ou do escafoide.

*Outras escolhas e discussões*

**A.** Ocorre colapso avançado do punho por não consolidação do escafoide no contexto de fratura do escafoide sem consolidação. O padrão subsequente de osteoartrite e migração final do capitato proximal é semelhante ao desenvolvimento de osteoartrite em um punho com SLAC. Não se vê fratura do escafoide neste caso.

**C.** A instabilidade segmentar intercalada volar ocorre tipicamente com lesão do ligamento semilunar-piramidal e não está presente neste caso. Está presente, neste caso, uma instabilidade segmentar intercalada dorsal.

**D.** A articulação semilunar-piramidal está anatomicamente alinhada neste caso, tornando improvável uma lesão do ligamento semilunar-piramidal.

**E.** Uma luxação perissemilunar se refere à lesão em que o capitato é luxado relativamente ao semilunar, mas o semilunar se articular normalmente com a parte distal do rádio. Essa luxação não está presente no caso do teste.

*Pergunta 2*

**C. Correta!** A banda dorsal do ligamento escafossemilunar é o componente mais espesso do ligamento escafossemilunar e tem o papel mais importante na estabilização da articulação escafossemilunar. Essa banda geralmente é bem vista em imagens axiais e nas coronais de alta resolução da ressonância magnética. Os defeitos completos geralmente são sintomáticos.

*Outras escolhas e discussões*

A banda volar do ligamento escafossemilunar é tipicamente mais fina do que a banda dorsal. Auxilia na estabilização da articulação escafossemilunar. O componente membranoso ou interósseo contribui pouco para a estabilidade escafossemilunar. Lacerações isoladas do componente interósseo costumam ser assintomáticas.

O ligamento semilunar-piramidal também tem três bandas, mas a banda volar é a mais importante para estabilidade.

*Pergunta 3*

**D. Correta!** A articulação triescafoide descreve a articulação entre o escafoide, trapézio e trapezoide e é o local mais comum de osteoartrite no punho. A grande maioria de casos de osteoartrite no punho ocorre em uma distribuição periescafoide, envolvendo predominantemente as articulações triescafoide e radiocárpica.

*Outras escolhas e discussões*

A osteoartrite pode ocorrer na articulação radioulnar distal e na articulação capitato-semilunar (nos estágios mais tardios do punho com SLAC), mas esses pontos são menos comuns do que a articulação triescafoide para osteoartrite. A articulação escafossemilunar não é localização comum de osteoartrite.

## Leituras Sugeridas

Crema MD, Zenter J, Guermazi A, Jomaah N, Marra MD, Roemer FW. Scapholunate advanced collapse and scaphoid nonunion advanced collapse: MDCT arthrography features. Am J Roentgenol 2012;199:W202–W207

Tischler BT, Diaz LE, Murakami AM, Roemer FW, Goud AR, Arndt III WF, Guermazi A. Scapholunate advanced collapse: a pictorial review. Insights into Imaging 2014;5:407–417

### Melhores Dicas

- A banda *dorsal* é o componente mais espesso do ligamento escafossemilunar e é o mais importante no oferecimento de estabilidade. Sua ruptura pode levar à instabilidade segmentar intercalada.
- SLAC é padrão comum de mau alinhamento no punho e também pode ocorrer no contexto de ruptura do ligamento escafossemilunar.
- A maioria dos casos de osteoartrite no punho ocorre em uma distribuição periescafoide, envolvendo, mais comumente, a articulação triescafoide, seguida pela articulação radiocárpica.

# Mais Desafiador 5

## Caso

Homem de 50 anos com fraqueza muscular e dor aguda intensa no ombro direito em repouso. Não há relato de lesão recente nem antecedentes significativos.

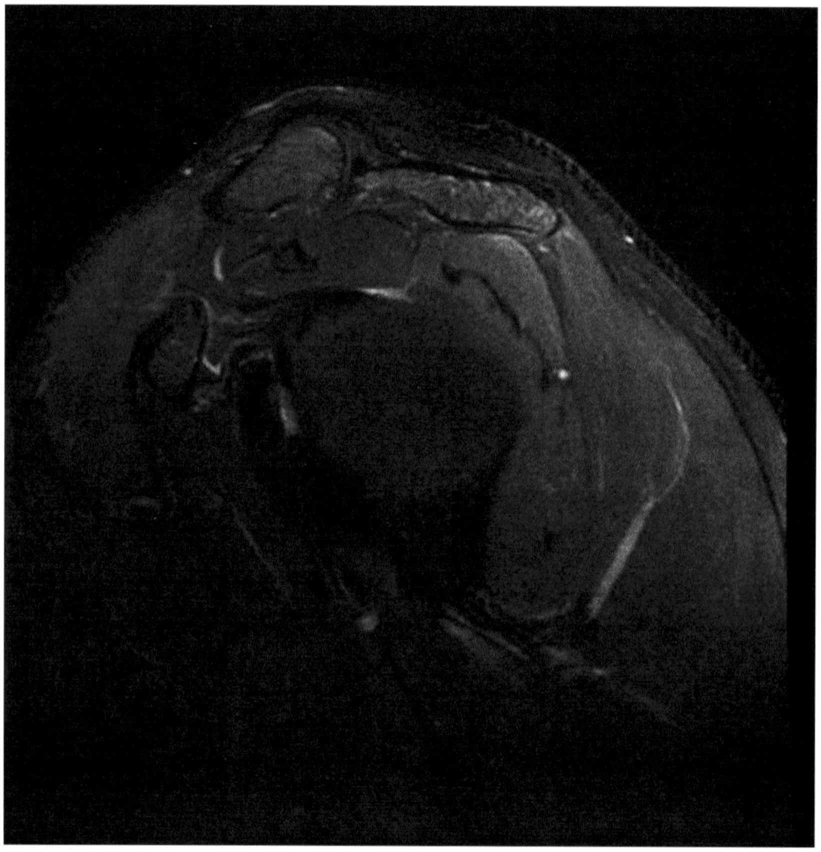

## Perguntas

1. Dada a localização dos achados anormais, qual distribuição de nervo está provavelmente envolvida?
   A. Nervo supraescapular.
   B. Nervo subescapular.
   C. Nervo axilar.
   D. A e C.
   E. A e B.

2. Qual dos seguintes é o diagnóstico correto?
   A. Síndrome de Parsonage-Turner.
   B. Miopatia inflamatória.
   C. Impingimento (impacto) do manguito rotador.
   D. Cisto na incisura espinoglenoide.
   E. Compressão de nervo por bandas fibrosas.

3. Qual(is) das seguintes alternativas é(são) etapas razoáveis a seguir no tratamento? (Selecione TODAS as que se aplicam.)
   A. Controle da dor usando anti-inflamatórios não esteroides e opioides.
   B. Encaminhamento para descompressão cirúrgica em potencial.
   C. Ressonância magnética da coluna cervical.
   D. Fisioterapia.
   E. Eletromiografia.

## Respostas e Explicações

*Pergunta 1*

**D. Correta!** Os nervos supraescapular e axilar estão envolvidos. Os músculos infraespinhoso, redondo menor e deltoide estão edemaciados. O edema muscular indica denervação. A denervação aguda se manifesta como edema muscular, e a denervação crônica se manifesta como atrofia muscular. O nervo supraescapular inerva o músculo infraespinhoso, e o nervo axilar inerva os músculos redondo menor e deltoide. Portanto, os nervos supraescapular e axilar estão envolvidos.

*Outras escolhas e discussões*

**A.** O nervo supraescapular inerva os músculos supra e infraespinhosos. No caso do teste, o músculo infraespinhoso está edemaciado, implicando envolvimento do nervo supraescapular. No entanto, o edema dos músculos redondo menor e deltoide indica que outro nervo também está envolvido.

**B.** O músculo subescapular está normal, de modo que o nervo subescapular não está envolvido.

**C.** O nervo axilar está envolvido, pois inerva os músculos anormais, que são o redondo menor e o deltoide. No entanto, o edema do músculo infraespinhoso indica que mais um nervo tem de estar envolvido.

**E.** O músculo subescapular está normal, de modo que o nervo subescapular não está envolvido.

*Pergunta 2*

**A. Correta!** A síndrome de Parsonage-Turner é uma neurite braquial tipicamente associada a um início agudo de dor no ombro e fraqueza muscular. Suspeita-se geralmente que represente uma resposta imune pós-viral, embora nem todos os pacientes se lembrem de uma doença viral. Também pode ocorrer depois de trauma ou cirurgia. A síndrome de Parsonage-Turner caracteristicamente envolve múltiplas distribuições de nervos, geralmente acometendo alguma combinação dos nervos supraescapular, axilar e subescapular. A grande maioria dos casos envolve o nervo supraescapular.

*Outras escolhas e discussões*

**B.** Uma miopatia inflamatória tipicamente se associa a uma elevação dos marcadores inflamatórios (creatina fosfoquinase). Também pode se associar a alterações da pele (erupção).

**C.** Ocorre impingimento do manguito rotador quando o osso causa fricção contra o músculo ou o tendão do manguito rotador durante movimentos, produzindo irritação. Uma razão pela qual o supraespinhoso se envolve mais comumente é por causa de sua proximidade com um osteófito da articulação acromioclavicular ou um esporão subacromial. Os sintomas tipicamente se iniciam leves e podem evoluir com o passar do tempo. Neste caso, o início súbito da dor em repouso torna menos provável o impingimento.

**D.** A incisura espinoglenoide conecta as fossas supraespinhosa e infraespinhosa. Um cisto na incisura espinoglenoide pode ocorrer associado a uma laceração labral posterior ou superior. Isso algumas vezes causa impingimento de um ramo do nervo supraescapular, que inerva o infraespinhoso. Isso pode levar a edema e atrofia do infraespinhoso. No entanto, um cisto na incisura espinoglenoide não causaria denervação dos músculos redondo menor ou deltoide.

**E.** A compressão do nervo axilar por uma ou mais bandas fibrosas é causa possível da síndrome do espaço quadrilátero. Nessa situação, o nervo axilar é comprimido ao atravessar o espaço quadrilátero. Isso pode levar à denervação dos músculos deltoide e redondo menor, mas não deve afetar o músculo infraespinhoso.

*Pergunta 3*

**A. Correta!** A síndrome de Parsonage-Turner pode ser muito dolorosa, especialmente na fase aguda, e costuma ser necessário medicar com anti-inflamatórios não esteroides e opioides para manejar os sintomas.

**C. Correta!** Antes de confirmar o diagnóstico de síndrome de Parsonage-Turner, é importante excluir compressão das raízes de nervos cervicais com ressonância magnética da coluna cervical. Os nervos supraescapular, axilar e subescapular se originam, pelo menos em parte, da quinta e sexta raízes nervosas cervicais.

**D. Correta!** A fisioterapia pode ser muito útil aos pacientes com a síndrome de Parsonage-Turner para prevenir atrofia muscular, que costuma se desenvolver pela dor e desuso.

**E. Correta!** A eletromiografia pode ser útil nos casos da síndrome de Parsonage-Turner para identificar a gravidade da denervação muscular e identificar os músculos envolvidos.

*Outras escolhas e discussões*

**B.** A síndrome de Parsonage-Turner pode ser muito dolorosa e debilitante, mas é tipicamente uma condição autolimitada em 1 a 2 anos. Não se relaciona com impingimento de um músculo, tendão ou nervo, e a descompressão cirúrgica NÃO está indicada.

## Leituras Sugeridas


Bredella MA, Tirman PF, Fritz RC, Wischer TK, Stork A, Genant HK. Denervation syndromes of the shoulder girdle: MR imaging with electrophysiologic correlation. Skelet Radiol 1999;28(10):567–572

Feinberg JH, Radecki J. Parsonage-Turner syndrome. HSS J 2010;6(2):199–205

Scalf RE, Wenger DE, Frick MA, Mandrekar JN, Adkins MC. MRI findings of 26 patients with Parsonage-Turner syndrome. Am J Roentgenol 2007;189(1):W39–44


### Melhores Dicas

- A síndrome de Parsonage-Turner é uma neurite braquial idiopática relacionada com a disfunção autoimune após infecção viral ou trauma e geralmente envolve múltiplas distribuições de nervos. Edema em vários músculos deve ser sinal de alarme para se considerar esse diagnóstico.
- Nesses casos, é importante descartar outras causas de denervação, como cisto na incisura espinoglenoide ou compressão de raízes nervosas cervicais. A ressonância magnética da coluna cervical é útil para confirmar ou excluir patologia proximal que cause denervação.
- A síndrome de Parsonage-Turner geralmente é autolimitada e se resolve em 1 a 2 anos. O tratamento de suporte, com manejo da dor e fisioterapia, costuma ser muito útil.

# Elementos Essenciais 1

## ■ Caso

Recém-nascido a termo com 6 dias de vida apresenta eletroencefalograma anormal após ressuscitação perinatal prolongada.

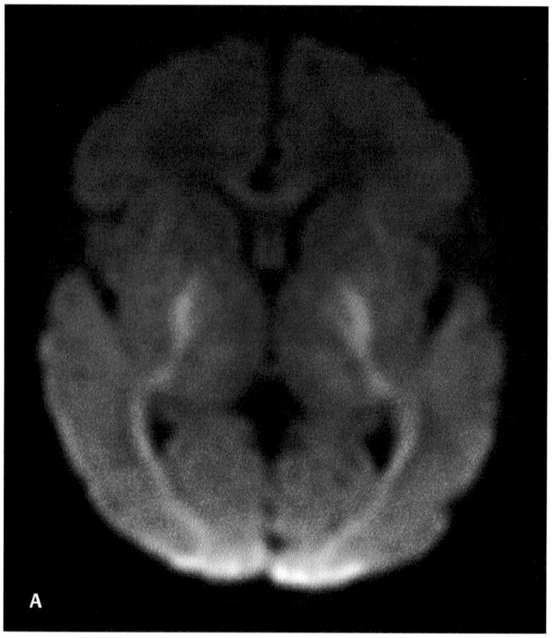


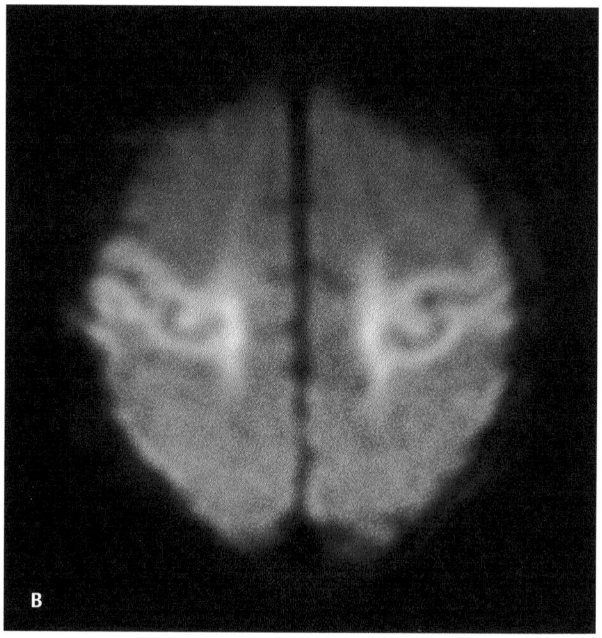


## ■ Perguntas

1. Qual é o diagnóstico MAIS provável?
   A. Leucodistrofia metacromática.
   B. Lesão encefalopatia hipóxico-isquêmica global grave.
   C. Neuropatia associada à pantotenato quinase.
   D. Encefalopatia mitocondrial com acidose lática e episódio AVE-símiles.
   E. Adrenoleucodistrofia ligada a X.

2. Qual das seguintes estruturas é MAIS comumente afetada em um recém-nascido a termo quando essa lesão ocorre de maneira parcial prolongada?
   A. Tálamo.
   B. Putâmen.
   C. Zonas de divisão de águas.
   D. Cerebelo.
   E. Ponte.

3. Qual propriedade de tecido no sistema nervoso central é responsável pelas diferenças de intensidade de sinal nas imagens ponderada em difusão?
   A. Citoesqueleto axonal.
   B. Bainhas de mielina.
   C. Sistemas de transporte axonal rápido.
   D. Membranas celulares intactas.
   E. Osmolalidade.

## Respostas e Explicações

### *Pergunta 1*

**B. Correta!** Essa é uma encefalopatia hipóxico-isquêmica (HII). As áreas de mielinização ativa são mais suscetíveis à lesão isquêmica no recém-nascido a termo. Assim sendo, os núcleos da base (particularmente o putâmen posterior), o tálamo ventrolateral, o hipocampo, o tronco encefálico posterior, os tratos corticospinais e as regiões perirrolândicas são mais afetadas pela HII grave. Na fase aguda, essas áreas exibirão difusão restrita, embora raramente se relatem achados normais nas primeiras 24 horas. No lactente pré-termo, a HII grave afeta o tálamo e o tronco encefálico, preservando relativamente os núcleos da base e o córtex cerebral.

#### *Outras escolhas e discussões*

**A.** A leucodistrofia metacromática é uma doença de depósito lissossômica tipicamente presente com hipersinal simétrico e confluente em T2 na substância branca periventricular. Isso pode dar um aspecto em "listra de tigre" provocado por áreas de mielinização preservada juntamente ao longo das veias bulbares. Dada a ausência desses achados e a presença de difusão restrita simetricamente envolvendo os núcleos da base, as radiações ópticas e as regiões perirrolândicas no caso do teste, leucodistrofia metacromática é alternativa incorreta.

**C.** A neuropatia associada à pantotenato quinase é um tipo de neurodegeneração com acúmulo de ferro no cérebro. Tem um padrão de herança autossômico recessivo. O achado clássico nas imagens é hipossinal em T2 no globo pálido com hipersinal central (sinal do "olho do tigre"), o que não está presente neste caso.

**D.** Os achados típicos em imagens na encefalopatia mitocondrial com acidose lática e episódios AVE-símiles são lesões semelhantes a acidentes vasculares encefálicos no córtex que não se amoldam ao território vascular. Os córtices parietal e occipital são envolvidos mais frequentemente. Outros achados incluem infartos lacunares e calcificações dos núcleos da base. Esses achados não são mostrados no caso do teste. Os sintomas da encefalopatia mitocondrial com acidose lática e episódio AVE-símiles não tendem a se manifestar até a adolescência.

**E.** A adrenoleucodistrofia ligada a X é um transtorno peroxissômico visto em meninos. Os achados de imagens incluem hipersinal em T2, começando no esplênio do corpo caloso e propagando-se perifericamente à medida que a doença tem progressão. Com o contraste, vê-se o realce na zona intermediária da área desmielinizada, ao longo da periferia (realce em "linha de frente"). O envolvimento primário da substância cinzenta profunda e dos córtices no caso do teste argumenta contra adrenoleucodistrofia ligada a X.

### *Pergunta 2*

**C. Correta!** Durante períodos prolongados de asfixia parcial no recém-nascido a termo, o sangue é desviado preferencialmente para a substância cinzenta profunda, o tronco encefálico e o cerebelo à custa da substância branca e do córtex, resultando em lesão das zonas cerebrais de divisão de águas ou de fronteira. No recém-nascido pré-termo, HII menos profundo resulta em hemorragia na matriz germinativa e lesão da substância branca periventricular profunda.

#### *Outras escolhas e discussões*

**A.** O tálamo, em geral, é poupado na asfixia parcial prolongada, mas envolvido na HII grave. Esta, no recém-nascido a termo, também envolve os núcleos da base (especialmente o putâmen posterior), os tálamos ventrolaterais, os hipocampos, o tronco encefálico posterior, os tratos corticospinais e os córtices perirrolândicos. De maneira oposta, a asfixia parcial prolongada no recém-nascido a termo tipicamente afeta as áreas de divisão de águas no cérebro.

**B.** O putâmen, em geral, é poupado na asfixia parcial prolongada, mas envolvido na HII grave.

**D.** O cerebelo é poupado.

**E.** A ponte é poupada.

### *Pergunta 3*

**D. Correta!** As imagens ponderadas em difusão geram um mapa da difusividade aparente (medida pelo coeficiente de difusão aparente) das moléculas de água em seu microambiente. O termo "aparente" é usado porque, conquanto a difusividade verdadeira da água seja constante, sua difusividade aparente é influenciada por seu ambiente. No cérebro, membranas celulares intactas atrapalham a difusão das moléculas de água, dando a aparência de que a difusividade da água no parênquima esteja reduzida relativamente à difusividade da água no líquido cerebrospinal. Várias patologias reduzem ainda mais a difusividade aparente da água (causam difusão restrita, o que é refletido por imagens ponderadas em difusão brilhantes e intensidade de sinal do coeficiente de difusão aparente escura) com respeito ao cérebro normal, incluindo-se causas de edema citotóxico (infarto), hematomas em certos estágios, material purulento (em abscessos) e tumores com altos coeficientes núcleo-citoplasmáticos.

As outras escolhas são todas incorretas.

## Leituras Sugeridas

Gillard JH, Waldman AD, Barker PB, eds. Clinical MR Neuroimaging: Diffusion, Perfusion, and Spectroscopy. Cambridge: Cambridge University Press; 2005

Huang BY, Castillo M. Hypoxic-ischemic brain injury: imaging findings from birth to adulthood. Radiographics 2008;28:417–439

Osborn AG. Osborn's Brain: Imaging, Pathology, and Anatomy. Philadelphia, PA: Wolters Kluwer/Lippincott Williams & Wilkins; 2012

### Melhores Dicas

- HII grave no recém-nascido a termo envolve os núcleos da base (putâmen posterior), tálamos ventrolaterais, hipocampos, tronco encefálico posterior, tratos corticospinais e córtices perirrolândicos.
- Asfixia parcial prolongada no recém-nascido a termo, muitas vezes, afeta as áreas cerebrais de divisão de águas.
- Procure difusão restrita simétrica das áreas afetadas no prazo de 24 horas da agressão.

# Elementos Essenciais 2

## ■ Caso

Homem de 68 anos apresentando confusão, marcha instável e fala indistinta.

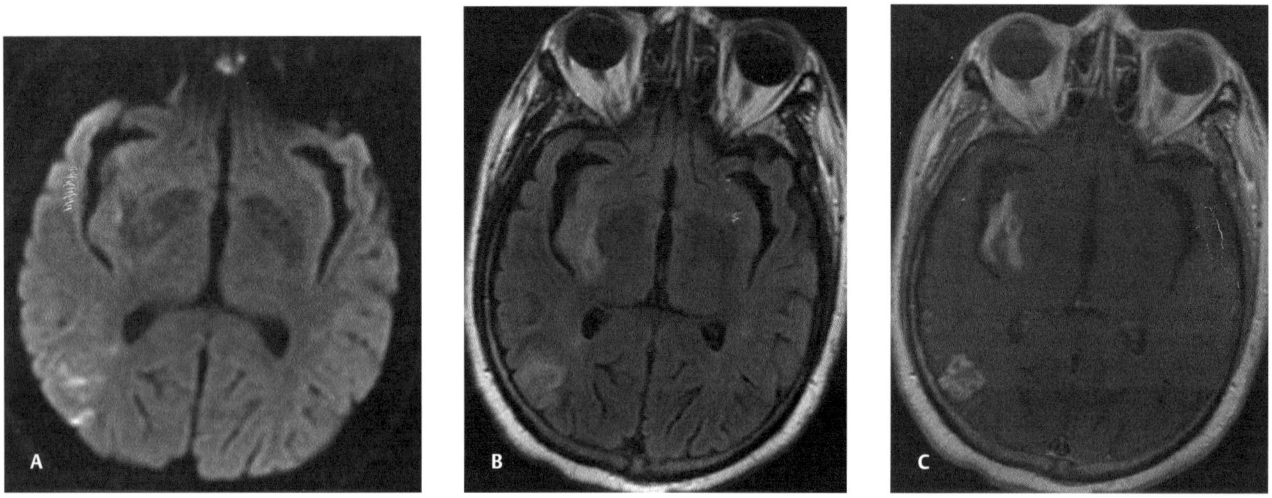


## ■ Perguntas

1. Qual é o diagnóstico MAIS provável?
   A. Doença metastática.
   B. infecção fúngica invasiva.
   C. Linfoma.
   D. Glioblastoma multifocal.
   E. Infarto subagudo.

2. Qual é o prazo aproximado e padrão de realce parenquimatoso depois de ocorrida a lesão do caso do teste?
   A. O realce começa em 2 horas, alcança o máximo em 2 dias e desaparece em 2 semanas.
   B. O realce começa em 1 dia, alcança o máximo em 1 semana e desaparece em 1 mês.
   C. O realce começa em 2 dias, alcança o máximo em 2 semanas e desaparece em 2 meses.
   D. O realce começa em 4 dias, alcança o máximo em 4 semanas e desaparece em 4 meses.
   E. O realce começa em 7 dias, alcança o máximo em 4 semanas e desaparece em 4 meses.

3. Qual é o nome para o achado de hipersinal cortical serpenteante em T1 muitas vezes visto em infartos subagudos?
   A. *Ribonning* cortical.
   B. Necrose laminar cortical.
   C. Sinal de duplo contorno (*tram-track*) cortical.
   D. Sinal da borda cortical.
   E. Sinal radial (*transmantle*).

## Respostas e Explicações

*Pergunta 1*

**E. Correta!** Este paciente tem um infarto subagudo. Os achados de edema cortical ou giral e realce pelo contraste na distribuição de um território vascular (território da artéria cerebral média neste paciente) são mais condizentes com infarto subagudo. O realce parenquimatoso é causado por vazamento do agente de contraste pela barreira hematoencefálica rota. O realce pode ser giral (se estiver presente envolvimento cortical) ou generalizado ou em forma de anel (se estiver presente envolvimento dos núcleos da base ou do tronco encefálico). Geralmente começa no final da primeira semana após infarto completo e tipicamente desaparece em 2 meses. No entanto, o realce cortical parenquimatoso também pode ser visto com um infarto incompleto, geralmente ocorrendo entre 2 e 4 horas depois do início da isquemia e desaparecendo 24 a 48 horas mais tarde. Postula-se que esse tipo de realce ocorra por oclusão vascular com reperfusão muito precoce e se associa a um bom prognóstico. Vale observar que o realce intravascular (arterial) e meníngeo pode ser visto com infartos agudos, que são comumente vistos e se resolvem na primeira semana de um acidente vascular encefálico.

*Discussão*

As outras escolhas são todas incorretas. O padrão giral de realce, falta de edema relativamente ao tamanho das lesões contrastadas em imagens de recuperação de inversão com atenuação do líquido livre e a localização das lesões em um território vascular (artéria cerebral média direita) tornam improvável doença metastática, infecção fúngica invasiva, linfoma e glioblastoma multifocal. Observe que as infecções fúngicas invasivas algumas vezes podem causar lesões semelhantes a infartos.

*Pergunta 2*

**C. Correta!** O realce começa em 2 dias, alcança o máximo em 2 semanas e desaparece em 2 meses. A "regra de 2-2-2" é uma boa aproximação do prazo e do padrão de realce parenquimatoso após um evento isquêmico. Tipicamente começa 4 a 7 dias depois do infarto completo, mas pode ser visto já com 1 a 2 dias depois do evento. Na maioria dos acidentes vasculares encefálicos, o realce está presente entre 1 semana e 2 meses, embora possa persistir por até 4 meses. Um diagnóstico alternativo deve ser considerado se o realce persistir além desse tempo. Vale observar que a presença de realce parenquimatoso precoce 6 horas após um acidente vascular encefálico prediz risco mais alto de transformação hemorrágica, especialmente se o acidente vascular encefálico estiver localizado nos núcleos da base ou na substância cinzenta profunda.

As outras escolhas são todas incorretas.

*Pergunta 3*

**B. Correta!** Necrose laminar cortical, ou necrose pseudolaminar, é causada por depleção de oxigênio e/ou glicose e afeta principalmente a terceira camada do córtex cerebral, que é a mais vulnerável das seis camadas corticais à hipóxia e hipoglicemia. O hipersinal em T1 está relacionado com proteínas desnaturadas nas células necróticas ou macrófagos cheios de gordura, não por cálcio ou produtos da hemoglobina. Esse fenômeno costuma ser detectado 2 semanas depois de um acidente vascular encefálico e pode ser visto já com 3 a 5 dias após o evento. Tipicamente se resolve depois de 3 meses, mas pode persistir por mais de um ano.

*Outras escolhas e discussões*

**A.** *Ribboning* cortical é o hipersinal do córtex nas imagens ponderadas em difusão e é sinal diagnóstico útil de doença de Creutzfeldt-Jakob.

**C.** O sinal de duplo contorno cortical é produzido por calcificações corticais causadas por anomalias vasculares na leptomeninge em pacientes com a síndrome de Sturge-Weber.

**D.** O sinal da borda cortical é útil para distinguir infarto renal de pielonefrite aguda. Denota realce continuado do córtex periférico de um rim infartado por causa das artérias colaterais capsulares.

**E.** O sinal do *transmantle* é uma característica de imagem da displasia cortical focal. Costuma ser mais encontrado na displasia cortical focal tipo 2 (displasia do tipo Taylor). Essa displasia se caracteriza por recuperação de inversão com atenuação do líquido livre em T2 linear, estendendo-se do ventrículo ao córtex, e representa parada da migração neuronal.

## Leituras Sugeridas


Allen LM, Hasso AN, Handwerker J, et al. Sequence-specific MR imaging findings that are useful in dating ischemic stroke. Radiographics 2012;32:1285–1297

Karonen JO, Partanen PL, Vanninen RL, et al. Evolution of MR contrast enhancement patterns during the first week after acute ischemic stroke. Am J Neuroradiol 2001;22:103–111

Seth NK, Torgovnick J, Macaluso C, et al. Cortical laminar necrosis following anoxic encephalopathy. Neurol India 2006;54:327


### Melhores Dicas

- Lembre-se da regra "2-2-2" do realce para infartos subagudos: o realce começa em 2 dias, chega ao máximo em 2 semanas e desaparece em 2 meses.
- O realce pode ser giral ou em anel. Lembre-se do recurso mnemônico **MAGIC DR** para lesões cerebrais com um realce da borda: metástases, abscessos, glioblastoma, infarto (subagudo), contusão, doenças desmielinizantes, necrose por radiação.
- A necrose laminar cortical (ou necrose pseudolaminar), caracterizada por hipersinal giral em T1, geralmente é vista 2 semanas depois do infarto, mas pode ocorrer já com 3 a 5 dias depois do acidente vascular encefálico.

# Elementos Essenciais 3

## ■ Caso

Mulher de 50 anos com história de etilismo apresenta hepatite alcoólica aguda, choque séptico e sonolência.

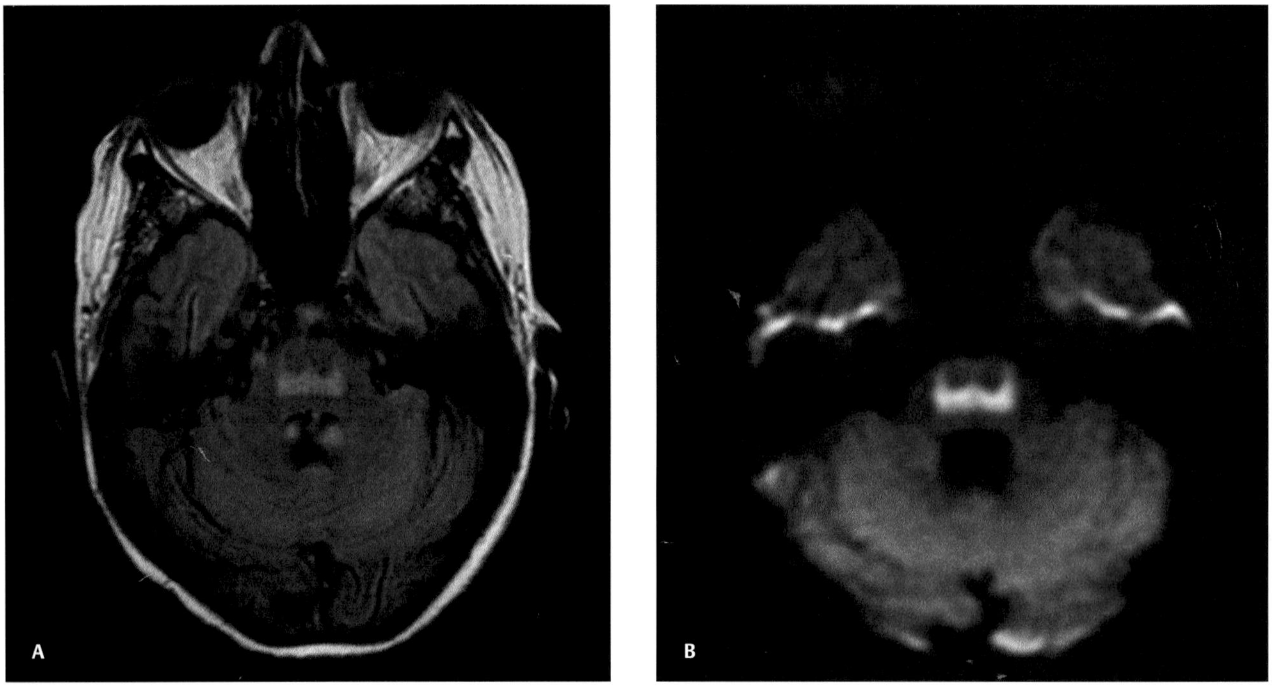


## ■ Perguntas

1. Qual é o diagnóstico MAIS provável?
   A. Abscesso.
   B. Infarto agudo.
   C. Síndrome da desmielinização osmótica.
   D. Síndrome da encefalopatia posterior reversível.
   E. Glioma.

2. A causa mais frequente deste transtorno é a correção rápida de qual dos seguintes?
   A. Hiponatremia.
   B. Hipocalemia.
   C. Hipocalcemia.
   D. Hipofosfatemia.
   E. Hipomagnesemia.

3. Qual dos seguintes compreende os sintomas clínicos que podem ser vistos em lesão do tronco encefálico causada pela síndrome de desmielinização osmótica (mielinólise pontina central)?
   A. Tetraplegia, disartria, disfagia, letargia.
   B. Tetraplegia, disartria, disfagia, tremor.
   C. Diplopia, disartria, disfagia, tremor.
   D. Síndrome do cativeiro, disartria, disfagia, tremor.
   E. Amnésia, disartria, disfagia, tremor.

## Respostas e Explicações

*Pergunta 1*

**C. Correta!** Esta paciente tem a síndrome da desmielinização osmótica (ODS). O hipersinal em T2 ou T2/recuperação de inversão com atenuação do líquido livre "em forma de tridente" poupando os tratos corticospinais e a ponte ventrolateral, como no caso do teste, é característico de envolvimento pontino por ODS. A difusão restrita, também vista, indica a fase aguda da doença. Conquanto a ODS envolva mais frequentemente a ponte, o envolvimento extrapontino – incluindo o tálamo, núcleos da base, substância branca e, raramente, o córtex cerebral – também pode ser visto.

*Outras escolhas e discussões*

**A.** Na ressonância magnética, um abscesso aparece como centro com hipersinal em T2 e difusão restrita cercado por fino hipossinal em T2 e realce na borda. No caso anterior, conquanto a própria lesão demonstre hipersinal em T2 e difusão restrita, a falta de uma orla fina de hipossinal em T2, de efeito de massa e de edema torna incorreta a alternativa.

**B.** Um infarto pontino agudo apareceria como lesão paramediana focal exibindo difusão restrita. Os infartos pontinos decorrem de trombose das perfurantes pontinas originadas na artéria basilar. A difusão restrita central e simétrica em torno dos tratos corticospinais no caso do teste torna improvável um infarto pontino.

**D.** A variante central da síndrome da encefalopatia posterior reversível (PRES), que é um padrão incomum de PRES, pode envolver o tronco encefálico, cerebelo, tálamo e núcleos da base. O envolvimento pontino pode ser focal ou difuso, mas não se esperariam tratos corticospinais poupados, como se vê no caso do teste, na PRES. O aspecto mais típico da PRES, ocorrendo em mais de 90% dos casos, é o edema vasogênico nos lobos parietal e occipital.

**E.** A falta de efeito de massa e os tratos corticospinais poupados argumentam contra o diagnóstico de glioma.

*Pergunta 2*

**A. Correta!** A causa mais frequente de ODS é a correção rápida de hiponatremia. Para prevenir a ODS, a hiponatremia deve ser corrigida em uma taxa não superior a 8 a 12 mmol/L de sódio por dia. A taxa de elevação da concentração plasmática de sódio deve ser ainda mais baixa em pacientes com risco mais alto de desmielinização osmótica, como aqueles com etilismo crônico, cirrose e desnutrição.

*Outras escolhas e discussões*

**B.** Conquanto uma hipocalemia concomitante possa ter um papel contribuinte, a patogênese da ODS é secundária à rápida correção de hiponatremia.

**C.** A rápida correção de hipocalcemia pode contribuir para arritmias cardíacas e não se associa à ODS.

**D.** A correção rápida de hipofosfatemia pode levar a complicações como hipocalcemia, tetania e hipotensão.

**E.** Hipomagnesemia é resposta incorreta.

*Pergunta 3*

**A. Correta!** As manifestações clínicas da ODS se tornam aparentes 2 a 6 dias após a correção rápida do sódio. Os sintomas/sinais que podem ser vistos com a variante pontina da ODS (mielinólise pontina central) incluem qualquer coisa neurologicamente relacionada com lesão do tronco encefálico, como tetraplegia, disartria, disfagia, letargia, diplopia e síndrome do cativeiro. A síndrome do cativeiro é uma condição na qual o paciente está consciente e acordado, mas globalmente paralisado, exceto pela capacidade de movimentar os olhos; essa síndrome costuma ser decorrente de uma lesão aguda envolvendo a parte anterior da ponte.

*Outras escolhas e discussões*

As outras alternativas são todas incorretas. Conquanto tetraplegia, disartria, disfagia, diplopia e a síndrome do cativeiro possam ser vistas com a mielinólise pontina central em razão do envolvimento do tronco encefálico, tremor e outros transtornos dos movimentos são tipicamente vistos com a variante extrapontina da ODS (mielinólise extrapontina) que afeta os núcleos da base. Além disso, amnésia geralmente não se associa à ODS.

## Leituras Sugeridas

Howard SA, Barletta JA, Klufas RA, et al. Best cases from AFIP: osmotic demyelination syndrome. Radiographics 2009;29:933–988

Huq S, Wong M, Chan H, et al. Osmotic demyelination syndromes: central and extrapontine myelinolysis. J Clin Neurosci 2007;14;684–688

King JD, Rosner MH. Osmotic demyelination syndrome. Am J Med Sci 2010;339:561–567

### Melhores Dicas

- A ODS é mais frequentemente decorrente da correção rápida de hiponatremia crônica.
- Condições comumente associadas à ODS: etilismo, desnutrição e transplante de fígado.
- O envolvimento pontino por ODS aguda ("mielinólise pontina central") aparece na ressonância magnética como hipersinal em "forma de tridente" em T2 e difusão restrita na parte central da ponte, poupando os tratos corticospinais e a parte ventrolateral da ponte.

# Elementos Essenciais 4

## ■ Caso

Mulher de 55 anos tem história de artrite reumatoide e apresenta hemianopsia esquerda completa.

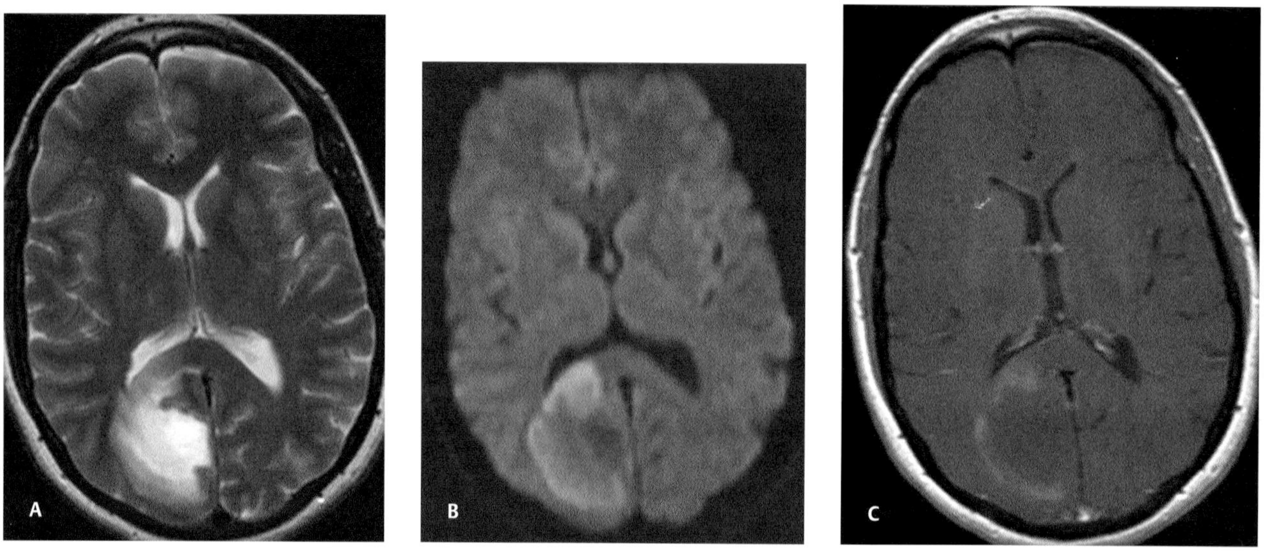


## ■ Perguntas

1. Qual é o diagnóstico MAIS provável?
   A. Metástase.
   B. Abscesso piogênico.
   C. Lesão tumefativa desmielinizante.
   D. Infarto agudo.
   E. Hematoma.

2. Qual padrão de realce é MAIS característico desse processo?
   A. Realce em anel com nódulo contrastado.
   B. Anel aberto ou realce em anel incompleto.
   C. Realce em anel espesso e irregular.
   D. Realce giral.
   E. Realce nodular.

3. Qual dos seguintes é um transtorno endotelial microvascular imunomediado caracterizado pela seguinte tríade clínica: encefalopatia, perda auditiva neurossensorial e comprometimento da visão?
   A. Esclerose múltipla.
   B. Encefalomielite disseminada aguda.
   C. Neuromielite óptica.
   D. Leucoencefalopatia multifocal progressiva.
   E. Síndrome de Susac.

## Respostas e Explicações

*Pergunta 1*

**C. Correta!** Esta é uma lesão tumefativa desmielinizante (TDL). As TDLs são bem circunscritas, exercem pouco efeito de massa e produzem relativamente pouco edema em torno para o seu tamanho. O realce é variável, mas, quando presente, aparece como anel incompleto de realce (realce "em linha de frente"), como neste caso. Os valores dos coeficientes de difusão aparente são elevados (difusão facilitada) na lesão como um todo, embora se possa observar difusão restrita periférica, uma característica também presente no caso do teste. Conquanto não se saiba qual seja a progressão natural das TDLs, alguns estudos têm relatado que a maioria das pacientes com TDLs finalmente será diagnosticada com esclerose múltipla (MS) ou um transtorno do espectro da neuromielite óptica. Um subgrupo de pacientes não evolui para MS típica. A maioria das pacientes com TDLs responde favoravelmente à terapia com corticosteroides.

*Outras escolhas e discussões*

**A.** O hipersinal acentuado em T2, a orla incompleta de difusão restrita e a relativa pobreza de edema perilesional neste caso argumentam contra doença metastática.

**B.** O aspecto clássico de um abscesso piogênico maduro é de massa redonda com borda relativamente com hipersinal em T1 e hipossinal em T2, realce de borda completa que pode ser mais fino ao longo do lado ventricular e centro com hipersinal em T2 e difusão restrita, representando o material purulento que sai da parede. O efeito de massa e o edema circundante são comuns. No caso do teste, a lesão demonstra difusão restrita ao longo da periferia, tornando-a improvável como alternativa.

**D.** O caso do teste não se amolda a uma distribuição vascular e está confinado à substância branca, tornando improvável ser um infarto agudo.

**E.** O aspecto das imagens de um hematoma varia, dependendo da idade da hemorragia. Embora o componente de coágulo sólido de um hematoma possa exibir difusão restrita, o padrão periférico de difusão restrita (e acentuado hipersinal em T2 da lesão), como se vê no caso do teste, não é típico de hematoma.

*Pergunta 2*

**B. Correta!** Anel aberto ou incompleto de realce é mais sugestivo de um processo desmielinizante, embora o realce possa ser variável. Acredita-se que a parte contrastada da lesão represente a borda "linha de frente" da desmielinização.

*Outras escolhas e discussões*

**A.** O realce em anel com nódulo contrastado é mais típico de processos infecciosos ou neoplásicos. Toxoplasmose, neurocisticercose, metástases e alguns tumores primários do cérebro podem ter esse aspecto.

**C.** Realce em anel espesso e irregular é mais sugestivo de neoplasia necrótica.

**D.** Realce giral pode ser visto na fase subaguda de infarto cerebral após reperfusão.

**E.** Realce nodular pode ser visto no contexto de metástase, embolia séptica e processos granulomatosos.

*Pergunta 3*

**E. Correta!** A síndrome de Susac (vasculopatia retinococleocerebral) é uma endoteliopatia oclusiva microvascular imunomediada. Os pacientes apresentam tríade clínica de encefalopatia, perda auditiva neurossensorial e comprometimento visual por oclusões de ramo de artéria da retina. A esclerose múltipla mostra múltiplas lesões com hipersinal em T2, incluindo o corpo caloso, o que pode simular MS. Na síndrome de Susac, há envolvimento da camada média do corpo caloso poupando a superfície inferior, enquanto que, na MS, a superfície inferior é envolvida.

*Outras escolhas e discussões*

**A.** A MS é o tratamento desmielinizante primário mais comum no sistema nervoso central, envolvendo o cérebro e a medula espinal. A ressonância magnética demonstra múltiplas placas geralmente pequenas de hipersinal em T2, as quais envolvem caracteristicamente a interface caloso-septal com extensão perivenular ("dedos de Dawson"). Portanto, as manchas na substância branca no cérebro que aparecem com forma ovoide e orientação perpendicular ao plano dos ventrículos laterais devem levantar a suspeita de MS subjacente. O próprio diagnóstico de MS se baseia nos achados clínicos e de imagens, levando em consideração os critérios McDonald Revisados, o que caracteriza as lesões disseminadas no espaço e no tempo e a presença de bandas oligoclonais de imunoglobulina G no líquido cerebrospinal.

**B.** A encefalomielite disseminada aguda é um transtorno desmielinizantes imunomediado que pode ocorrer semanas após um pródromo viral ou vacinação. Diferentemente da MS, a encefalomielite disseminada aguda geralmente é doença monofásica e ocorre mais frequentemente em crianças.

**C.** A neuromielite óptica, também conhecida como síndrome de Devic, é uma doença desmielinizante imunomediada que envolve preferencialmente os nervos ópticos (neurite óptica) e a medula espinal (mielite transversa).

**D.** A leucoencefalopatia multifocal progressiva é um processo desmielinizante infeccioso causado por reativação do poliomavírus humanos JC em pacientes com imunodeficiência.

## Leitura Sugerida

Dagher AP, Smirniotopoulos J. Tumefactive demyelinating lesions. Neuroradiology 1996;38:560–565

### Melhores Dicas

- As TDLs são lesões grandes (> 2 cm) que geralmente envolvem a substância branca e têm pouco efeito de massa e edema para seu tamanho.
- Realce em anel aberto ou incompleto e difusão restrita ao longo da periferia de uma lesão são características de imagem das lesões desmielinizantes.
- Embora muitos pacientes com TDLs finalmente sejam diagnosticados com MS, alguns dos pacientes não evoluem para MS.

# Elementos Essenciais 5

## ■ Caso

Mulher de 35 anos com história de enxaqueca apresenta cefaleia de início agudo diferente do tipo de cefaleia que geralmente tem. A ressonância magnética do cérebro (não mostrada) foi normal. A angiografia por ressonância magnética foi realizada na apresentação (esquerda) e no controle de 3 meses (direita). Os níveis de velocidade de hemossedimentação e de proteína C reativa foram normais.

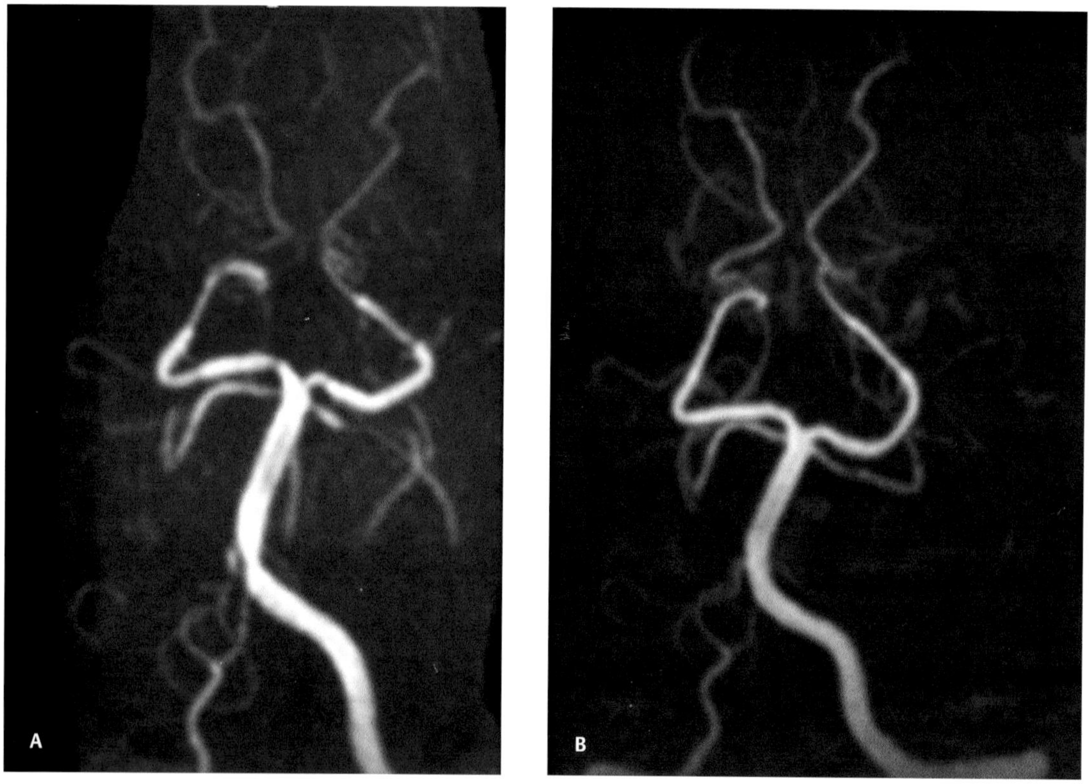


## ■ Perguntas

1. Qual é o diagnóstico MAIS provável?
   A. Doença de moyamoya.
   B. Dissecção.
   C. Síndrome da vasoconstrição cerebral reversível.
   D. Vasculite.
   E. Doença aterosclerótica.

2. Qual é a apresentação clínica MAIS comum desse transtorno?
   A. Cefaleia em trovoada.
   B. Crise convulsiva.
   C. Síncope.
   D. Início súbito de déficit neurológico focal.
   E. Encefalopatia.

3. A maioria dos pacientes com a síndrome da vasoconstrição cerebral reversível tem imagens cerebrais não vasculares normais, embora alguns possam ter achados positivos, como hemorragia, edema vasogênico e infarto. Esses achados se sobrepõem MAIS a qual dos seguintes transtornos?
   A. Leucoencefalopatia multifocal progressiva.
   B. Acidente vascular encefálico da circulação posterior.
   C. Trombose de seio venoso.
   D. Gliomatose cerebral.
   E. Síndrome da encefalopatia posterior reversível.

## Respostas e Explicações

*Pergunta 1*

**C. Correta!** Esta é uma síndrome de vasoconstrição cerebral reversível (RCVS), também conhecida como síndrome de Call-Fleming. A RCVS é uma síndrome clínica e radiográfica manifesta por início hiperagudo de cefaleia intensa com vasoconstrição arterial cerebral segmentar que pode afetar a(s) circulação(ões) anterior e/ou posterior. A apresentação clínica do caso do teste de uma cefaleia intensa com início súbito e achados angiográficos autolimitados de estreitamento multifocal envolvendo as artérias cerebelar superior e cerebral posterior é típica da RCVS. Por definição, a vasoconstrição com a RCVS deve se resolver em até 3 meses. Ocorre mais frequentemente em adultos jovens até a meia-idade, e as mulheres são mais afetadas do que os homens. Conquanto um terço dos casos possa ocorrer espontaneamente, identifica-se um desencadeante específico em alguns pacientes (complicações da gravidez, como eclâmpsia ou pré-eclâmpsia, estado pós-parto e exposição a agentes vasoativos ou drogas recreacionais, como cocaína, *cannabis*, *ecstasy*, inibidores seletivos da recaptação da serotonina, descongestionantes nasais, pseudoefedrina e medicações para enxaqueca).

*Outras escolhas e discussões*

**A.** A doença de moyamoya é uma arteriopatia progressiva caracterizada por estenose progressiva das artérias carótidas internas supraclinóideas. Em Japonês, no nome "moyamoya" significa "baforada de fumaça" e descreve o aparecimento de pequenos vasos colaterais, que se formam para compensar oclusões arteriais. O envolvimento da circulação posterior ocorre menos frequentemente e, quando ocorre, geralmente também se encontra doença esteno-oclusiva da circulação anterior. Diferentemente da RCVS, os achados de imagens não se revolvem nas imagens de controle.

**B.** Dissecção não estaria presente como estreitamento multifocal transitório e autolimitado das artérias cerebral posterior e cerebelar superior bilateralmente.

**D.** Achados em imagens de vasculite no sistema nervoso central incluem estreitamento multissegmentar das artérias cerebrais e, conquanto os pacientes também possam apresentar cefaleia, esta tende a ter início mais subagudo e insidioso do que no caso do teste. Ao contrário da RCVS, não se esperaria que os achados de imagens melhorassem sem tratamento apropriado. Além disso, os marcadores séricos de inflamação, como velocidade de hemossedimentação e proteína C reativa, costumam estar elevados nos pacientes com vasculite e não elevados nos pacientes com RCVS.

**E.** Estreitamento vascular aterosclerótico não se resolveria em um acompanhamento de 3 meses. Além disso, doença vascular aterosclerótica frequentemente afeta pacientes mais idosos e costumam ser encontradas placas vasculares calcificadas em outros lugares. É interessante observar que a distribuição da aterosclerose se mostra diferente entre as raças. A aterosclerose extracraniana é mais comum nos brancos, enquanto que a aterosclerose intracraniana é mais comum em não brancos.

*Pergunta 2*

**A. Correta!** A apresentação clínica mais comum é uma cefaleia em trovoada (cefaleia intensa caracterizada por início muito súbito), ocorrendo em 94 a 100% dos pacientes. Esse tipo de cefaleia pode aumentar e diminuir ao longo de minutos a dias e pode recorrer ao longo de semanas. Uma cefaleia em trovoada não é inteiramente específica de RCVS e também pode ser vista em pacientes com hemorragia subaracnóidea por rompimento de aneurisma.

As outras escolhas são todas incorretas.

*Pergunta 3*

**E. Correta!** A síndrome da encefalopatia posterior reversível (PRES), transtorno neurológico que ocorre em decorrência de a incapacidade da circulação cerebral fazer autorregulação em resposta a agressões como hipertensão aguda, pode ser vista com ou sem RCVS. Na MR, a PRES se apresenta mais frequentemente como áreas simétricas ou assimétricas de edema vasogênico nos lobos parietal e occipital, envolvendo localizações subcorticais e corticais. No entanto, apesar de ser denominada posterior, pode ser encontrada em outras áreas do cérebro, inclusive nos territórios de divisão de águas ou fronteira, nos lobos frontal e temporal inferior, no cerebelo, nos núcleos da base e no tronco encefálico. Outros achados incluem hemorragia parenquimatosa focal, micro-hemorragia, hemorragia subaracnóidea sulcal e infarto agudo.

*Outras escolhas e discussões*

**A.** Os achados de imagens da leucoencefalopatia multifocal progressiva são lesões geográficas não contrastadas com hipersinal em T2, que se contrastam pouco ou nada e não têm efeito de massa. As lesões envolvem a substância branca subcortical, estendem-se à substância branca profunda à medida que a doença tem progressão e são assimétricas quando multifocais. Hemorragia e infartos em territórios vasculares não estão tipicamente presentes com a leucoencefalopatia multifocal progressiva.

**B.** Conquanto possam ocorrer infartos na circulação posterior com a RCVS, não estão presentes em todos os casos. O aparecimento de hemorragias na RCVS (quando presentes) também é mais semelhante à síndrome da encefalopatia posterior reversível do que à transformação hemorrágica dos acidentes vasculares encefálicos da circulação posterior.

**C.** Embora possa ocorrer hemorragia, edema e infarto com trombose de seio venoso, os achados relacionados com a última geralmente são confinados aos territórios de drenagem venosa e tipicamente se mostram bilaterais e simétricos, como se pode ver com a RCVS.

**D.** Define-se gliomatose cerebral como infiltração gliomatose difusa de pelo menos três lobos do cérebro e tende a ser mais assimétrica do que os achados na RCVS. De igual modo, hemorragia e infarto tipicamente não são encontrados na gliomatose.

### Melhores Dicas

- A RCVS é uma síndrome clínica e radiográfica caracterizada por cefaleia em trovoada, estreitamento vascular cerebral multissegmentar, investigação do sangue normal (velocidade de hemossedimentação e proteína C reativa) e resolução dos achados de imagens em até 3 meses.
- A RCVS pode ocorrer espontaneamente ou ser precipitada por desencadeantes específicos (exposições a medicamentos e drogas, complicações da gravidez e estado pós-parto).
- As complicações da RCVS incluem hemorragia subaracnóidea sulcal, hemorragia intraparenquimatosa, infarto cerebral e PRES.

# Elementos Essenciais 6

## ■ Caso

Homem de 66 anos apresenta vertigem.

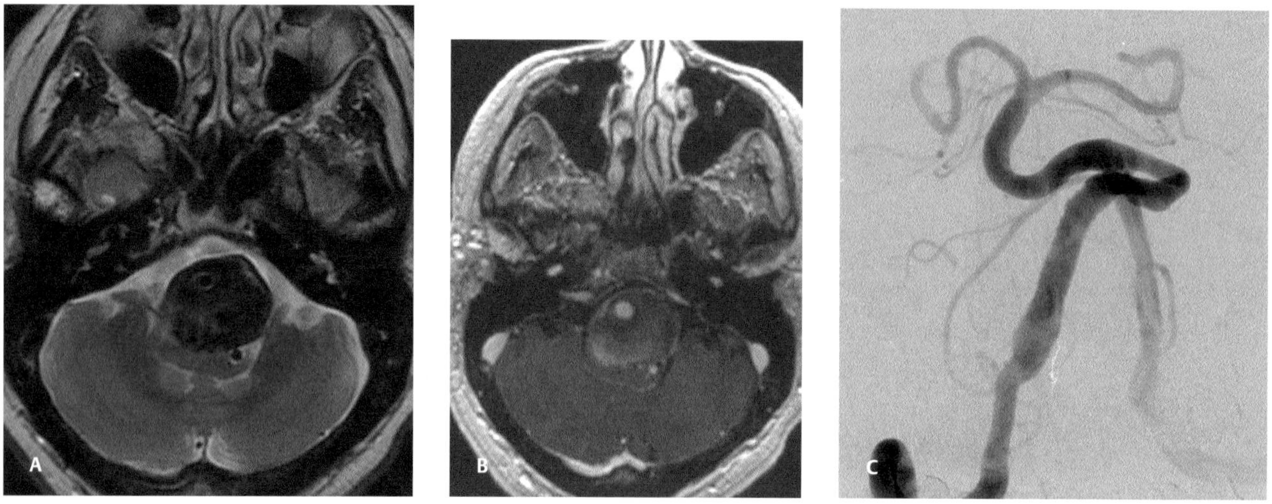


## ■ Perguntas

1. Qual é o diagnóstico MAIS provável?
   A. Pseudoaneurisma dissecante.
   B. Hematoma pontino.
   C. Tumor do plexo corióideo.
   D. Meduloblastoma.
   E. Epidermoide "negro".

2. Qual dos seguintes tem MENOS probabilidade de se associar a esse transtorno?
   A. Tabagismo.
   B. Hiperlipidemia.
   C. Trauma.
   D. Localização na artéria carótida interna extracraniana.
   E. Tamanho inicial maior do pseudoaneurisma.

3. Qual artefato algumas vezes visto com aneurismas não trombosados é responsável por formação de fantasma na direção de codificação de fase?
   A. Artefato de suscetibilidade.
   B. Artefato de dobradura.
   C. Artefato de pulsação.
   D. Artefato de deslocamento químico.
   E. Artefato de Gibbs.

## Respostas e Explicações

*Pergunta 1*

**A. Correta!** Este é um pseudoaneurisma dissecante. O grande saco em volta do segmento intracraniano da artéria vertebral direita é compatível com um grande pseudoaneurisma (imagem à esquerda). Não se vê contraste por gadolínio no saco na imagem ponderada em T1 pós-contraste (imagem do meio), indicando que está amplamente trombosado. Isso é confirmado em angiografia por subtração digital (imagem à direita). O hipersinal em T1 em torno da periferia do saco representa o trombo periférico. Muitas vezes, o segmento da artéria distal ao pseudoaneurisma ou segmento irregularmente dilatado fica estreitado, e isso dá uma pista para a presença de uma dissecção. Dissecções nas artérias vertebral e carótida podem resultar em dilatação aneurismática (pseudoaneurismas) no local da dissecção. Dependendo da localização, podem ter morfologia fusiforme ou sacular. Os pseudoaneurismas têm o potencial para aumentar de tamanho, romper e formar trombo e embolizar, levando ataques isquêmicos transitórios e acidentes vasculares encefálicos. As estratégias de tratamento não estão bem estabelecidas, mas incluem manejo clínico com antiplaquetários ou terapia de anticoagulação, intervenção cirúrgica e colocação endovascular de *stent.*

*Outras escolhas e discussões*

**B.** A lesão, neste paciente, é extra-axial e causa efeito de massa na ponte, em vez de originar-se intrinsecamente do tronco encefálico. Um hematoma pontino, algumas vezes causado por hipertensão, um tumor subjacente ou malformação vascular, estaria centrado na substância da ponte.

**C.** Tumores do plexo corióideo (que incluem, por classificação da Organização Mundial da Saúde papilomas do plexo corióideo grau 1, papilomas do plexo corióideo atípicos grau 2 e carcinomas do plexo corióideo grau 3) são tumores intraventriculares que se contrastam avidamente. A lesão do caso do teste não está contrastada e nem se origina dos ventrículos.

**D.** O meduloblastoma é um tumor grau 4 pela Organização Mundial da Saúde, o qual se original geralmente da fossa posterior em crianças, mas também pode se desenvolver raramente em adultos. A localização do tumor é dependente de seu subgrupo molecular: O tipo WNT (*wingless*) ocorre na região do pedúnculo cerebelar/cisterna do ângulo pontocerebelar, o tipo SHH (*sonic hedgehog*) ocorre nos hemisférios cerebelares (laterais), e os tipos dos grupos 3 e 4 ocorrem na linha média (quarto ventrículo). Diferentemente do meduloblastoma, a lesão do caso do teste é um processo extra-axial que circunda a artéria vertebral direita.

**E.** Epidermoides "*black*" têm valores em T1 prolongados e aparecem "negros" nas imagens ponderadas em T1. Têm conteúdo reduzido de lípides, sem triglicerídeos nem ácidos graxos. A presença de difusão restrita é patognomônica de um epidermoide, característica que não está presente no caso mencionado.

*Pergunta 2*

**D. Correta!** A localização na artéria carótida interna (ICA) extracraniana é a menos provável das alternativas fornecidas. Em um estudo retrospectivo de dissecções traumáticas e espontâneas da ICA extracraniana, pseudoaneurismas dissecantes da ICA extracraniana não cresceram em 90% dos pacientes.

*Outras escolhas e discussões*

**A.** O tabagismo diminui a atividade da alfa-1 antitripsina, o que rompe a integridade do tecido conjuntivo e resulta em aumento da formação e do volume dos pseudoaneurismas.

**B.** Hiperlipidemia contribui para o enfraquecimento das paredes dos vasos, promovendo formação e crescimento dos pseudoaneurismas.

**C.** Dissecções traumáticas têm uma propensão mais alta para formação e crescimento de pseudoaneurismas do que as etiologias não traumáticas e espontânea. Os casos traumáticos de dissecção incluem acidentes com veículos (principal causa), agressão direta, lesões por enforcamento e esportivas e manipulação quiroprática do pescoço.

**E.** O tamanho maior inicial do pseudoaneurisma se associa a aumento do volume.

*Pergunta 3*

**C. Correta!** Artefato de pulsação. A pulsação de estruturas vasculares pode levar à formação e fantasma na direção da codificação de fase. Em outras palavras, fantasmas do vaso pulsante aparecem em intervalos constantes na direção da codificação de fase. O artefato de pulsação pode ser visto com aneurismas não trombosados. De modo semelhante, a perda dos artefatos de pulsação pode indicar trombose do aneurisma.

*Outras escolhas e discussões*

**A.** Artefato de suscetibilidade magnética se refere a uma distorção na imagem de ressonância magnética, muitas vezes vista em torno de ferragens metálicas ou aparelhos odontológicos em decorrência da falta de homogeneidade local introduzida por objeto metálico.

**B.** O artefato de dobradura, também conhecido como artefato transpassado, ocorre quando o campo de visualização é menor do que a parte do corpo em que se realizam as imagens. Resulta em mapeamento espacial equivocado para o lado oposto da imagem. Esse artefato pode ser minimizado ou eliminado por sobreamostragem dos dados, usando molas de superfície, aumentando o campo de visualização e mudando a frequência e as direções de codificação de fase.

**D.** O artefato de deslocamento químico é causado por diferenças de frequências de ressonância de gordura e água. Manifesta-se como contorno brilhante o escuro em interfaces gordura-água ao longo das bordas de um órgão ou lesão na direção de codificação de frequência. Técnicas de supressão de gordura podem ajudar a minimizar ou eliminar os artefatos de deslocamento químico.

**E.** Artefatos de Gibbs ou de truncamento de sinal são características semelhantes a ondulações que ocorrem em áreas caracterizadas por transições abruptas entre regiões de alta e baixa intensidade de sinal. São frequentemente identificados em imagens de ressonância magnética ponderadas em T2 da coluna na interface da medula espinal com baixa intensidade de sinal e líquido cerebrospinal com alta intensidade de sinal, produzindo um falso aspecto de hidromielia.

### Melhores Dicas

- Pense em pseudoaneurisma dissecante ao observar um segmento irregular e dilatado da artéria vertebral e estreitamento do vaso distalmente.
- O tratamento para pseudoaneurismas inclui manejo clínico com antiplaquetários ou terapia de anticoagulação, intervenção cirúrgica e colocação endovascular de *stent*.
- A presença de artefato de pulsação pode ajudar a diagnosticar um aneurisma não trombosado; de modo semelhante, a falta de artefato de pulsação pode indicar trombose de um aneurisma.

# Elementos Essenciais 7

## ■ Caso

Mulher de 56 anos com ocasionais parestesias faciais à esquerda e cefaleias.

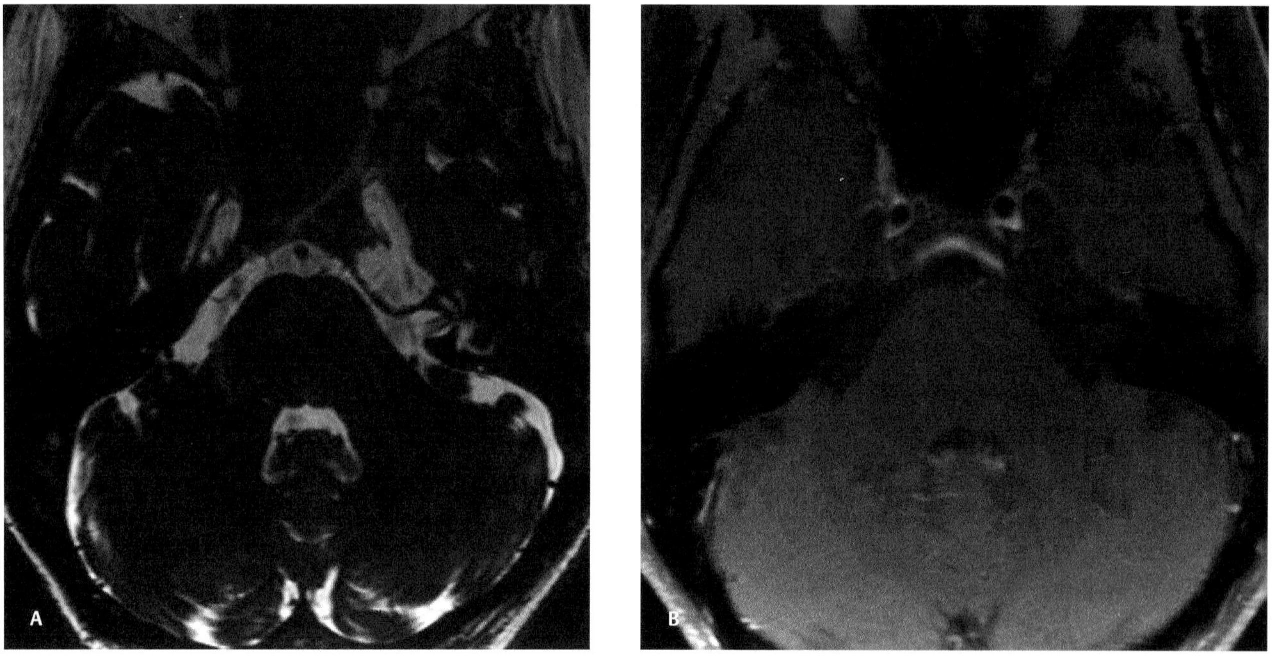


## ■ Perguntas

1. Qual é o diagnóstico MAIS provável?
   A. Schwannoma do trigêmeo.
   B. Granuloma de colesterol.
   C. Colesteatoma congênito.
   D. Cefalocele do ápice petroso.
   E. Derrame no ápice petroso.

2. Essa lesão representa um(a):
   A. Meningocele.
   B. Encefalocele.
   C. Mucocele.
   D. Cisto epidermoide.
   E. Tumor.

3. Na grande maioria dos casos, qual é a MELHOR conduta para as cefaloceles do ápice petroso?
   A. Nenhuma.
   B. Acompanhamento por imagens a curto prazo.
   C. Biópsia.
   D. Ressecção cirúrgica.
   E. Radioterapia.

## Respostas e Explicações

*Pergunta 1*

**D. Correta!** Cefalocele do ápice petroso é uma lesão rara, representando herniação da face posterolateral do cavo de Meckel para o ápice petroso. Os achados característicos nas imagens de uma cefalocele do ápice petroso incluem massa com intensidade de sinal de líquido uni ou bilateral, originando-se do cavo de Meckel, com erosão lisa do ápice petroso ósseo. Não se vê realce pelo contraste no caso do teste (imagem direita), embora o realce pode estar presente se o gânglio trigeminal (de Gasser) estiver localizado na cefalocele. Essas lesões costumam ser identificadas incidentalmente e são tipicamente assintomáticas. No entanto, se uma lesão for sintomática, a intervenção cirúrgica é uma opção.

*Outras escolhas e discussões*

**A.** Schwannoma do trigêmeo é um tumor de crescimento lento que se origina no cavo de Meckel. É tipicamente hiperintenso com relação ao cérebro nas imagens ponderadas em T2 e demonstra realce proeminente.

**B.** Granuloma de colesterol é a lesão cística mais comum do ápice petroso, ocorrendo muitas vezes em pacientes jovens até a meia-idade com história de otite média crônica. Essa lesão tipicamente tem hipersinal em imagens ponderadas em T1, e geralmente não há realce associado.

**C.** Colesteatoma congênito, também conhecido como cisto epidermoide, é uma lesão intraóssea mais frequentemente encontrada no ápice petroso. Contém queratina e colesterol. Essas lesões frequentemente se restringem em imagens ponderadas em difusão, uma característica que não está presente neste caso. Os colesteatoma congênitos diferem dos colesteatomas da orelha média, que são tipicamente adquiridos secundariamente à perfuração ou ruptura da membrana timpânica.

**E.** Um derrame pode ocorrer em células aéreas do ápice petroso pneumatizadas. Os derrames petrosos seguem a intensidade de líquido em todas as sequências de imagens de ressonância magnética e geralmente não se contrastam. Como o caso do teste também envolve o cavo de Meckel, um derrame simples como escolha de resposta é incorreto.

*Pergunta 2*

**A. Correta!** Meningocele. Uma cefalocele no ápice petroso pode representar uma meningocele ou um cisto de aracnoide, dependendo da presença ou ausência de um revestimento dural (que costuma ser difícil de identificar em ressonância magnética). Uma meningocele contém dura e leptomeninges herniadas. A parede de um cisto de aracnoide compreende células da aracnoide-máter que formam membrana transparente e fina.

*Outras escolhas e discussões*

**B.** Encefalocele se refere a elementos cerebrais herniados, os quais podem ser displásicos.

**C.** Mucocele do ápice petroso é semelhante a uma mucocele encontrada nos seios paranasais. É causada por obstrução pós-inflamatória de células aéreas petrosas pneumatizadas.

**D.** Um cisto epidermoide, também conhecido como colesteatoma congênito, é uma lesão intraóssea benigna mais frequentemente encontrada no ápice petroso.

**E.** Uma cefalocele do ápice petroso não representa um tumor.

*Pergunta 3*

**A. Correta!** Nenhuma. As cefaloceles do ápice petroso são achados incidentais assintomáticos e não exigem maior investigação nem intervenção cirúrgica. No entanto, uma pequena porcentagem de pacientes realmente tem sintomas, que podem incluir perda auditiva, cefaleias, otorreia de líquido cerebrospinal, neuralgia do trigêmeo e meningite. Os pacientes sintomáticos têm erosão da cefalocele para cápsula ótica ou as células aéreas petrosas pneumatizadas. Deve-se considerar uma intervenção cirúrgica para tais casos.

*Outras escolhas e discussões*

**B.** Não são necessárias outras imagens para uma cefalocele do ápice petroso assintomática e detectada incidentalmente.

**C.** Não há papel para biópsia em uma cefalocele do ápice petroso, pois a ressonância magnética é definitiva. De fato, a biópsia é contraindicada e pode levar a vazamentos do líquido cerebrospinal, convulsões e meningite.

**D.** O tratamento cirúrgico só é indicado quando as lesões causam erosão das células aéreas do osso temporal, produzindo sintomas. Em mais de 95% dos casos, as cefaloceles do ápice petroso são assintomáticas e detectadas incidentalmente nas imagens.

**E.** Não há papel para radioterapia no tratamento de cefalocele do ápice petroso.

## Leituras Sugeridas

Moore KR, Fischbein NJ, Harnsberger HR, et al. Petrous apex cephaloceles. Am J Neuroradiol 2001;22:1867–1871

Razek AA, Huang BY. Lesions of the petrous apex: classification and findings at CT and MR imaging. Radiographics 2012;32:151–173

### Melhores Dicas

- A cefalocele do ápice petroso é uma lesão "NADA A FAZER" na grande maioria de casos. A maioria é assintomática e detectada incidentalmente.
- Procure uma lesão centrada fora do ápice petroso, contígua com o cavo de Meckel e que segue a intensidade de sinal de líquido em todas as sequências de imagens da ressonância magnética.
- A cefalocele do ápice petroso representa uma meningocele ou um cisto da aracnoide.

# Elementos Essenciais 8

## ■ Caso

Homem de 74 anos com insuficiência cardíaca congestiva apresenta dorsalgia.

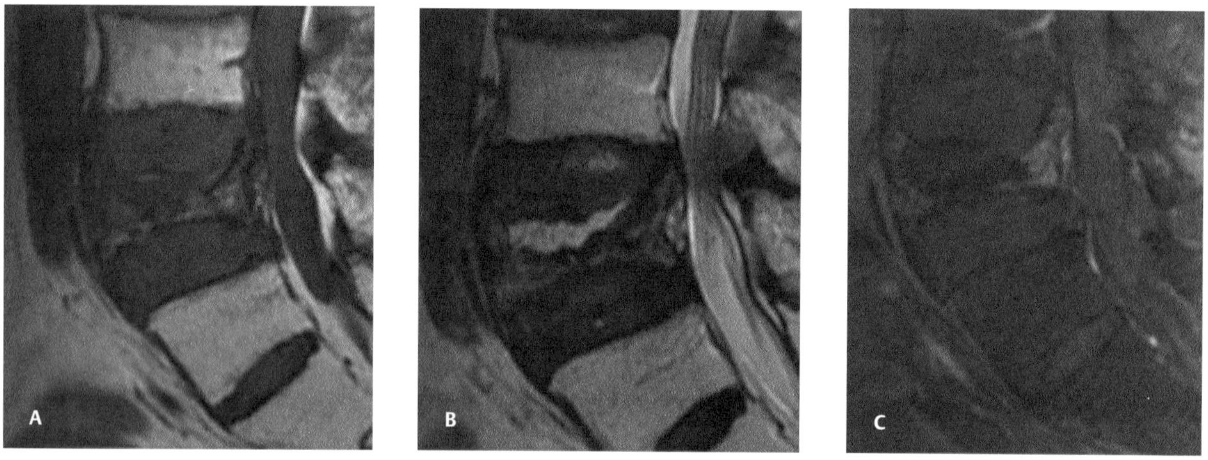


## ■ Perguntas

1. Qual é o diagnóstico MAIS provável?
   A. Metástase.
   B. Osteomielite.
   C. Osteonecrose.
   D. Doença degenerativa.
   E. Condrossarcoma.

2. Na análise histológica, a cavidade do líquido intravertebral (sinal do "líquido") neste transtorno representa:
   A. Líquido seroso.
   B. Derivados do sangue.
   C. Líquido purulento.
   D. Fibrose e edema da medula.
   E. Líquido cerebrospinal.

3. Qual das seguintes é a MELHOR etapa a seguir no manejo SE o paciente apresentar dor crônica e intensa reprodutível à palpação no nível dos achados da ressonância magnética?
   A. Observação.
   B. Analgésicos.
   C. Drenagem.
   D. Vertebroplastia/cifoplastia.
   E. Fusão dos corpos vertebrais.

## Respostas e Explicações

### *Pergunta 1*

**C. Correta!** Isso é osteonecrose. A osteonecrose, ou necrose avascular, do corpo vertebral é fenômeno incomum que ocorre em decorrência da não consolidação de isquemia pós-compressão da fratura. A "doença de Kummel" representa colapso tardio do corpo vertebral, mais frequentemente envolvendo o segmento anterior do corpo vertebral, depois de mecanismos traumáticos ou não traumáticos osteoporóticos. Dois sinais de imas clássicos da osteonecrose vertebral incluem o sinal da "fenda de vácuo" (coleções gasosas no corpo vertebral colapsado, aparecendo como sinal com intensidade muito baixa em imagens ponderadas em T1, T2 e T2*) e o sinal do "líquido" (cavidade de líquido aparecendo como hipersinal nas imagens ponderadas em T2 e hipossinal em imagens ponderadas em T1). O sinal do "líquido" localizado ao longo da face superior de um corpo vertebral L5 colapsado está presente no caso do teste.

### *Outras escolhas e discussões*

**A.** Falta de massa de tecidos moles substituindo a medula argumenta contra doença metastática.

**B.** Seria esperado envolvimento do espaço discal adjacente (discite), bem como extenso realce de tecidos moles paraespinais com osteomielite bacteriana. Abscessos epidurais e de tecidos moles também podem ser vistos com discite-osteomielite.

**D.** O sinal do "líquido" (visto no caso do teste) não é típico de alteração degenerativa ou para qualquer dos outros diagnósticos.

**E.** Falta de massa expansiva característica argumenta contra condrossarcoma.

### *Pergunta 2*

**D. Correta!** A análise histológica da cavidade de líquido intravertebral mostra fibrose e edema medulares reativos com taxa alta de *turnover*, características indicativas de osteonecrose.

### *Discussão*

As outras escolhas estão todas incorretas. A cavidade de líquido não se comunica diretamente com o canal espinal e, portanto, não representa líquido cerebrospinal.

### *Pergunta 3*

**D. Correta!** O tratamento agressivo incluindo vertebroplastia ou cifoplastia deve ser considerado quando se identifica líquido intravertebral na ressonância magnética, pois o tratamento pode prevenir posterior colapso dos corpos vertebrais afetados e níveis adjacentes. O sinal do "líquido" indica formação de uma cavidade entre ossos viáveis, processo que não se resolverá espontaneamente e pode permanecer não consolidado. Vertebroplastia ou cifoplastia é tratamento efetivo para aliviar os sintomas dolorosos para pacientes com fraturas por compressão, particularmente aqueles que têm dor à palpação no exame no nível da fratura.

### *Outras escolhas e discussões*

**A.** Observação é insuficiente para um paciente sintomático.

**B.** Administração de analgésico é parte importante na conduta conservadora, mas pode ser insuficiente para frear os sintomas dolorosos do paciente. Nesse ponto, deve-se considerar tratamento mais agressivo.

**C.** A drenagem seria útil para infecção, que não está presente no caso do teste.

**E.** Fusão vertebral certamente pode ser considerada para pacientes com for intensa intratável por osteonecrose vertebral. No entanto, o risco da cirurgia é mais alto do que o risco da vertebroplastia, especialmente nos pacientes com comorbidade (como este paciente).

## Leituras Sugeridas

Sanal B, Nas OF, Buyukkaya R, et al. Kummel disease and successful percutaneous vertebroplasty treatment. Spine J 2015;15:e9–10

Yu CW, Hsu CY, Shih TT, et al. Vertebral osteonecrosis: MR imaging findings and related changes on adjacent levels. Am J Neuroradiol 2007;28:42–47

### Melhores Dicas

- Os sinais da fenda com vácuo intervertebral e do líquido são altamente sugestivos de osteonecrose vertebral ou necrose avascular (doença de Kummel).
- O aparecimento de cavidade com líquido nas imagens representa fibrose e edema da medula na histopatologia.
- Vertebroplastia ou cifoplastia é tratamento efetivo para pacientes com doença de Kummel, particularmente se a dor for reprodutível no nível da fratura ao exame.

# Elementos Essenciais 9

## ■ Caso

Um homem de 85 anos apresenta fraqueza e hipoestesia progressivas, bem como dor na extremidade inferior.

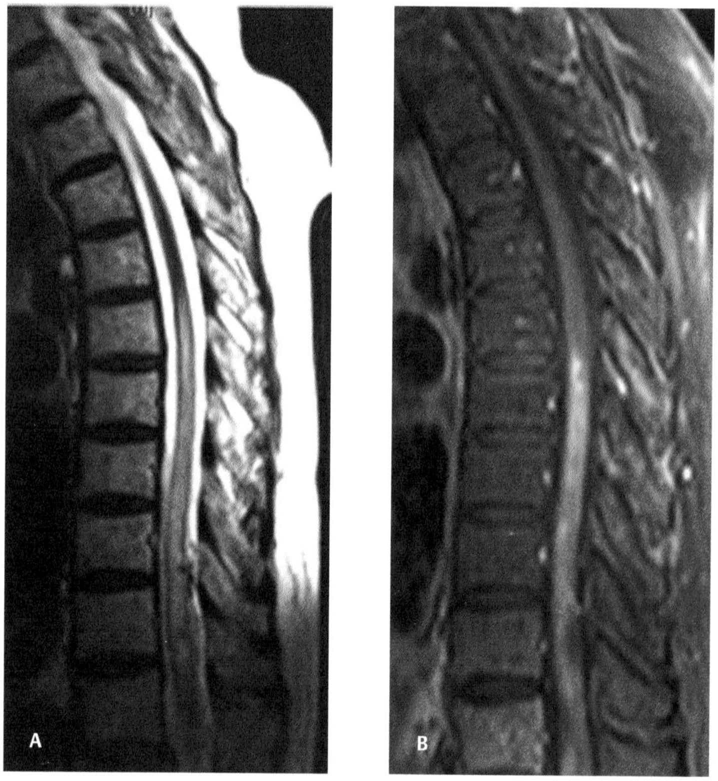


## ■ Perguntas

1. Qual é o diagnóstico MAIS provável?
   A. Ependimoma mixopapilar.
   B. Hemangioblastoma.
   C. Infarto da medula espinal.
   D. Esclerose múltipla.
   E. Fístula arteriovenosa dural espinal.

2. Qual das seguintes características demográficas típicas descreve um paciente com o tratamento no caso do teste?
   A. Mulher adulta jovem apresentando mielopatia aguda.
   B. Homem adulto jovem apresentando mielopatia lentamente progressiva.
   C. Mulher de meia-idade apresentando mielopatia aguda.
   D. Mulher idosa apresentando mielopatia aguda.
   E. Homem idoso apresentando mielopatia lentamente progressiva.

3. Qual dos seguintes tratamentos tem a taxa de sucesso mais alta para oclusão de fístula?
   A. Observação.
   B. Esteroides intravenosos.
   C. Embolização com polímeros líquidos.
   D. Embolização com polivinil álcool.
   E. Conduta cirúrgica.

## Respostas e Explicações

### *Pergunta 1*

**E. Correta!** Esta é uma fístula arteriovenosa dural espinal (SDAVF). Os achados clássicos de uma SDAVF na ressonância magnética (que também são vistos neste caso) incluem aumento de volume das veias perimedulares, aparecendo como vácuos de sinal serpenteantes no espaço subaracnóideo, anormalidade de sinal em T2 com cordão segmentar longo decorrente da congestão venosa ou de isquemia venosa (imagem à esquerda) e realce associado (imagem à direita).

O tipo mais comum de SDAVF ocorre entre a artéria radiculomeníngea e uma veia radicular na dura adjacente à raiz do nervo espinal. Isso resulta em congestão venosa e isquemia na medula espinal.

### *Outras escolhas e discussões*

**A.** Ependimomas mixopapilares são tumores grau 1 pela Organização Mundial da Saúde, originando-se quase exclusivamente do cone medular, cauda equina e filamento terminal. O aspecto clássico é de massa em forma de salsicha (o que não está presente no caso do teste), causando recortes nos corpos vertebrais posteriores. Os recortes refletem a tendência de crescimento lento.

**B.** Os hemangioblastomas são tumores que se originam esporadicamente ou associados à doença de von Hippel-Lindau. Os hemangioblastoma espinais geralmente têm localização intramedular e aparecem ao longo da face dorsal da medula. Achados associados incluem siringe, edema medular e proeminente vácuos do fluxo vascular. A falta de um nódulo ou massa com realce central no caso do teste argumenta contra hemangioblastoma.

**C.** Os achados das imagens de infarto medular incluem hipersinal em T2 e difusão restrita centralmente na medula espinal, o que poder uma configuração de "olho de cobra" ou "olho de coruja" nas imagens axiais. Seria esperado o início súbito dos sintomas (diferentemente da progressão gradual dos sintomas no caso do teste) com infarto da medula espinal.

**D.** Placas desmielinizante associadas à esclerose múltipla envolvem segmentos curtos da medula espinal. Lesões desmielinizantes agudas podem ser realçadas e se associar a certo edema medular. No entanto, o envolvimento da medula e os vácuos de fluxo em torno da medula no caso do teste sugerem diagnóstico alternativo.

### *Pergunta 2*

**E. Correta!** O paciente clássico de uma SDAVF é homem idoso que apresenta mielopatia progressiva. As SDAVFs são lesões adquiridas, embora não se sabe exatamente qual seja a etiologia.

### *Discussão*

As outras escolhas são todas incorretas. Paciente jovem com apresentação aguda seria atípico para uma SDAVF.

### *Pergunta 3*

**E. Correta!** A oclusão cirúrgica da veia radicular arterializada irrigada pelo *shunt* é o tratamento exclusivo mais efetivo para SDAVF. De fato, metanálise recente sugeriu oclusão completa da fístula após cirurgia em 98% dos casos. No entanto, nos casos mais complexos, pode ser necessária abordagem multimodal, consistindo em embolização e cirurgia.

### *Outras escolhas e discussões*

**A.** Observação é arriscada porque, se ficarem sem tratamento, as SDAVFs podem causar considerável morbidade com sintomas medulares progressivos.

**B.** Esteroides intravenosos não são usados para tratar SDAVFs. De fato, há relatos de casos mostrando uma associação entre início da terapia com esteroides intravenosos e exacerbação aguda da mielopatia no contexto de SDAVF.

**C.** A embolização com polímeros líquidos é tratamento efetivo para SDAVF, tendo uma taxa de sucesso entre 44 e 100%. No entanto, a cirurgia tem taxa ainda mais alta de sucesso em oclusão de fístula.

**D.** A embolização com polivinil álcool leva a uma taxa de recorrência mais alta (chegando a 30 a 93%) do que a embolização com polímeros líquidos ou cirurgia.

## Leituras Sugeridas

Chu BC, Terae S, Hida K, et al. MR findings in spinal hemangioblastomas: correlation with symptoms and with angiographic and surgical findings. Am J Neuroradiol 2001;22:206–217

Krings T, Geibprasert S. Spinal dural arteriovenous fistulas. Am J Neuroradiol 2009;30:639–648

Strowd RE, Geer C, Powers A, et al. A unique presentation of a spinal dural arteriovenous fistula exacerbated by steroids. J Clin Neurosci 2012;19(3):466–468

### Melhores Dicas

- As SDAVFs são conexões fistulosas adquiridas entre uma artéria radiculomeníngea e uma veia radicular, resultando em congestão venosa e isquemia venosa na medula espinal.
- Pense na SDAVF em paciente idoso com mielopatia progressiva.
- Os achados em ressonância magnética incluem veias perimedulares dilatadas aparecendo como vácuos de fluxo ao longo da superfície da medula, edema medular e captação de contraste.

# Elementos Essenciais 10

## ■ Caso

Homem de 77 anos com piora progressiva de mielopatia ao longo dos últimos 5 anos. Dois meses antes, começou a ter piora da hipoestesia no membro inferior esquerdo, parestesias nos dedos do pé direito e queda do pé esquerdo.

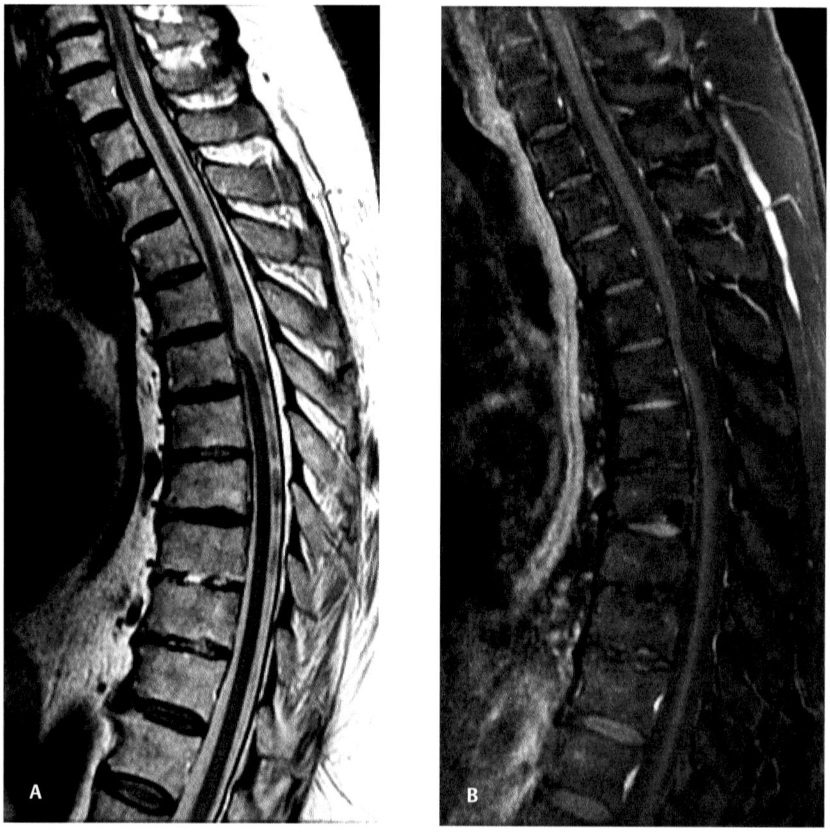


## ■ Perguntas

1. Qual é o diagnóstico MAIS provável?
   A. Cisto aracnóideo intradural.
   B. Schwannoma.
   C. Herniação da medula espinal torácica.
   D. Hematoma subdural.
   E. Abscesso epidural.

2. O caso em teste ilustra um transtorno que ocorre mais frequentemente em que níveis da coluna?
   A. C2-C6.
   B. C7-T3.
   C. T4-T7.
   D. T8-T11.
   E. T12-L2.

3. Qual é a apresentação clínica MAIS comum da herniação da medula espinal torácica?
   A. Radiculopatia.
   B. Perda da sensibilidade dolorosa e térmica na extremidade superior.
   C. Paralisia ascendente.
   D. Síndrome medular central.
   E. Síndrome de Brown-Séquard.

## Respostas e Explicações

*Pergunta 1*

**C. Correta!** Esta é uma herniação da medula espinal torácica. Há deslocamento anterior focal da medula espinal torácica pelo defeito dural com aumento de volume secundário do espaço subaracnóideo posterior. Um artefato de pulsação não impedido no líquido cerebrospinal (CSF) posteriormente à medula exclui processo expansivo. Algumas vezes, a imagem de ressonância magnética (MRI) convencional demonstra deslocamento medular com aumento de volume do espaço subaracnóideo dorsal, mas pode ser insuficiente para admitir ou excluir uma lesão cística extramedular intradural (cisto de aracnoide, cisto epidermoide, schwannoma cístico), que tem características de sinal semelhantes ao CSF. Nesses casos, imagens de alta resolução ponderadas em T2, ponderadas em difusão e pós-contraste pode fornecer mais informações. A mielografia por tomografia computadorizada também pode ser realizada para pesquisar processo expansivo, embora uma falha de enchimento, se for detectada, seria inespecífica sem a informação adicional da MRI. A herniação da medula espinal é causa rara e provavelmente subdiagnosticada, mas tratável, de mielopatia progressiva.

*Outras escolhas e discussões*

**A.** Imagens ponderadas em T2 demonstram artefato de pulsação do CSF não impedido posteriormente à medula deslocada. É improvável que o artefato de pulsação do CSF esteja presente no cisto de aracnoide intradural, pois há mínimo fluxo no interior do cisto.

**B.** Artefato de pulsação do CSF não impedido posteriormente à medula exclui processo expansivo. Além disso, um schwannoma tipicamente demonstra captação de contraste, o que não está presente neste caso.

**D.** Coleções subdurais na coluna se localizam no espaço em potencial entre a dura-máter e a aracnoide-máter. O espaço subaracnóideo, não o espaço subdural, está aumentado no caso do teste.

**E.** As imagens demonstram deslocamento anterior focal da medula espinal torácica com aumento de volume secundário do espaço subaracnóideo posterior. O espaço epidural, que é externo à linha com hipossinal, denotando a posição da dura, parece normal neste caso, argumentando contra abscesso epidural. Os abscessos classicamente têm hipersinal em T2, captam contraste perifericamente e exibem difusão restrita.

*Pergunta 2*

**C. Correta!** A herniação idiopática da medula espinal ocorre mais frequentemente no nível T4-T7.

As outras escolhas são todas incorretas.

*Pergunta 3*

**E. Correta!** A apresentação mais comum de herniação idiopática da medula espinal é a de síndrome de Brown-Séquard, caracterizada por paralisia ipsolateral, perda da sensibilidade vibratória e posicional, perda contralateral da sensibilidade dolorosa e térmica ou outras sequelas mielopáticas.

*Outras escolhas e discussões*

**A.** Radiculopatia ocorre no contexto de compressão de raiz nervosa.

**B.** A perda da sensibilidade dolorosa e térmica nas extremidades superiores, em uma distribuição em capa, ocorre no contexto de uma siringe na medula espinal.

**C.** Pode ocorrer paralisia ascendente no contexto da síndrome de Guillain-Barré.

**D.** A síndrome medular central é a síndrome de lesão medula incompleta mais comum e ocorre mais frequentemente no contexto de trauma agudo.

## Leituras Sugeridas


Carter BJ, Griffith BD, Schultz LR, et al. Idiopathic spinal cord herniation: an imaging diagnosis with significant delay. Spine J 2015;15:1943–1948

Haber MD, Nguyen DD, Li S. Differentiation of idiopathic spinal cord herniation from CSF-isointense intraspinal extramedullary lesions displacing the cord. Radiographics 2014;34:313–329

Parmar H, Park P, Brahma B, et al. Imaging of idiopathic spinal cord herniation. Radiographics 2008;28:511–518


### Melhores Dicas

- Ocorre herniação medular quando uma parte da medula hernia através de um defeito dural ventral. A síndrome de Brown-Séquard é a apresentação clínica mais frequente de herniação da medula espinal.
- Características típicas das imagens: deslocamento anterior da medula espinal torácica no saco tecal com aumento de volume do espaço subaracnóideo dorsal.
- Considere MRI contrastada com imagens ponderadas em difusão e MRI de alta resolução ou mielografia por tomografia computadorizada em casos onde uma lesão dorsal não puder ser excluída com base na MRI convencional.

# Com Detalhes 1

## ■ Caso

Homem de 20 anos com história de transplante cardíaco ortotópico por miocardiopatia dilatada familiar apresenta-se com febre, náuseas e vômitos. Qual é o diagnóstico MAIS provável?

A. Infarto.
B. Doença de Lhermitte-Duclos.
C. Metástases leptomeníngeas.
D. Meningoencefalite viral.
E. Linfoma.

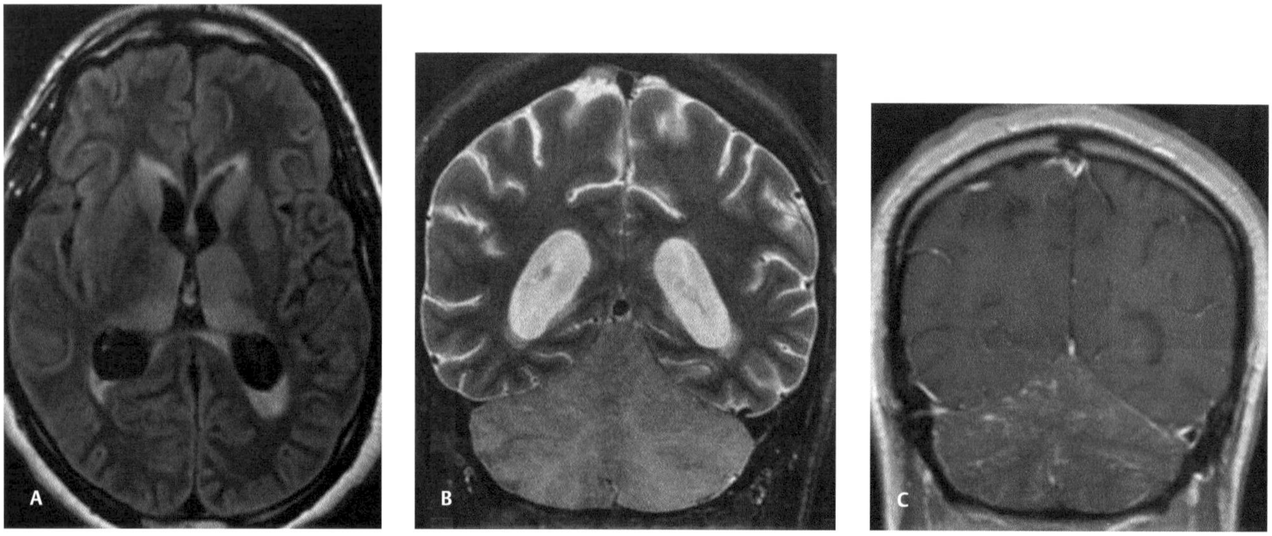


## ■ As seguintes perguntas são pertinentes a infecção intracraniana.

1. Qual a porcentagem de pacientes com meningite que têm realce leptomeníngeo anormal na MRI?
2. Verdadeira ou Falsa. O perfil típico do CSF para infecção viral é o seguinte: pressão inicial elevada, acentuado aumento da contagem de leucócitos (predominância de polimorfonucleares), glicose baixa e proteínas elevadas.
3. O vírus West Nile é transmitido por _____.
4. Qual é o tratamento da encefalopatia por vírus *West Nile*?
5. Verdadeiro ou Falso. A encefalite por herpes tem predileção pelo envolvimento do sistema límbico.
6. Na encefalite por herpes, a doença geralmente é [unilateral/bilateral] e [simétrica/assimétrica].
7. Qual é o tratamento para encefalite por herpes?
8. Verdadeiro ou Falso. A infecção pelo VZV tem propensão por infectar pacientes imunodeficientes (pacientes com síndrome de deficiência autoimune) e pode causar vasculite grave nesses pacientes.
9. Uma criança imigrante apresenta alterações comportamentais lentamente progressivas e ataxia com doença multifocal na substância branca na MRI. Qual é o diagnóstico MAIS provável?
10. Verdadeiro ou Falso. O vírus da zika se associa a microcefalia fetal e calcificações intracranianas.

## Respostas e Explicações

**D. Correta!** Esta é uma meningoencefalite viral. Os achados em imagem de ressonância magnética (MRI) de infecção viral variam e dependem amplamente dos patógenos específicos. Na encefalite pelo vírus *West Nile* (caso do teste), as características típicas das imagens incluem hipersinal em T2/recuperação de inversão com atenuação do líquido livre (FLAIR) envolvendo os núcleos da base, tálamos, lobos temporais mesiais, tronco encefálico e cerebelo. O Envolvimento costuma ser simétrico. A restrição de difusão e captação de contraste pode ou não estar presente. Outras encefalites virais, como a encefalopatia equina do leste, a encefalite japonesa, o sarampo e a caxumba, podem ter características de neuroimagens semelhantes.

### *Outras escolhas e discussões*

**A.** Neste caso, o envolvimento bilateral dos núcleos da base, tálamos e cerebelo inteiro não é confinado a um território vascular e, portanto, não é compatível com infarto arterial.

**B.** A doença de Lhermitte-Duclos se caracteriza por lesão infiltrativa difusa envolvendo o cerebelo. Tem tipicamente hipersinal em T2 e morfologia espessada e giriforme das folhas, dando à lesão um aspecto estriado. O aspecto não estriado do cerebelo, presença de contraste leptomeníngeo ao longo das folhas e envolvimento bilateral dos núcleos da base e tálamos argumenta contra esta alternativa.

**C.** Conquanto este caso de fato demonstre contraste leptomeníngeo anormal no cerebelo, o diagnóstico de metástases leptomeníngeas não explica inteiramente anormalidade de sinal simétrica em T2/FLAIR nos núcleos da base e tálamos.

**E.** Lesões contrastadas nos núcleos da base e substância branca periventricular que mostrem difusão restrita são achados clássicos de imagens do linfoma primário do CNS, características que não estão presentes no caso do teste. Em contrapartida, o linfoma secundário do CNS envolve preferencialmente o crânio, a dura e as leptomeninges; também ocorrem massas parenquimatosas, porém são menos comuns.

### *Pergunta 1*

No total, 50% dos pacientes com meningite têm realce anormal nas leptomeninges na MRI. O diagnóstico inicial de meningite se baseia em avaliação clínica e laboratorial, não em estudos por imagens. O papel das neuroimagens é confirmar a suspeita do diagnóstico de meningite, pesquisar sinais de hipertensão intracraniana (edema cerebral e hidrocefalia) antes da punção lombar e pesquisar complicações da meningite.

### *Pergunta 2*

**Falso.** A questão detalha o típico perfil no CSF para meningite bacteriana (pressão inicial elevada, aumento acentuado da contagem de leucócitos (predominando polimorfonucleares), glicose baixa e proteínas elevadas. A infecção viral tipicamente mostra pressão inicial normal a elevada, aumento da contagem de leucócitos (predominância de linfócitos), glicose normal (mais comumente) e proteínas normais a elevadas.

### *Pergunta 3*

Picada de mosquito. O vírus *West Nile* é um flavivírus (vírus de ácido ribonucleico) transmitido por artrópodes (mosquito).

### *Pergunta 4*

O tratamento da encefalite pelo vírus *West Nile* é de suporte e pode incluir hidratação intravenosa, medicação para náuseas, suporte respiratório e controle de crises convulsivas. Atualmente, não há vacina para o vírus *West Nile*.

### *Pergunta 5*

**Verdadeiro.** A encefalite por herpes tipicamente envolve o sistema límbico (lobo temporal medial, área subfrontal e giros cingulados), embora também possa ser envolvida a convexidade cerebral e o córtex occipital.

### *Pergunta 6*

Na encefalite por herpes, a doença geralmente é bilateral e assimétrica.

### *Pergunta 7*

O tratamento para encefalite por herpes é aciclovir intravenoso. Sem tratamento imediato, a encefalite por herpes tem uma taxa de mortalidade de 70%. Mesmo com tratamento, a encefalite por herpes é fatal em um terço dos casos. Os sobreviventes costumam ter disfunção neurológica permanente; somente pequena porcentagem de sobreviventes (2,5%) retorna a uma vida funcional normal.

### *Pergunta 8*

**Verdadeiro.** O VZV costuma afetar indivíduos imunodeficientes e pode se apresentar como infartos multifocais causados por vasculite grave. Em geral ocorre vasculite de pequenos vasos somente no paciente imunodeficiente.

### *Pergunta 9*

A panencefalite subaguda é uma encefalite progressiva pós-infecciosa que ocorre anos depois da infecção por sarampo, tipicamente ocorrendo em crianças e no início da adolescência. História de sarampo ocorrido antes dos 18 a 24 meses de idade significativamente aumenta o risco de panencefalite esclerosante subaguda.

### *Pergunta 10*

**Verdadeiro.** Embora 80% das infecções pelo vírus da zika sejam assintomáticas, existem cada vez mais evidências da associação entre infecções pelo vírus da zika em mulheres grávidas e anormalidades cerebrais fetais, como microcefalia e calcificações intracranianas.

### Melhores Dicas

- Pense em encefalite viral para hipersinal em T2/FLAIR (com ou sem difusão restrita e com ou sem captação de contraste) envolvendo os núcleos da base, os tálamos, os lobos temporais mesiais, a substância branca profunda, o tronco encefálico e o cerebelo.
- A encefalite por herpes afeta, preferencialmente, estrutura límbicas do cérebro; especificamente, procure envolvimento bilateral ou, menos comumente, unilateral dos lobos temporais mesiais.
- Somente 50% dos pacientes com meningite mostram contraste leptomeníngeo anormal na MRI.

# Com Detalhes 2

## ■ Caso

Mulher de 20 anos apresenta tonturas. Qual doença hereditária se associa a esta lesão?

A. Sturge-Weber.
B. Neurofibromatose tipo 2.
C. Osler-Weber-Rendu.
D. Esclerose tuberosa.
E. von Hippel-Lindau (VHL).

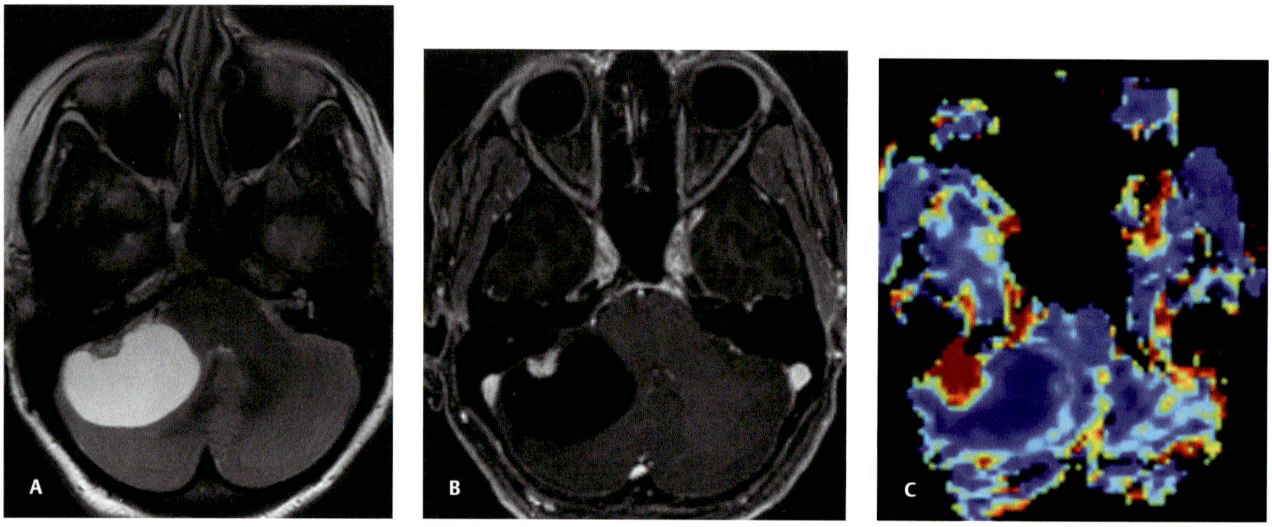


## ■ As seguintes perguntas são pertinentes a VHL e hemangioblastomas.

1. Qual é a característica oftálmica de apresentação de VHL?
2. Verdadeiro ou Falso. Hemangioblastomas solitários se associam a VHL em uma média de 10 a 20% dos casos.
3. Verdadeiro ou Falso. No total, 75% dos pacientes com VHL desenvolvem tumores no saco endolinfático.
4. Hemangioblastoma sólidos podem secretar _____ e subsequentemente produzir _____, o que geralmente se resolve após ressecção do tumor.
5. Verdadeiro ou Falso. VHL está ligada a mutações no cromossomo 3.
6. O hemangioblastoma se classifica como tumor grau [1/2/3/4] pela Organização Mundial da Saúde.
7. Verdadeiro ou Falso. Imagens de perfusão com mapas do fluxo sanguíneo cerebral podem ser usadas para distinguir entre hemangioblastomas e astrocitomas pilocíticos.
8. Qual é o nome da cavidade cheia de líquido na medula espinal que está presente em 40 a 60% dos pacientes com VHL com hemangioblastomas espinais?
9. Os hemangioblastomas da medula espinal têm localização mais comum [intramedular, mista intra e extramedular, extramedular intradural, extradural].
10. Verdadeiro ou Falso. A primeira escolha de tratamento para hemangioblastoma cerebelar é a quimioirradiação.

## Respostas e Explicações

**E. Correta!** VHL é uma síndrome autossômica dominante caracterizada por múltiplos hemangioblastomas (mais frequentemente originados no cerebelo); hemangioblastoma da retina; tumores do saco endolinfático; tumores das células das ilhotas pancreáticas; feocromocitomas; e adenomas. Embora os hemangioblastomas possam ser císticos, sólidos ou mistos, o aspecto clássico é de uma lesão contrastada predominantemente cística na parte lateral do cerebelo e nódulo mural altamente vascular.

### *Outras escolhas e discussões*

**A.** Sturge-Weber é uma facomatose caracterizada clinicamente por coloração facial em "vinho do Porto", crises convulsivas e hemiplegia. Os achados de imagem típicos incluem angiomatose na pia-máter, calcificação cortical com "contorno duplo", aumento do plexo corióideo ipsolateral, hemiatrofia e síndrome de Dyke--Davidoff-Masson (caracterizada por hemi-hipertrofia da calota craniana, aumento dos seios frontais e crista petrosa/osso esfenoide elevados), nenhum dos quais está presente neste caso.

**B.** A neurofibromatose tipo 2 é uma facomatose transmitida no cromossomo 22q12 e se caracteriza pelas lesões **MHS ME** (**m**últipla **h**erança de **schwannomas**, **m**eningiomas e **e**pendimomas). Schwannomas vestibulares (VIII nervo craniano) bilaterais são lesões patognomônicas de neurofibromatose tipo 2.

**C.** Osler-Weber-Rendu (telangiectasia hemorrágica hereditária) é um transtorno autossômico dominante consistindo em telangiectasias cutaneomucosas e malformações arteriovenosas viscerais (primariamente no cérebro, pulmões e fígado), nenhuma das quais está presente neste caso. Um dos sinais mais comuns é a epistaxe recorrente por telangiectasias cutaneomucosas sinonasais.

**D.** A esclerose tuberosa é uma facomatose caracterizada clinicamente por adenoma sebáceo, retardo mental e crises convulsivas. As manifestações intracranianas típicas da esclerose tuberosa incluem nódulos subependimários periventriculares calcificados, túberes corticais e subcorticais, linhas de migração radiais (hipersinal linear ou em forma de cunha em T2/recuperação de inversão com atenuação do líquido livre que se estendem do ventrículo ao córtex) e astrocitomas de células gigantes subependimárias, nenhum dos quais está presente no caso.

### *Pergunta 1*

Os hemangioblastomas da retina são a característica oftálmica de VHL que mais comumente está presente. Os hemangioblastomas da retina são encontrados em 25 a 60% dos portadores do gene VHL e são múltiplos e bilaterais em aproximadamente 50% dos casos. As complicações que colocam a visão em risco, que tendem a se associar a angiomas maiores, devem-se ao descolamento da retina e hemorragia.

### *Pergunta 2*

**Verdadeiro.** No total, 4 a 40% (média de 10 a 20%) dos pacientes com hemangioblastomas solitários têm VHL. Ao contrário, hemangioblastomas cerebelares finalmente se desenvolvem em mais de 80% dos pacientes com VHL.

### *Pergunta 3*

**Falso.** No total, 15% dos pacientes com VHL desenvolvem tumores do saco endolinfático.

### *Pergunta 4*

Os hemangioblastomas sólidos podem secretar eritropoietina e subsequentemente produzir policitemia vera, que, em geral, resolve-se após a ressecção do tumor.

### *Pergunta 5*

**Verdadeiro.** VHL é transmitida por intermédio de herança autossômica dominante em 20% dos casos no cromossomo 3p25.

### *Pergunta 6*

O hemangioblastoma é classificado como tumor grau 1 pela WHO. Os tumores grau 1 da WHO não são malignos e têm crescimento lento e se associa uma sobrevida por longo prazo. Os tumores grau 2 da WHO podem ser malignos ou não malignos e crescem de maneira relativamente lenta, podendo recorrer como tumores com grau mais alto. Os tumores grau 3 pela WHO são malignos e frequentemente recorrem como tumores com grau mais alto. Os tumores grau 4 pela WHO são malignos e extremamente agressivos.

### *Pergunta 7*

**Verdadeiro.** Os nódulos murais nos hemangioblastomas são hipervasculares e demonstram elevado fluxo sanguíneo cerebral, enquanto que os astrocitomas pilocíticos são massas avasculares.

### *Pergunta 8*

Siringe é o nome da cavidade cheia de líquido na medula espinal, estando presente em 40 a 60% dos pacientes com VHL com hemangioblastomas espinais.

### *Pergunta 9*

No total, 60% dos hemangioblastomas que ocorrem na medula espinal são intramedulares, 11% são mistos intra e extramedulares, 21% são extramedulares intradurais e 8% são extradurais. Ocorrem mais frequentemente na medula torácica, seguida pela medula cervical.

### *Pergunta 10*

**Falso.** O tratamento padrão para hemangioblastoma cerebelar é a ressecção cirúrgica e radiocirurgia estereotáxica, não a quimiorradiação. A radiocirurgia é útil nos pacientes com VHL que tenham múltiplos hemangioblastomas ou tumores localizados profundamente.

### Melhores Dicas

- Pense em hemangioblastoma para massa cística com nódulo mural sólido, hipervascular e contrastado no cerebelo.
- As imagens de perfusão com mapas do fluxo sanguíneo cerebral são úteis para mostrar a natureza hipervascular do nódulo sólido.
- VHL se caracteriza por múltiplos hemangioblastomas; tumores do saco endolinfático; cistos do rim, pâncreas, fígado e epidídimo; carcinomas de células renais; tumores das ilhotas do pâncreas; feocromocitomas; e adenomas.

# Com Detalhes 3

## ■ Caso

Homem de 64 anos com início súbito de fraqueza no lado esquerdo e desvio do olhar. No contexto de infarto agudo, as imagens de perfusão indicam:

A. Não há risco para os tecidos.
B. Há tecidos em risco no hemisfério direito inteiro.
C. Há tecidos em risco no território da artéria cerebral média.
D. Há tecidos em risco no território da artéria cerebral anterior.
E. Há tecidos em risco no território da artéria cerebral posterior.

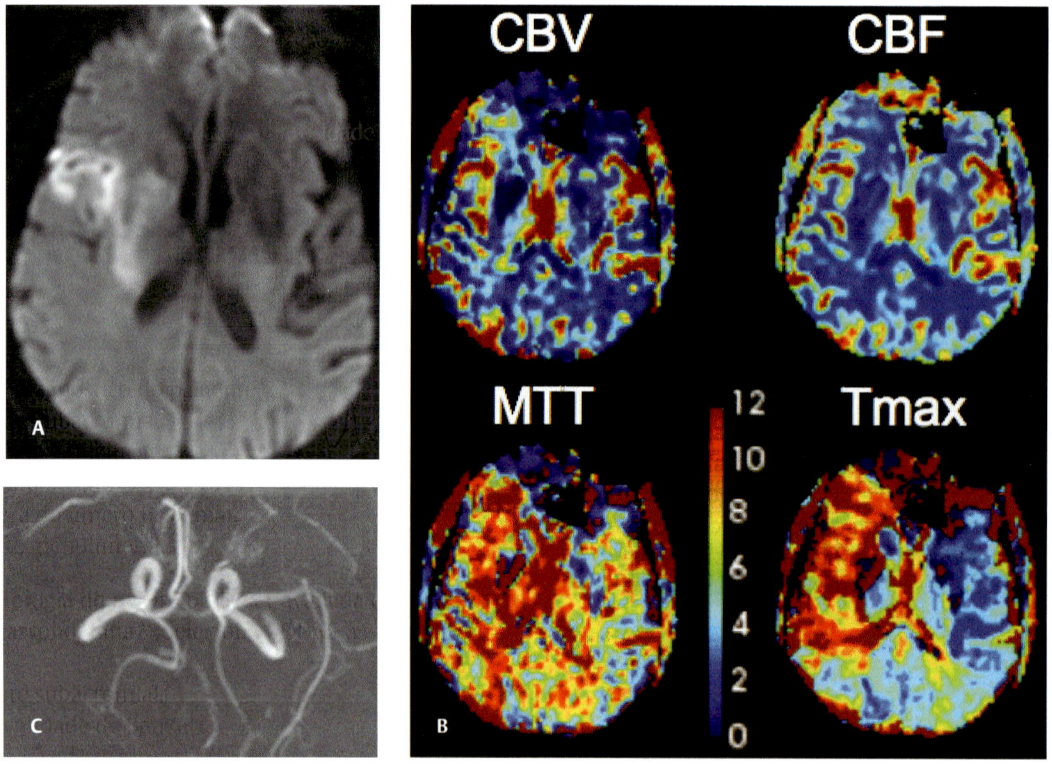


## ■ As seguintes perguntas são pertinentes a achados em acidentes vasculares encefálicos e achados associados nas imagens.

1. Trombectomia mecânica deve ser realizada em _____ horas depois do início dos sintomas como tratamento em pacientes com acidente vascular encefálico agudo com grandes oclusões arteriais na circulação anterior.
2. MTT é o tempo entre _____ e _____.
3. Verdadeiro ou Falso. O CBV normal é de aproximadamente 4 a 5 mL/100 g.
4. Verdadeiro ou Falso. O CBF normal na substância cinzenta humana é de aproximadamente 90 a 100 mL/100 g/min.
5. Qual é a relação de CBF, CBV e MTT expressa em equação?
6. Após um acidente vascular encefálico agudo, quando ocorre "pseudonormalização" do sinal nos mapas do coeficiente de difusão aparente (ADC)?
7. As imagens em recuperação de inversão com atenuação do líquido livre (FLAIR) são positivas _____ horas depois do início dos sintomas do acidente vascular encefálico.
8. Quando geralmente ocorre transformação hemorrágica depois de um acidente vascular encefálico agudo?
9. Hiperperfusão pós-isquêmica se associa a um prognóstico melhor no estágio [agudo/subagudo].
10. Em pacientes com acidentes vasculares encefálicos isquêmicos agudos, _____ é um termo que indica hipersinal do espaço do líquido cerebrospinal subaracnóideo em imagens de ressonância magnética FLAIR após administração de gadolínio.

## Respostas e Explicações

**C. Correta!** No contexto de um infarto agudo, as imagens de perfusão indicam tecidos em risco no território da artéria cerebral média direita. As imagens de perfusão mostram território maior de Tmax e atraso do tempo médio de trânsito (MTT) relativamente ao volume de anormalidade de difusão no território da artéria cerebral média direita. Os achados de falta de correspondência difusão-perfusão são compatíveis com o tecido em risco ou o tecido que potencialmente pode ser salvo com técnicas de trombólise. O fluxo sanguíneo cerebral (CBF) e o volume sanguíneo cerebral (CBV) estão reduzidos na região dos núcleos de base direitos, porém relativamente mantidos no restante do território da artéria cerebral média. Isso indica a presença de fluxo colateral e preservação dos mecanismos autorregulatórios, sustentando ainda mais a necessidade de trombólise mecânica urgente neste paciente com oclusão aguda da artéria cerebral média direita (especialmente já que o início dos sintomas se deu há menos de 6 horas da apresentação).

*Discussão*

As outras alternativas são todas incorretas. A extensão do Tmax e o atraso do MTT são muito maiores do que a extensão da difusão restrita neste paciente, indicando risco para o tecido (penumbra). Os defeitos de correspondência de difusão e perfusão, em contrapartida, indicariam infarto completo sem risco para o tecido.

*Pergunta 1*

Deve-se realizar trombectomia mecânica no prazo de 6 horas do início dos sintomas nos pacientes com acidentes vasculares encefálicos na circulação anterior e apenas depois de um paciente receber ativador do plasminogênio tecidual intravenoso, o único trombolítico aprovado pela US Food and Drug Administration para o tratamento de acidente vascular encefálico isquêmico, que deve ser administrado até 3 horas (e até 4,5 horas em pacientes elegíveis) depois do início dos sintomas.

*Pergunta 2*

O MTT é o tempo entre o influxo arterial e o efluxo venoso.

*Pergunta 3*

**Verdadeiro.**

*Pergunta 4*

**Falso.** O CBF normal na substância cinzenta humana é de aproximadamente 50 a 60 mL/100 g/min. Com 35 mL/100 g/min, a síntese de proteínas nos neurônios é suspensa. O tecido pode sobreviver nesse estágio oligoêmico se o CBF não diminuir ainda mais. Com 20 mL/100 g/min, a transmissão sináptica entre os neurônios é interrompida, levando à perda de função dos neurônios "vivos"; encontra-se risco para o tecido isquêmico nesse estágio. Com 10 mL/100 g/min (menos de 20% dos valores normais), ocorre morte celular irreversível (infarto).

*Pergunta 5*

O CBF (quantidade de sangue por unidade de tempo) = CBV (quantidade de sangue/MTT (tempo)

*Pergunta 6*

A "pseudonormalização" do sinal ocorre em 10 a 15 dias nos mapas de ADC. Após um acidente vascular encefálico agudo, o sinal de alta intensidade nas imagens ponderadas em difusão permanece por 7 a 10 dias. A pseudonormalização pode então ocorrer em 10 a 15 dias. Segue-se hipersinal do ADC.

*Pergunta 7*

Seis a doze horas. Conquanto as imagens ponderadas em difusão sejam tipicamente positivas em 6 horas depois de um acidente vascular encefálico, hipersinal em FLAIR geralmente é visto depois de 6 horas.

*Pergunta 8*

Geralmente ocorre transformação hemorrágica nas primeiras 24 a 48 horas de um acidente vascular encefálico agudo. Em quase todos os casos, está presente 4 ou 5 dias depois do acidente vascular encefálico.

*Pergunta 9*

Hiperperfusão pós-isquêmica se associa a um prognóstico melhor quando ocorre no estágio agudo. Ocorre por restauração da pressão de perfusão aos valores normais em um território vascular previamente afetado por isquemia grave em decorrência de recanalização espontânea ou terapêutica de um vaso ocluído. No estágio agudo inicial, a hiperperfusão após isquemia é tipicamente transitória e se associa a um melhor prognóstico. Hiperperfusão que perdure pelos estágios subagudos de isquemia se associa a aumento de edema e hemorragia e a um prognóstico menos favorável.

*Pergunta 10*

Marcador de reperfusão aguda hiperintensa (HARM, em Inglês) é um termo que indica hipersinal do espaço do líquido cerebrospinal subaracnóideo nas imagens de ressonância magnética em FLAIR após administração de gadolínio. É causado por vazamento do gadolínio ao espaço subaracnóideo por meio de uma barreira hematoencefálica rota e costuma ser encontrado em pacientes com acidentes vasculares encefálicos isquêmicos agudos.

## Leituras Sugeridas


Allen LM, Hasso AN, Handwerker J, et al. Sequence-specific MR imaging findings that are useful in dating ischemic stroke. Radiographics 2012;32:1285–1297

Kohrmann M, Struffert T, Frenzel T, et al. The hyperintense acute reperfusion markeron fluid-attenuated inversion recovery magnetic resonance imaging is caused by gadolinium in the cerebrospinal fluid. Stroke 2012;43:259–261

Lui YW, Tang ER, Allmendinger AM, et al. Evaluation of CT perfusion in the setting of cerebral ischemia: patterns and pitfalls. Am J Neuroradiol 2010;31:1552–1563

Tomandi BF, Klotz E, Handschu R, et al. Comprehensive imaging of ischemic stroke with multisection CT. Radiographics 2003;23:565–592


### Melhores Dicas

- A correspondência de difusão-perfusão indica infarto completo, enquanto que falta de correspondência de difusão-perfusão indica risco para o tecido (penumbra).
- VSC é um bom indicador de fluxo colateral.
- Difusão restrita tipicamente ocorre em até 6 horas de um acidente vascular encefálico agudo, enquanto FLAIR se torna positiva depois de 6 a 12 horas.

# Com Detalhes 4

## ■ Caso

Mulher de 64 anos assintomática apresenta exame neurológico normal e não tem antecedentes médicos pessoais. Qual é a etiologia MAIS provável para esta lesão no seio cavernoso?

A. Meningioma.
B. Linfoma.
C. Pseudotumor inflamatório.
D. Metástase.
E. Macroadenoma da hipófise.

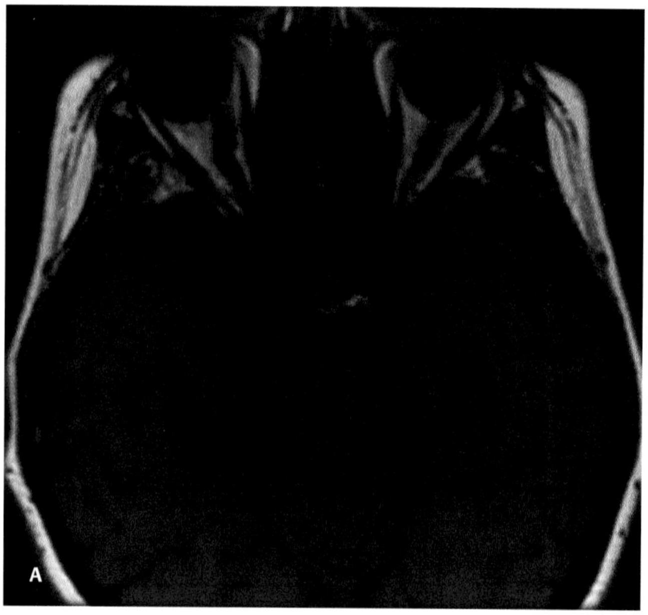


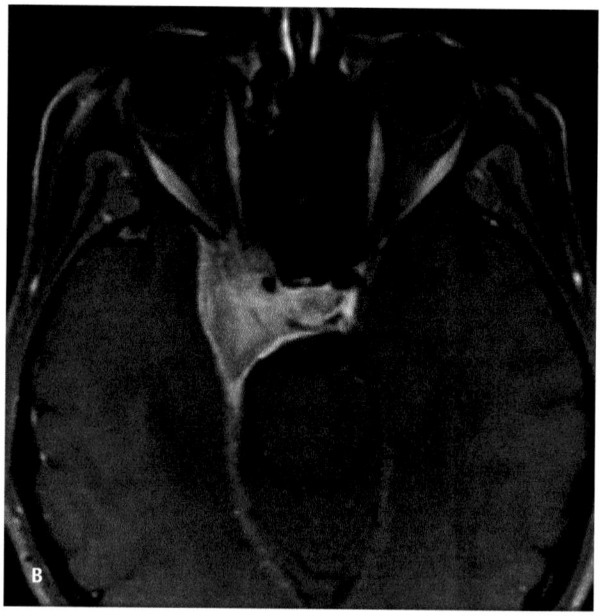


## ■ As seguintes perguntas são pertinentes aos seios cavernosos.

1. Quais nervos cranianos (CNs) atravessa o seio cavernoso?

2. Os principais canais venosos eferentes do seio cavernoso incluem ____ e ____, drenando o primeiro para o seio transverso e o segundo para a veia jugular interna.

3. Quais são os dois sinais mais confiáveis de invasão do seio cavernoso por um adenoma da hipófise?

4. Verdadeiro ou Falso. O meningioma do seio cavernoso e o pseudotumor inflamatório (síndrome de Tolosa-Hunt) podem ser distinguidos nas imagens pela presença de estreitamento da artéria carótida interna no primeiro, mas não no segundo.

5. Verdadeiro ou Falso. A radiocirurgia estereotáxica é a opção de tratamento para meningiomas sintomáticos no seio cavernoso.

6. Qual é o principal risco de tratar um meningioma do seio cavernoso comprimindo o aparato óptico com radiocirurgia estereotáxica?

7. Pressupondo-se um grau histológico semelhante, o prognóstico de um meningioma do seio cavernoso é [melhor/pior/semelhante] ao prognóstico de um meningioma em outra parte do cérebro.

8. O envolvimento do seio cavernoso em infecções, particularmente bacterianas, geralmente é secundário a ____.

9. Verdadeiro ou Falso. Tromboflebite no seio cavernoso é condição autolimitada e facilmente tratável.

10. Em malignidade da cabeça e pescoço, a propagação perineural do tumor ao seio cavernoso geralmente ocorre por meio de quais CNs?

## Respostas e Explicações

**A. Correta!** Este é um meningioma. A maioria dos meningiomas do seio cavernoso se origina da parede dural lateral. Raramente se originam do interior do próprio seio cavernoso. No caso do teste, há massa homogeneamente contrastada no seio cavernoso com característico sinal de "cauda" dural ao longo do tentório e estreitamento associado da artéria carótida interna. A presença de uma cauda dural e estreitamento da artéria carótida são altamente sugestivos de um meningioma do seio cavernoso.

### *Outras escolhas e discussões*

**B.** É raro um linfoma isolado primário do seio cavernoso. Linfoma secundário ou metastático envolvendo o seio cavernoso é mais comum. Quando presente, geralmente há evidências de doença em outra parte. O linfoma secundário geralmente envolve também a dura ou leptomeninges. O linfoma não se associa tipicamente a um estreitamento arterial, argumentando contra a alternativa de resposta.

**C.** A síndrome de Tolosa-Hunt é um pseudotumor inflamatório idiopático envolvendo o seio cavernoso, tendo a característica tríade clínica de oftalmoplegia dolorosa, paralisias de nervos cranianos e resposta aos corticosteroides. É mais comum o envolvimento unilateral do que o bilateral.

**D.** Metástases podem envolver o seio cavernoso pela via hematogênica (o que se vê mais frequentemente com câncer de pulmão e de mama) ou por propagação perineural (visto comumente com malignidades da cabeça e pescoço). As metástases hematogênicas geralmente envolvem a parte central da base do crânio e se estendem secundariamente ao seio cavernoso. Costumam ser agressivas e destrutivas.

**E.** Não há envolvimento da hipófise, o que seria esperado com um macroadenoma hipofisário. Os adenomas da hipófise que se estendem lateralmente pela parede dural medial ao seio cavernoso podem circundar e envolver a artéria carótida interna, mas geralmente não comprometem sua luz.

### *Pergunta 1*

Os seguintes NCs atravessam o seio cavernoso: nervo oculomotor (III CN), nervo troclear (IV CN), nervo oftálmico (ramo V1 do VCN), nervo maxilar (ramo V2 do V CN) e nervo abducente (VI CN). Todos os nervos mencionados, exceto o nervo abducente, têm um trajeto pela parede lateral do seio cavernoso. O nervo abducente está localizado inferolateralmente ao segmento cavernoso da artéria carótida interna e medialmente à parede lateral do seio.

### *Pergunta 2*

Os principais canais venosos eferentes do seio cavernoso incluem o seio petroso superior e o seio petroso inferior, o primeiro dos quais drena para o seio transverso, e o segundo, para a veia jugular interna.

### *Pergunta 3*

O encaixotamento completo da artéria carótida interna e a presença de tumor entre a artéria carótida interna e a parede lateral do seio cavernoso são os dois sinais mais confiáveis de invasão do seio cavernoso por adenoma da hipófise.

### *Pergunta 4*

**Falso.** O estreitamento da artéria carótida interna costuma ser visto com meningioma do seio cavernoso e com o pseudotumor inflamatório (síndrome de Tolosa-Hunt).

### *Pergunta 5*

**Verdadeiro.** Desbastamento cirúrgico e/ou radiocirurgia estereotáxica são duas opções de tratamento no manejo de meningiomas sintomáticos do seio cavernoso.

### *Pergunta 6*

Tumores que comprimem o quiasma óptico, os nervos ou os tratos ópticos devem ser considerados para ressecção cirúrgica para evitar o risco de neuropatia óptica induzida por radioterapia. A margem de 2 mm deve separar o tumor do trato óptico para permitir irradiação mais segura.

### *Pergunta 7*

Um meningioma do seio cavernoso tem prognóstico semelhante ao de meningiomas em outras partes do cérebro, pressupondo-se que tenham o mesmo grau histológico. No entanto, dada sua localização, os meningiomas do seio cavernoso se associam mais frequentemente a cistite intersticial de CNs do que os meningiomas em outros locais. Conquanto ocorram metástases, são raras (0,1 a 0,2%). Os meningiomas atípicos (grau 2 pela Organização Mundial da Saúde) e malignos (grau 3 pela Organização Mundial da Saúde) têm recorrência mais alta e taxas mais baixas de sobrevida em 5 anos.

### *Pergunta 8*

O envolvimento do seio cavernoso em infecções, particularmente bacterianas, geralmente é secundário à extensão direta de infecções sinonasais adjacentes.

### *Pergunta 9*

**Falso.** A tromboflebite do seio cavernoso, que costuma ser diagnosticada clinicamente, é condição rara e potencialmente letal e difícil de tratar. É mais comumente causada por sinusite esfenoidal causada pelo *Staphylococcus aureus*. A base da terapia é a aplicação imediata de antibióticos de amplo espectro.

### *Pergunta 10*

Em malignidades da cabeça e pescoço, a propagação perineural de tumor ao seio cavernoso geralmente ocorre pelos seguintes CNs: divisões maxilar (V2) e mandibular (V3) do nervo trigêmeo (CN V).

### Melhores Dicas

- "Cauda" dural e estreitamento da artéria carótida interna são características altamente sugestivas de meningioma do seio cavernoso.
- Linfoma e adenomas da hipófise envolvendo o seio cavernoso não estreitam a artéria carótida interna.
- O pseudotumor inflamatório do seio cavernoso (Tolosa-Hunt) pode simular meningioma do seio cavernoso nas imagens, mas a apresentação clínica é diferente.

# Com Detalhes 5

## Caso

Homem de 67 anos afebril e com diabetes mal controlado apresenta dor progressiva no ouvido esquerdo e fraqueza facial. Análise laboratorial revelou leucograma normal, mas velocidade de hemossedimentação (ESR) elevada. Qual é o diagnóstico MAIS provável?

A. Carcinoma espinocelular.
B. Carcinoma nasofaríngeo.
C. Metástase.
D. Sarcoidose.
E. Osteomielite da base do crânio.

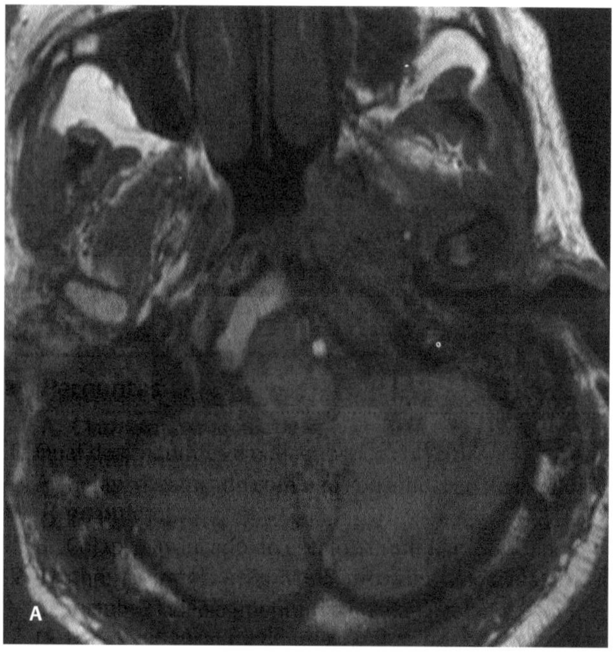


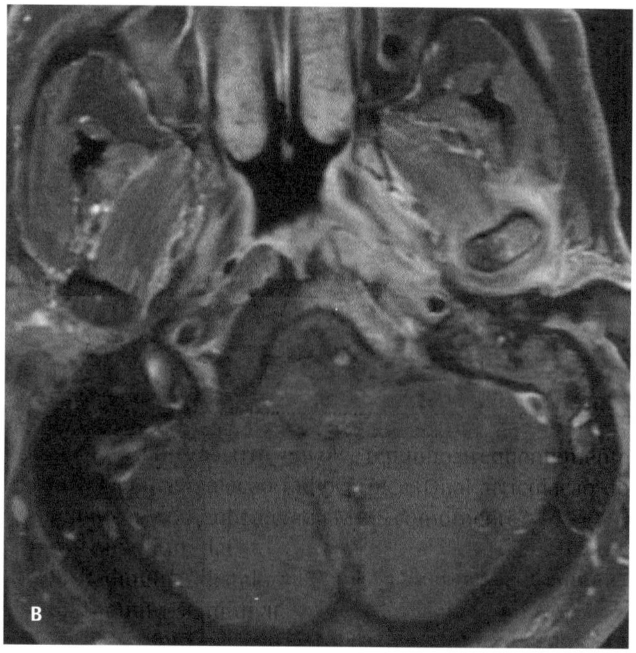


## As seguintes perguntas são pertinentes patologias da base do crânio.

1. Qual é o patógeno mais comumente encontrado na osteomielite da base do crânio originada por otite externa?
2. O que precipita a maioria dos casos de osteomielite central da base do crânio que ocorrem sem otite externa?
3. Verdadeiro ou Falso. Sinais de febre, leucocitose e hemoculturas positivas estão classicamente presentes em pacientes com osteomielite da base do crânio.
4. Verdadeiro ou Falso. Na maioria dos casos, a MRI contrastada é definitiva para diagnosticar osteomielite da base do crânio.
5. Verdadeiro ou Falso. A tomografia computadorizada e/ou MRI são métodos confiáveis de avaliar a resposta clínica ao tratamento em pacientes com osteomielite da base do crânio.
6. A destruição dos planos fasciais anatômicos na MRI pós-contraste é mais compatível com [osteomielite central da base do crânio/malignidade].
7. Dois exames de medicina nuclear que podem ajudar a respaldar o diagnóstico de osteomielite da base do crânio são _____ e _____.
8. Qual é o tratamento de escolha na osteomielite da base do crânio?
9. Verdadeiro ou Falso. As complicações que se originam de osteomielite da base do crânio incluem trombose do seio cavernoso, neuropatia craniana, meningite e envolvimento do parênquima cerebral.
10. Envolvimento dos nervos cranianos [superiores/inferiores] é altamente sugestivo de patologia clival.

## Respostas e Explicações

**E. Correta!** É uma osteomielite da base do crânio. A osteomielite da base do crânio se inicia tipicamente com infecções do ouvido em pacientes idosos com diabetes mal controlado ou outras doenças imunossupressoras. Osteomielite da base do crânio sem infecções de ouvido precipitantes (osteomielite da base do crânio atípica) é muito menos comum. O diagnóstico de osteomielite da base do crânio deve ser fortemente considerado no fundo de cefaleias, neuropatia craniana, ESR elevada achados anormais nas imagens do clivo e/ou do osso temporal. As características altamente sensíveis, mas inespecíficas, da ressonância magnética incluem hipossinal em T1 e hipersinal em T2 da medula, bem como acentuada captação de contraste do clivo ou osso temporal envolvido. Também é comum a infiltração de tecidos moles pré e paraclivais em torno com obliteração do plano de gordura normal. Geralmente, não se detecta massa identificável. Essas características estão todas presentes no teste do caso.

### *Outras escolhas e discussões*

**A.** Carcinoma espinocelular da cabeça e pescoço pode simular osteomielite da base do crânio nas imagens com envolvimento semelhante do clivo e dos tecidos moles. No entanto, geralmente aparece como massa destrutiva mais focal, e não como processo difuso, transespacial e infiltrativo, como no caso do teste. Não está presente massa identificável nesse paciente.

**B.** Embora o carcinoma nasofaríngeo pode ser difusamente infiltrativo, frequentemente se identifica massa distinta na mucosa. Não está presente massa na mucosa neste caso.

**C.** Metástase hematogênica pode envolver a base do crânio e os tecidos moles em torno. No entanto, a falta de massa destrutiva focal e de história relatada de malignidade primária torna improvável que esta seja a escolha de resposta. Além disso, não se esperaria ESR elevada no contexto de uma malignidade da base do crânio.

**D.** Sarcoidose e outras doenças inflamatórias/granulomatosas podem simular osteomielite da base do crânio. No entanto, a anormalidade difusa de sinal na medula e o envolvimento de tecidos moles não nodais contíguos no caso do teste são atípicos para sarcoide.

### *Pergunta 1*

*Pseudomonas aeruginosa* é o patógeno mais comum encontrado na osteomielite da base do crânio originada de otite externa.

### *Pergunta 2*

Doença inflamatória dos seios paranasais precipita a maioria dos casos de osteomielite da base do crânio atípica que ocorre sem otite externa. A osteomielite da base do crânio atípica que não começa com otite externa é muito menos comum e se localiza no centro da base do crânio (clivo), e não nos ossos temporais. Origina-se de sinusite paranasal na maioria dos casos, mas também pode ter origem hematogênica.

### *Pergunta 3*

**Falso.** Os sinais clássicos de infecção, como febre, leucocitose e hemoculturas positivas frequentemente estão ausentes na osteomielite da base do crânio típica e atípica.

### *Pergunta 4*

**Falso.** Como o aspecto nas imagens é altamente sensível, mas não específico para osteomielite da base do crânio, frequentemente se necessita amostragem de tecido para o diagnóstico definitivo.

### *Pergunta 5*

**Falso.** CT e/ou MR não são métodos confiáveis para avaliar a resposta clínica ao tratamento em pacientes com osteomielite da base do crânio porque as anormalidades das imagens frequentemente ficam para trás, em comparação com a resposta clínica.

### *Pergunta 6*

Destruição dos planos fasciais anatômicas na MRI pós-contraste é mais compatível com malignidade. A restauração ou "normalização" da anatomia dos planos fasciais na MRI pós-contraste é mais típica de osteomielite da base do crânio central do que de malignidade. O aparecimento de planos teciduais "normais" geralmente não é encontrado com doenças malignas.

### *Pergunta 7*

Dois exames de medicina nuclear que podem ajudar a dar sustentação ao diagnóstico de osteomielite da base do crânio são cintilografias ósseas com tecnécio e com gálio. Conquanto os exames ósseos com tecnécio sejam úteis para o diagnóstico inicial de osteomielite da base do crânio, costumam permanecer positivos por meses após a resolução da infecção. Os exames com gálio também se mostram indicador sensível de infecção e são úteis para monitorar o tratamento pesquisar recorrência, particularmente porque o gálio é absorvido por macrófagos e células reticuloendoteliais ao longo de um período de 2 ou 3 dias.

### *Pergunta 8*

Terapia antimicrobiana por longo prazo (> 3 meses) é a base do tratamento da osteomielite da base do crânio. O desbridamento cirúrgico é útil nos pacientes com infecção mais agressiva. Controle rígido do diabetes também é muito importante para prevenir exacerbação da infecção.

### *Pergunta 9*

**Verdadeiro.** As complicações que se originam de osteomielite da base do crânio incluem trombose do seio cavernoso, neuropatia craniana, meningite e envolvimento do parênquima cerebral.

### *Pergunta 10*

Inferiores. O envolvimento do VI CN e dos nervos cranianos inferiores (IX, X, XII, XII) é altamente indicativo de envolvimento clival por malignidade ou infecção.

### Melhores Dicas

- Suspeite fortemente de osteomielite da base do crânio em paciente diabético ou imunodeficiente que apresente cefaleias, paralisia de nervos cranianos inferiores, ESR elevada e anormalidades de imagens clivais e/ou nos ossos temporais.
- A MRI é altamente sensível, mas inespecífica para osteomielite da base do crânio. Frequentemente é necessária amostragem de tecido para confirmação do diagnóstico.
- Na MRI, procure hipossinal em T1 e acentuada captação e contraste do clivo e/ou osso temporal, bem como infiltração transespacial nos tecidos moles ao redor.

# Rico em Imagens 1

## ■ Caso

Ligue a imagem apropriada ao diagnóstico correto.

A. Nervo craniano (CN) VIII.
B. CN V.
C. CN VI.
D. CN VII.

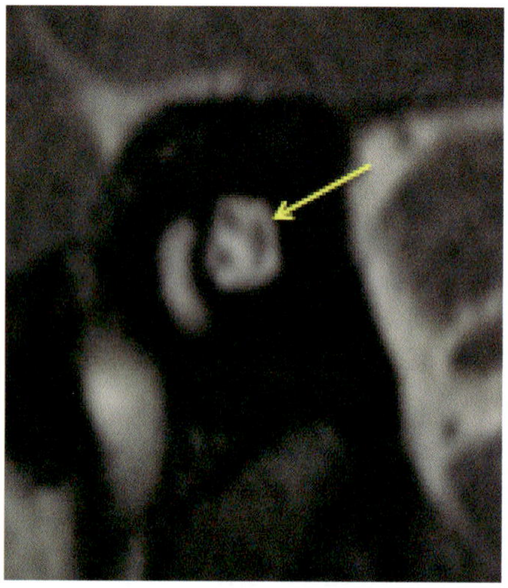

1.

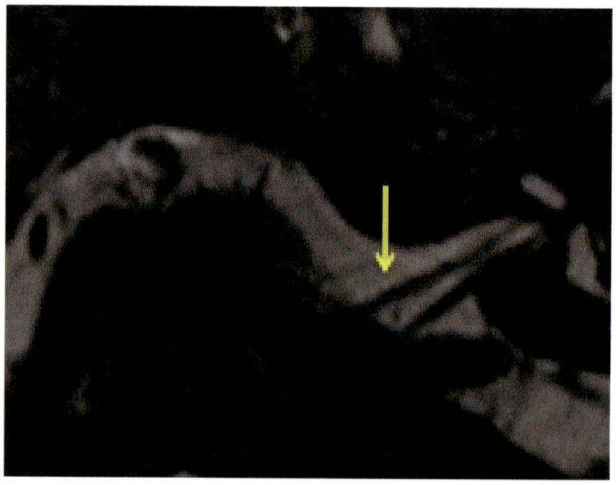

2.

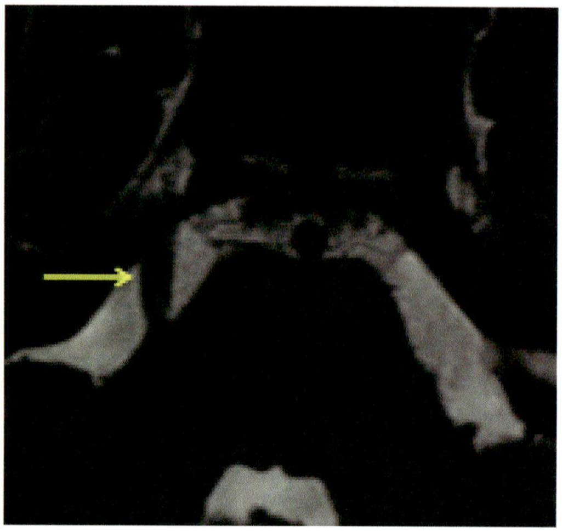

3.

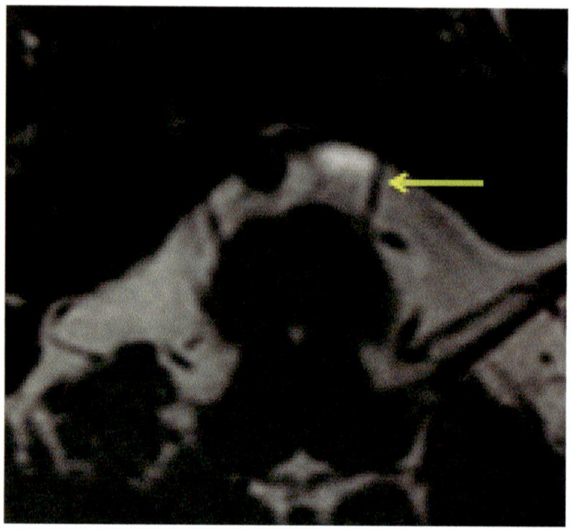

4.

## ■ Respostas e Explicações

**1. A.** CN VIII (ramo vestibular superior). O CN VIII, também conhecido como nervo vestibulococlear, transmite som e equilíbrio da orelha interna para o cérebro. O nervo emerge dos núcleos localizados na face superior do bulbo, sai na junção bulbopontina e segue um trajeto pelo ângulo pontocerebelar, entrando no conduto auditivo interno (IAC). Ali, separa-se em nervos coclear e vestibular. O ramo coclear corre na parte anteroinferior do IAC, enquanto que os ramos vestibulares correm nas partes superoposterior e inferior do IAC. Essa imagem é sagital do IAC com imagens rápidas empregando aquisição em estado de equilíbrio (sequência FIESTA).

**2. D.** CN VII (nervo facial). O CN VII, também conhecido como nervo facial, tem múltiplas funções, inclusive controle dos músculos da expressão facial, mediar a sensibilidade gustatória dos dois terços anteriores da língua e inervar as fibras parassimpáticas para muitos gânglios na cabeça e pescoço. O nervo sai na junção bulbopontina e segue seu trajeto atravessando o ângulo pontocerebelar, entrando no IAC, onde corre na parte anterossuperior do conduto. Seis segmentos do nervo facial receberam nomes: intracraniano (cisternal), meatal (intracanalicular), labiríntico, timpânico, mastóideo e extratemporal. Essa imagem é uma FIESTA axial do IAC

**3. B.** CN V (nervo trigêmeo). O CN V, também conhecido como nervo trigêmeo, é responsável pela sensibilidade facial e por controlar os músculos da mastigação. O nervo sai lateralmente à ponte e segue um trajeto anterior ao gânglio de Gasser no cavo de Meckel. Do gânglio de Gasser, o nervo trifurca em três ramos: V1 (nervo oftálmico), V2 (nervo maxilar) e V3 (nervo mandibular). Esses ramos saem da base do crânio pela fissura orbital superior, o forame redondo e o forame oval respectivamente. Essa imagem é uma sequência FIESTA axial do IAC.

**4. C.** CN VI (nervo abducente). O CN VI controla o movimento do músculo reto lateral do olho. O nervo sai do núcleo da ponte na junção bulbopontina, segue seu trajeto anteriormente, pela cisterna pré-pontina e canal de Dorell e entra no seio cavernoso. Essa imagem é uma sequência FIESTA axial do IAC.

## ■ Leituras Sugeridas

Binder DK, Sonne DC, Fischbein NJ, eds. Cranial Nerves: Anatomy, Pathology, Imaging. New York, NY: Thieme; 2010

Grossman RI, Yousem DM, eds. Neuroradiology: The Requisites. Philadelphia, PA: Mosby; 2003

### Melhores Dicas

- **7-up, coca *down***: recurso mnemônico para lembrar as posições dos CNs VII e VIII no IAC. O CN **VII** se situa **superiormente** no canal, enquanto o ramo **co**clear do CN VIII se situa **inferiormente** *(down)* no canal. Ambos estão localizados no quadrante anterior do IAC. O nervo vestibular superior (SVN) e o nervo vestibular inferior (IVN), ramos vestibulares do CN VIII, estão no quadrante posterior.

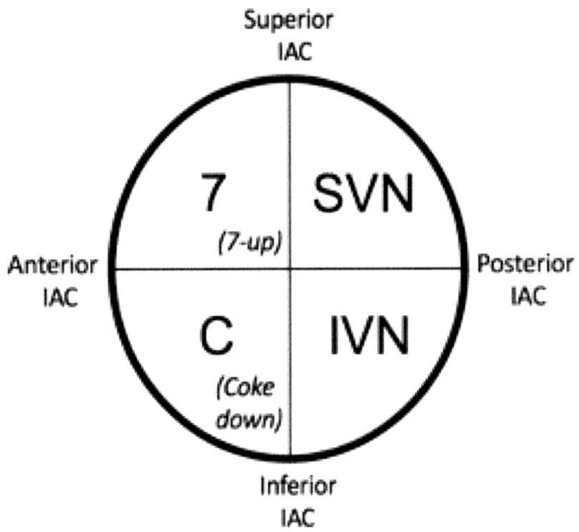


- **SO4, LR6:** recurso mnemônico para lembrar as principais ações dos CNs IV e VI. O CN IV inerva o oblíquo superior, e o CN VI inerva o músculo **re**to **la**teral do olho. O CN III inerva o restante dos músculos extraoculares.
- A anatomia dos CNs é mais bem vista em sequências pesadamente ponderadas em T2 (FIESTA), enquanto a patologia dos CNs é mais bem vista em imagens ponderadas em T1 com cortes finos e pós-contraste e em imagens com saturação de gordura.

# Rico em Imagens 2

## ■ Caso

Ligue a imagem apropriada ao diagnóstico correto.

A. Macroadenoma hipofisário invasivo.
B. Cordoma.
C. Metástase.
D. Condrossarcoma.

1.
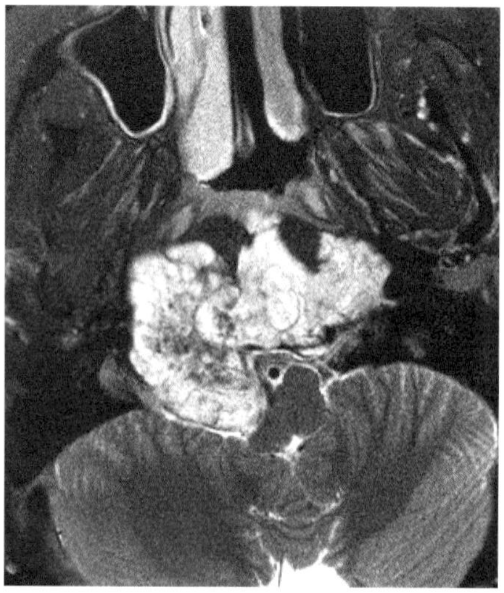

2.
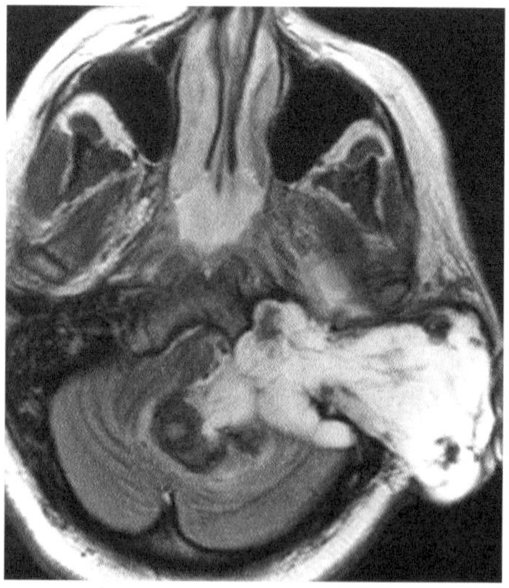

3.
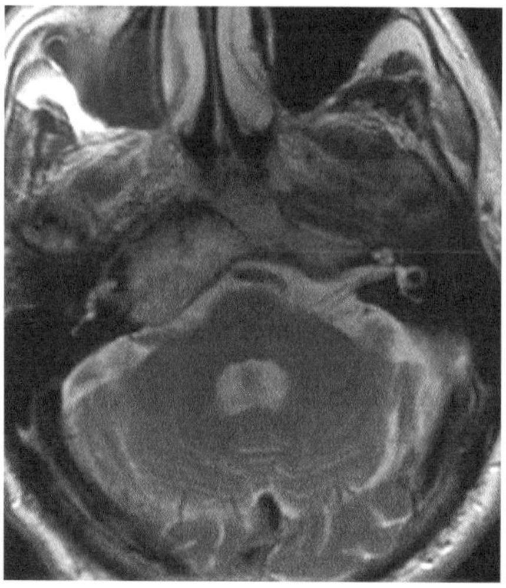

4.
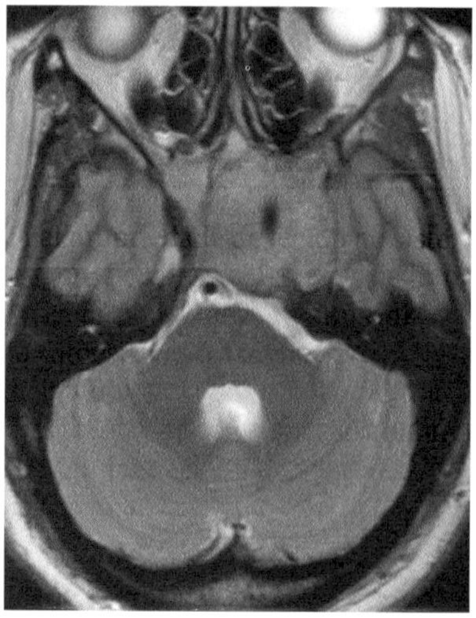

## Respostas e Explicações

**1. B.** Cordoma. Os cordomas são tumores localmente agressivos originados dos remanescentes da notocorda primitiva. Comumente ocorrem na região craniovertebral, geralmente no clivo e relacionados com a sincondrose esfeno-occipital. As imagens classicamente revelam massa expansiva, destrutiva, com hipersinal em T2 e contrastada que ocorre na linha media. O hipersinal da massa em T2 se deve às células fisalíforas, que são grandes células com citoplasmas vacuolados.

**2. D.** Condrossarcoma. Condrossarcomas são tumores originados da cartilagem, do osso endocondral ou de células mesenquimais primitivas no cérebro ou meninges. Essas lesões tipicamente ficam fora da linha média e seu centro fica na fissura petro-occipital. As imagens classicamente revelam massa contrastada heterogeneamente e com hipersinal em T2 com calcificações "em arco" características e "redemoinhos" de linhas contrastadas na matriz tumoral. Ao contrário dos cordomas, os condrossarcomas têm um valor médio do coeficiente de difusão aparente mais alto ($> 2.000 \times 10^{-6}$ $mm^2/s$) nas imagens ponderadas por difusão.

**3. C.** Metástase. As metástases na parte central da base do crânio ocorrem de maneira relativamente infrequente, mas ainda são mais comuns do que as lesões ósseas primárias. Geralmente são lesões líticas destrutivas (embora algumas sejam escleróticas) e muitas vezes têm um componente de tecidos moles. Os cânceres primários mais comuns a metastatizar para o crânio são os de próstata, mama e pulmão. As lesões têm intensidade de sinal variável na ressonância magnética, mas geralmente se contrastam depois da administração de gadolínio.

**4. A.** Macroadenoma hipofisário invasivo. A classificação dos adenomas da hipófise se baseia no tamanho: microadenomas têm menos de 1 cm, e os macroadenomas têm mais de 1 cm. A extensão dos adenomas pode ocorrer superiormente para a cisterna suprasselar, lateralmente para o seio cavernoso e inferiormente pela base do crânio ao seios esfenoidais e nasofaringe. A maioria é indolente e histologicamente benigna. Embora algumas lesões cresçam rapidamente e exibam tendências invasivas, como se vê neste caso. Pode ocorrer encaixotamento da artéria carótida interna, mas a luz não é tipicamente comprometida (diferentemente do meningioma ou do pseudotumor inflamatório). Dois sinais confiáveis de invasão do seio cavernosos são o encaixotamento completo da artéria carótida interna e a presença de tumor entre a artéria carótida interna e a parede lateral do seio cavernoso.

## Leituras Sugeridas

Laine FJ, Nadel L, Braun IF. CT and MR imaging of the central skull base. Part 2. Pathologic spectrum. Radiographics 1990;10:797–821

Nadarajah J, Madhusudhan KS, Yadav AK, et al. MR imaging of cavernous sinus lesions: pictorial review. J Neuroradiol 2015;42:305–319

Yeom KW, Lober RM, Mobley BC, et al. Diffusion-weighted MRI: distinction of skull base chordoma from chondrosarcoma. Am J Neuroradiol 2013;34:1056–1061

### Melhores Dicas

- Procure localização, presença de "arcos e redemoinhos" e as características do sinal de difusão para distinguir cordomas de condrossarcomas.
- Carcinoma de próstata, mama e pulmão são as doenças malignas primárias que mais comumente metastatizam para a base do crânio central.
- Os adenomas da hipófise podem-se estender superiormente para a cisterna suprasselar, lateralmente para o seio cavernoso e inferiormente para o seio esfenoidal e nasofaringe.

# Rico em Imagens 3

## ■ Caso

Associe a imagem apropriada ao diagnóstico correto.

A. Linfoma primário do sistema nervoso central (CNS).
B. Glioblastoma.
C. Oligodendroglioma.
D. Astrocitoma difuso.

1.
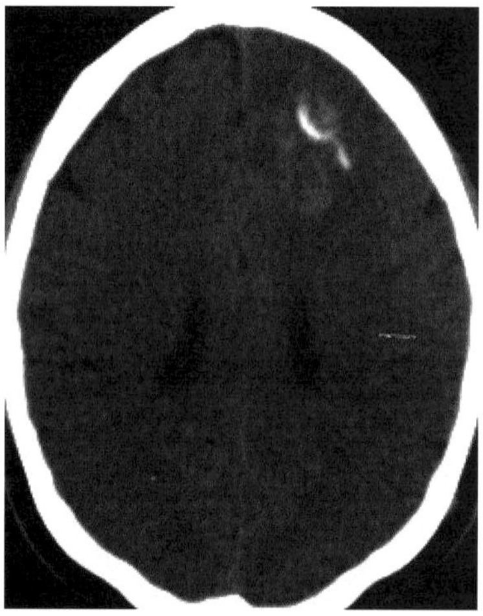

2.
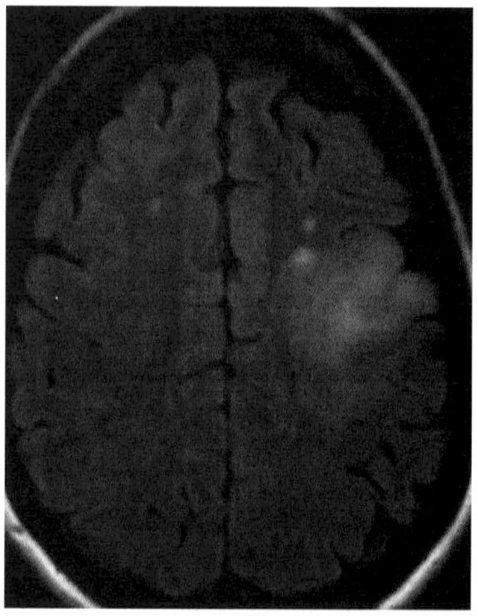

3.
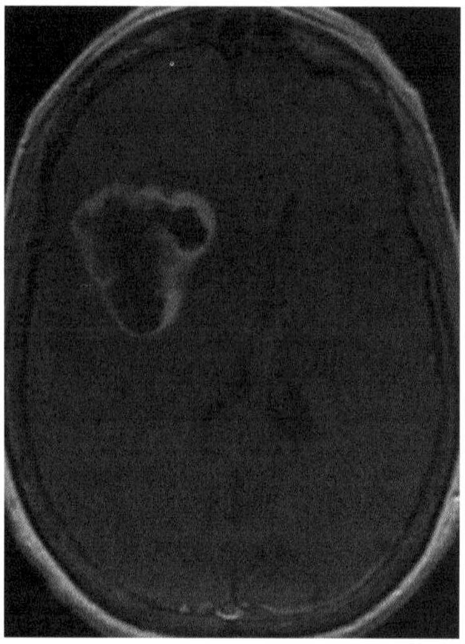

4.
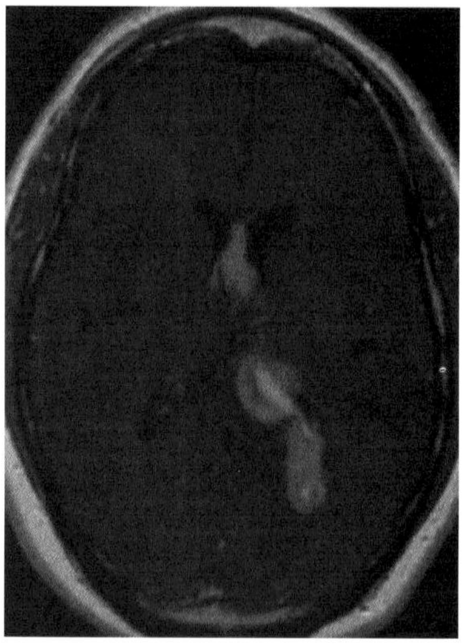

## Respostas e Explicações

**1. C.** Oligodendroglioma. Os oligodendrogliomas grau 2 pela Organização Mundial da Saúde (WHO) são tumores bem diferenciados que infiltram difusamente o cérebro cortical e subcortical. O cenário clássico é de um adulto de meia-idade que apresenta massa contrastada heterogeneamente e parcialmente calcificada no lobo frontal cortical e subcortical. Os oligodendrogliomas mais agressivos, com mais probabilidade de ser contrastados do que os tumores com grau baixo, são denominados oligodendrogliomas anaplásicos e considerados grau 3 da WHO. A mutação IDH1 e codeleções dos cromossomos 1 p e 19q se associam a um prognóstico mais favorável. Os volumes sanguíneos cerebrais relativos nos oligodendrogliomas são variáveis e não indicam necessariamente lesão mais maligna (volume sanguíneo acentuadamente elevado tem sido descrito com tumores com baixo grau que têm deleções 1p).

**2. D.** Astrocitoma difuso. Os astrocitomas difusos grau 2 da WHO são tumores bem diferenciados, expansivos e com crescimento lento (porém infiltrativos) tipicamente homogêneos, com hipersinal em T2 e que não se contrastam. A presença de realce sugere transformação maligna. Esses tumores podem ser focais ou difusos e envolver substância branca e córtex. Um fenótipo molecular IDH1(+), ARTX(+) e MGMT(+) associa-se a um prognóstico mais favorável. O volume sanguíneo cerebral relativo nos astrocitomas com grau baixo é relativamente mais baixo que nos tumores malignos.

**3. B.** Glioblastoma. O glioblastoma grau 4 pela WHO é a neoplasia intracraniana primária mais comum. É um tumor maligno altamente agressivo e costuma ter necrose, proliferação microvascular e hemorragia. O prognóstico é ruim para os pacientes com esse tumor, que têm um tempo de sobrevida de aproximadamente 12 meses. Glioblastomas primários de ocorrência nova tendem a ser encontrados em pacientes com mais idade e são mais agressivos do que os glioblastomas secundários (transformação maligna de um tumor com grau mais baixo), que tendem a se desenvolver em pacientes mais jovens. Os tumores com status de promotor de metilação MGMT(+) têm melhor resposta à quimioterapia (temozolomida). Além disso, o volume sanguíneo cerebral relativamente elevado e os valores do coeficiente de difusão aparente mais baixos (indicativos de celularidade mais alta) são mais característicos de glioblastomas do que de tumores com grau inferior.

**4. A.** Linfoma primário do CNS. O linfoma primário do CNS classicamente se apresenta como lesão (ões) contrastada(s) na substância branca periventricular e nos núcleos da base, mostrando difusão restrita. Muitas vezes envolvem o corpo caloso e podem atravessá-lo (neoplasia "em borboleta"). Vale observar que outras neoplasias "em borboleta" incluem astrocitoma com alto grau, glioblastoma e metástases. O volume sanguíneo cerebral relativo é discretamente elevado no linfoma, mas tipicamente muito menos elevado do que nos gliomas malignos.

## Leituras Sugeridas

Al-Okaili RN, Krejza J, Wang S, et al. Advanced MR imaging techniques in the diagnosis of intraaxial brain tumors in adults. Radiographics 2006;26(Suppl 1):S173–189

Grossman RI, Yousem DM, eds. Neuroradiology: The Requisites. Philadelphia, PA: Mosby; 2003

Hartmann M, Heiland S, Harting I, et al. Distinguishing of primary cerebral lymphoma from high-grade glioma with perfusion-weighted magnetic resonance imaging. Neurosci Lett 2003;338:119–122

Hilario A, Ramos A, Perez-Nuñez A, et-al. The added value of apparent diffusion coefficient to cerebral blood volume in the preoperative grading of diffuse gliomas. Am J Neuroradiol 2012;33:701–707

### Melhores Dicas

- Características de imagens sugestivas de tumor com grau mais alto: tamanho grande, efeito de massa, realce por contraste, necrose, hemorragia, valores do coeficiente de difusão aparente mais baixos e volume sanguíneo cerebral relativo elevado.
- As codeleções IDH1+, 1p19q e estado molecular MGMT+ predizem sobrevida prolongada em pacientes com gliomas com baixo e alto graus.
- Diferencial de tumores "em borboleta": glioblastoma, linfoma, metástase.

# Rico em Imagens 4

## ■ Caso

Associe a imagem apropriada ao diagnóstico correto.

A. Cisto epidermoide clássico.
B. Cisto epidermoide branco.
C. Schwannoma vestibular.
D. Meningioma.

1. 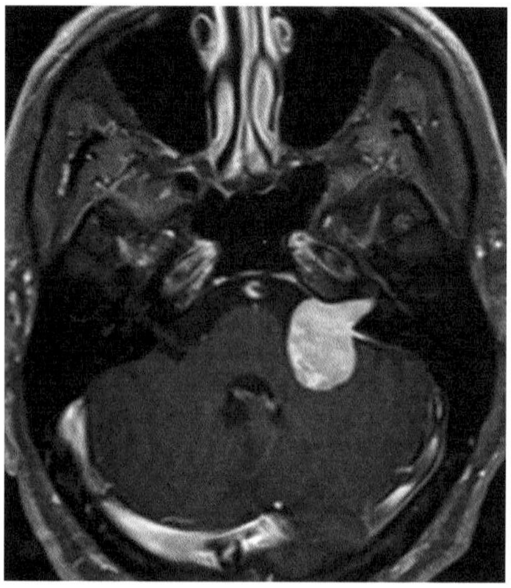

2. 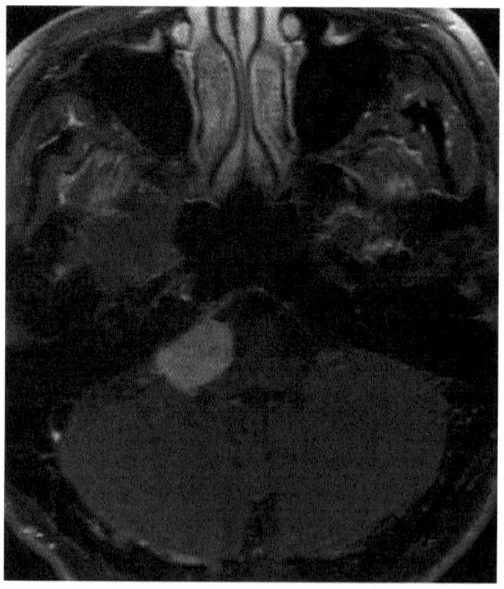

3. 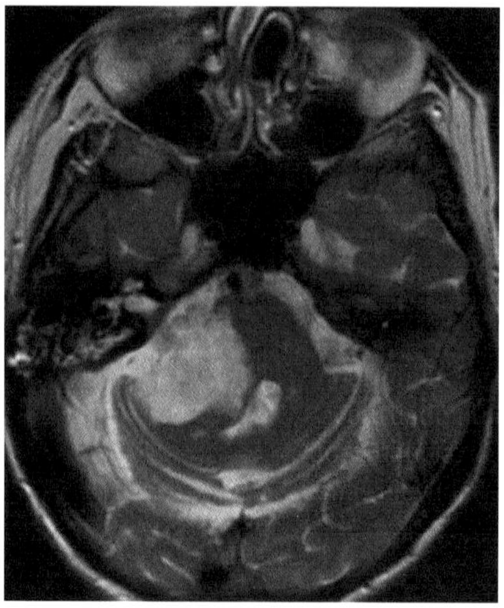

4. 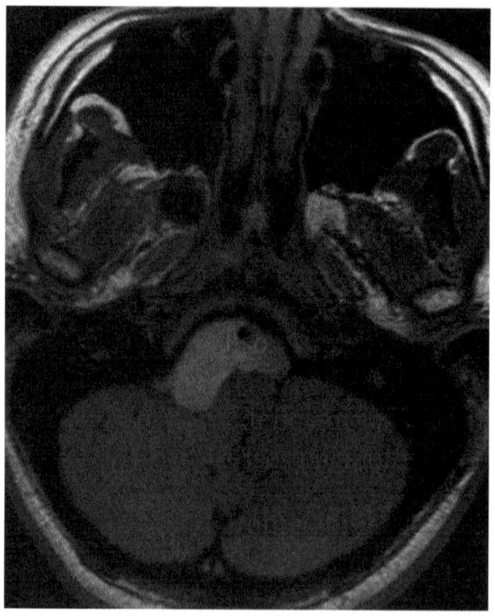

## Respostas e Explicações

**1. C.** Schwannoma vestibular. Um schwannoma vestibular (também conhecido pelo nome mal dado, neurinoma do acústico) é um tumor benigno de células de Schwann, originado na divisão vestibular do VIII nervo craniano. As características clássicas nas imagens de um schwannoma vestibular são de massa bem definida e contrastada no ângulo pontocerebelar e conduto auditivo interno com expansão ao poro acústico. Micro-hemorragia, cistos intramurais e cistos aracnóideos associados podem estar presentes. Ao contrário dos meningiomas, geralmente não estão presentes "caudas durais". Os schwannomas vestibulares bilaterais são lesões clássicas de neurofibromatose tipo 2.

**2. D.** Meningioma. Um meningioma do ângulo pontocerebelar tipicamente se apresenta como massa extra-axial homogeneamente contrastada com "cauda dural". A cauda dural, tipicamente centrada ao longo da parede posterior do osso petroso, podendo estender-se ao conduto auditivo interno, geralmente representa alteração reativa, e não infiltração neoplásica. Não é incomum encontrar calcificações nos meningiomas. Diferentemente dos schwannomas vestibulares, os meningiomas raramente alargam o poro acústico.

**3. A.** Cisto epidermoide clássico. Um cisto epidermoide é uma lesão congênita benigna que se origina inclusão de elementos epiteliais ectodérmicos durante o fechamento do tubo neural. A apresentação clássica das imagens de um cisto epidermoide é massa com hipersinal em T2 com margens semelhantes à couve-flor e difusão restrita. Costuma insinuar-se em torno de nervos e vasos sanguíneos no ângulo pontocerebelar. Os epidermoides não se contrastam tipicamente, embora possa ocorrer borda fia de contraste. Também pode estar presente calcificação ao longo da margem da lesão.

**4. B.** Cisto epidermoide branco. O "epidermoide branco", variante rara de cisto epidermoide, demonstra sinal alto em T1. Isso se deve ao conteúdo lipídico alto, compreendendo triglicerídeos mistos e resíduos de ácidos graxos insaturados. Um cisto neuroentérico, malformação congênita benigna de origem endodérmica, pode ter aspecto semelhante.

## Leituras Sugeridas

Chen CY, Wong JS, Hsieh SC, et al. Intracranial epidermoid cyst with hemorrhage: MR imaging findings. Am J Neuroradiol 2006;27:427–429

Grossman RI, Yousem DM, eds. Neuroradiology: The Requisites. Philadelphia, PA: Mosby; 2003

Medhi G, Saini J, Pandey P, et al. T1 hyperintense prepontine mass with restricted diffusion–A white epidermoid or a neurenteric cyst? J Neuroimaging 2015;25:841–843

### Melhores Dicas

- Os schwannomas vestibulares geralmente alargam o poro acústico e não possuem "caudas durais", diferentemente dos meningiomas do ângulo pontocerebelar.
- Procure difusão restrita em massa com hipersinal em T2 para diagnosticar um cisto epidermoide.
- O hipersinal em T1 no ângulo pontocerebelar ou em lesão pré-pontina pode indicar "epidermoide branco" ou cisto neuroentérico.

# Rico em Imagens 5

## ■ Caso

Associe a imagem apropriada ao diagnóstico correto.

A. Plasmocitoma.
B. Hemangioma.
C. Cordoma.
D. Condrossarcoma.

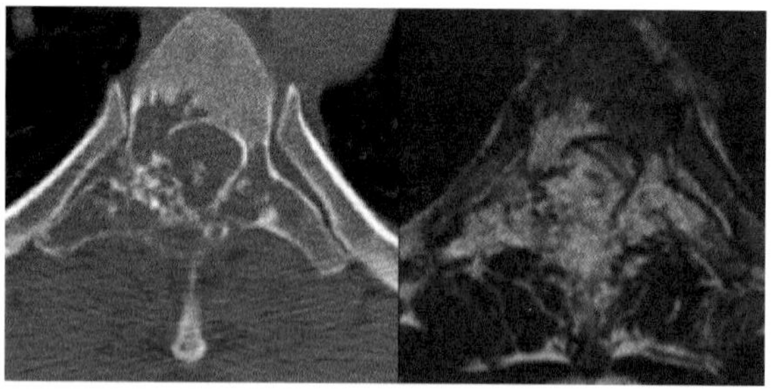
1.

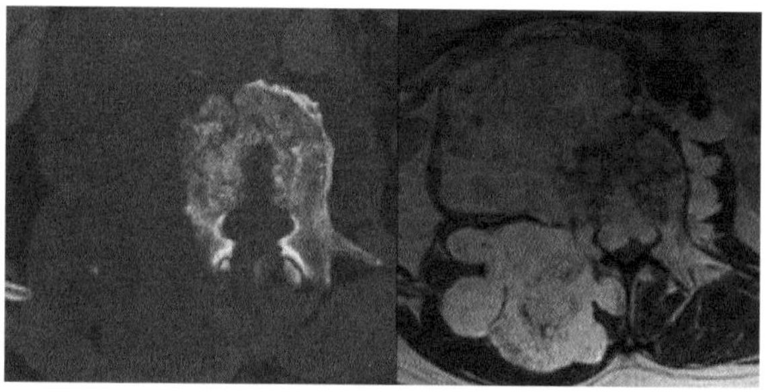
2.

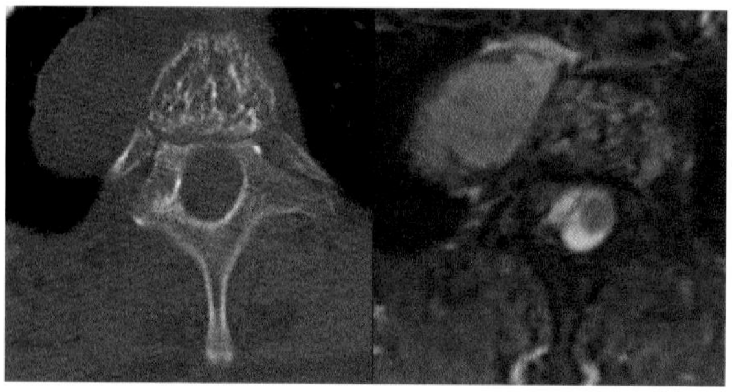
3.

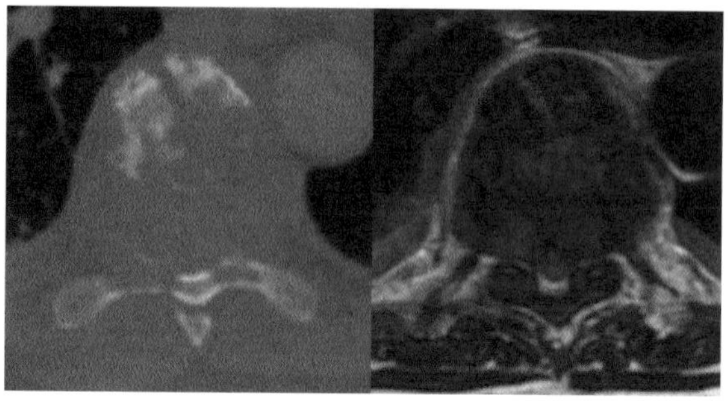
4.

## ■ Respostas e Explicações

**1. D.** Condrossarcoma. O condrossarcoma é a segunda malignidade não linfoproliferativa primária mais comum na coluna de adultos, tendo uma prevalência máxima entre 30 e 70 anos de idade. A coluna torácica e lombar é envolvida mais frequentemente. Na apresentação, 15% ocorrem no corpo vertebral, 40% ocorrem nos elementos posteriores, e 45% ocorrem no corpo vertebral e elementos posteriores. Os condrossarcomas tipicamente se apresentam nas imagens como grandes massas calcificadas com destruição óssea associada. A matriz condroide é mais bem apreciada na tomografia computadorizada (CT). As características na imagem de ressonância magnética (MRI) típica incluem intensidade de sinal muito alta em imagens ponderadas em T2 (em razão do conteúdo alto de água da cartilagem hialina) e um padrão de anel e arcos de contraste.

**2. C.** Cordoma. O cordoma é uma malignidade rara que se origina dos remanescentes da notocorda primitiva, tendo prevalência máxima na quinta e sexta décadas de vida. Conquanto os cordomas mais comumente ocorram na região sacrococcígea, também podem ser encontrados na região esfeno-occipital e nos corpos vertebrais (neste último caso, envolvem mais comumente a coluna cervical). Na coluna, os cordomas frequentemente envolvem o corpo vertebral e poupam os elementos posteriores. Nas imagens, esses tumores se manifestam como massa expansivas e destrutivas. As características típicas na MRI incluem intensidade de sinal muito alta em imagens ponderadas em T2 (pela presença de células fisalíforas características) e moderado contraste heterogêneo. Também se pode ver hemorragia e material proteináceo, manifestando-se como alta intensidade de sinal nas imagens ponderadas em T2.

**3. B.** Hemangioma. Os hemangiomas vertebrais são lesões comuns do osso. São compostos por vasos de paredes finas revestidas por células endoteliais e infiltram o espaço medular entre as trabéculas ósseas. Ocorrem mais comumente na coluna torácica e lombar. Conquanto a maioria seja vista nos corpos vertebrais, alguns também se estendem aos elementos posteriores ou ocorre dentro deles. Ocasionalmente, os hemangiomas vertebrais podem aumentar de tamanho e se estender ao canal espinal, resultando em compressão medular. Estriações verticais ou um aspecto hexagonal são clássicos para um hemangioma, manifestando-se com aspecto de "bolinhas" na CT em corte transversal. As características típicas na MRI incluem alta intensidade de sinal nas imagens ponderadas em T1 e T2 (pela presença de gordura e edema intersticial) e contraste acentuado (em razão de sua natureza altamente vascular). Vácuos de fluxo também são comumente vistos.

**4. A.** Plasmocitoma. O plasmocitoma é uma proliferação focal de plasmócitos malignos sem envolvimento difuso da medula óssea. Um plasmocitoma solitário é um tumor incomum, ocorrendo em menos de 10% dos pacientes com neoplasias de plasmócitos. A maioria dos pacientes tem mais de 60 anos de idade. Os plasmocitoma geralmente se apresentam como corpo vertebral colapsado único. Podem ser puramente líticos, mistos, mas predominantemente líticos ou (raramente) escleróticos. Na MRI, geralmente, têm hipersinal nas imagens ponderadas em T2 (embora isso seja variável) e contraste homogêneo acentuado.

## ■ Leitura Sugerida

Rodallec MH, Feydy A, Larousserie F, et al. Diagnostic imaging of solitary tumors of the spine: what to do and say. Radiographics 2008;28:1019–1041

### Melhores Dicas

- A combinação das características de CT e MRI pode ajudar a diferenciar entre tumores ósseos primários da coluna.
- CT: Procure matriz condroide no condrossarcoma, destruição óssea no cordoma e aspecto de bolinhas ou favo no hemangioma.
- MRI: Procure intensidade de sinal muito alta nas imagens ponderadas em T2 no condrossarcoma e cordoma; alta intensidade de sinal em imagens ponderadas em T1 no hemangioma; e baixa intensidade de sinal nas imagens ponderadas em T1 no plasmocitoma.

# Mais Desafiador 1

## ■ Caso

Mulher de 55 anos com história de glioblastoma (imagem à esquerda). Seis meses depois da cirurgia, radioterapia e temozolomida, apresenta-se para ressonância magnética de controle (imagens do meio e à direita).

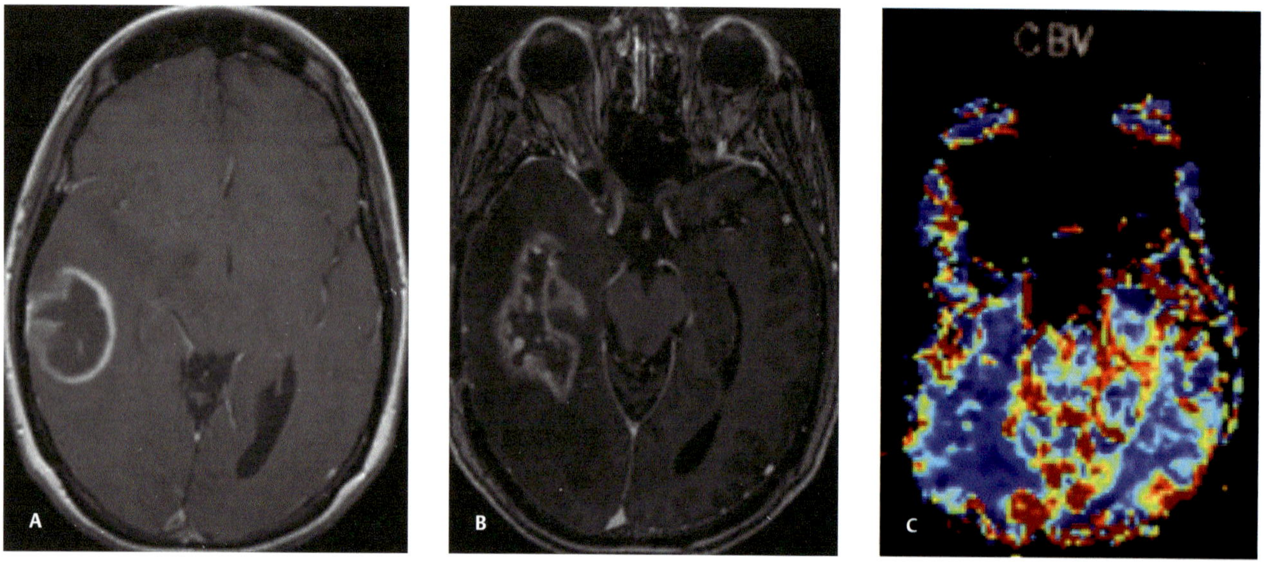


## ■ Perguntas

1. Qual é o diagnóstico MAIS provável na ressonância magnética de controle de 6 meses?
   A. Abscesso.
   B. Necrose por radiação.
   C. Glioblastoma recorrente.
   D. Infarto subagudo.
   E. Desmielinização tumefativa.

2. A partir da curva concentração tecidual de isótopo--tempo, o volume sanguíneo cerebral relativo é representado por:
   A. Área sob a curva.
   B. Função de afluxo arterial.
   C. Altura da curva deconvoluída.
   D. Área sob a curva deconvoluída dividida pela altura.
   E. Tempo médio de trânsito dividido pelo fluxo sanguíneo cerebral.

3. Comumente ocorre necrose por radiação em qual dos seguintes períodos de tempo após a radioterapia?
   A. Em 1 dia.
   B. Um dia a uma semana.
   C. Uma semana a um mês.
   D. Um a três meses.
   E. Três meses ou mais.

## Respostas e Explicações

*Pergunta 1*

**B. Correta!** Isso é mais provavelmente necrose por radiação. A diferenciação entre necrose por radiação e recorrência tumoral na imagem de ressonância magnética (MRI) de controle é extremamente difícil porque há sobreposição significativa das características de imagens dessas entidades. As características que podem favorecer necrose por radiação sobre recorrência tumoral incluem conversão de uma lesão não contrastada para uma contrastada após a radiação, aspecto de lesões distantes ao sítio primário de ressecção, envolvimento do corpo caloso ou da substância branca periventricular e aspecto da lesão em "bolha de sabão" ou "queijo suíço". Outras características que podem favorecer necrose por radiação incluem: volume sanguíneo cerebral relativo (CBVr) mais baixo nas imagens de perfusão (como se vê no caso do teste) e valores do coeficiente de difusão aparente (ADC) mais altos (possivelmente por edema vasogênico) nas imagens de difusão, embora também sejam relatados valores de ADC mais baixos (por gliose ou fibrose). Para complicar ainda mais a questão, podem coexistir mistos de necrose por radiação e recorrência tumoral. O padrão ouro para distinguir necrose por radiação de recorrência tumoral é biópsia ou ressecção, o que confirmou o diagnóstico no caso do teste.

*Outras escolhas e discussões*

**A.** As características típicas de imagens de um abscesso cerebral incluem contraste periférico liso ou irregular, edema vasogênico em torno e difusão restrita central, esta última significando a presença de material purulento.

**C.** Conforme detalhado na alternativa B, costuma ser difícil diferenciar glioblastoma recorrente de necrose por radiação. Conquanto o rCBV dessa lesão sugira necrose por radiação, seria difícil excluir a possibilidade de recorrência tumoral. Dado esse dilema, realizou-se biópsia da lesão, que revelou necrose pelo tratamento. A fim de abordar a capacidade limitada da MRI de distinguir entre as duas entidades, foram adotados critérios (critérios de Macdonald e os da Radiological Assessment in Neuro-oncology), embora ainda restem problemas em torno do diagnóstico preciso.

**D.** Infarto subagudo tem pouca probabilidade pelo aspecto de massa da lesão. O contraste, em infartos subagudos frequentemente é giral ou cortical, embora também se veja contraste subcortical e parenquimatoso profundo.

**E.** Lesões tumefativas desmielinizantes em geral se apresentam como massas contrastadas em anel incompleto. A parede espessa e irregular da lesão no caso do teste não é compatível com desmielinização.

*Pergunta 2*

**A. Correta!** O volume sanguíneo cerebral (CBV) representa o volume de sangue por unidade de tecido cerebral, medido em mL/100 g. As medidas de CBV (e fluxo sanguíneo cerebral [CBF]) são semiquantitativas ou relativas porque dependem de características não uniformes, como variabilidade entre sujeitos e injeção em *bolus*. Frequentemente são obtidas usando-se um padrão de referência interno, como a substância cinzenta ou branca com aspecto normal. Além disso, o rCBV é determinado integrando a área sob a curva concentração tecidual do isótopo-tempo.

*Outras escolhas e discussões*

**B.** A função de influxo arterial descreve a chegada do agente de contraste, que é dependente do tempo, ao tecido de interesse. É preciso levar em conta efeitos causadores de confusão de como um bolus de agente de contraste chega ao tecido e determinar e quantificar uma propriedade do tecido, como o CBF.

**C.** A altura inicial da curva concentração de tecido deconvoluída-tempo representa o CBF. Este (medido em mg/100 g/min) refere-se ao volume de sangue que atravessa uma dada quantidade de tecido cerebral por unidade de tempo.

**D.** A área sob a curva deconvoluída pela altura representa o tempo médio de trânsito (MTT). Este (comumente medido em segundos) representa o tempo entre o influxo arterial e o efluxo venoso, ou o tempo que leva para o sangue atravessar uma dada quantidade de tecido cerebral.

**E.** CBV (mL/100 g) = MTT (segundos) × CBF (mL/100 g/min).

*Pergunta 3*

**E. Correta!** A necrose por radiação tipicamente se apresenta durante a fase tardia (3 meses a anos) após a radioterapia. Frequentemente resulta em apoptose endotelial e inflamação. A incidência de necrose por radiação é de aproximadamente 3 a 24%, e sua ocorrência se relaciona com a duração do tratamento, a dose de radiação e o volume total de cérebro tratado. Os pacientes podem ser assintomáticos ou podem apresentar déficits neurológicos significativos. As intervenções de tratamento, como esteroides, bevacizumabe e ressecção cirúrgica, dependem do quadro clínico.

*Discussão*

As outras alternativas são incorretas. Os efeitos agudos, precoces e da radiação tipicamente ocorrem no prazo de 3 meses depois do início da radioterapia. Esses efeitos precoces da radiação presumivelmente se devem à vasodilatação, ruptura da barreira hematoencefálica e edema. Os sintomas clínicos de cefaleia, náuseas e sonolência são comuns. Os sintomas são geralmente autolimitados e não exigem, necessariamente, tratamento com corticosteroides.

## Leituras Sugeridas

Shiroishi MS, Castellazzi G, Boxerman JL, et al. Principles of T2*-weighted dynamic susceptibility contrast MRI technique in brain tumor imaging. J Magn Reson Imaging 2015;41:296–313

Tomandi BF, Klotz E, Handschu R, et al. Comprehensive imaging of ischemic stroke with multisection CT. Radiographics 2003;23:565–592

Verma N, Cowperthwaite MC, Burnett MG, et al. Differentiating tumor recurrence from treatment necrosis: a review of neurooncologic imaging strategies. Neuro Oncol 2013;15:515–534

### Melhores Dicas

- A necrose por radiação geralmente é um efeito tardio da radiação, ocorrendo 3 meses a anos depois da radioterapia.
- A diferenciação entre necrose por radiação e recorrência tumoral é difícil; o padrão ouro é a biópsia cirúrgica e/ou ressecção.
- As características de MR que favorecem necrose por radiação sobre tumor são valores mais baixos do rCBV nas imagens de perfusão e valores mais altos de coeficiente de difusão aparente nas imagens de difusão.

# Mais Desafiador 2

## ■ Caso

Mulher de 41 anos com dificuldades de memória de início recente e crises simples e parciais complexas.

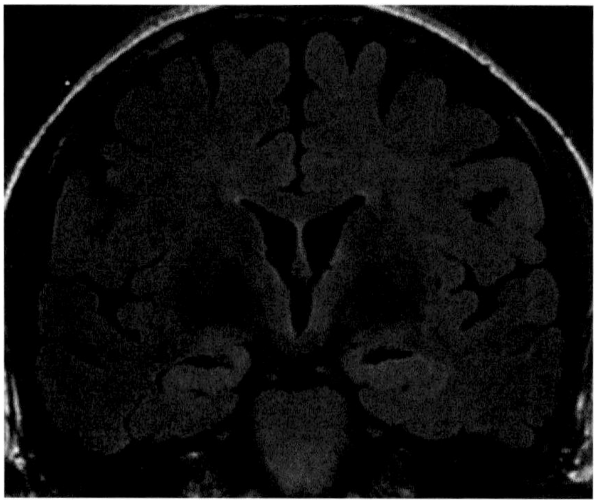

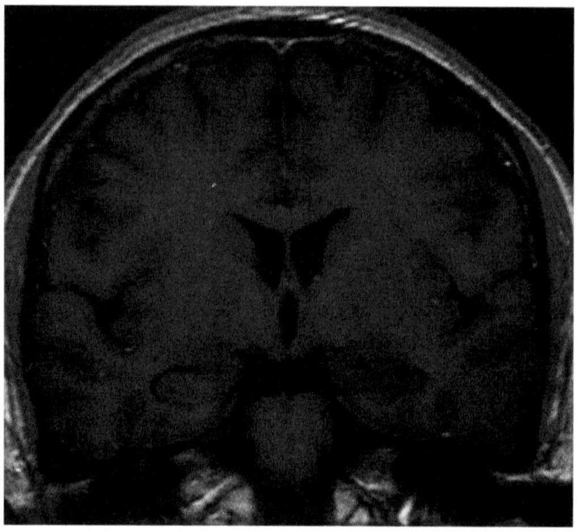

## ■ Perguntas

1. O envolvimento simétrico das estruturas límbicas é MENOS provável com qual dos seguintes?
   A. Encefalite paraneoplásica.
   B. Gliomatose cerebral.
   C. Encefalite autoimune.
   D. Encefalite por herpes.
   E. Estado de mal epiléptico.

2. Qual característica da imagem vista no caso do teste se associa à esclerose temporal mesial?
   A. Distorção da arquitetura do hipocampo.
   B. Atrofia do hipocampo.
   C. Contraste no hipocampo.
   D. Hipersinal hipocampal em T2/FLAIR.
   E. Atrofia dos corpos mamilares.

3. Dos seguintes autoanticorpos que podem ser encontrados no soro ou no líquido cerebrospinal em pacientes com síndromes paraneoplásicas, que é o MENOS provável de se associar a um tumor?
   A. Anti-Hu.
   B. Anticanal de potássio controlado pela voltagem.
   C. Anti-Ri.
   D. Anti-Ma2.
   E. Antirreceptor de N-metil-D-aspartato.

## Respostas e Explicações

*Pergunta 1*

**B. Correta!** O envolvimento simétrico dos hipocampos sem envolvimento dos lobos adjacentes é incompatível com gliomatose cerebral, que é um processo difuso e geralmente indolente sem predileção pelo sistema límbico. Muitas vezes, há expansão de uma área envolvida e hipersinal em T2/recuperação de inversão com atenuação do líquido livre (FLAIR) afetando múltiplos lobos contíguos que podem ou não envolver o corpo caloso. Tipicamente, há pouca ou nenhuma captação de contraste.

*Outras escolhas e discussões*

**A.** No caso do teste, há anormalidade de sinal simetricamente e com hiperintensidade em FLAIR no hipocampo sem contraste associado. Isso pode ser visto com encefalite paraneoplásica, um tipo de encefalite límbica que se associa a um câncer sistêmico e com anticorpos contra antígenos neuronais intracelulares. As características de imagens clássicas da encefalite límbica incluem hipersinal em T2/FLAIR nos lobos temporais mesiais, na ínsula, no giro cingulado e na substância branca frontal inferior. Também há contraste mínimo ou irregular e rara restrição da difusão. O envolvimento bilateral e mais frequente do que o unilateral e se pode ver atrofia cerebral em casos associados à degeneração cerebelar.

**C.** Anormalidade simétrica do sinal no hipocampo também pode ser vista com encefalite autoimune, outro tipo de encefalite límbica. Conquanto a encefalite autoimune pode ou não se associar a um câncer, geralmente se encontra a presença de anticorpos direcionados contra a membrana celular ou os receptores sinápticos. A encefalite autoimune e paraneoplásica não pode ser diferenciada com base unicamente em características de imagens; o diagnóstico costuma depender da detecção de autoanticorpos no soro e/ou no líquido cerebrospinal.

**D.** A encefalite por herpes envolve os lobos temporais e o sistema límbico, tipicamente num padrão bilateral e assimétrico. Pode ser indistinguível da encefalite límbica nas imagens, embora difusão restrita e hemorragia sejam características mais comuns da encefalite por herpes. Uma chave para o diagnóstico acurado é a análise da reação de polimerase em cadeia do líquido cerebrospinal.

**E.** Crises convulsivas podem causar hipersinal em T2/FLAIR do córtex supratentorial e da substância branca subcortical, mas algumas vezes também envolvem os hipocampos, o corpo caloso e/ou os tálamos (núcleos pulvinares). A restrição da difusão é comum no estágio agudo, enquanto que o realce por contraste (tipicamente giral ou leptomeníngeo) é variável. Pode-se identificar acentuada hiperemia nas imagens de perfusão no lado do foco das crises. Investigação sistêmica e controle por imagens podem ser necessários para diferenciar esse quadro de encefalite por herpes ou límbica.

*Pergunta 2*

**D. Correta!** Essa paciente mostra hipersinal simétrico em T2/FLAIR nos hipocampos. A clássica tríade nas imagens de esclerose temporal mesial inclui hipersinal anormal em T2/FLAIR no hipocampo, atrofia hipocampal e distorção da arquitetura do hipocampo. Sinais secundários incluem atrofia do fórnice e do corpo mamilar ipsolaterais e aumento de volume da fissura corióidea e corno temporal ipsolaterais. Essa paciente não tem imagens compatíveis com esclerose temporal mesial, dada a ausência de atrofia hipocampal e de distorção da arquitetura.

Todas as outras alternativas são incorretas.

*Pergunta 3*

**B. Correta!** Esses anticorpos estão elevados em pacientes com encefalite complexa autoimune aos canais de potássio controlados pela voltagem, um dos tipos mais comuns de encefalite autoimune. A associação a tumor é rara. O tratamento consiste em controle das crises e/ou imunossupressores.

*Outras escolhas e discussões*

**A.** Os anticorpos anti-Hu estão comumente elevados em pacientes com câncer de pulmão de pequenas células que se apresentam com uma síndrome paraneoplásica.

**C.** Os anticorpos anti-Ri estão comumente elevados em pacientes com câncer de pulmão de pequenas células, de mama ou ginecológico que apresentam uma síndrome paraneoplásica.

**D.** Os anticorpos anti-Ma2 estão comumente elevados em pacientes com câncer testicular que apresentam uma síndrome paraneoplásica.

**E.** Os anticorpos antirreceptor de N-metil-D-aspartato estão elevados em pacientes com encefalite por antirreceptor de N-metil-D-aspartato, que é uma síndrome neuropsiquiátrica altamente característica com transtorno de movimentos involuntários, crises convulsivas e disfunção autônoma. Ocorre mais comumente em mulheres jovens e crianças. Mais de metade desses pacientes tem um tumor associado, mais comumente teratomas dos ovários.

## Leituras Sugeridas

Dalmau J, Rosenfeld M. Autoimmune encephalitis update. Neuro Oncol 2014;16:771–778

Honnorat J, Antoine JC. Paraneoplastic neurological syndromes. Orphanet J Rare Dis 2007;2:22

Kotsenas AL, Watson RE, Pittock SJ, et al. MRI findings in autoimmune voltage-gated potassium channel complex encephalitis with seizures: one potential etiology for mesial temporal sclerosis. Am J Neuroradiol 2014;35:84–89

Sarria-Estrada S, Toldeo M, Lorenzo-Bosquet C, et al. Neuroimaging in status epilepticus secondary to paraneoplastic autoimmune encephalitis. Clin Radiol 2014;69:795–803

### Melhores Dicas

- A encefalite límbica, que inclui etiologia paraneoplásica e autoimune, caracteriza-se por envolvimento bilateral (mais comum do que unilateral) do lobo temporal mesial e estruturas adjacentes.
- As características de imagens da encefalite límbica costumam sobrepor-se às da encefalite por herpes e a alterações relacionadas com crises convulsivas, tornando o diagnóstico altamente dependente de investigação sistêmica e/ou acompanhamento com imagens.
- A encefalite límbica de longa duração com crises convulsivas pode evoluir para esclerose temporal mesial, que se caracteriza por uma tríade clássica nas imagens: hipersinal hipocampal em T2/FLAIR, atrofia e distorção da arquitetura.

# Mais Desafiador 3

## ■ Caso

Homem de 34 anos atropelado por um carro apresenta declínio cognitivo agudo, dificuldades para respirar, *rash* e fratura proximal no fêmur direito.

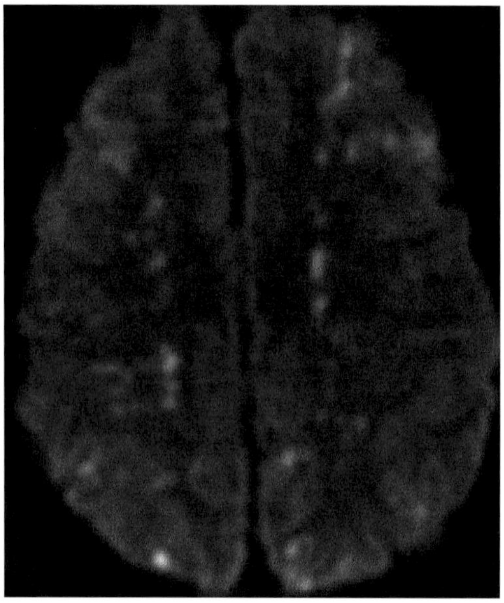

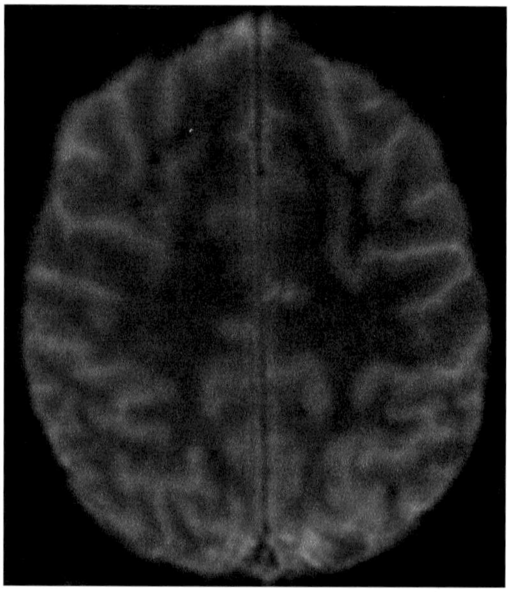

## ■ Perguntas

1. Qual o diagnóstico MAIS provável?
   A. Embolia gordurosa cerebral.
   B. Lesão axonal traumática.
   C. Hipoperfusão.
   D. Vasculite.
   E. Doença metastática.

2. Qual é a tríade clínica clássica do tratamento apresentado no caso do teste?
   A. Disfunção neurológica, desconforto respiratório, disfunção renal.
   B. Disfunção neurológica, desconforto respiratório, *rash* cutâneo com petéquias.
   C. Disfunção neurológica, desconforto respiratório, anormalidades cardíacas.
   D. Disfunção neurológica, disfunção renal, trombose venosa profunda.
   E. Disfunção neurológica, trombose venosa profunda, anasarca.

3. Qual percentagem de pacientes com fraturas traumáticas em osso longo desenvolve a síndrome da embolia gordurosa clinicamente significativa?
   A. < 5%.
   B. 10%.
   C. 25%.
   D. 50%.
   E. 75%.

## Respostas e Explicações

### *Pergunta 1*

**A. Correta!** O diagnóstico mais provável é embolia gordurosa cerebral. Os achados clássicos na imagem de ressonância magnética (MRI) da embolia gordurosa cerebral são encontrados no caso do teste e incluem múltiplas lesões semelhantes a pontos de difusão restrita compatíveis com infartos microembólicos ("aspecto de campo de estrelas") e múltiplas hemorragias petequiais nas imagens de gradiente-eco evocado ou ponderadas em suscetibilidade no cérebro. Essas lesões são encontradas predominantemente nos territórios de divisão de águas ou de zona de fronteira bilateralmente, mas também podem ser vistas nos núcleos da base, corpo caloso e cerebelo.

A síndrome de embolia gordurosa costuma se associar a fraturas deslocadas de ossos longos das extremidades inferiores, ocorrendo entre 12 horas e 3 dias depois do trauma incitante. Também pode ocorrer como complicação rara de doença falciforme, causada por infartos da medula óssea e necrose. A síndrome da embolia gordurosa com sintomas neurológicos é denominada "síndrome da embolia gordurosa cerebral". Os êmbolos de gordura podem atravessar os capilares pulmonares na ausência de lesões com *shunts* e resultar em embolização sistêmica ou pode ser causada por um *shunt* intracardíaco da direita para a esquerda ou arteriovenoso preexistente.

### *Outras escolhas e discussões*

**B.** A síndrome da embolia gordurosa cerebral pode simular lesão axonal traumática com as características semelhantes de micro-hemorragias e múltiplos focos de edema vasogênico e citotóxico. Considerações diferenciais de múltiplas micro-hemorragias (focos de hipossinal em imagens gradiente-eco evocado ou ponderadas em suscetibilidade) no cérebro incluem êmbolos sépticos e gordurosos, hipertensão crônica, angiopatia do amiloide cerebral, malformações cavernosas, vasculite, lesão axonal difusa hemorrágica e metástases hemorrágicas. Dada a história de trauma, pode ser um desafio distinguir embolia gordurosa cerebral de lesão axonal traumática com base unicamente nas imagens. Neste caso, os sintomas clínicos do paciente, a presença de uma fratura de osso longo e a falta de outras manifestações de lesão cerebral traumática (ausência de hemorragia intracraniana macroscópica) tornam menos provável a lesão axonal traumática.

**C.** Lesão por hipoperfusão pode produzir infartos bilaterais na divisão de águas ou zona de fronteira. No entanto, isso não é compatível com a história e apresentação do paciente. De igual modo, a presença de micro-hemorragias no cérebro seria atípica para lesão por hipoperfusão.

**D.** Vasculite também pode produzir microinfartos e micro-hemorragias bilateralmente na divisão de águas ou zona de fronteira. A avaliação angiográfica dos vasos pode demonstrar irregularidade na forma de contas, estenose e oclusão de pequenos vasos. Neste caso, contudo, a apresentação clínica do paciente, história de trauma e achados de imagens são mais condizentes com a síndrome da embolia gordurosa cerebral.

**E.** Doença metastática geralmente se apresenta como lesões contrastadas solitárias ou múltiplas com edema vasogênico em torno. Essas características não estão presentes no caso do teste.

### *Pergunta 2*

**B. Correta!** A tríade clínica clássica de síndrome de embolia gordurosa inclui sintomas neurológicos, desconforto respiratório e *rash* cutâneo com petéquias. Os sintomas neurológicos variam e podem ir de uma apresentação subclínica a crises convulsivas e coma. Embora as manifestações neurológicas completas geralmente se desenvolvam depois de sintomas pulmonares, disfunção neurológica pode ser a única manifestação da síndrome de embolia gordurosa. Além disso, o número de lesões na substância branca à MRI se correlaciona com a pontuação na escala de coma de Glasgow.

As outras escolhas são todas incorretas.

### *Pergunta 3*

**A. Correta!** A síndrome da embolia gordurosa subclínica é extremamente comum depois de fraturas traumáticas de ossos longos, mas ocorre uma síndrome clinicamente significativa em menos de 5% dos casos. Desses pacientes, 60% têm manifestações neurológicas (síndrome da embolia gordurosa cerebral). Na maioria dos casos, a função neurológica é gradualmente recuperada ao longo de dias a meses, embora essa condição possa colocar a vida em risco, variando as taxas de mortalidade relatadas de 13 a 87%.

As outras escolhas são todas incorretas.

## Leituras Sugeridas

Bodanapally UK, Shanmuganathan K, Saksobhavivat N, et al. MR imaging and differentiation of cerebral fat embolism syndrome from diffuse axonal injury: application of diffusion tensor imaging. Neuroradiology 2013;55:771–778

Ryu CW, Lee DH, Kim TK, et al. Cerebral fat embolism: diffusion-weighted magnetic resonance imaging findings. Acta Radiol 2005;46:528–533

Simon AD, Ulmer JL, Strottmann JM. Contrast-enhanced MR imaging of cerebral fat embolism: case report and review of the literature. Am J Neuroradiol 2003;24:97–101

### Melhores Dicas

- Um padrão em "campo de estrelas" (múltiplos focos de difusão restrita em todo o cérebro, predominantemente nos territórios de divisão de águas) na MR é característico da síndrome de embolia gordurosa cerebral.
- Tríade clínica para a síndrome de embolia gordurosa: disfunção neurológica, desconforto respiratório, rash cutâneo com petéquias.
- Os êmbolos gordurosos cerebrais, em geral, associam-se a fraturas traumáticas de ossos longos das extremidades inferiores, mas raramente podem ocorrer como complicação de doença falciforme.

# Mais Desafiador 4

## ■ Caso

Homem de 54 anos com hepatite foi encontrado inconsciente.

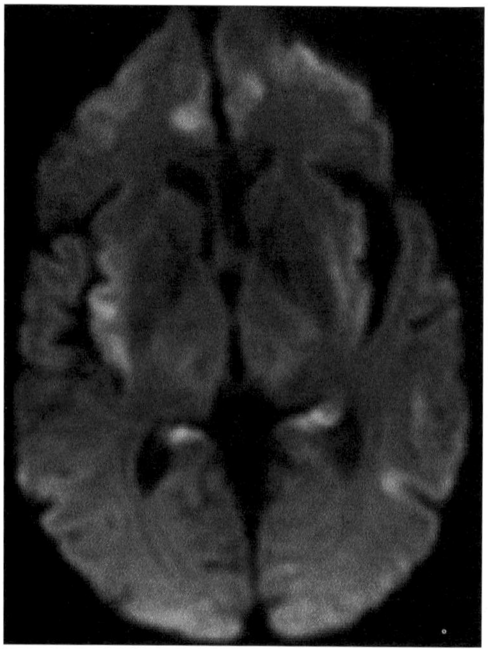

## ■ Perguntas

1. Qual é o diagnóstico MAIS provável?
   A. Encefalopatia hiperamonêmica aguda.
   B. Hipoglicemia.
   C. Encefalopatia hipóxico-isquêmica.
   D. Embolia.
   E. Vasculite.

2. A elevação de qual metabólito com um pico na espectroscopia por ressonância magnética é mais característica deste transtorno?
   A. Colina (3,22 ppm).
   B. Mioinositol (3,56 ppm).
   C. N-acetilaspartato (2,02 ppm).
   D. Glx (glutamina e glutamato) (2,1 a 2,55 ppm).
   E. Creatina (3,02 ppm).

3. Qual dos seguintes NÃO é tratamento para hiperamonemia?
   A. Lactulose.
   B. Aumento do consumo de proteínas.
   C. Hemodiálise.
   D. Aumento do consumo calórico de glicose e lípides.
   E. Medicações contra crises convulsivas.

## Respostas e Explicações

**A. Correta!** Esse paciente tem encefalopatia hiperamonêmica aguda. Nos adultos, a encefalopatia hiperamonêmica costuma ser vista em pacientes muito doentes com disfunção hepática aguda, levando à hiperamonemia prolongada e lesão cerebral. Características de imagens sugestivas de encefalopatia hiperamonêmica aguda são hipersinal em T2/recuperação de inversão com atenuação do líquido livre e restrição da difusão envolvendo os córtices insular e cingulado bilateralmente. O envolvimento de outras regiões cerebrais, como a substância branca subcortical, o tronco encefálico, os núcleos da base e os tálamos são mais variáveis. Também há descrição de que os córtices perirrolândico e occipital são poupados.

### *Outras escolhas e discussões*

**B.** Aas características clássicas das imagens de hipoglicemia do adulto são edema e restrição da difusão envolvendo os córtices posteriores do cérebro (esclerose múltipla, parietal e occipital) e núcleos da base. É incomum o envolvimento dos tálamos e da substância branca subcortical e profunda.

**C.** A encefalopatia hipóxico-isquêmica tipicamente se manifesta como difusão restrita envolvendo os territórios das zonas de fronteira (mais comum em lesões que tenham gravidade leve a moderada) e estruturas da substância cinzenta, incluindo os núcleos da base, tálamos, córtex cerebral, cerebelo e hipocampos (o que é visto em casos com lesão mais grave).

**D.** Infartos embólicos tipicamente ocorrem em múltiplas distribuições vasculares envolvendo ramos corticais terminais. Microembolias também se associam a infartos nas zonas de fronteira ou de divisão das águas.

**E.** Dado o envolvimento dos córtices insular e cingulado bilateral e relativamente simétrico neste caso, é improvável o diagnóstico de vasculite.

### *Pergunta 2*

**D. Correta!** Podem-se detector níveis elevados de glutamina na espectroscopia por ressonância magnética (MRS) como Glx, uma mistura de glutamina e glutamato (pico entre 2,1 e 2,55 ppm na MRS). O aumento dos níveis de amônia no cérebro é rapidamente metabolizado em glutamina; esse processo fisiologicamente exigente pode levar à elevação da osmolaridade celular, inflamação, perda de autorregulação cerebral e edema cerebral. Vale observar que, como a maioria dos achados na MRS é inespecífica e pode ser vista com muitas entidades, a MRS não é usada de rotina na prática clínica. No entanto, a MRS pode ser útil em casos específicos, primariamente para dar suporte e confirmar achados nas sequências convencionais de ressonância magnética (detectar o pico de Glx em pacientes com encefalopatia hiperamonêmica aguda, detectando redução do N-acetilaspartato e da creatina e elevação dos picos de colina em pacientes com tumores cerebrais ou desmielinização ativa e detectar aminoácidos citosólicos em 0,9 ppm em pacientes com um abscesso piogênico ou fúngico).

### *Outras escolhas e discussões*

**A.** A colina (pico em 3,22 ppm na MRS) é um componente do metabolismo de fosfolípides e é marcador de *turnover* da membrana celular.

**B.** O mioinositol (pico em 3,56 ppm na MRS) é um marcador glial localizado nos astrócitos e é produto da degradação da mielina.

**C.** O N-acetilaspartato (pico em 2,02 ppm na MRS) é marcador de integridade neuronal e axonal.

**E.** A creatina (pico em 3,02 ppm na MRS) é marcador de metabolismo cerebral.

### *Pergunta 3*

**B. Correta!** *Restrição* de proteínas na dieta e descontinuação da nutrição parenteral total fazem parte do tratamento na hiperamonemia, pois são fontes metabólicas de amônio.

### *Outras escolhas e discussões*

**A.** A terapia com lactulose ajuda a reduzir a produção de amônia.

**C.** Hemodiálise é usada para reduzir rapidamente os níveis plasmáticos de amônio em casos graves.

**D.** O consumo calórico é fornecido por glicose e lípides nesses pacientes.

**E.** Medicações antiepilépticas são usadas em pacientes com hiperamonemia aguda, embora o uso de ácido valproico possa exacerbar essa condição porque os níveis séricos de amônia aumentam em razão de uma redução na função do ciclo da ureia.

## Leituras Sugeridas

Brandao LA, Domingues RC. MR Spectroscopy of the Brain. Philadelphia, PA: Lippincott Williams & Wilkins; 2004

McKinney AM, Lohman BD, Sarikaya B, et al. Acute hepatic encephalopathy: diffusion-weighted and fluid-attenuated inversion recovery findings, and correlation with plasma ammonia level and clinical outcome. Am J Neuroradiol 2010;31:1471–1479

Takanashi J, Barkovich AJ, Cheng SF, et al. Brain MR imaging in acute hyperammonemic encephalopathy arising from late-onset ornithine transcarbamylase deficiency. Am J Neuroradiol 2003;24:390–393

U-King-Im JM, Yu E, Bartlett E, et al. Acute hyperammonemic encephalopathy in adults: imaging findings. Am J Neuroradiol 2011;32:413–418

### Melhores Dicas

- Pense em encefalopatia hiperamonêmica (condição potencialmente reversível) em um paciente com insuficiência hepática que tenha imagens de ressonância magnética cerebral mostrando restrição da difusão envolvendo os córtices insular e cingulado bilateralmente.
- Aumento dos níveis séricos de amônia pode resultar em aumento dos níveis de glutamina/glutamato, o que pode ser detectado como elevação do pico de Glx na MRS.
- Diferencial para difusão restrita cortical (**MISTI**): transtorno **m**itocondrial (MELAS); **i**nfecção (meningoencefalite, doença de Creutzfeldt-Jakob), atividade convulsiva (**s**eizure), **t**óxica/metabólica e **i**squemia (infarto arterial, infarto venoso, lesão hipóxico-isquêmica).

# Mais Desafiador 5

## ■ Caso

Homem de 46 anos apresenta cefaleia, cervicalgia e disfagia depois de sofrer uma queda da cama.

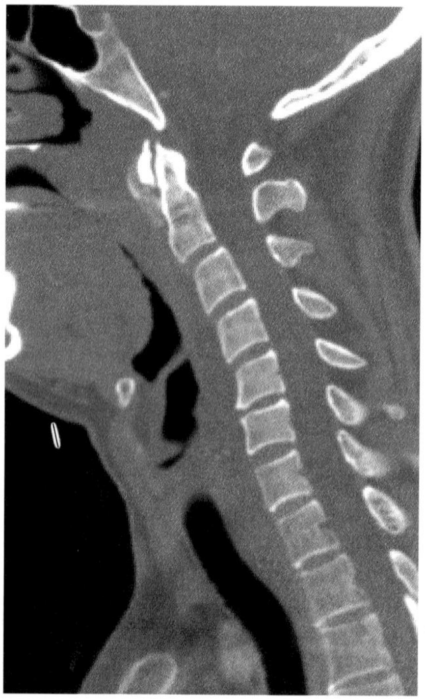

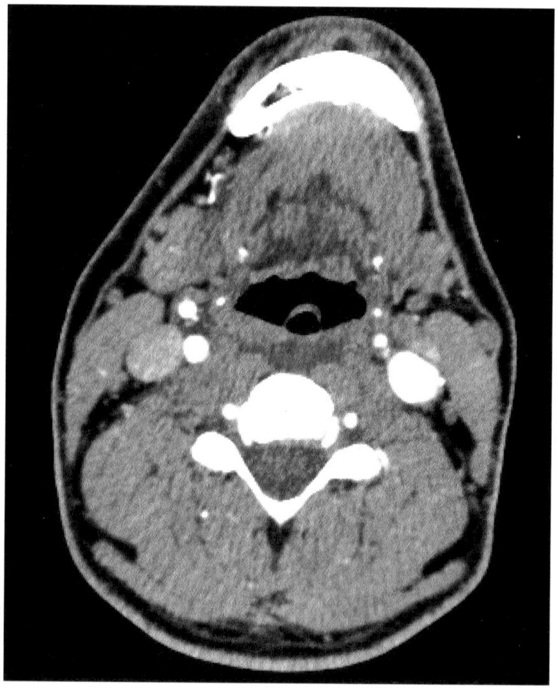

## ■ Perguntas

1. Qual é o diagnóstico MAIS provável?
   A. Discite-osteomielite com abscesso pré-vertebral.
   B. Abscesso retrofaríngeo.
   C. Trombose da veia jugular interna.
   D. Tendinite calcificada aguda do músculo longo do pescoço.
   E. Linfadenite supurativa.

2. Qual é o tratamento para essa condição?
   A. Drenagem cirúrgica.
   B. Antibióticos intravenosos.
   C. Drenagem percutânea.
   D. Anti-inflamatórios não esteroides.
   E. Anticoagulação.

3. A deposição de qual substância nos tendões oblíquos superiores dos músculos longos do pescoço é responsável por tendinite calcificada?
   A. Hemossiderina.
   B. Colesterol.
   C. Urato monossódico.
   D. Pirofosfato de cálcio.
   E. Hidroxiapatita de cálcio.

## Respostas e Explicações

*Pergunta 1*

**D. Correta!** Esse paciente tem tendinite calcificada aguda do músculo longo do pescoço. Calcificações amorfas do tendão do longo do pescoço (anterior a C1/C2) e a presença de derrame retrofaríngeo são patognomônicas dessa entidade. Além disso, não há aumento de linfonodos nem alterações ósseas destrutivas sugerindo um processo infeccioso. Os pacientes com tendinite calcificada aguda do longo do pescoço podem apresentar cervicalgia, disfagia e odinofagia. Podem ter febre baixa e leve leucocitose, podendo haver uma história de recente infecção respiratória superior ou trauma de pequeno porte.

*Outras escolhas e discussões*

**A.** Discite-osteomielite mostrariam alterações destrutivas centradas no espaço discal com erosão das placas terminais ósseas adjacentes. Um abscesso pré-vertebral se realçaria perifericamente com o contraste. No caso do teste, a coluna vertebral está intacta e não há contraste associado à coleção de líquido retrofaríngeo.

**B.** Conquanto haja um derrame retrofaríngeo que simetricamente expanda o espaço retrofaríngeo no caso do teste, não há realce periférico sugerindo um abscesso organizado ou encapsulado. Além disso, a presença de calcificações anteriormente a C1 e C2 não é típica de um abscesso retrofaríngeo.

**C.** Conquanto a trombose da veia jugular interna possa causar um derrame retrofaríngeo, as veias estão patentes no caso do teste.

**E.** Linfadenite supurativa pode se associar a um derrame ou abscesso retrofaríngeo. Entretanto, não são demonstrados linfonodos retrofaríngeos com baixa atenuação nas imagens fornecidas para sustentar esse diagnóstico.

*Pergunta 2*

**D. Correta!** A tendinite calcificada aguda do músculo longo do pescoço é um processo inflamatório não infeccioso e pode ser tratada de maneira conservadora com anti-inflamatórios não esteroides.

*Outras escolhas e discussões*

**A.** Se um abscesso estivesse presente, seria indicada a drenagem cirúrgica.

**B.** Antibióticos intravenosos seriam administrados se estivesse presente uma infecção.

**C.** Se um abscesso estivesse presente, poderia ser indicada a drenagem percutânea.

**E.** Não há indicação para anticoagulação neste caso.

*Pergunta 3*

**E. Correta!** A tendinite calcificada aguda do músculo longo do pescoço é causada pela deposição de hidroxiapatita de cálcio nos tendões superiores oblíquos dos músculos longos do pescoço.

*Outras escolhas e discussões*

**A.** Hemossiderina é resposta incorreta.

**B.** Deposição de colesterol no tendão do calcâneo se associa ao desenvolvimento de xantomas.

**C.** A deposição de urato monossódico se associa à gota.

**D.** A deposição de pirofosfato de cálcio é vista na doença de deposição de pirofosfato de cálcio.

## Leituras Sugeridas

Eastwood JD, Hudgins PA, Malone D. Retropharyngeal effusion in acute calcific tendinitis: diagnosis with CT and MR imaging. Am J Neuroradiol 1998; 19:1789–1792

Offiah CE, Hall E. Acute calcific tendinitis of the longus colli muscle: spectrum of CT appearances and anatomical correlation. Br J Radiol 2009; 82:e117–e121

Zibis AH, Giannis D, Malizos KN, et al. Acute calcific tendinitis of the longus colli muscle: case report and review of the literature. Eur Spine J 2013;22:S434–438

### Melhores Dicas

- A tendinite calcificada aguda do longo do pescoço é um processo inflamatório não infeccioso causado pela deposição de hidroxiapatita de cálcio nos tendões oblíquos superiores dos músculos longos do pescoço.
- Os pacientes podem apresentar cervicalgia, disfagia, odinofagia, febre baixa e leucocitose leve.
- A presença de calcificações amorfas nos tendões superiores do músculo longo do pescoço anteriormente a C1-C3 é patognomônica do diagnóstico.

# Elementos Essenciais 1

## Caso

O técnico faz uma verificação hepatobiliar (solicitada para colecistite aguda) para constatar a conclusão do exame. O cirurgião está ansioso para operar se o paciente apresentar colecistite aguda.

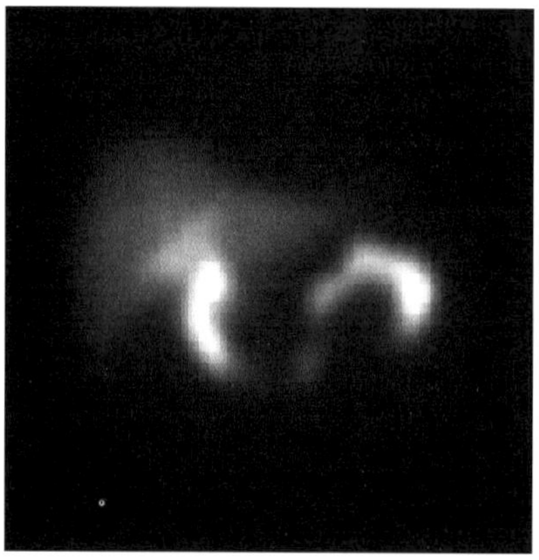

60 minutos

## Perguntas

1. Fundamentando-se na imagem de 60 minutos, qual dos seguintes cursos de ação é o próximo melhor?
   A. Obter imagens retardadas.
   B. Pedir opiniões diferentes.
   C. Administrar a água.
   D. Não tomar nenhuma atitude. O estudo está completo.
   E. Fornecer intervenção farmacológica.

2. Com relação à cintilografia hepatobiliar e colecistite, qual das seguintes está correta?
   A. A colecistite crônica geralmente demonstra atrasos no enchimento da vesícula biliar.
   B. O escaneamento hepatobiliar é menos sensível para a detecção da colecistite acalculosa que para a da colecistite provocada por cálculos.
   C. O refluxo enterogástrico, após a administração de colecistocinina, implica em patologia sintomática.
   D. O sinal da borda é tipicamente associado ao estágio inicial de colecistite aguda.
   E. Se o paciente tiver comido nas últimas 8 horas, o estudo deve ser postergado.

3. Com relação à cintilografia hepatobiliar, discinesia biliar e/ou esfíncter da disfunção de Oddi, qual dos seguintes está correto?
   A. Tanto a colecistocinina quanto a refeição gordurosa apresentam eficácia semelhante no diagnóstico da discinesia biliar.
   B. A imitação mais fisiológica da infusão de colecistocinina é uma injeção lenta ao longo de um período de 3 minutos seguido por 30 minutos de escaneamento.
   C. Uma fração de ejeção da vesícula biliar anormal é preditiva de uma boa resposta clínica à colecistectomia.
   D. Um protocolo do esfíncter de Oddi é utilizado na pré-colecistectomia para determinar se uma esfincterotomia será necessária.
   E. Para evitar um estudo falso-positivo para colecistite aguda, a morfina deve ser mantida antes do escaneamento hepatobiliar.

## Respostas e Explicações

*Pergunta 1*

**E. Correta**! Fornecer uma intervenção farmacológica é o próximo melhor curso de ação. (A vesícula biliar não encheu, então, o estudo não está completo). As opções para confirmar o preenchimento da vesícula biliar incluem (1) imagens retardadas após mais de 3 horas (total de 4 horas pós-injeção) ou (2) administração intravenosa de sulfato de morfina seguido por 30 minutos adicionais de imagem. A morfina resulta em espasmo temporário do esfíncter de Oddi (SOD); facilitando o fluxo por um ducto cístico patente para o interior da vesícula biliar. Com qualquer opção, se a vesícula biliar não preencher, o estudo é positivo para colecistite aguda. A administração de morfina permite confirmação mais rápida de colecistite aguda.

*Outras escolhas e discussões*

**A.** O radiotraçador sobrepõe-se tanto ao ducto biliar comum quanto à vesícula biliar, e não fica claro que a vesícula biliar esteja preenchida. Visualização da vesícula biliar confirma a patência do ducto cístico e essencialmente exclui colecistite aguda. Imagens retardadas (realizadas, imediatamente, 2 a 3 horas depois, ou mesmo em 18 a 24 horas no contexto de disfunção hepatocelular grave) são comumente realizadas quando a vesícula biliar não é vista aos 60 minutos.
No entanto, como o cirurgião está buscando o diagnóstico mais rápido, imagens retardadas não são as melhores respostas.

**B.** Imagens anteriores são o padrão. Aos 60 minutos e com retardo subsequente, imagens adicionais oblíquas anteriores esquerda e lateral direita normalmente são recomendadas. No entanto, variando o posicionamento da câmera aos 60 minutos não esclareceria o diagnóstico neste caso.

**C.** O paciente deve permanecer sem comer (NPO), exceto água durante todo o estudo para evitar a estimulação de colecistocinina endógena (CCK) e contração subsequente da vesícula biliar.

A água não estimulará a CCK e ajudará a eliminar o radiotraçador duodenal indesejável, que melhor exibe a vesícula biliar. Por outro lado, dar água não confirmaria o diagnóstico neste caso.

**D.** A indicação mais comum para um exame HIDA (como neste caso) é avaliar a colecistite aguda, e que o diagnóstico não pode ser confirmado nesse momento.

*Pergunta 2*

**B. Correta!** O escaneamento hepatobiliar (HIDA) é menos sensível para a detecção de colecistite acalculosa que para a detecção de uma colecistite provocada por cálculos. A sensibilidade do escaneamento por HIDA para colecistite acalculosa é de 80% (contra 97% para colecistite mais "típica" por cálculos).

*Outras escolhas e discussões*

**A.** O exame por HIDA é mais comumente normal no contexto de colecistite crônica, embora a visualização retardada da vesícula biliar após 1 hora possa ser concretizada. Em geral, a avaliação cintilográfica da colecistite crônica é menos precisa que a da colecistite aguda.

**C.** O refluxo enterogástrico *antes da* administração de CCK implica em patologia sintomática (gastrite biliar). Certifique-se de procurar por esse sinal muitas vezes negligenciado. No entanto, após a administração de CCK, o refluxo enterogástrico pode ocorrer normalmente e não precisa ser relatado.

**D.** O sinal da borda é observado em 30% dos pacientes com colecistite aguda. Entretanto, este sinal está associado ao *estágio retardado* da colecistite aguda, incluindo colecistite gangrenosa.

**E.** Para a preparação, lembre-se de 4 horas e 24 horas. O paciente deve ter NPO por mais de 4 horas (para permitir que a vesícula biliar contraída relaxe posteriormente e se distenda apropriadamente), e NPO por menos de 24 horas, para evitar a estase excessiva.

*Pergunta 3*

**C. Correta!** Uma fração de ejeção da vesícula biliar (GBEF) anormal é preditiva de uma boa resposta clínica à colecistectomia. Para calcular, GBEF = [(net GB máx) - (net GB min)/(net GB máx)] × 100.

*Outras escolhas e discussões*

**A.** Embora alimentos gordurosos realmente resultem em contração da vesícula biliar, não existem padrões de fração numérica de ejeção de alimento gorduroso reconhecido universalmente.

**B.** A imitação mais fisiológica com CCK é uma injeção intravenosa lenta durante 1 hora, geralmente realizada com a ajuda de um dispositivo de injeção. O GBEF normal ≥ é 38%.

**D.** O protocolo do SOD é usado no pós-operatório. Cerca de 10% dos pacientes com colecistectomia apresentam dor pós-operatória. A disfunção SOD se comporta como uma obstrução biliar parcial fisiológica após a colecistectomia. O exame do protocolo do SOD leva em consideração numerosos dados, determinando coletivamente a eficácia com que o radiotraçador passa para o intestino delgado.

**E.** Embora seja verdade que os narcóticos devam ser mantidos por pelo menos três meias-vidas (ou aproximadamente 6 horas) antes do escaneamento por HIDA, eles não impedem a visualização da vesícula biliar. Narcóticos retardam a visualização intestinal pela contração do SOD, mimetizando uma obstrução biliar funcional.

## Leitura Sugerida

Tulchinsky M, Ciak BW, Debelke D, et al. SNM practice guideline for hepatobiliary scintigraphy 4.0. J Nucl Med Technol 2010;38(4):210–218

### Melhores Dicas

- A atividade do pool sanguíneo cardíaco geralmente desaparece com o escaneamento por HIDA (ao longo de 5 a 15 minutos). A captação cardíaca proeminente ainda observada aos 60 minutos sugere disfunção hepatocelular.
- O protocolo SOD é usado no paciente pós-colecistectomia com dor para avaliar atrasos funcionais da depuração biliar.
- Exame por HIDA falso-positivo: NPO < 4 horas ou > 24 horas, disfunção hepática, hiperalimentação, doença grave concomitante e colecistectomia anterior.

# Elementos Essenciais 2

## ■ Caso

Um paciente apresenta hipercalcemia. Um escaneamento da paratireoide é mostrado.

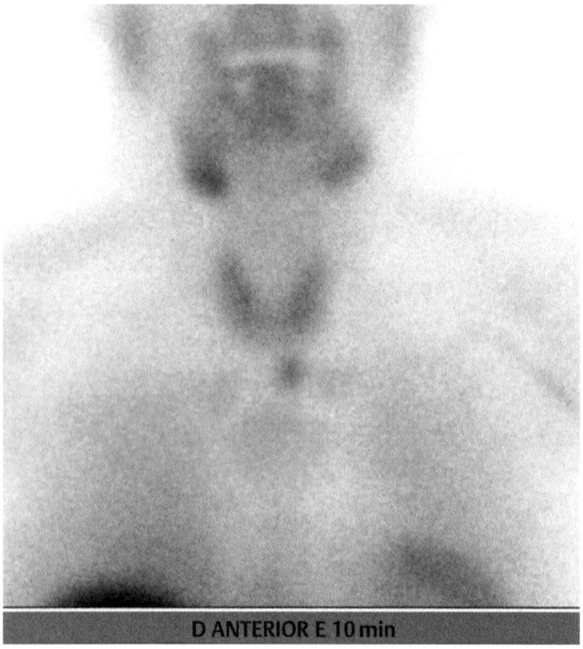


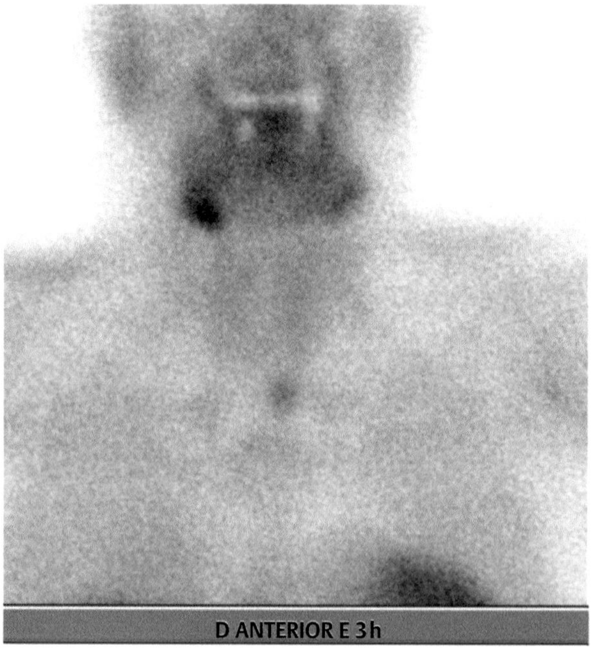


## ■ Perguntas

1. Qual das seguintes está correta?
   A. A imagem padrão para esse estudo deve incluir o pescoço e todo o tórax.
   B. Esse paciente, muito provavelmente, apresenta tanto um nível elevado de hormônios da paratireoide quanto um nível elevado de cálcio sérico.
   C. A principal utilidade desse exame sestamibi é diferenciar malignidade de hiperparatireoidismo primário como a causa dessa hipercalcemia do paciente.
   D. Esse paciente tem 5 a 10% de chance de ter mais que um adenoma da paratireoide.
   E. No pescoço, essa captação de sestamibi é específica para um adenoma da paratireoide.

2. Com relação ao tratamento do hiperparatireoidismo, Qual dos seguintes é correto?
   A. Ambos os tratamentos, médico e cirúrgico, nesse paciente terão resultados semelhantes.
   B. Se este paciente passar por cirurgia, sua chance de recorrência pós-operatória é de 25%.
   C. O cirurgião provavelmente verificará os níveis de cálcio intraoperatório para confirmar o sucesso cirúrgico.
   D. Com uma técnica cirúrgica mais recente, a necessidade de cintilografia pré-operatória diminuiu.
   E. A glândula paratireoide, às vezes, é cirurgicamente implantada no antebraço.

3. Com relação à cintilografia do hiperparatireoidismo, Qual dos seguintes está correto?
   A. As glândulas paratireoides normais são frequentemente vistas com cintilografia de sestamibi.
   B. O falso-negativo mais comum é um adenoma mal vascularizado.
   C. O falso-positivo mais comum é um adenoma da tireoide.
   D. Vários grandes estudos demonstraram o benefício da tomografia computadorizada de emissão de fóton único sobre a imagem planar.
   E. Um estudo cintilográfico positivo deve demonstrar um nódulo com aumento precoce de atividade e eliminação retardada (quando comparado à glândula tireoide).

## Respostas e Explicações

### *Pergunta 1*

**D. Correta!** A chance de este paciente apresentar mais de um adenoma da paratireoide é de 5 a 10%. Adenomas adicionais são frequentemente perdidos em imagens, muitas vezes por causa do seu pequeno tamanho. (Esse estudo é positivo para um adenoma de paratireoide.)

### *Outras escolhas e discussões*

**A.** A imagem padrão para este estudo deve incluir o pescoço e a *porção superior* do tórax. A maior parte dos adenomas da paratireoide ocorre próximo à glândula tireoide, mas cerca de 5% dos adenomas são ectópicos, ocorrendo tão alto quanto a bifurcação carotídea e tão baixo quanto o nível do pericárdio. Adenomas podem ser vistos retrotraqueais, paracardíacos e raramente intratireoidianos. No entanto, a imagem da porção inferior do tórax não é útil.

**B.** Embora a maior parte dos pacientes realmente apresente anormalidades laboratoriais concomitantes no hormônio da paratireoide (PTH) e nos níveis séricos de cálcio, aproximadamente 20% dos pacientes têm apenas uma ou outra anormalidade laboratorial de cada vez.

**C.** Malignidade (a segunda causa mais comum de hipercalcemia) está associada a níveis de PTH suprimidos, enquanto o hiperparatireoidismo primário (a causa mais comum de hipercalcemia) possui níveis normais ou elevados de PTH.
No momento da imagem do paciente, o diagnóstico de hiperparatireoidismo muito provavelmente já foi feito. O escaneamento não é utilizado com objetivo principal de distinguir essas entidades.

**E.** Sestamibi é um agente de perfusão, e os adenomas possuem alta vascularidade. Entretanto, a captação de sestamibi é não específica. Vem sendo utilizado com sucesso para identificar várias massas malignas, incluindo câncer de pulmão, gliomas e neoplasias ósseas primárias. Além disso, a patologia da tireoide pode ser observada com sestamibi.

### *Pergunta 2*

**E. Correta!** A glândula é, às vezes, implantada cirurgicamente no antebraço. Este é especialmente o caso da cirurgia de hiperplasia, onde 3,5 das glândulas são removidas.

### *Outras escolhas e discussões*

**A.** A cirurgia é o tratamento de escolha.

**B.** O tratamento geralmente é curativo, embora haja um relato de 5% de taxa de recorrência. As etiologias de recorrência incluem adenoma ectópico, falha no diagnóstico de hiperplasia e uma quinta glândula paratireoide. A reoperação tem prognóstico ruim e maior morbidade, portanto, é importante diagnosticar corretamente na primeira vez.

**C.** O cirurgião mede os valores laboratoriais intraoperatórios. No entanto, o *PTH* é medido, não o cálcio. O sucesso é definido como uma redução intraoperatória do PTH em torno de 50%. Se esse valor não for alcançado, uma cirurgia subsequente é necessária.

**D.** A exploração cervical bilateral padrão mais extensa do passado teve uma alta taxa de sucesso (> 90%), e a necessidade de localização pré-operatória para uma cirurgia inicial naquele tempo foi debatida. No entanto, novas cirurgias minimamente invasivas permitem exploração do pescoço, e a necessidade de localização pré-operatória na verdade aumentou. Técnicas mais recentes levam a menos complicações e menos tempo na sala de cirurgia.

### *Pergunta 3*

**C. Correta!** O falso-positivo mais comum é um adenoma da tireoide. Câncer de tireoide e o câncer de paratireoide também podem imitar um adenoma na cintilografia.

### *Outras escolhas e discussões*

**A.** Glândulas paratireoides normais não são vistas. A visualização sugere patologia.

**B.** O falso-negativo mais comum é um adenoma de pequeno tamanho. Falsos-negativos também podem ser vistos com um segundo adenoma ou na hiperplasia de quatro glândulas.

**D.** Nenhum grande estudo demonstrou de forma convincente que a tomografia computadorizada com emissão de fóton único (SPECT) é melhor que a imagem planar, embora a maioria dos leitores experientes acredite que a SPECT ajuda especialmente na localização. Um grande estudo comparou exames de imagem inicial e retardada a tomografias computadorizadas planar, SPECT e SPECT/tomografia computadorizada; SPECT/tomografia computadorizada precoce com qualquer tipo de imagem tardia foi o melhor.

**E.** Embora o aumento precoce da atividade e a demora da eliminação sejam padrões mais comuns de adenoma de paratireoide, existem variações. Por exemplo, a eliminação precoce também pode ocorrer. A chave para fazer o diagnóstico é detectar qualquer anormalidade de perfusão focal em uma área suspeita. A correlação anatômica é frequentemente útil para confirmar que o suposto adenoma da paratireoide não é uma massa tireoidiana.

## Leituras Sugeridas


Phillips CD, Shatzkes DR. Imaging of the parathyroid glands. Semin Ultrasound CT MR 2012;33(2):123–129

Wong KK, Fig LM, Gross MD, Dwamena BA. Parathyroid adenoma localization with 99mTc-sestamibi SPECT/CT: a meta-analysis. Nucl Med Commun 2015;36(4):363–375


### Melhores Dicas

- Etiologia do hiperparatireoidismo: adenoma 85%, hiperplasia 10%, localização ectópica do adenoma (< 5%) e carcinoma (raro).
- Um estudo cintilográfico negativo da paratireoide (em um cenário clínico suspeito) deve suscitar preocupações quanto à hiperplasia de múltiplas glândulas ou pequenos adenomas da paratireoide.
- Qualquer anormalidade de perfusão focal (em um ambiente clínico suspeito) deve ser vista com preocupação de um adenoma da paratireoide e, anatomicamente, correlacionado.

# Elementos Essenciais 3

## ■ Caso

Suspeita de morte cerebral.



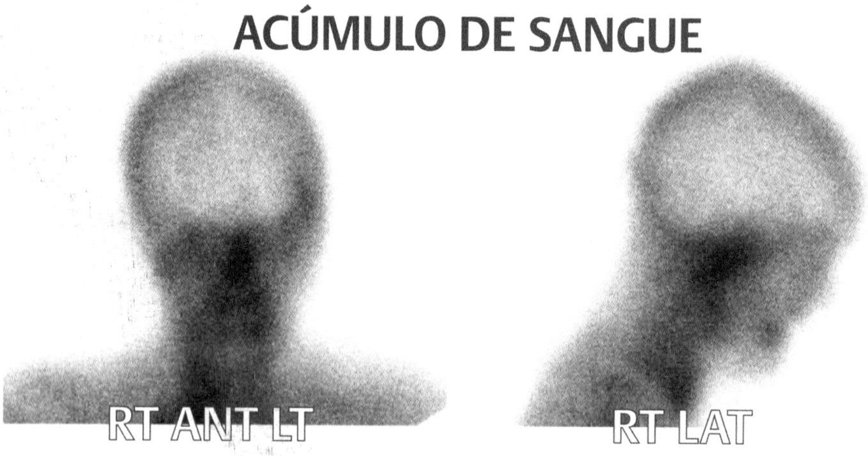


## ■ Perguntas

1. Qual das seguintes está correta?
   A. Independentemente dos achados clínicos, o teste nuclear confirma morte cerebral.
   B. Aproximadamente todos os estudos de "quase" morte cerebral (atividade restrita a uma pequena porção do cérebro) progrediram para morte cerebral.
   C. Se o fluxo cerebral for visto e a condição do paciente piorar, o estudo deve ser repetido no dia seguinte.
   D. Falta de fluxo para o cérebro com morte cerebral é o resultado de baixo débito cardíaco.
   E. O sinal "nariz quente" é específico de morte cerebral.

2. Em relação aos radiofármacos e ao diagnóstico de morte cerebral, qual das seguintes está correta?
   A. Os agentes devem ser capazes de atravessar a barreira hematoencefálica.
   B. Tc-99m HMPAO e Tc-99m ECD são os agentes preferidos para diagnosticar a morte cerebral.
   C. A linha reta do EEG é uma boa alternativa de cintilografia para confirmar a morte cerebral.
   D. A atividade do couro cabeludo periférico impede o diagnóstico estrito de morte cerebral.
   E. O tamanho do cateter utilizado para injeção deve ter, no mínimo, calibre 20 ou maior.

3. Em relação ao tratamento de convulsões, qual das seguintes está correta?
   A. A principal utilidade do PET ou SPECT do cérebro para avaliação de convulsão é avaliar a atividade convulsiva.
   B. Tomografia de emissão de pósitrons (PET) fluoro-2-desoxi-D-glicose (FDG)/tomografia computadorizada (CT) fornecem uma imagem melhor que uma varredura SPECT, mas é tecnicamente menos viável realizar uma PET/CT.
   C. Imagem ictal relata uma taxa de sucesso de 50% para localização.
   D. Imagem interictal relata uma taxa de sucesso de 25 a 30% para localização.
   E. A maior parte dos pacientes nos Estados Unidos recebe imagem SPECT antes da cirurgia de ressecção de convulsão.

## Respostas e Explicações

### *Pergunta 1*

**B. Correta!** Pacientes com perfusão mínima do cérebro quase sempre progridem para morte cerebral completa. No entanto, se alguma parte o cérebro estiver perfundida, o estudo não pode ser relatado como positivo para morte cerebral.

### *Outras escolhas e discussões*

**A.** O exame nuclear confirma o diagnóstico clínico da morte do cérebro. O importante ponto médico legal a ser lembrado é que a morte cerebral é um diagnóstico clínico.

**C.** O radiotraçador no cérebro persiste por até 48 horas, logo a imagem do dia seguinte não é uma opção. Em geral, um estudo de morte cerebral é de simples execução e pode ser feito à beira do leito.

**D.** A morte cerebral resulta em edema cerebral, o que causa aumento na pressão intracraniana e perfusão intracraniana ausente. Na cintilografia, o diagnóstico é feito quando há um bom *bolus* injetado, bom fluxo nas carótidas comuns que se aproximam da base do crânio, mas absolutamente nenhum fluxo dentro do cérebro.

**E.** Embora seja verdade que o nariz quente é muitas vezes visto com a morte do cérebro (como resultado do desvio da artéria carótida interna para circulação da carótida externa), este achado não é específico e não pode ser usado para verificar o diagnóstico. Um nariz quente poderia também ser visto, por exemplo, em um paciente com oclusão da artéria carótida interna, mas função cerebral normal.

### *Pergunta 2*

**B. Correta!** Tc-99m HMPAO e Tc-99m ECD ambos cruzam a barreira cerebral <traço n> sangue e são os agentes preferidos para avaliação da morte cerebral. Tc-99m hexametilpropilenamina oxima e Tc-99m ECD são mais fáceis de interpretar que os agentes de perfusão utilizados previamente, e eles são os radiofármacos de escolha. Ao contrário do ácido dietilenotriamina pentacético (DTPA), esses radiotraçadores ligam-se ao córtex cerebral. Imagens planas estáticas, realizadas logo após a injeção, demonstram a falta de captação do parênquima cerebral na morte do cérebro. As imagens de fluxo são ainda importantes para o diagnóstico e atuam como uma verificação de segurança no caso raro de um radiofármaco indevidamente preparado.

### *Outras escolhas e discussões*

**A.** Embora o Tc-99m DTPA não atravesse a barreira hematoencefálica, este agente ainda pode ser utilizado para diagnosticar a morte cerebral e, de fato, foi usado por muitos anos para este propósito. O DTPA é limitado visto que não pode se ligar ao córtex cerebral. No entanto, imagens de fluxo inicial que demonstram a perfusão no cérebro excluem a morte encefálica. Uma vez que o traçador DTPA não tenha atravessado a barreira hematoencefálica, visualizar o fluxo transitório com injeção em *bolus* era necessário. Esse método foi mais propenso a erros. Por exemplo, um *bolus* ruim poderia, teoricamente, causar um falso-positivo para morte cerebral.

**C.** Uma linha plana do EEG não é uma alternativa aceitável para confirmar morte cerebral. Embora esse achado seja visto com morte cerebral, também há causas falso-positivas de EEGs planos, incluindo barbitúricos ou hipotermia.

**D.** A atividade periférica na pele do couro cabeludo vem da circulação externa, e morte cerebral ainda pode ser diagnosticada com precisão apesar dessa atividade sobrejacente. Alguns investigadores sugeriram que uma faixa elástica de borracha ao redor do crânio poderia ser útil. Outras áreas de inflamação superficial no local do trauma também podem mostrar captação.

**E.** Não existe um tamanho específico de cateter para o uso na avaliação da morte cerebral autorizado pelo American College of Radiology ou pelas diretrizes da Society of Nuclear Medicine. Em todos os casos um bom *bolus* deve ser confirmado.

### *Pergunta 3*

**B. Correta!** A melhor imagem nuclear disponível para localizar um foco incitante do paciente de convulsão é com FDG PET realizado de forma ictal (injeção dentro de 2 minutos após a convulsão). No entanto, isto é extremamente impraticável, dada à curta meia-vida do radiotraçador. A próxima melhor opção é SPECT realizada interictal (entre períodos de convulsões). A seringa contendo o agente SPECT pode ser mantida nas proximidades, quando a atividade convulsiva é avaliada em um internado.

### *Outras escolhas e discussões*

**A.** Na grande maioria das vezes, o diagnóstico clínico de crise convulsiva já foi feito no momento da cintilografia. A principal utilidade do PET ou SPECT cerebral para a avaliação da convulsão é a localização.

**C.** A imagem ictal é frequentemente difícil de realizar, mas relata uma taxa de sucesso na localização de 80 a 90%. Uma captação aumentada no PET ou SPECT durante a varredura ictal representa o foco anormal.

**D.** A imagem interictal relata um sucesso de 70% de localização. Uma captação diminuída no PET ou SPECT durante a varredura interictal representa o foco anormal.

**E.** A maioria dos focos de convulsão se desenvolve na região do lobo medial temporal, e essa área é frequentemente ressecada com bons resultados. O EEG, o histórico clínico e a alta resolução da ressonância magnética para o protocolo de epilepsia identificam o substrato patológico em > 85% dos pacientes. A cintilografia é utilizada apenas para casos problemáticos.

## Leitura Sugerida

American College of Radiology. ACR Standard for the Performance of Cerebral Scintigraphy for Brain Death. ACR Standards. Reston, VA: American College of Radiology; 1998: 173–175

### Melhores Dicas

- Ictal *versus* interictal. É "repulsivo" testemunhar uma convulsão (ictal). Interictal ocorre entre esses períodos.
- Para a morte cerebral, alguns especialistas acreditam que é uma boa ideia obter imagens dos rins (para garantir adequada perfusão sistêmica) e imagem do local da injeção (para excluir extravasamento significativo de radiotraçador).
- Para morte cerebral, a maioria dos especialistas acredita que a imagem plana é suficiente, embora uma minoria de instituições utilize SPECT.

# Elementos Essenciais 4

## ■ Caso

Esse paciente tem um possível sangramento gastrointestinal inferior. O exame de varredura de medicina nuclear com hemácias marcadas com tecnécio-99m foi realizado para sangramento gastrointestinal, e uma imagem aos 30 minutos é exibida.



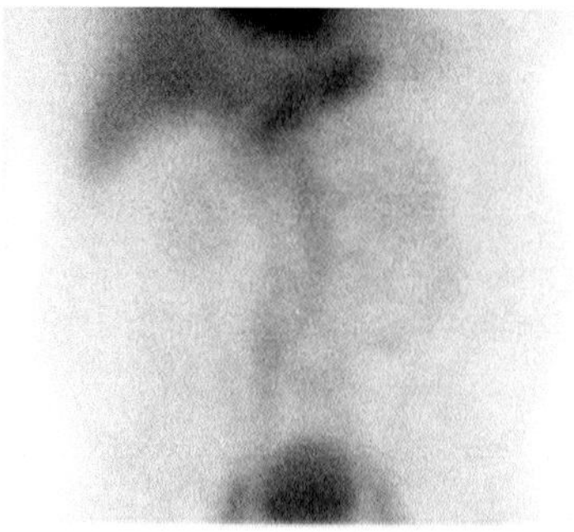

## ■ Perguntas

1. Qual das seguintes está correta?
   A. O estudo é positivo para sangramento gastrointestinal.
   B. O estudo está completo e é negativo para sangramento gastrointestinal.
   C. O melhor próximo passo de ação é a introdução imediata de cateter para angiografia.
   D. A atividade sobrejacente à pelve central é provavelmente a bexiga.
   E. Revisão das imagens do filme provavelmente ajuda muito neste caso.

2. Quanto aos aspectos técnicos de a cintilografia do sangramento gastrointestinal sangrar, qual das seguintes está correta?
   A. O enxofre coloidal pode ser usado como um agente alternativo.
   B. Para um estudo que é claramente positivo dentro da primeira hora, a imagem retardada em 4 a 8 horas geralmente ainda é útil.
   C. O bário no interior das alças do intestino não representa problema.
   D. A imagem retardada até 24 horas é frequentemente útil para a determinação do local da hemorragia.
   E. Se o *kit* Ultratag (Mallinckrodt Pharmaceuticals, Dublin, Irlanda) não estiver disponível, o método *in vivo* para marcação de hemácias é uma boa opção.

3. Com relação à eficácia diagnóstica das varreduras em busca de sangramento gastrointestinal, qual das seguintes está correta?
   A. Exame de sangramento gastrointestinal tem 93% de sensibilidade e 95% de especificidade.
   B. A cintilografia para sangramento gastrointestinal é de pequeno valor, a menos que estudos positivos sejam seguidos com uma angiografia.
   C. A atividade difusa no estômago geralmente é patológica.
   D. Causas não intestinais de sangramento ativo não podem ser identificadas com exame de varredura marcado com hemácias para sangramento gastrointestinal.
   E. Um exame de varredura para sangramento gastrointestinal é de pouco valor para uma hemorragia gastrointestinal da porção superior.

## Respostas e Explicações

*Pergunta 1*

**D. Correta**! A atividade que recobre a pelve central é provavelmente a bexiga. O ponto-chave é que a atividade normal da bexiga (ou *blush* vascular do pênis ou útero) pode mascarar a avaliação da região central inferior da pelve.

*Outras escolhas e discussões*

**A.** Nenhum sangramento gastrointestinal (GI) é identificado nesse momento.

**B.** Embora não haja sangramento GI observado, o estudo não está completo. A imagem deve ser obtida por pelo menos 60 minutos.

**C.** O melhor próximo passo é o de imagens retardadas. Se o estudo se tornar positivo para sangramento GI, uma angiografia por cateter pode então ser indicada. A angiografia não é indicada após uma varredura de sangramento GI negativa.

**E.** Embora a revisão das imagens do filme seja rotineiramente recomendada, não há sugestão de sangramento, mesmo sutil, no caso de teste. Seria muito improvável que o filme revelasse hemorragias neste caso particular.

*Pergunta 2*

**A. Correta!** As vantagens da varredura de sangue GI com coloide de enxofre incluem a não necessidade de manipular o sangue do paciente, e as próprias imagens confundem menos a captação de fundo. A principal desvantagem do coloide de enxofre na varredura de sangramento GI é a diminuição da sensibilidade, visto que o coloide de enxofre requer um sangramento ainda mais rápido para detecção. Essa limitação ocorre porque o fígado e o baço extraem rapidamente o coloide de enxofre (aproximadamente em 20 minutos), e injeções repetidas podem ser necessárias. Numerosos estudos comparativos confirmaram a superioridade dos exames de varredura marcados por hemácias ao exame de sangramento GI com coloide de enxofre.

*Outras escolhas e discussões*

**B.** Um estudo positivo que identifica e localiza a hemorragia dentro de 1 hora está completo. Imagens adicionais só serviriam para atrasar a angiografia por cateter/outra terapia definitiva.

**C.** O bário não é uma contraindicação absoluta, mas pode causar defeitos fotopênicos indesejados.

**D.** A imagem retardada até 24 horas frequentemente é aconselhada para confirmar a ocorrência de uma hemorragia. No entanto, uma imagem de 24 horas geralmente não é capaz de localizar o local da hemorragia.

**E.** Quando comparada a outros usos cintilográficos para varredura marcada por hemácias (ou seja, *captação por múltipla comporta*, varredura para hemangioma hepático, ou varredura esplênica com varredura de glóbulos vermelhos danificados pelo calor), a varredura de sangramento gastrointestinal requer o melhor marcador disponível. Isto é porque o pertecnetato livre no estômago e no aparelho geniturinário é bastante problemático e muitas vezes resulta em estudos de varredura de sangramento GI falso-positivo. O método *in vivo* de varredura com marcação de RBC ou coloide de enxofre é opção para pacientes que não aceitarão a injeção de sangue.

*Pergunta 3*

**A. Correta!** Varreduras de sangramento GI têm 93% de sensibilidade e 95% de especificidade para detectar sangramento. Este dado refere-se ao sangramento GI da porção mediana ou inferior. O local mais comum para hemorragia GI inferior é o cólon.

*Outras escolhas e discussões*

**B.** Mesmo quando a angiografia por cateter não é realizada, a cintilografia permanece útil para fazer o diagnóstico, para estratificar o risco e formar o plano de terapia para procedimentos definitivos com base na localização e rapidez de sangramento.

**C.** A atividade difusa no estômago é geralmente o resultado do pertecnetato livre. Quando a cintilografia é realizada, a maior parte dos pacientes já teve a sonda nasogástrica colocada, o que possibilita a exclusão de sangramento gástrico. Gastrite pode assemelhar-se ao pertecnetato livre em um exame de sangramento GI e é difícil de ser excluída.
O sangue é quase sempre móvel, portanto, verifique o movimento ao longo do tempo.

**D.** O radiotraçador marca todo o sangue no corpo, portanto, qualquer acumulação anormal seria teoricamente notada. No entanto, as áreas que não atingem o trato gastrointestinal podem ser mais difíceis de serem identificadas, visto que o trato gastrointestinal proporciona fácil visualização pela mobilidade. Por exemplo, um sangramento ativo do psoas pode assemelhar-se à acumulação focal não móvel do radiotraçador. Mas tenha em mente que as varreduras RBC marcadas podem ser usadas para detectar sangramento oculto em outras partes do corpo.

**E.** Embora esse estudo seja tipicamente realizado para avaliar o sangramento das porções mediana e inferior do trato GI, a varredura é capaz de detectar sangramento da porção superior do trato GI. Normalmente, isto não é necessário, no entanto, visto que a lavagem nasogástrica é tipicamente realizada imediatamente, seguida por endoscopia na suspeita de hemorragia digestiva alta.

## Leituras Sugeridas

Dam HQ, Brandon DC, Grantham VV, Hilson AJ, Howarth DM, Maurer AH, et al. The SNMMI Procedure Standard/EANM Practice Guideline for Gastrointestinal Bleeding Scintigraphy 2.0. J Nucl Med Tech 2014;42(4):308–317

Zuckier LS. Acute gastrointestinal bleeding. Semin Nucl Med 2003;33(4):297–231

### Melhores Dicas

- Os três principais critérios para diagnosticar um sangramento ativo GI inferior em uma varredura de sangramento GI incluem a atividade fora do *pool* sanguíneo anatômico esperado, uma mudança na intensidade dessa atividade em imagens consecutivas e movimento dessa atividade.
- Quando uma atividade gástrica fixa e difusa é observada, considere obter uma imagem rápida do ponto anterior do pescoço. Caso uma captação salivar e tireoidiana seja notada, então deve haver presença de pertecnetato livre, o que também explica a atividade gástrica.
- O sangue do cólon distal é uma exceção à regra de mobilidade e não pode se mover.

# Elementos Essenciais 5

## Caso

Um paciente de 51 anos de idade com angiografia de radionuclídeos de equilíbrio pré-quimioterápica. A fração de ejeção ventricular esquerda atual é de 48%. A fração de ejeção ventricular esquerda anterior foi de 58%.



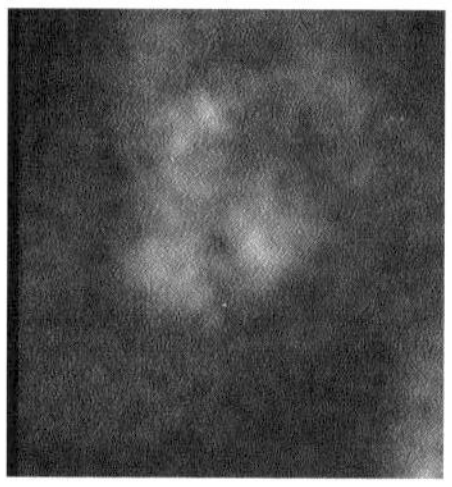

## Perguntas

1. Quais das seguintes são possíveis causas dessa diminuição? (Selecione TODAS que se aplicam.)
   A. Quimioterapia.
   B. Uso de heparina.
   C. Arritmia.
   D. Erro técnico, com a região de interesse, incluindo demasiado átrio esquerdo.
   E. Erro técnico, com avaliação da fração de ejeção ventricular esquerda (LVEF) com base na vista oblíqua anterior esquerda.

2. Em relação à marcação com tecnécio-99 m dos glóbulos vermelhos para varreduras de captação por múltipla comporta, qual das seguintes é a melhor resposta?
   A. O mais alto nível possível de marcação é necessário para uma varredura de captação por múltipla comporta.
   B. O *kit* de marcador Ultra (Mallinckrodt Pharmaceuticals, Dublin, Irlanda) resulta em 85% de eficiência de marcação.
   C. Para a produção de marcação mais elevada, injetar íon estanhoso, esperar 15 minutos e depois injetar Tc-99 m pertecnetato.
   D. Uma marcação abaixo do ideal pode resultar de transfusões sanguíneas recentes, anormalidades na preparação do íon estanhoso ou anemia.
   E. O uso de pirofosfato estanhoso é ideal.

3. Com relação à varredura de captação por múltipla comporta, qual das seguintes é a melhor resposta?
   A. Imagens de captação por múltipla comporta e perfusão miocárdica são igualmente precisas na avaliação da fração de ejeção ventricular esquerda.
   B. Em comparação à ecocardiografia, uma varredura de captação por múltipla comporta é mais difícil de ser realizada em pacientes com doença pulmonar.
   C. Os oncologistas frequentemente alteram o tratamento com base na queda absoluta da fração de ejeção do ventrículo esquerdo de > 10%.
   D. A fração de ejeção do ventrículo esquerdo é o único parâmetro necessário para uma boa interpretação da captação por múltipla comporta.
   E. Com uma varredura de captação por múltipla comporta, a fração de ejeção ventricular esquerda é calculada da seguinte forma: EF = (ES - ED)/ES.

## Respostas e Explicações

### *Pergunta 1*

**A. Correta!** Os medicamentos cardiotóxicos mais comuns são usados para tratar o câncer de mama e o linfoma. Adriamicina (doxorrubicina) resulta em toxicidade cumulativa, e Herceptin (trastuzumab) resulta em toxicidade não cumulativa.

**B. Correta!** A heparina pode reduzir a eficiência da marcação, aumentar o pertecnetato livre, aumentar a atividade de fundo e diminuir a precisão da LVEF. Outros medicamentos problemáticos incluem alguns antibióticos, agentes anticonvulsivantes, anti-hipertensivos e anti-inflamatórios.

**C. Correta!** Arritmias podem prejudicar a precisão de uma varredura MUGA. Esta varredura requer comporta com o ciclo cardíaco, e moderados distúrbios no ritmo causarão imprecisões. Para controle da qualidade, procure batimentos ausentes. Mais do que 10% desses batimentos (de contrações pré-ventriculares ou fibrilação atrial rápida com resposta irregular do ventrículo) podem causar erros, e isto é uma bandeira vermelha. A curva do tempo da atividade deve parecer a mesma no final, assim como foi no começo. Muitos batimentos ausentes causam um declínio na contagem no final a uma taxa muito maior.

**D. Correta!** Um problema comum com a varredura MUGA é a inclusão indesejada do átrio esquerdo na região de interesse.

Normalmente, o átrio esquerdo encontra-se posterior ao ventrículo esquerdo, mas quando o átrio esquerdo é aumentado, suas contagens são incluídas no cálculo, e isto falsamente reduz a fração de ejeção.

### *Outra escolha e discussão*

**E.** O oblíquo anterior esquerdo (LAO) é na verdade a visão que é normalmente utilizada para medir a LVEF. As três visualizações padrão para uma MUGA incluem a anterior, a oblíqua anterior de 45 graus (LAO) e a lateral esquerda. O LAO também é conhecido como o "melhor septal" visto que ele idealmente descreve o septo intraventricular e permite a visualização mais precisa para o cálculo da LVEF.

### *Pergunta 2*

**D. Correta!** A marcação abaixo do ideal pode resultar de transfusões sanguíneas recentes, anormalidades da preparação de íon estanhoso ou anemia. Para realizar uma varredura MUGA, um exame exaustivo da medicação não é necessário rotineiramente, mas se houver uma discrepância da LVEF entre estudos seriados que pareça não fazer sentido, tenha em mente que há uma longa lista de possíveis explicações.

### *Outras escolhas e discussões*

**A.** O nível mais alto de marcador é necessário para uma varredura de sangramento gastrointestinal, mas não para uma varredura MUGA. Certamente, melhores marcadores são sempre mais ideais, mas para a maior parte dos pacientes com exame MUGA, uma marcação adequada é conseguida mesmo com o menor nível de eficiência, que é o método *in vivo*.

**B.** O *kit Ultra tag* produz 98% de eficiência de marcação, "*in vivo*" resulta em 80% de eficiência de marcação e "*in vivo* modificado" rende 85 a 90% de eficiência de marcação.

**C.** Para realizar o marcador de menor produção, injete íon estanhoso, aguarde 15 minutos, e depois injete tecnécio-99 m pertecnetato. Isto descreve o método "*in vivo*". Em pacientes com insuficiência renal ou sob terapia com dose completa de heparina, a dose estanhosa pode precisar ser aumentada.

**E.** Todos os métodos de marcação exigem pirofosfato estanhoso para "*pre-tin*" os glóbulos vermelhos, que permite a ligação do pertecnetato à cadeia beta da molécula de hemoglobina.

### *Pergunta 3*

**C. Correta!** Os oncologistas frequentemente alteram o tratamento com base na queda absoluta na LVEF > 10%. Gerenciamento típico de oncologia de cardiotoxicidade:

- Se o paciente tiver uma LVEF basal normal de > 50%: a toxicidade moderada é definida como um declínio de > 10% na LVEF absoluta, com uma LVEF final de < 50%.
- Se o paciente tiver uma LVEF basal anormal de 30 a 50%: um estudo é realizado antes de cada dose. A doxorrubicina é interrompida com uma diminuição absoluta na LVEF de 10% ou uma LVEF final de 30% ou menos.
- Se o paciente tiver uma LVEF basal anormal < 30%: a medicação não é iniciada.

Com Adriamicina, um terço dos pacientes desenvolve cardiotoxicidade com doses cumulativas > 550 mg/m$^2$.

### *Outras escolhas e discussões*

**A.** MUGA é mais precisa do que a imagem de perfusão miocárdica na avaliação da LVEF. O princípio básico para uma varredura MUGA é que a taxa de contagem é proporcional ao volume ventricular. MUGA e ecocardiografia são semelhantes em precisão.

**B.** Comparada à ecocardiografia, uma varredura MUGA é mais fácil de ser realizada em pacientes pulmonares.

**D.** Tudo a seguir deve ser avaliado ao interpretar uma varredura MUGA: contratilidade, anormalidades globais e regionais da parede, tamanho da caixa cardíaca e patologia extracardíaca, como aneurisma ou derrame pericárdico. Anormalidades do movimento da parede também devem ser caracterizadas. A ausência do movimento da parede é acinética, a diminuição do movimento da parede é hipocinética, e a movimentação paradoxal da parede (vista no aneurisma) é discinética.

**E.** Com uma varredura MUGA, a LVEF é calculada da seguinte forma: EF = (ED - ES)/ED. A atividade de fundo deve ser primeiramente subtraída do ED e contagem ES.

## Leitura Sugerida

Skrypniuk JV, Bailey D, Cosgriff PS, Fleming JS, Houston AS, Jarritt PH, et al. UK audit of left ventricular ejection fraction estimation from equilibrium ECG gated blood pool images. Nucl Med Commun 2005;26:205–215

### Melhores Dicas

- Os médicos que verificam os exames MUGA devem confirmar bom septo fotopênico.
- LVEF falsamente elevada: separação atrial ou ventricular ruim, fundo falsamente alto, ROI na sístole final que corta uma porção do ventrículo esquerdo.
- Falsamente diminuiu a LVEF: falsamente diminui o fundo levando à subtração de fundo insuficiente, ROI diastólico final que inclui uma porção do ventrículo esquerdo e ROI diastólica final que inclui atividade atrial..

# Elementos Essenciais 6

## ■ Caso

Varredura renal com Lasix em paciente de 28 anos de idade com dor no flanco esquerdo.

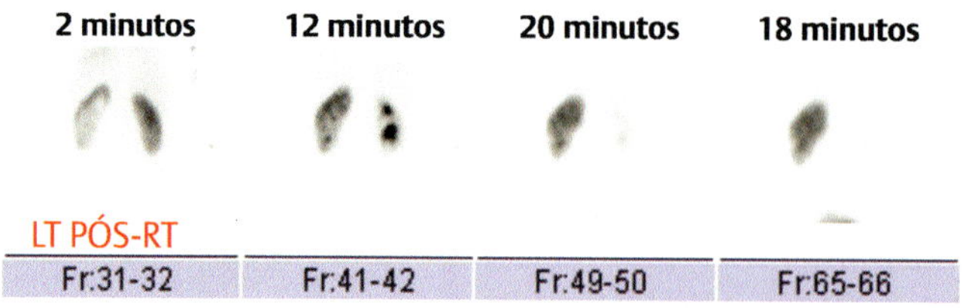


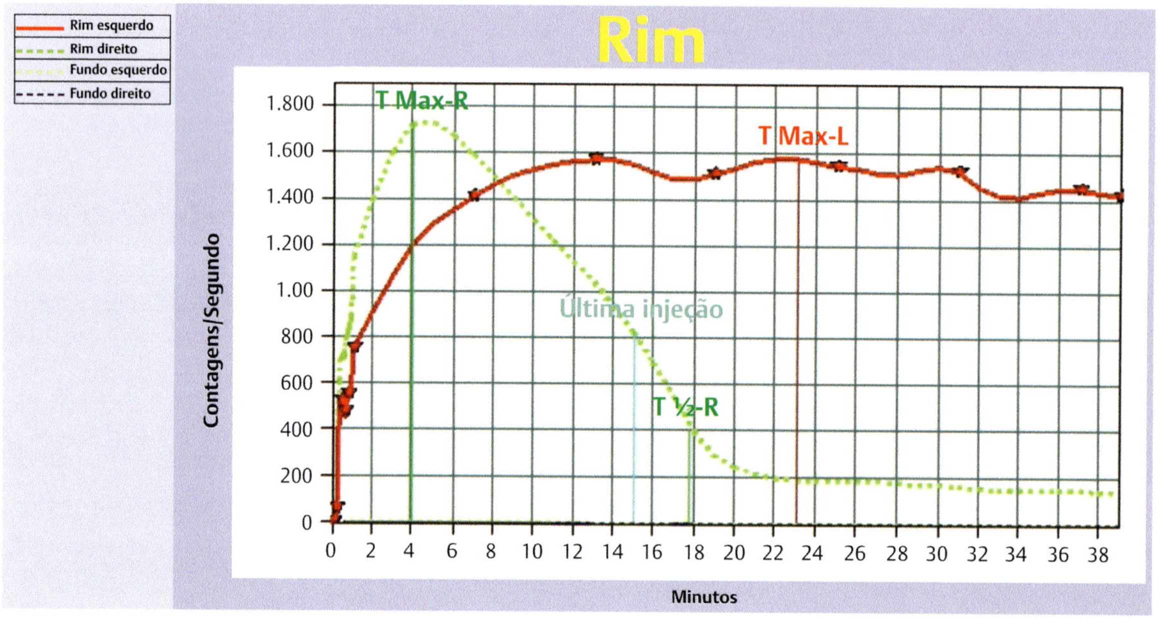


## ■ Perguntas

1. Qual dos seguintes diagnósticos está correto?
   A. Rim esquerdo displásico multicístico.
   B. Estudo limitado decorrente de insuficiência renal.
   C. Rim esquerdo mecanicamente obstruído.
   D. Rim esquerdo dilatado, mas não obstruído mecanicamente.
   E. Estudo essencialmente normal.

2. Quanto à interpretação da cintilografia renal com Lasix, Qual das seguintes está correta?
   A. Metade do tempo (T ½ de > 20 minutos sugere obstrução mecânica.
   B. Um T½ de 15 a 20 minutos é normal.
   C. As varreduras com Lasix permanecem muito eficazes com disfunção renal marcada.
   D. As varreduras renais com Lasix são particularmente precisas no paciente muito jovem.
   E. A obstrução renal unilateral frequentemente resulta em um estudo bilateralmente limitado.

3. Com relação às dicas técnicas para realizar a cintilografia utilizando Lasix, qual das seguintes está correta?
   A. Os pacientes com tubo de nefrostomia devem ter o tubo preso antes da varredura.
   B. Micção antes da varredura é opcional.
   C. A dose padrão de Lasix para todos os pacientes é de 20 mg.
   D. É crucial atrasar a administração de Lasix até pelo menos 10 minutos pós-radiofármaco.
   E. O meio-tempo (T½) deve sempre ser calculado após a administração de Lasix.

## Respostas e Explicações

*Pergunta 1*

**C. Correta!** Há pouca excreção à esquerda do sistema de coleta apesar da administração do Lasix. Isto se reflete na curva de atividade de tempo, com uma inclinação inicial positiva que permanece horizontal. Esta é a aparência típica de uma obstrução mecânica.

*Outras escolhas e discussões*

**A.** No rim multicístico displásico, vários cistos substituem parte ou todo tecido renal que funciona normalmente. Rim multicístico displásico é encontrado em crianças pequenas, e o rim acometido geralmente regride completamente ou torna-se severamente atrofiado na idade adulta.

**B.** Embora não tenhamos administrado creatinina sérica ao paciente, a relação alvo-fundo parece satisfatória (isto é, a qualidade visual do estudo é boa). Além disso, a bexiga e sistemas coletores são prontamente vistos. Estes achados sugerem função renal normal.

**D.** Se o rim esquerdo estivesse dilatado, mas não obstruído mecanicamente, o rim estaria anormal antes do Lasix, mas prontamente excretaria após o Lasix.

**E.** No mínimo, podemos facilmente notar a assimetria entre os rins. Isto não é normal.

*Pergunta 2*

**A. Correta!** Um tempo T½ de > 20 minutos sugere obstrução mecânica. Após o estudo anatômico (ultrassonografia, tomografia computadorizada ou imagem de ressonância magnética) demonstrar hidronefrose, a varredura renal com Lasix é realizada para determinar o significado funcional. (No passado, o teste invasivo Whitaker foi utilizado para esse propósito.) Lasix é geralmente administrado após a atividade ser observada no sistema de coleta. Se houver uma resposta rápida ao Lasix, então não há obstrução mecânica de alto grau. Ao contrário de um pielograma intravenoso ou tomografia computadorizada, a varredura renal pode ser quantificada numericamente.

*Outras escolhas e discussões*

**B.** O T½ quantifica a taxa de excreção do sistema de coleta. A maior parte dos especialistas em medicina nuclear considera que um T½ < 10 minutos é normal, 10 a 20 minutos é indeterminado e > 20 minutos é consistente com a obstrução mecânica. Alguns médicos usam um T½ < 15 minutos como normal.

**C.** A má função pode tornar o desafio do Lasix não diagnóstico. Como orientação geral, os valores de creatinina acima de 3,0 frequentemente resultam em estudos extremamente limitados.

**D.** Avaliação da hidronefrose em uma criança pequena (com idade entre 0 e 2 anos) com a cintilografia com Lasix pode resultar em um estudo falso-positivo por causa da imaturidade renal. Outras causas de estudos falso-positivos incluem obstrução parcial, enchimento excessivo da bexiga, insuficiência renal e sistemas espaçosos antiquados.

**E.** A insuficiência renal unilateral geralmente não causa aumento da creatinina sérica, desde que o rim contralateral seja normal. Ocasionalmente, a insuficiência renal aguda resulta de uma obstrução unilateral relacionada com cálculo, mas esta é a exceção, não a regra.

*Pergunta 3*

**A. Correta!** Pacientes com tubo de nefrostomia devem ter o tubo preso antes da varredura. Caso contrário, o traçador será excretado (pelo caminho da menor resistência) para dentro do tubo. Isto poderia imitar "boa excreção", mesmo quando o sistema de coleta estiver realmente bloqueado.

*Outras escolhas e discussões*

**B.** A bexiga distendida pode causar um estudo falso-positivo. Micção antes da varredura é padrão.

**C.** Uma escala móvel de diurético com base na creatinina sérica do paciente é útil para provocar uma resposta ao Lasix. Escala móvel: Se a creatinina (Cr) for 1,0, administre 20 mg de Lasix. Se Cr for 1,5, dê 40 mg, se Cr for 2,0, dê 60 mg. Se Cr for 3,0, administre 80 mg.

**D.** O momento da administração de Lasix após o radiofármaco não é crítico. De fato, algumas clínicas usam o "renograma F-15", em que o Lasix é realmente administrado 15 minutos *antes* de o radiotraçador ser injetado.

**E.** Particularmente em pacientes saudáveis, o radiotraçador pode ser excretado no início, mesmo antes de o Lasix ser administrado. Nestes casos, T½ deve ser calculado antes da administração do Lasix. Certifique-se de dar o passo extra de correlacionar visualmente T½ gerado pelo computador com a curva de tempo da atividade.

## Leituras Sugeridas

Blickman JG, Parker BR, Barnes PD. Pediatric Radiology, The Requisites. Maryland Heights, MO: Mosby Inc.; 2009

Conway JJ. "Well-tempered" diuresis renography: its historical development, physiological and technical pitfalls, and standardized technique protocol. Semin Nucl Med 1992;22:74–84

### Melhores Dicas

- Calcule o T½ na parte mais íngreme da curva. Geralmente isto ocorre após o Lasix, mas pode ocorrer antes.
- A região de interesse para avaliar a resposta ao Lasix deve incluir o sistema coletor intrarrenal e pelve renal.
- As medições de depuração com base na câmera são consideradas precisas, mas não necessariamente muito *acuradas*. Isto significa que, embora os valores numéricos calculados como taxa de filtração glomerular e fluxo efetivo de plasma renal possam não estar corretos, estudos em série são úteis para determinar progressos ou melhoria da doença.

# Elementos Essenciais 7

## ■ Caso

Um paciente com saciedade precoce. Estudos das fases líquida e sólida de esvaziamento gástrico são demonstrados.

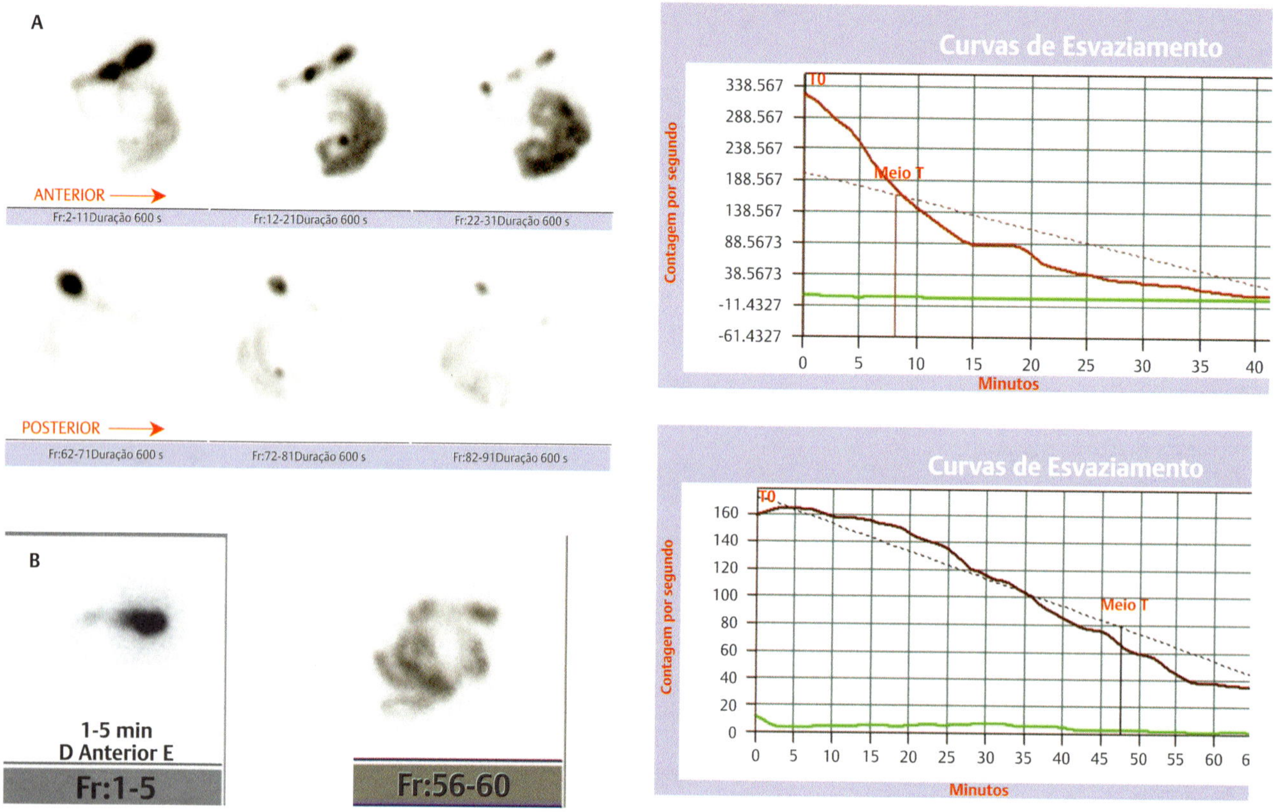


## ■ Perguntas

1. Qual das seguintes está correta?
   A. A curva A refere-se a um esvaziamento gástrico em fase sólida normal.
   B. Curva B refere-se a um esvaziamento gástrico em fase líquida normal.
   C. As imagens reais não oferecem valor diagnóstico.
   D. O meio-tempo de esvaziamento gástrico sólido normal é < 90 minutos.
   E. O meio-tempo de esvaziamento gástrico líquido normal é de < 23 minutos.

2. Quanto à técnica de estudos de esvaziamento gástrico, qual das seguintes está correta?
   A. O documento de consenso para esvaziamento gástrico permite a utilização de qualquer alimento sólido, desde que possa ser ligado ao tecnécio.
   B. O posicionamento do paciente afeta a taxa de esvaziamento.
   C. Não há desvantagem real em realizar a imagem simultânea das fases líquida e sólida, utilizando dois radiofármacos diferentes.
   D. Uma câmara gama de cabeça única impede o cálculo de uma média geométrica.
   E. Se um paciente comer apenas metade da refeição, mas o resultado da varredura for normal, o estudo deve ser reportado simplesmente como normal.

3. Com relação ao papel do esvaziamento gástrico, qual dos seguintes está correto?
   A. A cintilografia geralmente pode diferenciar uma causa fisiológica de uma causa anatômica de esvaziamento tardio.
   B. A retenção gástrica de > 10% da refeição em 4 horas é anormal, e este é o único melhor discriminador de motilidades normal e anormal.
   C. É raro que os dados de 4 horas detectem esvaziamento tardio que já não tinha sido observado em 2 horas.
   D. A desvantagem do novo protocolo de consenso é que é mais demorado e resulta em uma produção menor do paciente que o modo antigo.
   E. Como o líquido é menos sensível para a detecção de esvaziamento gástrico tardio, se o estudo sólido for normal, a avaliação do líquido não é necessária.

## Respostas e Explicações

*Pergunta 1*

**E. Correta**! O meio-tempo do esvaziamento gástrico normal de líquido é < 23 minutos. Embora não haja documento de consenso recente para líquidos, esse valor geralmente é considerado bem estabelecido. Uma vez que os líquidos normalmente sejam esvaziados rapidamente, um estudo líquido deve apenas precisar de, no máximo, 30 minutos de imagens contínuas.

*Outras escolhas e discussões*

**A.** A curva A é uma curva de esvaziamento gástrico em fase líquida normal. Em geral, uma curva líquida é monoexponencial. Quanto maior o volume, mais rápido o esvaziamento.

**B.** A curva B é uma curva de esvaziamento gástrico em fase sólida normal. Geralmente, uma curva sólida é bifásica. O esvaziamento sólido começa com um período de latência de 5 a 20 minutos (para moer o alimento em pequenas partículas). Então, a curva torna-se linear.

**C.** As imagens reais são úteis para o controle de qualidade, uma avaliação anatômica limitada, e para excluir refluxo ou aspiração.

**D.** Um documento de consenso de multiespecialidade foi estabelecido, em 2008, com os seguintes critérios: 1 hora > 10% de esvaziamento é normal; 2 horas > 40% de esvaziamento é normal; 4 horas > 90% de esvaziamento é normal; esvaziar > 70% em 1 hora é rápido. (Antes do consenso de 2008, um tempo médio de < 90 minutos era comumente usado como normal.) A cintilografia da motilidade gástrica é o padrão ouro para avaliar a taxa de esvaziamento gástrico.

*Pergunta 2*

**B. Correta!** O esvaziamento ocorre do mais rápido para o mais lento, da seguinte maneira: de pé, depois sentado e depois deitado de costas. Para o consenso de 2008, a posição vertical para imagem é preferida, mas tanto a posição vertical como o posicionamento supino são aceitáveis.

*Outras escolhas e discussões*

**A.** O protocolo de consenso especifica a refeição, que inclui uma refeição com clara de ovo desnatada (ou substituto do ovo), torrada, compota ou geleia e água. Métodos alternativos, conforme solicitado pelos serviços encaminhados, podem ser realizados e reportados, mas as conclusões são menos claras, pois eles não seguem os métodos de consenso. As imagens são obtidas em 0, 1, 2 e 4 horas.

**C.** Existem várias desvantagens na realização simultânea de imagens de fases líquida e sólida. De uma perspectiva mecânica, o líquido tornará o sólido “menos sólido”, e o sólido torna o líquido “menos líquido”. Além disso, em razão de fotopicos diferentes, pode haver *downscatter* (ou até *upscatter*). O índio-111 possui fotopicos de 171 e 247 keV fotopicos, enquanto o tecnécio-99m possui um fotopico de 140 keV. Vantagens de dupla cintilografia simultânea incluem tanto a conveniência do paciente quanto a capacidade de realizar cintilografia intestinal tardia (por causa do traçador índio), que recentemente se tornou um pouco mais popular.

**D.** A média geométrica com imagens anteriores e posteriores é mais bem obtida com câmeras de duas cabeças, mas também pode ser obtida com imagens sequenciais anteriores e posteriores da câmera de cabeça única.

A média geométrica é a mais comumente usada e o método mais preciso de cálculo de contagem em medicina nuclear e é a raiz quadrada do (contagem anterior × contagem posterior).

**E.** Se menos que a refeição total for ingerida, uma abdicação de direitos deve ser incluída no relatório.

*Pergunta 3*

**B. Correta!** A retenção gástrica > 10% da refeição em 4 horas é anormal, e este é o único melhor discriminador de motilidades normal e anormal.

Limites normais para retenção gástrica são como se segue. Limites inferiores (um valor menor sugere esvaziamento rápido): 0,5 hora: 70%; 1 hora: 30%. Limites superiores (um valor mais alto sugere esvaziamento tardio): 1 hora: 90%; 2 horas: 60%; 3 horas: 30%; 4 horas: 10%.

Notar que a “retenção” é apenas outra maneira de os mesmos achados de “porcentagem esvaziada”, descrita na Pergunta 1.

*Outras opções e discussões*

**A.** O ponto forte do estudo de esvaziamento gástrico é a capacidade de identificar e quantificar o esvaziamento tardio. O ponto fraco é a falta de anatomia. Caso indicada, a endoscopia pode ser necessária.

**C.** A imagem de 4 horas capta mais de 30% de esvaziamento gástrico tardio que a imagem de 2 horas sozinha. Importante notar que o teste pode ser interrompido em 2 horas, se valores normais de 4 horas forem obtidos.

**D.** O novo protocolo é mais eficiente que o protocolo antigo. Múltiplos (cinco ou seis pacientes) podem ser examinados por imagens durante esse tempo, e isto pode ajudar no agendamento.

**E.** No passado, a avaliação líquida era considerada menos sensível. Isto agora é conhecido como falso. Um total de 30% de pacientes com esvaziamento gástrico tardio só será detectado com esvaziamento gástrico líquido.

## Leituras Sugeridas

American College of Radiology. ACR–SPR practice parameter for the performance of gastrointestinal scintigraphy. Revised 2015. Accessed June 2016. http://www.acr.org/~/media/26E5C0B4D8C2471FA7229E7B3B25DFF2.pdf

### Melhores Dicas

- Como o esvaziamento gástrico líquido é tipicamente rápido, a sobreposição do intestino delgado pode erroneamente “atrasar” o tempo de esvaziamento gástrico, e as imagens devem ser inspecionadas para excluir essa possibilidade.
- Um paciente com um tubo para gastrostomia endoscópica percutânea pode ter um estudo de esvaziamento gástrico realizado diretamente pelo tubo para gastronomia endoscópica percutânea.
- O melhor método para avaliação do esvaziamento gástrico utiliza imagens anteriores e posteriores com cálculo geométrico médio.

# Elementos Essenciais 8

## ■ Caso

Um indivíduo de 44 anos apresenta dor no ombro direito.

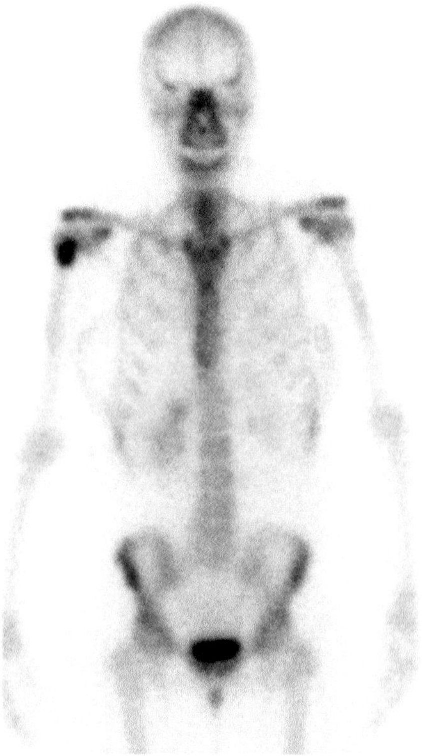

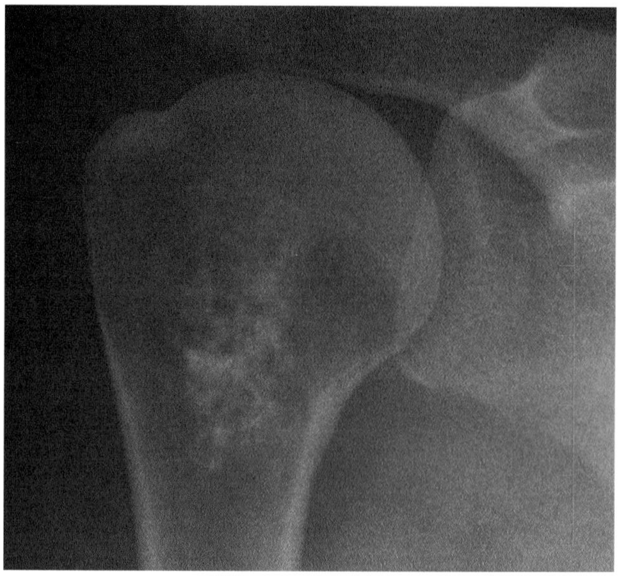



## ■ Perguntas

1. Qual das seguintes é o diagnóstico mais provável?
   A. Infarto ósseo.
   B. Metástase esclerótica.
   C. Encondroma.
   D. Condrossarcoma de baixo grau.
   E. Estado benigno de cisto pós-terapia.

2. Em relação à cintilografia óssea e lesões ósseas em filme plano, qual das seguintes está correta?
   A. As ilhas ósseas são sempre normais na varredura óssea.
   B. A varredura óssea geralmente é normal em pacientes com mieloma múltiplo.
   C. A principal utilidade de uma varredura óssea na avaliação de lesão óssea é determinar o grau de malignidade.
   D. Falta de captação na varredura óssea por uma lesão esclerótica ou condros sugere fortemente benignidade.
   E. Uma lesão óssea benigna que geralmente é muito quente na varredura óssea é um fibroma não ossificante.

3. Em relação à cintilografia óssea, qual das seguintes está correta?
   A. A progressão da doença metastática é a melhor diferenciação do "fenômeno de exacerbação" na varredura óssea pela demonstração de novas lesões.
   B. Captação esternal isolada em pacientes com câncer de mama apresenta grande probabilidade de ser benigna.
   C. A captação axilar bilateral, em geral, é clinicamente insignificante.
   D. A captação cardíaca não pode resultar de um estudo recente Cardiolyte (Lantheus Medical Imaging, Inc., Billerica, MA) estudar, visto que os dois testes usam fotopicos diferentes.
   E. A varredura óssea é mais sensível para metástases ósseas líticas que para metástases ósseas escleróticas.

## ■ Respostas e Explicações

*Pergunta 1*

**D. Correta!** Este é um condrossarcoma de baixo grau. A radiografia simples sugere encondroma ou condrossarcoma de baixo grau. O condrossarcoma, na radiografia simples, pode parecer agressivo, com erosão endosteal profunda, componentes líticos, fratura patológica e extensão dos tecidos moles (nenhuma dessas é demonstrada nesse caso). No entanto, a varredura óssea mostra captação intensa, e uma captação significativa na varredura óssea com uma lesão condroide deve sempre aumentar a preocupação com um processo agressivo.

*Outras escolhas e discussões*

**A.** Embora as lesões condroides e infartos possam ser difíceis de serem diferenciados entre si em radiografia simples, o caso teste retrata "anéis e arcos". Isto é típico de uma lesão condroide e não seria visto com um processo de formação de osteoide. Infartos muitas vezes têm bordas escleróticas e serpiginosas bem definidas. Na varredura óssea, infartos demonstram uma captação leve à moderada, a menos que se obtenham imagens muito no início da doença (raro), caso em que se observa um defeito fotopênico.

**B.** A intensidade de absorção na varredura óssea no caso teste é típica de uma lesão metastática esclerótica, mas a unifocalidade, associada aos achados de radiografia simples de uma lesão condroide, torna a metástase menos provável.

**C.** Os achados da radiografia simples correspondem a uma lesão condroide, mas os achados da varredura óssea seriam atípicos para um encondroma. Lesões ósseas benignas (como os encondromas) caracteristicamente têm pouca ou nenhuma captação na varredura óssea. Um total de 20% dos encondromas demonstra absorção moderada, e um percentual muito pequeno de encondromas demonstra de fato a captação mais intensa.

**E.** Cistos ósseos ocorrem na metáfise e podem ser submetidos a tratamento com curetagem e enxerto ósseo, mas são comumente vistos nas primeira e segunda décadas. Cistos ósseos não tratados mostram uma pequena captação periférica, se é que existe alguma. Caso houvesse cirurgia com lascas de ossos, alguma captação na varredura óssea poderia ser observada, mas uma captação intensa seria improvável.

*Pergunta 2*

**D. Correta!** A falta de captação para uma lesão esclerótica ou lesão condroide é muito animadora para a benignidade. A captação moderada é indeterminada. A absorção intensa é preocupante para um processo agressivo, embora lesões benignas possam ocasionalmente apresentar captação intensa.

*Outras escolhas e discussões*

**A.** Ilhas ósseas (enostoses) são ossos compactos normais dentro de osso esponjoso. Estes podem ser confundidos em radiografias simples com metástases ou osteossarcoma, e a varredura óssea pode ser muito útil na diferenciação, uma vez que ilhas ósseas geralmente não sejam ávidas na varredura óssea. No entanto, uma pequena porcentagem de ilhas ósseas comprovadas por biópsia demonstrou atividade leve na varredura óssea.

**B.** Muitas lesões do mieloma são normais na varredura óssea. No entanto, a maioria dos pacientes com mieloma terá pelo menos uma área de captação anormal na varredura óssea de corpo inteiro.

**C.** A principal utilidade para varredura óssea na avaliação de lesão óssea é (1) determinar o grau de captação (que é frequentemente útil na distinção entre benigno e maligno) e (2) para avaliar multifocalidade. A avaliação do corpo inteiro é uma grande força da varredura do osso.

**E.** O fibroma não ossificante geralmente não é muito ávido na varredura óssea.

Três lesões ósseas benignas conhecidas por terem alta captação na cintilografia óssea incluem displasia fibrosa, osteoma osteoide e tumor de células gigantes.

*Pergunta 3*

**A. Correta!** O fenômeno da exacerbação reflete a cura, mas apresenta-se na varredura óssea como aumento da atividade osteoblástica em locais metastáticos após o início do tratamento. Isto pode durar 6 meses. A exacerbação pode causar dor, o que aumenta a confusão. A tomografia computadorizada mostra cicatriz de cura correspondente. A demonstração de novas lesões é útil em sugerir a progressão da doença (em vez de exacerbação).

*Outras escolhas e discussões*

**B.** A captação esternal isolada em um paciente com câncer de mama é geralmente o resultado da doença metastática. Um estudo de 34 pacientes com câncer de mama e captação esternal isolada mostrou que 76% dessas lesões representavam metástases.

**C.** A captação axilar ipsolateral no lado da injeção é quase sempre clinicamente insignificante. No entanto, captação axilar bilateral justifica uma avaliação mais aprofundada. Várias patologias, incluindo doença metastática, linfoma e doença granulomatosa, podem causar acúmulo de radiotraçador em nódulos linfáticos.

**D.** A captação cardíaca na varredura óssea resulta de um recente estudo Cardiolyte, já que ambos os estudos utilizam tecnécio-99m como radiofármaco.

**E.** A varredura óssea é mais sensível a metástases ósseas escleróticas que para metástases ósseas líticas. O oposto é verdadeiro para lesões ósseas em tomografia por emissão de pósitrons fluoro-2-desoxi-D-glicose/tomografia computorizada, que é mais sensível para lesões líticas.

## ■ Leitura Sugerida

Frank JA, Ling A, Patronas NJ, et al. Detection of malignant bone tumors: MR imaging vs scintigraphy. Am J Roentgenol 1990;155(5):1043–1048

### Melhores Dicas

- A captação em costela em um paciente com malignidade conhecida tem chances de representar 10 a 20% de doença metastática.
- A captação em extremidade anterior da costela geralmente é benigna (pós-traumática). A captação linear de costelas é mais preocupante para neoplasias.
- Embora > 50% das lesões de mieloma não sejam visíveis com varredura óssea, 75% dos pacientes com múltiplos mielomas têm uma varredura óssea anormal.

# Elementos Essenciais 9

## ■ Caso

Um paciente com 5 dias de pós-operatório de colecistectomia laparoscópica agora apresenta sintomas relativos a um vazamento biliar. Uma imagem de varredura hepatobiliar aos 60 minutos é fornecida.



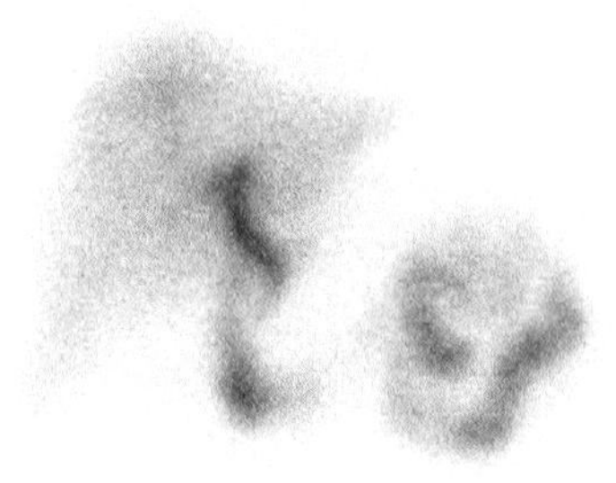

## ■ Perguntas

1. Qual das seguintes é verdadeira?
   A. O vazamento é confirmado.
   B. O vazamento é excluído.
   C. A colecistoquinina é indicada para estimular um vazamento potencial.
   D. Vazamentos biliares geralmente respondem bem ao tratamento conservador.
   E. Se houver um dreno biliar, deve permanecer solto durante o estudo.

2. Em relação à tomografia computadorizada de emissão de fóton único, qual das seguintes opções está correta?
   A. Geralmente, leva cerca de 30 minutos para ser concluída.
   B. Não pode ser realizada com radiofármacos com características de imagem abaixo do ideal, como 1-131 Nal ou In-111 WBC.
   C. O tecnólogo deve mudar a cabeça da câmera para realizar a tomografia computadorizada com emissão de fóton único.
   D. Pelo menos duas cabeças são necessárias para realizar uma tomografia computadorizada de emissão de fótons.
   E. A tomografia computadorizada de emissão de fóton único/tomografia computadorizada é uma atualização de software que facilita a fusão.

3. Em relação à cintilografia e lesões hepáticas, qual das seguintes está correta?
   A. Na varredura hepatobiliar, a visualização de uma lesão hepática focal é altamente sugestiva de malignidade.
   B. A varredura marcada com glóbulos vermelhos para hemangiomas hepáticos é um teste muito preciso.
   C. Varredura marcada com glóbulos vermelhos para hemangiomas esplênicos não é um teste muito preciso.
   D. A única lesão hepática que é visível em uma varredura com coloide de enxofre é a hiperplasia nodular focal.

## Respostas e Explicações

*Pergunta 1*

**D. Correta!** Vazamentos biliares geralmente respondem bem ao tratamento conservador. Na interpretação do estudo, a magnitude do vazamento deve ser estimada (pequena ou grande), e a presença ou ausência de obstrução do ducto biliar deve ser observada.

*Outras escolhas e discussões*

**A.** Nenhum vazamento é visto.

**B.** O vazamento não é excluído nesse momento. Recomenda-se uma imagem tardia adicional de 2 a 4 horas antes de excluir um vazamento. As manobras de posicionamento do paciente (ou seja, vistas em decúbito) também são úteis, aumentando a sensibilidade do teste.

**C.** A colecistocinina (CCK) não é indicada para estimular um vazamento potencial. CCK aumenta a produção da bile e sua subsequente secreção. Embora seja verdade que administrar a CCK provavelmente aumenta a sensibilidade do teste, a desvantagem de aumentar o volume de bile livre indesejada no peritônio supera o lado positivo.

**E.** O fluxo biliar segue o caminho de menor resistência. Um dreno biliar solto permite que o fluxo passe para dentro do tubo e do saco, deixando menos para o local potencial de vazamento. Assim, um dreno não fixado pode resultar em um estudo de vazamento falso-negativo. Lembre-se que se um dreno estiver presente, deve-se fixá-lo durante o estudo.

*Pergunta 2*

**A. Correta!** A tomografia computadorizada de emissão de fóton único (SPECT) geralmente leva cerca de 30 minutos para ser concluída.

*Outras escolhas e discussões*

**B.** As taxas de contagem mais baixas e a qualidade de imagem menos ideal quanto à geração de imagens com agentes, como 1-131 Nal ou In-111 WBC, representam um desafio na realização de SPECT de qualidade. No entanto, em casos seletos, são exatamente essas limitações que obrigam o passo extra de tentar SPECT para obter uma imagem de diagnóstico.

**C.** A cabeça da câmera padrão geralmente não precisa ser alterada para executar a SPECT. A SPECT é mais comumente usada em varreduras cerebrais, das paratireoides, de casos de dores nas costas, incluindo cirurgia fracassada nas costas, e varreduras oncológicas, incluindo Octreotide e Prostascint. SPECT ocasionalmente pode ajudar a resolver problemas com outras varreduras, incluindo as da HIDA.

**D.** Duas cabeças são mais comumente usadas para SPECT, mas uma única cabeça ou três cabeças são opções viáveis. Um estudo comparou os resultados de varreduras a uma ou duas cabeças para SPECT para SPECT miocárdico. O estudo determinou que dos 426 pacientes, o exame com cabeça única foi realmente superior em termos de especificidade, mas a cabeça dupla foi superior em termos de sensibilidade e menos tempo necessário. Os autores concluíram pela preferência da cabeça dupla.

**E.** SPECT/Tomografia computadorizada (CT) é uma máquina de imagem totalmente separada que permite uma varredura quase simultânea tanto SPECT quanto CT. Ela tem uma fusão embutida, semelhante aos modernos varredores PET/CT. Níveis mais baixos de software de fusão também estão disponíveis, a um preço muito mais barato, para uso com varredores SPECT e CT separados. Soluções com software de fusão oferecem menos precisão que um maquinário com hardware apropriado de fusão.

*Pergunta 3*

**B. Correta!** A varredura para hemangioma hepático com hemácias (RBC) marcadas é um teste muito preciso. Um estudo de 2008 mostrou uma sensibilidade de 95% e uma especificação de 98% para hemangiomas hepáticos. A menor lesão dectetada nesse estudo foi de 0,8 cm. Lesões maiores são mais fáceis de serem vistas e caracterizadas. A aparência típica de um hemangioma hepático em uma varredura RBC marcado é um realce intenso no interior do fígado na imagem tardia.

*Outras escolhas e discussões*

**A.** Na varredura hepatobiliar (HDA), a visualização de uma lesão hepática focal não é específica. Hiperplasia nodular focal, adenoma hepático e carcinoma hepatocelular contêm hepatócitos e todos podem ser visualizados em varreduras HIDA. Nem hemangiomas nem metástases são vistos em HIDA.

**C.** Varredura com RBCs marcados para hemangiomas esplênicos é um teste muito preciso. Embora isto tenha sido estudado de forma menos extensiva, existem múltiplos relatos de hemangiomas esplênicos seguindo o mesmo padrão cintilográfico das varreduras de hemangiomas hepáticos com RBCs marcados. Os hemangiomas são as massas benignas mais comuns do baço.

**D.** Embora a hiperplasia nodular focal seja a massa mais comumente observada em uma varredura com coloide de enxofre, os adenomas hepáticos também demonstram alguma captação.

## Leituras Sugeridas


Bucerius J, Joe AY, Lindstaedt I, Manka-Waluch A, Reichmann K, Ezziddin S, et al. Single- vs. dual-head SPECT for detection of myocardial ischemia and viability in a large study population. Clin Imaging 2007;31(4):228–233

Mettler FA, Guiberteau MJ. Chapter 8. In: Essentials of Nuclear Medicine Imaging. 5th edition. Philadelphia, PA: Saunders; 2006: 203–242


### Melhores Dicas

- A ultrassonografia e a tomografia computadorizada podem demonstrar líquidos na fossa da vesíula e no quadrante superior direito. HIDA pode confirmar que o líquido é biliar.
- Muitos bilomas se resolvem espontaneamente. Se necessário, o tratamento pode incluir drenagem percutânea, esfincterectomia e stenting.
- Pacientes com vazamentos de bile podem-se apresentar com anormalidades laboratoriais, dor abdominal, náusea, vômitos, febre, icterícia e aumento de drenagem biliar. Entretanto, alguns pacientes com vazamentos de bile são assintomáticos e apresentam valores laboratoriais normais.

# Elementos Essenciais 10

## ■ Caso

Um paciente com 63,5 kg apresenta-se com dor no peito. As porções de estresse e repouso de um estudo de imagem de perfusão miocárdica são apresentadas.



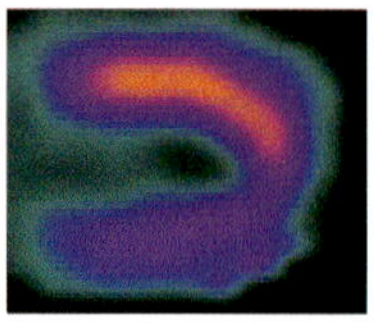

Estresse

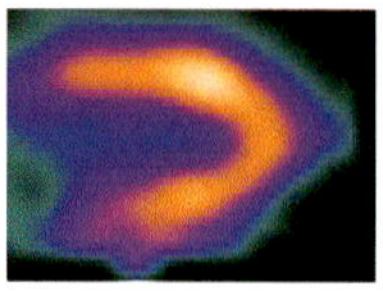

Repouso

## ■ Perguntas

1. Qual dos seguintes refere-se ao diagnóstico mais provável?
   A. Infarto fixo na parede inferior.
   B. Artefato de atenuação diafragmática.
   C. Artefato de bloqueio do feixe de ramo esquerdo.
   D. Isquemia reversível na parede inferior, provavelmente distribuição da artéria coronária direita.
   E. Isquemia reversível, mas a imagem de perfusão miocárdica não pode estimar a distribuição vascular.

2. Métodos estatísticos, como o teorema de Bayes, definem a população ideal de pacientes para a seleção de alguns testes diagnósticos. Para diagnosticar a doença arterial coronariana, qual paciente teria mais benefícios com uma varredura de perfusão miocárdica?
   A. Uma mulher de 27 anos de idade com falta de ar. Sem histórico médico anterior.
   B. Um homem de 61 anos de idade com dor no peito. Sem histórico médico anterior.
   C. Um homem de 65 anos de idade com dor no peito. Com histórico de infarto do miocárdio e histórico de 50 anos de tabagismo.
   D. Uma mulher de 34 anos de idade com dor torácica intermitente. Histórico de asma.

3. Em relação aos produtos radiofarmacêuticos utilizados na imagem de perfusão miocárdica, qual das seguintes está correta?
   A. Sestamibi é hidrofílico e se difunde livremente dentro e fora da célula miocárdica.
   B. Myoview (GE Healthcare, Little Chalfont, Reino Unido; tetrofosmina) é semelhante ao Cardiolyte (Lantheus Medical Imaging, Inc., Billerica, MA; sestamibi), mas apresenta depuração hepática mais atrasada.
   C. Após a extração, o tálio sofre redistribuição em uma troca contínua entre a célula miocárdica e *pool* sanguíneo vascular.
   D. Vantagens do tálio sobre o sestamibi incluem qualidade de imagem superior e menor dose efetiva de radiação.
   E. *Gating* não pode ser realizado com tálio por causa de contagens proibitivamente baixas.

## Respostas e Explicações

*Pergunta 1*

**D. Correta!** Existe um defeito reversível centrado na parede inferior.

*Outras escolhas e discussões*

**A.** Há um defeito de parede inferior nas imagens de estresse que não é visto nas imagens de descanso. O defeito é revertido. Um infarto permanece fixo.

**B.** O artefato da mama ocorre tipicamente em mulheres de seios grandes e geralmente permanece fixo. (Menos comumente, o defeito pode "reverter" se o posicionamento do paciente mudar entre as imagens de estresse e de repouso). Este artefato visto comumente fixo ocorre nas paredes anterior e lateral.

**C.** Um defeito no bloqueio do feixe de ramos esquerdo é tipicamente observado no septo. É acentuado por uma elevação na frequência cardíaca e, portanto, é mais pronunciado com o teste de exercício (e não com o teste farmacológico). Este artefato pode ser fixo ou reversível. Uma pista nas imagens de filme é o movimento septal paradoxal, que às vezes é observado nesses pacientes.

**E.** Embora a imagem de perfusão miocárdica seja um teste fisiológico, distribuições anatômicas correlacionam-se razoavelmente bem com locais de defeito, e essas distribuições devem ser sugeridas nos relatórios. Como diretrizes gerais, o descendente anterior esquerdo alimenta o septo e as paredes anteriores, o circunflexo esquerdo alimenta as paredes laterais e inferiores laterais, e a artéria coronária direita alimenta o septo inferior e as paredes inferiores do ventrículo esquerdo.

*Pergunta 2*

**B. Correta!** A epidemiologia do paciente B o coloca em um possível pré-teste intermediário por apresentar a doença. Um paciente com uma probabilidade intermediária de doença arterial coronariana (CAD) é o candidato mais ideal para uma varredura de perfusão miocárdica (quando realizada para diagnosticar doença),

*Outras escolhas e discussões*

**A.** É muito improvável que o paciente na escolha A tenha a doença, e uma varredura positiva provavelmente representaria um falso-positivo.

**C.** O paciente na escolha C tem uma chance muito alta de ter a doença, e uma cintilografia de perfusão miocárdica provavelmente acrescentaria pouco no diagnóstico de CAD. Uma varredura positiva seria esperada, enquanto uma varredura negativa provavelmente representaria um falso-negativo.

**D.** É muito improvável que o paciente na escolha D apresente a doença, e uma varredura positiva muito provavelmente representa um falso-positivo.

*Pergunta 3*

**C. Correta!** Esta redistribuição de tálio é vantajosa para avaliação de viabilidade. Com miocárdio normal, o tálio (um análogo do potássio) desaparece em 3 horas. Nos estados isquêmicos, a captação é atrasada e reduzida, e a liberação é lenta. Rubídio, um agente usado para a perfusão cardíaca na tomografia por emissão de pósitrons, é um análogo de tálio e se comporta de maneira semelhante.

*Outras escolhas e discussões*

**A.** Sestamibi é *lipofílico* e é *fixado* na mitocôndria de células miocárdicas. Visto que é largamente fixado no coração, existe flexibilidade entre o tempo de injeção e o tempo de varredura. Isto é útil no cenário de emergência, mas é problemático ao avaliar a viabilidade.

**B.** A tetrofosmina tem uma depuração hepática mais rápida que o sestamibi e requer um pouco menos de atraso antes da varredura. Isto permite uma taxa mais rápida de passagem de pacientes comparando-se aos pacientes com sestamibi. Não obstante, o sestamibi é mais comumente utilizado nos Estados Unidos.

**D.** As vantagens do *sestamibi sobre o tálio* incluem qualidade superior de imagem e menor dose efetiva de radiação. Tecnécio-99m sestamibi e tecnécio-99m tetrofosmina têm largamente substituído o tálio por causa da qualidade de imagem superior e menor dose efetiva de radiação. A imagem de tálio começa mais cedo que a imagem com base em tecnécio, e deve começar assim que a frequência cardíaca do paciente volte aos níveis basais.

**E.** O tálio tem contagens mais baixas, e o *gating* geralmente não é realizado. No entanto, vários estudos concluíram que o *gating* pode ser realizado de modo bem-sucedido com tálio. *Gating* é mais desafiador e um pouco menos acurado e menos preciso com tálio que com imagens com base em tecnécio.

## Leitura Sugerida

Gibbons RJ, Balady GJ, Beasley JW, et al. ACC/AHA Guidelines for Exercise Testing. A report of the American College of Cardiology/American Heart Association Task Force on Practice Guidelines (Committee on Exercise Testing). J Am Coll Cardiol 1997;30(1):260–311

### Melhores Dicas

- Um protocolo de isótopo duplo utiliza tanto o tálio quanto o tecnécio. Isto combina uma rápida movimentação de pacientes com a oportunidade para avaliar a viabilidade.
- Pacientes com CAD grave podem-se beneficiar da nitroglicerina sublingual administrada vários minutos antes da administração farmacológica. Isto pode aumentar a sensibilidade para detectar tecido perfundido.
- A infiltração da dose reduz a quantidade de radiotraçador disponível e pode resultar em artefatos, mascarando defeitos reais.

# Com Detalhes 1

## ■ Caso

Um paciente apresenta-se com dor nas costas. Qual dos seguintes é o melhor diagnóstico?

A. Discite.
B. Mieloma múltiplo.
C. Doença metastática.
D. Sequela traumática.
E. Alteração pós-operatória.

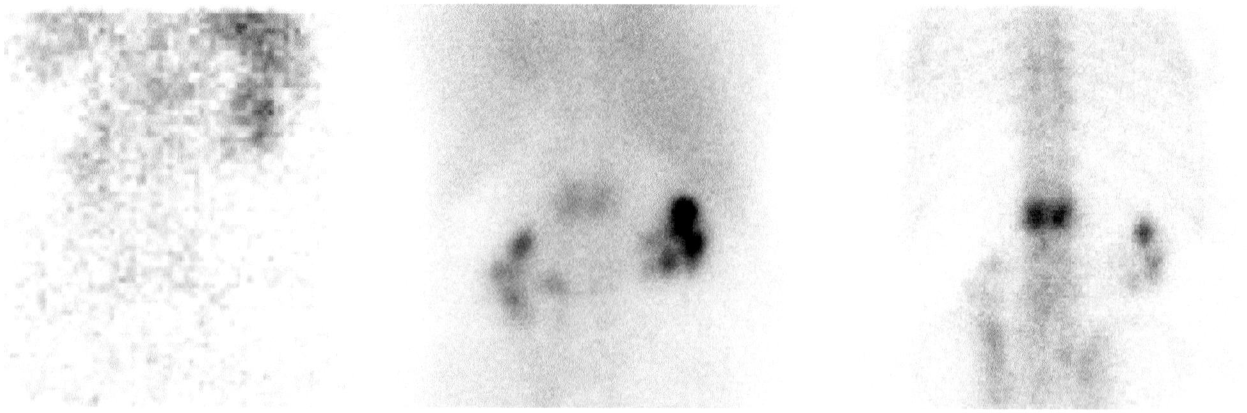

FLUXO — ACÚMULO DE SANGUE — 3 HORAS DEPOIS

Fluxo, acúmulo de sangue e 3 horas depois.

## ■ As seguintes questões pertencem à cintilografia óssea.

1. No hiperparatireoidismo, o padrão típico de captação extraóssea é encontrado em quais órgãos?
2. Verdadeiro ou Falso. A captação no líquido pleural ou ascite geralmente significa exsudato subjacente.
3. Uma "supervarredura" é menos comum atualmente que era há 20 anos por causa da _____.
4. O fenômeno "flare", às vezes, observado após o tratamento de câncer, geralmente dura _____.
5. Verdadeiro ou Falso. Captação axilar ipsolateral (no mesmo lado da injeção) geralmente é benigna.
6. Pertecnetato livre significativo com tecnécio-99m (Tc-99m) difosfato de metileno (MDP) leva à captação excessiva no _____.
7. A maior relação alvo-fundo com o Tc-99m MDP é vista em _____ horas.
8. Qual porcentagem de perda/recuperação óssea é necessária para detecção na varredura óssea?
9. Pacientes com câncer de próstata com níveis de antígeno próstata-específicos < 10 ng/mL têm uma chance de _____% de ter doença óssea metastática.
10. Aproximadamente 70% das fraturas não complicadas normalizam em varredura óssea em aproximadamente _____.

## ■ Respostas e Explicações

**A. Correta!** Este é um caso de discite. A aparência típica de discite na varredura óssea é atividade aumentada em três fases centrada no disco e acometendo as placas terminais do corpo vertebral adjacente. Embora a absorção trifásica não seja um achado específico, a distribuição de dois níveis contíguos na coluna torna o processo (infecção) muito mais provável que um processo com base no osso. Na discite, o osso é acometido secundariamente.

### *Outras escolhas e discussões*

As opções B, C e D não são fundamentadas no espaço do disco. A escolha E poderia envolver níveis contíguos, mas a intensidade de captação vista aqui traria uma forte preocupação de infecção.

### *Pergunta 1*

No hiperparatireoidismo, a captação extraóssea é encontrada no estômago, pulmões e rins.

### *Pergunta 2*

**Verdadeiro.** A captação no líquido pleural ou ascite na cintilografia óssea é geralmente exsudativa (e geralmente é maligna).

### *Pergunta 3*

Uma "supervarredura" hoje em dia é menos comum que há 20 anos por causa de equipamentos aprimorados. Uma "supervarredura" é uma varredura óssea com metástases ósseas difusas que podem ser perdidas na inspeção inicial em razão da captação extensa e maligna relativamente homogênea por todos os ossos. Visto que quase todos os radiotraçadores são absorvidos pelos ossos em uma supervarredura, uma pista é a invariabilidade da má visualização dos rins. Hoje, a melhor qualidade de imagem resulta em uma melhor resolução, e agora é mais fácil visualizar uma inomogeneidade metastática sutil. Assim, uma verdadeira "supervarredura" é menos comum.

### *Pergunta 4*

O fenômeno "*flare*", às vezes visto após o tratamento do câncer, geralmente dura até 6 meses. O fenômeno "*flare*" com maior intensidade na varredura óssea em lesões metastáticas conhecidas indica uma resposta favorável ao tratamento. Ao mesmo tempo em que a "*flare*" aparece na varredura óssea, tanto a esclerose na tomografia computadorizada quanto queixas subjetivas de dor podem aumentar (resultando em confusão diagnóstica subsequente).

### *Pergunta 5*

**Verdadeiro.** A captação axilar ipsolateral (no mesmo lado da injeção) é quase sempre um achado benigno e não requer mais investigação. Entretanto, a captação axilar contralateral deve ser considerada patológica até que se prove o contrário.

### *Pergunta 6*

O pertecnetato livre significativo com o Tc-99m MDP conduz à excessiva captação na tireoide, estômago e glândulas salivares.

### *Pergunta 7*

A maior relação alvo-fundo com o Tc-99m MDP é vista em 6 a 12 horas. No entanto, a varredura é realizada antes para diminuir o tempo do exame e otimizar a conveniência do paciente.

### *Pergunta 8*

Uma perda óssea de 5% é necessária para a detecção com varredura óssea, *versus* 50% de perda óssea necessária para detecção na radiografia simples.

### *Pergunta 9*

Pacientes com câncer de próstata com antígeno específico da próstata com níveis <10 ng/mL tem < 1% de chance de ter doença óssea metastática.

### *Pergunta 10*

Aproximadamente 70% das fraturas não complicadas se normalizam na varredura óssea em 1 ano. Um total de 95% se normaliza em 3 anos. Fraturas mais complexas podem persistir por mais tempo.

## ■ Leituras Sugeridas

Brenner AI, Koshy J, Morey J, Lin C, DiPoce J. The bone scan. Semin Nucl Med 2012;42(1):11–26

Choong K, Monaghan P, McLean R, et al. Role of bone scintigraphy in the early diagnosis of discitis. Ann Rheum Dis 1990;49(11):932–934

Ouvrier MJ, Vignot S, Thariat J. [State of the art in nuclear imaging for the diagnosis of bone metastases]. Bull Cancer 2013;100(11):1115–1124

Wong DC. Malignant ascites visualized on a radionuclide bone scan. Australas Radiol 1998;42(3):246–247

### Melhores Dicas

- Em adultos, 50% do radiotraçador se localiza no osso, mas, em crianças, este número aumenta para 75%. É por isso que estudos pediátricos parecem melhores, e razão pela qual a imagem de crianças em 2 horas é viável.
- A doença metastática com base na medula ou doença metastática lítica é frequentemente oculta na varredura óssea.
- Em relação à prótese articular, um exame negativo de varredura óssea normalmente exclui um processo complicado. Mas se a atividade for observada, determinar a importância é difícil, já que muitas próteses descomplicadas mostram captação.

# Com Detalhes 2

## ■ Caso

Uma varredura hepatoesplênica foi realizada. Qual dos seguintes é o diagnóstico mais provável?

A. Normal.
B. Hiperplasia nodular focal.
C. Deslocamento de coloide.
D. Esplenose.
E. Lesão ocupando espaço.

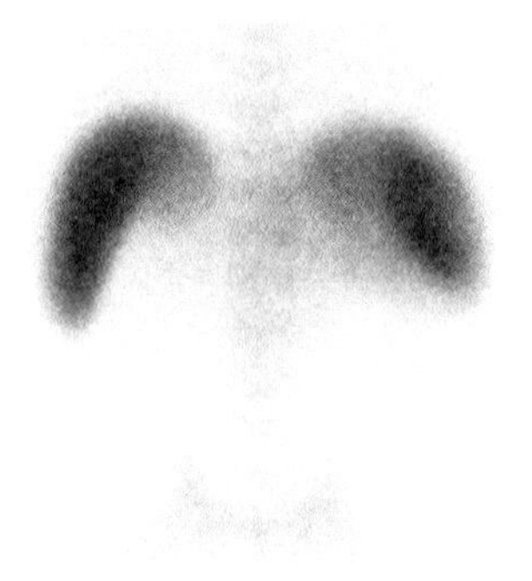

Posterior

## ■ As perguntas a seguir referem-se à varredura hepatoesplênica.

1. Verdadeiro ou Falso. O deslocamento de coloide é um achado específico para insuficiência hepática irreversível.
2. Verdadeiro ou Falso. Um grande problema com varreduras de fígado-baço é que o teste avalia apenas as células de Kupffer, que abrangem < 10% de células hepáticas e, portanto, a varredura não reflete realmente a magnitude da patologia do fígado.
3. Verdadeiro ou Falso. Qualquer captação da medula observada em uma varredura de baço-fígado é anormal.
4. Verdadeiro ou Falso. A tomografia computadorizada com emissão de fóton único (SPECT) é muito útil na avaliação do deslocamento de coloides.
5. Verdadeiro ou Falso. A captação focal aumentada no fígado é frequentemente vista com uma variedade de neoplasias hepáticas, incluindo carcinoma hepatocelular e metástases.
6. Verdadeiro ou Falso. No deslocamento de coloide grave, a captação pulmonar pode ser observada.
7. Verdadeiro ou Falso. A captação em uma varredura de coloide de enxofre em um transplante renal pode ser vista na rejeição.
8. Verdadeiro ou Falso. Fígados gordurosos são sempre normais em uma varredura fígado-baço.
9. Verdadeiro ou Falso. A cintilografia do baço só é possível com coloide de enxofre.
10. Verdadeiro ou Falso. Se o baço estiver anatomicamente presente, mas não visto na cintilografia, isto é denominado "asplenia funcional".

## Respostas e Explicações

**C. Correta!** A distribuição do radiotraçador é anormal. Isto é consistente com o deslocamento de coloides. A captação do radiotraçador reflete a distribuição da perfusão e funcionamento hepático das células reticuloendoteliais no fígado (células de Kupffer) e baço. A distribuição normal é para o fígado (80 a 90%), baço (10%), e medula óssea (5%).

### *Outras escolhas e discussões*

**A.** Absorção demasiada na medula e baço são normais. As descobertas do caso de teste são consistentes com o deslocamento de coloides. Normalmente, não se observa captação da medula ou observa-se apenas uma captação muito fraca da medula.

**B.** Nenhuma massa hepática é vista. A hiperplasia nodular focal retém quantidades variáveis de hepatócitos e células de Kupffer, e pode ser quente, fria, ou da mesma intensidade do fígado adjacente em uma varredura com coloide de enxofre.

**D.** Há atividade homogênea no baço e não há áreas de atividade adicionais inexplicadas no exame para sugerir esplenose.

**E.** Não há defeitos frios definidos para sugerir uma lesão ocupando espaço. No passado, a varredura do fígado e do baço era invocada para detectar lesões hepáticas malignas que ocupavam espaço. Imagens anatômicas substituíram a varredura fígado-baço para esse propósito.

### *Pergunta 1*

**Falso.** O deslocamento de coloide é um achado inespecífico e pode ser decorrente da disfunção hepatocelular (cirrose, congestão passiva, quimioterapia), infecção (hepatite, mononucleose, sepse) ou ativação da medula. Pacientes com doença metastática hepática difusa podem também ter deslocamento de coloide.

Normalmente, a atividade no baço é igual ou menor que a do fígado. A maioria dos leitores usa inspeção visual, mas se quantificação for desejável, uma relação baço-fígado (com base na imagem posterior) de > 1,5:1 é anormal.

### *Pergunta 2*

**Falso.** Embora seja verdade que as células de Kupffer compreendem < 10% da massa hepática, essas células refletem adequadamente a maior parte das patologias hepáticas. Varreduras de fígado-baço são um bom indicador do estado geral do fígado.

### *Pergunta 3*

**Falso.** A captação medular discreta é frequentemente observada em pacientes normais. A dose típica para uma varredura fígado-baço é de 5 mCi. Lembre-se que quando doses significativamente maiores do mesmo radiotraçador são injetadas (20 mCi), a imagem de rotina da medula óssea é possível.

### *Pergunta 4*

**Falso.** SPECT deve ser usado para avaliar massas focais esplênicas ou hepáticas. No entanto, a SPECT não é realmente necessária para a avaliação do deslocamento de coloides, que é determinada pela visualização da distribuição relativa de radiotraçador no fígado, baço e medula.

### *Pergunta 5*

**Falso.** A maior parte das lesões hepáticas ocupando espaço é representada por defeitos frios na varredura fígado-baço (se eles forem grandes o suficiente para serem vistos). A hiperplasia nodular focal tem a característica única de retenção de células Kupffer e algumas vezes podem demonstrar captação aumentada ou normal em exames de fígado-baço. Raramente, adenomas também podem acumular radiotraçador.

### *Pergunta 6*

**Verdadeiro.** Na disfunção hepática grave, o deslocamento de coloide pode ser visto nos pulmões e rins.

### *Pergunta 7*

**Verdadeiro.** Este achado pode ocorrer após o episódio de rejeição e não indica necessariamente rejeição aguda.

### *Pergunta 8*

**Falso.** Um fígado gorduroso tem uma aparência variável na varredura fígado-baço, variando a captação hepática de normal à difusamente diminuída e deslocamento de coloides. Para casos de problemas hepáticos em que há questão de uma "massa" *versus* infiltração gordurosa focal, a varredura com coloide de enxofre com SPECT pode ajudar a confirmar o tecido normal.

### *Pergunta 9*

**Falso.** Além de imagens com coloide de enxofre, o baço pode ser seletivamente avaliado por um exame de varredura com células vermelhas danificadas pelo calor marcadas com tecnécio-99m. O fígado não será visto com o escaneamento de células vermelhas do sangue danificadas pelo calor marcadas com tecnécio-99m. No entanto, desvantagens para esse método em comparação à varredura de fígado-baço incluem mais etapas na preparação e manipulação necessária na reinjeção posterior do sangue do paciente.

### *Pergunta 10*

**Verdadeiro.** Se o baço encontrar-se anatomicamente presente, mas não é visto na cintilografia, isto é denominado "asplenia funcional". Os diagnósticos diferenciais de asplenia funcional incluem anemia falciforme (por meio de infartos repetidos), hipóxia esplênica pós-operatória, lúpus, hepatite crônica agressiva e doença enxerto *versus* hospedeiro.

## Leitura Sugerida

Williams S. Liver-spleen imaging–radiopharmaceuticals & technique: Tc-sulfur colloid: (Dose: 5mCi). Aunt Minnie.com. April 3, 2002. Accessed June 2016. http://www.auntminnie.com/index.asp?sec=ref&sub=ncm&pag=dis&ItemID=55289

### Melhores Dicas

- Ao interpretar uma varredura fígado-baço, use a vista posterior para comparar as intensidades relativas do baço e fígado.
- Além de avaliar o deslocamento de coloide em uma varredura de fígado-baço, certifique-se de rever cuidadosamente as imagens para excluir uma massa incidental.
- Patologias vasculares (síndrome da veia cava superior e síndrome de Budd-Chiari) ocasionalmente resultam em atividade focal aumentada nos exames de fígado-baço por causa das alterações na perfusão.

# Com Detalhes 3

## ■ Caso

Este paciente apresenta testes laboratoriais normais de função tireoidiana e encontra-se assintomático. Qual das seguintes está correta?

A. O paciente tem um bócio hiperfuncionante.
B. O melhor tratamento é a observação.
C. O melhor tratamento é a radioiodoterapia.
D. A chance de qualquer um desses nódulos tireoidianos representar câncer é maior que a chance de uma pessoa com um único nódulo.
E. Diferenciar uma glândula hiperfuncionante de uma glândula do eutireoidiano com base apenas em imagens cintilográficas é geralmente muito fácil.

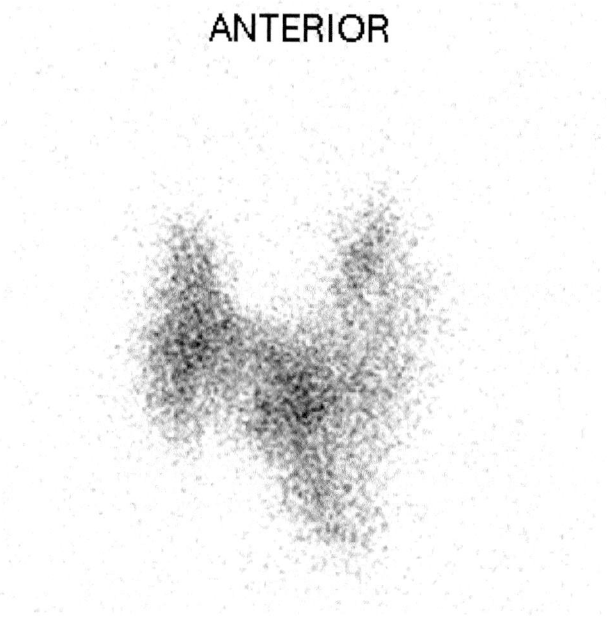


## ■ As seguintes questões dizem respeito à cintilografia endócrina.

1. Verdadeiro ou Falso. Nódulos quentes nunca são malignos.
2. Verdadeiro ou Falso. Bócios subesternais têm melhores imagens com tecnécio-99m (Tc-99m) pertecnetato.
3. Verdadeiro ou Falso. Um paciente que no momento recebe uma medicação antitireoidiana é uma contraindicação absoluta a uma varredura da tireoide com pertecnetato ou iodo.
4. Verdadeiro ou Falso. O Tc-99m pertecnetato é frequentemente recomendado para cintilografia da tireoide na população pediátrica, porque oferece exposição mínima à radiação.
5. Verdadeiro ou Falso. Nódulos frios da tireoide que representam câncer de tireoide bem diferenciado não mantêm a função da tireoide.
6. Verdadeiro ou Falso. Tomografia por emissão de pósitron com fluoro-2-desoxi-D-glicose (FDG)-(PET)/tomografia computadorizada (CT) tem maior sensibilidade para a detecção de carcinoma diferenciado de tireoide que o radioiodo.
7. Verdadeiro ou Falso. Os cistos do ducto tireoglosso geralmente contêm o funcionamento da tireoide que pode ser demonstrado com cintilografia da tireoide.
8. Verdadeiro ou Falso. Uma varredura FDG PET/CT é mais sensível para detectar o câncer de tireoide, quando o hormônio estimulador da tireoide é elevado.
9. Verdadeiro ou Falso. A atividade hepática difusa em uma varredura de radioiodo pós-ablação é muito provavelmente benigna.
10. Verdadeiro ou Falso. A atividade variante de radioiodo normal é vista em todas as seguintes áreas: transpiração, hematoma, doença pulmonar inflamatória, vesícula e feridas na pele.

## ■ Respostas e Explicações

**B. Correta!** O melhor tratamento é a observação. O paciente é eutireoidiano e assintomático. Nenhum tratamento é indicado.

*Outras escolhas e discussões.*

**A.** O paciente não possui um bócio hiperfuncionante. Os exames de laboratório são normais.

**C.** No paciente assintomático, a terapia geralmente não é indicada. No entanto, notar que a radioiodoterapia para o bócio não tóxico não é excessiva e é frequentemente realizada na Europa. Estudos cuidadosos confirmaram uma redução consistente no volume da tireoide após uma dose única de terapia.

**D.** A chance de um câncer de tireoide entre os nódulos em uma glândula multinodular é menor que para uma pessoa com um único nódulo de tireoide.

**E.** Diferenciar uma glândula hiperfuncionante da glândula de um eutireoidiano, baseando-se apenas nas imagens cintilográficas, nem sempre é fácil. Diagnosticar a hiperfunção nas imagens requer supressão, o que pode ser um pouco subjetivo. Por exemplo, o uso de janelas das imagens pode ativar ou desativar a supressão. Uma correlação com a captação de radioiodo e os valores laboratoriais é muito útil.

*Pergunta 1*

**Falso.** Nódulos quentes podem ser malignos. Nódulos quentes (hiperfunção com supressão do restante da glândula) têm uma chance < 1% de malignidade. No entanto, nódulos mornos e frios têm um risco maior de malignidade. Nódulos mornos são aqueles que são pelo menos tão intensos quanto o tecido tireoidiano adjacente, mas sem supressão desse tecido.

*Pergunta 2*

**Falso.** Hemorragia mediastinal alta com pertecnetato Tc-99m limita sua utilidade para o bócio subesternal. O 1-123 NaI é geralmente considerado a melhor escolha, pois oferece menor radiação que o 1-131 NaI. Alguns especialistas em medicina nuclear preferem 1-131 NaI.

*Pergunta 3*

**Falso.** Embora seja verdade que a medicação antitireoidiana seja uma contraindicação bem conhecida, o endocrinologista pode querer avaliar a função tireoidiana, enquanto o paciente está em terapia.

*Pergunta 4*

**Verdadeiro.** Por exemplo, o pertecnetato Tc-99m pode ser usado para avaliar tireoidite lingual ou hipotireoidismo neonatal.

*Pergunta 5*

**Falso.** Os nódulos frios do câncer bem diferenciados da tireoide são frios porque eles têm relativamente menos a função que o tecido normal adjacente. No entanto, eles retêm alguma função, razão pela qual esse tecido pode ser tratado com sucesso com doses maiores de radioiodo.

*Pergunta 6*

**Falso.** FDG PET/CT é mais útil quando o carcinoma da tireoide bem diferenciado torna-se pouco diferenciado. Também é útil em células anaplásicas, célula de Hurthle e de carcinomas medulares da tireoide. Varreduras com iodo e FDG PET-CT são complementares.

*Pergunta 7*

**Falso.** Os cistos do ducto tireoglosso geralmente não estão funcionando.

*Pergunta 8*

**Verdadeiro.** O mesmo é verdadeiro com a cintilografia com iodo.

*Pergunta 9*

**Verdadeiro.** Este achado comumente visto não se correlaciona com níveis de tireoglobulina ou funcionamento da doença metastática.

Um exame de radioiodo normalmente tem atividade fisiológica nas glândulas salivares, tireoide (se presente), estômago, intestino, bexiga urinária e mamas.

*Pergunta 10*

**Verdadeiro.** Como a maioria dos estudos cintilográficos, as varreduras de radioiodo são fisiológicas, não anatômicas, e os achados devem ser correlacionados com o exame físico e imagem radiológica, conforme necessário.

## ■ Leituras Sugeridas


Gharib H, Papini E, Valcavi R, Baskin HJ, Crescenzi A, Dottorini ME, et al. American Association of Clinical Endocrinologists and Associazione Medici Endocrinologi medical guidelines for clinical practice for the diagnosis and management of thyroid nodules. Endocr Pract 2006;12(1):63–102

Meier DA, Kaplan MM. Radioiodine uptake and thyroid scintiscanning. Endocrinol Metab Clin North Am 2001;30:291–313

Oh JR, Ahn BC. False-positive uptake on radioiodine whole-body scintigraphy: physiologic and pathologic variants unrelated to thyroid cancer. Am J Nucl Med Mol Imaging 2012;2(3):362–385

Sarkar SD. Benign thyroid disease: what is the role of nuclear medicine? Semin Nucl Med 2006;36,185–193


### Melhores Dicas

- Embora as varreduras de radioiodo de corpo todo sejam simples de interpretar, áreas de atividades falso-positivas às vezes surgem. A tomografia computadorizada com emissão de fóton único ou correlação da tomografia computadorizada com emissão de fóton único/tomografia computadorizada podem ajudar em casos problemáticos.
- Nódulos menores que 1 cm são difíceis de caracterizar na cintilografia da tireoide.
- FDG PET/CT e varreduras de radioiodo são complementares na avaliação do câncer de tireoide. O radioiodo é melhor para o tumor bem diferenciado, enquanto que o FDG PET/CT é melhor para o tumor mal diferenciado.

# Com Detalhes 4

## ■ Caso

Um paciente apresenta-se com dor no joelho direito, estado pós-implante de joelho direito há 2 anos e inchaço por 2 meses. (O joelho esquerdo encontra-se assintomático e foi substituído há 5 anos.) Em relação a esse paciente e cintilografia da prótese, qual das seguintes é a MELHOR resposta?

A. O estudo é essencialmente normal.
B. O padrão de aumento da atividade ao redor da articulação é confiável na diferenciação de afrouxamento da infecção.
C. A captação após 1 ano nessa prótese é anormal e altamente suspeita de afrouxamento ou infecção.
D. Uma varredura óssea negativa geralmente exclui um processo complicado relacionado com a prótese.
E. Se uma varredura de glóbulos brancos (WBC) for realizada em seguida e mostrar captação periarticular, então uma infecção está quase certamente presente.



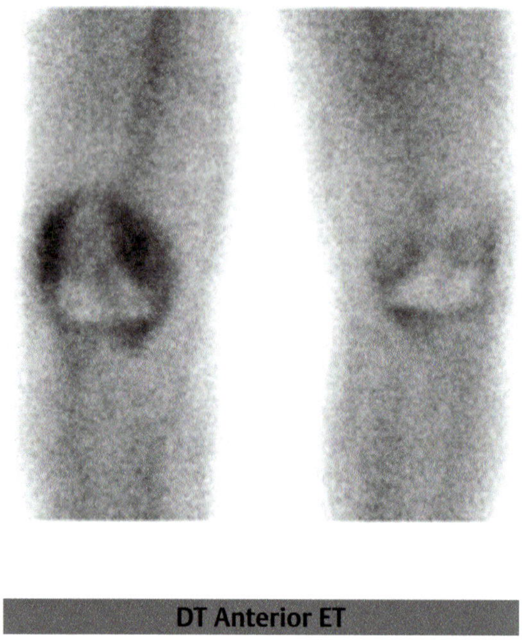


Acúmulo de sangue

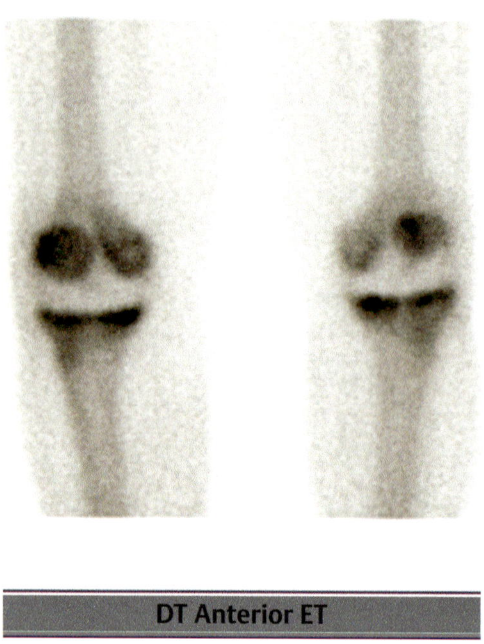


Atraso de três horas

## ■ As seguintes questões dizem respeito à cintilografia óssea.

1. Verdadeiro ou Falso. A doença metabólica não pode ser diferenciada da doença metastática generalizada na varredura óssea.
2. Verdadeiro ou Falso. Tanto a doença de Paget quanto a displasia fibrosa muitas vezes são muito quentes na varredura óssea.
3. Verdadeiro ou Falso. A osteoporose é frequentemente detectável na varredura óssea.
4. Verdadeiro ou Falso. A varredura óssea é útil para determinar quando a cirurgia em miosite ossificante é indicada.
5. Verdadeiro ou Falso. Tomografia computadorizada de emissão de fóton único (SPECT) pode ser realizada em qualquer parte do corpo para uma varredura óssea, sem problema de artefato indesejado.
6. Verdadeiro ou Falso. Varredura óssea no ambiente de uma fratura por compressão do corpo vertebral é útil para o planejamento de vertebroplastia ou cifoplastia.
7. Verdadeiro ou Falso. Tanto a metástase dolorosa osteoblástica quanto a osteolítica podem ser tratadas com emissores beta-Estrôncio-89 ou Samário-153.
8. Verdadeiro ou Falso. A atividade WBC em articulações de Charcot é altamente específica para infecção.
9. Verdadeiro ou Falso. A aparência mais comum para uma articulação séptica na varredura óssea é um estudo normal.
10. Verdadeiro ou Falso. Um defeito frio pode ser visto no grupo etário pediátrico muito jovem no contexto de osteomielite.

## Respostas e Explicações

**D. Correto!** Ao avaliar a prótese dolorosa, uma avaliação negativa na varredura óssea é geralmente tranquilizadora, excluindo-se um processo complicado. No entanto, observar a armadilha que a osteomielite crônica pode ocasionalmente causar, um falso negativo.

### *Outras escolhas e discussões*

**A.** Existe uma captação periarticular moderadamente intensa. Esse estudo não é normal.

**B.** Embora inicialmente se pensasse que a atividade focal representava o afrouxamento, enquanto a atividade difusa representava a infecção, há, na verdade, uma sobreposição significativa, e a distribuição da atividade não é muito útil para distinguir esses dois processos.

**C.** A cintilografia de prótese do joelho é frequentemente problemática, quando positiva. Mais de 50% de todos os componentes femorais e 75% todos os componentes tibiais mostram captação periprotética > 12 meses após a substituição. Neste caso, há anormalidades na captação bilateral, e a atividade no joelho direito sintomático é preocupante. Na cirurgia, a infecção foi confirmada à direita.

**E.** A captação em uma varredura WBC é o resultado de material infectado ou medula normal comprimida. Isto precisaria ser mais correlacionado com uma varredura de medula coloidal com enxofre. Se a captação da varredura da medula estiver de acordo com a varredura de captação da WBC, então, as varreduras combinadas são negativas para infecção.

### *Pergunta 1*

**Falso.** Em comparação à doença metastática, a captação com doença óssea metabólica é mais uniforme, estende-se para o esqueleto apendicular distal e demonstra frequentemente uma captação calvarial e mandibular intensa. Às vezes, a captação extraóssea de anormalidades com o metabolismo do cálcio e do fósforo resulta em atividade nos pulmões, estômago e rins.

### *Pergunta 2*

**Verdadeiro.** A doença de Paget frequentemente demonstra intensa atividade focal na varredura óssea. Paget é geralmente uma doença de longa duração encontrada em uma população mais velha. A pelve, o crânio, a espinha e os ossos longos são áreas típicas de distribuição. A displasia fibrosa pode demonstrar captação similarmente intensa. A displasia fibrosa é geralmente encontrada em população mais jovem.

### *Pergunta 3*

**Falso.** A osteoporose não complicada tem aparência normal em varredura óssea. A varredura óssea é útil para detectar as fraturas que geralmente se desenvolvem no paciente osteoporótico.

### *Pergunta 4*

**Verdadeiro.** A cirurgia é realizada para preservar a mobilidade articular, e é provável que a miosite ossificante volte a ocorrer se a cirurgia for realizada antes que a lesão seja vencida. A varredura serial de ossos ajuda nessa determinação. Lesões curadas demonstram atividade decrescente em todas as três fases, quando comparadas a estudos anteriores.

### *Pergunta 5*

**Falso.** O artefato da bexiga de SPECT é uma fonte comum de erro na pelve. Isto é causado, em parte, pela alteração da atividade da bexiga ao longo do tempo. A melhoria dos fatores técnicos diminuiu o problema. Além do SPECT, a avaliação da cintilografia óssea da pelve também se beneficia da cintilografia planar ideal. Isto inclui a otimização da micção, o uso de cateterismo, se necessário, imagens tardias e múltiplas visualizações adicionais, incluindo visão do detector e visualizações laterais.

### *Pergunta 6*

**Verdadeiro.** A captação aumentada na fratura por compressão na varredura óssea é altamente preditiva de uma resposta clínica positiva ao tratamento percutâneo. SPECT/tomografia computadorizada agora está sendo usada em alguns centros, com avanços incrementais da imagem planar acima do padrão.

### *Pergunta 7*

**Verdadeiro.** Uma varredura óssea positiva recente é necessária de antemão. A maior parte dos pacientes encaminhados para esse tratamento apresenta lesões escleróticas na imagem anatômica, mas se as lesões líticas do paciente provocarem uma resposta significativa na varredura óssea, esses pacientes também podem ser tratados.

### *Pergunta 8*

**Falso.** A captação anormal de WBC é observada tanto em articulações de Charcot infectadas quanto não infectadas. A captação anormal em WBC que não é observada na varredura óssea (ou é muito mais quente que na varredura óssea) é positiva para infecção.

### *Pergunta 9*

**Falso.** Na maioria dos casos, há uma atividade discreta em uma distribuição periarticular, mais bem visualizada nas primeiras imagens. No entanto um estudo normal é possível, e o teste não deve ser usado para excluir uma articulação séptica.

### *Pergunta 10*

**Verdadeiro.** Um defeito frio, com ou sem atividade periférica leve, pode ser observado na faixa etária pediátrica muito jovem no quadro de osteomielite. Isto ocorre se o aumento da pressão prejudicar a circulação, e isto foi denominado "osteomielite fria". Isto é incomum.

## Leituras Sugeridas


Love C, Marwin SE, Palestro CJ. Nuclear medicine and the infected joint replacement. Semin Nucl Med 2009;39:66–78

Shehab D, Elgazzar AH, Collier BD. Hetertopic ossification. J Nucl Med 2002;43:346–353


### Melhores Dicas

- A cintilografia de prótese é frequentemente desafiadora. Uma mudança de intervalo na varredura óssea é muito útil no diagnóstico da patologia. Por essa razão, alguns cirurgiões ortopédicos solicitam uma varredura óssea basal 6 meses após a cirurgia.
- Se uma varredura óssea realizada para uma prótese dolorosa for positiva, e a infecção for uma preocupação, o melhor próximo passo é obter tanto uma varredura de glóbulos brancos, quanto uma de coloide de enxofre.
- Quando uma varredura óssea trifásica para osteomielite questionada mostra considerável captação de tecido mole em 3 horas, uma imagem tardia de 24 horas pode melhorar a *clearance* e aumentar a especificidade do teste.

# Com Detalhes 5

## ■ Caso

Um paciente se apresenta com glioblastoma multiforme (GBM). A primeira imagem de ressonância magnética (MRI) e tomografia por emissão de pósitrons (PET) foram realizadas 1 mês pós-operatório. A segunda ressonância magnética e PET foram executadas 5 meses após a cirurgia. O paciente completou quimioterapia e radioterapia, e agora tem sintomas crescentes. Qual dos seguintes é o diagnóstico mais provável?

A. GBM recorrente.
B. Pseudoprogressão.
C. Nenhuma doença ativa.
D. Necrose por radiação.

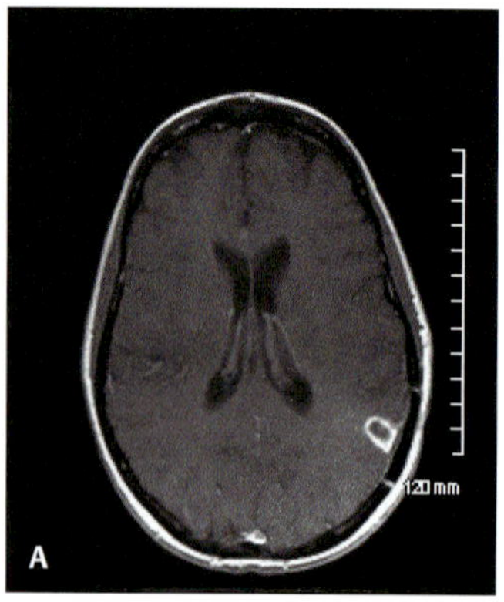


Um mês pós-operatório

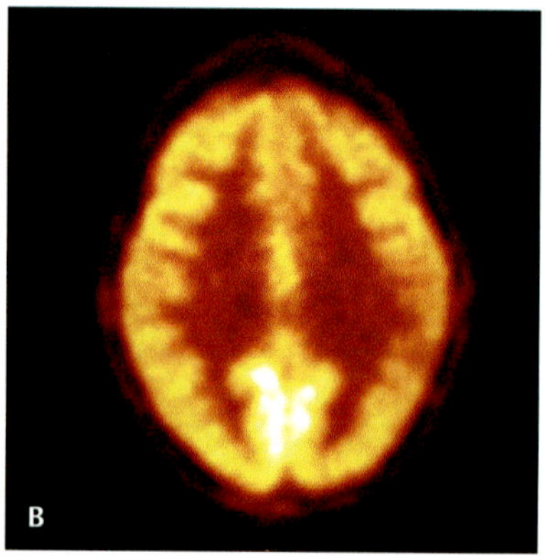


Um mês pós-operatório

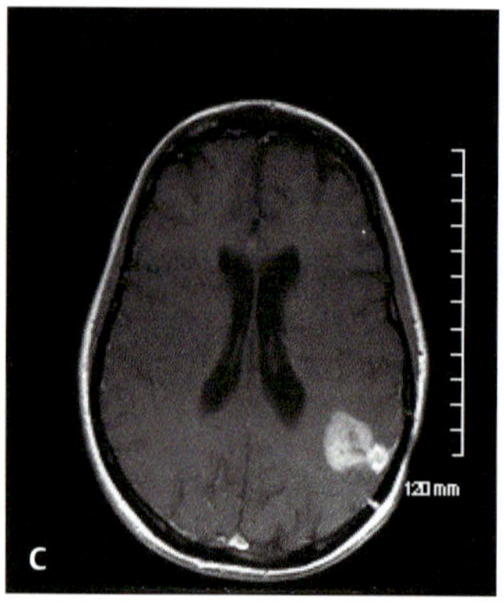


Cinco meses pós-operatório

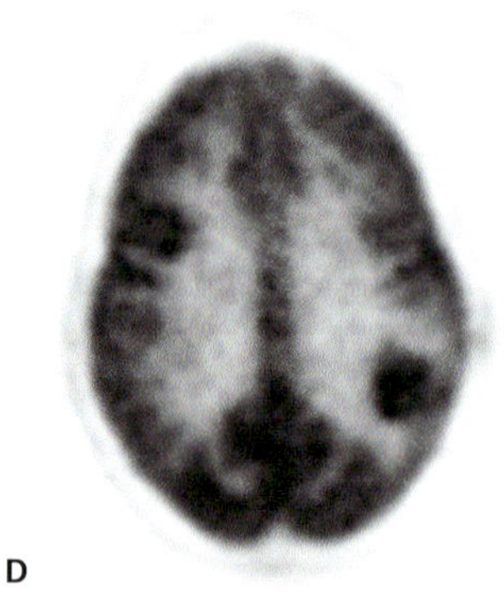


Cinco meses pós-operatório

## ■ As seguintes questões dizem respeito à cintilografia cerebral.

1. Verdadeiro ou Falso. A captação focal diminuída de FDG no cérebro é extremamente improvável para representar uma massa cerebral viável.
2. Verdadeiro ou Falso. A captação focal aumentada de FDC no cérebro é quase certamente neoplásica.
3. Verdadeiro ou Falso. Para tumores cerebrais primários, a captação de FDC tende a se correlacionar diretamente com o grau do tumor.
4. Verdadeiro ou Falso. O FDC PET/CT dedicado ao cérebro compara-se favoravelmente à MRI na avaliação de metástases cerebrais.
5. Verdadeiro ou Falso. Ao contrário da PET, a SPECT do cérebro não é útil na diferenciação entre cicatrizes e neoplasias recorrentes.
6. Verdadeiro ou Falso. A maioria dos pacientes com Parkinson tem exames anormais do transportador de dopamina (DAT).
7. Verdadeiro ou Falso. Uma varredura negativa de DAT essencialmente exclui a doença de Parkinson.
8. Verdadeiro ou Falso. As varreduras DAT são de uso um tanto limitado por causa da fraca concordância interobservador.
9. Verdadeiro ou Falso. A imagem de amiloide de ponto quente para demência provou ser superior à avaliação padrão de FDG PET/CT para demência.
10. Verdadeiro ou Falso. É apropriado, em pacientes selecionados de alto risco, realizar triagem ou PET cerebral assintomática para demência.

## Respostas e Explicações

**A. Correta!** O paciente provavelmente apresenta GBM recorrente. O aumento de tecido na MRI é concordante com a captação aumentada na fluoro-2-desoxi-D-glicose (FDG) PET/tomografia computadorizada (CT). A distinção entre progressão da doença, pseudoprogressão e necrose por radiação continua difícil com a aquisição de imagens, e uma combinação de modalidades é frequentemente necessária para se chegar à melhor conclusão. Uma metanálise recente encontrou acurácia moderada para o FDG PET/CT na detecção de recorrência de glioma, com uma sensibilidade combinada de 77% e uma especificidade de 78% para qualquer histologia de glioma.

*Outras escolhas e discussões*

**B.** O momento da apresentação não sustenta uma pseudoprogressão. A pseudoprogressão geralmente ocorre a partir de várias semanas a 3 meses após o tratamento. Os novos sintomas também tornam menos provável a pseudoprogressão, visto que a maioria dos pacientes com pseudoprogressão é assintomática. Em pacientes com GBM que se submetem à quimioterapia e radioterapia, 28 a 66% desenvolvem pseudoprogressão. Realce aumentado no pós-gadolínio T1 e aumento nas sequências sensíveis ao líquido são observados na ressonância magnética.

**C.** Há um aumento da atividade no local pós-cirúrgico, de modo que o estudo não é normal. Na recorrência, não espere que toda a lesão demonstre captação patológica; às vezes apenas a periferia do tecido anormal mostrará captação.

**D.** A necrose por radiação é o diagnóstico mais difícil de ser excluído. A necrose de radiação se apresenta de 3 meses a 3 anos após o tratamento. A histologia geral agressiva do tumor original deve sempre levantar preocupação com possível recorrência da doença. Muitas vezes imagens de multimodalidade, incluindo FDG PET/CT combinado com MRI avançada (difusão por MRI, espectroscopia de ressonância magnética, MRI pesada por difusão/imagem de tensor de difusão), são necessárias nessa avaliação.

*Pergunta 1*

**Falso.** Muitas neoplasias cerebrais não demonstram captação de FDG significativamente aumentada, e alguns até demonstram absorção diminuída. O diagnóstico diferencial de captação focal diminuída de FDG no cérebro inclui neoplasma de baixo grau, encefalomalacia/infarto e atrofia. Um foco de convulsão interictal também causa atividade diminuída.

*Pergunta 2*

**Falso.** Além do tumor, o diagnóstico diferencial de atividade cerebral focal aumentada inclui neoplasia (particularmente grau mais elevado), encefalite e foco de convulsão ictal.

*Pergunta 3*

**Verdadeiro.** Os gliomas de baixo grau são semelhantes em atividade à da substância branca, enquanto os gliomas de alto grau aumentam de atividade em relação à substância branca. O GBM geralmente é muito quente. A localização da captação de FDG pode ser útil no direcionamento do local da biópsia.

*Pergunta 4*

**Falso.** Mais de 50% das metástases cerebrais não são vistas no FDG PET/CT. Em parte, isto é secundário à alta atividade cerebral normal de origem.

*Pergunta 5*

**Falso.** PET e SPECT são úteis na diferenciação de cicatriz de neoplasias recorrentes. Observar que os radiofármacos-padrão usados para a avaliação de imagens de morte e convulsões cerebrais não são os agentes de escolha para a caracterização da massa cerebral. SPECT, tálio e sestamibi são utilizados para caracterização da massa cerebral.

*Pergunta 6*

**Verdadeiro.** Uma varredura DAT (1-123 ioflupane) é razoavelmente sensível em diagnosticar o distúrbio do movimento da doença de Parkinson. Um total de 78% dos pacientes com doença de Parkinson apresenta exames anormais.

*Pergunta 7*

**Verdadeiro.** O excelente valor preditivo negativo é indiscutivelmente a maior força da varredura DAT. Um exame negativo virtualmente exclui Parkinson. O exame DAT é derivado da cocaína. Há vários desafios com uma varredura de DAT. Muitos medicamentos podem interferir no teste. Uma vez que seja derivada de cocaína, essa medicação é uma substância controlada pelo programa II da FDA. Finalmente, porque uma varredura DAT usa radioiodo, a glândula tireoide deve ser bloqueada antes de administrar o agente.

*Pergunta 8*

**Falso.** As varreduras de DAT possuem uma variabilidade intraobservadores muito boa. Um estudo normal mostra alta captação estriatal. Um estudo anormal mostra diminuição da captação no estriado posterior que migra anteriormente.

*Pergunta 9*

**Verdadeiro – discretamente**. Uma grande metanálise recente mostrou que a imagem de amiloide foi ligeiramente superior ao FDG PET/CT na detecção de Demência de Alzheimer (sensibilidade 91% *versus* sensibilidade 86%).

*Pergunta 10*

**Falso.** A força-tarefa de uso de critérios apropriados de 2013 esclarece que mesmo o paciente assintomático de alto risco não garante o escaneamento. Não há dados que indiquem que apenas fundamentados em fatores de risco (ou seja, genótipo APOE e/ou histórico familiar), o prognóstico, o curso da doença ou a maior certeza do diagnóstico sejam auxiliados com exames de imagem por PET de amiloide.

## Leitura Sugerida

Fink JR, Muzi M, Peck M, Krohn KA. Continuing education: multi-modality brain tumor imaging – MRI, PET, and PET/MRI. J Nucl Med 2015;56(10):1554–1561

### Melhores Dicas

- Para avaliar glioma recorrente com PET/CT, observe a periferia do leito pós-operatório. Em seguida, correlacione diretamente essa atividade com as porções de realce na ressonância magnética.
- Causas mais comuns de demência: Alzheimer, 50 a 60%; demência com corpos de Lewy, 15 a 25%; demência frontotemporal, 15 a 25%.
- Diagnósticos diferenciais de redução de captação focal de FDG no cérebro: neoplasia de baixo grau, encefalomalacia/infarto, atrofia e foco de convulsão interictal.

# Rico em Imagens 1

## ■ Caso

Comparar a varredura de ventilação/perfusão (V/Q) com a probabilidade de embolia pulmonar aguda.

A. Baixa probabilidade.
B. Alta probabilidade.
C. Probabilidade muito baixa.
D. Probabilidade intermediária.

1.
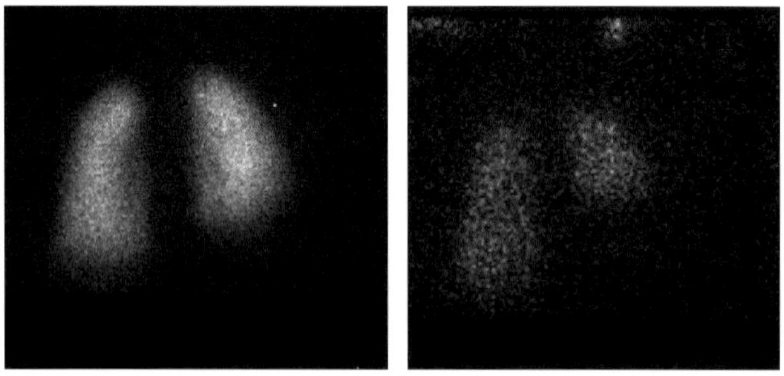

Perfusão Ventilação

(Diafragma elevado; radiografia de tórax de outra forma normal)

2.

Perfusão Ventilação

(Radiografia de tórax normal)

3.
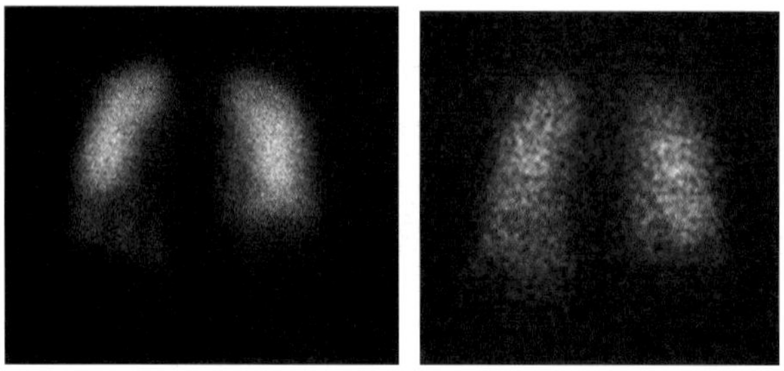

Perfusão Ventilação

(Infiltrado basilar esquerdo na radiografia de tórax)

4.
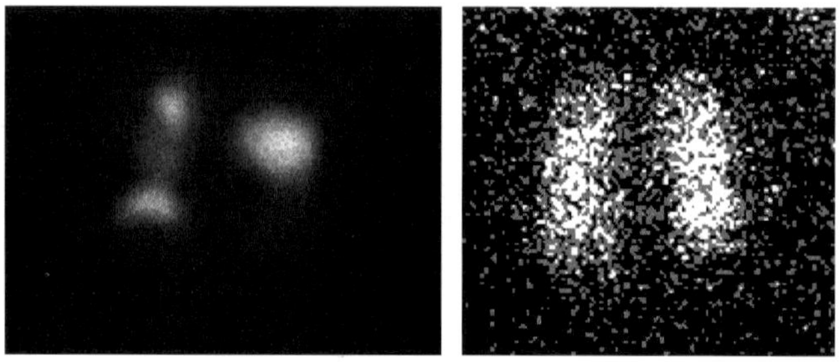

Perfusão Ventilação

(Radiografia de tórax normal)

## ■ Respostas e Explicações

**1. C.** Probabilidade muito baixa. (Perfusão da base direita não segmental correspondendo ao diafragma elevado.)

A investigação prospectiva dos dados do diagnóstico de embolia pulmonar (PE) (PIOPED) mostrou alta probabilidade (> 80% de risco de PE), probabilidade intermediária (20 a 80% de risco de PE), baixa probabilidade (20% de risco de PE) e normal. Probabilidade muito baixa (< 10% de risco) foi adicionada posteriormente.

A categorização do derrame pleural é debatida. No PIOPED, um pequeno, mas significativo derrame pleural agudo, (menos de um terço do pulmão) é uma probabilidade intermediária. No entanto, nas classificações mais recentes, um derrame pleural maior que um terço do pulmão tem uma probabilidade muito baixa.

Com o PIOPED, pequenos defeitos não podem ser somados para aumentar a probabilidade.

**2. A.** Baixa probabilidade. (Vários pequenos defeitos combinados com radiografia de tórax normal [CXR].)

Existem vários esquemas de critérios de interpretação V/Q aceitos. Isto explica, em parte, porque muitos médicos têm dificuldade de interpretar com segurança essas varreduras.

Um grande defeito é > 75% de um segmento. Um defeito moderado é 25 a 75% de um segmento. Um pequeno defeito é < 25% de um segmento.

A embolia pulmonar estende-se tipicamente à periferia do pulmão.

O pulmão normalmente perfundido em torno de um defeito é denominado sinal de "listra" e é muito improvável que represente uma embolia pulmonar aguda.

**3. D.** Probabilidade intermediária. (Perfusão com correspondência moderada e defeito radiográfico na base do pulmão esquerdo. A ventilação é mais normal do que a perfusão nesse local.)

Com todas as classificações, os defeitos moderados e grandes são adicionados juntos. Os defeitos de tamanho moderado contam como "1/2", e os grandes defeitos contam como "1". Pelo menos dois grandes defeitos incompatíveis, ou uma combinação aditiva de defeitos moderados e grandes totalizando pelo menos 2, conferem alta probabilidade.

A probabilidade de defeitos de correspondência tripla depende de sua localização. Um defeito de correspondência tripla na zona inferior do pulmão é uma probabilidade intermediária, e um defeito de correspondência tripla nas zonas pulmonares média ou superior é de baixa probabilidade.

O PIOPED modificado mostrou ser mais preciso do que os critérios originais do PIOPED. Posteriormente, os critérios modificados do PIOPED II alteraram o relatório para três opções: positiva, negativa e não diagnóstica. Estudo de investigação prospectiva do diagnóstico de embolia pulmonar aguda e estudo de investigação prospectiva modificada dos critérios de diagnóstico de embolia pulmonar aguda usam perfusão e CXR apenas (sem ventilação).

**4. B.** Alta probabilidade. (Vários defeitos incompatíveis com CXR normal.)

Com alta suspeita clínica e varredura de alta probabilidade, existe um risco > 95% para PE. Com baixa suspeita clínica e varredura de baixa probabilidade, há um risco < 5% para PE.

A cintilografia com perfusão apenas é ainda muito útil na avaliação de PE. De fato, vários esquemas de interpretação não usam ventilação em seus critérios.

Todas as interpretações referem-se ao PE agudo. PE crônico pode ou não resolver-se em V/Q.

Alguns pontos-chave sobre o PIOPED:

- Alta probabilidade: Dois ou mais defeitos segmentares grandes incompatíveis (V/Q).
- Probabilidade intermediária: Dois defeitos moderados ou um grande incompatível (V/Q); difícil caracterizar como alta ou baixa.
- Baixa probabilidade: Qualquer número de pequenos defeitos Q. Defeitos correspondentes (V/Q) com CXR negativo. Defeito Q muito menor que o defeito na CXR.

## ■ Leituras Sugeridas


Miniati M, Pistolesi M, Mariani C, Di Ricco G, Formichi B, Prediletto R, et al. Value of perfusion lung scan in the diagnosis of pulmonary embolism: Results of the prospective investigative study of acute pulmonary embolism diagnosis (Pisa-PED). Am J Respir Cri Care Med 1996;154:1387–1393

Parker JA, Coleman RE, Grady E, et al. SNM practice guideline for lung scintigraphy 4.0. 2011. Accessed July 2016. http://www.snm.org/guidelines

Sostman HD, Miniati M, Gottschalk A, et al. Sensitivity and specificity of perfusion scintigraphy combined with chest radiography for acute pulmonary embolism in PIOPED II. J Nucl Med 2008;49:1741–1748


### Melhores Dicas

- Alta probabilidade, probabilidade muito baixa e varreduras normais são muito úteis para o clínico. Estudos com probabilidade intermediária ou baixa geralmente necessitam de avaliação adicional.
- A ventilação nem sempre é necessária para um estudo de diagnóstico.
- O melhor candidato para varredura V/Q tem um CXR normal. E se o CXR for anormal, considere a angiotomografia computadorizada do tórax.

# Rico em Imagens 2

## ■ Caso

Associe a cintilografia óssea com a descrição correta.

A. Artefato de estudo recente.
B. Lesão óssea benigna.
C. Tecido não viável.
D. Uma causa de desmineralização rápida.

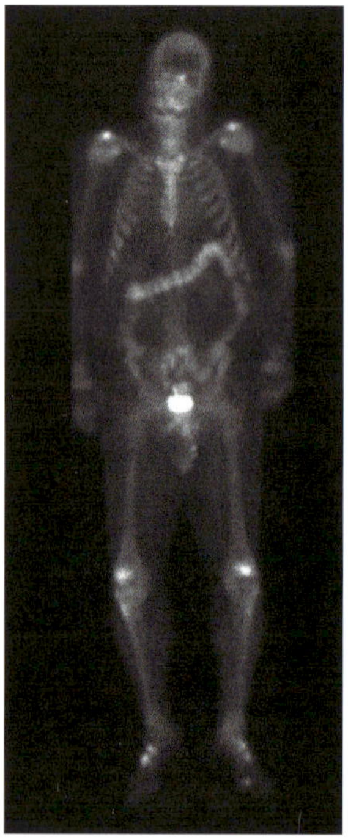

1.

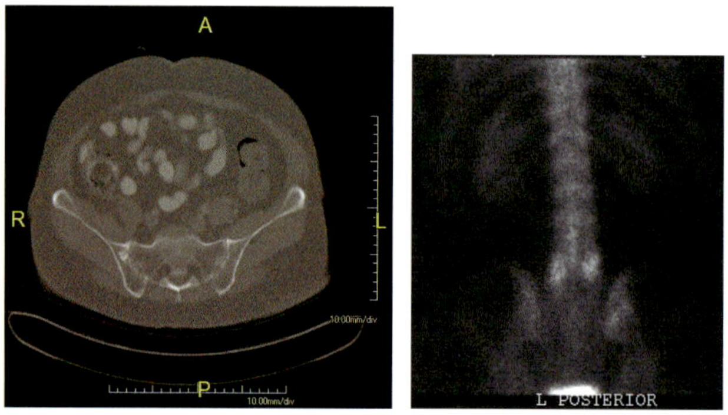


2.

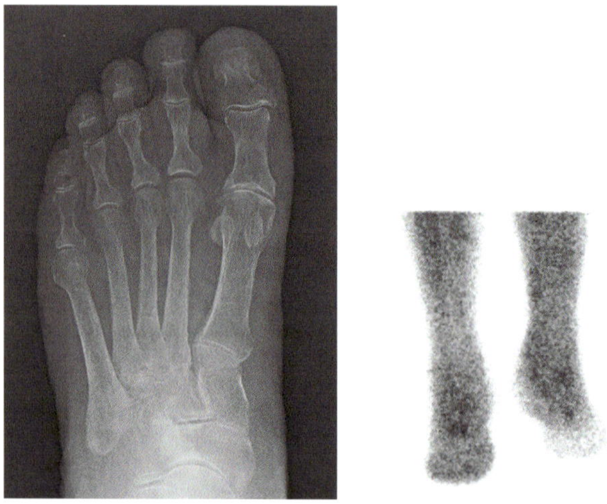

3.

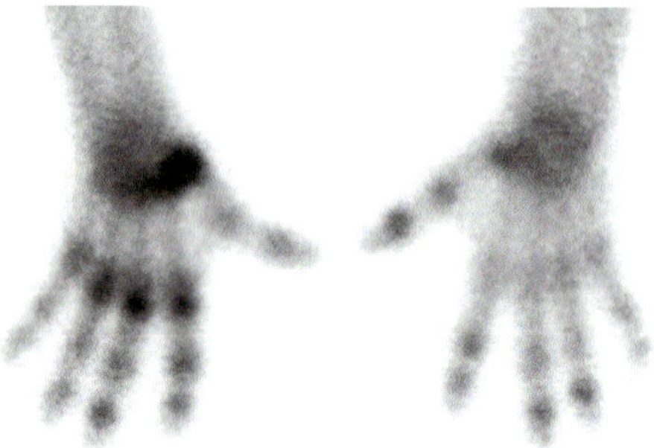

4.

## Respostas e Explicações

**1. A.** Artefato de estudo recente. Esse é um caso de captação intestinal observada na cintilografia óssea, e esse é o resultado de um estudo recente de sestamibi (perfusão miocárdica). A cintilografia óssea não deveria ter sido realizada dentro de 48 horas após a varredura do sestamibi. O sestamibi é excretado pelo intestino, e a meia-vida do tecnécio é de 6 horas. Após 48 horas, o traçador teria essencialmente desaparecido. Outras considerações nesse caso de captação do intestino na varredura óssea incluem traçador errado e impureza do radiofármaco.

**2. B.** Lesão óssea benigna. Este é um caso de uma ilha óssea no osso ilíaco direito medial que capta o radiotraçador da varredura óssea. Normalmente, uma ilha de osso (enostose) não é ávida na varredura óssea. Raramente, as ilhas ósseas apresentam alguma captação na varredura óssea. Elas também podem crescer. Esses dois fatos contribuem para, ocasionalmente, dificultar mais o diagnóstico correto. O principal diferencial é doença metastática esclerótica.

**3. C.** Tecido não viável. Este é um caso de perfusão ausente nos dedos distais à esquerda. Este paciente tinha pododáctilos gangrenados. A captação na varredura óssea requer fluxo e metabolismo adequados A osteomielite não pode ser avaliada, embora estivesse presente nesse caso. Outra consideração para a visualização ausente ou quase ausente dos dedos dos pés é a atenuação proveniente da sobreposição de material pesado de bandagem. Quanto mais longe da câmera estiver o traçador e quanto mais material ele precisar passar, menor será a contagem resultante.

**4. D.** Uma causa de desmineralização rápida. Este é um caso de síndrome de dor regional crônica (CRPS), e essa é uma das causas da desmineralização rápida. A CRPS (antiga distrofia simpática reflexa) manifesta-se como dor e transtornos vasomotores, desproporcional ao que poderia ter sido um trauma muito leve.

A varredura óssea é o estudo de imagem de escolha para CRPS. Tanto a osteoporose na radiografia simples quanto o edema de tecido mole e medular na ressonância magnética apoiam o diagnóstico, mas nenhum deles é tão sensível ou específico quanto o mapeamento ósseo trifásico. Baseando-se em critérios consensuais recentes, a sensibilidade e a especificidade para o diagnóstico de CRPS com o mapeamento ósseo trifásico são de 80 e 72%, respectivamente.

No início, a área afetada encontra-se clinicamente inchada e quente. Mais tarde, no estágio irreversível, a área é fria e atrófica. A cintilografia óssea reflete esses achados clínicos. Os achados clássicos da varredura óssea no início da doença incluem fluxo e pool difusamente aumentados com elevação da atividade periarticular no atraso. Mais tarde, no decurso da doença, o fluxo e o *pool* podem estar diminuídos em comparação ao tecido normal. Muitas variações foram descritas. Crianças com CRPS geralmente apresentam mapeamento ósseo normal.



## Leituras Sugeridas

Coleman RE, Mashiter G, Whitaker KB, Moss DW, Rubens RD, Fogelman I. Bone scan flare predicts successful systemic therapy for bone metastases. J Nucl Med 1988;29:1354–1359

Kwon HW, Paeng JC, Nahm FS, Kim SG, Zehra T, Oh SW, et al. Diagnostic performance of three-phase bone scan for complex regional pain syndrome type 1 with optimally modified image criteria. Nucl Med Mol Imaging 2011;45(4):261–267

McAfee JG, Reba RC, Majd M. The musculoskeletal system. In Wagner HN Jr, Szabo Z, Buchanan JW, eds. Principles of Nuclear Medicine. 2nd ed. Philadelphia, PA: Saunders, 1995; 986–1012

### Melhores Dicas

- A aparência clássica da varredura óssea da CRPS (captação periarticular difusa em todas as articulações na área acometida) está muitas vezes ausente. Às vezes, apenas uma parte da articulação acometida encontra-se anormal na varredura óssea. Lembre-se que qualquer captação assimétrica inexplicada pela artropatia focal ou fratura deve ser vista com preocupação de CRPS, no ambiente clínico correto.
- Assegure-se de que o material da bandagem seja removido para a varredura óssea, particularmente quando a questão clínica for osteomielite. Isto removerá a bandagem atenuante sobrejacente e também removerá o que pode ser uma bandagem embebida em radiotraçador.
- Uma boa regra geral é esperar cinco meias-vidas antes de concluir que o radiotraçador desapareceu.

# Rico em Imagens 3

## ■ Caso

Associe as imagens à varredura nuclear de corpo todo correta.

A. I-131 escaneamento de radioiodo.
B. In-111 OctreoScan.
C. Varredura com leucócitos marcados com Tc-99m HMPAO.
D. In-111 varredura MIBG.

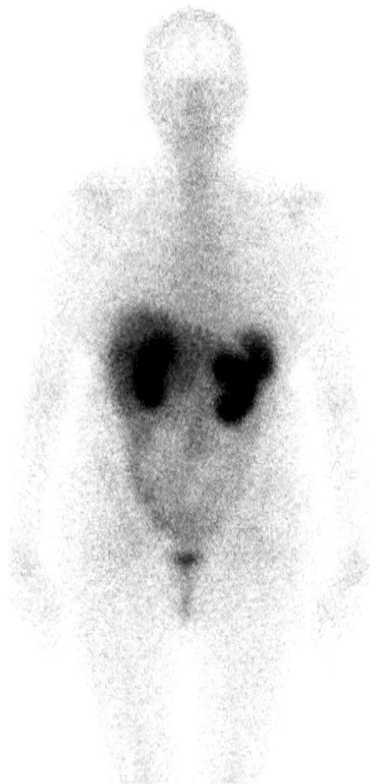

1.

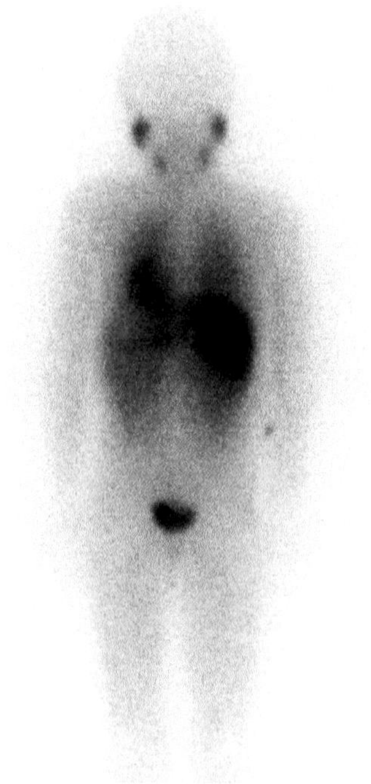

2.

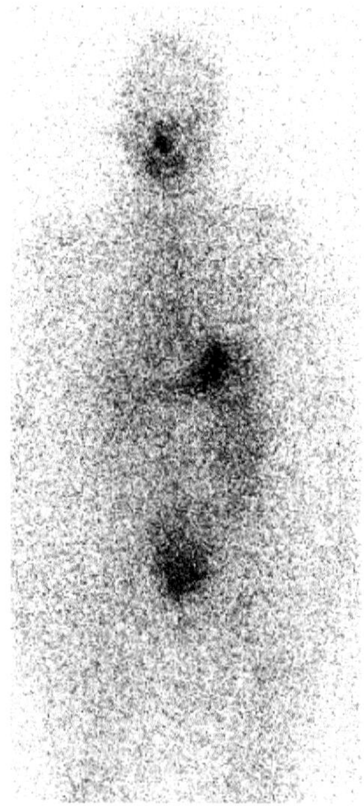

3.

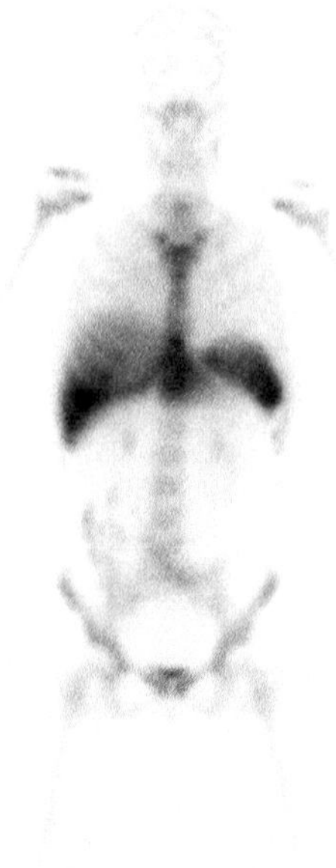

4.

## Respostas e Explicações

**1. B.** In-111 OctreoScan. Uma captação normal pode ser observada no fígado, baço, intestino, bexiga urinária, hipófise, tireoide, rins (córtex e sistema coletor) e, ocasionalmente, na vesícula biliar.

A captação intestinal é incomum em 4 horas, mas geralmente é observada a 24 e 48 horas. A absorção óssea é anormal.

O OctreoScan é mais comumente usado para avaliar tumores medulares das suprarrenais (feocromocitoma, neuroblastoma e ganglioneuroma), tumores GEP (gastroenteropancreáticos), tumores carcinoides e, ocasionalmente, carcinoma medular da tireoide. Uma diversidade de outros tumores demonstra captação variável.

**2. D.** Cintilografia com In-111 MIBG (metaiodobenzilguanidina). A captação normal é observada no fígado, no baço, nos pulmões, nas glândulas salivares, nos músculos esqueléticos e no miocárdio. Como o traçador é excretado na urina, a bexiga e o trato urinário apresentam captação intensa.

Glândulas suprarrenais normais podem ser vistas em até 75% com 1-123 MIBG.

A atividade também pode ser observada na mucosa nasal, na vesícula biliar e no útero. Na pediatria, a gordura marrom pode ser vista. Pode-se observar uma tiroide fraca, apesar do agente bloqueador. A captação óssea é anormal.

As indicações do MIBG são muito semelhantes às do OctreoScan.

**3. A.** Cintilografia com I-131 NaI (radioiodo). A captação normal é observada no estômago, nas glândulas salivares, na bexiga urinária e no intestino. Tipicamente, a captação normal é também observada na tireoide (ausente nesse caso).

**4. C.** Cintilografia com WBCs (célula sanguínea branca) marcadas com Tc-99m (hexametilpropilenoamina oxima) HMPAO. A captação normal é observada no baço, fígado, medula, rins e bexiga urinária. A excreção é tanto renal quanto hepatobiliar, portanto, a visualização da vesícula biliar não é incomum. O cólon é geralmente visto após uma hora. A captação pulmonar difusa começa a se dissipar em quatro horas.

WBC *Indium*-111 marcado (para comparação, não mostrado). A captação normal é observada no fígado, baço e medula óssea. O escaneamento com WBC marcado com *Indium* está menos disponível que o escaneamento com WBC marcado com Tc-99m, mas tem a vantagem de menos atividade normal confusa. WBC In-111 marcado não tem captação GU ou intestinal normal.

Preparação de leucócitos para varreduras com WBCs. Aproximadamente 50 mL de sangue são necessários para adultos. Volumes menores são necessários para pacientes pediátricos, com um mínimo de 10-15 mL. A preparação final é predominantemente composta por granulócitos radiomarcados, linfócitos e monócitos, mas também há 10 a 20% de plaquetas e eritrócitos.

A atividade leucocitária falso-positiva pode ser observada em locais de inflamação leve, cateteres intravenosos, sondas nasogástricas, drenos, traqueostomias, colostomias, locais de fratura cicatricial e hematomas não infectados. A captação de baixo grau pode ser observada em transplantes renais. Sangramento gastrointestinal ativo ou células deglutidas podem ser confundidas com inflamação intestinal.



## Leituras Sugeridas

Hansen M. Scintigraphic evaluation of neuroendocrine tumors. Appl Radiol 2001;30(6):11–17

Love C, Palestro CJ. Altered biodistribution and incidental findings on gallium and labeled leukocyte/bone marrow scans. Semin Nucl Med 2010;40(4):271–282

Palestro CJ, Brown ML, Forstrum LA, Greenspan BS, McAfee JG, Royal HD, et al. Society of Nuclear Medicine procedure guideline for 99mTc-exametazime (HMPAO)-labeled leukocyte scintigraphy for suspected infection/inflammation. 2004. Accessed July 2016. http://interactive.snm.org/docs/HMPAO_v3.pdf

Palestro CJ, Brown ML, Forstrum LA, McAfee JG, Royal HD, Schauwecker DS, et al. Society of Nuclear Medicine procedure guideline for In-111 leukocyte scintigraphy for suspected infection/inflammation. 2004. Accessed July 2016. http://interactive.snm.org/docs/Leukocyte_v3.pdf

### Melhores Dicas

- Modifique os protocolos de WBCs marcados com Tc-99m hexametilpropilenoamina oxima com base na pergunta clínica. Para patologia abdominal, obtenha imagens adicionais antes de 1 hora. Para febre de origem desconhecida, obtenha imagens nas 4 horas. Para patologia pulmonar, obter imagens após 4 horas. Para infecções musculoesqueléticas e para a avaliação de infecção vascular de enxerto ou desvio, obtenha imagens após 4 horas.
- Existe uma alta taxa de falso-negativo para osteomielite vertebral com varredura de leucócitos (30 a 50%). Use gálio para esta indicação.
- Tenha cuidado com as glândulas suprarrenais nos escaneamentos 1-123 MIBG, pois a atividade suprarrenal moderada costuma ser vista normalmente. Uma atividade intensa ou assimétrica é mais preocupante.

# Rico em Imagens 4

## ■ Caso

Compare as imagens ao exame nuclear correto da tireoide.

A. Esta condição responde bem ao tratamento com radioiodo.
B. Este radiotraçador elimina o problema de um nódulo discordante.
C. Este achado benigno pode ser confundido com câncer viável.
D. Este artefato não será visto com um colimador de furo único.

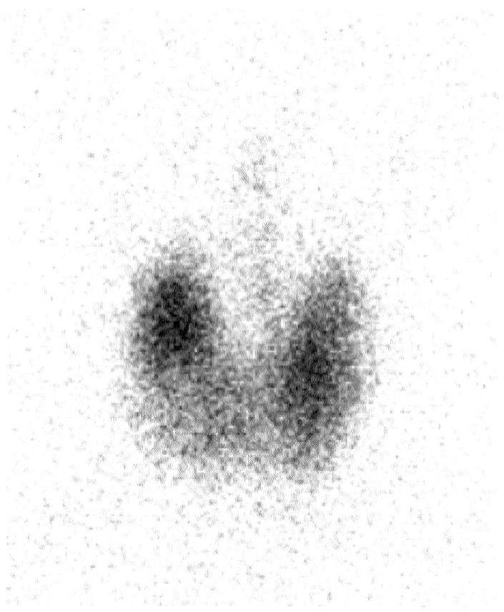

1.

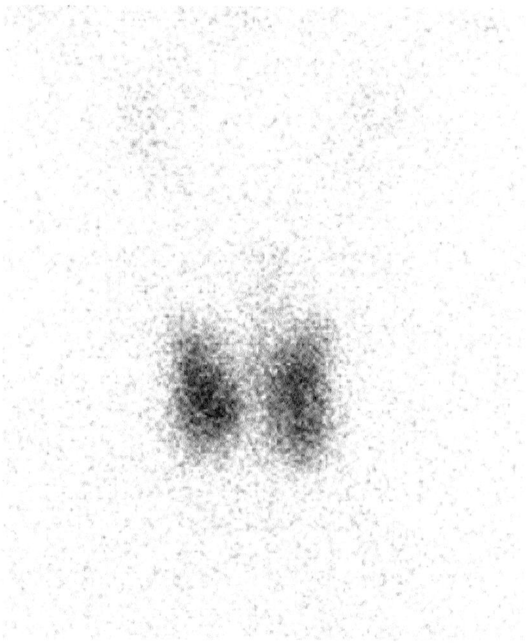

2.

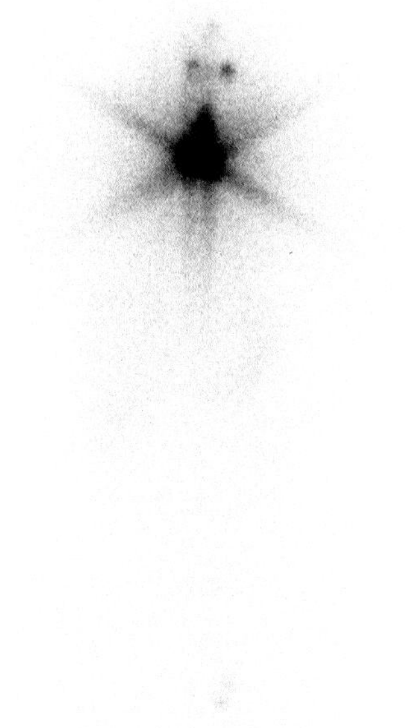

3.

4.

## Respostas e Explicações

**4. A.** Essa condição responde bem ao tratamento com radioiodo. Esse é um exemplo de um bócio nodular tóxico. Um total de 10% de nódulos em funcionamento autônomo torna-se tóxico. O hipertireoidismo é mais provável de ocorrer, quando os nódulos crescem > 2,5 cm. Esses nódulos tendem a responder bem à terapia com radioiodo.

**2. B.** Esse radiotraçador elimina o problema de um nódulo discordante. Essa é uma varredura normal de 1-123 NaI. Na cintilografia da tireoide, um nódulo frio pode representar câncer, enquanto um nódulo quente em um exame de radioiodo essencialmente exclui o câncer. Note que mesmo que um nódulo frio seja maligno, a maior parte dos nódulos frios é benigna.

Um nódulo discordante é aquele que está quente em uma varredura de tecnécio-99m (Tc-99m) (pertecnetato), mas está frio em uma varredura de 1-123 NaI de 24 horas. A importância de um nódulo discordante é que um pequeno percentual desses representa câncer. Um nódulo discordante surge de uma organificação reduzida do iodo ou da rápida rotatividade do iodo organificado.

Varredura com 1-123 A NaI avalia todas as fases da função tireoidiana, incluindo aprisionamento, organificação, acoplamento, armazenamento de hormônios e secreção.

**3. D.** Esse artefato não será visto com um colimador de orifício único.

Esse é um artefato estrela. Isto resulta da penetração septal de raios de I-131 de alta energia pelos septos de colimador. Isto é frequentemente visto quando um colimador de energia média (em vez de um colimador de alta energia) é usado para imagens de tireoide com I-131. Um artefato estrela dificulta a interpretação da cabeça e pescoço.

Como um colimador *pinhole* tem apenas um único furo, a penetração septal não é possível, e um artefato estrela não é visto na colimação *pinhole*.

**1. C.** Esse achado benigno pode ser confundido com câncer viável. Este é um caso que demonstra o radiotraçador deglutido no esôfago. Isto pode ser confundido com câncer de tireoide. Fazer os pacientes beberem um copo de água antes do exame frequentemente minimiza esse artefato.

Nas varreduras com radioiodo de corpo inteiro, o radiotraçador é normalmente encontrado na tireoide, plexo coroide, glândulas salivares, nasofaringe, estômago, intestino, mamas femininas, trato urinário e, ocasionalmente, na mucosa nasal.

**Nota:** Ao contrário dos exames de radioiodo, um exame de varredura com pertecnetato de Tc-99m (não mostrado) é o único que é administrado com uma injeção intravenosa. Os agentes de iodo utilizados para imagem da tireoide são administrados por via oral.

Para o pertecnetato, a imagem é realizada após um atraso de 15 a 30 minutos. Comparado a I-123 NaI, o pertecnetato de Tc-99m é mais barato, leva menos tempo para ser concluído, fica preso, mas não é organificado, e resulta em uma qualidade geral de imagem mais baixa, quando a captação é baixa.

O pertecnetato é o agente de imagem da tireoide preferido quando:

- O paciente não pode tomar medicação oral.
- O paciente está tomando um agente bloqueador da tireoide, como o propiltiouracil. Isto porque o propiltiouracil bloqueia a organificação do iodeto após a captação da tireoide, mas não interfere no aprisionamento do pertecnetato.
- A avaliação é analisar o hipertireoidismo congênito neonatal.

## Leituras Sugeridas


Intenzo CM, dePapp AE, Jabbour S, Miller JL, Kim SM, Capuzzi DM. Scintigraphic manifestations of thyrotoxicosis. Radiographics 2003;23:857–869

Lind P, Kohlfurst S. Respective roles of thyroglobulin, radioiodine imaging, and positron emission tomography in the assessment of thyroid cancer. Semin Nucl Med 2006;36(3):194–205

Ozcan Kara P, Gunay EC, Erdogan A. Radioiodine contamination artifacts and unusual patterns of accumulation in whole-body I-131 imaging: a case series. Intl J Endocrinol Metab 201412(1):e9329

Robbins RJ, Schlumberger MJ. The evolving role of 131I for the treatment of differentiated thyroid carcinoma. J Nucl Med 2005;46:28S–37S

Shulkin BL, Shapiro B. The role of imaging tests in the diagnosis of thyroid carcinoma. Endocrinol Metab Clin North Am 1990;19:523–541


### Melhores Dicas

- Um nódulo muito quente ou quente em uma varredura de pertecnetato precisa de mais investigação, porque o câncer não é excluído.
- Um subconjunto de casos de hipertireoidismo demonstra "rotatividade rápida", onde a captação é elevada em 4 horas, mas normaliza em 24 horas. Por essa razão, os valores de absorção são geralmente obtidos tanto no início opcional (4 a 6 horas), quanto no tempo de atraso obrigatório (24 horas).
- Os valores precisos de captação são obtidos com radioiodo, mas não com o pertecnetato Tc-99m. Os valores normais de captação de radioiodo são de 10 a 35% às 24 horas e 6 a 16% para captação de 4 horas. Use esses números um pouco livremente, pois eles variam regionalmente.

# Rico em Imagens 5

## ■ Caso

Quais dos seguintes achados na tomografia com emissão de pósitrons (PET)/tomografia computadorizada (CT) são, no mínimo, moderadamente preocupante para câncer?

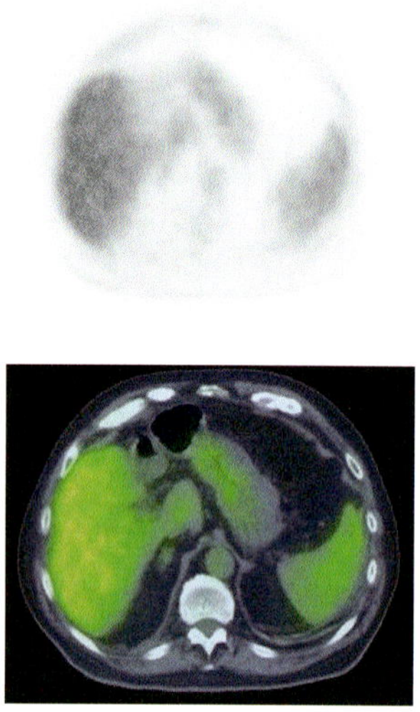

1. Captação suprarrenal e CT

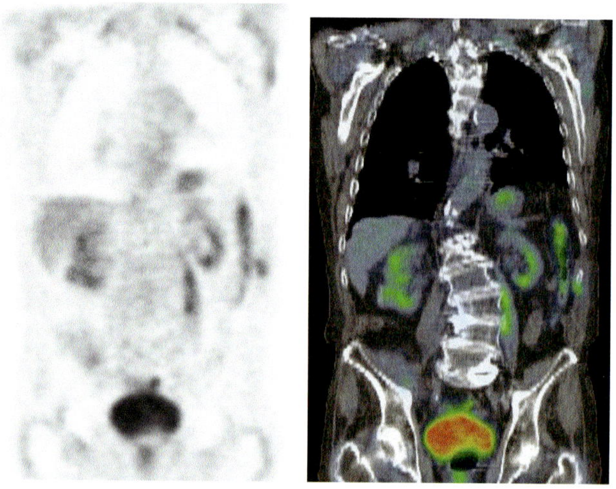

2. Captação de massa renal e CT

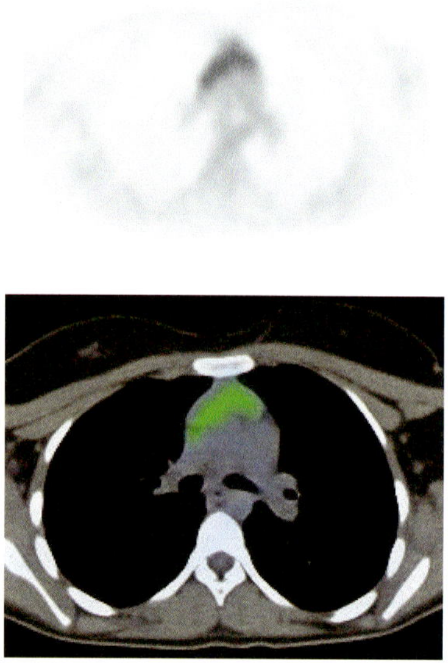

3. Captação tímica e CT

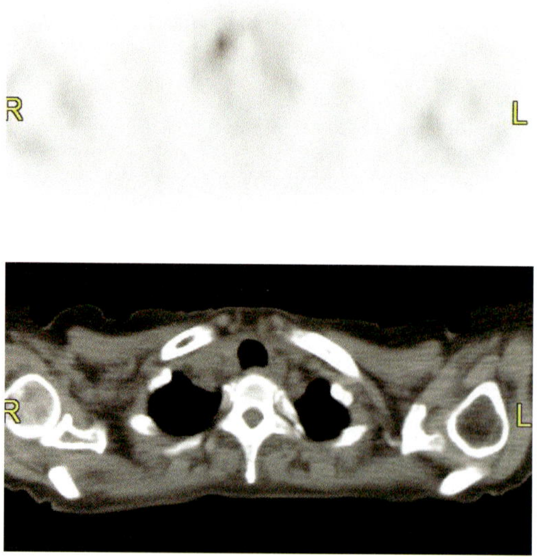


4. Captação tireoidiana e CT

## Respostas e Explicações

**1.** Captação suprarrenal focal moderada. Não é muito preocupante. Atividade discreta é vista na suprarrenal direita, com um SUV máx de 2,3. Esse baixo nível de captação geralmente é benigno. Adenomas geralmente mostram uma captação de < 3,1, ou menor ou igual a do fígado. Ambos os adenomas, ricos e pobres em lipídios, apresentam SUVs similares em fluoro-2-desoxi-D-glicose (FDG) PET/CT. Um total de 3% de adenomas benignos tem um SUV maior que o do fígado.

O mielolipoma é uma massa suprarrenal benigna que apresenta captação variável. Os mielolipomas geralmente apresentam valores de SUV menores que os do fígado, mas, ocasionalmente, podem apresentar uma alta captação. Essas massas possuem gordura macroscópica e sabe-se que a gordura, por vezes, demonstra uma captação proeminente de FDG.

Como em outras partes do corpo, o tamanho do tecido avaliado é importante na caracterização da lesão. A captação ausente para pequenas massas suprarrenais (< 10 mm) pode ser indeterminada. Por outro lado, até mesmo uma captação leve em um nódulo pequeno com um paciente de alto risco – por exemplo, com câncer de pulmão – é preocupante. Isto é especialmente verdadeiro se houver uma mudança de intervalo.

A meta-análise sugere que a avaliação visual pode ser, no mínimo, tão boa quanto a mensuração do SUV ao diagnosticar a doença.

O ponto principal é que, na maioria das vezes, as massas suprarrenais podem ser caracterizadas com precisão como benignas ou malignas com a PET/CT, e geralmente não são necessárias imagens avançadas adicionais.

Este foi um caso de tecido suprarrenal benigno, que foi confirmado em imagens seriadas.

**2.** Massa renal com atividade moderada. Preocupante.

A massa no rim direito mostrado aqui é ávida pelo FDG. O FDG tem um papel limitado na caracterização de massas renais, por causa da absorção variável.

Cistos não mostram captação. Cistos complexos podem ou não mostrar captação. Massas renais sólidas podem ou não apresentar captação. Tanto massas benignas quanto malignas possuem captação variável.

Embora a ausência de atividade em uma massa renal seja encorajadora, geralmente se aceita que a malignidade não pode ser descartada usando esse parâmetro isoladamente. Considerações adicionais incluem que o FDG excretado pode imitar a captação do tecido, assim como o artefato pode prover um registro errôneo. Embora um carcinoma de células renais não ávidas por FDG em uma PET/CT possa ser bastante sutil, os radiologistas ainda são responsáveis pela parte sem contraste do estudo.

Este foi um caso de carcinoma de célula renal incidental muito ávido por FDG.

**3.** Captação difusa do timo. Um pouco preocupante.

Uma captação difusa é vista no timo. Considerações-chave no diferenciamento entre benigno e maligno incluem morfologia anatômica, idade do paciente, conhecimento dos processos de doença subjacente e relação com doença recente ou tratamento do câncer.

A captação aumentada no timo é observada em até 75% dos casos de pacientes pediátricos após a quimioterapia. Uma captação homogênea após o tratamento, sem captação antes do tratamento, sugere hiperplasia. A captação intensa ou heterogênea, associada a achados suspeitos na CT, precisa ser mais investigada. A captação é comum em pacientes pediátricos e também pode ser vista com bastante frequência em pacientes com pouco menos de 30 anos. Um estudo relatou um paciente de 44 anos de idade com captação tímica benigna.

*Massas tímicas e valores médios de SUV máx.* Pesquisadores descobriram que a média máxima de SUV da hiperplasia tímica é 1,1; de timoma é 2,1 e do carcinoma tímico é 7,0. Hiperplasia normal após a quimioterapia pode atingir um SUV de 3,8.

Diferenciar hiperplasia de doença maligna ativa é particularmente difícil no linfoma de Hodgkin, onde até 70% casos torácicos têm envolvimento tímico real. Atividade intensa e morfologia irregular são bandeiras vermelhas que neoplasias podem estar presentes. Como um achado isolado no linfoma, apesar da imagem, a captação do timo pode requerer biópsia.

Este foi o caso de um paciente jovem com linfoma de Hodgkin em remissão presumida após recente quimioterapia. Acompanhamento seriado após esse estudo mostrou melhora tanto na PET quanto na CT (sem qualquer tratamento adicional), sugerindo que o tecido havia representado hiperplasia benigna.

**4.** Captação tireoidiana focal. Preocupante.

A captação focal é observada no lobo direito da tireoide.

Uma metanálise de PET/CT muito grande (que incluiu 125.754 pacientes) demonstrou captação tireoidiana focal em 1,6% dos pacientes. Desses, 36% eram malignos.

Geralmente considera-se que a captação difusa é provavelmente benigna, representando tireoidite ou variação normal. Contudo, existem exceções malignas. Elas incluem linfoma, doença metastática e a captação focal típica preocupante que é obscurecida pela atividade tireoidiana benigna difusa sobrejacente.

*Valor da captação padrão em nódulos de tireoide focais.* No mesmo grande estudo, os SUVs das lesões de captação focal foram calculados. O SUV médio para lesões benignas foi de 4,8 ± 3,1 e para lesões malignas foi de 6,9 ± 4,7. Houve tendência para maiores valores com lesões malignas, mas houve sobreposição significativa.

Os pontos importantes são que a captação focal merece uma avaliação mais aprofundada, enquanto a captação simétrica é geralmente benigna, mas ainda assim merece um exame cuidadoso.

Alguns referem-se a neoplasias descobertas incidentalmente em PET/CT como "PAIN": neoplasia incidental associada à PET.

Na cirurgia, isto foi encontrado como representante do câncer de tireoide papilar.

## Leituras Sugeridas


Boland GW, Dwamena BA, Jagtiani Sangwaiya M, Goehler AG, Blake MA, Hahn PF, et al. Characterization of adrenal masses by using FDG PET: a systematic review and meta-analysis of diagnostic test performance. Radiology 2011;259(1):117–126

Dong A, Cui Y, Wang Y, Zuo C, Bai Y. 18F-FDG PET/CT of adrenal lesions. Am J Roentgenol 2014;203(2):245–252

Ferdinand B, Gupta P, Kramer EL. Spectrum of thymic uptake at 18F-FDG PET. Radiographics. 2004;24(6):1611–1616

Kochhar R, Brown RK, Wong CO, Dunnick NR, Frey KA, Manoharan P. Role of FDG PET/CT in imaging of renal lesions. J Med Imaging Radiat Oncil 2010;54(4):347–357


### Melhores Dicas

- A captação focal de FDG na tireoide justifica a correlação ultrassonográfica. A captação difusa é mais provavelmente benigna.
- A absorção tímica difusa pode ser benigna ou maligna. A interpretação deve considerar mais que somente os achados de imagem.
- A avaliação visual de muitas lesões *de novo* em PET/CT possui uma precisão semelhante à avaliação da mensuração do SUV. Se parece quente, está quente.

# Mais Desafiador 1

## ■ Caso

Uma mulher na pré-menopausa apresenta-se com câncer de mama recém-diagnosticado em estágio T1. Imagens de linfocintilografia são fornecidas.



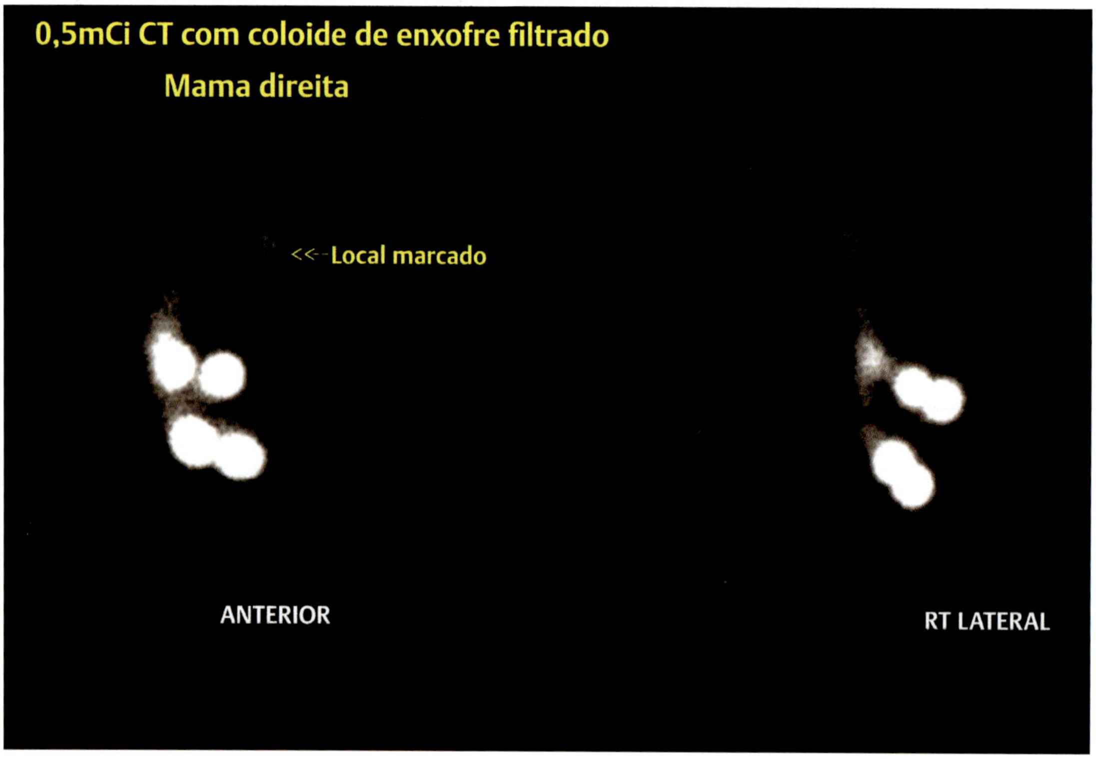


## ■ Perguntas

1. Qual das seguintes está correta?
   A. Esse estudo não consegue identificar um linfonodo sentinela.
   B. O cirurgião provavelmente usará uma sonda intraoperatória.
   C. Todos os pacientes com câncer de mama devem ter localização pré-operatória do linfonodo sentinela.
   D. O local de injeção de radiotraçador mais comum (para câncer de mama) é intratumoral.
   E. Se esse linfonodo sentinela for patologicamente negativo para neoplasia, a probabilidade de câncer de mama metastático nesse paciente é de 15%.

2. Com relação à técnica de linfocintilografia, qual das seguintes alternativas está correta?
   A. O uso do azul de metileno no intraoperatório com a linfocintilografia adiciona precisão e sensibilidade.
   B. Entre as técnicas de injeção superficial para o câncer de mama, o subareolar é comprovadamente o melhor.
   C. O uso de linfocintilografia para oncologia é restrito a melanoma e câncer de mama.
   D. Gravidez é uma contraindicação ao radiotraçador para a biópsia do linfonodo sentinela.
   E. Se não houver migração visível do traçador, provavelmente houve um erro técnico.

3. Com relação à linfocintilografia, qual das seguintes alternativas está correta?
   A. Os pacientes com linfonodos-sentinela positivos vão para a dissecção axilar dos linfonodos, e pacientes com linfonodos-sentinela negativos são poupados da dissecção axilar de linfonodos.
   B. A intensidade da captação dentro de um nódulo se correlaciona muito bem com a probabilidade de que esse nódulo represente um nódulo-sentinela.
   C. O pessoal cirúrgico envolvido com a linfocintilografia deve rotineiramente usar crachás de radiação.
   D. A mistura delicada da seringa antes da injeção pode causar uma marcação ruim e é contraindicada.
   E. Utilizar as menores partículas possíveis é vantajoso, já que isto permite um trânsito rápido do radiotraçador.

## Respostas e Explicações

*Pergunta 1*

**B. Correta!** Após a injeção, a imagem é opcional (mas fortemente sugerida). A marcação do(s) nódulo(s) - sentinela presumido(s) com tinta permanente na pele do paciente também é opcional. No entanto, a utilização de uma sonda intraoperatória pelo cirurgião é obrigatória.

*Outras escolhas e discussões*

**A.** Este estudo identifica um nódulo-sentinela. Há um acúmulo linear de radiotraçador que se estende do local da injeção periareolar até a axila, onde existe um foco discreto de atividade localizada mais intensa. Esse é um nódulo-sentinela. Os linfonodos-sentinela são os linfonodos regionais que drenam diretamente o tumor primário e são os primeiros linfonodos a receber nódulos metastáticos do tecido linfoide.

Mesmo se as imagens não tivessem mostrado essa atividade, nenhuma conclusão a respeito da presença ou ausência de um linfonodo-sentinela poderia ser constatada até que a sonda intraoperatória fosse usada.

**C.** Nem todos os pacientes com câncer de mama devem ter o linfonodo-sentinela localizado no pré-operatório.

Alguns estágios e cenários do câncer de mama são claramente indicados, enquanto outros cenários são controversos ou não indicados. As áreas estabelecidas para a biópsia do linfonodo-sentinela incluem tumor T1 ou T2, carcinoma ductal no local com mastectomia, idade avançada, obesidade, anterior à terapia sistêmica pré-operatória e câncer de mama masculino. O câncer de mama inflamatório não é recomendado. Os demais cenários são debatidos.

**D.** O local de injeção mais comum do radiotraçador (para câncer de mama) é periareolar.

No entanto, injeções profundas peritumorais e/ou intratumorais também são locais de injeção aceitáveis.

Se o objetivo for o estadiamento axilar, a injeção periareolar superficial pode ser preferida à injeção peritumoral ou intratumoral profunda. Se o objetivo for estadiar reservatórios nodais extra-axilares além da doença regional, aconselha-se uma injeção profunda perto do local do tumor. Os métodos são complementares, e algumas instituições usam ambos.

**E.** A taxa de falso-negativos da linfocintilografia para câncer de mama varia de 0 a 3% - ou seja, a probabilidade de o paciente ter câncer de mama metastático é de 0 a 3%. Um estudo negativo é muito reconfortante. Entretanto, um estudo negativo de linfocintilografia para o melanoma não é tão reconfortante. Um artigo analisando 1.313 pacientes com melanolona determinou que a taxa de falso-negativos para a avaliação do melanoma SLN foi de 14,4%.

*Pergunta 2*

**A. Correta!** A utilização de azul de metileno no intraoperatório com linfocintilografia adiciona precisão e sensibilidade. O azul de metileno é injetado pouco antes da cirurgia. Os canais linfáticos tornam-se azuis em 5 a 15 minutos e desaparecem aos 45 minutos.

*Outras escolhas e discussões*

**B.** As opções para uma injeção superficial incluem locais de injeção subdermal, intradérmica, periareolar e subareolar. Não existe um método claramente superior. Vários estudos confirmam que o método de injeção não afeta significativamente os resultados.

**C.** A linfocintilografia é mais comumente usada para melanoma e câncer de mama.

No entanto, recentemente, o uso da linfocintilografia aumentou para cânceres ginecológicos.

**D.** A gravidez não é uma contraindicação do radiotraçador para a biópsia do SLN. As mães que amamentam devem suspender a amamentação por 24 horas.

**E.** Em uma pequena porcentagem de pacientes, a migração do traçador não será detectada durante a imagem ou mesmo no intraoperatório. Isto não representa um erro técnico. A importância da não visualização cintilográfica pré-operatória não é conhecida.

*Pergunta 3*

**A. Correta!** Pacientes com SLNs positivos vão para o ALND, e os pacientes com SLNs negativos são poupados do ALND. Nenhuma mudança nos resultados dos pacientes foi demonstrada ao comparar essas duas estratégias.

*Outras escolhas e discussões*

**B.** A intensidade de captação não se correlaciona consistentemente com a probabilidade de um determinado nódulo representar um SLN. Dito isso, note que muitos SLNs são bastante quentes, e foi demonstrado que a remoção de todos os nódulos axilares quentes leva a menos biópsias de SLN falso-negativas.

**C.** Como as exposições nos procedimentos de SLN são muito baixas, o pessoal de cirurgia não precisa de monitoramento rotineiro da exposição à radiação.

A escolha de monitorizar o pessoal envolvido em um alto número de procedimentos de SLN é deixada a critério dos indivíduos e dos padrões locais.

**D.** As partículas de radiocoloides são suspensas e podem decantar, se permanecerem intocadas por alguns minutos. A rotação suave da seringa antes da injeção assegura uma boa mistura das partículas e é *recomendada*.

**E.** O tamanho ideal de partícula de coloides é um compromisso entre partículas pequenas o suficiente para migração rápida, mas grande o suficiente para a retenção ideal nos linfonodos.

O coloide de enxofre filtrado com tecnécio-99m é o agente mais comumente usado para a linfocintilografia nos Estados Unidos.

O Tecnécio-99 m Lymphoseek (Navidea Biopharmaceuticals, Inc., Dublin, Irlanda), aprovado pela Food and Drug Administration dos EUA, em 2013, recentemente ganhou popularidade. Lymphoseek não depende do tamanho da partícula. Em vez disso, a captação depende dos receptores de dextrano-manose na superfície dos macrófagos. Vários estudos demonstraram que o Lymphoseek funciona, no mínimo, tão bem quanto o coloide de enxofre.

## Leitura Sugerida

Society for Nuclear Medicine. The SNM procedure guideline for general imaging 6.0. 2010. Accessed May 2016. http://interactive.snm.org/docs/General_Imaging_Version_6.0.pdf

### Melhores Dicas

- Uma biópsia de SLN negativa para câncer de mama é muito tranquilizadora (isto é, oferece um valor preditivo negativo muito alto).
- Existem vários métodos potenciais de injeção, mas estudos mostram que os resultados não variam substancialmente, independentemente da técnica empregada.
- A linfocintilografia com radionuclídeos também pode ser usada como um método não invasivo para diagnosticar o linfedema da extremidade.

# Mais Desafiador 2

## ■ Caso

Uma mulher de 29 anos com história recente de infecção respiratória grave apresenta agora sintomas clínicos de hipertireoidismo. Seu T4 livre é elevado, e seu hormônio estimulante da tireoide está diminuído. Você recebe seu exame de varredura I-123 NaI.

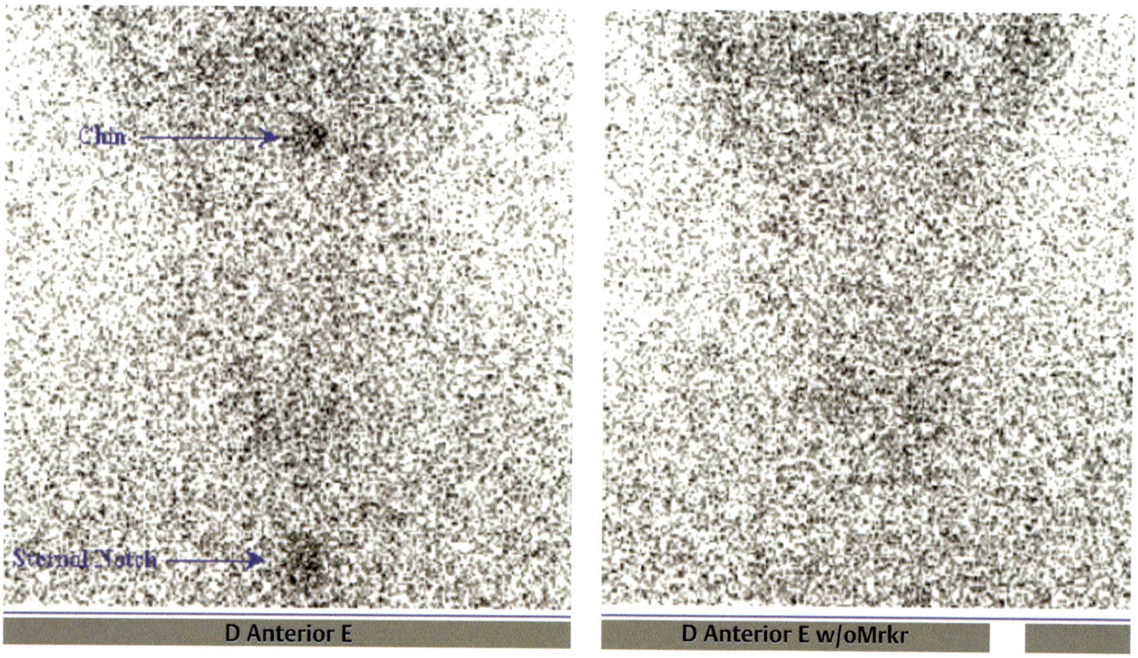


Imagem de 6 horas: RAIU de 1,3%

## ■ Perguntas

1. Qual das seguintes é o diagnóstico mais provável?
   A. Tireotoxicose factícia.
   B. Bócio multinodular não tóxico.
   C. Tireoidite subaguda.
   D. Doença de Graves.
   E. Administração recente de contraste intravenoso.

2. Com relação à tireotoxicose, qual das seguintes é a melhor resposta?
   A. Tanto no bócio multinodular tóxico quanto no adenoma tóxico, a captação de radioiodo em geral é marcadamente elevada.
   B. Uma captação elevada de radioiodo com uma glândula homogeneamente bulbosa é diagnóstico de doença de Graves.
   C. Em todos os casos de tireotoxicose, o hormônio estimulante da tireoide é suprimido.
   D. *Struma ovarii* pode ser considerado no contexto de hipertireoidismos bioquímico e clínico, com uma glândula tireoide mal visualizada por cintilografia.
   E. Não há diferença entre tireotoxicose e hipertireoidismo.

3. Em relação à doença de Graves e cintilografia, qual das seguintes é a melhor resposta?
   A. A principal utilidade da captação e varredura do radioiodo é determinar a dose de radioiodo para o tratamento de doença de Graves.
   B. Geralmente, as pacientes devem esperar 2 meses após o tratamento com radioiodo antes de tentar engravidar.
   C. A detecção de anticorpos do receptor da tireotropina é diagnóstica de Graves.
   D. O tratamento com radioiodo pode melhorar a oftalmopatia da tireoide preexistente.
   E. A captação de radioiodo é invariavelmente elevada às 6 e 24 horas com doença de Graves.

## ■ Respostas e Explicações

*Pergunta 1*

**C. Correta!** Este é um caso de tireoidite subaguda. Uma glândula lesionada na tireoidite subaguda funciona mal e determina a captação mínima da cintilografia. A tireoidite subaguda é frequentemente vista no pós-parto ou após a infecção respiratória superior. Geralmente ela é autolimitada.

*Outras escolhas e discussões*

**A.** Medicamentos que diminuem a captação de iodo na glândula tireoide (como o uso de Synthroid com informações fora do rótulo) podem resultar tanto em achados cintigráficos quanto nos achados laboratoriais relatados do caso de teste (ou seja, tireotoxicose factícia). No entanto, dada à história clínica, este não é o diagnóstico mais provável.

**B.** Um bócio multinodular não tóxico possui captação normal de radioiodo (10 a 35%), em vez de captação marcadamente diminuída.

**D.** Na doença de Graves, a glândula deve ser bem visualizada, um pouco bulbosa, e a captação de radioiodo (RAIU) deve ser elevada, não diminuída.

**E.** O contraste iodado atua como um inibidor competitivo, com resultados de tomografia e captação da tireoide semelhantes aos da tireotoxicose factícia e tireoidite subaguda precoce.

*Pergunta 2*

**D. Correta!** *Struma ovarii* é um tumor ovariano teratomatoso raro que contém tecido tireoidiano hiperfuncionante, resultando em tireotoxicose.

Em razão da tireotoxicose, a glândula tireoide deve estar suprimida e mal vista na cintilografia. Outros tumores pélvicos podem também anormalmente causar tireotoxicose. Por exemplo, a mola hidatiforme e os coriocarcinomas, ambos secretam gonadotrofina coriônica humana, que é um estimulador da tireoide, e resultam em tireotoxicose.

*Outras escolhas e discussões*

**A.** Tanto com o bócio multinodular tóxico quanto com o adenoma tóxico, o RAIU é geralmente o limite superior do normal ou levemente elevado. Isto é distinto da Doença de Graves, que geralmente tem um maior grau de elevação de radioiodo.

**B.** Uma captação elevada de radioiodo com uma glândula homogeneamente bulbosa é a apresentação típica da Graves. No entanto, existem imitadoras. Em particular, durante a fase de recuperação da tireoidite subaguda, pode haver um fenômeno de "rebote", demonstrando atividade difusamente aumentada na tireoide.

**C.** "Tireotoxicose induzida pelo hormônio estimulante da tireoide (TSH)" é a causa mais usada para um adenoma hipofisário que superproduz o TSH, resultando em hipertireoidismo clínico, um T4 livre elevado e um TSH elevado. Esta é a única causa de tireotoxicose com TSH elevado.

**E.** A tireotoxicose é definida como hipermetabolismo secundário a um hormônio tireoidiano circulante elevado. O hipertireoidismo, por outro lado, refere-se à tireotoxicose resultante de uma glândula tireoide hiperfuncionante. Exemplos de tireotoxicose não causada por uma glândula tireoide hiperfuncionante incluem tireoidite subaguda, *Struma ovarii* e tireotoxicose factícia.

*Pergunta 3*

**C. Correta!** Esta informação de laboratório é especialmente útil no diagnóstico de pacientes grávidas, uma vez que o radioiodo seja absolutamente contraindicado na gravidez. A detecção de anticorpos do receptor da tireotropina é diagnóstica de Graves, e a maior parte dos pacientes com Graves possui esses anticorpos.

*Outras escolhas e discussões*

**A.** A principal utilidade da captação e varredura do radioiodo é diferenciar a etiologia do hipertireoidismo. Especificamente, a própria glândula está hiperfuncionando (Graves, adenoma tóxico, bócio multinodular tóxico), ou ela está funcionando normalmente, mas temporariamente lesionada ou incapaz de receber o *feedback* decorrente de um agente de bloqueio?

A varredura também é útil para demonstrar um possível nódulo frio sobreposto. Se detectado, ele deve ser estudado para excluir malignidade antes da terapia com radioiodo.

A dosagem para o tratamento de Graves é tipicamente de 5 a 15 mCi. A dosagem pode ser determinada pela RAIU e pelo tamanho da glândula, mas estudos comparativos entre doses calculadas e doses empíricas não indicam uma diferença nos resultados.

**B.** Após o tratamento inicial com radioiodo, uma porcentagem pequena, porém significativa, dos pacientes necessitará de outra dose, e isto pode não ser adequadamente determinado por 6 a 12 meses após o tratamento. Além disso, ocorrem mudanças de radiação potencialmente graves nos óvulos e nos espermatozoides imediatamente subsequente ao tratamento com radiação.

Por essas razões, recomenda-se retardar a gravidez durante 6 a 12 meses após a radioiodoterapia.

**D.** O uso de radioiodo em pacientes com oftalmopatia é um tanto controverso, visto que esse tratamento pode realmente exacerbar os achados oculares. Apesar dessa controvérsia, o radioiodo ainda geralmente é considerado o tratamento de escolha.

**E.** Em pacientes com síntese e rotatividade acentuadamente aumentados, o valor de 6 horas é elevado, mas o valor de 24 horas é normal. Isto é conhecido como rotatividade rápida de iodo e é um subtipo da doença de Graves.

## ■ Leitura Sugerida

Eisenberg B, Arrington ER, Haygood TM, Kelsey CA. Thyroid scintigraphic patterns, radioactive iodine uptake, and Nuclear Regulatory Commission guidelines for radioiodine use. In: Eisenberg B, eds. Imaging of Thyroid and Parathyroid Glands: A Practical Guide. New York, NY: Churchill Livingstone; 1991: 51–57

### Melhores Dicas

- Tenha cuidado ao tratar de "Graves" com radioiodo, pois o rebote da tireoidite subaguda pode parecer idêntico na cintilografia. Use o cenário clínico para diferenciar essas duas possibilidades.
- Em relação aos medicamentos que bloqueiam a captação de radioiodo e o tempo necessário para segurar cada um antes da cintilografia, lembre-se da regra "4, 6, 2, 4, 6". É preciso esperar 4 dias para propiltiouracil, 6 dias para metimazol, 2 semanas para o suplemento T3, 4 semanas para o suplemento T4 e 6 semanas para o contraste iodado.
- Frequência de etiologias da tireotoxicose: Graves 70%, tireoidite 20%, adenoma tóxico 5%, bócio multinodular tóxico 5%, outros < 1%.

# Mais Desafiador 3

## ■ Caso

Um paciente apresenta um tumor carcinoide. Imagens de uma varredura nuclear são obtidas.

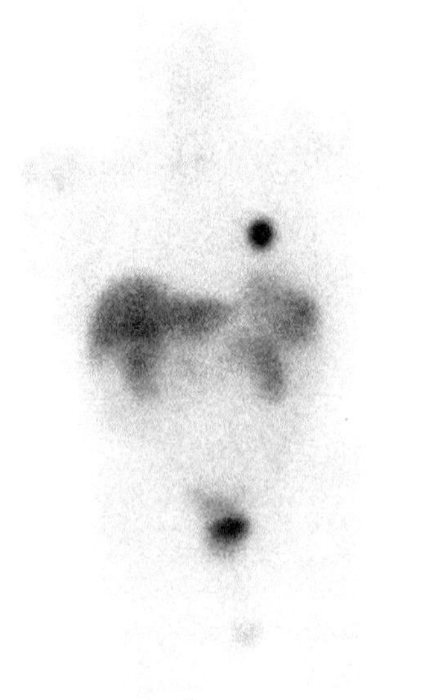

## ■ Perguntas

1. Qual das seguintes está correta?
   A. O tratamento com somatostatina pode ser continuado antes desse exame.
   B. O momento mais sensível para a detecção do tumor por OctreoScan é de 4 horas após a injeção.
   C. A absorção sutil da tireoide vista aqui é anormal e suspeita de carcinoma medular da tireoide.
   D. Tumores que são tipicamente ávidos por somatostatina incluem feocromocitoma, carcinoide e neuroblastoma.
   E. Existem muito poucas causas de atividade falso-positiva em um OctreoScan.

2. Com relação à varredura por metaiodobenzilguanidina, qual das seguintes está correta?
   A. Metaiodobenzilguanidina tem sensibilidade consideravelmente maior que o OctreoScan para a detecção de neuroblastoma.
   B. Muitos medicamentos interferem com a metaiodobenzilguanidina, limitando um pouco a utilidade da varredura.
   C. Se o diagnóstico do tumor já for conhecido, a identificação da captação com metaiodobenzilguanidina ou OctreoScan acrescenta pouco ao tratamento do paciente.
   D. Nenhum regime de pré-medicação especial é necessário antes do exame com metaiodobenzilguanidina.
   E. Se o exame OctreoScan for negativo, não há razão para realizar um exame com metaiodobenzilguanidina com o objetivo de localizar um tumor neuroendócrino.

3. Com relação à ProstaScint (Aytu BioScience, Ine., Englewood, CO), qual das seguintes está correta?
   A. ProstaScint é mais útil para o estadiamento inicial do câncer de próstata que para detecção de doença metastática.
   B. ProstaScint tem eficácia muito menor que a cintilografia óssea na detecção de metástases ósseas.
   C. ProstaScint, OctreoScan e metaiodobenzilguanidina são todos anticorpos monoclonais.
   D. Se o paciente tiver uma história de reação a anticorpos anticamundongo humano, os futuros estudos com ProstaScint são contraindicados.
   E. A atividade na próstata na ProstaScint após o tratamento com hormônio ou radiação é um achado suspeito de doença maligna ativa.

## ■ Respostas e Explicações

*Pergunta 1*

**D. Correta!** Existe uma alta avidez da somatostatina com tumores medulares da suprarrenal (feocromocitoma, neuroblastoma e paraganglioma), com uma sensibilidade geral > 85%. Há também alta avidez para tumores carcinoides, com uma sensibilidade de 86 a 95%. Os tumores neuroendócrinos gastroenteropancreáticos têm avidez variável, oscilando de 25 a 60%. (Esses anteriormente incluíam termos, como gastrinoma, insulinoma, tumores secretores de polipeptídicos no intestino vasoativos e glucagonoma. A Organização Mundial da Saúde classificou-os mais recentemente como de baixo grau, graus intermediário e alto.) O carcinoma medular da tireoide tem razoável avidez OctreoScan, com uma sensibilidade de 50 a 75%. A captação também pode ser observada com meningioma, tumor de células de Merkel na pele, adenoma hipofisário e câncer pulmonar de pequenas células.

*Outras escolhas e discussões*

**A.** O tratamento com somatostatina deve ser suspenso antes de um OctreoScan, pois o exame usa um análogo de somatostatina radiomarcado. O tempo de retirada depende da meia-vida do agente terapêutico (pelo menos 1 dia para agentes-padrão e de 4 a 6 semanas para formulações de liberação lenta).

**B.** O tempo mais sensível para a detecção de tumores por OctreoScan é de 24 horas pós-injeção, e é quando as imagens são rotineiramente obtidas. Imagens de quatro horas e 48 horas são frequentemente realizadas. A ausência de atividade fisiológica intestinal é uma vantagem das imagens de 4 horas, mas a baixa relação tumor-fundo às 4 horas resulta em diminuição da sensibilidade.

**C.** A captação da tireoide vista aqui é difusa, leve e provavelmente clinicamente insignificante. O carcinoma medular da tireoide é frequentemente ávido de somatostatina. No entanto, a captação focal (e não difusa) seria esperada. A captação tireoidiana vista em um OctreoScan geralmente é benigna.

**E.** A atividade falso-positiva em um OctreoScan pode ser observada na doença autoimune, pneumonia bacteriana, doença granulomatosa, inflamação pós-irradiação, infecção nasofaríngea e em locais cirúrgicos e de colostomia recentes.

*Pergunta 2*

**B. Correta!** Muitos medicamentos interferem na MIBG, limitando um pouco a utilidade da varredura. A lista de possíveis medicamentos interferentes é vasta, incluindo descongestionantes vendidos sem receita, muitos medicamentos cardíacos e alguns antidepressivos.

*Outras escolhas e discussões*

**A.** Metaiodobenzilguanidina (MIBG) e OctreoScan têm eficácia semelhante na detecção de neuroblastoma, carcinoide e feocromocitoma. MIBG é um análogo de noradrenalina e guanetidina. A imagem com I-123 MIBG é ideal em 24 horas. Imagens atrasadas até 48 horas são, às vezes, utilizadas.

**C.** Mesmo que o diagnóstico do tumor já tenha sido feito, demonstrar a captação com MIBG ou OctreoScan é útil para o planejamento do tratamento. Esses exames são menos usados para diagnosticar e mais usados para localizar tumores e confirmar a captação, o que afeta o planejamento do tratamento. Pacientes com tumores positivos para receptores de somatostatina e com tumores ávidos de MIBG são mais propensos a responder à terapia com radionuclídeos de receptores de peptídeos e terapia com radionuclídeos MIBG, respectivamente.

**D.** MIBG está ligado ao iodo radioativo, o que significa que a glândula tireoide deve ser bloqueada antes de administrar a dose de MIBG. Isto é tipicamente realizado com solução de iodeto de potássio supersaturado ou Lugol. Para I-123 MIBG, o bloqueio deve começar 1 dia antes da injeção e continuar por 1 ou 2 dias. Para pacientes com alergia ao iodo, o perclorato de potássio é uma alternativa.

**E.** Como o MIBG e o OctreoScan possuem diferentes mecanismos de captação, eles podem ser usados como um meio complementar na avaliação dessas entidades. Se a varredura do OctreoScan for negativa, uma varredura do MIBG ainda pode ser positiva.

*Pergunta 3*

**B. Correta!** O ProstaScint não é ideal na detecção de metástases ósseas.

*Outras escolhas e discussões*

**A.** O ProstaScint é melhor na detecção do câncer de próstata metastático que no estadiamento inicial.

**C.** ProstaScint é um anticorpo monoclonal. O OctreoScan é um neuropeptídeo. MIBG é um análogo da guanetidina.

**D.** Anticorpos antimurinos humanos (HAMAs) são encontrados em 5 a 8% dos pacientes após a injeção, e a maioria se resolve em poucos meses. HAMA pode falsamente elevar o antígeno específico da próstata e resultar em distribuição alterada, causando aumento da atividade do fígado.

**E.** Após o tratamento, a captação difusa em longo prazo não específica e benigna da fossa prostática pode ser vista.

## ■ Leituras Sugeridas


Balon HR, Brown TL, Goldsmith SJ, et al. The SNM practice guideline for somatostatin receptor scintigraphy 2.0. J Nucl Med Technol 2011;39(4):317–324

Raj GV, Partin AW, Polascik TJ. Clinical utility of 111indium-capromab pendetide immunoscintigraphy in the detection of early, recurrent prostate carcinoma after radical prostatectomy. Cancer 2002;94(4):987–996


### Melhores Dicas

- Os agentes bloqueadores da tireoide são necessários para radiotraçadores à base de iodo (que não estão especificamente tentando a imagem da tireoide).
- Tumores realmente dentro das glândulas suprarrenais podem ser difíceis de serem vistos em um OctreoScan em decorrência da alta atividade renal adjacente. Para esses pacientes, a MIBG pode ser preferida.
- Pacientes com alergias ao iodo podem tomar radioiodo com segurança, pois a quantidade de iodo administrada é minúscula.

# Mais Desafiador 4

## ■ Caso

Uma mulher de 52 anos de idade apresenta-se com dor no peito e passa por consulta para doença arterial coronariana. Exame por imagem com tecnécio de perfusão miocárdica foi realizado.



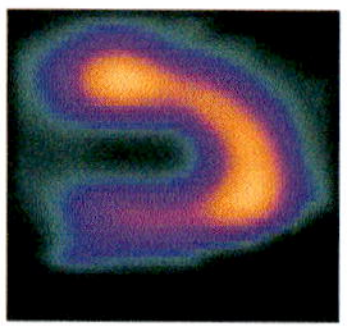

Esforço

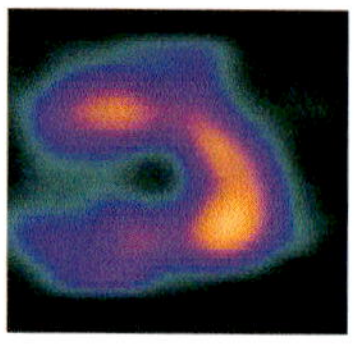

Repouso

## ■ Perguntas

1. Este caso demonstra qual das seguintes?
   A. Um exemplo de indicação mais comum para esse teste.
   B. Dilatação isquêmica transitória.
   C. Um exame limitado, uma vez que a relação pulmão-coração não seja fornecida.
   D. Isquemia equilibrada.
   E. Redistribuição reversa.

2. Com relação à tomografia cardíaca por emissão de pósitrons, qual das seguintes está correta?
   A. A meia-vida do flúor utilizado para fluoro-2-desoxi-D-glicose é de 11 minutos.
   B. Amônia N-13 é utilizada para avaliar o metabolismo cardíaco.
   C. Cloreto de rubídio-82 corre o risco quanto às questões de segurança do estrôncio.
   D. A tomografia por emissão de pósitron cardíaco é realizada satisfatoriamente em esteira ou estresse farmacológico.
   E. A tomografia por emissão de fóton único cardíaco é superior à tomografia por emissão de pósitrons para detecção de doença arterial coronariana.

3. Em relação à imagem de perfusão miocárdica, qual das seguintes está correta?
   A. Pacientes incapazes de elevar o braço esquerdo não podem ter um estudo de imagem de perfusão miocárdica pela tomografia por emissão de fóton único.
   B. As pontuações miocárdicas somadas da tomografia por emissão de fóton são compostas por 17 segmentos padronizados.
   C. Alterações no eletrocardiograma, observadas com estresses farmacológico e físico, são tipicamente de igual importância.
   D. A retenção de cafeína para estudo de esforço com sestamibi em esteira programada é desnecessária.
   E. O paciente está a meio caminho da porção de esforço do teste de esforço e o equipamento de monitorização (eletrocardiograma, pressão arterial, frequência cardíaca) falha. O paciente não está em aparente instabilidade e quer continuar. É razoável continuar sob cuidadosa observação.

## ■ Respostas e Explicações

### *Pergunta 1*

**E. Correta!** Redistribuição reversa significa que os defeitos de perfusão na imagem em repouso são piores que os defeitos de perfusão na imagem de esforço. Neste caso, a parede anterior no repouso é pior que a parede anterior do esforço. (A parede inferior também é anormal, mas isto é fixo.) A redistribuição reversa foi descrita pela primeira vez com tálio, mas também é vista com tecnécio MPI. Sua etiologia é debatida. Uma causa conhecida é a variação da posição do tecido mole sobrejacente entre a imagem de repouso e a de esforço. No geral, a redistribuição reversa não indica isquemia.

#### *Outras escolhas e discussões*

**A.** Determinar a presença ou ausência de doença é a razão para o exame de varredura desse paciente em teste. No entanto, a imagem de perfusão miocárdica (MPI) é agora realizada com menos frequência para realmente diagnosticar a doença e mais frequentemente para determinar o prognóstico, estratificação de risco e tratamento do paciente para pacientes com doença arterial coronariana (CAD). Pacientes com perfusão normal de esforço têm melhor prognóstico que aqueles com perfusão anormal. Pacientes com defeitos de perfusão mais graves apresentam taxas de mortalidade mais elevadas que aqueles com defeitos de perfusão menos graves.

**B.** TID refere-se à dilatação da câmara do ventrículo esquerdo vista no esforço que melhora no repouso. O TID é um achado de prognóstico ruim. O TIO demonstra tipicamente uma câmara dilatada vista com exercício ou esforço farmacológico. A dilatação persistente é anormal e sugere doença multiarterial.

**C.** O exame não é limitado, mesmo que a relação pulmão-coração (L/H) não seja relatada. Uma relação L/H normal é de 0,5 ou menos. Uma relação L/H anormalmente elevada reflete disfunção do ventrículo esquerdo, insuficiência cardíaca congestiva ou CAO de três vasos. Esse é um sinal um tanto útil, mas foi mais bem validado com tálio. Normalmente, a relação L/H não é relatada com produtos com base em tecnécio.

**D.** A isquemia balanceada, que se refere à doença multiarterial, pode resultar em um estudo falsamente negativo. Uma limitação do exercício (comparada ao estresse farmacológico) é que, com o exercício, apenas a lesão mais grave, às vezes, é detectada.

### *Pergunta 2*

**C. Correta!** O rubídio é produzido a partir de um gerador de estrôncio-82/Rb-82. A meia-vida do genitor Sr-82 é de 25 dias. Um novo gerador é necessário a cada mês. Questões de segurança de estrôncio são muito raras com o uso de rubídio, mas tem havido vários relatos de "avanço do estrôncio" que resultaram em exposição excessiva à radiação.

Rubídio é um análogo do potássio, tem uma meia-vida curta de 76 segundos, produz imagens com qualidade superior à tomografia por emissão de fóton único (SPECT) e tem menos efeito de atenuação e dispersão subdiafragmática que as imagens SPECT.

#### *Outras escolhas e discussões*

**A.** Meias-vidas da tomografia por emissão de pósitrons (PET): 0-15 2 minutos (110 segundos); N-13 10 minutos: C-11 20 minutos; F-18 110 minutos; (meias-vidas de PET-2, 10, 20, 110).

**B.** A amônia N-13 é usada para a perfusão, não para o metabolismo. Para PET, os principais radiotraçadores cardíacos incluem amônia N-13 e Rb-82 para perfusão, e F-18 fluoro-2-desoxi-D-glicose para metabolismo/viabilidade.

**D.** O PET cardíaco usa apenas estresse farmacológico (em vez de exercício) por causa da meia-vida curta e porque as imagens são realmente adquiridas durante o teste de estresse. Isto difere do teste SPECT, que permite uma pausa entre o estresse do exercício e a aquisição da imagem.

**E.** O PET tem maior sensibilidade e especificidade (92 e 85%, respectivamente) que o SPECT (85 e 80%, respectivamente) para detecção de CAD. O PET também tem maior resolução espacial que o SPECT e é melhor para pacientes obesos. Os mesmos critérios de interpretação são utilizados no PET para perfusão cardíaca e no SPECT para perfusão cardíaca.

### *Pergunta 3*

**B. Correta**! As pontuações somadas do miocárdio por SPECT são comumente compostas por 17 segmentos padronizados. O modelo de 17 segmentos foi desenvolvido e endossado por muitas associações profissionais, incluindo a American Heart Association e a American Society of Nuclear Cardiology. Substituiu o modelo mais antigo de 20 segmentos como o padrão. O escore de estresse somado é obtido pela soma das pontuações individuais dos 17 segmentos durante o estresse. Normal é < 4, discretamente anormal são 4 a 8, moderadamente anormal são 9 a 13 e severamente anormal é > 13.

#### *Outras escolhas e discussões*

**A.** Os pacientes que não conseguem levantar o braço esquerdo ainda podem ter um estudo MPI SPECT. O braço esquerdo do paciente é geralmente posicionado para cima para o escaneamento, mas esta não é a única opção.

**C.** As alterações no eletrocardiograma, observadas com o teste de estresse farmacológico, não devem ser descartadas, mas correlacionam-se muito menos com a isquemia que as alterações no eletrocardiograma, observadas durante o exercício.

Uma vantagem do exercício sobre o estresse farmacológico é a adição da informação funcional. A regra geral de ouro para a maioria dos cardiologistas é que, se o paciente for capaz de se exercitar adequadamente, ele ou ela deveria.

**D.** Embora seja verdade que um teste de exercício não será afetado pela cafeína, uma pequena, mas significativa porcentagem de casos de exercícios, é convertida em estresse farmacológico no dia do estudo. Assim, muitas instituições exigem a retenção de cafeína, apenas para constar.

A cafeína é mantida por 12 a 24 horas, e a teofilina é mantida por 48 horas. Em todos os casos de MPI, os pacientes não são mantidos em abstenção via oral durante 4 a 6 horas.

**E.** Falha do equipamento de monitoramento é uma indicação absoluta para interromper o teste.

## ■ Leitura Sugerida

American Society of Nuclear Cardiology. Updated imaging guidelines for nuclear cardiology procedures, part 1. J Nucl Cardiol 2001;8(1):G5–G58

### Melhores Dicas

- Procure por TID, que é frequentemente associado à CAD grave e extensa.
- Os pontos-chave para a avaliação do filme MPL incluem a exclusão do artefato de movimento, a exclusão de uma massa inesperada e a observação de possíveis explicações para o artefato de atenuação (como seios grandes).
- É muito comum que o afilamento apical seja clinicamente insignificante.

# Mais Desafiador 5

## ■ Caso

Um paciente com câncer de mama e metástases ósseas isoladas. A tomografia por emissão de pósitrons de fluoro-2-desoxi--D-glicose convencional/tomografia computadorizada mostrou resolução da atividade em lesões escleróticas (não mostradas). A tomografia por emissão de pósitrons com fluoreto de sódio F-18,/tomografia computadorizada, realizada para avaliar os ossos, mostra captação persistente nas mesmas lesões escleróticas. Além disso, algumas lesões escleróticas aumentaram. São mostradas imagens da tomografia por emissão de pósitron com fluoreto de sódio F-18/tomografia computadorizada.

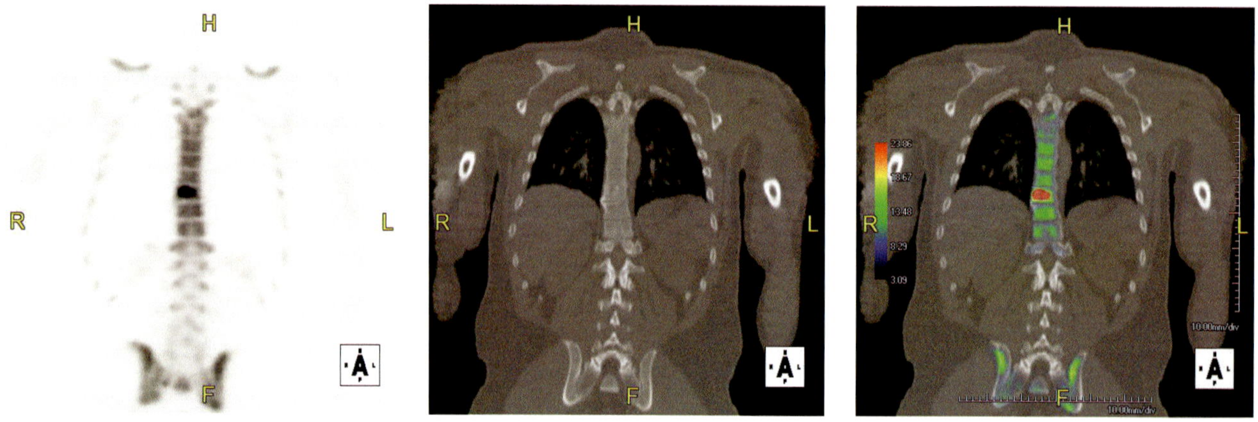


## ■ Perguntas

1. Qual das seguintes é a melhor resposta?
   A. Os achados ósseos quase certamente representam doença ativa.
   B. Como se observa em uma cintilografia óssea padrão, a tomografia por emissão de pósitron com fluoro-2-desoxi-D-glicose/tomografia computadorizada tem o problema do "fenômeno *flare*" com lesões ósseas tratadas.
   C. Tomografia por emissão de pósitron com fluoreto de sódio F-18/tomografia computadorizada em geral pode facilmente diferenciar a doença óssea tratada da progressão.
   D. A correlação do valor do laboratório é de pouco valor na avaliação de lesões ósseas.

2. Com relação à tomografia óssea de emissão de pósitron com fluoreto de sódio F-18/tomografia computadorizada, qual das seguintes é a MELHOR resposta?
   A. O nível de glicose deve ser verificado.
   B. O relatório-padrão de valor de captação é padrão para o acompanhamento do tratamento.
   C. Esta varredura é mais sensível que uma varredura óssea padrão para a detecção de metástases ósseas.
   D. O problema com artrite e outras causas de captação falso-positiva é raramente visto com esse exame.
   E. O grau de absorção é muito útil na diferenciação de lesões ósseas benignas e malignas.

3. Um paciente prestes a receber injeção para tomografia por emissão de pósitron com fluoro-2-desoxi-D-glicose/tomografia computadorizada apresenta uma glicose sérica de 240 mg/dL. Qual das seguintes é a melhor resposta?
   A. Este paciente está em risco de um estudo falso-positivo.
   B. Um curso de ação razoável é aguardar várias horas antes da injeção.
   C. Um curso de ação razoável é administrar insulina seguida por uma injeção imediata de fluoro-2-desoxi--D-glicose.
   D. O coração do paciente tem muito mais probabilidade de estar quente que o coração escaneado, quando a glicose sérica é de 100 mg/dL.
   E. O escaneamento provavelmente ainda é razoável, apesar de uma glicose elevada.

## Respostas e Explicações

### *Pergunta 1*

**B. Correta!** *Flare* acontece com tomografia por emissão de pósitron com fluoro-2-desoxi-D-glicose (FDG) (PET)/tomografia computadorizada (CT), também. *Flare* osteoblástico significa um aumento na atividade em lesões ósseas metastáticas quando, de outra forma, há uma doença estável ou que se resolve em outras lesões. *Flare* é benigno. A distinção entre *flare* e doença metastática óssea isolada pode ser um desafio.

### *Outras escolhas e discussões*

**A.** Os achados ósseos provavelmente representam doença tratada. A atividade prévia de FDG dentro das lesões ósseas foi resolvida. A captação de fluoreto de sódio F-18 (NaF) PET/CT por si só não é específica e não altera esse diagnóstico.

Os critérios de MD Anderson para resposta completa às metástases ósseas incluem preenchimento esclerótico completo da lesão lítica, normalização da densidade óssea na radiografia ou CT, normalização da intensidade do sinal na ressonância magnética ou normalização da captação do marcador na cintilografia óssea.

**C.** Tanto a doença tratada como a progressão podem mostrar absorção na F-18 NaF PET/CT. Esta captação não é específica.

**D.** Correlação com marcadores tumorais e fosfatase alcalina é quase sempre extremamente útil na determinação de doença metastática. Trabalhar de perto com o serviço de oncologia para casos problemáticos é mutuamente benéfico.

### *Pergunta 2*

**C. Correta!** Esta varredura é mais sensível que uma varredura óssea padrão para a detecção de metástases ósseas. Pense nesse exame como uma varredura óssea realmente muito boa. F-18 NaF tem duas vezes maior captação no osso que o difosfonato de metileno e é, portanto, mais sensível à patologia óssea. Além disso, a associação da varredura a imagens tomográficas acrescenta especificidade. Semelhante a uma varredura óssea padrão, a captação depende do fluxo sanguíneo regional e da formação de novos ossos.

### *Outras escolhas e discussões*

**A.** O nível de glicose não precisa ser verificado, pois este exame de PET não usa um análogo de glicose. Para preparação, o paciente deve estar bem hidratado e deve urinar antes da varredura.

**B.** O relatório-padrão de valor de captação (SUV) não é o padrão para o acompanhamento do tratamento. O uso de índices quantitativos, como o SUV, não foi validado, e seu valor em estudos clínicos é indefinido. Ao ditar, o SUV pode ser usado para descrever propósitos, mas o valor não deve ser usado para prover um diagnóstico específico.

**D.** As mesmas causas de absorção falso-positivas observadas na varredura óssea convencional (p. ex., artrite) são vistas no F-18 NaF PET-CT. No entanto, a correlação da CT é muito útil para determinar a causa.

**E.** Em geral, o grau de captação não diferencia as lesões ósseas benignas das malignas.

### *Pergunta 3*

**B. Correta!** Para uma leve elevação de glicose, esta ação pode resolver o problema.

### *Outras escolhas e discussões*

**A.** Este paciente está em risco de um estudo falso-negativo. A glicose sérica elevada sofre inibição competitiva com o radiotraçador injetado, o que diminui a captação em lesões cancerígenas. Muitas instituições reagendam, se a glicose sérica encontrar-se > 200 mg/dL.

**C.** A insulina diminui a captação de glicose sérica e provoca um aumento na captação muscular. Isto diminui a captação em lesões cancerígenas. No entanto, a insulina é por vezes útil. Estudos mais recentes descrevem protocolos de insulina bem-sucedidos para pacientes diabéticos com glicose elevada.

Em relação à escolha da resposta do teste, se a insulina for administrada, o FDG deve ser injetado pelo menos 60 (e preferencialmente 90) minutos após a injeção, não imediatamente.

**D.** É difícil prever a captação cardíaca com base nos níveis de glicose. A captação cardíaca no paciente oncológico em jejum é imprevisível e não uniforme. A duração do jejum e níveis de glicose sanguínea não parecem se correlacionar consistentemente com o grau de captação cardíaca.

**E.** A maior parte dos centros reagendará ou tentará diminuir a glicose, mas não é recomendável fazer a varredura com uma glicose elevada.



## Leituras Sugeridas

Even-Sapir E, Metser U, Mishani E, Lievshitz G, Lerman H, Leibovitch I. The detection of bone metastases in patients with high-risk prostate cancer: 99mTc-MDP Planar bone scintigraphy, single- and multi-field-of-view SPECT, 18F-fluoride PET, and 18F-fluoride PET/CT. J Nucl Med 2006;47:287–297

Jadvar H, Desai B, Conti PS. Sodium 18F-fluoride PET/CT of bone, joint, and other disorders. Semin Nucl Med 2015;45:58–65

Segall G, Delbeke D, Stabin MG, Even-Sapir E, Fair J, Sajdak R, et al. SNM practice guideline for sodium 18F-fluoride PET/CT bone scans 1.0. J Nucl Med 2010;51(11):1813–1820

### Melhores Dicas

- A captação de gordura marrom é mais provável quando há uma menor temperatura ao ar livre e em pacientes mais jovens, do sexo feminino e com um índice de massa menor. Aquecer o paciente antes da injeção ajuda. O uso de benzodiazepínicos é debatido, mas pode ser indicado para câncer de cabeça e pescoço.
- O SUV é uma medida relativa que é com base em diversas variáveis, incluindo a dose injetada e o peso corporal do paciente. Pacientes mais pesados têm SUVs um pouco mais altos que os pacientes mais leves.
- O F-18 NaF PET/CT é um exame ósseo realmente muito bom. É melhor que uma varredura óssea padrão para lesões osteoblásticas. No entanto, o FDG PET/CT é melhor nas lesões osteolíticas.

# Elementos Essenciais 1

## ■ Caso

Um menino de seis meses apresenta-se com formato anormal da cabeça.

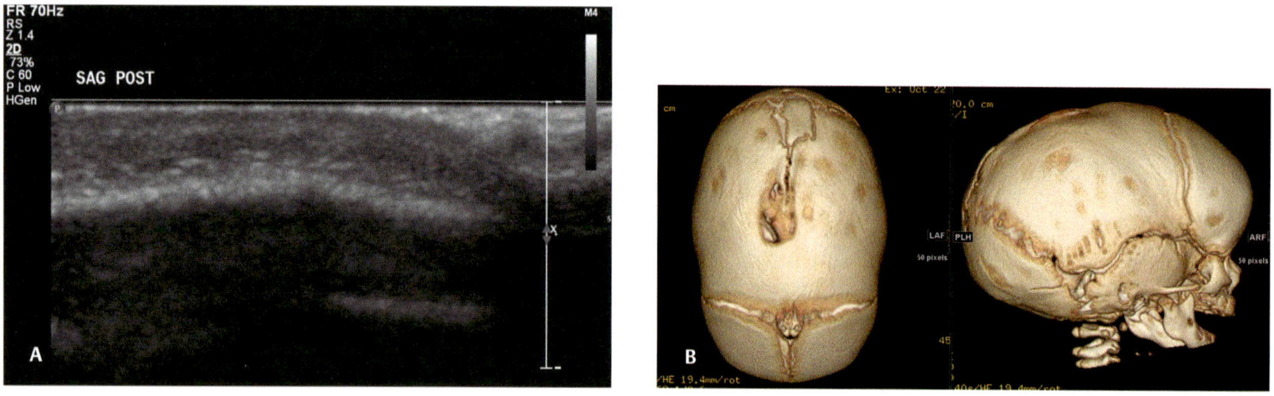




## ■ Perguntas

1. Qual das seguintes NÃO é uma causa secundária desses achados?
   A. Hidrocefalia desviada.
   B. Raquitismo.
   C. Anemia falciforme.
   D. Microcefalia.
   E. Polidrâmnio pré-natal.

2. Qual distúrbio é frequentemente confundido com plagiocefalia posicional posterior?
   A. Sinostose lambdoide unilateral.
   B. Sinostose coronal bilateral.
   C. Sinostose sagital.
   D. Sinostose metópica.
   E. Sinostose de suturas múltiplas.

3. Qual dos distúrbios a seguir NÃO é comumente associado à craniossinostose?
   A. Síndrome de Apert.
   B. Síndrome de Crouzon.
   C. Neurofibromatose do tipo 1.
   D. Displasia tanatofórica.

## Respostas e Explicações

*Pergunta 1*

**E. Correta!** Este é um exemplo de craniossinostose, fusão prematura das suturas cranianas, como demonstrado pela tomografia computadorizada de superfície. A imagem de ultrassonografia de triagem também demonstra a fusão óssea prematura representada pela calvária hiperecoica sólida na localização esperada da sutura sagital posterior. Forças pré-natais compressivas externas (restrição pré-natal) podem ser uma causa. Logo, o oligoidrâmnio é um fator de risco para o fechamento prematuro das suturas cranianas, não o polidrâmnio.

*Outras escolhas e discussões*

**A.** A hidrocefalia causada por desvio pode causar craniossinostose secundária. Pressão intracraniana inadequada/forças de separação inadequadas em suturas patentes podem causar fechamento prematuro.

**B.** O desequilíbrio metabólico pode causar craniossinostose secundária. O mecanismo exato não é bem compreendido, mas as deficiências minerais no raquitismo atrasam a vascularização das placas de crescimento e resultam em desorganização dos condrócitos e acúmulo de osteoide na metáfise. Da mesma forma, outros distúrbios metabólicos do cálcio estão ligados ao fechamento prematuro da sutura craniana, incluindo hipofosfatemia, deficiência de vitamina D, osteodistrofia renal e hipercalcemia.

**C.** As doenças hematológicas que causam hiperplasia da medula óssea estão associadas ao fechamento prematuro da sutura craniana.

**D.** Microcefalia pode causar craniossinostose secundária. Semelhante à hidrocefalia desviada, a pressão intracraniana inadequada/forças de separação inadequadas nas suturas patentes podem causar fechamento prematuro.

*Pergunta 2*

**A. Correta!** A sinostose lambdoide unilateral causa a forma da cabeça plagiocefálica posterior, que é semelhante à moldagem posicional causada por bebês que passam a maior parte do tempo de postura nas costas. Esse último fenômeno também é conhecido como "síndrome da cabeça plana". A incidência é estimada em 1 em cada 100 bebês, mas a verdadeira incidência pode ser ainda maior por causa de campanhas de prevenção da síndrome da morte súbita do lactente, como "voltar a dormir" e "cara para cima para acordar". A diferença entre plagiocefalia posterior causada por moldagem posicional e verdadeira sinostose lambdoide unilateral é crucial, uma vez que a primeira é tratada de modo conservador com terapia de capacete, enquanto a última é corrigida cirurgicamente.

*Outras escolhas e discussões*

**B.** Sinostose coronal bilateral causa braquicefalia. Este formato da cabeça é caracterizado por uma dimensão anteroposterior encurtada ("brachy" é a raiz grega que significa curta), resultando em uma forma de cabeça elevada.

**C.** A sinostose sagital causa a escafocefalia. Este formato da cabeça é caracterizado por uma dimensão anteroposterior alongada, resultando em uma cabeça em forma de barco ("scapho" é a raiz grega que significa barco). Essa forma da cabeça também é conhecida como dolicocefalia.

**D.** A sinostose metópica causa trigonocefalia.

**E.** A sinostose multissutura grave causa uma cabeça em forma de trevo. Isto está associado a múltiplos transtornos.

*Pergunta 3*

**C. Correta!** A neurofibromatose do tipo 1 pode causar um formato anormal da cabeça, mas isto é secundário à displasia do esfenoide, e não à craniossinostose. De fato, a displasia esfenoidal é um dos muitos critérios diagnósticos para a neurofibromatose do tipo 1.

*Outras escolhas e discussões*

**A.** A síndrome de Apert é um distúrbio autossômico dominante que é caracterizado por craniossinostose bilateral da sutura coronal, hipoplasia da face média, hipertelorismo e sindactilia. É causado por mutações no gene do receptor 2 do fator de crescimento do fibroblasto.

**B.** A síndrome de Crouzon também é um distúrbio dorsal autossômico causado por mutações no gene do receptor 2 do fator de crescimento de fibroblastos. No entanto, essa síndrome é tipicamente caracterizada por múltiplas sinostoses suturais. Quando grave, manifesta-se como um crânio de trevo. A sindactilia não é típica da síndrome de Crouzon.

**D.** A displasia tanatofórica tipo 2 é tipicamente causada por uma mutação nova dominante, esporádica no gene do receptor 2 do fator de crescimento de fibroblastos. A manifestação típica do crânio resulta em um crânio de trevo decorrente da craniossinostose grave de sutura múltipla.



## Leituras Sugeridas


Dover MS. Abnormal skull shape: clinical management. Pediatr Radiol 2008;38(Suppl 3):S484–S487

Peitsch WK, Keefer CH, LaBrie RA, Mulliken JB. Incidence of cranial asymmetry in healthy newborns. Pediatrics 2002;110:e72

Sze RW, Parisi MT, Sidhu M, et al. Ultrasound screening of the lambdoid suture in the child with posterior plagiocephaly. Pediatr Radiol 2003;33:630–636


### Melhores Dicas

- Tomografia computadorizada de multidetectores com reformas tridimensionais é o padrão ouro para o diagnóstico por imagem da craniossinostose.
- A ultrassonografia de alta frequência direcionada é uma ferramenta de triagem eficaz.
- A craniossinostose pode ser primária ou secundária. As causas secundárias incluem microcefalia, hidrocefalia com desvio excessiva, condições hematológicas que causam hiperplasia da medula e distúrbios metabólicos do cálcio, como o raquitismo.

# Elementos Essenciais 2

## ■ Caso

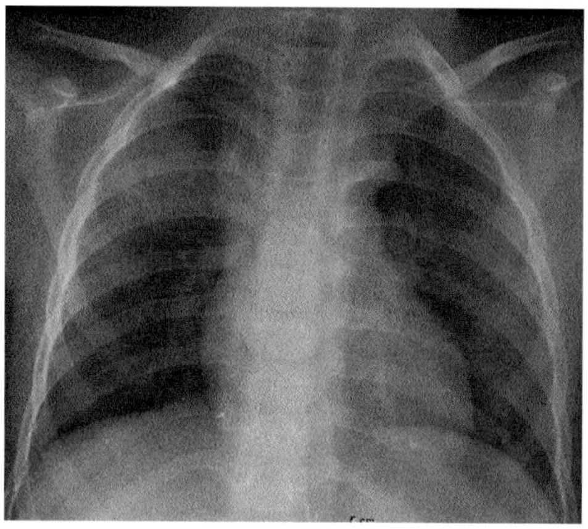



## ■ Perguntas

1. Por que este tipo de pneumonia ocorre mais frequentemente em crianças que em adultos?
   A. Diferentes bactérias estão presentes nas duas populações.
   B. As vias aéreas colaterais são subdesenvolvidas em crianças.
   C. O sistema imunológico em crianças organiza a infecção de forma diferente que em adultos.
   D. Sintomas clínicos em crianças se apresentam mais cedo que em adultos, resultando na detecção mais frequente da aparência arredondada atípica.

2. Quais dos seguintes recursos podem ajudar a diferenciar outros processos patológicos do distúrbio apresentado no caso de teste? (Selecione TODOS que estão corretos.)
   A. Multiplicidade.
   B. Nível de ar-líquido.
   C. Calcificação.
   D. Erosão óssea das costelas subjacentes.

3. Qual é a lesão metastática pulmonar mais comum em crianças?
   A. Tumor de Wilms.
   B. Neuroblastoma.
   C. Osteossarcoma.
   D. Sarcoma de Ewing.
   E. Meduloblastoma.

## Respostas e Explicações

*Pergunta 1*

**B. Correta!** Isto é pneumonia redonda (PNA). As vias colaterais da circulação de ar (canais de Lambert e poros de Kohn) são desenvolvidas de forma incompleta em crianças com menos de 8 anos de idade. Como a infecção por broncopneumonia tenta se espalhar, a falta de vias colaterais cria uma aparência redonda.

*Outras escolhas e discussões*

**A.** Mais comumente, o *Streptococcus pneumoniae* é responsável pela PNA redonda em crianças. Este patógeno também é comum em comunidade de adultos que adquiriram PNA.

**C.** Não é o sistema imunológico, mas sim a variação anatômica, que cria uma PNA redonda.

**D.** O tempo dos sintomas é semelhante em adultos e crianças, e isto não é responsável pela PNA redonda.

*Pergunta 2*

**A. Correta!** PNA redonda é tipicamente solitária. Lesões múltiplas provavelmente resultam de outras infecções (como fungos) ou metástases.

**B. Correta!** Os níveis de fluido de ar são incomuns na PNA redonda, mas podem ser vistos com abscesso pulmonar, PNA necrosante ou um cisto broncogênico infectado.

**C. Correta!** As calcificações não estão presentes na PNA redonda, mas podem estar presentes no neuroblastoma torácico, infecção fúngica, carcinoide pulmonar, hamartomas ou metástase de osteossarcoma.

**D. Correta!** Quando uma massa torácica é vista em conjunto com erosão da costela ou disseminação de tecidos moles, deve-se suspeitar de neuroblastoma. O envolvimento ósseo não está presente na pneumonia.

*Pergunta 3*

**A. Correta!** O tumor de Wilms é a neoplasia primária mais comum a se espalhar para os pulmões. Observe que as massas pulmonares metastáticas são muito mais comuns que as malignidades pulmonares primárias em crianças.

*Outras escolhas e discussões*

**B.** As metástases pulmonares do neuroblastoma são raras e, quando presentes, representam um prognóstico ruim. Mais comumente, as metástases de neuroblastoma ocorrem no osso.

**C.** As metástases pulmonares do osteossarcoma são a segunda causa mais comum de metástases pulmonares pediátricas, depois do tumor de Wilms. Essa lesão metastática também pode-se apresentar com pneumotórax espontâneo.

**D.** Embora o pulmão seja o local mais comum de metástase para o sarcoma de Ewing e para muitos outros sarcomas na infância, não é a causa mais comum de metástase para os pulmões.

**E.** A disseminação de metástases mais frequente para meduloblastoma é pelo líquido cefalorraquidiano. A metástase pulmonar é incomum.

## Leituras Sugeridas

Dishop MK, Kuruvilla S. Primary and metastatic lung tumors in the pediatric population: a review and 25-year experience at a large children's hospital. Arch Pathol Laboratory Med 2008;132:1079–1103

Kim Y-W, Donnelly LF. Round pneumonia: imaging findings in a large series of children. Pediatric Radiology 2007;37:1235–1240



### Melhores Dicas

- A PNA redonda é observada em crianças com < 8 anos de idade por causa do subdesenvolvimento de vias aéreas colaterais. Se a apresentação clínica típica de PNA estiver presente, então imagens adicionais não são necessárias no momento do diagnóstico.
- A imagem de acompanhamento pode ser considerada após um ciclo apropriado de antibióticos, especialmente se os sintomas não melhorarem.
- As metástases são muito mais comuns que os tumores primários do pulmão em crianças. O tumor de Wilms é a lesão metastática pulmonar pediátrica mais comum.

# Elementos Essenciais 3

## ■ Caso

Achado incidental em um paciente pediátrico assintomático.

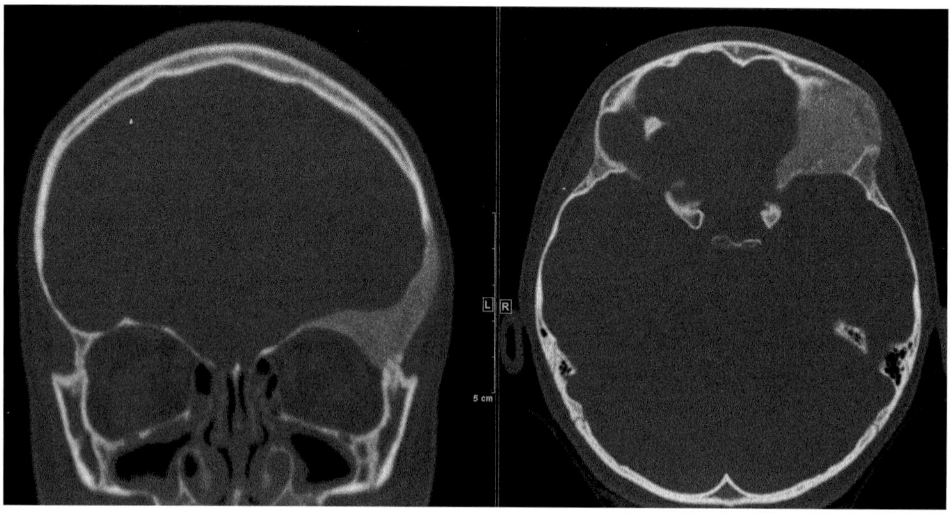




## ■ Perguntas

1. Qual das seguintes características de imagem contém a maior parte desse achado ósseo?
   A. Matriz com aparência de vidro moído.
   B. Envolvimento de múltiplos ossos.
   C. Destruição cortical.
   D. Hiperintensidade T2.
   E. Matriz com aparência de aros e arcos.

2. Qual das seguintes entidades é caracterizada pela displasia fibrosa poliostótica, disfunção endócrina e hiperpigmentação cutânea?
   A. Síndrome de Jaffe-Campanacci.
   B. Querubismo.
   C. Síndrome de Mazabraud.
   D. Síndrome de McCune-Albright.

3. Embora a doença de Caffey precoce possa ser confundida com displasia fibrosa, o envolvimento cortical e a periostite não são tipicamente vistos na displasia fibrosa. Qual das seguintes é uma característica da doença de Caffey?
   A. O local mais comum de envolvimento é a mandíbula.
   B. Os pacientes são assintomáticos.
   C. Ocorre em crianças > 6 meses de vida.
   D. Epífises estão envolvidas.
   E. Manifestações geralmente persistem após 2 anos de idade.

## ■ Respostas e Explicações

*Pergunta 1*

**A. Correta!** Isto é displasia fibrosa (FD). Uma matriz de vidro moído com expansão do espaço medular é o achado mais característico em FD. A tomografia computadorizada é a modalidade preferida para avaliar casos suspeitos de FD.

*Outras escolhas e discussões*

**B.** Embora FD possa ser poliostótica, esta não é uma característica definidora. De fato, a maior parte dos casos de FD é monostótica.

**C.** A destruição cortical é uma característica agressiva e não deve estar presente na FD (que é uma entidade benigna não agressiva).

**D.** O componente fibroso da FD provoca hipointensidade T2, não hiperintensidade.

**E.** Uma matriz interna de anel e arco é característica de lesões cartilaginosas, não de FD.

*Pergunta 2*

**D. Correta!** Estas características descrevem melhor a síndrome de McCune-Albright. A disfunção endócrina é tipicamente puberal precoce, e a hiperpigmentação resulta em manchas café com leite.

*Outras escolhas e discussões*

**A.** A síndrome de Jaffe-Campanacci é caracterizada por múltiplos fibromas não ossificantes, e não por FD. Outras características dessa entidade incluem manchas café com leite e hipogonadismo.

**B.** O querubismo é definido pela FD autossômica dominante da mandíbula bilateral.

**C.** A síndrome de Mazabraud consiste em FD poliostótica e mixomas intramusculares.

*Pergunta 3*

**A. Correta!** A mandíbula é o local mais comum para a doença de Caffey.

*Outras escolhas e discussões*

**B.** Pacientes com doença de Caffey são tipicamente sintomáticos. Há uma tríade clássica de febres, irritabilidade e inchaço do tecido mole.

**C.** Embora tenha havido relatos de casos da doença de Caffey em crianças mais velhas, geralmente ocorre em crianças < 6 meses de vida.

**D.** A hiperostose cortical poupa a epífise na doença de Caffey.

**E.** Os sintomas da doença de Caffey geralmente desaparecem 6 a 12 meses após a apresentação inicial. Há casos raros de cursos persistentes ou prolongados, mas esses cursos são atípicos.

## ■ Leituras Sugeridas

Belsuzarri TAB, Araujo JFM, Melro CAM, et al. McCune-Albright syndrome with craniofacial dysplasia: clinical review and surgical management. Surg Neurol Int 2016;7(Suppl 6):S165–S169

Shandilya R, Gadre KS, Sharma J, Joshi P. Infantile cortical hyperostosis (caffey disease): a case report and review of the literature—where are we after 70 years? J Oral Maxillofacial Surg 2013;71:1195–1201



### Melhores Dicas

- Uma aparência de vidro moído na tomografia computadorizada é mais característica da FD.
- A síndrome de McCune-Albright consiste em FD poliostótica, puberdade precoce e manchas café com leite.
- A doença de Caffey ocorre em crianças sintomáticas com idade < 6 meses de vida, comumente envolve a mandíbula, e é manifestada radiograficamente pela reação periosteal que poupa a epífise.

# Elementos Essenciais 4

## ■ Caso

Um paciente apresenta uma história de displasia do quadril.

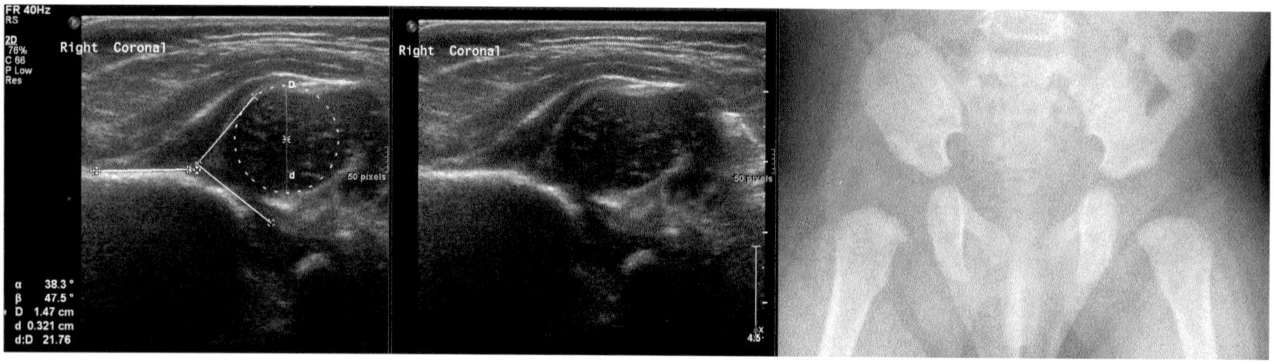




## ■ Perguntas

1. Quais são o ângulo alfa e a cobertura da cabeça femoral normais?
   A. Maior que 60 graus e 40%.
   B. Maior que 60 graus e 50%.
   C. Maior que 30 graus e 40%.
   D. Maior que 30 graus e 50%.

2. Qual dos seguintes é um fator de risco para displasia do quadril?
   A. Apresentação cefálica.
   B. História familiar de displasia do quadril.
   C. Polidrâmnio.
   D. Sexo masculino.
   E. Deformidade do braço.

3. Quais são os critérios para a imaturidade funcional dos quadris?
   A. Idade < 12 semanas, ângulo alfa de 50 a 60 graus e cobertura da cabeça femoral de 40 a 50%.
   B. Idade < 12 semanas, ângulo alfa de 40 a 60 graus e cobertura da cabeça femoral de 40 a 50%.
   C. Idade < 16 semanas, ângulo alfa de 50 a 60 graus e cobertura da cabeça femoral de 35 a 50%.
   D. Idade < 16 semanas, ângulo alfa de 40 a 60 graus e cobertura da cabeça femoral de 35 a 50%.

## Respostas e Explicações

*Pergunta 1*

**B. Correta!** Um ângulo alfa > 60 graus e cobertura da cabeça femoral > 50% são normais para pacientes com > 12 semanas de vida. Nas radiografias, o ângulo acetabular é o ângulo complementar para o ângulo alfa em ultrassonografia e, portanto, o ângulo normal acetabular deve ser < 30 graus. Este paciente apresenta displasia do desenvolvimento do quadril.

*Pergunta 2*

**B. Correta!** A história familiar é um fator de risco para o desenvolvimento da displasia dos quadris.

*Outras escolhas e discussões*

**A.** Apresentação das nádegas é um fator de risco para o desenvolvimento da displasia dos quadris.

**C.** Oligoidrâmnio é um fator de risco para displasia do desenvolvimento dos quadris.

**D.** O sexo feminino é um fator de risco para displasia do desenvolvimento dos quadris e acredita-se que isso seja por causa do aumento da sensibilidade ao hormônio maternal relaxina.

**E.** A deformidade do pé, não a deformidade do braço, é um fator de risco para o desenvolvimento da displasia dos quadris.

*Pergunta 3*

**A. Correta!** Em crianças com < 12 semanas de vida, a frouxidão do quadril é admissível. Este fenômeno é chamado imaturidade funcional dos quadris e é secundária à influência do estrogênio materno e aumento da frouxidão do ligamento. Nesses casos, os ângulos alfa estão entre 50 e 60 graus e a cobertura da cabeça femoral entre 40 e 50%. Até 90% dos casos identificados por ultrassonografia normalizarão no acompanhamento. Assim, um exame de acompanhamento é sugerido de 4 a 6 semanas.

## Leituras Sugeridas

Roof AC, Jinguji TM, White KK. Musculoskeletal screening: developmental dysplasia of the hip. Pediatric Annals 2013;42: e238–e244

US Preventive Services Task Force. Screening for developmental dysplasia of the hip: recommendation statement. Pediatrics 2006;117:898–902



### Melhores Dicas

- O ângulo alfa normal na ultrassonografia é de > 60 graus, e a cobertura normal da cabeça femoral é de > 50%.
- Crianças com < 12 semanas de vida podem apresentar aumento da frouxidão dos quadris e normalmente podem apresentar um ângulo alfa e cobertura da cabeça femoral discretamente menor (50 graus e 40% de cobertura). Isto é denominado imaturidade funcional dos quadris.
- A ultrassonografia é a modalidade preferida para avaliar o quadril antes dos 6 meses de vida. Caso haja ossificação significativa da epífise femoral proximal, radiografias são então requeridas.

# Elementos Essenciais 5

## ■ Caso

Uma paciente apresenta história de dor pélvica unilateral aguda.

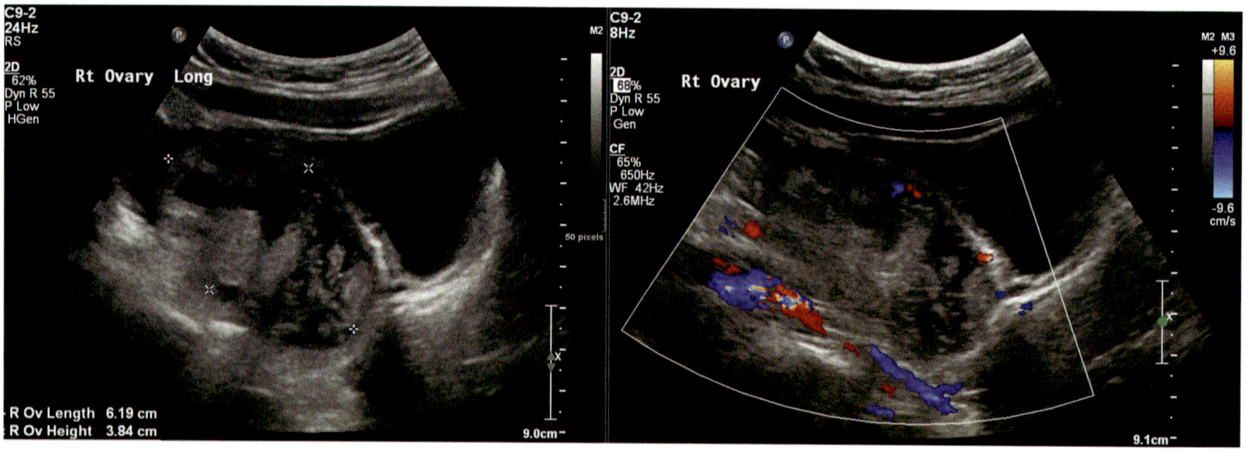




## ■ Perguntas

1. Qual dos seguintes é o melhor indicador de torção ovariana?
   A. Falta de formas de ondas arteriais de Doppler.
   B. Tamanho e volume ovariano unilateral aumentado.
   C. Medialização do ovário.
   D. Folículos perifericamente deslocados.
   E. Presença de uma massa ovariana.

2. Qual das seguintes NÃO predispõe pacientes pediátricos femininos ao transtorno apresentado nesse caso de teste?
   A. Massa ovariana.
   B. Cisto ovariano.
   C. Estimulação hormonal materna.
   D. Hidrossalpinge.
   E. Grandes hábitos corporais.

3. Qual das seguintes é o melhor indicador de torção testicular?
   A. Falta de fluxo vascular intraparenquimal.
   B. Tamanho e volume testicular unilateral ampliados.
   C. Medialização do testículo.
   D. Microlitíase.
   E. Presença de uma massa intratesticular.

## Respostas e Explicações

*Pergunta 1*

**B. Correta**! Um ovário unilateralmente aumentado é o melhor indicador de torção. A assimetria que se correlaciona com o lado clínico dos sintomas é também um importante indicador de torção. Alguns estudos descreveram um comprimento ovariano > 5 cm ou um volume > 20 mL como marcadores sensíveis de torção ovariana em crianças.

*Outras escolhas e discussões*

**A.** Embora à primeira vista a ausência de formas de onda arteriais possa parecer a resposta mais intuitiva, os achados do Doppler em casos de torção ovariana são altamente diversos, variando de formas de onda venosas e arteriais normais a formas de onda completamente ausentes ou reversas. Este é um resultado do suprimento sanguíneo duplo dos ovários (artérias uterinas e ovarianas), tempo de apresentação e natureza potencial intermitente da torção ovariana. Portanto, a presença de fluxo vascular intraparenquimal (venoso ou arterial) não exclui a torção ovariana.

**C.** A medialização de um ovário é um importante sinal secundário de torção, mas não é tão sensível quanto o tamanho dos ovários. A medialização refere-se à torção do pedículo vascular, que secundariamente desloca o ovário em direção ao útero.

**D.** O deslocamento periférico de folículos ovarianos é um importante sinal secundário de torção, mas não é tão sensível quanto o tamanho dos ovários. Este achado deve-se ao edema parenquimatoso/ingurgitamento vascular, que desloca os folículos para fora.

**E.** Uma massa ovariana predispõe o pedículo vascular a torcer, uma vez que a massa pode atuar como um fulcro para a torção. No entanto, a torção ovariana não requer a presença de uma massa e, mesmo quando presente, as massas concomitantes não são tão sensíveis para a detecção de torção ovariana quanto o aumento ovariano unilateral.

*Pergunta 2*

**E. Correta**! Não há correlação entre um grande hábito corporal e torção ovariana.

*Outras escolhas e discussões*

**A.** Uma massa sólida ovariana pode atuar como um fulcro para a torção.

**B.** Um cisto ovariano pode atuar como um fulcro para a torção.

**C.** A estimulação hormonal causa o aumento dos ovários, o que pode predispor o ovário à torção. Esta é uma causa de torção ovariana fetal.

**D.** A hidrossalpinge está associada a até 9% dos casos de torção ovariana.

*Pergunta 3*

**A. Correta**! Em contraste com a torção ovariana, o sinal mais sensível de torção testicular é a falta de fluxo parenquimatoso. Isto se deve a uma única fonte de suprimento vascular. Torção testicular intermitente deve ser suspeitada quando há uma falta inicial de fluxo parenquimatoso com subsequente fluxo parenquimatoso positivo durante um exame de ultrassonografia. A avaliação do cordão espermático também é importante, já que o movimento circular do cordão ou o ingurgitamento vascular são sinais sensíveis também para a torção testicular intermitente.

*Outras escolhas e discussões*

**B.** Embora um testículo aumentado seja frequentemente visto em torção, não é tão sensível quanto à falta de fluxo intraparenquimatoso. Além disso, um testículo aumentado pode estar associado à orquite e neoplasia testicular.

**C.** A mudança na posição do testículo não foi relatada como sinal de torção testicular.

**D.** A microlitíase não demonstrou ser indicativa de torção testicular. No entanto, há uma associação de microlitíase a tumor de células germinativas. Se a microlitíase estiver isolada, não serão mais necessários exames de imagens. O acompanhamento deve ser sugerido apenas em pacientes com risco aumentado de tumor de células germinativas, incluindo histórico pessoal ou familiar, testículos mal descidos ou não descidos, orquiopexia ou atrofia testicular.

**E.** A presença de uma massa intratesticular aumenta o risco de torção testicular. Uma conexão anormalmente alta da túnica vaginal resulta em uma deformidade em badalo de sino, que permite que o testículo gire livremente no escroto e predispõe à torção testicular.

## Leituras Sugeridas


Munden MM, Williams JL, Zhang W, et al. Intermittent testicular torsion in the pediatric patient: sonographic indicators of a difficult diagnosis. Am J Roentgenol 2013;201:912–918

Ngo A-V, Otjen JP, Parisi MT, et al. Pediatric ovarian torsion: a pictorial review. Ped Radiol 2015;45:1845–1855

Richenberg J, Belfield J, Ramchandani P, et al. Testicular microlithiasis imaging and follow-up: guidelines of the ESUR scrotal imaging subcommittee. Eur Radiol 2015;25:323–330

Ringdahl E, Teague L. Testicular torsion. Am Fam Physician 2006;74:1739–1743

Waldert M, Klatte T, Schmidbauer J, et al. Color doppler sonography reliably identifies testicular torsion in boys. Urology 2010;75:1170–1174


### Melhores Dicas

- Um ovário aumentado no contexto de dor pélvica pediátrica unilateral aguda representa torção ovariana até que se prove o contrário.
- A ausência de fluxo vascular ovariano não é confiável no diagnóstico de torção ovariana. Isto é parcialmente decorrente de um suprimento de sangue duplo dos vasos ovarianos e uterinos.
- Em contraste com a torção ovariana, a falta de fluxo vascular é o sinal mais confiável de torção testicular. A detecção antes de 6 horas tem uma boa taxa de recuperação.

# Elementos Essenciais 6

## ■ Caso

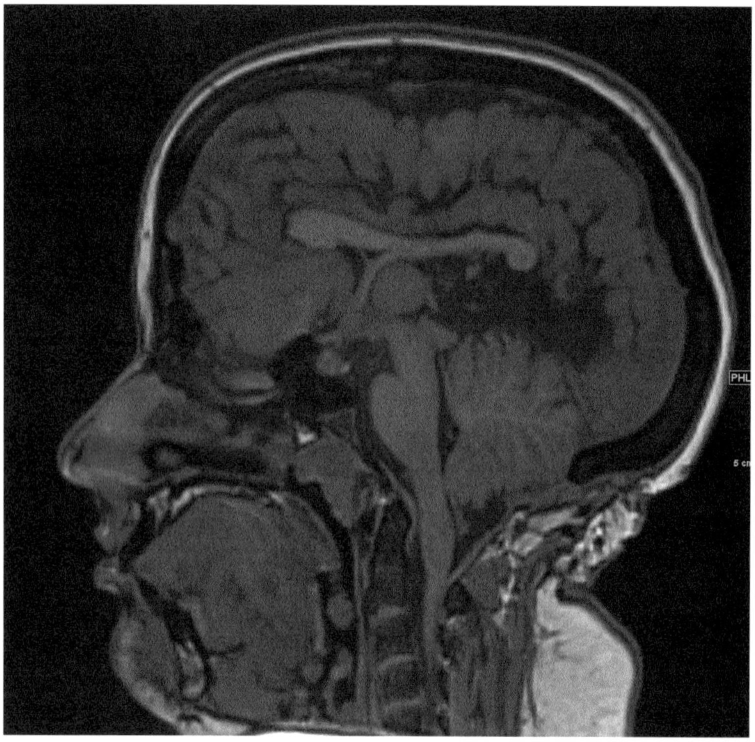


## ■ Perguntas

1. Qual das seguintes é característica dessa entidade?
   A. Grande fossa posterior.
   B. Achatamento do teto.
   C. Herniação tonsilar.
   D. Pequena massa intermédia.
   E. Hipoplasia vermiana.

2. Qual dos seguintes sinais no pré-natal NÃO sugere essa entidade?
   A. Sinal de limão.
   B. Sinal de morango.
   C. Mielomeningocele.
   D. Alfafetoproteína elevada.
   E. Sinal de banana.

3. Qual das seguintes NÃO está associada à siringomielia?
   A. Malformação de Chiari 1.
   B. Malformação de Chiari 2.
   C. Escoliose.
   D. Síndrome de Klippel-Feil.
   E. Envolvimento leucêmico da coluna.

## Respostas e Explicações

*Pergunta 1*

**C. Correta!** Esta imagem é característica da malformação de Chiari do tipo 2, com herniação tonsilar cerebelar inferior, teto bicudo, fossa posterior pequena e grande massa intermédia. A herniação tonsilar é a maior característica das malformações de Chiari. Hérnia tonsilar cerebelar inferior > 6 mm, abaixo do forame magno em pacientes sintomáticos é considerada anormal.

*Outras escolhas e discussões*

**A.** As características da malformação de Chiari tipo 2 incluem uma pequena (não grande) fossa posterior congestionada. Uma grande fossa posterior pode ser vista em malformações de Dandy Walker e outras entidades associadas.

**B.** Em Chiari 2, a configuração do teto é muitas vezes bicuda, não achatada. Isto representa a fusão dos colículos do mesencéfalo, que são direcionados posteriormente e invaginados no cerebelo.

**D.** Uma grande massa intermédia, que é uma adesão intertalâmica (situada acima do tecto e da linha média), é característica da malformação de Chiari.

**E.** A hipoplasia vermiana é mais comumente associada a malformações de Dandy Walker. A herniação do verme é observada nas malformações de Chiari 2, mas o verme não é hipoplásico nesses casos.

*Pergunta 2*

**B. Correta!** O sinal de "morango" é mais comumente associado à trissomia do cromossomo 18. O sinal de morango se refere a um occipício achatado e a um calvário anterior pontiagudo. Estes estão associados à hipoplasia dos ossos occipital e frontal, causando braquicefalia.

*Outras escolhas e discussões*

**A.** O sinal de "limão" refere-se a uma aparência bicôncava dos ossos frontais decorrente da abertura do defeito neural da coluna associada à malformação de Chiari 2. Raramente é visto em fetos > 24 semanas, secundário à diminuição da flexibilidade do calvário e aumento da hidrocefalia.

**C.** Por definição, a malformação de Chiari 2 contém um defeito do tubo neural aberto, mais comumente uma mielomeningocele.

**D.** Alfafetoproteína materna elevada é mais bem avaliada em 15 a 20 semanas de gestação. Quando elevada, é sugestiva de defeito do tubo neural aberto (um componente de pré-requisito de Chiari 2, como discutido anteriormente) e deve ser correlacionada com o exame pré-natal de ultrassonografia de 20 semanas. Além de defeitos do tubo neural aberto, uma alfafetoproteína elevada também está associada a defeitos da parede abdominal ventral.

**E.** Na imagem axial da fossa posterior fetal, o sinal de "banana" representa aglomeração da fossa posterior. Especificamente, os hemisférios cerebelares formam uma figura de banana quando se enrolam no tronco cerebral. Isto se deve à herniação descendente daqueles elementos secundários a uma medula ancorada e a um defeito do tubo neural aberto.

*Pergunta 3*

**E. Correta!** O envolvimento leucêmico da coluna acomete a medula óssea, mas não a própria medula.

*Outras escolhas e discussões*

**A e B.** A siringomielia (conhecida como siringe) é uma cavidade da medula espinal cística que não é contígua ao canal central da medula e é decorrente de alterações no fluxo do líquido cefalorraquidiano (CSF). Ambas as malformações de Chiari 1 e 2 podem causar siringomielia. Um exame de triagem de ressonância magnética da coluna vertebral deve ser realizado para descartar uma siringe no diagnóstico inicial de uma malformação de Chiari.

**C.** A escoliose não é causa de siringomielia. No entanto, muitos estudos sugerem que a escoliose se desenvolve na presença de uma siringe. É postulado que a pressão intramedular anormal na medula espinal causa interferência com os reflexos tônicos e posturais. Até 82% de crianças com um siringe terão escoliose.

**D.** A síndrome de D. Klippel-Feil pode causar alterações do fluxo do CSF semelhantes às da escoliose grave. Além disso, anomalias de fusão craniana e coluna cervical alta associadas à síndrome também podem alterar o fluxo do CSF, mimetizando a dinâmica de uma malformação de Chiari.

## Leituras Sugeridas


Atalar MH, Salk I, Egilmez H. Classical signs and appearances in pediatric neuroradiology: a pictorial review. Polish J Radiol 2014;79:479–489

Driscoll DA, Gross SJ. Screening for fetal aneuploidy and neural tube defects. Genetics in Med 2009;11:818–821

Eule JM, Erickson MA, O'Brien MF, et al. Chiari I malformation associated with syringomyelia and scoliosis: a twenty-year review of surgical and nonsurgical treatment in a pediatric population. Spine 2002;27:1451–1455

Kagawa M, Jinnai T, Matsumoto Y, et al. Chiari I malformation accompanied by assimilation of the atlas, Klippel-Feil syndrome, and syringomyelia: case report. Surgical Neurol 2006;65:497–502


### Melhores Dicas

- A malformação de Chiari 1 é uma configuração em forma de cavilha, e a herniação tonsilar cerebelar abaixo do forame magno mede 6 mm ou mais em pacientes sintomáticos. Um estudo de triagem da imagem espinhal deve ser realizado para avaliar a presença de uma siringe no diagnóstico inicial de uma malformação de Chiari 1.
- A malformação de Chiari 2 está sempre associada a um defeito da coluna vertebral aberta, mais comumente uma mielomeningocele lombossacral.
- Os sinais de "limão" e "banana" representam sequelas pré-natais de uma malformação de Chiari 2.

# Elementos Essenciais 7

## ■ Caso

Um paciente apresenta história de anormalidade pulmonar congênita.

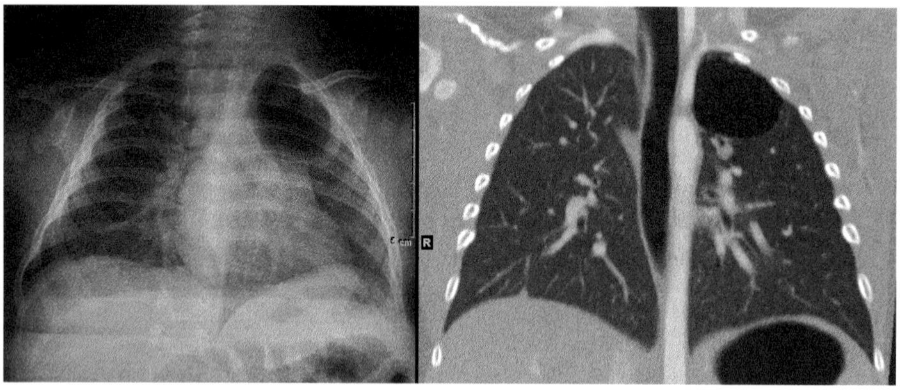



## ■ Perguntas

1. Quais das seguintes características diferenciam a malformação pulmonar congênita pura das vias aéreas do sequestro pulmonar?
   A. Doença pulmonar cística.
   B. Mais comumente ocorre no lobo superior esquerdo.
   C. Ausência de suprimento arterial sistêmico.
   D. Componente sólido.
   E. Nenhuma das opções anteriores.

2. Qual das seguintes NÃO é útil na diferenciação entre sequestro intra e extralobar?
   A. Drenagem venosa.
   B. Suprimento arterial.
   C. Idade típica de apresentação.
   D. Investimento pleural.

3. Qual dos seguintes itens apresenta-se como uma lesão pulmonar sólida?
   A. Atresia brônquica.
   B. Hiperinflação lobar congênita.
   C. Hérnia diafragmática.
   D. Malformação das vias pulmonares congênitas do tipo 3.
   E. Blastoma pleuropulmonar do tipo 1.

## Respostas e Explicações

*Pergunta 1*

**C. Correta!** O caso de teste demonstra uma lesão cística dentro do lobo superior esquerdo, sem suprimento arterial sistêmico aberrante ou marcas pulmonares internas, mais consistente com uma malformação da via aérea pulmonar congênita puramente macrocística (CPAM). Lesões puras da CPAM não devem conter um suprimento arterial sistêmico, mas, ao contrário, devem ter suprimento arterial pulmonar. Isto está em contradição com sequestros pulmonares que sempre têm um suprimento arterial sistêmico e nenhuma conexão das vias aéreas. CPAMs híbridas são lesões com conexões das vias aéreas e suprimento arterial sistêmico.

*Outras escolhas e discussões*

**A.** Tanto a CPAM quanto os sequestros podem conter componentes císticos. As CPAMs tipo 1 são macrocísticas, enquanto as CPAMs tipo 2 contêm cistos menores.

**B.** Um padrão distinto de envolvimento lobar não foi descrito na CPAM. O sequestro pulmonar é tipicamente visto nos lobos inferiores, com o lado esquerdo mais frequentemente envolvido que o direito. O lobo superior esquerdo é mais comumente acometido na hiperinflação congênita lobar, seguido pelo lobo médio direito e, em seguida, pelo lobo superior direito.

**D.** Os componentes sólidos podem estar presentes em ambos, CPAMs e sequestros.

*Pergunta 2*

**B. Correta!** O suprimento arterial não ajuda a diferenciar entre sequestro intra e extralobar, pois ambos possuem suprimento arterial sistêmico.

*Outras escolhas e discussões*

**A.** O sequestro intralobar tipicamente tem drenagem venosa pulmonar, enquanto o sequestro extralobar drena sistemicamente.

**C.** O sequestro intralobar geralmente se apresenta na infância tardia com pneumonias recorrentes no mesmo local. O sequestro extralobar tipicamente se apresenta no período pré-natal/neonatal.

**D.** O sequestro extralobar tem um investimento pleural separado, enquanto o sequestro intralobar compartilha o investimento pleural com o pulmão normal adjacente. Essa diferença geralmente não é evidente radiograficamente.

*Pergunta 3*

**D. Correta!** A CPAM microcística (tipo 3) apresenta-se como massa sólida, não como uma lesão lucente, como é visto nas lesões de tipos 1 e 2 (macrocísticas e pequenos cistos, respectivamente).

*Outras escolhas e discussões*

**A.** A interrupção de um brônquio com pulmão distalmente hiperlucente é mais característica de atresia brônquica. Muitas vezes, muco pode encher o brônquio interrompido, criando uma aparência de "dedo na luva".

**B.** A hiperinflação lobar congênita é o resultado final do insulto das vias aéreas e é representada por alvéolos dilatados. Quando examinado por imagem cedo na vida, esses podem-se apresentar como consolidações opacas. Contudo, a aparência opaca deve-se ao descarte incompleto do líquido, e com imagens em série, haverá eventual descarte para um pulmão hiperlucente, cheio de ar.

**C.** Embora o líquido dentro do intestino herniado possa ter uma aparência sólida, algum gás está tipicamente presente. Assim, essa escolha é excluída. Na verdade, o gás no intestino herniado pode muitas vezes imitar uma lesão pulmonar lucente.

**E.** Blastomas pleuropulmonares têm aparências variáveis no tórax, incluindo lesões lucentes. Eles são categorizados por componentes intralesionais. Lesões lucentes cheias de ar são do tipo 1. Lesões císticas com componentes sólidos variáveis são do tipo 2. As lesões sólidas com efeito de massa são do tipo 3.

## Leitura Sugerida

Biyyam DR, Chapman T, Ferguson MR, et al. Congenital lung abnormalities: embryologic features, prenatal diagnosis, and postnatal radiologic-pathologic correlation. Radiographics 2010;30:1721–1738

### Melhores Dicas

- Radiograficamente, existem três tipos de CPAMs: macrocísticos, pequenos cistos e mimicrocistos/sólidos.
- Os sequestros pulmonares têm suprimento arterial sistêmico e falta de comunicação com as vias aéreas.
- O sequestro intralobar tem drenagem venosa pulmonar, enquanto sequestros extralobares possuem drenagem venosa sistêmica. O sequestro intralobar frequentemente se apresenta na pneumonia recorrente no mesmo local.

# Elementos Essenciais 8

## ■ Caso

Um paciente apresenta-se com uma história de trauma.

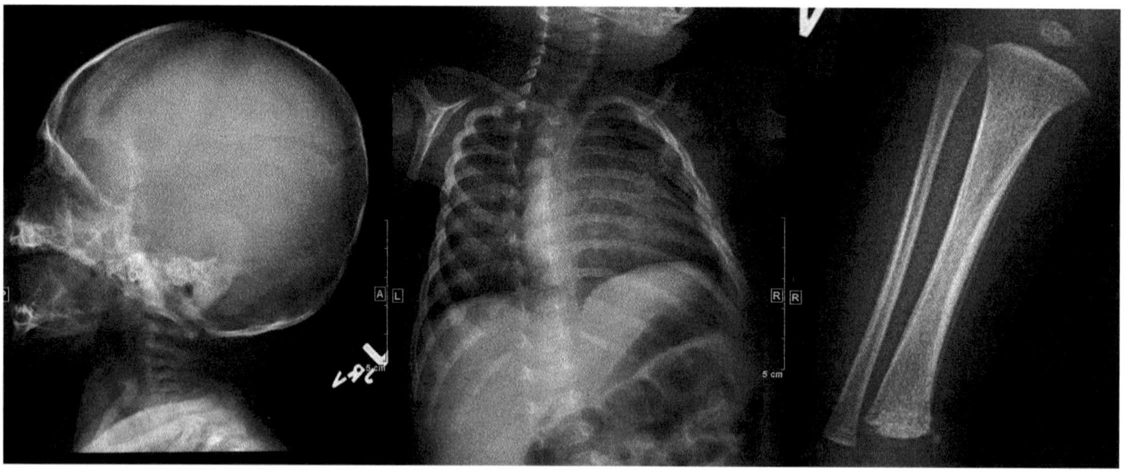




## ■ Perguntas

1. Qual das seguintes é consistente com trauma não acidental?
   A. Desgaste metafisário.
   B. Osteopenia difusa.
   C. Alargamento da fise.
   D. Fratura do canto metafisário.

2. O mecanismo proposto para uma lesão metafisária clássica é qual das seguintes?
   A. Fratura por avulsão isolada no canto da metáfise.
   B. Força axial compressiva ao longo do eixo da metáfise.
   C. Ruptura transmetafisária das trabéculas da esponjosa primária por causa de forças de cisalhamento ou flexão.
   D. Força perpendicular direta ao eixo da diáfise, gerando propagação da fratura pela metáfise.

3. Após a detecção de uma lesão metafisária clássica, qual é o MELHOR próximo passo para o radiologista?
   A. Chamada urgente do médico a quem o paciente foi encaminhado e solicitação de uma pesquisa do esqueleto.
   B. Ligue para o assistente social de plantão.
   C. Relate os achados como de costume, uma vez que a maior parte dos clínicos entende o que significa uma lesão metafisária clássica.
   D. Ligue ao reforço legal.

## Respostas e Explicações

*Pergunta 1*

**D. Correta!** Este é o caso de trauma não acidental (NAT), com uma fratura craniana do osso parietal, múltiplas fraturas de costela bilateral posterior em recuperação e uma fratura metafisária de canto da tíbia distal. As fraturas metafisárias do canto são essencialmente diagnósticas de NAT, enquanto todas as demais escolhas listadas são características do raquitismo. Há alguma pequena controvérsia sobre se o raquitismo curado pode ter uma aparência semelhante à fratura do canto metafisário, conhecida como lesão metafisária clássica (CML), mas se as outras características listadas do raquitismo estiverem ausentes, a CML continua altamente suspeita para o NAT.

*Pergunta 2*

**C. Correta!** Como dito anteriormente, a CML é uma fratura transmetafisária por causa das forças de cisalhamento ou flexão pela esponjosa primária.

*Outras escolhas e discussões*

**A.** Embora a CML também seja conhecida como uma fratura do canto metafisário, ela representa mais que simplesmente uma lesão por avulsão. A CML também é conhecida como fratura em alça de balde, que descreve com mais precisão o curso da fratura transmetafisária.

**B.** Forças compressivas na metáfise são classicamente associadas a uma fratura de Salter-Harris V da fise. Essas fraturas são raras.

**D.** A força perpendicular direta ao eixo da diáfise pode causar fraturas transversais ou fraturas com um segmento de borboleta. Caso se estendam à metáfise, uma CML não deve estar presente.

*Pergunta 3*

**A. Correta!** As CMLs estão fortemente associadas ao abuso infantil, e em 95% dos casos, uma lesão traumática adicional está presente. Um exame cuidadoso do esqueleto é uma forma eficaz de identificar lesões ósseas adicionais nessa população vulnerável e mostrou a detecção de uma outra fratura em até 87% dos casos.

*Outras escolhas e discussões*

**B.** Embora uma consulta de trabalho social seja apropriada, esta não é a principal responsabilidade do radiologista. A chamada urgente do médico de referência provocará uma avaliação imediata do trabalho social.

**C.** Como dito acima, uma CML é altamente suspeita de NAT, e a responsabilidade de transmitir a gravidade desse achado pertence ao radiologista.

**D.** Embora a aplicação da lei possa precisar ser envolvida, esta decisão deve ser tomada pelos médicos e assistentes sociais depois que uma avaliação completa for realizada.

## Leituras Sugeridas

Thackeray JD, Wannemacher J, Adler BH, et al. The classic metaphyseal lesion and traumatic injury. Ped Radiol 2016;46(8):1128–1133

Wood BP. Commentary on "a critical review of the classic metaphyseal lesion: traumatic or metabolic?" Am J Roentgenol 2014;202:197–198



### Melhores Dicas

- A CML, também conhecida como alça de balde metafisária ou fratura do canto, é altamente suspeita de NAT.
- Quando uma CML é detectada, a comunicação direta deve ser encaminhada ao médico de referência, e uma avaliação minuciosa do esqueleto deve ser realizada.
- Os achados radiográficos de raquitismo incluem osteopenia difusa, desgaste ou escavação da metáfise e alargamento da fise.

# Elementos Essenciais 9

## ■ Caso

Um paciente pediátrico com histórico de convulsões.

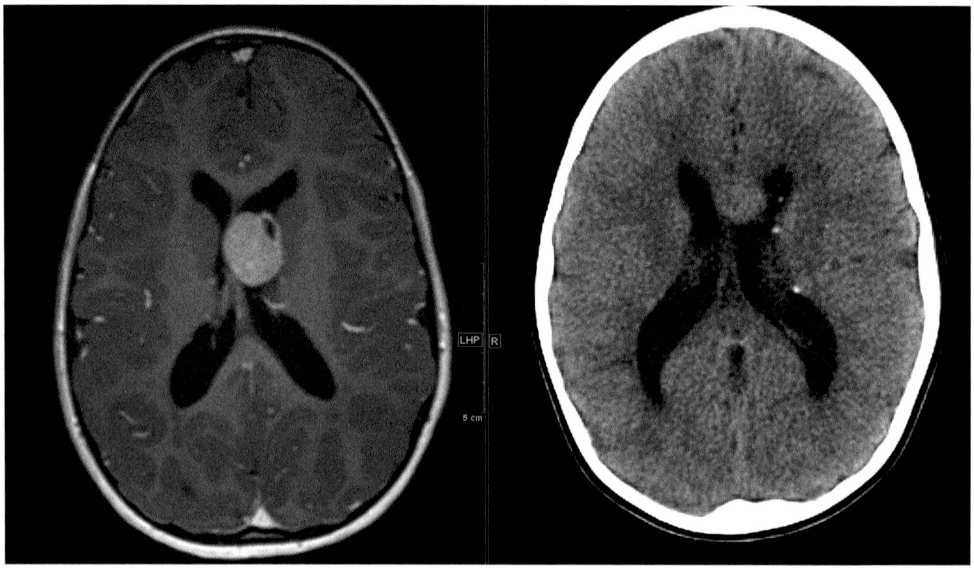




## ■ Perguntas

1. Qual das seguintes é MAIS característica do complexo de esclerose tuberosa?
   A. Tubérculos subcorticais.
   B. Heterotopia em banda.
   C. Lipomas cardíacos.
   D. Cistos ósseos.
   E. Hemangioblastoma de fossa posterior.

2. Adenoma sebáceo (angiofibromas da pele), nódulos subependimários, ilhas ósseas e rabdomiomas cardíacos associados ao complexo da esclerose tuberosa são categorizados como quais dos seguintes?
   A. Tumores malignos.
   B. Hamartomas.
   C. Teratomas.
   D. Displasias.

3. Como os nódulos subependimários podem ser mais bem diferenciados dos astrocitomas subependimários de células gigantes nos exames de imagem?
   A. Tamanho.
   B. Localização.
   C. Calcificação.
   D. Melhoria do contraste.
   E. Espectroscopia de ressonância magnética.

## Respostas e Explicações

*Pergunta 1*

**A. Correta**! Trata-se de um caso complexo de esclerose tuberosa (TSC), com múltiplos nódulos subependimários calcificados na tomografia computadorizada e uma intensificação de astrocitoma subependimário de células gigantes na ressonância magnética. A TSC consiste na clássica tríade clínica de convulsões, retardo mental e adenoma sebáceo. Os tubérculos subcorticais são uma das marcas do TSC. Os tubérculos são disseminados pelo parênquima cerebral e são hiperintensos em T1 e T2 antes da mielinização, mas tornam-se hipointensos em T1 após a mielinização.

*Outras escolhas e discussões*

**B.** Os nódulos subependimários são característicos do TSC geralmente distribuídos de maneira semelhante na matriz germinativa e são mais visíveis nos sulcos caudotalâmicos. Embora essas sejam consideradas heterotopias (tipo subependimário), elas são uma entidade separada das heterotopias de banda.

**C.** Até 80% dos casos de TSC possuem rabdomiomas intracardíacos, não lipomas. Muitas vezes, múltiplos rabdomiomas estão presentes. Assim, um diagnóstico de múltiplos rabdomiomas intracardíacos é muito sugestivo de TSC.

**D.** Ilhas ósseas, não cistos ósseos, podem ser vistas no TSC. Essas lesões ósseas escleróticas benignas tipicamente apresentam uma distribuição axial e não apendicular.

**E.** Os hemangioblastomas da fossa posterior estão associados à síndrome de Von Hippel-Lindau, não ao TSC. Outras manifestações importantes do TSC incluem a linfangioleiomiomatose nos pulmões e os angiomiolipomas nos rins.

*Pergunta 2*

**B. Correta**! Hamartomas são lesões de tecido normal em localizações anormais. Todas as sequelas do TSC listadas podem ser consideradas hamartomas.

*Outras escolhas e discussões*

**A.** Nenhuma das lesões listadas é maligna. Os nódulos subependimários são benignos, mas podem-se transformar em astrocitoma de células gigantes, um tumor benigno de baixo grau.

**C.** Teratomas são massas que contêm componentes derivados de todas as três camadas de células germinativas primitivas.

**D.** A displasia é um processo em que as células normais sofrem alteração para um estágio pré-maligno (como na displasia cervical). As sequelas listadas de TSC não possuem potencial maligno e, portanto, não se encaixam nessa definição.

*Pergunta 3*

**E. Correta**! A espectroscopia de ressonância magnética é o indicador mais específico de astrocitomas subependimários de células gigantes (SEGAs), demonstrando proporções altas de colina para creatina e baixa de N-acetilaspartato para creatina com SEGAs, mas não com nódulos subependimários. Quando a espectroscopia não está disponível, a combinação de todas as características da imagem deve ser usada para ajudar a diferenciar as SEGAs dos nódulos subependimários

*Outras escolhas e discussões*

**A.** Somente o tamanho não é um bom discriminador de SEGAs. As SEGAs são tumores de baixo grau e crescimento lento, originando-se de nódulos subependimários. Alguns estudos sugeriram que lesões > 1 cm devem levantar suspeita de SEGA.

**B.** Todas as SEGAs são intraventriculares, e a maior parte das SEGAs ocorre próxima ao forame de Monro. No entanto, a localização por si só não é diagnóstica de SEGAs, uma vez que os nódulos subependimários também podem ocorrer perto do forame de Monro.

**C.** A maioria (90%) dos nódulos subependimários calcificará na idade adulta. No entanto, antes da idade adulta, a falta de calcificação não é específica para SEGAs ou nódulos subependimários.

**D.** Todas as SEGAs demonstrarão aprimoramento de contraste. Entretanto, o aprimoramento de contraste subependimário é variável, mudando de 30 a 80%. Assim, o aprimoramento não é um bom discriminador de SEGAs.

## Leituras Sugeridas


Carvalho Neto A de, Gasparetto EL, Bruck I. Subependymal giant cell astrocytoma with high choline/creatine ratio on proton MR spectroscopy. Arquivos de neuro-psiquiatria 2006;64:877–880

Manoukian SB, Kowal DJ. Comprehensive imaging manifestations of tuberous sclerosis. Am J Roentgenol 2015;204:933–943

Mühler MR, Rake A, Schwabe M, et al. Value of fetal cerebral MRI in sonographically-proven cardiac rhabdomyoma. Ped Radiol 2007;37:467–474


### Melhores Dicas

- O TSC é uma doença hamartomatosa que se manifesta por angiofibromas de pele, nódulos subependimários, rabdomiomas intracardíacos e ilhas ósseas.
- Outras características importantes do TSC incluem a linfangioleiomiomatose dos pulmões e os angiomiolipomas renais.
- Os SEGAs podem ser diferenciados de seus nódulos subependimários precursores por um tamanho > 1 cm, aprimoramento do contraste, falta de calcificação, predileção por regiões próximas ao forame de Monro e proporções altas de colina para creatina e baixas de N-acetilaspartato para creatina.

# Elementos Essenciais 10

## ■ Caso

Um paciente apresenta massa abdominal e catecolaminas elevadas.

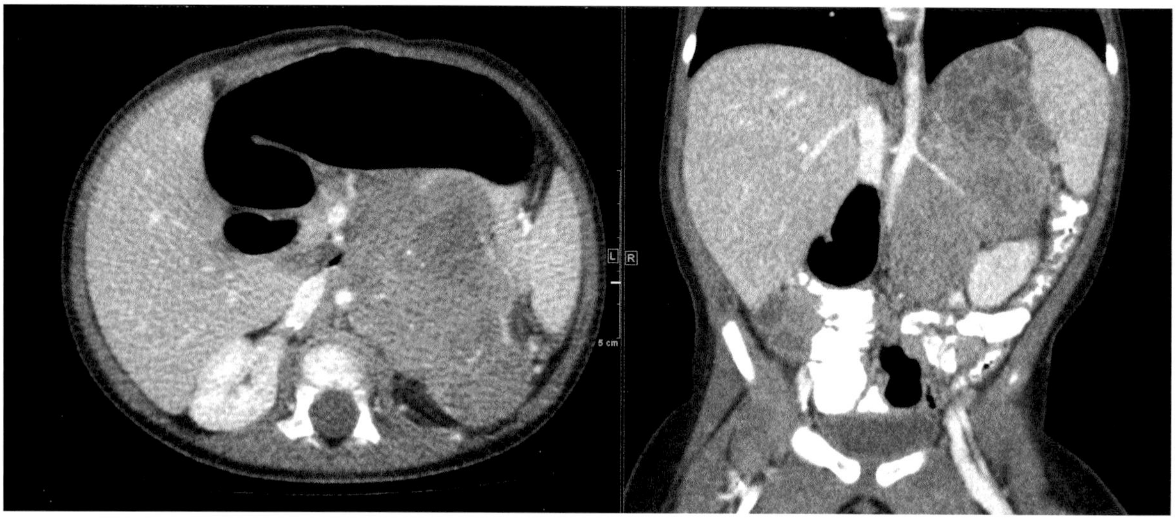




## ■ Perguntas

1. Qual das seguintes características NÃO ajuda a diferenciar o neuroblastoma suprarrenal do tumor de Wilms?
   A. Calcificação intratumoral.
   B. Tamanho.
   C. Forma.
   D. Metástase óssea.
   E. Metástase pulmonar.

2. O novo sistema de estadiamento do Internacional Neuroblastoma Risk Group com base em imagens leva em conta os fatores de risco definidos pela imagem, e não os achados cirúrgicos.
   Qual dos seguintes é considerado um dos principais fatores de risco definidos pela imagem?
   A. Envolvimento do compartimento de corpo único.
   B. Ascites.
   C. Derrame pleural.
   D. Encravamento ou invasão de estruturas vasculares.
   E. Suporte para as vias aéreas.

3. Qual modalidade de imagem é a MELHOR para acompanhar o neuroblastoma?
   A. Varredura óssea com metil-difosfonato de tecnécio-99m.
   B. Varredura com metaiodobenzilguanidina I-123.
   C. Tomografia por emissão de pósitrons com fluoro-2-desoxi-D-glicose/tomografia computadorizada.
   D. Ressonância magnética por imagem de corpo inteiro.
   E. Tomografia computadorizada do tórax, abdome e pelve.

## Respostas e Explicações

*Pergunta 1*

**B. Correta!** Este é um caso de neuroblastoma. As imagens mostram massa abdominal de formato irregular com calcificações puntiformes. Essa massa eleva a aorta (vista na imagem de tomografia axial computadorizada [CT]) e envolve um ramo da aorta (visto na imagem de tomografia coronal computadorizada). O tamanho do tumor não é um bom discriminador para neuroblastoma e tumor de Wilms. Ambos podem ser pequenos ou ocupar a maior parte do abdome.

*Outras escolhas e discussões*

**A.** Calcificações intratumorais são muito mais comuns em neuroblastoma que no tumor de Wilms.

**C.** Como regra geral, o tumor de Wilms cresce de forma radial, criando uma massa arredondada em forma de bola que exerce efeito de massa. Por outro lado, o neuroblastoma é uma massa "mais macia" e se insinuará entre estruturas, criando uma forma mais irregular.

**D.** As metástases ósseas são muito mais comuns no neuroblastoma que no tumor de Wilms.

**E.** As metástases pulmonares são raras no neuroblastoma e são muito mais comuns no tumor de Wilms.

*Pergunta 2*

**D. Correta**! O envoltório vascular ou invasão é considerado um importante fator de risco definido pela imagem (IDRF). Mais de 50% dos invólucros circunferenciais se qualificam como um importante IDRF. No novo sistema de estadiamento do INRG, o tumor em um compartimento corporal sem envolvimento de órgãos vitais é estadiado como L1. Os tumores L2 envolvem um ou mais IDRFs principais. Os tumores são estadiados como M, se houver metástases distantes. Como na antiga classificação, há um estágio especial, MS, significando melhora do prognóstico em crianças < 18 meses de idade. Esses tumores MS têm metástases confinadas na pele, fígado e medula óssea. Tenha em mente que as metástases de medula óssea em tumores MS devem estar presentes apenas na biópsia, e devem ser negativos em imagens de iodo metaiodobenzilguanidina (I-123 ou I-131 MIBG).

*Outras escolhas e discussões*

**A.** Os compartimentos corporais do estadiamento do Internacional Neuroblastoma Risk Group incluem pescoço, tórax, abdome e pelve. O envolvimento de mais de um compartimento é considerado um IDRF importante.

**B.** Ascite deve ser notada nos achados durante o estadiamento de neuroblastoma, visto que não é considerado um IDRF principal.

**C.** Semelhante à ascite, o derrame pleural deve ser observado nos achados durante o estadiamento de neuroblastoma, mas não é considerado um IDRF importante.

**E.** O suporte simples da via aérea não constitui um IDRF importante. Suporte e compressão são necessários para a inclusão de um IDRF importante.

*Pergunta 3*

**B. Correta**! Só quando o tumor inicial não é ávido em uma varredura com metaiodobenzilguanidina (MIBG) I-123 (5 a 10% dos casos) são outras modalidades utilizadas para acompanhar o neuroblastoma.

*Outras escolhas e discussões*

**A.** Os exames de varredura óssea de medicina nuclear não são necessários para o estadiamento de neuroblastoma. A maioria dos neuroblastomas é ávida por MIBG. Além disso, as varreduras MIBG são mais sensíveis e podem detectar lesões que não são positivas na cintilografia óssea.

**C.** A tomografia por emissão de pósitrons com fluoro-2-desoxi-D-glicose não é tão sensível quanto uma varredura de MIBG para metástases ósseas. Varreduras da CT por emissão de fóton único também pode ser realizada, se detalhes anatômicos adicionais forem necessários após as imagens planares serem revisadas.

**D.** A ressonância magnética de corpo inteiro não mostrou ser mais sensível que a MIBG para o acompanhamento de neuroblastoma.

**E.** Embora o diagnóstico inicial possa ser feito por CT, esta não é uma modalidade ideal para acompanhar o neuroblastoma ávido por MIBG, uma vez que o acompanhamento com varreduras I-123 MIBG apenas oferece uma exposição à radiação muito menor que realizar ambas as varreduras, e MIBG é mais sensível para metástase óssea.

## Leituras Sugeridas


Davidoff AM. Neuroblastoma. Semin Ped Surg 2012;21:2–14

McCarville MB. Imaging neuroblastoma: what the radiologist needs to know. Cancer Imaging 2011;11:S44

Monclair T, Brodeur GM, Ambros PF, et al. The international neuroblastoma risk group (inrg) staging system: an inrg task force report. J Clin Oncol 2009;27:298–303

Sharp SE, Parisi MT, Gelfand MJ, et al. Functional-metabolic imaging of neuroblastoma. Q J Nucl Med Mol Imaging 2013;57:6–20


### Melhores Dicas

- Quando comparado ao tumor de Wilms, um neuroblastoma mais comumente se apresenta com calcificações intratumorais, uma forma irregular insinuante, revestimento de estruturas principais e metástases ósseas.
- O estadiamento do neuroblasto depende de exames de imagem e é categorizada com base em metástases distantes e número de compartimentos anatômicos envolvidos.
- Uma categoria de estadiamento de MS separada para o neuroblastoma é usada para pacientes < 18 meses de idade que tenham metástases confinadas no fígado, pele e medula óssea. Esses pacientes têm um prognóstico relativamente melhor quando em comparação a casos de estágio M.

# Com Detalhes 1

## ■ Caso

Paciente com história de encefalite viral. Qual das seguintes é VERDADEIRA em relação à encefalite por citomegalovírus (CMV)?

A. A calcificação periventricular é atípica.
B. A displasia cortical pode resultar da infecção.
C. Os cistos periventriculares não estão associados à infecção.
D. Malformação do corpo caloso é diagnóstico.

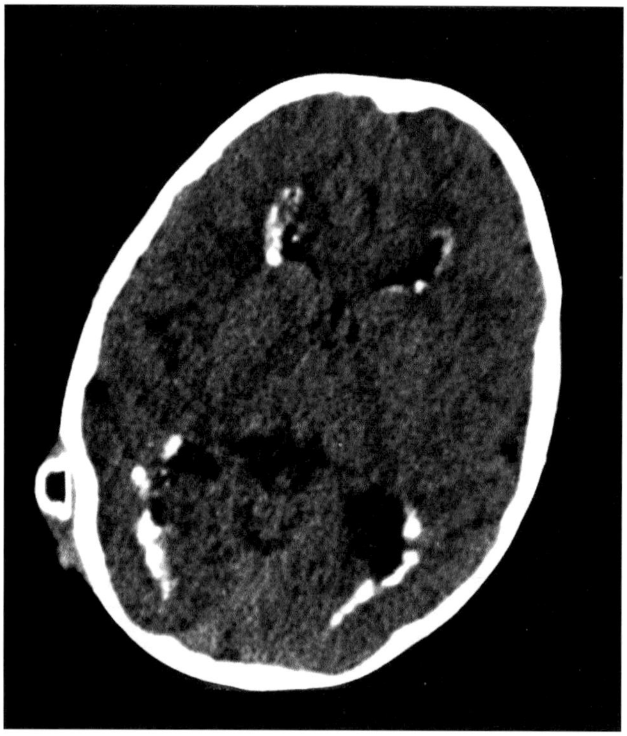



## ■ As seguintes questões dizem respeito à infecção por CMV e imagem intracraniana.

1. Qual sequência é mais útil na detecção de encefalite viral precoce por herpes simplex (HSV)?
2. A exposição materna aos excrementos de gato coloca o feto em risco de qual encefalite?
3. Embora o diabetes materno não esteja associado a uma encefalite conhecida, está associado a quais outras doenças do eixo neural?
4. Manifestações de CMV congênito, como mielinização retardada, dependem de qual fator?
5. Os cistos periventriculares no CMV congênito representam qual processo da doença?
6. Verdadeiro ou Falso. O CMV congênito está associado à perda auditiva neurossensorial congênita.
7. Verdadeiro ou Falso. Na ultrassonografia neonatal do cérebro, a vasculopatia lentículo-estriada é diagnóstica de infecção congênita por CMV.
8. Hemorragia da matriz germinativa que causa dilatação ventricular com envolvimento intraventricular, mas sem extensão do parênquima, é de qual grau pela avaliação ultrassonográfica?
9. Qual janela ultrassonográfica pode ser útil na avaliação aprimorada da fossa posterior em neonatos?

## Respostas e Explicações

**B. Correta**! Uma das causas importantes da displasia cortical é a infecção por CMV. De fato, a infecção congênita pelo CMV está associada à agiria, paquigiria, polimicrogiria e esquizencefalia. Esse caso de teste é um exemplo de infecção por CMV.

### *Outras escolhas e discussões*

**A.** A calcificação periventricular pode ser surpreendente em tomografia computadorizada e é vista em até 70% das infecções intracranianas por CMV. No entanto, essas calcificações são inespecíficas e podem ser vistas em muitas outras entidades, como outras infecções TORCH e encefalite isquêmica ou tóxica.

**C.** Os cistos periventriculares às vezes são vistos no CMV congênito. Eles podem ser visualizados em ultrassonografia do cérebro pré e pós-natal.

**D.** Embora a infecção por CMV possa causar displasias parenquimatosas, incluindo malformação do hipocampo, a malformação do corpo caloso não está associada à infecção por CMV nem é diagnóstica para. A configuração característica do hipocampo no CMV congênito é vertical, em vez do arranjo horizontal normal.

### *Pergunta 1*

A imagem ponderada por difusão é a sequência mais útil na detecção precoce do HSV, visto que ela pode revelar envolvimento cortical mais cedo que sequências de imagem de ressonâncias magnéticas (MRI) padrão. O envolvimento cortical da encefalite por HSV se apresentará como edema em sequências de MRI padrão (T1 hipointenso, T2 hiperintenso e recuperação de inversão atenuada por líquido hiperintensa). Pode haver realce cortical e meningeal irregular. No entanto, esses achados das imagens da MRI padrão não se apresentam logo no início de uma difusão restrita.

### *Pergunta 2*

A exposição materna a excreções de gatos pode causar toxoplasmose congênita, uma infecção por protozoários. A infecção fetal ocorre em toda a placenta. A calcificação no parênquima cerebral é mais aleatória do que é visto em CMV congênita. Normocefalia está presente em infecção por CMV, enquanto que a microcefalia está presente na toxoplasmose.

### *Pergunta 3*

O diabetes materno está associado a uma síndrome de regressão caudal, anencefalia e espinha bífida.

### *Pergunta 4*

As manifestações de CMV congênito são dependentes da idade gestacional no momento da infecção. A infecção perinatal geralmente resulta em mielinização retardada. A avaliação da mielinização adequada à idade pode ser amplamente auxiliada por um atlas de mielinização. As infecções pré-natais podem causar lissencefalia com um pequeno cerebelo (idade gestacional de 18 semanas ou menos), anormalidades da convolução cortical (18 a 24 semanas de gestação) e cistos periventriculares (terceiro trimestre).

### *Pergunta 5*

Cistos periventriculares em CMV congênito representam leucomalacia.

### *Pergunta 6*

**Verdadeiro.** O CMV congênito está associado à perda auditiva neurossensorial congênita.

### *Pergunta 7*

**Falso.** Embora a vasculopatia lentículo-estriada possa ser vista na infecção congênita por CMV, não é um sinal específico isoladamente. Há muitas outras causas de vasculopatia lentículo-estriada, incluindo outras infecções TORCH, anormalidades cromossômicas, diabetes materna e condições hipóxicas.

### *Pergunta 8*

Dilatação ventricular com envolvimento intraventricular, mas falta de extensão do parênquima, é de Grau 3. A hemorragia de grau 1 está confinada à matriz germinativa sem dilatação ventricular. A hemorragia grau 2 se estende aos ventrículos, sem hidrocefalia. A hemorragia de grau 4 é definida pela extensão intraparenquimatosa.

### *Pergunta 9*

A fontanela mastoide ou posterolateral pode ajudar na melhora da visualização da fossa posterior em neonatos.

## Leituras Sugeridas


Jelacic S, de Regt D, Weinberger E. Interactive digital MR atlas of the pediatric brain. Radiographics 2006;26:497–501

Lanari M, Capretti MG, Lazzarotto T, et al. Neuroimaging in CMV congenital infected neonates: how and when. Early Hum Dev 2012;88:S3–S5

Maayan-Metzger A, Leibovitch L, Schushan-Eisen I, Soudack M, et al. Risk factors and associated diseases among preterm infants with isolated lenticulostriate vasculopathy. J Perinatol 2016;36(9):775–778

Okanishi T, Yamamoto H, Hosokawa T, et al. Diffusion-weighted MRI for early diagnosis of neonatal herpes simplex encephalitis. Brain Dev 2015;37:423–431

Papile LA, Burstein J, Burstein R, et al. Incidence and evolution of subependymal and intraventricular hemorrhage: a study of infants with birth weights less than 1,500 gm. J Pediatr 1978;92:529–534


### Melhores Dicas

- Calcificações periventriculares em recém-nascidos devem exigir avaliação imediata de causas infecciosas, como infecções TORCH.
- A imagem ponderada por difusão é a sequência mais sensível para detecção de infecção intracraniana por HSV.
- A vasculopatia lentículo-estriada é inespecífica, mas pode estar presente nas infecções TORCH.

# Com Detalhes 2

## ■ Caso

Uma criança de 2 anos apresenta alfafetoproteína (AFP) elevada. Qual das seguintes afirmações sobre massas hepáticas pediátricas em geral é VERDADEIRA?

A. Ao contrário do hepatoblastoma, o carcinoma hepatocelular infantil (HCC) tipicamente não leva a uma AFP elevada.
B. Hiperplasia nodular focal (FNH) tem incidência aumentada em crianças com história de quimioterapia anterior.
C. Os hemangiomas hepáticos infantis estão presentes no nascimento.
D. Os hamartomas mesenquimais no fígado são tipicamente sólidos e malignos.
E. Sarcomas embrionários indiferenciados do fígado tipicamente levam a uma AFP elevada.

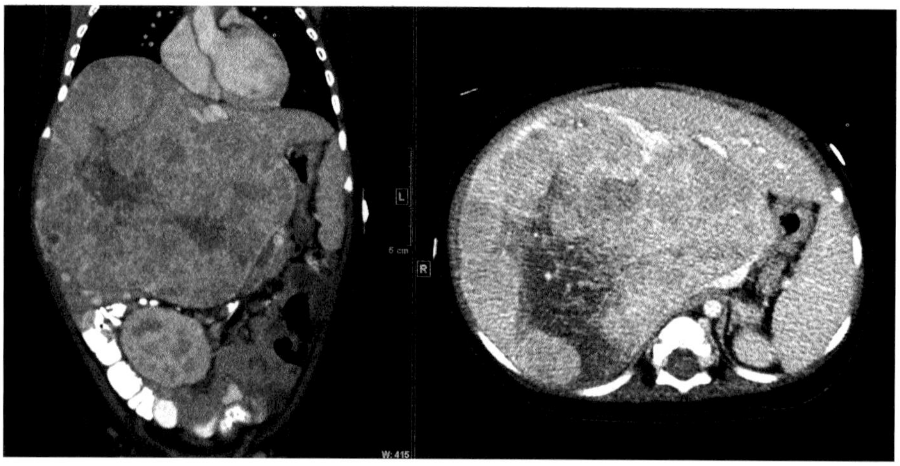



## ■ As questões seguintes dizem respeito a massas hepáticas pediátricas.

1. Além de AFP, qual marcador tumoral adicional é elevado no hepatoblastoma?
2. Qual porcentagem de hepatoblastomas contém calcificação?
3. Verdadeiro ou Falso. Os hepatoblastomas apresentam-se tipicamente como massas hipoecoicas homogêneas.
4. Qual é o local mais comum de metástases de hepatoblastoma?
5. Qual recurso de imagem ajuda a distinguir trombo tumoral de trombo brando?
6. Qual é o padrão clássico de realce de um hemangioma hepático infantil?
7. Além da FNH, que outra massa hepática sólida pode apresentar-se com uma cicatriz central?
8. Qual agente gadolínico é preferido ao avaliar o FNH?
9. Quando múltiplas massas hepáticas estão presentes, o diferencial deve-se expandir para metástase. Qual é o tumor primário mais comum que metastatiza para o fígado em crianças?

## Respostas e Explicações

**B. Correta**! Um importante fator de risco a ser lembrado nos casos de FNH é a exposição prévia à quimioterapia. Quando essa história clínica está presente no contexto de uma massa hepática com uma cicatriz central, o diagnóstico de FNH deve ser fortemente suspeitado.

### *Outras escolhas e discussões*

**A.** As imagens do caso de teste mostram uma grande massa hepática em uma criança pequena. Com a história fornecida (AFP elevada em um paciente < 4 anos de idade), essa massa hepática é consistente com um hepatoblastoma. No entanto, o HCC (um tumor hepático infantil mais raro) também pode levar a um nível de AFP elevado, tanto em casos adultos, como pediátricos. Note também que o valor de AFP é um marcador útil para fins de acompanhamento.

**C.** Hemangiomas congênitos, dentro do fígado ou em outro lugar, estão presentes no nascimento.

**D.** Os hamartomas mesenquimais, no fígado ou em qualquer outra parte, não são malignos. Consiste em células benignas que ocorrem em uma localização anormal. Os hamartomas hepáticos geralmente contêm um componente cístico predominante com nódulos de tecidos moles variáveis.

**E.** Os sarcomas embrionários indiferenciados tipicamente do fígado não levam a uma AFP elevada. Houve relatos de casos, mas isto é raro.

### *Pergunta 1*

Embora uma AFP elevada no contexto de uma massa hepática para uma criança < 4 anos de idade seja essencialmente diagnóstica de hepatoblastoma, uma elevada gonadotrofina coriônica humana beta também é ocasionalmente elevada nesses tumores. As crianças afetadas podem-se apresentar com puberdade precoce secundária ao aumento dos níveis de gonadotrofina coriônica humana.

### *Pergunta 2*

Até 50% dos hepatoblastomas demonstram calcificação interna.

### *Pergunta 3*

**Falso.** A aparência ultrassonográfica de um hepatoblastoma é tipicamente heterogênea, particularmente se houver calcificações. As áreas hipoecoicas geralmente representam regiões de necrose tumoral.

### *Pergunta 4*

Os pulmões são o local mais comum das metástases de hepatoblastoma.

### *Pergunta 5*

O aumento do contraste ajuda a distinguir o trombo tumoral do trombo brando, uma vez que o trombo tumoral tende a aumentar.

### *Pergunta 6*

O padrão clássico de realce de um hemangioma hepático infantil é o realce da artéria nodular periférica com preenchimento centrípeto progressivo na imagem tardia.

### *Pergunta 7*

Assim como a FNH, o HCC fibrolamelar pode ter uma cicatriz central. O HCC fibrolamelar é encontrado em adolescentes e adultos jovens e apresenta-se tipicamente como uma grande massa hepática em um fígado não cirrótico. A cicatriz central pode demonstrar calcificação. Demonstra hipermarcação na fase arterial com limpeza nas fases subsequentes.

### *Pergunta 8*

Gadoxetato dissódico (conhecido como Eovist) é recomendado para avaliação de FNH. Eovist é um agente de contraste hepatobiliar que é parcialmente excretado por hepatócitos. A fase hepatobiliar (aproximadamente 20 minutos após a administração) demonstrará realce persistente nos casos de FNH, em contraste aos adenomas hepáticos, que parecerão hipointensos nessa fase tardia.

### *Pergunta 9*

O neuroblastoma é o tumor primário mais comum a causar metástase hepática em crianças.

## Leituras Sugeridas

Chung EM, Lattin GE, Cube R, et al. From the archives of the AFIP: pediatric liver masses: radiologic-pathologic correlation. Part 2. Malignant tumors. Radiographics 2011;31(2):483–507

Das CJ, Dhingra S, Gupta AK, et al. Imaging of paediatric liver tumours with pathological correlation. Clin Radiol 2009;64: 1015–1025

Putra J, Ornvold K. Undifferentiated embryonal sarcoma of the liver: a concise review. Archives Path Laboratory Med 2015;139: 269–273

Ricafort R. Tumor markers in infancy and childhood. Pediatr Review-Elk Grove 2011;32:306

### Melhores Dicas

- Considere o hepatoblastoma em crianças com uma massa hepática heterogênea com < 4 anos de idade. Em um paciente mais velho com doença hepática preexistente, o HCC é mais comum.
- Correlação com AFP é útil porque é elevada em hepatoblastoma e HCC.
- Considerar a FNH em crianças expostas à quimioterapia, particularmente se a cicatriz central clássica estiver presente.

# Com Detalhes 3

## ■ Caso

Um paciente apresenta história de dor abdominal no quadrante inferior direito. Qual das seguintes combinações de sinais ultrassonográficos tem o melhor perfil de sensibilidade e especificidade para apendicite?

A. Diâmetro externo > 7 mm, e espessura de parede única > 4 mm.
B. Diâmetro externo > 9 mm, e espessura de parede única > 1,7 mm.
C. Diâmetro externo > 9 mm, e espessura de parede única > 4 mm.
D. Diâmetro externo > 7 mm, e espessura de parede única > 1,7 mm.

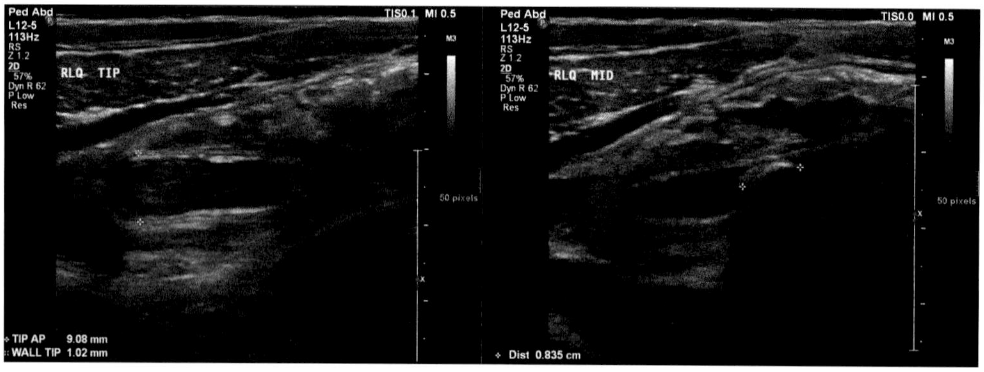




## ■ As seguintes questões dizem respeito à apendicite pediátrica e outras causas de dor no quadrante inferior direito.

1. Com que frequência os apendicólitos são vistos em casos de apendicite aguda?

2. Citar pelo menos três sinais ultrassonográficos secundários de apendicite.

3. Verdadeiro ou Falso. Os linfonodos mesentéricos do quadrante inferior direito aumentados, sem evidências de apendicite, são diagnósticos de adenite mesentérica.

4. O alvo ultrassonográfico ou o sinal do pseudorrim é consistente com a intussuscepção ileocólica. Quais sinais de imagem preveem falha na redução por contraste por enema?

5. Com que frequência os pontos patológicos principais estão presentes nos casos de intussuscepção ileocólica?

6. Um divertículo de Meckel pode atuar como um ponto de ligação patológica em crianças. Quais são as "regras de 2" para um divertículo de Meckel?

7. Qual radiotraçador é utilizado para um exame de Meckel e o qual é o seu mecanismo de captação?

8. Quais agentes farmacológicos podem ser usados para aumentar a sensibilidade de uma varredura de Meckel?

9. Qual é a complicação mais comum de um divertículo de Meckel em crianças pequenas?

## Respostas e Explicações

**D. Correta!** Em uma grande série com correlação cirúrgica, as medidas mais sensíveis e específicas para apendicite aguda foram um diâmetro externo > 7 mm e espessura de parede única > 1,7 mm. O caso de teste é um exemplo de um paciente com apendicite.

*Pergunta 1*

Apendicólitos são vistos em 10 a 20% dos casos de apendicite aguda.

*Pergunta 2*

Sinais ultrassonográficos secundários de apendicite: gordura ecogênica adjacente, hiperemia da parede do apêndice, linfonodos aumentados, líquido livre ecogênico, líquido loculado.

*Pergunta 3*

**Falso.** Os linfonodos mesentéricos aumentados podem estar presentes em muitos diagnósticos alternativos que não apendicite. Esses incluem, mas não estão limitados a, gastroenterite, linfoma, intussuscepção e doença inflamatória intestinal. A adenite mesentérica é um diagnóstico clínico de exclusão. Além dos linfonodos aumentados, um intestino espessado ou inflamado pode estar presente na adenite mesentérica.

*Pergunta 4*

O sinal de "dissecção" e o líquido preso dentro do intussuscepto são dois achados que predizem falha na redução pelo contraste por enema. O sinal de dissecção ocorre quando o material de contraste (ar ou contraste entérico solúvel em água) é interposto entre o intussuscepto e o segmento do intestino na intussuscepção. O líquido aprisionado na intussuscepção também está associado a uma diminuição na taxa de redução bem-sucedida. Clinicamente, quando os sintomas estão presentes por > 48 horas, a taxa de sucesso na redução também diminui.

*Pergunta 5*

Pontos-alvo patológicos estão presentes em 25% dos casos de intussuscepção ileocólica. A incidência de pontos-alvo patológicos em casos de intussuscepção aumenta, à medida que as crianças crescem. De fato, uma grande série cirúrgica demonstrou que os pontos patológicos responderam por 5% dos casos em pacientes de 0 a 11 meses de vida e até 60% dos casos em pacientes de 5 a 14 anos de idade.

*Pergunta 6*

Os divertículos de Meckel encontram-se tipicamente localizados a 60 cm da válvula ileocecal, contêm pelo menos dois tipos de mucosa, ocorrem em 2% da população e são sintomáticos antes dos 2 anos de idade.

*Pergunta 7*

O tecnécio-99m pertecnetato é utilizado para Meckel. Esse radiotraçador se acumula na mucosa gástrica ectópica, que está tipicamente presente no divertículo.

*Pergunta 8*

Pentagastrina, ranitidina ou cimetidina e glucagon foram utilizados para aumentar a sensibilidade de um exame de Meckel.

*Pergunta 9*

O sangramento gastrointestinal é a complicação mais comum dos divertículos de Meckel em crianças pequenas. Nos adolescentes, a obstrução gastrointestinal torna-se mais comum, tornando-se a segunda complicação mais comum dos divertículos de Meckel.

## Leituras Sugeridas

Barr LL, Stansberry SD, Swischuk LE. Significance of age, duration, obstruction and the dissection sign in intussusception. Pediatr Radiol 1990;20:454–456

Blakelock RT, Beasley SW. The clinical implications of non-idiopathic intussusception. Pediatr Surg Int 1998;14:163–167

Fishman MC, Borden S, Cooper A. The dissection sign of nonreducible ileocolic intussusception. Am J Roentgenol 1984;143:5–8

Goldin AB, Khanna P, Thapa M, et al. Revised ultrasound criteria for appendicitis in children improve diagnostic accuracy. Pediatr Radiol 2011;41:993–999

Levy AD, Hobbs CM. From the archives of the AFIP: Meckel diverticulum: radiologic features with pathologic correlation. Radiographics 2004;24:565–587

Ntoulia A, Tharakan SJ, Reid JR, et al. Failed intussusception reduction in children: correlation between radiologic, surgical, and pathologic findings. Am J Roentgenol 2016;207(2):424–433

### Melhores Dicas

- Um apêndice não compressível medindo > 7 mm de diâmetro com uma parede espessada medindo > 1,7 mm é altamente sugestivo de apendicite aguda.
- A intussuscepção idiopática ocorre em crianças pequenas, geralmente com < 3 anos de idade. Se essa entidade ocorrer em uma criança mais velha, lembre-se de excluir um ponto-alvo patológico.
- As "regras de 2" do divertículo de Meckel incluem pelo menos dois tipos de mucosa (mais comumente mucosa gástrica ectópica), e é por isso que uma varredura de tecnécio-99m pertecnetato é sensível no diagnóstico.

# Com Detalhes 4

## ■ Caso

Um paciente apresenta história de êmese biliar. Qual é o procedimento definitivo para uma criança com êmese biliar?

A. Ultrassonografia.
B. Contraste fluoroscópico gastrointestinal superior (GI).
C. Tomografia computadorizada de baixa dose.
D. Imagem de ressonância magnética T2 rápida, como uma sequência de eco *spin* turbo de disparo único meio adquirida de Fourier.

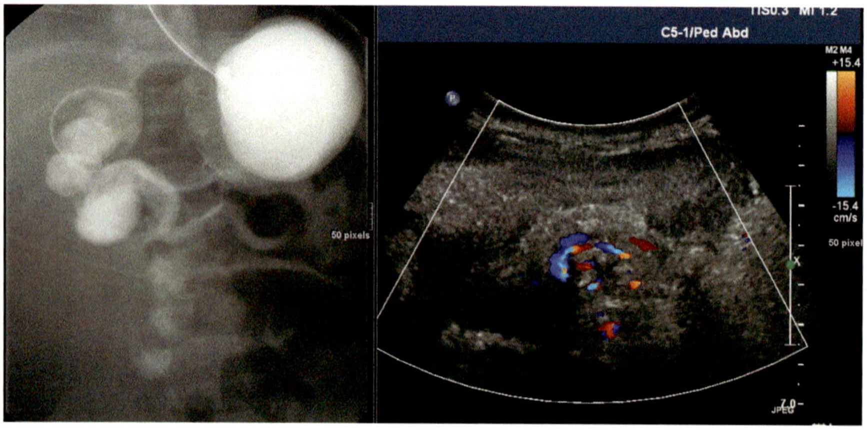


## ■ Questões relacionadas com a patologia pediátrica do quadrante superior direito.

1. Quais são os critérios para uma posição adequada do ligamento de Treitz ou do DJJ?

2. Se em uma fluoroscopia GI superior o DJJ é equivocado ou limítrofe, o que o radiologista pode fazer para então avaliar uma possível má rotação?

3. Em que porcentagem de casos de má rotação o ceco encontra-se anormalmente posicionado?

4. O volvo do intestino médio pode apresentar-se radiograficamente como uma "bolha dupla". Qual é o diagnóstico diferencial para essa aparência?

5. Que anomalia genética está associada à atresia duodenal?

6. Qual termo matemático é uma ajuda útil à memória para medidas ultrassonográficas anormais da estenose pilórica hipertrófica (HPS)?

7. Verdadeiro ou Falso. HPS acomete os recém-nascidos caucasianos do sexo masculino com muita frequência.

8. Qual é a melhor posição da criança para avaliar ultrassonograficamente um HPS?

9. Qual é a melhor maneira de diferenciar espasmo pilórico de HPS?

## Respostas e Explicações

**B. Correta!** O GI superior fluoroscópico é o exame diagnóstico de escolha quando a má rotação é excluída. É um exame específico com taxas de falso-negativos relatados de 3 a 6%. No caso de teste, a imagem fluoroscópica demonstra má rotação. A junção duodeno-jejunal (DJJ) é à direita da coluna em uma configuração de saca-rolhas, sugestiva de volvo concorrente, e isto é confirmado com ultrassonografia.

### *Outras escolhas e discussões*

**A.** Embora a orientação anormal do vaso mesentérico tenha sido associada à má rotação, ela não é diagnóstica. Em alguns casos, um sinal de "espiral" ou "redemoinho" pode ser detectado, o que representa o vólvulo da raiz mesentérica (como é visto na imagem de ultrassonografia do caso de teste). Alguns sugeriram que um trajeto retroperitoneal da terceira porção do duodeno na ultrassonografia (entre a artéria mesentérica superior e a aorta) pode ajudar a excluir a má rotação. No entanto, há casos em que o duodeno toma esse curso retroperitoneal, mas a má rotação ainda está presente. Assim, a ultrassonografia não é atualmente o padrão de tratamento para pacientes com êmese biliosa.

**C.** A tomografia computadorizada não é a investigação definitiva para uma criança com êmese biliosa.

**D.** A ressonância magnética não é a investigação definitiva para uma criança com êmese biliosa.

### *Pergunta 1*

O duodeno deve fazer um curso retroperitoneal em direção à coluna na projeção lateral. O DJJ deve estar localizado pelo menos tão longe à esquerda quanto o pedículo esquerdo da espinha, e ao nível do bulbo duodenal.

### *Pergunta 2*

Se um GI superior fluoroscópico for duvidoso ou limítrofe para má rotação, execute um trajeto pelo intestino delgado para documentar a posição do ceco. Um amplo mesentério entre o DJJ e o ceco diminui o risco de vólvulo do intestino médio.

### *Pergunta 3*

O ceco é anormalmente posicionado em 80% dos casos de má rotação.

### *Pergunta 4*

A "bolha dupla" representa a dilatação tanto do estômago, quanto do bulbo duodenal. O diferencial para essa aparência inclui atresia duodenal, rede duodenal ou estenose, massa duodenal, pâncreas anular e síndrome mesentérica superior.

### *Pergunta 5*

A trissomia do cromossomo 21 está associada à atresia duodenal.

### *Pergunta 6*

Pi ou 3,14. A espessura anormal do músculo pilórico é > 3 mm, e o comprimento anormal do canal pilórico é > 14 mm. Comprimentos de canal > 16 mm são mais específicos, porém mais importante ainda é que o comprimento de canal é a avaliação em tempo real da abertura do canal durante o exame.

### *Pergunta 7*

**Verdadeiro.** A HPS acomete mais comumente recém-nascidos caucasianos do sexo masculino.

### *Pergunta 8*

Para realizar a ultrassonografia, avalie o HPS, coloque a criança com o lado direito para baixo. Isto permite que o líquido se acumule no antro, e o gás se afaste da área de interesse.

### *Pergunta 9*

Sequências de imagens são a melhor maneira de diferenciar HPS de espasmo pilórico. Ambos podem ter medições anormais de diâmetro pilórico e comprimento de canal, mas apenas o espasmo pilórico permitirá que o gás e o líquido passem pelo piloro durante as sequências de imagens.

## Leituras Sugeridas

Applegate KE, Anderson JM, Klatte EC. Intestinal malrotation in children: a problem-solving approach to the upper gastrointestinal series. Radiographics 2006;26:1485–1500

Hernanz-Schulman M. Pyloric stenosis: role of imaging. Pediatr Radiol 2009;39:134–139

Karmazyn B, Cohen MD. Based on the position of the third portion of the duodenum at sonography, it is not possible to confidently diagnose malrotation. Pediatr Radiol 2015;45:138–139

Yousefzadeh DK. The position of the duodenojejunal junction: the wrong horse to bet on in diagnosing or excluding malrotation. Pediatr Radiol 2009;39:172–177

### Melhores Dicas

- Em crianças com êmese biliosa, o GI superior fluoroscópico é o teste diagnóstico preferido. O duodeno deve ter um curso retroperitoneal, e a medula óssea deve estar ao nível do bulbo duodenal e pelo menos tão distante à esquerda quanto o pedículo esquerdo da coluna.
- A aparência de "bolha dupla" é mais comumente associada à atresia duodenal, mas tem um diagnóstico diferencial, que inclui o volvo do intestino médio, a rede ou massa duodenal e o pâncreas anular.
- Pi ou 3,14 é um auxiliar de memória útil para as medições anormais em HPS (espessura muscular > 3 mm e comprimento de canal > 14 mm). No entanto, mais importante que o comprimento do canal é a avaliação em tempo real da abertura do canal pilórico.

# Com Detalhes 5

## ■ Caso

Qual das seguintes NÃO faz parte da regra de Weigert Meyer?
A. Obstrução do polo superior.
B. Refluxo do polo inferior.
C. Inserção ureteral do polo inferior inferomedialmente na bexiga.
D. Associação ureteral ectópica a uma ureterocele.

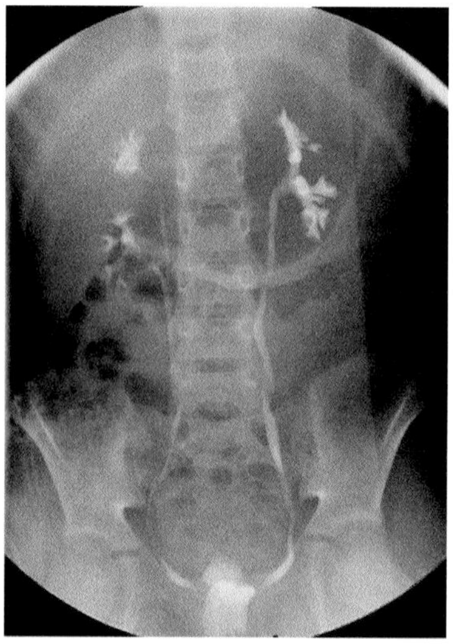



## ■ As seguintes questões dizem respeito à doença geniturinária pediátrica.

1. Verdadeiro ou Falso. O megaureter primário é o resultado de um segmento aganglionar uretérico.

2. Verdadeiro ou Falso. Obstrução na junção ureteropélvica congênita é comumente secundária à compressão extrínseca (p. ex., um vaso de cruzamento).

3. Qual das seguintes doenças NÃO está associada à bexiga urinária distendida e hidronefrose?
   A. Síndrome megabexiga microcólon de hipoperistalse intestinal.
   B. Síndrome de Prune Belly.
   C. Válvulas uretrais posteriores.
   D. Divertículo do uracal.

4. Qual das seguintes entidades patológicas é menos provável imitar o rim displásico multicístico em exames de imagem?
   A. Hidronefrose fetal.
   B. Doença renal policística autossômica dominante.
   C. Doença renal policística autossômica recessiva.
   D. Nefroma cístico multilocular.

5. Válvulas de uretra posterior surgem de:
   A. Ducto remanescente de Wolffian.
   B. Ducto Remanescente de Müllerian.
   C. Estenose da uretra posterior.
   D. Rede muscular.

6. Qual dos seguintes exames deve ser realizado após a primeira infecção do trato urinário de um paciente (UTI)?
   A. Ultrassonografia renal.
   B. Radiografia abdominal.
   C. Uretrocistografia miccional.
   D. Cistografia por radionuclídeo.

7. Qual é o maior grau de VUR mostrado no caso de teste?
   A. Grau 1.
   B. Grau 2.
   C. Grau 3.
   D. Grau 4.
   E. Grau 5.

8. Em que faixa etária o VUR é mais comum?
   A. Zero a dois anos.
   B. Três a seis anos.
   C. Sete a onze anos.
   D. Doze a vinte e um anos.

9. Verdadeiro ou Falso. Injeções periureterais para correção minimamente invasiva de VUR podem imitar cálculos ureterais distais.

## Respostas e Explicações

**C. Correta!** A regra de Weigert Meyer é usada para descrever apresentação típica de um sistema coletor renal duplicado com dois ureteres separados, como é visto em nosso caso de refluxo vesicoureteral (VUR) bilateral. Cada ureter possui seu próprio orifício e inserção na bexiga urinária. A porção renal superior tem uma inserção ectópica inferior e medial à inserção da fração renal inferior normalmente posicionada. A metade do polo superior tipicamente também possui uma ureterocele associada que, se presente, pode levar à obstrução da porção do polo superior. Além disso, a porção o polo inferior é tipicamente associada ao VUR.

*Pergunta 1*

**Falso.** O megaureter primário obstrutivo é secundário a um segmento adinâmico do ureter distal, causando obstrução proximal a esse segmento. Isto tem sido frequentemente chamado "doença do ureter de Hirschsprung." No entanto, isso é um pouco equivocado, visto que não foi provado que a falta de células ganglionares no interior da parede ureteral é a causa do segmento adinâmico.

*Pergunta 2*

**Falso.** A obstrução congênita da junção ureteropélvica geralmente não é secundária à compressão extrínseca. Casos que são secundários à compressão extrínseca de um vaso de cruzamento são menos comuns e tipicamente presentes mais tarde. No período neonatal, este, em geral, é um fenômeno intrínseco, que provavelmente está relacionado com fibras musculares ou nervosas anormais.

*Pergunta 3*

**D. Correta!** O divertículo do úraco encontra-se no espectro das anormalidades congênitas remanescentes do úraco. A anomalia mais comum é úraco patente, seguida por cisto uracal. O remanescente uracal pode falhar em se obliterar a sua ligação com a bexiga urinária, com o restante sendo obliterado. Isto resulta em um divertículo vesicouracal, que não é comumente associado à hidronefrose.

*Pergunta 4*

**C. Correta!** A doença renal policística autossômica recessiva comumente se apresenta com inúmeros pequenos cistos renais, frequentemente pequenos demais para serem determinados na ultrassonografia. As múltiplas interfaces de cistos pequenos adjacentes levam a rins bilateralmente ecogênicos, que são tipicamente aumentados secundários aos numerosos cistos.

*Pergunta 5*

**A. Correta!** Válvulas uretrais posteriores surgem do ducto remanescente de Wolffian. O tecido membranoso espesso no nível do *verumontanum* (que causa a "válvula" uretral posterior) origina-se do ducto de Wolffian.

*Pergunta 6*

**A. Correta!** Seguindo as diretrizes estabelecidas pela American Academy of Pediatrics, ultrassonografia renal é o teste de escolha após uma UTI febril em uma criança, independentemente do sexo. Se nenhuma anormalidade for identificada, então nenhuma imagem adicional será necessária.

*Pergunta 7*

**C. Correta!** O refluxo de grau 3 é caracterizado como extensão do ureter e rim com dilatação calicial leve (mais bem demonstrado no rim esquerdo, nesse caso).

*Pergunta 8*

**A. Correta!** VUR é mais comum no grupo de recém-nascidos à idade de 2 anos. Uma grande parte dos pacientes supera o VUR na puberdade.

*Pergunta 9*

**Verdadeiro.** Injeção de ácido Dextranomer-hialurônico (Deflux; Salix Pharmaceuticals, Rochester, NY) pode eventualmente calcificar e imitar pedras ureterais distais. Uma revisão cuidadosa do quadro do paciente deve ser realizada antes do diagnóstico de cálculos distais ureterais, especialmente em crianças com história de VUR.

## Leituras Sugeridas

American Urological Association. Management and screening of primary vesicoureteral reflux in children: AUA guideline. 2010. https://www.auanet.org/common/pdf/education/clinical-guidance/Vesicoureteral-Reflux-a.pdf

Berrocal T. Anomalies of the distal ureter, bladder, and urethra in children: embryologic, radiologic, and pathologic features. Radiographics 2002;22:1139–1164

Kraus SJ. Genitourinary imaging in children. Pediatr Clin North Am 2001;48:1381–1424

Meyer JS. Primary megaureter in infants and children: a review. Urol Radiol 1992;14:296–305

Roberts KB. Urinary tract infection: clinical practice guideline for the diagnosis and management of the initial UTI in febrile infants and children 2 to 24 months. Pediatrics 2011;128:595–610

Yankovic F, Swartz R, Cuckow P, et al. Incidence of Deflux® calcification masquerading as distal ureteric calculi on ultrasound. J Pediatr Urol 2013;9(6, Part A):820–824

### Melhores Dicas

- Em sistemas de coletas duplicadas, a regra de Weigert Meyer afirma que o polo superior do ureter possui uma inserção ectópica (inferomedialmente) e também pode ser obstruída secundário a uma ureterocele.
- A imagem de primeira linha na avaliação da UTI febril é de uma ultrassonografia renal para detectar anormalidades que justifiquem mais investigação.
- O espectro de anomalias do remanescente de uracal, do mais ao menos comum, inclui úraco patente, cisto uracal, seio uracal-umbilical e divertículo vesicouracal.

# Rico em Imagens 1

## ■ Caso

Associe a manifestação do complexo de esclerose tuberosa (TSC) com a imagem correspondente.

A. Astrocitoma subependimário de células gigantes.
B. Tubérculos subcorticais.
C. Rabdomioma.
D. Angiomiolipoma.



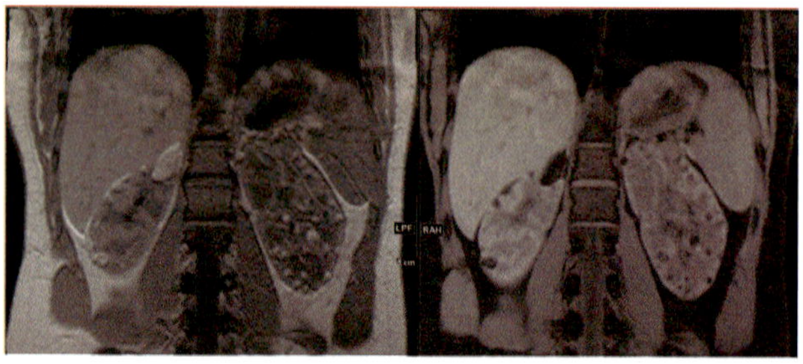

1.

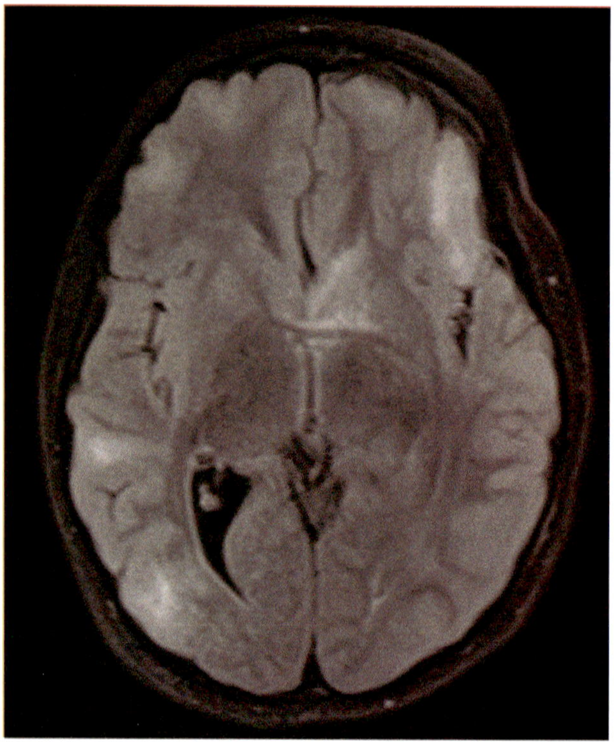

2.

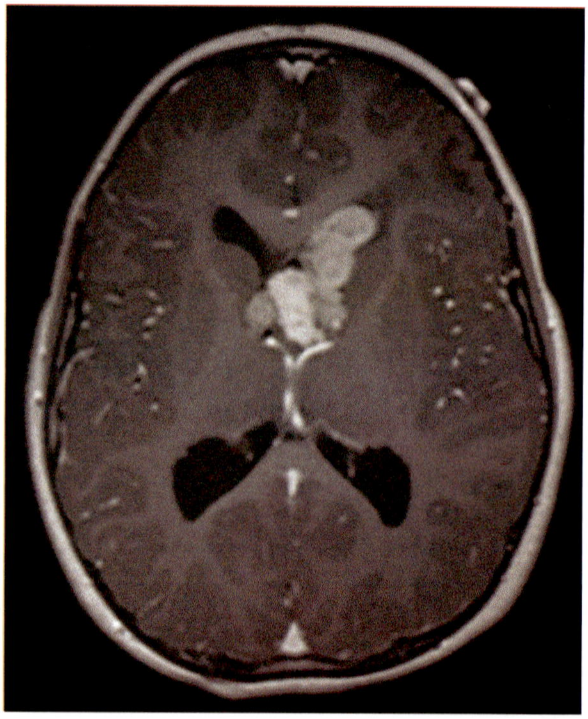

3.

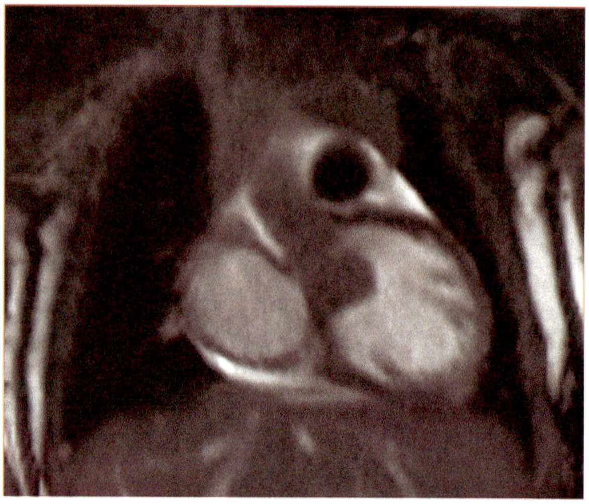

4.

## Respostas e Explicações

**1. D.** Angiomiolipoma. Tl pré- (*à esquerda*) e pós-contraste (*à direita*) com imagens de saturação de gordura demonstra múltiplas lesões supressoras de gordura em ambos os rins. Algumas dessas lesões demonstram aumento parcial. Elas são consistentes com angiomiolipomas.

**2. B.** Tubérculos subcorticais. Esta imagem de recuperação da inversão axial atenuada por líquido mostra múltiplas lesões subcorticais hiperintensas, representando neurônios displásicos dos tubérculos. Na tomografia computadorizada (não mostrada), 50% desses tubérculos calcificarão.

**3. A.** Astrocitoma subependimário de células gigantes. Ressonância magnética com imagem ponderada em T1 após a administração de contraste apresenta uma massa intraventricular lobular realçada. No contexto da TSC, os achados são mais consistentes com astrocitoma subependimário de células gigantes. Essa entidade pode ser diferenciada do precursor, um nódulo subependimário, por ter tamanho > 1 cm, realce pelo contraste, falta de calcificação, predileção por regiões perto do forame de Monro e proporções colina-creatina alta e N-acetilaspartato-creatina baixa.

**4. C.** Rabdomioma. Ressonância magnética de sangue preto sem contraste demonstra uma massa sólida isointensa surgindo do septo intraventricular mais consistente com um rabdomioma intracardíaco. Essas lesões são massas hamartomatosas. Quando elas são múltiplas, tem-se o diagnóstico de TSC. Caso uma única lesão esteja presente, aproximadamente 50% desses pacientes terão TSC.

## Leituras Sugeridas

Carvalho Neto A de, Gasparetto EL, Bruck I. Subependymal giant cell astrocytoma with high choline/creatine ratio on proton MR spectroscopy. Arquivos de neuro-psiquiatria. 2006;64:877–880

Manoukian SB, Kowal DJ. Comprehensive imaging manifestations of tuberous sclerosis. Am J Roentgenol 2015;204:933–943

Mühler MR, Rake A, Schwabe M, et al. Value of fetal cerebral MRI in sonographically-proven cardiac rhabdomyoma. Ped Radiol 2007;37:467–474



### Melhores Dicas

- TSC é uma doença hamartomatosa manifestada por angiofibromas da pele, nódulos subependimários, rabdomiomas intracardíacos, ilhas ósseas, angiomiolipomas renais e linfangioleiomiomatose dos pulmões.
- A presença de múltiplos rabdomiomas intracardíacos é essencialmente diagnóstica de TSC.
- Detecção de gordura em lesões renais é facilmente confirmada com saturação de gordura na ressonância magnética. Uma massa renal contendo gordura é essencialmente diagnóstica de um angiomiolipoma.

# Rico em Imagens 2

## ■ Caso

Associe a lesão suprasselar apropriada com a imagem fornecida.

A. Histiocitose de células de Langerhans.
B. Hamartoma Hipotalâmico.
C. Craniofaringioma.
D. Astrocitoma pilocítico.

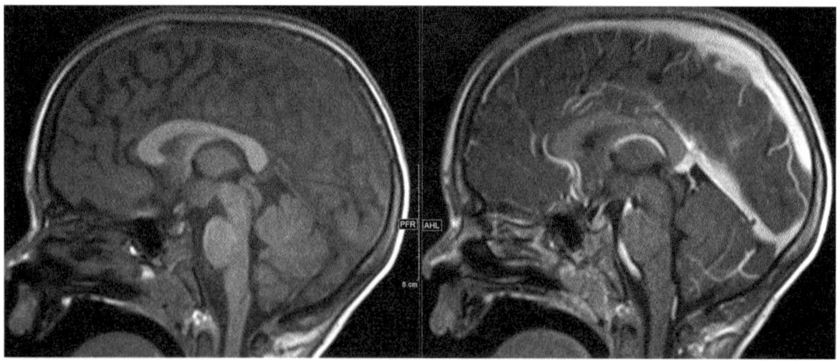

1.

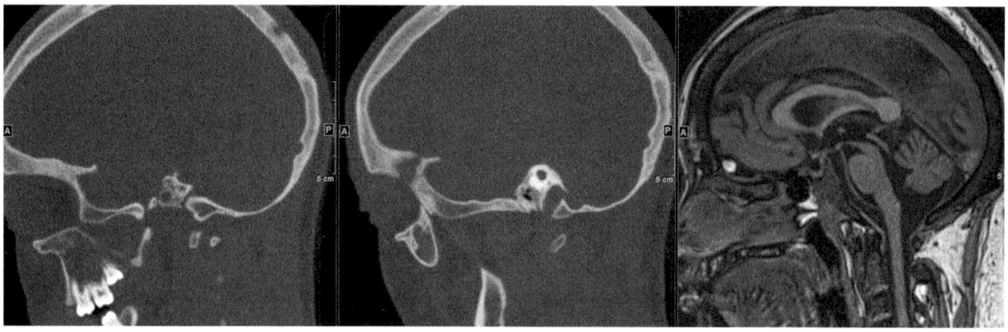

2.

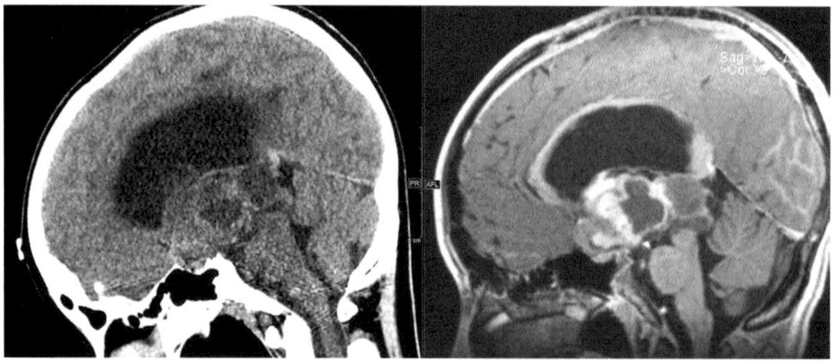

3.

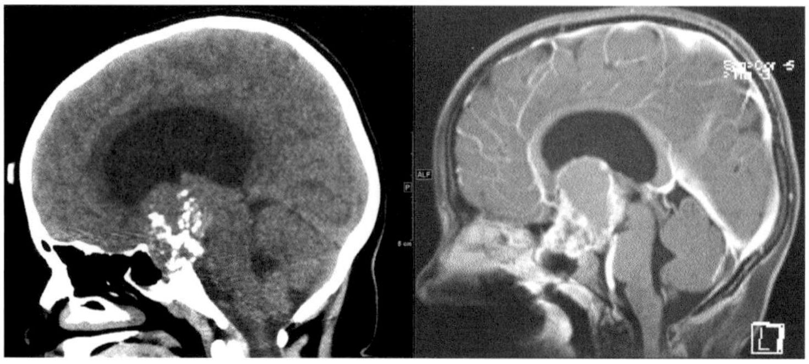

4.

## ■ Respostas e Explicações

**1. B.** Hamartoma hipotalâmico. A ressonância magnética ponderada em T1 (MRI) sagital pré- (*à esquerda*) e pós-contraste (*à direita*) demonstra uma massa sem aumento no interior do hipotálamo próximo ao assoalho do terceiro ventrículo. Essa massa tem os mesmos sinais característicos da matéria cinzenta e representa a heterotopia da matéria cinzenta. Essas lesões estão associadas a convulsões gelásticas (convulsões de risos e choros).

**2. A.** Histiocitose de células de Langerhans. Duas imagens de tomografia computadorizada (CT) no plano sagital demonstram lesões líticas dentro dos ossos parietal e da borda orbital superior. A imagem sagital de T1 na linha mediana demonstra a ausência da mancha brilhante da hipófise posterior. A combinação desses achados é diagnóstica de histiocitose de células de Langerhans.

**3. D.** Astrocitoma pilocítico. As imagens do plano sagital de CT e MRI na linha média demonstram uma massa parcialmente cística em expansão no espaço suprasselar, sem calcificação. Os astrocitomas pilocíticos são a segunda massa suprasselar mais comum em crianças. Muitos desses tumores (20 a 50%) estão associados à neurofibromatose do tipo 1.

**4. C.** Craniofaringioma. Imagens de plano sagital de CT e MRI na linha média demonstram uma massa parcialmente cística em expansão no espaço suprasselar, contendo calcificações grosseiras. Das escolhas, esses achados correlacionam-se mais proximamente com um craniofaringioma, particularmente por causa da calcificação associada. A calcificação pode ser vista em até 93% dos casos pediátricos. Essas são as massas suprasselares mais comuns em crianças, representando 50% dos tumores suprasselares. Existem dois tipos histológicos de craniofaringioma, mas o tipo adamantinomatoso é o mais comum em crianças. Esse tipo é predominantemente cístico.

## ■ Leituras Sugeridas

Kerrigan JF, Ng Y, Chung S, et al. The hypothalamic hamartoma: a model of subcortical epileptogenesis and encephalopathy. Seminars in Ped Neurol 2005;12:119–131

Schroeder JW, Vezina LG. Pediatric sellar and suprasellar lesions. Ped Radiol. 2011;41:287–298

Yildiz AE, Oguz KK, Fitoz S. Suprasellar masses in children: characteristic MR imaging features. J Neuroradiol 2016;43:246–259



### Melhores Dicas

- Uma massa suprasselar cística pediátrica contendo calcificação é provavelmente um craniofaringioma.
- Um hamartoma hipotalâmico é como qualquer outro hamartoma no corpo, representando tecido normal em uma localização anormal. Por representar tecido normal (substância cinzenta ectópica), ele não aumenta.
- Os astrocitomas pilocísticos são massas que aumentam, o que pode estar associado à neurofibromatose tipo 1.

# Rico em Imagens 3

## ■ Caso

Associe a lesão pediátrica adequada do antebraço às imagens fornecidas.

A. Fratura de galho verde.
B. Fratura de Monteggia.
C. Fratura de Galeazzi.
D. Pulso de ginasta.

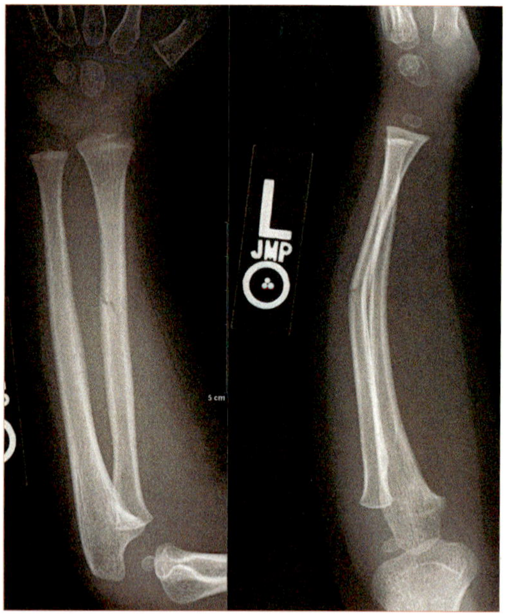


1.

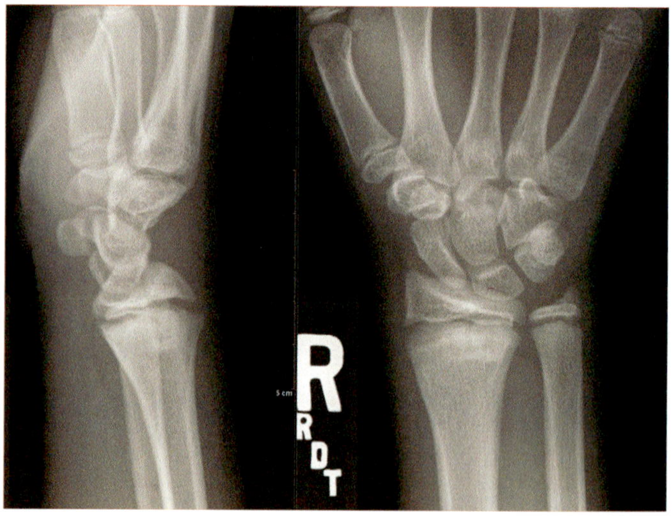


2.

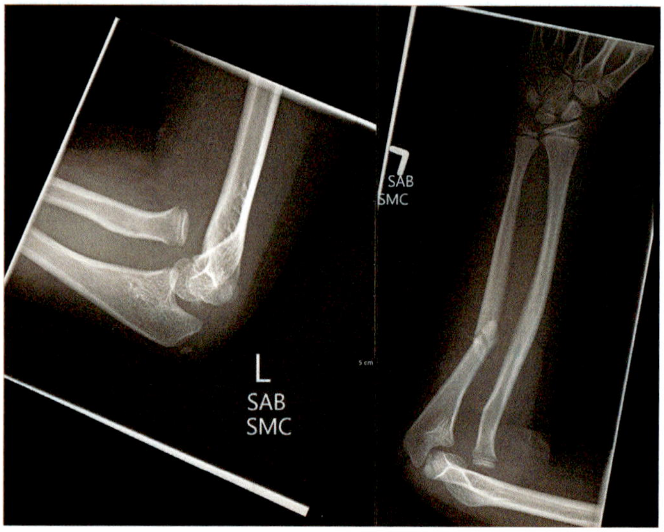


3.

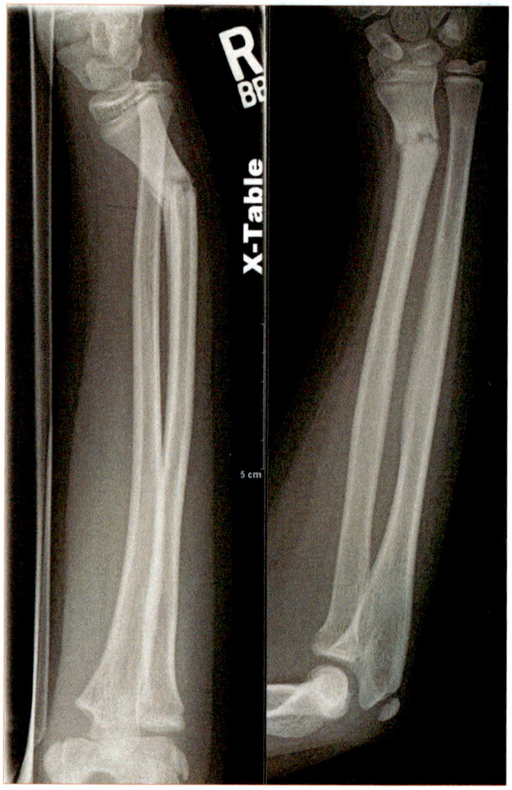


4.

## Respostas e Explicações

**1. A.** Fratura de galho verde. Radiografias demonstram uma fratura incompleta do eixo radial e deformidade de curvatura de ambos os ossos do antebraço. Estes achados são consistentes com fraturas em galho verde. O termo surge da comparação a galhos frescos de árvores, ou galhos verdes, que tendem a dobrar, em vez de partir. A plasticidade dos ossos pediátricos cria um mecanismo semelhante de lesão onde o osso se dobra, mas não cria uma fratura completa. Essas fraturas são bastante comuns, representando até 50% de todas as fraturas pediátricas.

**2. D.** Pulso de ginasta. Radiografias demonstram alargamento fisário radial distal, irregularidade e esclerose leve. Esta lesão foi denominada "pulso de ginasta". Esses achados são secundários ao traumatismo repetitivo da fise decorrente da carga axial anormal (mãos paradas, salto com as mãos etc.). Essa lesão é classificada como fratura de Salter-Harris.

**3. B.** Fratura de Monteggia. Radiografias demonstram uma fratura da ulna e luxação da cabeça do rádio. Lembre-se de que a articulação radiocapitelar deve estar alinhada *em todas as vistas* do cotovelo. Para ajudar a diferenciar este padrão de deslocamento de fratura do tipo Galeazzi, o mnemônico "mugger" ou MUGR pode ser usado. Esse auxiliar de memória associa o osso que é fraturado ao tipo fratura-luxação. O tipo *Monteggia* envolve uma fratura da ulna, enquanto o tipo *Galeazzi* envolve uma fratura de *rádio.*

**4. C.** Fratura de Galeazzi. Radiografias demonstram fratura do rádio e luxação da articulação radioulnar distal. Além da franca luxação da ulna na articulação radioulnar distal, a fratura do tipo avulsão na epífise ulnar (Tipo I Salter-Harris) cria uma fratura equivalente à Galeazzi, mesmo que a articulação radioulnar distal possa parecer intacta.

## Leituras Sugeridas

Little JT, Klionsky NB, Chaturvedi A, Soral A, Chaturvedi A. Pediatric distal forearm and wrist injury: an imaging review. Radiographics 2014;34(2):472–490

Ramski DE, Hennrikus WP, Bae DS, et al. Pediatric monteggia fractures: a multicenter examination of treatment strategy and early clinical and radiographic results. J Ped Orthopaedics 2015;35:115–120

Schmuck T, Altermatt S, Büchler P, et al. Greenstick fractures of the middle third of the forearm. a prospective multi-centre study. Eur J Ped Surg 2010;20:316–320



### Melhores Dicas

- As luxações da fratura do antebraço podem ser lembradas usando o mnemônico MUGR, que associa o osso fraturado ao seu epônimo. (Monteggia contém uma fratura da ulna, e Galeazzi envolve uma fratura do rádio.)
- Os ossos das crianças são mais plásticos que os ossos dos adultos e, portanto, as fraturas do galho verde devem ser suspeitadas quando há uma deformidade em curvatura.
- O pulso de ginasta é uma lesão repetitiva de Salter-Harris I que resulta no alargamento da fise radial distal.

# Rico em Imagens 4

## ■ Caso

Associe a classificação de Todani apropriada de cistos de colédoco à imagem fornecida.

A. Tipo 1.
B. Tipo 3.
C. Tipo 4.
D. Tipo 5.

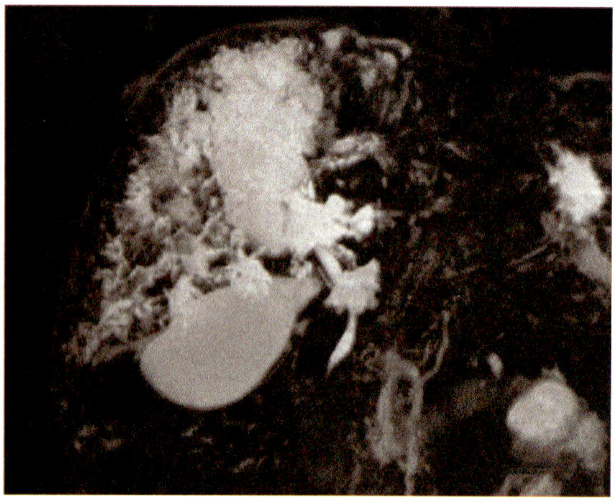

1.

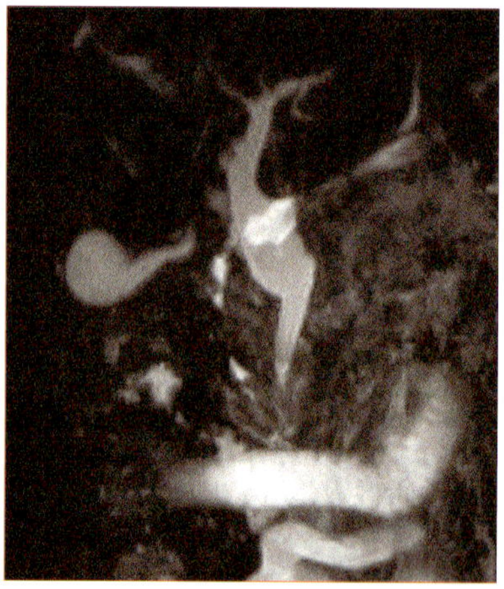

2.

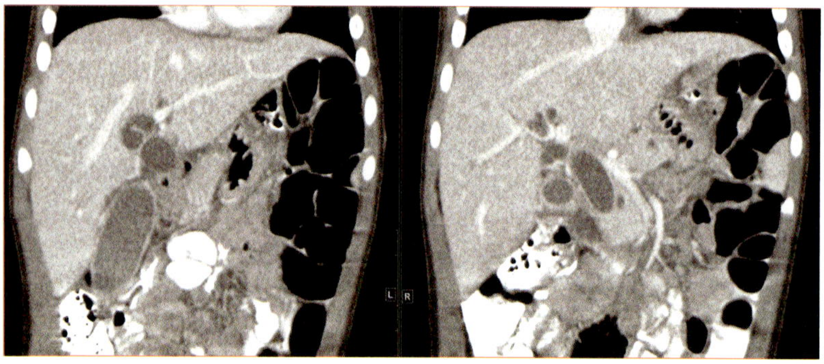

3.

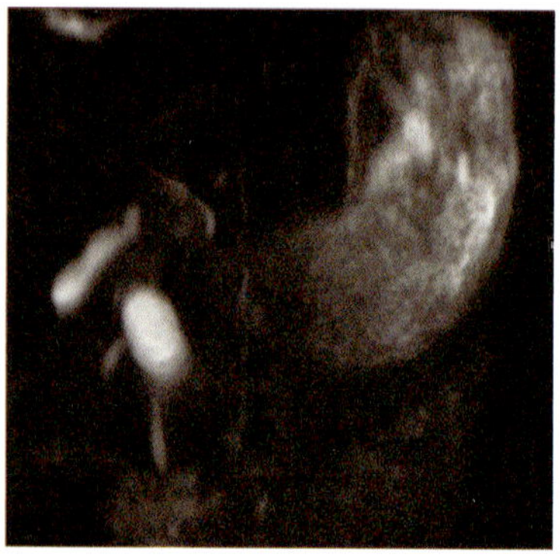

4.

## Respostas e Explicações

**1. D.** Tipo 5. Essa projeção de imagem coronal de intensidade máxima (MIP) de uma colangiopancreatografia por ressonância magnética (MRCP) da árvore biliar demonstra dilatação cística biliar intra-hepática multifocal difusa, consistente com doença de Caroli. Não há envolvimento no ducto extra-hepático. Essa condição é relativamente incomum, compreendendo 10% dos casos da classificação Todani. Pode estar associada à fibrose hepática, doença renal policística autossômica dominante e esponja medular renal.

**2. A.** Tipo 1. Essa imagem coronal MIP de um MRCP mostra dilatação fusiforme do ducto extra-hepático. Não há envolvimento intra-hepático da árvore biliar. Essa é a anomalia mais comum da classificação Todani.

**3. C.** Tipo 4. Quando há envolvimento de ambos os ductos intra e extra-hepáticos, os achados são consistentes com cistos do colédoco do tipo 4.

**4. B.** Tipo 3. Essa imagem coronal oblíqua MIP da árvore biliar demonstra uma coleção líquida focal no nível do duodeno sem pescoço discernível. Os achados são consistentes com uma coledococele. Isto está em contraste com um cisto tipo 2 (*não mostrado*), que terá um pescoço pequeno (um divertículo do colédoco).

## Leitura Sugerida

Lewis VA, Adam SZ, Nikolaidis P, et al. Imaging of choledochal cysts. Abdominal Imaging 2015;40:1567–80

### Melhores Dicas

- Classificação de Todani de anomalias de cisto de colédoco aumenta em número, à medida que as lesões se tornam mais complexas.
- Doença de Caroli (tipo 5) está associada à fibrose hepática e doença policística autossômica dominante em crianças.
- Embora a ultrassonografia possa ser usada para triagem de cistos do colédoco, MRCP é a avaliação preferida em crianças visto que é não invasiva, possui excelente resolução e evita a radiação.

# Rico em Imagens 5

## ■ Caso

Associe a condição apropriada que leva à doença das vias aéreas proximais com a imagem fornecida.

A. Traqueíte.
B. Epiglotite.
C. Crupe.
D. Abscesso retrofaríngeo.



1.
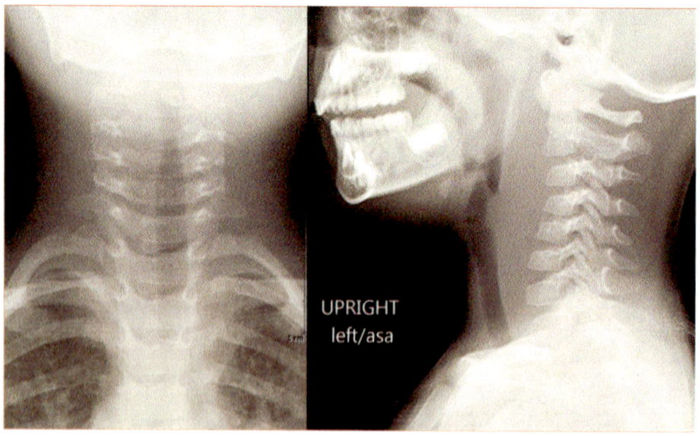


2.
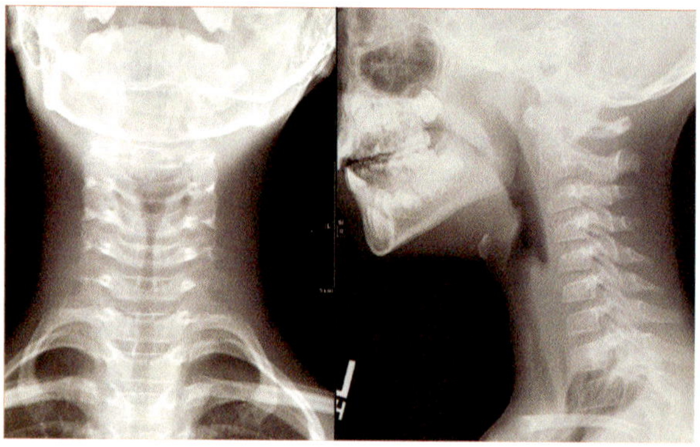

3.
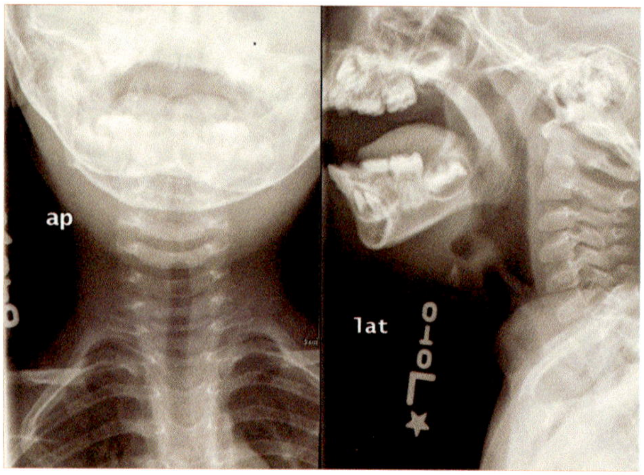


4.
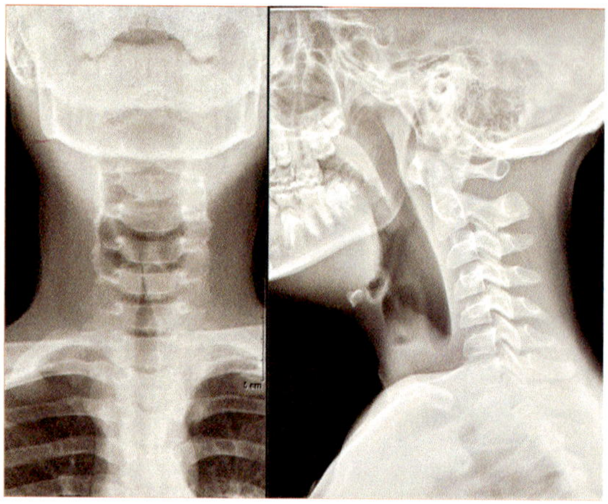

## Respostas e Explicações

**1. D.** Abscesso retrofaríngeo. As radiografias demonstram inchaço dos tecidos moles pré-vertebrais com margens convexas e reversão da lordose cervical normal. Das escolhas, o abscesso retrofaríngeo é a única condição com uma anormalidade predominantemente pré-vertebral. Uma boa regra de ouro é que os tecidos moles pré-vertebrais no nível C4 devem ser menores que a largura anteroposterior do corpo vertebral cervical C4.

**2. A.** Traqueíte bacteriana. As radiografias mostram irregularidades semelhantes à placa dentro da via aérea subglótica aproximadamente ao nível C7. Com o histórico clínico apropriado, a suspeita de traqueíte bacteriana deve ser alta. Como já visto, o achado é a visualização da mucosa descamada na forma de bandas radiopacas na via aérea.

**3. B.** Epiglotite. A impressão com polegares no nível da epiglote com distensão gasosa supraglótica das vias aéreas é consistente com epiglotite. Além disso, há inchaço das pregas ariepiglóticas. A epiglotite está se tornando cada vez mais rara, e a idade média de apresentação aumentou. Isto é decorrente de uma vacina eficaz contra *Haemophilus*, o agente causador mais comum.

**4. C.** Crupe. Esta visão frontal do pescoço mostra estreitamento focal da traqueia subglótica com posicionamento normal do ombro, consistente com um sinal do campanário. Esses achados são mais indicativos de crupe ou laringotraqueobronquite. Esses pacientes apresentam uma tosse latente clássica. O agente causador mais comum é a parainfluenza.

## Leitura Sugerida

Darras KE, Roston AT, Yewchuk LK. Imaging acute airway obstruction in infants and children. Radiographics 2015;35:2064–2079

### Melhores Dicas

- A espessura normal do tecido mole pré-vertebral deve ser menor que a largura anteroposterior do corpo vertebral adjacente no nível C4.
- A distensão supraglótica deve levantar a suspeita de um processo obstrutivo de vias aéreas superiores.
- Observe atentamente a epiglote em busca do sinal do polegar e a traqueia subglótica do sinal do campanário, para fazer o diagnóstico de epiglotite ou crupe, respectivamente.

# Mais Desafiador 1

## ■ Caso

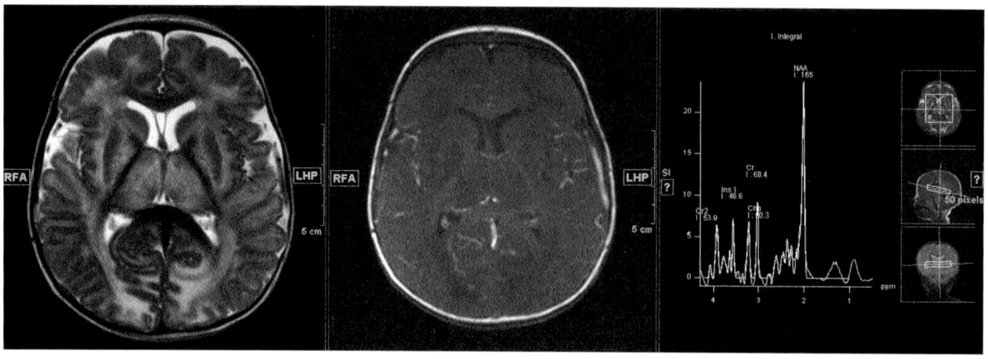




## ■ Perguntas

1. Qual dos itens a seguir é uma característica de imagem da doença de Canavan?
   A. Envolvimento simétrico difuso da substância branca sem extensão às fibras U subcorticais.
   B. Envolvimento da cápsula interna.
   C. Aumento do pico de N-acetilaspartato.
   D. Aumento do pico de colina em relação ao pico de creatinina.
   E. Aumento do contraste da substância branca envolvida.

2. Qual dos seguintes é uma característica clínica da doença de Canavan?
   A. Microcefalia.
   B. Padrão de herança autossômica dominante.
   C. Menor incidência na população judaica Ashkenazi.
   D. A degeneração da substância branca é tipicamente não tratável, com taxas de sobrevivência muito baixas.
   E. Hipertonia.

3. Qual das leucodistrofias a seguir tipicamente se apresenta em um bebê normocefálico?
   A. Doença de Canavan.
   B. Doença de Alexander.
   C. Adrenoleucodistrofia ligada ao X.
   D. Leucoencefalopatia megalencefálica com cistos.

## Respostas e Explicações

*Pergunta 1*

**C. Correta!** Na espectroscopia de ressonância magnética simples de voxel, a doença de Canavan mostra um aumento acentuado no pico de N-acetilaspartato (NAA). O pico que se apresenta tipicamente diminuído é o pico de colina em relação ao pico de creatinina. O caso de teste é um exemplo da doença de Canavan.

*Outras escolhas e discussões*

**A.** As fibras U subcorticais estão envolvidas na doença de Canavan, que é uma doença progressiva da substância branca causada pela degeneração da mielina. Como demonstrado na imagem, há sinal hiperintenso anormal T2 difuso e simétrico na substância branca que se estende até as fibras U subcorticais. Esse envolvimento da substância branca demonstra difusão restrita, mas não melhora o contraste patológico.

**B.** A doença de Canavan tipicamente poupa a cápsula interna. Além da cápsula interna, o corpo caloso também é poupado nessa doença específica da substância branca.

**D.** Na doença de Canavan, o pico de colina é tipicamente diminuído em relação ao pico de creatinina.

**E.** Na doença de Canavan, não há melhora patológica da substância branca.

*Pergunta 2*

**D. Correta!** A doença de Canavan é um processo intenso de degeneração da substância branca que atualmente não possui um tratamento eficaz. Embora uma forma juvenil tenha sido descrita, as crianças acometidas normalmente não sobrevivem após um ano de idade.

*Outras escolhas e discussões*

**A.** Macrocefalia, não microcefalia, é uma característica clínica útil da doença da substância branca infantil. A doença de Canavan é uma das condições que se apresenta com macrocefalia.

**B.** A doença de Canavan é causada por uma deficiência na aspartoacilase que é herdada em um padrão autossômico recessivo, não dominante. Essa mutação resulta no acúmulo de NAA no cérebro, plasma e urina.

**C.** Tal como acontece com algumas outras condições, há uma incidência mais alta, não mais baixa de doença de Canavan na população judaica Ashkenazi, visto que 1 em 40 são portadores da mutação genética.

**E.** A doença de Canavan tipicamente se apresenta como hipotonia grave evidente aos 4 meses de idade.

*Pergunta 3*

**C. Correta!** A adrenoleucodistrofia ligada ao X não está associada à macrocefalia. Ressonância magnética em crianças geralmente se apresenta com doença da substância branca que envolve o esplênio do corpo caloso e regiões trigonais da substância branca periventricular. Essa leucodistrofia também pode demonstrar aumento de contraste.

*Outras escolhas e discussões*

**A.** A doença de Canavan está associada à macrocefalia. As três leucodistrofias que estão mais claramente associadas à macrocefalia são doença de Canavan, doença de Alexander e leucoencefalopatia megalencefálica com cistos (MLC).

**B.** A doença de Alexander está associada à macrocefalia. A doença de Alexander geralmente tem uma distribuição frontal lobular e é uma das poucas leucodistrofias que demonstra aumento de contraste. A diminuição do pico de NAA também ajuda a diferenciar essa leucodistrofia macrocefálica da doença de Canavan.

**D.** Como o nome sugere, a MLC está associada à macrocefalia. MLC também é conhecida como doença de van der Knaap. Ela se manifesta como doença difusa da substância branca que pode envolver o cerebelo e tratos corticospinais. A doença da substância branca não demonstra difusão restrita ou aumento de contraste. Os cistos associados são subcorticais. O pico do NAA é normal na MLC.

## Leituras Sugeridas


Kim JH, Kim HJ. Childhood x-linked adrenoleukodystrophy: clinical-pathologic overview and MR imaging manifestations at initial evaluation and follow-up. Radiographics 2005;25:619–631

van der Knaap MS, Breiter SN, Naidu S, et al. Defining and categorizing leukoencephalopathies of unknown origin: MR imaging approach. Radiology 1999;213:121–133


### Melhores Dicas

- As leucodistrofias mais comumente associadas à macrocefalia são a doença de Canavan, a doença de Alexander e a MLC.
- A doença de Canavan envolve difusamente a substância branca, incluindo as fibras U subcorticais, com a preservação da cápsula interna. Nenhum aumento de contraste deve estar presente. O pico do NAA é anormalmente elevado.
- A doença de Alexander tem uma distribuição frontal predominante que pode demonstrar aumento do contraste.

# Mais Desafiador 2

## ■ Caso

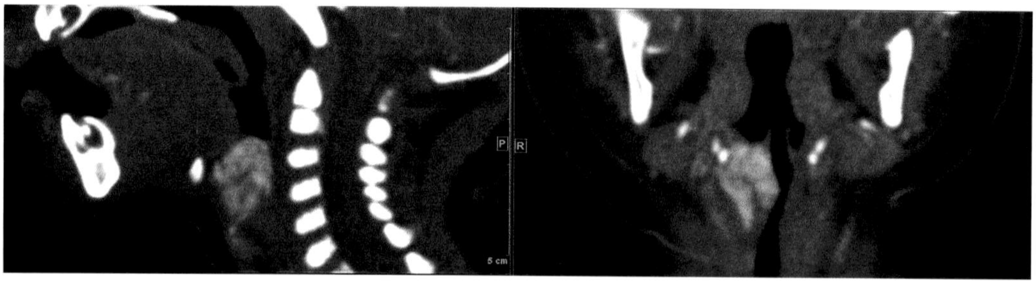

## ■ Perguntas



1. Em combinação com os achados de imagem, qual dos seguintes achados histológicos ou laboratoriais é diagnóstico dessa lesão?
   A. Tecido positivo para GLUT-1.
   B. Tecido alfafetoproteína positivo.
   C. Amplificação NMYC.
   D. Gonadotrofina betacoriônica humana sérica elevada.

2. Qual das seguintes afirmações é VERDADEIRA em relação aos hemangiomas congênitos?
   A. Está presente ao nascimento e não demonstra crescimento.
   B. Não está presente ao nascimento e pode demonstrar crescimento.
   C. Existem fases proliferativas e involutivas de hemangiomas congênitos.
   D. É considerado uma malformação vascular.
   E. Os flebólitos são diagnósticos de hemangiomas congênitos.

3. O sinal de polegar em uma radiografia lateral do pescoço é mais consistente em qual das seguintes?
   A. Crupe.
   B. Epiglotite.
   C. Traqueíte.
   D. Papilomatose.
   E. Abscesso retrofaríngeo.

## Respostas e Explicações

*Pergunta 1*

**A. Correta!** Este é um hemangioma infantil. O caso de teste mostra uma massa excêntrica intensamente realçada no espaço subglótico. A positividade do GLUT-1 (uma glicose transportadora de proteína 1) é essencialmente diagnóstica para os hemangiomas infantis. Está presente em 97% dos casos. Na região subglótica, os hemangiomas infantis estão associados à síndrome de PHACES (anomalias da fossa posterior, hemangioma, lesões arteriais, anormalidades cardíacas, coartação da aorta, anormalidades oculares e defeitos esternais). Na verdade, até 52% dos casos da síndrome de PHACES têm hemangiomas subglóticos concomitantes.

*Outras escolhas e discussões*

**B.** A alfafetoproteína é um marcador tumoral do hepatoblastoma e de certos tumores malignos de células germinativas, como o saco vitelino e os carcinomas embrionários.

**C.** A amplificação NMYC (uma proteína proto-oncogênica) é um marcador de neuroblastoma, e sua presença indica um prognóstico ruim.

**D.** Além da sua utilização no diagnóstico da gravidez, uma betagonadotrofina coriônica humana sérica elevada é um marcador tumoral para o coriocarcinoma e carcinomas embrionários.

*Pergunta 2*

**A. Correta!** Ao contrário dos hemangiomas infantis (o caso apresentado), os hemangiomas congênitos, por definição, estão presentes ao nascimento e já se desenvolveram em todo o seu potencial/tamanho. Existem dois tipos: hemangiomas congênitos que involuem rapidamente e hemangiomas congênitos que não involuem.

*Outras escolhas e discussões*

**B.** Os hemangiomas congênitos não continuam a crescer após o nascimento. No entanto, um hemangioma infantil pode crescer.

**C.** Hemangiomas infantis, não hemangiomas congênitos, demonstram fases proliferativas, quiescentes e involutivas.

**D.** Os hemangiomas congênitos, assim como os hemangiomas infantis, devem ser corretamente considerados verdadeiras neoplasias vasculares (massas) em vez de malformações vasculares.

**E.** Os flebólitos não são diagnósticos dessa condição e, de fato, estão muito mais comumente presentes nas malformações vasculares venosas que nas massas vasculares.

*Pergunta 3*

**B. Correta!** O sinal do polegar em uma visão lateral radiográfica do pescoço é representativo do inchaço epiglótico e é mais consistente com epiglotite. A epiglotite é uma infecção bacteriana que agora é incomum por causa de uma vacina eficaz.

*Outras escolhas e discussões*

**A.** Crupe, também conhecida como laringotraqueobronquite, é uma infecção viral autolimitada da via aérea superior que causa o edema subglótico. Classicamente na visão frontal do pescoço, caracteriza-se pelo sinal de "campanário", que representa a perda da posição normal do ombro da via aérea subglótica.

**C.** A traqueíte é tipicamente causada por uma infecção bacteriana. Radiograficamente, apresenta-se mais comumente como irregularidades traqueais e membranas lineares dentro da via aérea superior representando descamação da mucosa. Quando reconhecida, uma chamada urgente deve ser feita ao médico de referência, e a broncoscopia deve ser realizada.

**D.** A papilomatose é causada pela transmissão materna ao bebê pelo canal do parto. Mais comumente, a condição é caracterizada por múltiplos nódulos das vias aéreas. Se o envolvimento do parênquima pulmonar estiver presente, ele se manifesta como nódulos e cistos.

**E.** Quando os tecidos moles pré-vertebrais estão espessados, deve-se suspeitar de abscesso retrofaríngeo. Uma boa regra de ouro para identificar a espessura anormal do tecido mole pré-vertebral em crianças pequenas é o tecido medindo mais que o diâmetro anteroposterior do corpo vertebral C4. Uma visão lateral adequada do tecido mole do pescoço deve ter o queixo afastado do pescoço, e a coluna cervical deve estar estendida. Se houver uma questão de adequação, deve-se repetir o exame.

## Leituras Sugeridas

Chen TS, Eichenfield LF, Friedlander SF. Infantile hemangiomas: an update on pathogenesis and therapy. Pediatrics 2013;131:99–108

Huoh KC, Rosbe KW. Infantile hemangiomas of the head and neck. Pediatr Clin North Am 2013;60:937–949

Ngo A-VH, Walker CM, Chung JH, et al. Tumors and tumorlike conditions of the large airways. Am J Roentgenol 2013;201:301–313

Ricafort R. Tumor markers in infancy and childhood. Pediatr Rev 2011;32:306–308

### Melhores Dicas

- Os hemangiomas congênitos e infantis são massas vasculares e não malformações.
- Os hemangiomas congênitos estão presentes desde o nascimento e não crescem, enquanto que os hemangiomas infantis geralmente não estão presentes ao nascimento e têm proliferação, quiescência e fases de involução.
- Uma boa regra de ouro em crianças pequenas é que a plenitude dos tecidos moles pré-vertebrais no nível C4, que tem um diâmetro anteroposterior maior que o corpo vertebral C4 adjacente, é preocupante para possível abscesso retrofaríngeo.

# Mais Desafiador 3

## Caso

Bebê apresenta história de cianose.

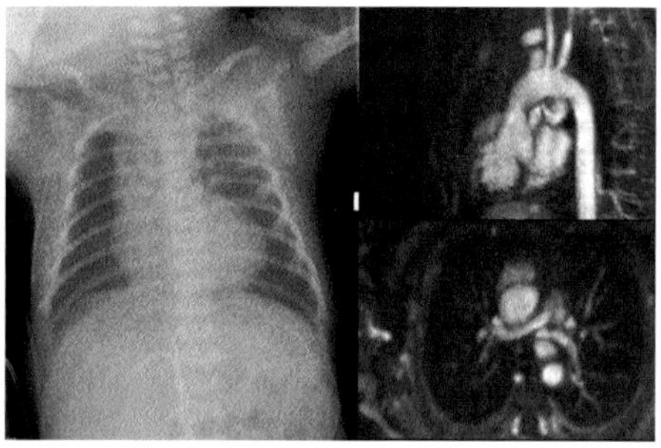



## Perguntas

1. Qual das seguintes doenças cardíacas cianóticas normalmente NÃO está associada ao aumento do fluxo sanguíneo?
   A. Transposição das grandes artérias.
   B. Tetralogia de Fallot.
   C. Tronco arterioso.
   D. Retorno venoso pulmonar anômalo total.
   E. Único ventrículo.

2. Qual das seguintes doenças cardíacas cianóticas está associada a um mediastino superior estreito?
   A. Transposição das grandes artérias.
   B. Tetralogia de Fallot.
   C. Tronco arterioso.
   D. Retorno venoso pulmonar anômalo total.
   E. Único ventrículo.

3. Qual subtipo de retorno venoso pulmonar anômalo total é comumente associado à congestão pulmonar?
   A. Tipo I (supracardíaco).
   B. Tipo II (cardíaco).
   C. Tipo III (infracardíaco).
   D. Tipo IV (misto).

## Respostas e Explicações

*Pergunta 1*

**B. Correta!** Tetralogia de Fallot (TOF) não está associada ao aumento do fluxo sanguíneo. TOF tem quatro características primárias: defeito ventricular septal, obstrução do trato de saída do ventrículo direito, *overriding* da aorta e hipertrofia ventricular direita. A hipertrofia ventricular direita geralmente se desenvolve no nascimento, secundária à tensão do coração direito a partir do defeito septal ventricular e da obstrução da via de saída. A obstrução da via de saída pode ser secundária a várias causas relacionadas com as válvulas pulmonares (incluindo a válvula bicúspide) ou uma artéria pulmonar hipoplásico ou atrésica. Em razão da presença de obstrução da via de saída, a TOF é frequentemente associada à diminuição do fluxo sanguíneo pulmonar. Um contorno côncavo da artéria pulmonar principal pode ser observado em radiografias simples relacionadas com a hipoplasia. O caso de teste é um exemplo de TOF.

*Outras escolhas e discussões*

**A.** A transposição das grandes artérias (D-TGA) denota a transposição da artéria aorta e pulmonar em relação aos ventrículos direito e esquerdo, respectivamente. Isto resulta em dois circuitos paralelos circulando sangue e não é compatível com vida sem um ducto arterioso patente. A vascularização pulmonar é normal à aumentada, por causa do ducto arterioso patente.

**C.** O tronco arterioso tipicamente apresenta um fluxo sanguíneo pulmonar aumentado secundário à mistura de sangue pelo tronco vascular comum.

**D.** O retorno total das veias pulmonares anômalas (TAPVR) pode apresentar um fluxo sanguíneo pulmonar normal a aumentado, dependendo da existência de obstrução do retorno venoso.

**E.** A morfologia do ventrículo único pode-se apresentar com fluxo sanguíneo pulmonar normal ou elevado, se não houver obstrução da via de saída associada.

*Pergunta 2*

**A. Correta!** D-TGA foi descrito como tendo uma aparência de "ovo em uma corda" em radiografias relacionadas com um mediastino estreito superior. Esse estreitamento é explicado tanto pela orientação dos grandes vasos, com a aorta agora posicionada anterior à artéria pulmonar, quanto por uma associação comum a um timo atrófico. A D-TGA é o tipo mais comum de transposição, onde a artéria aorta e a pulmonar são "trocadas" em relação aos ventrículos esquerdo e direito. Isto leva a dois circuitos paralelos de fluxo sanguíneo, com patência de um ducto arterioso necessário para manter a vida até a correção cirúrgica.

*Outras escolhas e discussões*

**B.** O achado radiográfico de tórax típico em TOF é um coração em "forma de bota."

**C.** Tronco arterioso tipicamente se apresenta com cardiomegalia, fluxo sanguíneo pulmonar aumentado e mediastino alargado. Em alguns casos, no entanto, uma pequena artéria pulmonar principal que surge do tronco comum resultará em um mediastino superior estreito, imitando a D-TGA.

**D.** O TAPVR possui um espectro de achados radiográficos de tórax; no TAPVR tipo I (supracardíaco), o achado radiográfico clássico é o sinal do "boneco de neve"

**E.** A morfologia do ventrículo único pode ter uma variedade de achados radiográficos de tórax, mas não está classicamente associada a um mediastino superior estreito.

*Pergunta 3*

**C. Correta!** O tipo III (infracardíaco) é o subtipo de TAPVR comumente associado à congestão pulmonar. O TAPVR descreve uma condição em que todas as veias pulmonares estão conectadas ao retorno venoso sistêmico e não ao átrio esquerdo. Os quatro diferentes subtipos de TAPVR estão listados na questão. A obstrução venosa pulmonar pode ocorrer em todos os subtipos, secundária a uma conexão venosa estreita ou compressão extrínseca (p. ex., uma veia vertical comprimida entre a artéria pulmonar esquerda e brônquio principal esquerdo no TAPVR supracardíaco). De todos esses subtipos, o TAPVR infracardíaco é o mais comumente obstruído. Nesse subtipo, a drenagem venosa pulmonar anômala pode ser comprimida de várias formas: a veia drenante pode ser comprimida à medida que se desloca inferiormente pelo diafragma, pode haver uma drenagem ruim na junção com o sistema venoso portal, ou pode haver drenagem ruim secundária ao retorno venoso sendo filtrado pelo sistema venoso portal de sinusoides hepáticos antes de eventualmente retornar à veia cava inferior.



## Leituras Sugeridas

Apitz C. Tetralogy of Fallot. Lancet 2009;374:1462–1471

Dillman JR. Imaging of pulmonary venous developmental anomalies. Am J Roentgenol 2009;92:1272–1285

Frank L. Cardiovascular MR imaging of conotruncal anomalies. Radiographics 2010;30:1069–1094

Lapierre C. Segmental approach to imaging of congenital heart disease. Radiographics 2010;30:397–411

### Melhores Dicas

- O diagnóstico diferencial de cardiopatia cianótica pode ser separado em duas grandes categorias: fluxo sanguíneo pulmonar diminuído e fluxo sanguíneo pulmonar normal/aumentado.
- TAPVR possui quatro subtipos; O tipo III é o mais provável de causar obstrução ao retorno venoso.
- O diferencial para doenças cardíacas congênitas cianóticas comuns pode ser lembrado usando o mnemônico 1-2-3-4-5. Único ventrículo e tronco para 1, transposição dos dois grandes vasos para 2, atresia tricúspide para 3, TOF para 4 (pode apresentar-se como cianótica ou acianótica) e retorno venoso pulmonar anômalo total para 5.

# Mais Desafiador 4

## ■ Caso

Um menino de 4 anos apresenta perda auditiva.

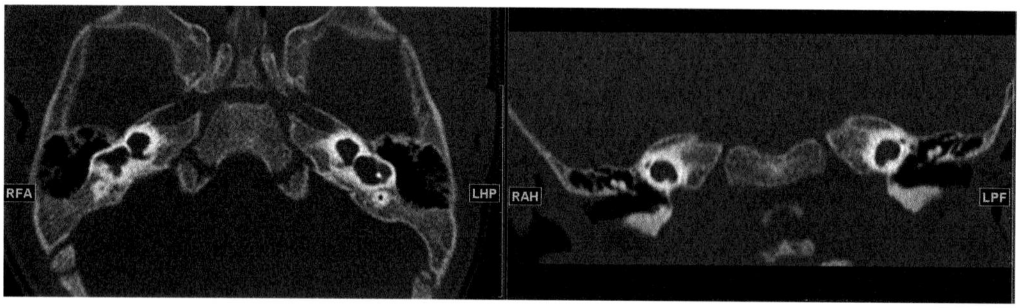


## ■ Perguntas

1. Pacientes com a anomalia de Mondini normalmente apresentam qual tipo de perda auditiva?
   A. Neurossensorial.
   B. Condutora.
   C. Mista.
   D. Eles normalmente não apresentam perda auditiva.

2. Todos os seguintes são descritores de anomalias das orelhas média e interna, exceto:
   A. Aparência do boné de beisebol da cóclea.
   B. Giro apical volumoso.
   C. Escudo embotado.
   D. Cóclea em forma de caracol.
   E. Saco endolinfático bulboso.

3. Schwannomas vestibulares bilaterais estão associados a qual das seguintes condições?
   A. Neurofibromatose do tipo 1.
   B. Neurofibromatose do tipo 2.
   C. Síndrome CHARGE.
   D. Displasia fibrosa.

## Respostas e Explicações

*Pergunta 1*

**A. Correta!** Pacientes com a anomalia de Mondini apresentam-se tipicamente com perda auditiva neurossensorial profunda.

*Outras escolhas e discussões*

**B.** A perda auditiva condutiva é resultado da incapacidade de conduzir as ondas sonoras. Isto geralmente ocorre a partir de uma malformação com a membrana timpânica ou ossículos da orelha média.

**C.** A perda auditiva mista, uma combinação de perda auditiva neurossensorial e condutiva está presente em malformações que tipicamente abrangem ambos os compartimentos da orelha, médio e interno.

**D.** Malformações das orelhas média e interna quase sempre causam perda auditiva.

*Pergunta 2*

**D. Correta!** Uma forma de caracol é a aparência normal da cóclea e não está associada a nenhuma anomalia da orelha média ou interna. No plano axial, a aparência anatômica normal da cóclea é em forma de caracol. Deve completar 2,5 voltas e conter um centro ósseo hiperdenso denominado modíolo. Ausência ou distorção das voltas é anormal e deve levar a uma avaliação cuidadosa imediata do aqueduto vestibular (completando a malformação de Mondini).

*Outras escolhas e discussões*

**A.** Uma aparência de boné de beisebol da cóclea é usada para descrever a cóclea quando há ausência de septação dos giros apicais e médios da cóclea. Isto é típico da partição incompleta de tipo II. O modíolo também pode estar ausente nesse cenário. A partição incompleta de tipo I é caracterizada por uma anomalia cística displásica da cóclea e, em combinação com o vestíbulo, foi descrita como figura de 8 ou configuração de boneco de neve. Isso é mostrado no caso de teste.

**B.** Volta apical volumosa é outro descritor usado para caracterizar uma septação incompleta dos giros médio e apical da cóclea com partição incompleta de tipo II.

**C.** Mais comumente associado ao colesteatoma, o escudo embotado é o resultado da erosão óssea da lesão. O escudo é uma proeminência óssea aguda da orelha média e cria a margem lateral do espaço de Prussak. Embotamento do escudo pode ser apreciado em ambos os planos axial e coronal.

**E.** Saco endolinfático bulboso ou aqueduto vestibular alargado é a anormalidade mais comum na perda auditiva neurossensorial. Um aqueduto vestibular que mede > 1,5 mm é anormal. Uma boa referência interna normal é a largura de um canal semicircular normal.

*Pergunta 3*

**B. Correta!** Schwannomas vestibulares bilaterais estão associados à neurofibromatose (NF) -2. NF-2 também é conhecido como síndrome de MISME, que significa schwannomas hereditários múltiplos, meningiomas e ependimomas. Os schwannomas não necessariamente têm de ser vestibulares. De fato, 50% do schwannomas cranianos nervosos não envolvem o nervo craniano VIII. A alternativa mais comum é o nervo craniano V.

*Outras escolhas e discussões*

**A.** NF-1 é uma condição autossômica dominante em que existem múltiplos neurofibromas plexiformes. Algumas das lesões podem ser neurocutâneas, e, assim, a condição é categorizada como uma facomatose. Os critérios diagnósticos incluem dois ou mais dos seguintes: seis manchas café com leite, dois ou mais neurofibromas ou um fibroma plexiforme, sardas inguinais/axilares, glioma da via óptica, nódulos de Lisch, lesões ósseas distintas, como displasia da asa do esfenoide ou afinamento dos ossos longos, ou um parente de primeiro grau com NF-1.

**C.** CHARGE é uma sigla que se refere a coloboma, anomalia cardíaca, atresia *choanae*, retardo mental (desenvolvimentos mental e somático), hipoplasia genital e anormalidades nas orelhas. Embora a perda auditiva neurossensorial esteja associada à CHARGE, ela é tipicamente um resultado de displasia ou aplasia da orelha interna. Anormalidades comuns incluem a anomalia de Mondini e aplasia do canal semicircular ou malformações. Pistas clínicas adicionais para a síndrome CHARGE também incluem anormalidades da orelha externa como malformação da pina e orelhas baixas.

**D.** Uma importante complicação clínica da displasia fibrosa que envolve a base do crânio é a perda auditiva neurossensorial. No entanto, essa perda auditiva é tipicamente decorrente do estreitamento ósseo do canal auditivo interno ou de outros canais neurais ósseos secundário à expansão óssea proveniente da displasia fibrosa.



## Leituras Sugeridas

Choi JW, Lee JY, Phi JH, et al. Clinical course of vestibular schwannoma in pediatric neurofibromatosis type 2. J Neurosurg Pediatr 2014;13:650–665

DeMarcantonio M, Choo DI. Radiographic evaluation of children with hearing loss. Otolaryngol Clin North Am 2015;48:913–932

### Melhores Dicas

- A avaliação cuidadosa da cóclea em busca de 2,5 giros e um modíolo ósseo é fundamental em um paciente que apresenta perda auditiva neurossensorial.
- O aqueduto vestibular deve-se apresentar em um nível similar ao da cóclea no plano axial e não deve ser mais largo que um canal semicircular, ou 1,5 mm.
- Outras causas secundárias importantes de perda auditiva neurossensorial incluem prematuridade, infecção, hiperbilirrubinemia, ototoxinas e tumores, como schwannomas vestibulares.

# Mais Desafiador 5

## ■ Caso

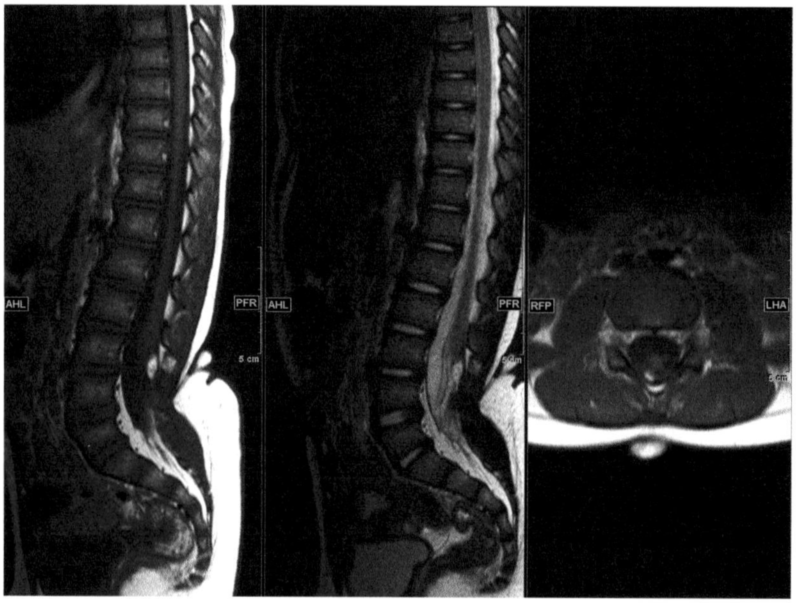


## ■ Perguntas

1. Qual dos seguintes itens representa um defeito aberto do tubo neural?
   A. Diastematomielia.
   B. Mielomeningocele.
   C. Meningocele.
   D. Mielocistocele.
   E. Lipomielomeningocele.

2. Após a correção cirúrgica de uma síndrome da medula presa, qual dos seguintes achados de imagem é diagnóstico de recorrência?
   A. Diminuição do movimento do *filum* na ultrassonografia.
   B. Realce do contraste na imagem de ressonância magnética.
   C. Calcificação intradural na tomografia computadorizada.
   D. Cone medular de localização baixa persistente.
   E. Nenhuma das anteriores; este é um diagnóstico clínico.

3. Na terminação do cone abaixo, qual nível é considerado anormal?
   A. T12.
   B. L1.
   C. L2.
   D. L3.

## Respostas e Explicações

*Pergunta 1*

**B. Correta!** A mielomeningocele é um defeito aberto do tubo neural mais comumente associado à malformação de Chiari 2. Contém parênquima e meninges do cordão, como o nome indica.

*Outras escolhas e discussões*

**A.** Diastematomielia é um defeito fechado do tubo neural em que o canal espinhal é longitudinalmente segmentado ou dividido. A divisão pode ser assimétrica e fibrosa ou óssea.

**C.** Meningocele é um defeito espinhal fechado, coberto pela pele. Isto é mais comumente localizado na coluna lombossacra, mas pode estar presente na coluna torácica ou cervical.

**D.** Mielocistocele é um defeito fechado da coluna coberto pela pele. Contém componentes neurais. É categorizado como não terminal ou terminal, dependendo se ocorre no final do saco tecal ou não. A lesão é caracterizada pela protrusão do canal medular do canal central em um cisto subaracnoide dilatado, criando uma aparência de "cisto no cisto".

**E.** Lipomielomeningocele, como mostrado no caso de teste, é um defeito espinhal coberto com pele que contém uma massa gordurosa (sinal hiperintenso T1 em L3-L4) com tecido neural, como sugere os componentes do nome.

*Pergunta 2*

**E. Correta!** Este é um diagnóstico clínico. Embora uma diminuição do movimento do *filum*, o realce do contraste e as calcificações intradurais possam todos ser vistos na síndrome da medula presa, não há achado de imagem específico. O cone muitas vezes não se move superiormente após um procedimento de liberação da medula, e, assim, a posição não é confiável. O exame de acompanhamento pode servir como uma nova linha de base, mas a correlação com a suspeita clínica é necessária para estabelecer o reaprisionamento.

*Pergunta 3*

**C. Correta!** O cone termina normalmente entre L1 e L2. Em pacientes assintomáticos, o cone não termina abaixo de L2. Portanto, quando o cone termina abaixo de L2, uma massa de aprisionamento deve ser investigada. Mais comumente, a causa é um lipoma ou *filum* espessado. O terminal do *filum* não deve ter mais de 1 mm.

## Leituras Sugeridas


Badve CA, Khanna PC, Phillips GS, et al. MRI of closed spinal dysraphisms. Pediatr Radiol 2011;41:1308–1320

Barkovich AJ. Pediatric Neuroimaging. 9th ed. Philadelphia, PA: Lippincott Williams & Wilkins; 2012

Egloff A, Bulas D. Magnetic resonance imaging evaluation of fetal neural tube defects. Semin Ultrasound CT MR 2015;36:487–500

Halevi PD, Udayakumaran S, Ben-Sira L, et al. The value of postoperative MR in tethered cord: a review of 140 cases. Childs Nerv Syst 2011;27:2159–2162




### Melhores Dicas

- A terminação do cone abaixo de L2 é anormal, e a presença de uma massa presa deve ser investigada.
- Mielomeningocele é um defeito espinal aberto (descoberto) que é mais comumente associado à malformação de Chiari 2.
- O diagnóstico de reaprisionamento após um procedimento de liberação da medula é predominantemente clínico. A avaliação de imagens pós-procedimento pode servir como uma nova linha de base.

# Elementos Essenciais 1

## ■ Caso

Estudante de intercâmbio estrangeiro assintomático, com 23 anos de idade, apresenta radiografia de tórax exigida pela secretaria de saúde.

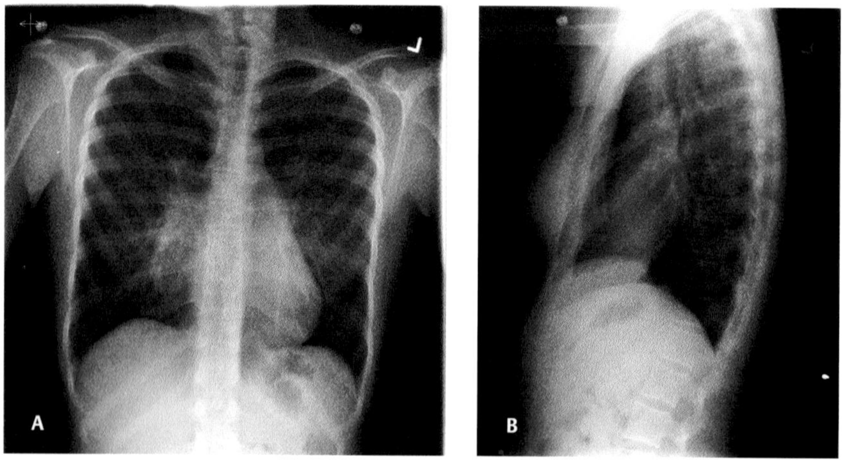


## ■ Perguntas



1. Qual é o próximo curso de ação MAIS razoável?
   A. Vistas radiográficas adicionais.
   B. Imagem de ressonância magnética do tórax.
   C. Tratamento com antibióticos.
   D. Nenhuma outra ação.
   E. Tomografia computadorizada do tórax.

2. Qual é o diagnóstico MAIS provável?
   A. *Pectus excavatum.*
   B. Pneumonia do lobo médio direito.
   C. Pneumonia do lobo inferior direito.
   D. Massa hilar direita.
   E. Massa angular cardiofrênica.

3. Com relação ao diagnóstico, qual dos seguintes está correto?
   A. Uma ocorrência familiar é relatada em 70% dos casos.
   B. A condição está associada à síndrome de Down.
   C. Há predominância feminina (proporção de mulheres para homens de 3:1).
   D. A regurgitação tricúspide é relatada em 20 a 60% dos casos.
   E. Pacientes *pectus* podem ter um índice de Haller anormal.

## ■ Respostas e Explicações

*Pergunta 1*

**D. Correta!** Nenhuma ação adicional é necessária. O tórax em duas imagens confirma uma deformidade *pectus excavatum*. Na maior parte dos pacientes *pectus* (incluindo o paciente do teste), a anormalidade é discreta e clinicamente insignificante. Quando grave, no entanto, uma deformidade *pectus excavatum* pode causar dor no peito e nas costas e até mesmo prejudicar a função cardíaca e respiratória. Em casos sintomáticos selecionados, o tratamento de imagem transversal algumas vezes é realizado.

*Outras escolhas e discussões*

**A.** Imagens radiográficas adicionais são ocasionalmente usadas para localizar patologia ou diferenciar um achado real de sobreposição de tecido normal. Nesse caso, como o tórax em duas imagens exclui com sucesso um nódulo/infiltrado e demonstra claramente a depressão esternal, mais imagens não são necessárias.

**B.** Imagem transversal adicional não é necessária nesse ponto. A radiografia lateral do tórax demonstra claramente a deformidade *pectus excavatum*, e não há anormalidade pulmonar ou mediastinal observada na imagem lateral.

As indicações mais comuns para ressonância magnética do tórax incluem a avaliação da morfologia e função cardíacas, dissecção aórtica, massas pleural e mediastinal e doença pericárdica.

**C.** O paciente é assintomático e não há consolidação pulmonar vista na imagem lateral, de modo que o tratamento antibiótico não é indicado.

**E.** Imagens transversais adicionais não são necessárias nesse ponto. A tomografia computadorizada pode ser indicada *eventualmente* no planejamento de tratamento de casos graves, mas não é necessário para o diagnóstico inicial.

*Pergunta 2*

**A. Correta!** A radiografia lateral demonstra o deslocamento do esterno para dentro. Isso confirma uma deformidade *pectus excavatum*, que é uma deformidade congênita da parede torácica anterior, na qual o esterno tem uma aparência escavada ou afundada. O esterno deprimido substitui o pulmão arejado na borda direita do coração e a borda cardíaca direita parece estar obscurecida. *Pectus carinatum*, também chamado peito de pombo, é uma deformidade do tórax caracterizada por uma protrusão do esterno e costelas.

As outras escolhas são todas incorretas. Não há pneumonia, consolidação ou massa, visto que a imagem lateral exclui esses achados e confirma a deformidade *pectus*.

*Pergunta 3*

**E. Correta!** O índice de Haller é a razão entre o diâmetro transversal (a distância horizontal do interior da caixa torácica) e o diâmetro anteroposterior (a menor distância entre as vértebras e o esterno). Um índice Haller normal é 2,5. Um *pectus excavatum* significativo tem um índice > 3,25.

*Outras escolhas e discussões*

**A.** Uma ocorrência familiar de deformidade *pectus* é relatada em 35% dos casos.

**B.** A deformidade *pectus* pode estar na síndrome de Marfan, síndrome de Poland, síndrome de Noonan, síndrome de Ehlers-Danlos, neurofibromatose tipo I e osteogênese imperfeita.

**C.** Há predominância do sexo masculino (proporção de homem para mulher de 3:1).

**D.** Prolapso da válvula mitral (não regurgitação tricúspide) foi relatado em 20 a 60% dos casos.

## ■ Leituras Sugeridas


Dähnert W. Radiology Review Manual. Philadelphia, PA: Lippincott Williams & Wilkins; 2007

Mak SM, Bhaludin BN, Naaseri S, Di Chiara F, Jordan S, Padley S. Imaging of congenital chest wall deformities. Br J Radiol 2016;89(1061):20150595

Restrepo CS, Martinez S, Lemos DF, et al. Imaging appearances of the sternum and sternoclavicular joints. Radiographics 2009;29(3):839–859


### Melhores Dicas

- O *pectus excavatum* é uma anormalidade de desenvolvimento comum do dorso anterior do tórax, em que o esterno é afundado, criando uma aparência aprofundada do tórax.
- A maior parte dos pacientes tem uma anormalidade leve e clinicamente insignificante. No entanto, casos graves podem prejudicar a função cardíaca e respiratória e causar dor nas costas e tórax.
- O diagnóstico de *pectus excavatum* facilmente é feito por radiografias frontal e lateral do tórax. A borda direita do coração é obscurecida na imagem frontal, enquanto a imagem lateral confirma a deformidade *pectus* e exclui uma consolidação.

# Elementos Essenciais 2

## ■ Caso

Homem com 19 anos de idade com pneumonia recorrente e hemoptise.

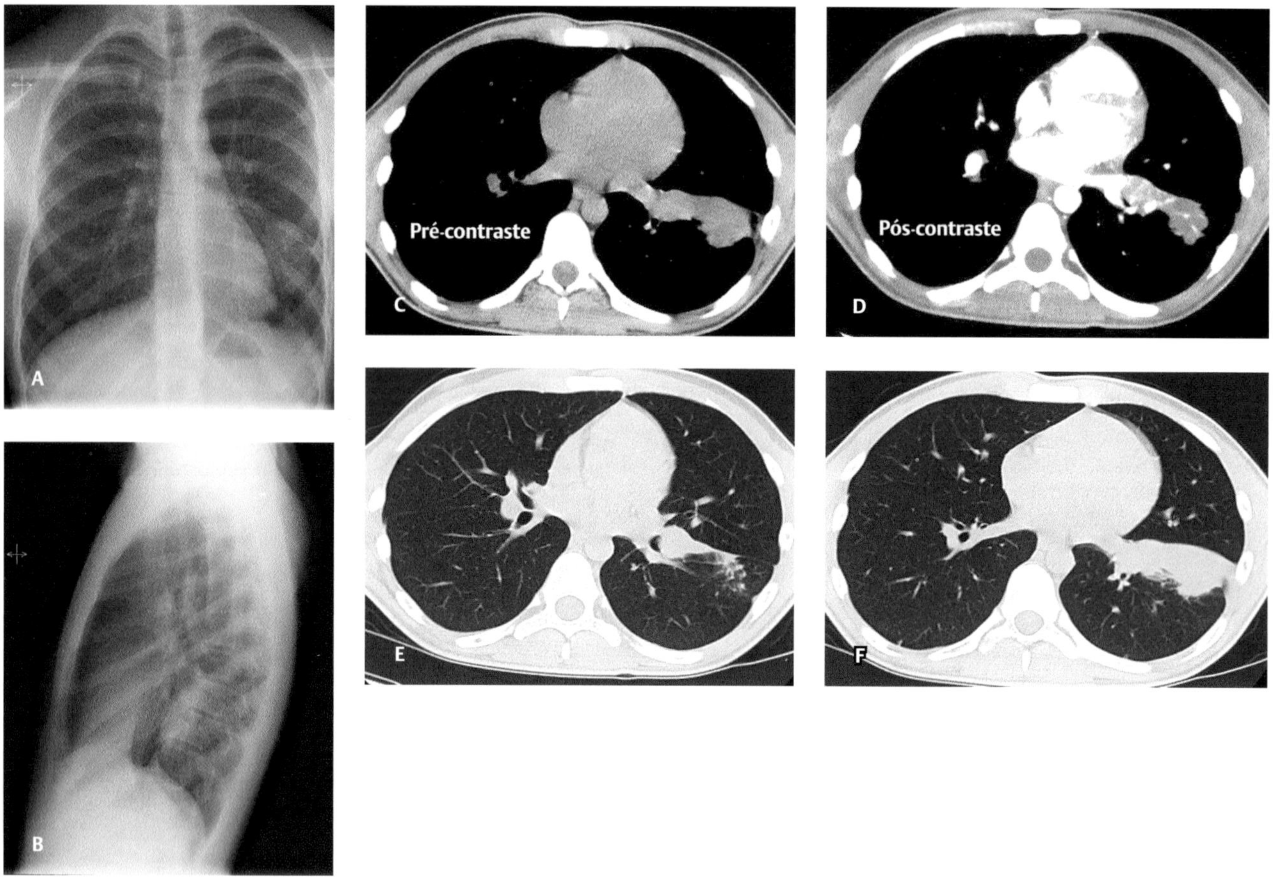




## ■ Perguntas

1. Qual é o diagnóstico MAIS provável?
   A. Sequestro pulmonar.
   B. Abscesso pulmonar.
   C. Linfadenopatia hilar.
   D. Malformação congênita das vias aéreas pulmonares.
   E. Tumor endobrônquico.

2. Com relação ao curso típico desse diagnóstico, qual dos seguintes está correto?
   A. Carcinoide tipicamente demonstra um realce de contraste fraco na CT.
   B. Carcinoide tipicamente demonstra intensa captação de fluorodesoxiglicose (FDG) na tomografia por emissão de pósitrons/CT.
   C. A calcificação é observada em aproximadamente 70% dos carcinoides pulmonares.
   D. Um total de 80% dos pacientes com tumores carcinoides são assintomáticos.
   E. Carcinoide pulmonar surge de células de Kulchitsky no epitélio brônquico.

3. Com relação aos tumores neuroendócrinos pulmonares, qual das seguintes é correta?
   A. O carcinoma de células pequenas é a neoplasia pulmonar neuroendócrina mais comum.
   B. As proliferações neuroendócrinas, como a hiperplasia das células neuroendócrinas idiopáticas difusas (DIPNECH), apresentam-se como grandes massas.
   C. O carcinoma neuroendócrino de células grandes (LCNEC) se apresenta, geralmente, como uma massa pulmonar endobrônquica central.
   D. A síndrome de Cushing é relatada em aproximadamente 25% dos pacientes com carcinoide pulmonar.
   E. A síndrome carcinoide é relatada em aproximadamente 25% dos pacientes com carcinoide pulmonar.

## Respostas e Explicações

*Pergunta 1*

**E. Correta!** Esse é um tumor pulmonar carcinoide. É demonstrada uma lesão endobrônquica aumentada, típica de um carcinoide pulmonar endobrônquico vascular.

*Outras escolhas e discussões*

**A.** O sequestro pulmonar refere-se à formação aberrante de tecido pulmonar segmentar que não tem conexão com a árvore brônquica ou artérias pulmonares. O sequestro acomete preferencialmente os lobos inferiores. Um total de 60% dos sequestros intralobares acomete o lobo inferior esquerdo e 40% dos sequestros intralobares acometem o lobo inferior direito. Essa condição pode se apresentar no final da infância ou adolescência com infecções pulmonares recorrentes. A imagem transversal frequentemente demonstra o suprimento arterial originando-se da aorta descendente e passando na lesão (embora isso não seja mostrado nesse caso).

**B.** As imagens de tomografia computadorizada (CT) de tórax demonstram uma lesão endobrônquica peri-hilar esquerda aumentada (observe a densidade de ar curvilínea sugerindo, posteriormente, uma localização endobrônquica). O material de baixa atenuação dentro do parênquima do lobo inferior esquerdo colapsado distal representa secreções endobrônquicas acumuladas. Isso não tem a aparência de um abscesso.

**C.** O aumento da lesão endobrônquica esquerda é sugestivo de tumor vascular, em vez de linfadenopatia hilar típica.

**D.** CPAM é uma massa multicística composta por tecido pulmonar segmentar com proliferação brônquica anormal. Cinco subtipos são recentemente classificados. CPAMs tipo I e II demonstram uma lesão multicística (cheia de ar), mas no tipo III, a lesão pode se apresentar como uma consolidação de não resolução. O CPAM em geral é diagnosticado no início da vida e muitas vezes no período perinatal. Geralmente se apresenta com taquipneia, cianose e dificuldade respiratória. No entanto, casos raros são assintomáticos e não diagnosticados até a idade adulta. Não há massa endobrônquica associada em CPAM, como é mostrado no caso de teste.

*Pergunta 2*

**E. Correta!** As células kulchitsky são de origem neuroendócrina e encontram-se no epitélio dos tratos digestivo e respiratório. Carcinoides do trato gastrointestinal são responsáveis por 90% de todos os carcinoides. O pulmão é a segunda localização mais comum para um tumor carcinoide.

*Outras escolhas e discussões*

**A.** Tumores carcinoides pulmonares tipicamente demonstram realce intenso na CT. Pneumonite pós-obstrutiva pode estar presente.

**B.** A tomografia por emissão de pósitrons FDG é frequentemente negativa em razão do metabolismo relativamente baixo de um tumor carcinoide típico. A captação de FDG pode ser observada em um carcinoide atípico ou em um que sofreu desdiferenciação. Se um carcinoide pulmonar for diagnosticado, um melhor teste de medicina nuclear para avaliar a doença metastática é uma varredura com Octreotide (análogo da somatostatina). Isso é frequentemente usado com sucesso para diagnosticar e localizar tumores carcinoides ocultos.

**C.** Um total de 30% carcinoides pulmonares demonstram calcificação na CT (apenas 5% dos casos demonstram calcificação na radiografia simples).

**D.** Um total de 25% dos pacientes com tumores carcinoides pulmonares típicos são assintomáticos. Em pacientes sintomáticos, a apresentação mais comum é tosse persistente, hemoptise e pneumonite recorrente ou obstrutiva. Raramente, as síndromes paraneoplásicas podem ser sintomas iniciais de tumores carcinoides pulmonares típicos ou atípicos. Algumas das endocrinopatias que podem ser produzidos por tumor carcinoide pulmonar incluem síndrome carcinoide, hipercortisolismo e síndrome de Cushing, secreção inapropriada de hormônio antidiurético, aumento da pigmentação secundário ao excesso de hormônio estimulador de melanócitos, e produção de insulina ectópica resultando em hipoglicemia. O carcinoide atípico, por vezes, apresenta-se inicialmente com doença metastática. A síndrome carcinoide é mais provável de ocorrer quando há doença hepática metastática.

*Pergunta 3*

**A. Correta!** O carcinoma pulmonar de células pequenas é a neoplasia pulmonar neuroendócrina mais comum, representando 15 a 20% das malignidades pulmonares invasivas. É também um dos tipos de células mais agressivas de câncer de pulmão primário.

*Outras escolhas e discussões*

**B.** O DIPNECH é uma das manifestações de proliferação neuroendócrina nos pulmões. DIPNECH é visto como múltiplos micronódulos pulmonares, com ou sem atenuação em mosaico associada ou aprisionamento de ar na CT de tórax de alta resolução. Pacientes sintomáticos típicos com DIPNECH são do sexo feminino em sua quinta a sétima década de vida com história de tosse e dispneia. Aproximadamente metade dos pacientes com DIPNECH são assintomáticos e diagnosticados incidentalmente na CT.

**C.** A LCNEC normalmente se manifesta como uma grande massa pulmonar periférica variando de 2 a 10 cm. É uma malignidade de alto grau com características histológicas neuroendócrinas. A maioria dos pacientes é do sexo masculino em sua quinta ou sexta década com uma história de tabagismo pesado.

**D.** O carcinoide pulmonar raramente se apresenta com síndromes paraneoplásicas. A síndrome de Cushing é relatada em apenas 2% dos carcinoides brônquicos. Quando presente caracteriza-se por um início agudo de uma alta concentração de hormônio adrenocorticotrófico e hipocalemia.

**E.** Embora a síndrome carcinoide seja relatada em 9% dos pacientes com carcinoides gastrointestinais, ela é observada na apresentação em apenas 0,7% dos pacientes com carcinoides pulmonares.

### Melhores Dicas

- Carcinoide é um neoplasma neuroendócrino maligno de baixo grau com potencial metastático.
- Considerar tumor carcinoide pulmonar em pacientes sintomáticos jovens ou de meia-idade com massa central realçada bem definida e um componente endoluminal.
- Quatro tipos principais de neoplasmas neuroendócrinos são reconhecidos, e esses são agrupados em três graus histológicos. O carcinoide típico é a neoplasia maligna de baixo grau, o carcinoide atípico é a neoplasia de grau intermediário e LCNEC e carcinoma pulmonar de células pequenas são as neoplasias de alto grau.

# Elementos Essenciais 3

## ■ Caso

Homem de 26 anos de idade com achado incidental em radiografia de tórax (CXR).

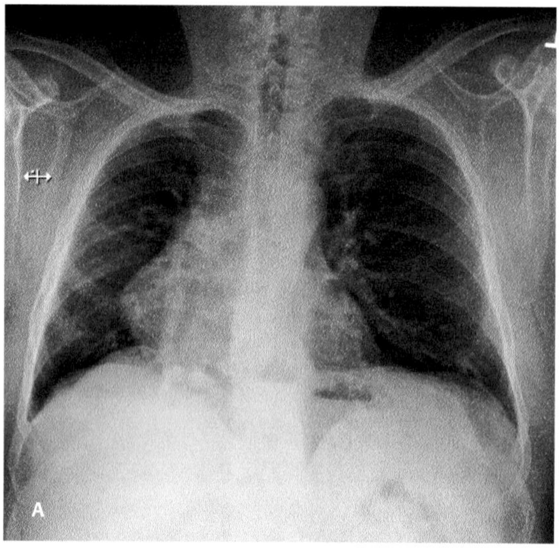


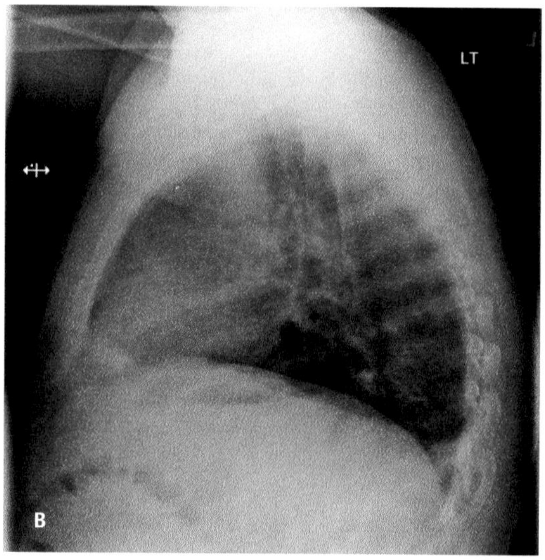




## ■ Perguntas

1. Qual é o diagnóstico MAIS provável?
   A. Mediastinite fibrosante.
   B. Sequestro pulmonar.
   C. Síndrome de Swyer-James.
   D. Síndrome do pulmão hipogênico.
   E. Veia pulmonar sinuosa.

2. Quais dos seguintes são CORRETOS sobre a síndrome venolobar pulmonar? (Selecione TODOS que se aplicam.)
   A. Definido como o retorno venoso pulmonar anômalo parcial ou total do pulmão direito para o IVC logo acima ou abaixo do diafragma.
   B. Também denominada síndrome de Luftsichel.
   C. Anormalidades associadas incluem lobação pulmonar anormal direita e hipoplasia pulmonar direita.
   D. A veia da cimitarra é vista em 50% dos casos.
   E. A maior parte está do lado direito.

3. Qual dos seguintes está correto?
   A. PAPVR direita está associada ao alto defeito septal atrial do seio venoso.
   B. PAPVR esquerda está associada ao alto defeito septal atrial do seio venoso.
   C. A síndrome da cimitarra é um tipo de drenagem venosa anômala total.
   D. Todos os casos de síndrome da cimitarra precisam de correção cirúrgica.
   E. A veia pulmonar sinuosa é mais comum no lado esquerdo.

## Respostas e Explicações

### *Pergunta 1*

**D. Correta!** A síndrome pulmonar hipogênica (também conhecida como síndrome venolobar pulmonar ou síndrome da cimitarra) é um transtorno congênito raro que consiste em drenagem venosa anômala do pulmão direito para a veia cava inferior (IVC; originando o sinal da cimitarra), suprimento arterial sistêmico anômalo do lobo inferior direito proveniente da aorta torácica ou abdominal, hipoplasia do pulmão direito e dextroposição cardíaca resultante e hipoplasia da artéria pulmonar direita.

A veia vertical curva, representando a drenagem venosa anômala, é vista paralela à borda direita do coração e direcionada à IVC, átrio direito ou veia porta. Achados CXR são de um pulmão pequeno com desvio mediastinal ipsolateral. Em um terço dos casos, a veia anômala de drenagem pode ser vista como uma estrutura tubular paralela à borda cardíaca direita, na forma de uma espada turca ("cimitarra"). Há doença cardíaca congênita associada em 25% dos casos.

### *Outras escolhas e discussões*

**A.** Mediastinite fibrosante refere-se à massa focal hilar ou mediastinal que estreita as vias aéreas ou vasos próximos. Calcificação da massa é comum (60 a 90%). Não há massa mediastinal ou hilar vista no caso de teste.

**B.** O sequestro pulmonar representa o tecido do pulmão não funcionante que é separado do pulmão normal e recebe seu suprimento sanguíneo de uma artéria sistêmica que não possui comunicação normal com os brônquios. No CXR, há massa paraespinal persistente no lado esquerdo (65%). Muitas vezes há uma história clínica de recorrência de pneumonia. O pulmão pode conter componentes sólidos, líquidos e císticos (isto é, alguns têm um nível fluido de ar). A identificação da artéria sistêmica que alimenta o pulmão anormal na tomografia computadorizada ou ressonância magnética é diagnóstica. Esses achados não estão presentes no caso de teste.

**C.** A síndrome de Swyer-James é caracterizada na radiografia por um pulmão pequeno unilateral com hiperlucência e aprisionamento de ar, mas com anatomia venosa pulmonar *normal*. Não há associação venosa vertical na síndrome de Swyer-James. Essa condição tipicamente segue uma infecção respiratória viral como adenoviroses ou *Mycoplasma pneumoniae* na infância ou meninice.

**E.** Com uma veia pulmonar sinuosa, o sinal de cimitarra está presente no pulmão direito e a veia pulmonar direita anômala drena normalmente dentro do átrio esquerdo. Isso pode, portanto, imitar a síndrome da cimitarra na CXR. No entanto, não há desvio vascular, e nenhum tratamento é necessário. Por essa razão, é importante diferenciar essa condição da síndrome da cimitarra. A tomografia computadorizada multidetectora permite uma descrição clara das conexões vasculares e anatomia associada, e substituiu a angiografia pulmonar invasiva e cateterismo cardíaco como investigação de escolha para diferenciar veia pulmonar sinuosa da síndrome da cimitarra.

### *Pergunta 2*

**A. Correta!** A síndrome venolobar pulmonar é definida como o retorno venoso pulmonar anômalo parcial ou total do pulmão direito para a IVC logo acima ou abaixo do diafragma.

**C. Correta!** Está associada à lobação anormal do pulmão direito e à hipoplasia do pulmão direito em quase todos os casos.

**D. Correta!** Tem uma veia cimitarra (vertical) em 50% dos pacientes (70% de pediátricos/adultos e 10% de infantes).

**E. Correta!** A maioria é do lado direito.

### *Outra escolha e discussão*

**B.** A síndrome venolobar pulmonar é chamada de "síndrome da cimitarra" e não a "síndrome de Luftsichel". A veia vertical curva, paralela à borda direita do coração, direcionada para a linha média, tem a forma de uma "cimitarra" (ou seja, uma espada turca).

### *Pergunta 3*

**A. Correta!** Visto que esse tipo de defeito septal atrial é clinicamente silencioso, o PAPVR associado pode ser a pista que leva ao diagnóstico de um defeito septal atrial.

### *Outras escolhas e discussões*

**B.** Isso está incorreto.

**C.** A síndrome da cimitarra é um tipo de drenagem venosa anômala parcial com uma veia pulmonar anômala que drena para a IVC, veia porta ou veias hepáticas abaixo do diafragma e está associada à hipoplasia pulmonar direita.

**D.** Com maior frequência, os pacientes com a síndrome da cimitarra são assintomáticos na ausência de anormalidades associadas. A correção cirúrgica é recomendada para pacientes sintomáticos ou assintomáticos com fluxo sanguíneo sistêmico pulmonar a sistêmico excedendo 1,5 a 2 (pela maior probabilidade de progressão para hipertensão pulmonar e insuficiência ventricular direita).

**E.** A veia pulmonar sinuosa é mais comum à direita, não está associada a um desvio e não requer investigação ou tratamento invasivo adicional.

### Melhores Dicas

- A síndrome da cimitarra, também denominada síndrome pulmonar hipogênica ou síndrome venolobar pulmonar congênita, é uma hipoplasia congênita do pulmão direito e drenagem venosa pulmonar anômala, sendo mais comum a drenagem para a IVC.
- A veia vertical é uma veia suavemente curva no pulmão direito direcionada para o ângulo costovertebral direito. Essa veia aumenta à medida que desce em direção ao diafragma. A veia anômala tem a forma de uma espada turca, daí o nome sinal de cimitarra.
- A maioria é do lado direito.

# Elementos Essenciais 4

## ■ Caso

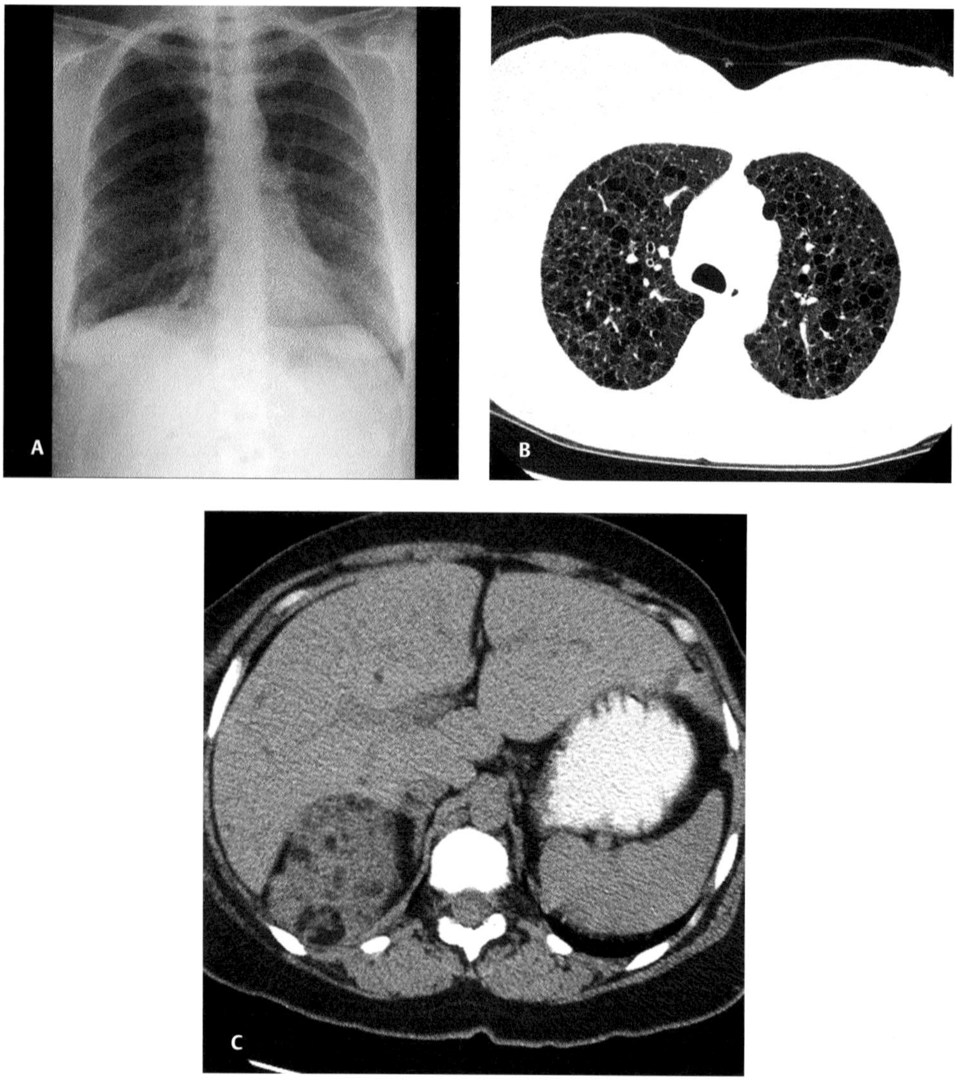


## ■ Perguntas

1. Qual dos seguintes é o diagnóstico MAIS provável?
   A. Histiocitose pulmonar de células de Langerhans.
   B. Linfangioleiomiomatose.
   C. Enfisema centrolobular.
   D. Fibrose Cística.
   E. Esclerose tuberosa.

2. Com relação ao diagnóstico no caso de teste, quais das seguintes estão corretas? (Selecione TODAS que se aplicam.)
   A. A tríade clássica inclui convulsões, retardo mental e adenoma sebáceo.
   B. Não há achados de imagem associados no cérebro.
   C. Existe um risco significativamente aumentado de carcinoma de células renais.
   D. Há uma associação à hipertensão arterial pulmonar, íleo meconial, insuficiência pancreática e cirrose.

3. Todos os itens a seguir são indicações apropriadas para CT de tórax de alta resolução (HRCT), EXCETO:
   A. Doença pulmonar difusa.
   B. Nódulo pulmonar solitário.
   C. Doença pulmonar restritiva.
   D. Hipertensão pulmonar.
   E. Doença pulmonar obstrutiva.

## Respostas e Explicações

*Pergunta 1*

**E. Correta!** Isso é esclerose tuberosa (TS). A radiografia de tórax mostra um padrão reticular difuso. Uma inspeção mais próxima mostra inúmeros espaços aéreos císticos. A tomografia computadorizada (CT) confirma um padrão de doença pulmonar cística difusa, com cistos apresentando paredes bem definidas. No abdome, vários angiomiolipomas (AMLs) estão presentes no rim direito. O rim esquerdo está cirurgicamente ausente.

*Outras escolhas e discussões*

**A.** PLCH pode estar associada a um padrão reticulonodular bilateral difuso com uma predileção para porções superiores dos pulmões. Mais tarde no curso da doença, os nódulos irregulares podem cavitar, dando a aparência de cistos irregulares.

**B.** LAM pode ser associado a múltiplos cistos de paredes finas ao longo dos pulmões. Cistos muito pequenos podem dar a aparência de marcas intersticiais difusas. Por vezes, o derrame pleural quiloso está presente. Pneumotórax associado pode ser visto com TS, PLCH e LAM, mas os clipes de nefrectomia esquerda favorecem TS.

**C.** Paredes visíveis tornam o enfisema menos provável. A ausência de nódulos associados também nega o enfisema.

**D.** A fibrose cística deve mostrar bronquiectasia ("trilho de bonde").

*Pergunta 2*

**A. Correta!** A tríade clássica da TS inclui convulsões, retardo mental e adenoma sebáceo. Menos da metade dos pacientes apresentam a tríade completa.

*Outras escolhas e discussões*

**B.** Vários achados de imagem cerebral podem estar presentes na TS. Eles incluem tubérculos corticais subcorticais, hamartomas subependimários, astrocitomas subependimários e várias anormalidades da substância branca.

**C.** A incidência de carcinoma de células renais em pacientes com TS é semelhante à da população geral, mas pacientes com TS tendem a desenvolvê-los em uma idade mais precoce. Angiomiolipoma é a massa renal associada classicamente à TS e pode ser múltipla, como demonstrado no caso de teste. AMLs frequentemente ocorrem com aneurismas que às vezes podem ser vistos com imagens.

**D.** Hipertensão arterial pulmonar, íleo meconial, insuficiência pancreática e cirrose estão associados à fibrose cística.

*Pergunta 3*

**B. Correta!** O nódulo pulmonar solitário não é tipicamente uma indicação apropriada para HRCT.

Médicos solicitantes muitas vezes interpretam erroneamente a denominação *alta resolução* como um indicador da melhor avaliação do pulmão (também conhecido como HRCT). Na verdade, a maioria dos centros médicos realiza a HRCT (tomografia computadorizada de alta resolução) com uma *amostra* do parênquima pulmonar com séries "não contíguas", primariamente para avaliar padrões de doença pulmonar difusa, doença das vias aéreas ou doença vascular. A técnica não contígua, também referida como imagem "axial" ou "sequencial", é geralmente usada para limitar a radiação. A colimação fina na HRCT requer mais radiação em uma base de fatiamento para atenuar o ruído extra da imagem. HRCTs típicos incluem amostragem dos pulmões com inspiração completa com espessura de fatia de 1 mm em intervalos de 10 a 20 mm (1 × 10 mm), tornando-os inadequados para caracterização inicial ou acompanhamento de nódulos pulmonares solitários. Além disso, os protocolos típicos de HRCT também incluem exames de imagem em decúbito ventral e expiratórios separados, com radiação adicional. Esses são necessários para avaliar a fibrose subpleural precoce e o aprisionamento aéreo.

O estudo inicial dos nódulos pulmonares solitários deve incluir uma tentativa de caracterizar três particularidades diferentes do nódulo: tamanho, consistência (ou seja, cavitação, calcificação ou gordura) e margens. Protocolo padrão de CT sem contraste com intervalos *contíguos* de 2,5 a 5 mm é preferível (também 2,5 × 2,5 mm), com contraste para caracterização adicional, se necessário, ou para avaliação mediastinal.

*Outras escolhas e discussões*

**A.** HRCT é bem adequada para caracterização de doença pulmonar difusa, como no caso de teste. HRCT pode identificar o padrão predominante e a distribuição da doença pulmonar cística, intersticial e fibrótica. Quando comparados a dados clínicos apropriados, diagnósticos diferenciais úteis podem ser gerados para orientar novas investigações, como terapia médica, ensaios bioquímicos (testes autoimunes) ou biópsia.

**C.** Quando o teste da função pulmonar indica restrição ou diminuição dos volumes pulmonares, a consideração primária é a doença pulmonar fibrótica. Os principais indicadores da doença pulmonar fibrótica na HRCT são forma de colmeia, bronquiectasia de tração, distorção arquitetural, e diminuição do volume pulmonar.

**D.** A maioria da hipertensão pulmonar é atribuível à hipertensão arterial pulmonar primária. Duas categorias importantes de hipertensão pulmonar secundária são doença pulmonar e doença vascular.

**E.** HRCT pode ser útil na detecção de obstrução pequena e grande das vias aéreas. A doença das pequenas vias aéreas é tipicamente manifestada como aprisionamento de ar na imagem expiratória. A doença das grandes vias aéreas pode ser manifestada como espessamento da parede brônquica ou colapso significativo das vias aéreas envolvendo a traqueia e brônquios principais na imagem expiratória.

### Melhores Dicas

- A atenuação de vidro fosco na HRCT frequentemente sugere um processo ativo e potencialmente reversível.
- A hipertensão pulmonar é provável em pacientes com mais de 50 anos de idade se a razão entre o diâmetro da artéria pulmonar principal e a aorta ascendente (no mesmo nível) for > 1.
- Achados típicos de fibrose cística nos pulmões incluem obstrução mucosa, bronquiectasias, atelectasias e pneumonite recorrentes e aprisionamento aéreo.

# Elementos Essenciais 5

## ■ Caso

Homem de 42 anos é submetido a exame de imagem transversal após a descoberta de uma massa incidental na radiografia de tórax.

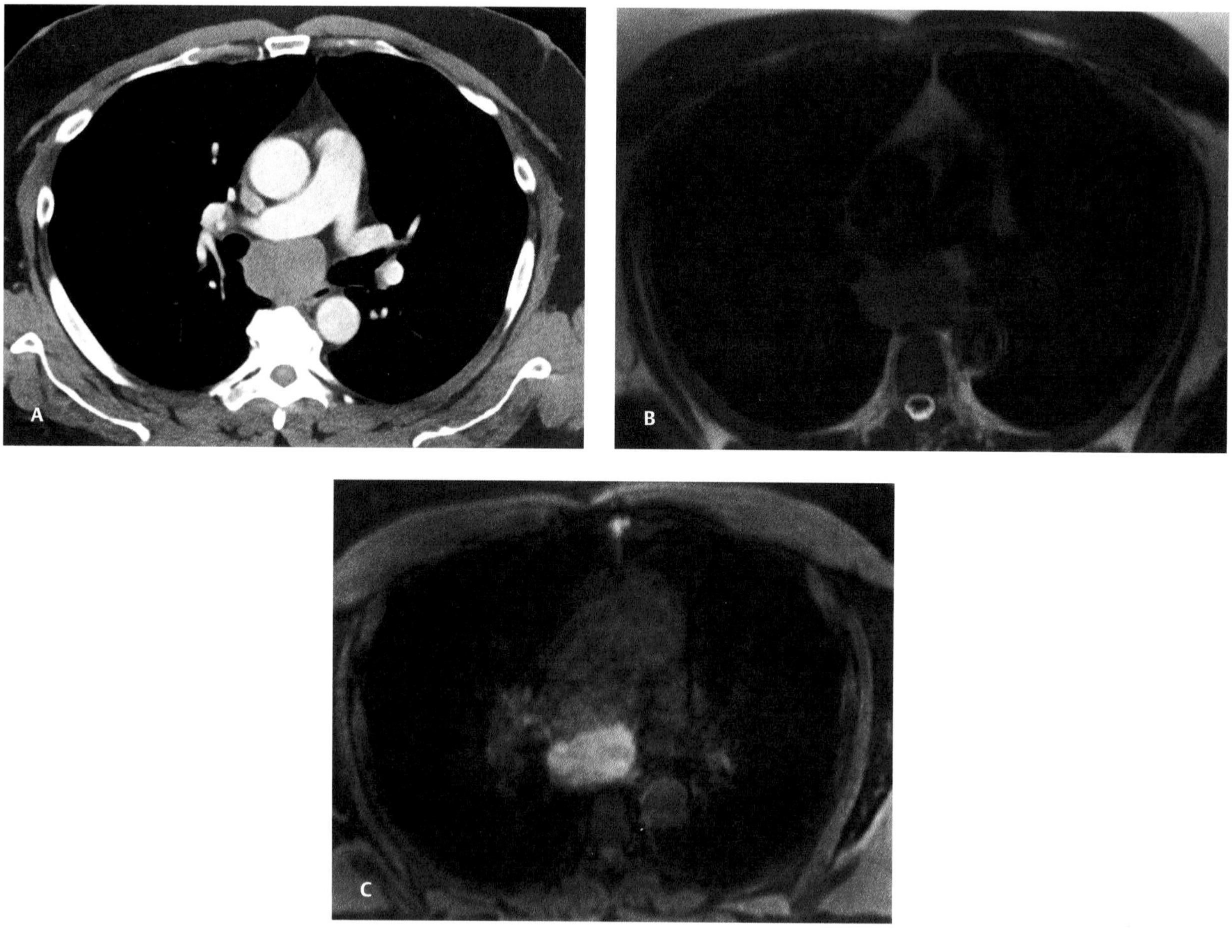




## ■ Perguntas

1. Qual é o diagnóstico MAIS provável?
   A. Cisto pericárdico.
   B. Cisto tímico.
   C. Doença de Castleman.
   D. Cisto broncogênico.
   E. Pseudocisto pancreático intratorácico.

2. Qual é o local MAIS comum para essa lesão?
   A. Região subcarinal.
   B. Região paratraqueal.
   C. Retrocardíaca.
   D. Intrapulmonar.
   E. Pericárdio.

3. Quais das seguintes NÃO é reconhecida como uma complicação dessa lesão?
   A. Fístula.
   B. Hemorragia.
   C. Rabdomiossarcoma.
   D. Abscesso.
   E. Linfoma.

## Respostas e Explicações

*Pergunta 1*

**D. Correta!** Esse é um cisto broncogênico. O pós-contraste de tomografia computadorizada (CT) demonstra massa subcarinal com densidade de partes moles. Isso mostra um sinal iso- a levemente hiperintenso na ressonância magnética ponderada em T2 (MRI), mas é uma intensidade de sinal menor que a do líquido cefalorraquidiano e é hiperintenso no pré-contraste T1. Esses traços de imagem são características de um cisto broncogênico, uma malformação congênita da árvore brônquica. Eles são o tipo mais comum de cisto de duplicação foregut, responsável por aproximadamente 50% dos cistos mediastinais. Cistos broncogênicos podem causar sintomas a partir da compressão local, mas na maioria das vezes são assintomáticos e descobertos incidentalmente. No CT, eles podem ter densidade de tecido mole ou líquida, dependendo da presença de hemorragia ou conteúdo com proteináceos. Esse conteúdo proteico pode fazer com que apareçam sinal iso- a levemente hiperintenso na ressonância magnética ponderada em T1, e sinal iso- a levemente hiperintenso na MRI ponderada em T2.

*Outras escolhas e discussões*

**A.** Os cistos pericárdicos são tipicamente localizados nos ângulos cardiofrênicos, mais comumente à direita, e são de baixa atenuação no CT.

**B.** Os cistos tímicos geralmente ocorrem no mediastino anterior. Os cistos tímicos congênitos tendem a ser uniloculares, com paredes bem definidas e frequentemente imperceptíveis. Cistos tímicos multiloculares geralmente são adquiridos secundariamente à hemorragia, infecção ou malignidade subjacente. Na ressonância magnética, os cistos tímicos são tipicamente de sinal baixo em T1, sinal alto em T2 e não têm aumento na imagem de pós-gadolínio T1.

**C.** Doença de Castleman (hiperplasia do linfonodo angiofolicular ou hiperplasia do linfonodo gigante) é caracterizada pela hiperplasia linfoide hipervascular. Essa é uma condição linfoproliferativa de células B que comumente se apresenta como massa mediastinal solitária. Normalmente contém calcificação arborizada no CT e é uma massa sólida com intensidade de sinal iso- a baixa na MRI ponderada em T2. A doença multicêntrica de Castleman é uma doença sistêmica rara com linfadenopatia difusa, anemia e esplenomegalia, e geralmente ocorre em pacientes com vírus da imunodeficiência humana.

**E.** Os pseudocistos pancreáticos intratorácicos são lesões císticas retroperitoneais que se estendem do abdome até o tórax através do hiato aórtico ou esofágico. Eles são originários do pâncreas e ocorrem como uma complicação da pancreatite.

*Pergunta 2*

**A. Correta!** O mediastino é o local mais comum para cistos broncogênicos, sendo responsável por 65 a 90% dos casos, com localização carinal representando cerca de 50% do total de casos.

*Outras escolhas e discussões*

**B.** Localização paratraqueal, mais comumente à direita, responde por aproximadamente 20% dos casos.

**C.** Retrocardíaca é uma localização incomum, representando < 10% dos casos.

**D.** Intrapulmonar é uma localização incomum; quando presente em um local intrapulmonar, eles são tipicamente peri-hilares e encontrados nos lobos inferiores.

**E.** Pericárdio é um local incomum. A lesão cística mais comum no pericárdio é o cisto pericárdico.

*Pergunta 3*

**E. Correta!** A transformação linfomatosa é uma complicação reconhecida da doença de Castleman, mas não é descrita em cistos broncogênicos.

*Outras escolhas e discussões*

**A.** A formação de fístulas com a árvore brônquica é uma complicação reconhecida de cistos broncogênicos. A instrumentação pode levar a formação de fístula, e isso se manifesta como um nível de líquido-ar no cisto.

**B.** A hemorragia intralesional é uma complicação comum. Pode ocorrer espontaneamente ou secundária à intervenção, manifestando-se no CT como material em camadas de alta densidade dentro do cisto.

**C.** A transformação em malignidade é uma complicação rara (aproximadamente 0,7%), com tumores relatados incluindo rabdomiossarcoma, leiomiossarcoma e adenocarcinoma. Isso se manifesta na imagem como um componente sólido novo e em expansão dentro do cisto.

**D.** O abscesso complica aproximadamente 20% dos cistos, geralmente ocorrendo secundariamente à formação de fístula com a árvore traqueobrônquica.

## Leituras Sugeridas


Berrocal T, Madrid C, Novo S, Gutiérrez J, Arjonilla A, Gómez-León N. Congenital anomalies of the tracheobronchial tree, lung, and mediastinum: embryology, radiology, and pathology. Radiographics 2004;24(1)

Ko S-F, Hsieh M-J, Ng S-H, Lin J-W, Wan Y-L, Lee T-Y, et al. Imaging spectrum of Castleman's disease. Am J Roentgenol 2004;3:769–775


### Melhores Dicas

- Os cistos broncogênicos são cistos de duplicação *foregut* mais comuns e geralmente são encontrados na região subcarinal, regiões paratraqueal ou peri-hilar.
- Na CT, podem ter densidade de tecido mole ou líquido, dependendo do conteúdo de proteináceos. Eles são T2 iso- a levemente hiperintenso e não aumentam. Imagens de subtração pós-contraste podem ser úteis em lesões com hiperintensidade intrínseca em T1 pré-contraste (em decorrência de hemorragia ou proteína) e também para excluir um componente de tecido mole em expansão.
- A infecção é a complicação mais comum, geralmente ocorrendo secundária à instrumentação da árvore traqueobrônquica, levando à formação de fístula.

# Elementos Essenciais 6

## ■ Caso

Homem de 53 anos de idade apresenta distensão abdominal.

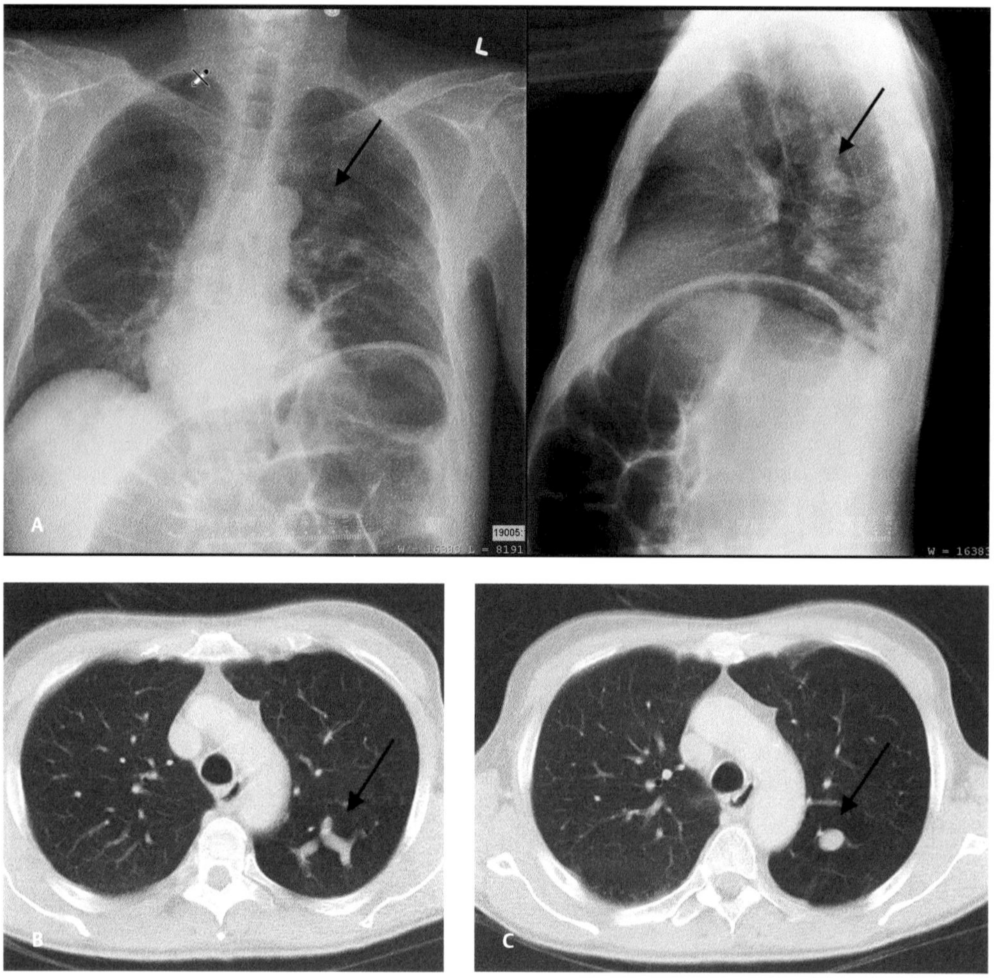




## ■ Perguntas

1. Qual é a apresentação clínica MAIS comum de atresia brônquica?
   A. Paciente assintomático.
   B. Chiado focal na ausculta.
   C. Hemoptise.
   D. Falta de ar.
   E. Pneumonia recorrente.

2. Qual é a apresentação MAIS comum desse diagnóstico na radiografia de tórax?
   A. Lobo hiperinsuflado.
   B. Nódulo peri-hilar.
   C. Bronquiectasia.
   D. Opacidade tubular/em ramos.

3. Qual é a localização MAIS comum da atresia brônquica?
   A. Lobo superior esquerdo.
   B. Lobo superior direito.
   C. Segmento medial do lobo direito.
   D. Segmento inferior do lobo esquerdo.

## Respostas e Explicações

*Pergunta 1*

**A. Correta!** A maior parte dos pacientes com atresia brônquica é assintomática.

### *Outras escolhas e discussões*

Essa anormalidade geralmente é um achado incidental na radiografia de tórax. No entanto, alguns pacientes podem apresentar pneumonias recorrentes. Chiado focal na ausculta, hemoptise e falta de ar não são comumente observados na atresia brônquica.

*Pergunta 2*

**A. Correta!** Um lobo hiperinsuflado é a aparência radiográfica mais comum da atresia brônquica.

### *Outras escolhas e discussões*

Tipicamente, as radiografias de tórax de pacientes com atresia brônquica mostram uma área de hiperlucência lobar (90%) e um nódulo ou massa hilar (80%). A via aérea impactada por mucoide pode mimetizar um nódulo pulmonar solitário. Um lobo hiperlucente pode ser confundido com enfisema lobar congênito, obstruindo um corpo estranho ou menos provavelmente, um sinal de Westermark (oligemia secundária à embolia pulmonar).

*Pergunta 3*

**A. Correta!** O lobo superior esquerdo é o local mais comum da atresia brônquica.

### *Outras escolhas e discussões*

A atresia brônquica é uma anormalidade congênita que pode surgir de um insulto vascular no útero, após a décima quinta semana de gestação. O resultado é uma pequena obliteração de um segmento lobar ou brônquio subsegmentar próximo à sua origem. Ela envolve mais comumente o segmento posterior apical do lobo superior esquerdo.

Como é visto nesse caso, a tomografia computadorizada (CT) mostra tipicamente uma área de hiperlucência pulmonar secundária à hiperinsuflação da pressão do ar via colateral (poros de Kohn e canais de Lambert) e vascularidade diminuída (oligemia). O pulmão adjacente é comprimido e deslocado. A lesão focal arredondada de baixa densidade representa o brônquio dilatado impactado por mucoide, imediatamente distal à obliteração brônquica. Outra aparência radiográfica comum é a densidade tubular e ramificada, representando as vias aéreas impactadas com mucoide, distal ao brônquio obliterado. A CT é a técnica de imagem mais sensível para confirmação do diagnóstico.

É importante fazer o diagnóstico correto, pois o principal diagnóstico diferencial da atresia brônquica inclui tumor endobrônquico e corpo estranho, sendo a broncoscopia indicada para essas condições. O histórico clínico que aumentaria a suspeita para corpo estranho inclui episódio de aspiração e intubação traumático/tratamento dentário (ou seja, dente quebrado). A CT de colimação fina é útil para identificar um possível corpo estranho e medir a densidade da lesão obstrutiva. Um foco de baixa densidade (unidade de Hounsfield < 25) é consistente com a impactação mucoide se a densidade é tubular ou ramificada em morfologia.

Outras considerações diagnósticas menos comuns para a atresia brônquica incluem enfisema congênito lobar associado a um brônquio patente, aspergilose broncopulmonar alérgica, variz pulmonar, malformação arterial venosa e estenose brônquica pós-infecciosa secundária a *Mycobacterium tuberculosis*. A CT com contraste pode diagnosticar melhor anormalidades vasculares, como varizes pulmonares e malformação arteriovenosa.

## Leituras Sugeridas

Dillman JR, Yarram SG, Hernandez RJ. Imaging of pulmonary venous developmental anomalies. Am J Roentgenol 2009;192(5):1272–1285

Kinsella D, Sissons G, Williams MP. The radiological imaging of bronchial atresia. Br J Radiol 1992;65(776):681–685

Schuster SR, Harris GB, Williams A, Kirkpatrick J, Reid L. Bronchial atresia: a recognizable entity in the pediatric age group. J Pediatr Surg 1978;13(6D):682–689



### Melhores Dicas

- A atresia brônquica geralmente é assintomática, mas pode apresentar-se com pneumonia recorrente.
- O principal diagnóstico diferencial da atresia brônquica inclui tumor endobrônquico e corpo estranho.
- Considerações diagnósticas menos comuns para a atresia brônquica incluem enfisema congênito lobar associado a um brônquio patente, aspergilose bronquiopulmonar alérgica, variz pulmonar, malformação arteriovenosa e estenose brônquica pós-infecciosa secundária a *Mycobacterium tuberculosis*.

# Elementos Essenciais 7

## ■ Caso

Estado de um homem de 69 anos após um ecocardiograma transesofágico; pré-operatório para ablação de *flutter* atrial.

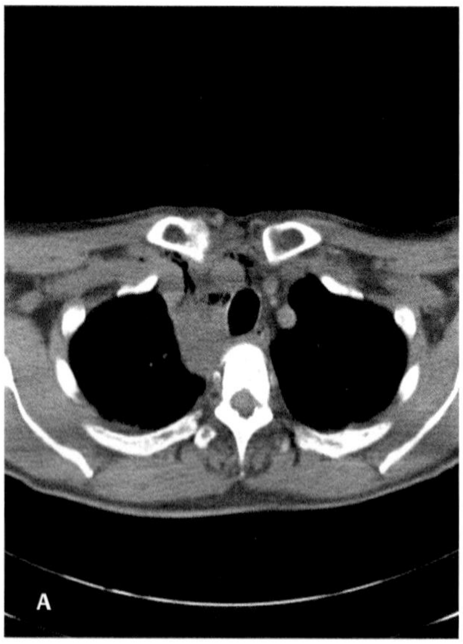


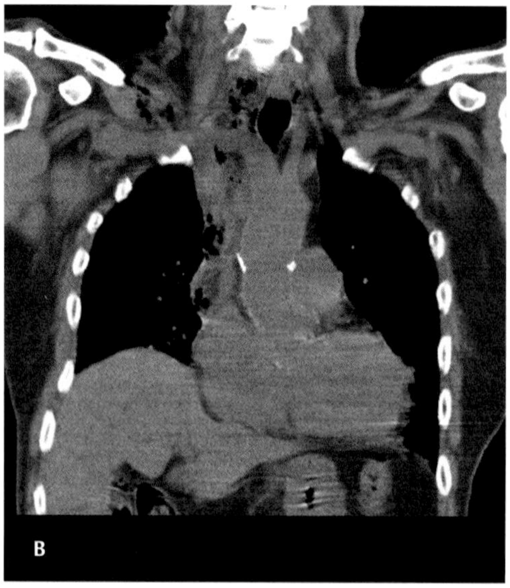


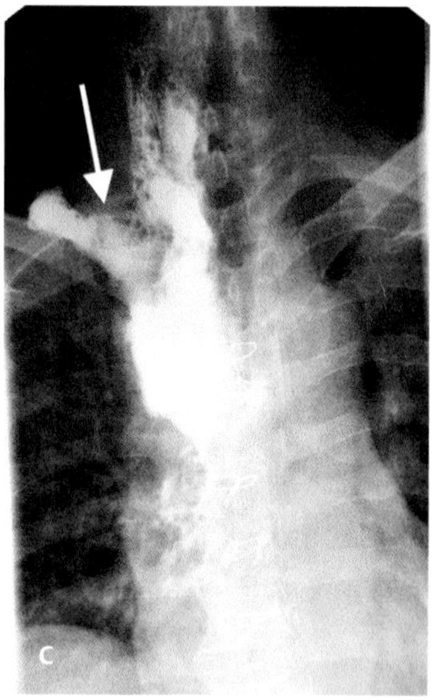




## ■ Perguntas

1. Qual é o diagnóstico MAIS provável?
   A. Mediastinite.
   B. Ruptura esofágica.
   C. *Empiema necessitans.*
   D. Ruptura brônquica.

2. Dada a localização do defeito, qual é a causa MAIS comum?
   A. Boerhaave.
   B. Iatrogênica.
   C. Ingestão cáustica.
   D. Úlcera perfurada.

3. Qual complicação é visualizada nas imagens acima?
   A. Fístula pleural esofágica.
   B. Fístula bronquial esofágica.
   C. Empiema.
   D. Mediastinite.

## Respostas e Explicações

*Pergunta 1*

**B. Correta!** Essa é uma ruptura esofágica. Extravasamento de contraste no esofagograma é diagnóstica.

Se uma ruptura esofágica é suspeita, a próxima modalidade de imagem mais apropriada é a de um esofagograma com contraste hidrossolúvel. Sinais indiretos de perfuração esofágica na radiografia do tórax incluem enfisema subcutâneo, mediastino alargado, e derrame pleural à esquerda. As outras escolhas são incorretas.

*Pergunta 2*

**B. Correta!** As causas iatrogênicas são responsáveis pela maioria dos casos de perfurações esofágicas (56% dos casos).

*Outras escolhas e discussões*

O termo síndrome de Boerhaave é reservado para perfurações esofágicas que ocorrem após vômitos (10% dos casos). Os pacientes normalmente se apresentam com dor no peito que se irradia para as costas ou para o ombro esquerdo, fazendo com que os médicos confundam a perfuração esofágica com um infarto do miocárdio.

Embora as perfurações esofágicas iatrogênicas possam ocorrer em qualquer lugar, na maioria dos casos da síndrome de Boerhaave, a ruptura ocorre no aspecto posterior e lateral à esquerda do esôfago distal. A clássica apresentação é nomeada tríade Mackler, que inclui dor no peito, vômito e enfisema subcutâneo.

Outras etiologias de perfuração incluem corpos estranhos (ossos de frango e peixes), ingestão cáustica, esofagite de pílula, esôfago de Barrett e iatrogênica após dilatação por estenoses. Digno de nota, uma série de perfurações esofágicas foi relatada na literatura como sequelas de ablação para fibrilação atrial. Ablações ocorrem perto dos óstios das veias pulmonares no interior do átrio esquerdo, e o esôfago adjacente localizando-se ao longo do aspecto posterior do átrio esquerdo às vezes é lesionado.

*Pergunta 3*

**D. Correta!** A mediastinite é demonstrada.

Terríveis complicações da perfuração esofágica são mediastinite e sepse, que podem resultar em morbidade e mortalidade altas. Outras complicações incluem abscesso, fístulas esofágicas/brônquicas/pleurais, e empiema.

O tratamento consiste em imediata antibioticoterapia (para evitar mediastinite e sepse) e reparo cirúrgico da perfuração. Nesse caso, o paciente foi levado ao centro cirúrgico para drenar a coleta mediastinal e reparar a ruptura esofágica.

## Leituras Sugeridas

De Lutio di Castelguidone E, Pinto A, Merola S, Stavolo C, Romano L. Role of spiral and multislice computed tomography in the evaluation of traumatic and spontaneous oesophageal perforation. Our experience. Radiol Med 2005;109(3):252–259

Lee S, Mergo PJ, Ros PR. The leaking esophagus: CT patterns of esophageal rupture, perforation, and fistulization. Crit Rev Diagn Imaging 1996;37(6):461–490

Tocino I, Armstrong J. Trauma to the lung. In: Taveras J, ed. Radiology. Philadelphia, PA: Lippincott-Raven; 1996: 1–8



### Melhores Dicas

- Os ossos de peixe e frango são mais bem visualizados na tomografia computadorizada. Ossos de peixe contêm menos cálcio e são menos opacos que os ossos de galinha. Se radiografias simples são negativas e existe alto índice de suspeita, um esofagograma de contraste ou tomografia computadorizada estão indicados.
- Outras causas de pneumomediastino incluem lesão traqueal, tosse excessiva, barotrauma (paciente entubado com aumento da pressão expiratória final positiva), rápidos aumentos de altitude (mergulho) e uso de drogas recreativas como *crack*.
- Perfurações esofágicas foram relatadas como sequelas de ablação para fibrilação atrial.

# Elementos Essenciais 8

## ■ Caso

Mulher de 53 anos com histórico de tabagismo de 20 pacotes/ano apresenta dor no ombro direito.

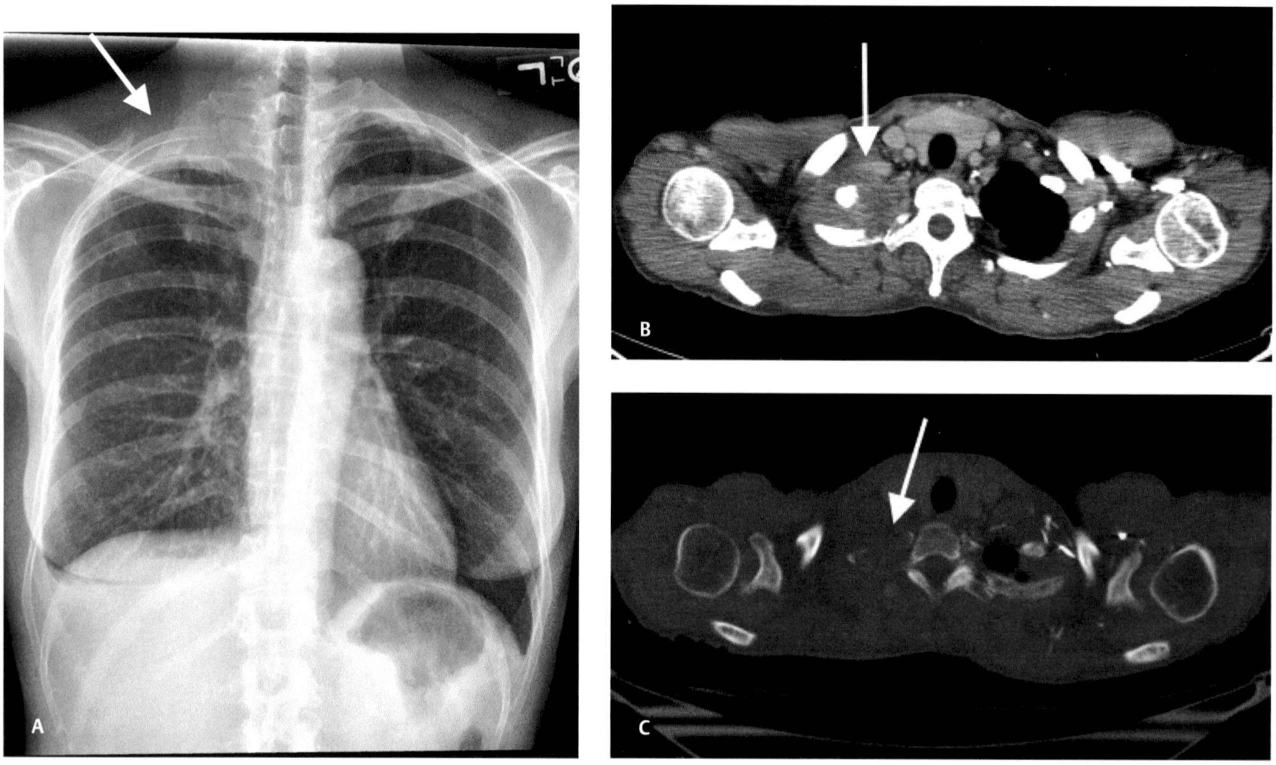



## ■ Perguntas

1. Que anormalidade radiográfica é demonstrada?
   A. Tumor neurogênico.
   B. Infecção por micobactérias (tuberculose).
   C. Fibrose de pós-radiação.
   D. Carcinoma pulmonar.

2. Qual é a apresentação clínica MAIS comum para essa entidade da doença?
   A. Hemoptise.
   B. Dor no ombro.
   C. Síndrome de Horner.
   D. Dor torácica pleurítica.

3. Qual é o tipo histológico mais comum dessa anormalidade apical?
   A. Célula escamosa.
   B. Adenocarcinoma.
   C. Neuroendócrino.
   D. Sarcomatoide.

## Respostas e Explicações

*Pergunta 1*

**D. Correta!** Muito provavelmente esse é um caso de carcinoma pulmonar.

O diagnóstico diferencial de estrutura/massa apical inclui gordura extrapleural, doença inflamatória (tuberculose), tumor neurogênico, mesotelioma e fibrose radioativa. A destruição óssea da primeira costela apical direita e o histórico de tabagismo favorecem o diagnóstico de tumor de Pancoast. Nesse caso, tanto o plexo braquial quanto os vasos subclávios foram encapsulados pelo tumor.

Ressonância magnética com seu contraste de tecidos moles superiores permite melhor avaliação do plexo braquial, vasos subclávios e possível envolvimento da parede torácica. A tomografia computadorizada por emissão de pósitrons/tomografia computadorizada permite avaliar metástases nodais e distantes e é útil para o estadiamento.

As outras escolhas estão incorretas.

*Pergunta 2*

**B. Correta!** A dor no ombro é a apresentação clínica mais comum. O tumor de Pancoast (ou sulco superior) é um câncer de origem pulmonar relacionado com o tabagismo. Clinicamente, é comum os pacientes apresentarem dor no ombro que se irradia para baixo do braço em razão do envolvimento do plexo braquial. (Esse paciente apresentou perda de peso e dor no ombro.)

Menos comumente (25%), os pacientes apresentam síndrome de Horner (ptose, miose e anidrose hemifacial) quando o plexo estrelado está envolvido. Por definição, os tumores de Pancoast envolvem a pleura parietal e incluem envolvimento periosteal/ósseo das costelas superiores ou corpos vertebrais apicais. Com abordagens cirúrgicas mais recentes e uso combinado de quimio- e radioterapia, esses tumores podem ser ressecáveis mesmo com o envolvimento do corpo vertebral ou forame neural.

*Pergunta 3*

**A. Correta!** Embora os tumores de Pancoast possam ser qualquer tipo histológico, a célula escamosa é mais comum.

As outras escolhas estão incorretas.

Note que "pacote-ano" é uma unidade para medir a quantidade que a pessoa fumou durante um longo período de tempo.

Número de pacotes-ano = (número de cigarros fumados por dia/20) × número de anos fumados. (Um pacote tem 20 cigarros.)

Por exemplo, se um paciente fumou 15 cigarros por dia por 20 anos, isso equivale a 15 anos-maço.

## Leituras Sugeridas

Heelan RT, Demas BE, Caravelli JF, et al. Superior sulcus tumors: CT and MR imaging. Radiology 1989;170(3 Pt 1):637–641

Pancoast HK. Superior pulmonary sulcus tumor: tumor characterized by pain, Horner's syndrome, destruction of bone and atrophy of hand muscles. JAMA 1932;99:1391–1396

Webb WR, Gatsonis C, Zerhouni EA, et al. CT and MR imaging in staging non-small cell bronchogenic carcinoma: report of the Radiologic Diagnostic Oncology Group. Radiology 1991;178(3):705–713



### Melhores Dicas

- Número de maços-anos = (número de cigarros fumados por dia/20) × número de anos de tabagismo.
- Radiologistas musculoesqueléticos devem manter em mente o tumor de Pancoast ao estudar radiografias dedicadas ao ombro em busca de dor.
- O espessamento pleural assimétrico tem muitas causas. Causas benignas incluem pós-infecciosa (tuberculose prévia), abscesso, fibrose radioativa, idiopática e hematoma (pós-trauma, lesão aórtica). Causas malignas incluem tumor de Pancoast, linfoma e mesotelioma.

# Elementos Essenciais 9

## ■ Caso

Paciente de 53 anos apresenta dispneia durante exercícios há 5 anos.

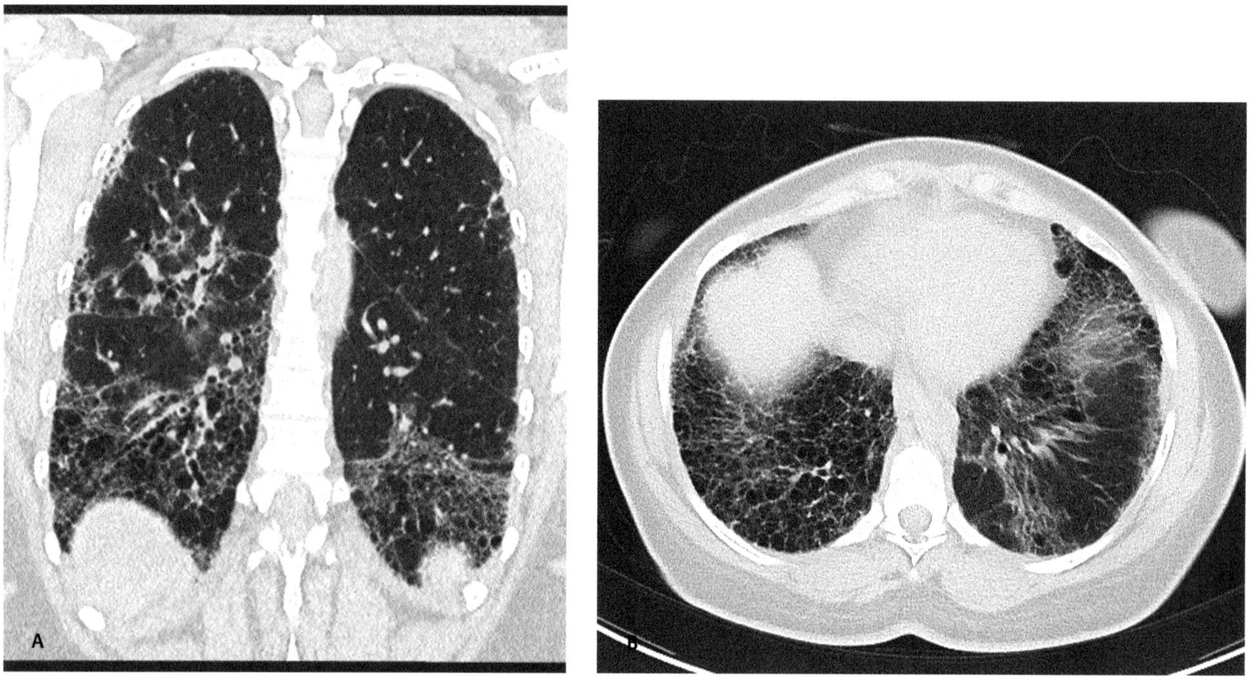




## ■ Perguntas

1. A distribuição característica da fibrose pulmonar de pneumonia intersticial usual (UIP) na imagem do tórax é:
   A. Pulmões superiores.
   B. Difusa.
   C. Periférica.
   D. Basilar.

2. Qual fator característico diferencia melhor a UIP de pneumonia intersticial não específica (NSIP)?
   A. Gravidade.
   B. Bronquiectasia.
   C. *Faveolamento.*
   D. Opacidade em vidro fosco.

3. Qual é a categorização correta da tomografia computadorizada de doença pulmonar fibrótica para esse paciente?
   A. UIP definitivo.
   B. UIP provável.
   C. UIP possível.
   D. Inconsistente com UIP.

## Respostas e Explicações

*Pergunta 1*

**D. Correta!** O padrão UIP da fibrose pulmonar está mais concentrado nas porções subpleural e basal dos pulmões.

As outras escolhas estão incorretas.

*Pergunta 2*

**C. Correta!** *Faveolamento* (espaços aéreos císticos agrupados) é o achado mais específico de um padrão de UIP na tomografia computadorizada de alta resolução (HRCT) e está presente na maioria dos pacientes com UIP histopatológica.

O diagnóstico diferencial da UIP na HRCT inclui outras doenças fibróticas, mais comumente NSIP e pneumonite por hipersensibilidade crônica (HP).

Os achados de HRCT que favorecem a NSIP à UIP incluem a presença de opacidade em vidro fosco (predominante basal), preservação subpleural e ausência de *faveolamento*. O HP crônico pode ser indistinguível da UIP na HRCT.

Achados sugestivos de HP crônico incluem nódulos centrolobulares, atenuação em mosaico, aprisionamento aéreo lobular e fibrose predominante em lobo médio a superior. Em casos avançados, o *faveolamento* pode estar presente.

*Pergunta 3*

**C. Correta!** Esse caso é mais bem categorizado como provável UIP.

As diretrizes atuais fornecem três categorias de diagnóstico UIP pela HRCT: padrão definido de UIP, possível padrão de UIP e inconsistente com padrão UIP. Um padrão *definido de UIP* consiste em reticulação predominante de fibrose basilar e subpleural, *faveolamento* com ou sem bronquiectasia por tração e ausência de características sugestivas de outro diagnóstico. Um padrão *possível de UIP* inclui todos os achados de imagem do padrão definido de UIP exceto pelo faveolamento. Uma *categoria de padrão inconsistente com a UIP* ocorre se qualquer um dos seguintes achados de imagem estiver presente: predomínio da porção pulmonar superior ou média, predomínio peribroncovascular, opacidade em vidro fosco mais extensa que a reticulação, micronódulos profusos, cistos discretos, atenuação difusa em mosaico ou aprisionamento aéreo envolvendo três ou mais lobos (como visto no HP crônico) e consolidação.

Diretrizes afirmam que pacientes com padrões de HRCT de possível UIP e inconsistentes com a UIP requerem avaliação adicional e podem necessitar de uma biópsia cirúrgica para estabelecer um diagnóstico confiável. Dos pacientes com achados de HRCT de possível UIP que foram submetidos a biópsia cirúrgica, muitos são, na verdade, descobertos com diagnóstico histológico de UIP. Dada à alta morbidade e mortalidade associada a biópsias pulmonares cirúrgicas nessa população, evitar biópsias no contexto clínico apropriado é ideal.

O diferencial de dispneia durante exercícios físicos é amplo. Esse paciente apresentava hiperlipidemia e histórico familiar de doença na artéria coronária cardíaca, então uma origem cardíaca da dispneia foi suspeitada inicialmente. A investigação cardíaca, que incluiu várias consultas perdidas e aguardo de resultados dos testes de esforço físico, atrasaram o diagnóstico correto. Nesse paciente, uma radiografia simples de tórax teria sido útil para estabelecer o diagnóstico muito antes.

## Leituras Sugeridas


Monaghan H, Wells AU, Colby TV, du Bois RM, Hansell DM, Nicholson AG. Prognostic implications of histologic patterns in multiple surgical lung biopsies from patients with idiopathic interstitial pneumonias. Chest 2004;125:522–526

Raghu G, Collard HR, Egan JJ, et al. An official ATS/ERS/JRS/ALAT statement: idiopathic pulmonary fibrosis: evidence-based guidelines for diagnosis and management. Am J Respir Crit Care Med 2011;183:788–824

Song JW, Do KH, Kim MY, et al. Pathologic and radiologic differences between idiopathic and collagen vascular disease-related usual interstitial pneumonia. Chest 2009;136:23–30


### Melhores Dicas

- As biópsias pulmonares cirúrgicas apresentam morbidade e mortalidade significativas em pacientes com fibrose pulmonar. Estabelecer o diagnóstico não invasivo de acordo com achados clínicos e radiológicos é benéfico para o paciente.
- Um diagnóstico geralmente negligenciado para fibrose pulmonar é o HP crônico. Achados radiográficos sugestivos de HP crônica incluem nódulos centrolobulares, atenuação em mosaico, aprisionamento de ar lobular e fibrose predominante de lobo médio a superior. Em casos avançados, o *faveolamento* pode estar presente.
- *Faveolamento* (espaços aéreos císticos agrupados) é o achado mais específico de um padrão de UIP na HRCT.

# Elementos Essenciais 10

## ■ Caso

Mulher não fumante, de 68 anos, apresenta história de tosse há 3 meses. A temperatura e o hemograma completo são normais. Sete semanas antes, seu médico de cuidados primários deu-lhe um curso de 7 dias de levofloxacina sem melhora.

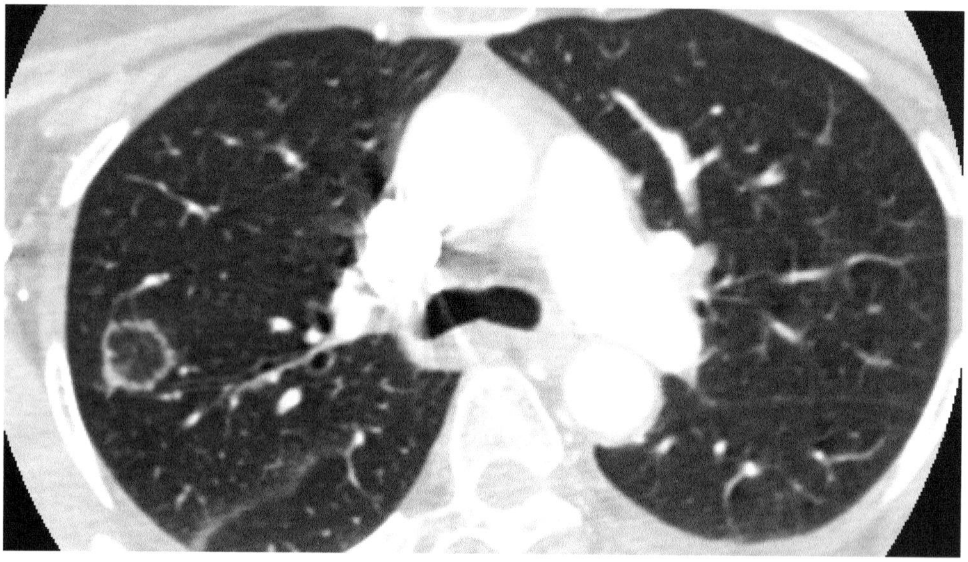



## ■ Perguntas

1. Qual dos seguintes é o diagnóstico MAIS provável?
   A. Embolia séptica.
   B. Pneumonia organizadora (OP).
   C. Adenocarcinoma.
   D. Granulomatose com poliangiite.

2. Que sinal é demonstrado na tomografia computadorizada de imagem?
   A. Sinal de halo invertido.
   B. Sinal de Westermark.
   C. Sinal de cintura plana.
   D. Sinal do anel de sinete.

3. A histopatologia nas áreas de biópsia do caso de teste muito provavelmente demonstra _________.
   A. Inumeráveis neutrófilos.
   B. Epitélio respiratório maligno.
   C. Destruição das paredes alveolares.
   D. Proliferação de fibroblastos.

## Respostas e Explicações

*Pergunta 1*

**B. Correta!** A imagem demonstra um foco central mínimo de vidro opaco circundado por uma borda de parênquima pulmonar de aparência mais consolidada no pulmão direito. Esse sinal tem um nome, que é discutido na questão 2. OP pode ocorrer em pacientes com infecção prévia que tenha sido posteriormente organizada, ou pode ser a sequela de uma reação a fármacos ou uma doença vascular do colágeno subjacente.

*Outras escolhas e discussões*

**A.** O êmbolo séptico geralmente se apresenta em exames de imagem com múltiplos nódulos pulmonares, alguns dos quais podem cavitar. Os pacientes geralmente são febris e agudamente doentes.

**C.** O adenocarcinoma geralmente se apresenta como um nódulo ou uma massa. Ocasionalmente, formas não nodulares se desenvolvem e têm a aparência de consolidações, em vez da aparência semelhante à borda mostrada aqui.

**D.** Granulomatose com poliangiite (anteriormente denominada granulomatose de Wegener) é um transtorno multissistêmico que pode acometer os pulmões, as vias aéreas e os vasos sanguíneos. Nódulos cavitantes nos pulmões geralmente são encontrados.

*Pergunta 2*

**A. Correta!** Esse é um sinal de halo invertido. Um foco de vidro central mínimo cercado por uma borda de parênquima pulmonar com aparência mais consolidada é denominado halo invertido ou sinal de "atol". Isso é visto na OP em aproximadamente 30% dos casos.

O nome sinal de atol tem origem na aparência semelhante a um atol de coral, que é um recife de coral em forma de anel que circunda uma lagoa (coral denso periférico e água central de baixa densidade).

*Outras escolhas e discussões*

**B.** O sinal de Westermark refere-se à hiperlucência unilateral causada por oligemia de um grande êmbolo pulmonar.

**C.** O sinal da cintura plana está associado ao colapso do lobo inferior esquerdo.

**D.** O sinal do anel de sinete está associado à bronquiectasia.

*Pergunta 3*

**D. Correta!** OP representa a deposição de tecido de granulação dentro dos espaços alveolares. Isso é causado pela proliferação de fibroblastos.

*Outras escolhas e discussões*

**A.** Inúmeros neutrófilos não seriam encontrados, visto que a OP não é uma infecção aguda.

**B.** O epitélio respiratório maligno não seria encontrado, uma vez que a OP representa a deposição de tecido de granulação, não tecido neoplásico, dentro dos espaços alveolares.

**C.** A destruição das paredes alveolares não seria encontrada já que a arquitetura é tipicamente preservada em OP.

## Leituras Sugeridas


Mueller-Mang C, Grosse C, Schmid K, Stiebellehner L, Bankier AA. What every radiologist should know about idiopathic interstitial pneumonias. Radiographics 2007;27:595–615

Travis WD, Costabel U, Hansell DM, King TE Jr, Lynch DA, Nicholson AG, et al. An official American Thoracic Society/ European Respiratory Society Statement: update of the international multidisciplinary classification of the idiopathic interstitial pneumonias. Am J Respir Crit Care Med 2013;188(6);733–748

Walker CM, Mohammed T-L, Chung JH. Reversed halo sign. J Thor Imaging 2011;26(3):W80


### Melhores Dicas

- Pense em OP em pacientes com sintomas persistentes após o tratamento da pneumonia. OP também pode ser visto com toxicidade a fármacos, doença vascular do colágeno e radioterapia.
- O atol, ou sinal de halo invertido, é visto em até 30% dos casos de OP.
- Quando uma consolidação periférica persistente é vista, considere tanto uma OP quanto uma pneumonia eosinofílica crônica no diagnóstico diferencial.

# Com Detalhes 1

## ■ Caso

Mulher de 65 anos de idade é submetida a exames sucessivos de tomografia computadorizada (CT), com 2 anos de intervalo, para tosse crônica. Ela não tem outro histórico médico passado significativo. O pneumologista responsável solicita seu conselho sobre o melhor próximo curso de ação. Qual dos seguintes você recomendaria (supondo que a CT, de outro modo, não seja de importância significativa)?

A. Radiografia de tórax de acompanhamento em 1 ano.
B. CT de tórax de acompanhamento em 1 ano.
C. Anticorpos citoplasmáticos séricos antineutrófilos.
D. Tratar com antibióticos e repetir a CT em 6 meses.
E. Amostragem de tecido.

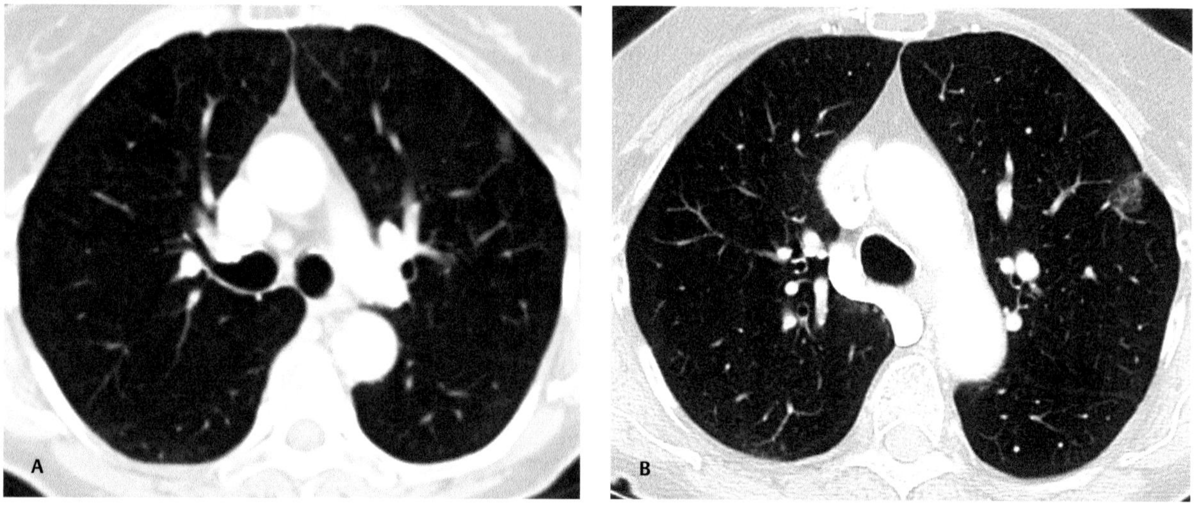




## ■ As perguntas a seguir dizem respeito ao câncer de pulmão.

1. Verdadeiro ou Falso. O componente sólido de um nódulo pulmonar parcialmente sólido deve ser medido usando janelas do pulmão no CT.

2. Verdadeiro ou Falso. O adenocarcinoma é o tipo de malignidade pulmonar primária mais comum.

3. Verdadeiro ou Falso. O carcinoma bronquioalveolar (BAC) é um subtipo distinto de câncer de células não pequenas.

4. Verdadeiro ou Falso. O adenocarcinoma no local é tipicamente um nódulo uniformemente sólido na CT.

5. Verdadeiro ou Falso. O adenocarcinoma minimamente invasivo é comumente indistinguível do adenocarcinoma *in situ* na CT.

6. Verdadeiro ou Falso. Adenocarcinoma lepídico predominante muitas vezes imita consolidação na CT.

7. Verdadeiro ou Falso. Existe uma correlação entre o tamanho do tumor e metástases do sistema nervoso central no adenocarcinoma pulmonar invasivo.

8. Verdadeiro ou Falso. Nódulos subsólidos são avaliados com precisão na CT de tórax com espessura de corte ≤ 5 mm.

9. Verdadeiro ou Falso. Visualização clara de vasos pulmonares em uma área de consolidação é patognomônico de pneumonia.

## Respostas e Explicações

**E. Correta!** A amostragem de tecido é indicada. As duas tomografias demonstram uma duplicação aproximada do tamanho do nódulo de aparência de vidro fosco do lobo superior esquerdo com um pequeno componente sólido interno. Isso é suspeito de um adenocarcinoma pulmonar. A principal escolha entre realizar biópsia percutânea guiada por CT ou ir diretamente à ressecção em cunha depende da preferência do paciente e do médico. Esse paciente com lesão periférica subsólida sofreu ressecção em cunha, com a patologia demonstrando adenocarcinoma minimamente invasivo. Tomografia por emissão de pósitrons/CT pode ser útil se houver um componente sólido significativo, particularmente para a avaliação de possível doença metastática. A tomografia por emissão de pósitrons/CT é menos sensível para detecção de malignidade em nódulos em vidro fosco que em nódulos sólidos.

### *Outras escolhas e discussões*

**A.** A anormalidade é um aumento do nódulo em vidro fosco no lobo superior esquerdo. Isso não será visível na radiografia de tórax.

**B.** Esse nódulo em vidro fosco cresceu significativamente ao longo de um período de 2 anos e é altamente preocupante para malignidade. A vigilância posterior por imagens nessa fase não é apropriada

**C.** O anticorpo sérico citoplasmático antineutrófilo é um teste de anticorpos útil para casos de suspeita de granulomatose com poliangiite (previamente granulomatose de Wegener) e é positivo em > 90% dos casos. Essa é uma doença multissistêmica, caracterizada pelo comprometimento do trato respiratório superior, pulmonar e renal. O envolvimento pulmonar se manifesta na CT como múltiplos nódulos pulmonares, que cavitam em 50% dos casos.

**D.** Esse nódulo em vidro moído está presente há 2 anos e é improvável que esteja associado à infecção. As diretrizes atuais da sociedade Fleischner não recomendam um ciclo de antibióticos no manejo de nódulos em vidro fosco.

### *Pergunta 1*

**Falso.** Ao avaliar um nódulo pulmonar parcialmente sólido, o tamanho total, incluindo os componentes sólidos e não sólidos (vidro fosco), devem ser medidos. Além disso, o componente sólido por si só também deve ser medido. Para consistência, o componente sólido deve ser medido nas janelas do mediastino e o componente em vidro fosco deve ser medido em janelas do pulmão.

### *Pergunta 2*

**Verdadeio.** O câncer de pulmão é a causa mais comum de mortalidade por câncer em todo o mundo. É amplamente dividido em células não pequenas (80%) e carcinomas de pequenas células (20%). O adenocarcinoma é atualmente o tipo mais comum de câncer de pulmão em geral (35%) e é o tipo mais comum em não fumantes. O carcinoma de células escamosas (30%) é fortemente associado ao tabagismo e é o subtipo de câncer de pulmão primário mais comum a cavitar. O carcinoma de grandes células (15%) é o tipo menos comum de carcinoma de células não pequenas; essas lesões tendem a ser localizadas perifericamente e podem crescer até um tamanho grande antes do diagnóstico.

### *Pergunta 3*

**Falso.** Desde a classificação atualizada de 2011 do adenocarcinoma de pulmão, o BAC não é mais considerado um tipo distinto de câncer pulmonar de células não pequenas. Ele foi incorporado ao espectro do adenocarcinoma pulmonar. O termo histopatológico lepídico (crescimento ao longo das paredes alveolares) substituiu o BAC.

### *Pergunta 4*

**Falso.** Adenocarcinoma no local refere-se a um tumor puramente lepídico (crescimento ao longo das paredes alveolares) e adenocarcinoma não invasivo de 3 cm ou menor. Quando ressecada, está associado à excelente sobrevida, com taxas de sobrevida de 5 anos relatadas próximas a 100%. A aparência clássica da CT é um nódulo em vidro fosco não sólido de < 3 cm, que pode ter uma parte de aparência sólida ou em forma de bolha.

### *Pergunta 5*

**Verdadeiro.** Existe sobreposição significativa nas aparências de imagem de lesões pré-invasivas de adenocarcinoma e de adenocarcinoma minimamente invasivo. Adenocarcinoma minimamente invasivo refere-se a um adenocarcinoma de 3 cm ou menor predominante lepídico com componente invasivo de 5 mm ou menos.

### *Pergunta 6*

**Falso.** O adenocarcinoma mucinoso invasivo comumente imita consolidação na CT, com broncogramas aéreos em uma distribuição vascular peribrônquica. Pode ser multifocal e multicêntrico, muitas vezes com predominância de lobo inferior, e antigamente era chamado BAC mucinoso/multifocal. O adenocarcinoma com predomínio lepídico é uma forma de adenocarcinoma invasivo não mucinoso com padrão de crescimento lepídico predominante. Sua aparência característica na CT é de uma lesão parcialmente sólida, parcialmente não sólida, com aparência ocasional semelhante a bolha.

### *Pergunta 7*

**Verdadeiro.** Existe uma correlação entre o tamanho do tumor e o risco de metástase do sistema nervoso central no adenocarcinoma pulmonar invasivo. Por exemplo, um adenocarcinoma primário de 6 cm possui uma probabilidade de 65% de metástases do sistema nervoso central, contra 15% para um tumor primário de 2 cm.

### *Pergunta 8*

**Falso.** Os nódulos subsólidos são mais bem avaliados na CT de cortes finos com uma espessura de corte de ≤ 3 mm para avaliar com precisão a presença de um componente sólido interno.

### *Pergunta 9*

**Falso.** Adenocarcinoma mucinoso invasivo frequentemente mimetiza pneumonia na CT. A visualização clara dos vasos pulmonares em áreas de consolidação, o assim denominado sinal do angiograma por CT, tem sido descrito em relação ao adenocarcinoma mucinoso invasivo.

### Melhores Dicas

- Considerar o adenocarcinoma do pulmão na persistência ou aumento dos nódulos em vidro fosco na CT, especialmente aqueles com um componente sólido novo ou ampliado.
- O tamanho do componente sólido no adenocarcinoma do pulmão lipídico corresponde à probabilidade de invasão.
- O adenocarcinoma invasivo mucinoso pode mimetizar a consolidação nas radiografias torácicas e na CT.

# Com Detalhes 2

## ■ Caso

Mulher de 32 anos, fumante, com falta de ar progressiva, é submetida à CT de tórax. Qual é o diagnóstico MAIS provável com base na aparência da CT?

A. Enfisema centrolobular.
B. Linfangioleiomiomatose esporádica (LAM).
C. Histiocitose pulmonar de células de Langerhans (LCH).
D. Pneumonia intersticial linfocítica (LIP).
E. Pneumonia intersticial descamativa (DIP).

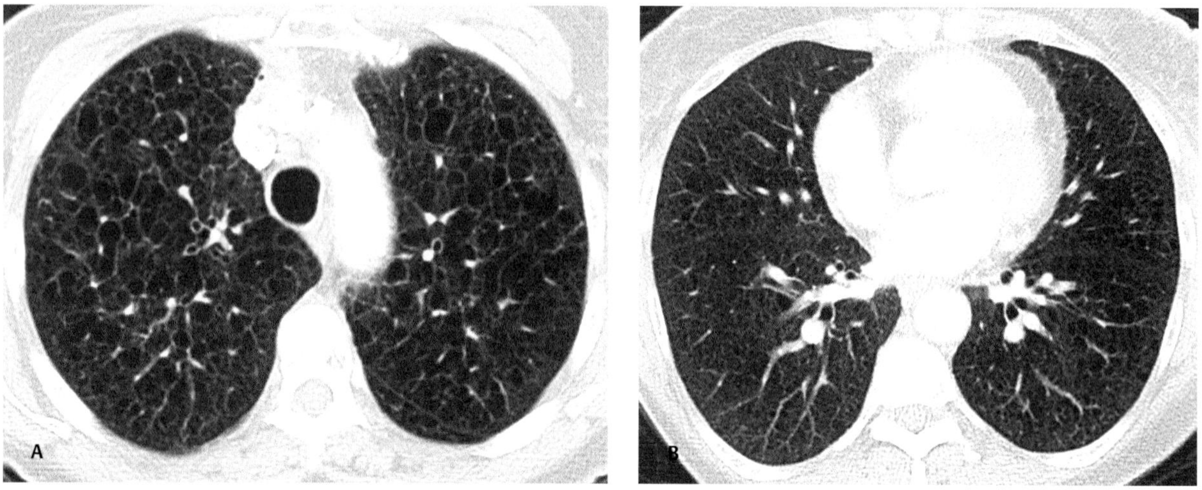




## ■ As perguntas a seguir dizem respeito à doença pulmonar cística.

1. Verdadeiro ou Falso. Em pacientes com doença pulmonar cística, o pneumotórax é patognomônico de LAM.

2. Quais das seguintes doenças pulmonares císticas estão associadas ao carcinoma de células renais?
   A. LCH pulmonar.
   B. L1P.
   C. Birt-Hogg-Dube (BHD).
   D. Doença de Erdheim-Chester.
   E. LAM esporádica.

3. Verdadeiro ou Falso. Em relação à doença pulmonar cística, os pacientes com LCH pulmonar apresentam aumento da incidência de meningiomas.

4. Verdadeiro ou Falso. Em relação à LCH pulmonar, a cessação do tabagismo é uniformemente efetiva como uma intervenção terapêutica.

## Respostas e Explicações

**C. Correta!** Isso é histiocitose pulmonar de células de Langerhans (LCH). A LCH é uma doença única ou multissistêmica causada por proliferação ou infiltração de órgãos pelas células de Langerhans, um tipo de célula dendrítica. A aparência da CT varia de acordo com o estágio da doença, predominando os nódulos centrolobular e broncocêntrico no estágio inicial (correspondendo aos granulomas de células de Langerhans). Esses podem cavitar, levando a cistos de paredes espessas (sinal "Cheerio"). Cistos de paredes finas podem ser vistos muito mais tarde no curso da doença. Como demonstrado nesse caso, os cistos em LCH pulmonares são tipicamente de forma bizarra e de tamanho desigual e ocorrem predominantemente nos lobos superiores, com preservação relativa das bases pulmonares, porção medial do lobo médio e língula.

### *Outras escolhas e discussão*

**A.** A anormalidade predominante é a presença de múltiplos cistos pulmonares de tamanhos variados. Os cistos pulmonares são lucências parenquimatosas contendo ar com uma parede fina e perceptível (2 a 3 mm de espessura). Em contraste com os cistos pulmonares, as áreas do enfisema centrolobular geralmente não são circundadas por uma parede. A presença de uma artéria central centrolobular no espaço aéreo cístico de baixa atenuação é clássica para o enfisema centrolobular.

**B.** LAM esporádico é uma doença pulmonar cística multissistêmica caracterizada pela infiltração de células musculares lisas imaturas nas vias aéreas e ao longo dos linfáticos do tórax. É quase exclusivo de mulheres em idade fértil e comumente se apresenta com pneumotórax recorrente. Na CT, o padrão típico são múltiplos cistos pulmonares difusamente distribuídos. Ao contrário da LCH, esses cistos podem envolver os recessos justafrênicos, e tendem a poupar os ápices pulmonares.

**D.** A LIP é uma doença benigna rara, linfoproliferativa, causada por infiltrado linfocitário difuso e está frequentemente associada a distúrbios vasculares do colágeno, especialmente à síndrome de Sjogren. Opacidades de vidro fosco e nódulos são características universais na CT. Cistos ocorrem em aproximadamente dois terços dos pacientes. Os cistos pulmonares são geralmente pequenos (< 3 cm), de paredes finas e distribuídos aleatoriamente. A biópsia pulmonar é necessária para excluir o linfoma de baixo grau.

**E.** Pneumonia intersticial descamativa é uma doença pulmonar intersticial incomum relacionada com o tabagismo causada pelo acúmulo de macrófagos nos alvéolos. A opacificação em vidro fosco difuso em zonas pulmonares inferiores é o achado dominante na CT; pequenos cistos são intercalados no vidro fosco em um terço dos pacientes.

### *Pergunta 1*

**Falso.** O pneumotórax é comum na LAM, mas não é patognomônico. Pode ocorrer em qualquer doença pulmonar cística. A LCH pulmonar é complicada por pneumotórax causado por ruptura de um cisto subpleural em 25% dos casos, e o pneumotórax é uma apresentação comum de outras doenças pulmonares císticas, como o Birt-Hogg-Dube (BHD).

### *Pergunta 2*

**C. Correta!** O BHD está associado ao carcinoma de células renais. BHD é uma doença multissistêmica rara causada por uma mutação no gene FLCN no cromossomo 17. Ela é caracterizada por múltiplos cistos pulmonares, pneumotórax espontâneo, angiofibromas cutâneos e múltiplos tumores renais bilaterais, particularmente câncer de células renais cromófobas e oncocitoma.

### *Outras escolhas e discussões*

**A.** Pacientes com LCH pulmonar geralmente são fumantes e, portanto, têm um risco aumentado de malignidade pulmonar. A LCH pulmonar também está associada a um risco aumentado de linfoma. No entanto, não há associação conhecida com malignidade renal.

**B.** O LIP é um distúrbio benigno da doença linfoproliferativa, frequentemente associado à doença do tecido conjuntivo. Às vezes, exige uma biópsia pulmonar para distingui-la do linfoma pulmonar de baixo grau. Não está claro se o LIP oferece risco aumentado de linfoma.

**D.** A doença de Erdheim-Chester é um distúrbio raro, histiocítico sistêmico não LCH. Acomete adultos na meia idade e é caracterizada por infiltrados xantomatosos de histiócitos espumosos. Manifestações esqueléticas são comuns, com a dor óssea sendo frequentemente a principal característica de apresentação; esclerose simétrica bilateral dos ossos longos é um aspecto radiográfico característico.

**E.** LAM esporádico não está associado à malignidade renal. Pacientes com esclerose tuberosa (TS) podem ter envolvimento pulmonar tipo LAM, e esses pacientes possuem risco aumentado de malignidade renal. Os angiomiolipomas renais podem ocorrer no LAM esporádico, bem como no complexo TS-LAM.

### *Pergunta 3*

**Falso.** Pacientes com LAM esporádicos, não LCH pulmonar, estão em risco aumentado de meningiomas. Como os meningiomas são tumores sensíveis à progesterona, a ressonância magnética cerebral é recomendada antes do início da terapia com progesterona para pacientes com LAM esporádico. Aproximadamente 10% dos pacientes com TS desenvolvem tumores subependimários de células gigantes.

### *Pergunta 4*

**Falso.** Embora a cessação do tabagismo seja a intervenção terapêutica mais eficaz na LCH pulmonar, até um quarto dos pacientes com PLCH continuará a progredir. As características de prognóstico desfavoráveis incluem envolvimento de múltiplos órgãos, imagem de cistos pulmonares extensivos, pneumotórax recorrente, redução da capacidade de difusão e hipertensão pulmonar.

### Melhores Dicas

- Os cistos pulmonares na CT são lucências parenquimatosas contendo ar com uma parede fina e perceptível (2 a 3 mm de espessura).
- O enfisema centrolobular é caracterizado por lucências parenquimatosas que não são tipicamente circundadas por uma parede. A presença de uma artéria centrolobular do núcleo central na baixa atenuação do espaço aéreo cístico é característica.
- A LCH pulmonar é caracterizada por múltiplos cistos pulmonares bizarros e nódulos centrolobulares em um fumante jovem.

# Com Detalhes 3

## ■ Caso

Um paciente apresenta falta de ar. Qual dos seguintes é o diagnóstico MAIS provável?

A. Sarcoidose.
B. Pneumonite de hipersensibilidade subaguda.
C. Proteinose alveolar.
D. Edema pulmonar.

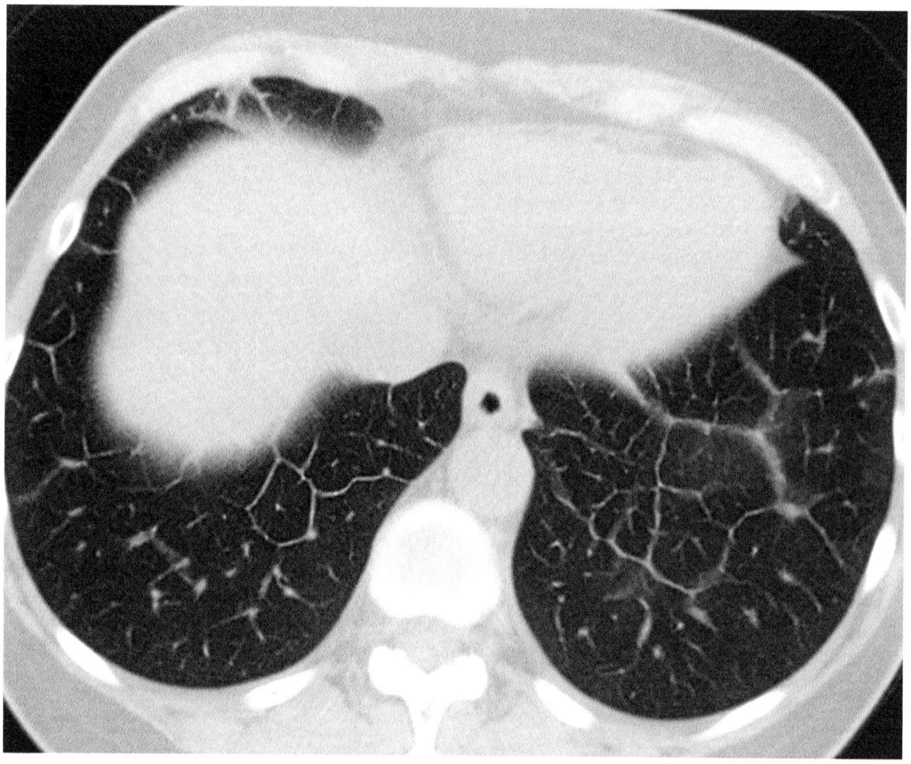

## ■ As seguintes questões dizem respeito ao lóbulo pulmonar secundário.

1. Que estrutura(s) compõe(m) o "ponto" central visto no lóbulo pulmonar secundário?

2. Que estrutura(s) compõe(m) as "paredes" dos lóbulos?

3. O espessamento dos septos interlobulares com opacidades em vidro fosco sobrepostas é conhecido como um padrão _____.

4. O espessamento dos septos interlobulares nodulares e o pontilhamento peribroncovascular são conhecidos como que tipo de padrão micronodular?

5. O espessamento septal interlobular unilateral pode ser visto com _____.

6. Na radiografia de tórax, linhas septais curtas e espessadas na periferia, perpendiculares à superfície pleural, são conhecidas como _____.

7. Os nódulos em vidro fosco difuso, que estão localizados no meio dos lóbulos em um não fumante, são mais frequentemente associados a _____.

8. Uma _____ é a porção de cada lóbulo fornecida por um bronquíolo terminal.

9. A impactação brônquica centrolobular do muco ou infecção que se ramifica ao longo da anatomia da via aérea é denominada _____.

10. A tomografia computadorizada de alta resolução do tórax requer uma espessura de corte de no máximo _____.

## ■ Respostas e Explicações

**D. Correta!** Esse muito provavelmente é um edema pulmonar. A imagem demonstra espessamento septal bilateral, liso e interlobular. Esse achado também pode ser acompanhado por espessamento intersticial peribrônquico e espessamento intersticial subpleural, visto que o interstício nessas localizações anatômicas é contíguo aos septos interlobulares.

### *Outras escolhas e discussões*

**A.** O sarcoide é um processo predominante no lobo superior, frequentemente demonstrando micronódulos. O sarcoide crônico pode causar fibrose do lobo superior.

**B.** Pneumonite por hipersensibilidade subaguda mostra nódulos centrolobulares em vidro fosco mal definidos.

**C.** A proteinose alveolar pulmonar geralmente tem um padrão de *crazy paving* (opacidade em vidro fosco com espessamento septal interlobular sobreposto).

### *Pergunta 1*

As vias aéreas, artérias e vasos linfáticos compreendem o "ponto" central visto no lóbulo pulmonar secundário.

### *Pergunta 2*

As veias e vasos linfáticos compreendem as "paredes" dos lóbulos.

### *Pergunta 3*

O espessamento septal da região interlobular com opacidades em vidro fosco sobrepostas é conhecido como um padrão de *crazy paving*.

### *Pergunta 4*

O espessamento septal nodular interlobular e o pontilhamento peribroncovascular são conhecidos como padrão perilinfático.

### *Pergunta 5*

O espessamento septal interlobular unilateral pode ser observado na disseminação linfangítica de malignidade.

### *Pergunta 6*

Na radiografia de tórax, as linhas septais curtas e espessas na periferia, perpendiculares à superfície pleural, são conhecidas como linhas de Kerley B.

### *Pergunta 7*

Nódulos em vidro fosco e difuso, que estão localizados na porção média dos lóbulos em um indivíduo não fumante, são mais frequentemente associados à pneumonite por hipersensibilidade.

### *Pergunta 8*

Um ácino é a porção de cada lóbulo suprido por um bronquíolo terminal.

### *Pergunta 9*

A impactação brônquica centrolobular proveniente do muco ou infecção que se ramifica ao longo da anatomia da via aérea é denominada árvore em brotamento.

### *Pergunta 10*

A tomografia computadorizada de alta resolução do tórax requer uma espessura de corte de no máximo 1,5 mm.

## ■ Leitura Sugerida

Webb R. Thin-section CT of the secondary pulmonary lobule: anatomy and the image—the 2004 Fleischner lecture. Radiology 2006;239(2):322–338



### Melhores Dicas

- Os septos interlobulares contêm veias pulmonares e linfáticos.
- O espessamento septal pode ser liso, nodular ou fazer parte de outro padrão, como *crazy paving*.
- A nodularidade da árvore em brotamento é indicativa de bronquiolite e é mais comumente observada na infecção.

# Com Detalhes 4

## ■ Caso

Um afro-americano de 40 anos, assintomático, é submetido a uma CT de tórax. Não há história de rubor, náusea ou exposição de ocupação. Contagens de células sanguíneas são normais. Qual é o diagnóstico MAIS provável com base nas informações fornecidas nesses achados de CT?

A. Linfoma não tratado.
B. Silicose.
C. Sarcoidose.
D. Carcinoide.
E. Pneumoconiose.

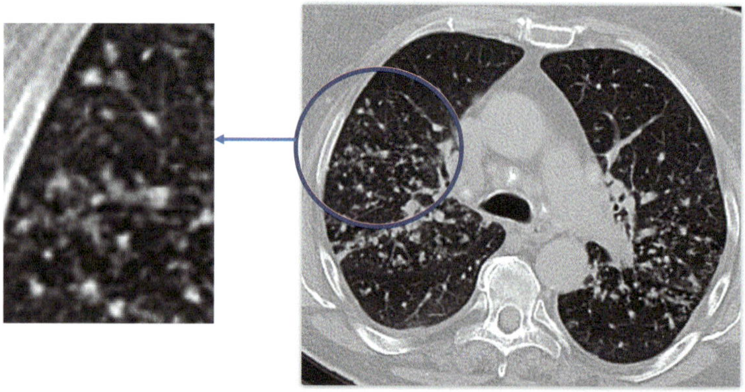

A

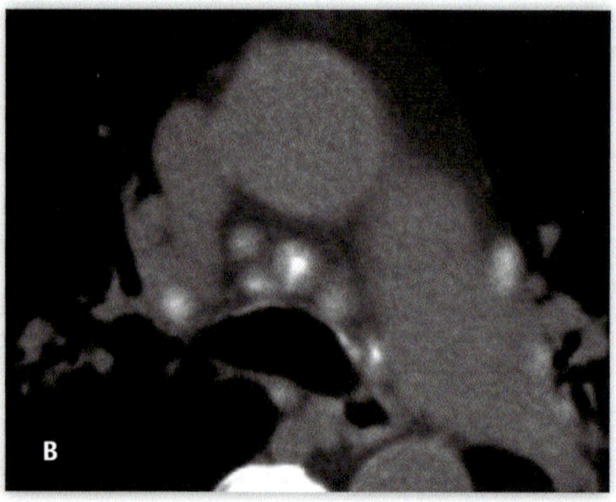


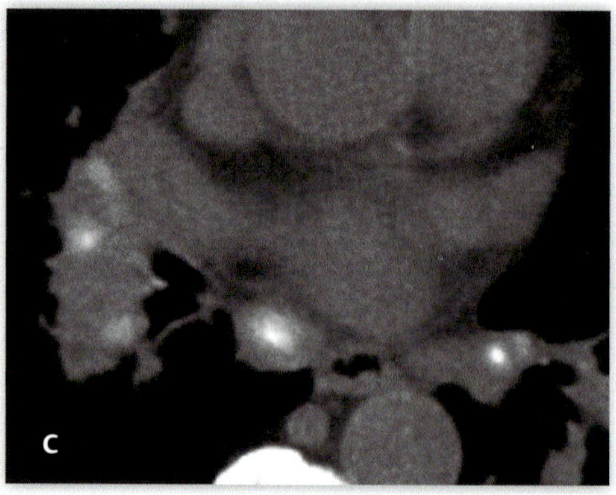




## ■ As seguintes questões dizem respeito à infecção torácica.

1. O sinal 1-2-3 na radiografia de tórax refere-se a _____.
2. Quanto às imagens apresentadas para esse caso, qual é o estágio da doença?
3. Verdadeiro ou Falso. O padrão de calcificação para linfonodos relacionados com silicose é tipicamente central.
4. Uma CT de tórax mostra uma grande massa mediastinal com muitas calcificações volumosas associadas. A amostragem do tecido subsequente demonstra manchas vermelho congo com birrefringência verde-maçã sob luz polarizada. Qual é o provável diagnóstico final?
5. Qual é a causa habitual da broncolitíase?
6. Por que nódulos mediastinais/hilares calcificados benignos na tomografia por emissão de pósitrons/CT de fluorodesoxiglicose às vezes apresentam captação falsamente elevada?
7. No contexto da tuberculose pulmonar, a combinação de uma lesão de Ghon e um nódulo calcificado é denominada _____.
8. Um paciente apresenta rouquidão, calcitonina elevada, nódulo tireoidiano indolor e linfonodos mediastinais superiores contendo calcificações finas. Qual é o provável diagnóstico?
9. Qual é a aparência típica de um linfonodo calcificado na ressonância magnética por imagem?
10. Qual é uma causa de visualização de linfonodo na varredura óssea?

## Respostas e Explicações

**C. Correta!** Isso é sarcoidose. Os achados pulmonares estão em uma distribuição perilinfática, o que significa que os nódulos observados estão ao longo da localização dos linfáticos pulmonares. Isto, em combinação com o aumento hilar simétrico e nódulos paratraqueal direito, é um padrão clássico para o envolvimento sarcoide no tórax. Depois de vários anos, os nódulos às vezes calcificam. O padrão de calcificação é variável, mas mais comumente focal. A sarcoidose pulmonar é um processo granulomatoso não caseoso e é mais comum em mulheres, afro-americanos e entre 20 e 40 anos de idade. Aproximadamente 50% dos pacientes com sarcoidose são assintomáticos.

### *Outras escolhas e discussões*

O diferencial para os achados pulmonares perilinfáticos também incluem carcinomatose linfática, silicose e pneumoconiose.

**A.** Com o linfoma, pode-se observar uma contagem sanguínea anormal e *tratá-la*, em vez de linfoma não tratado, teria calcificado os linfonodos.

**B.** A silicose exigiria exposição ocupacional inalatória.

**D.** O sintoma de rubor é sugestivo de carcinoide. Os nódulos linfáticos do carcinoide calcificam em 30% dos casos e estão tipicamente melhorando com avidez. Manifestações pulmonares de carcinoides incluem nódulos pulmonares bem definidos, em vez do padrão visto aqui.

**E.** Uma pneumoconiose exigiria exposição ocupacional inalatória.

### *Pergunta 1*

O sinal 1-2-3 na radiografia de tórax refere-se ao padrão de linfonodos aumentados nas regiões mediastinais/hilares para sarcoide - linfonodos hilares bilaterais e paratraqueais. Isso também é conhecido como a tríade Garland e sinal de "*pawnbroker*". Os nós, por vezes, são chamados de nódulos de batata.

### *Pergunta 2*

Esse paciente tem estágio II da doença, o que significa envolvimento nodal e parenquimatoso. Estágio 0 = normal, Estágio I = apenas nodal, Estágio II = envolvimento nodal e parenquimatoso, Estágio III = parênquima apenas e Estágio IV = fibrose pulmonar em estágio terminal. Esse sistema de estadiamento foi originalmente baseado na radiografia de tórax, mas a CT é mais sensível para detectar linfonodos aumentados e envolvimento parenquimatoso sutil.

### *Pergunta 3*

**Falso.** O padrão de calcificação nodal para silicose é tipicamente uma aparência de casca de ovo, com calcificação difusa ou na periferia dos linfonodos (em 2% dos pacientes).

### *Pergunta 4*

Este paciente tem um amiloidoma mediastinal. O vermelho congo é a mancha mais útil para o diagnóstico de amiloide. As proteínas amiloides parecem verde-maçã sob luz polarizada. O envolvimento nodal amiloide pode, de fato, ter uma variável associada à aparência de calcificação.

### *Pergunta 5*

A broncolitíase é material endobrônquico calcificado. Geralmente é causada por erosão linfonodal calcificada adjacente.

### *Pergunta 6*

A calcificação dentro de um nódulo é maior em densidade que um nódulo não calcificado. Portanto, há sobrecorreção do protocolo de correção de atenuação baseada em CT. Isso também pode ocorrer com outros materiais densos, como o metal.

### *Pergunta 7*

Dentro do contexto da tuberculose pulmonar, a combinação de uma lesão de Ghon e um nódulo ipsolateral é denominado complexo de Ranke. Uma lesão de Ghon é um tuberculoma (granuloma caseoso) e é a sequela da tuberculose pulmonar primária.

### *Pergunta 8*

Esse paciente provavelmente tem carcinoma medular de tireoide.

### *Pergunta 9*

Na ressonância magnética, os linfonodos identificados são escuros em todas as sequências.

### *Pergunta 10*

Uma das causas da visualização do nódulo pulmonar na varredura óssea é a deposição de cálcio no(s) linfonodo(s).

## Leituras Sugeridas

Fraser R, Müller NL, Colman N. Inhalation of inorganic dust (pneumoconiosis). In: Fraser R, Müller N, Colman N, eds. Diagnosis of Diseases of the Chest. 4th ed. Philadelphia, PA: Saunders; 1999: 2386–2484

Pickford HA, Swensen SJ, Utz JP. Thoracic cross-sectional imaging of amyloidosis. Am J Roentgenol 1997;168:351–355

Wells A. High resolution computed tomography in sarcoidosis: a clinical perspective. Sarcoidosis Vasc Diffuse Lung Dis 1998;15(2):140–146

### Melhores Dicas

- A maioria das causas de nódulos calcificados no tórax é benigna.
- Os linfonodos tratados frequentemente se calcificam.
- A doença granulomatosa é a causa mais comum de linfonodos calcificados torácicos.

# Com Detalhes 5

## ■ Caso

Um paciente apresenta dor no peito e febre. Qual dos seguintes é o diagnóstico mais provável?

A. Empiema.
B. Pneumatocele.
C. Aspergiloma.
D. Abscesso.
E. Pneumonia redonda.

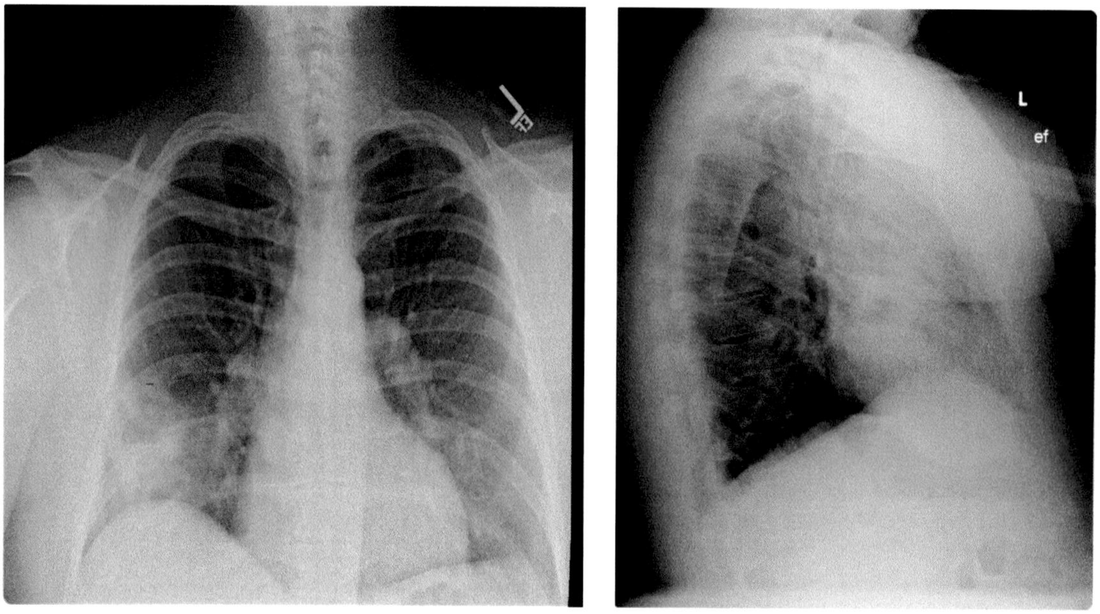


Posteroanterior e lateral



## ■ As seguintes questões dizem respeito à infecção na radiografia simples.

1. O sinal "garra" na radiografia de tórax refere-se a um(a) _____.

2. Verdadeiro ou Falso. Pneumonia redonda é mais comumente vista nos lobos superiores.

3. Outro termo para descrever um micetoma intracavitário (como no aspergiloma) rodeado por um crescente de ar é _____.

4. Em um paciente com pneumonia, um sinal de silhueta ao longo da interface do pulmão e da borda esquerda do coração indica a localização da infecção para qual lobo pulmonar?

5. Um paciente tem histórico de infecção respiratória viral. A radiografia de tórax mostra um pulmão unilateral pequeno e hiperlucente. Qual é o nome dessa síndrome?

6. A síndrome de Lemierre se desenvolve como uma complicação proveniente de uma infecção orofaríngea bacteriana. Além da tromboflebite, o que pode ser visto nos pulmões?

7. Quais são algumas manifestações de bronquite na radiografia de tórax?

8. A aparência "desgrenhada" do coração na radiografia de tórax é representativa desse tipo de pneumonia.

9. Quais lobos são mais comumente acometidos pela pneumonia aspirativa aguda?

10. O diagnóstico diferencial de linfonodos mediastinais e hilares calcificados relacionados com a infecção/inflamação inclui _____.

## Respostas e Explicações

**D. Correta!** Isso é um abscesso. Um abscesso pulmonar possui formato redondo em ambas as projeções, posteroanterior e lateral, e contém um nível líquido de ar. Tipicamente, todas as margens são vistas, a menos que estejam obscurecidas por opacidades adjacentes/consolidação, e um ângulo agudo é formado com a superfície da parede torácica/costal.

### *Outras opções e discussões*

**A.** Um empiema é lentiforme quanto à forma com um ângulo obtuso. Isso é consistente com uma patologia baseada na pleura.

**B.** A pneumatocele também está no diferencial, mas geralmente as paredes são mais finas e mais lisas, e a opacidade contém pouco ou nenhum líquido. Na presença de um abscesso, as paredes são, caracteristicamente, mais irregulares.

**C.** Um aspergiloma é cercado por ar em formato crescente.

**E.** Pneumonia redonda é uma área de consolidação bem definida, geralmente encontrada em pacientes pediátricos.

### *Pergunta 1*

O sinal de "garra" na radiografia de tórax refere-se a um abscesso com ângulo agudo.

### *Pergunta 2*

**Falso.** Pneumonia redonda é mais comumente observada nos segmentos superiores dos lobos inferiores.

### *Pergunta 3*

Outro termo para descrever um micetoma intracavitário (como o aspergiloma) rodeado por um crescente de ar é o sinal de "Monad".

### *Pergunta 4*

Um sinal de silhueta ao longo da interface do pulmão e borda cardíaca esquerda indica a localização da infecção para a língula/lobo superior esquerdo.

### *Pergunta 5*

Um pulmão unilateral pequeno e hiperlucente que se desenvolve após uma infecção respiratória viral é denominado síndrome de Swyer-James. Essa condição tipicamente segue a infecção pulmonar por adenovírus ou *Mycoplasma pneumoniae* na infância ou meninice.

### *Pergunta 6*

O êmbolo séptico pode ser visto nos pulmões de um paciente com síndrome de Lemierre. A causa bacteriana mais comum é o *Fusobacterium necrophorum*.

### *Pergunta 7*

As manifestações de bronquite por radiografia de tórax incluem manguito ou espessamento peribrônquico, hilo "sujo" e hiperinsuflação.

### *Pergunta 8*

A aparência desgrenhada do coração na radiografia de tórax está associada à pneumonia por *Bordetella pertussis*. Existe classicamente uma tosse convulsa associada.

### *Pergunta 9*

A pneumonia por aspiração aguda no paciente ereto é mais comumente observada no lobo médio direito, na língula e nos segmentos basais bilaterais. A pneumonia por aspiração no paciente deitado é mais comumente observada no segmento posterior dos lobos superiores e lobos inferiores do segmento superior.

### *Pergunta 10*

O diagnóstico diferencial para linfonodos mediastinais e hilares calcificados, quando relacionado com a infecção/inflamação, inclui doença granulomatosa antiga (histoplasmose, tuberculose, sarcoidose), coccidioidomicose pulmonar, silicose e pneumonia por *Pneumocystis carinii*.

## Leituras Sugeridas

Bramson RT, Griscom NT, Cleveland RH. Interpretation of chest radiographs in infants with cough and fever. Radiology 2005;236(1):22–29

Jeung MY, Gangi A, Gasser B, et al. Imaging of chest wall disorders. Radiographics 1999;19(3):617–637



### Melhores Dicas

- Considerar a pneumonia por aspiração em pacientes com distúrbios do sistema nervoso central, distúrbios da deglutição e cirurgia de cabeça e pescoço.
- Pacientes com risco de êmbolos sépticos incluem usuários de álcool, de drogas intravenosas, imunodeficiência, infecção concomitante, como abscesso peritonsilar ou tromboflebite infectada e linhas infectadas.
- Padrões clássicos de pneumonia: pneumatocele: *Staphylococcus*; intersticial peri-hilar: pneumocisto/viral; lobar: *Streptococcus*; fissura saliente: *Klebsiella*.

# Rico em Imagens 1

## ■ Caso

Associe a descrição apropriada à imagem fornecida.

A. Uma condição observada em fumantes caracterizada por áreas pequenas, bem definidas ou mal definidas de baixa atenuação cercadas por pulmão normal.
B. Síndrome idiopática de doença pulmonar progressiva descrita em associação ao tabagismo, maconha, sarcoidose, deficiência de alfa-1-antitripsina, síndrome de Marfan e tuberculose.
C. Um padrão de enfisema que envolve a destruição de todo o ácino distal aos bronquíolos respiratórios e tem uma predileção pelos lobos inferiores.
D. Uma condição enfisematosa não associada a qualquer sintoma significativo de comprometimento fisiológico.

1.
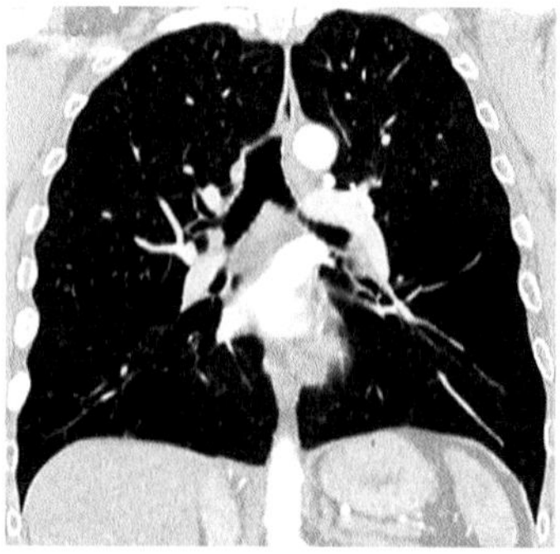

2.
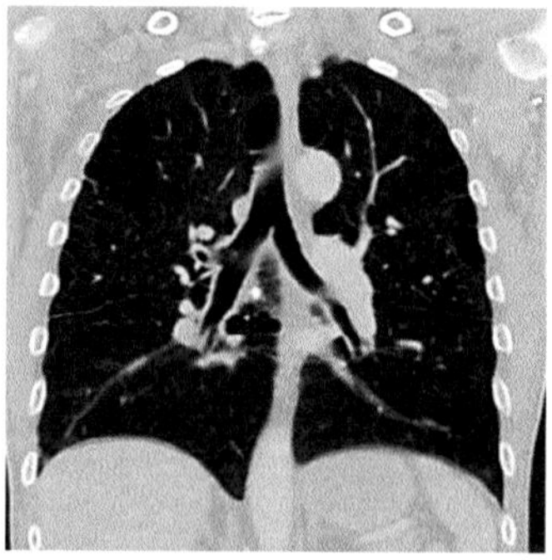

3.
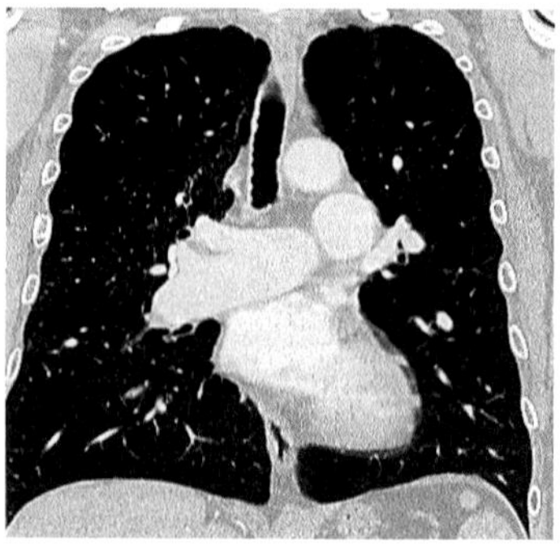

4.
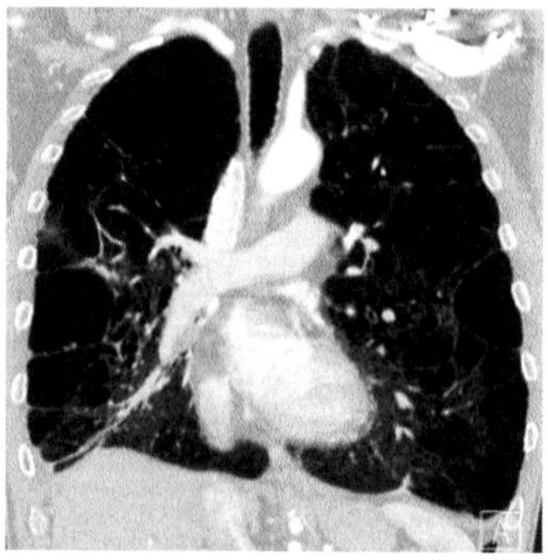

## Respostas e Explicações

**1. C.** Um padrão de enfisema que envolve a destruição de todo o ácino distal aos bronquíolos respiratórios e possui uma predileção pelos lobos inferiores.

O enfisema panlobular refere-se à destruição enfisematosa difusa de todo o ácino, em contraste com a distribuição centrolobular encontrada em fumantes. Enfisema panlobular acomete mais severamente os lobos inferiores. Esse padrão de enfisema é associado à deficiência de alfa-1-antitripsina, que é um distúrbio metabólico hereditário que resulta na ação livre da elastase neutrofílica, com subsequente enfisema basal grave e sintomas respiratórios. O enfisema panlobular também pode ser visto com o uso de drogas de metilfenidato por via intravenosa, também conhecido como pulmão Ritalina.

**2. D.** Uma condição enfisematosa não associada a qualquer sintoma significativo ou comprometimento fisiológico.

O enfisema parasseptal refere-se ao enfisema causado pela destruição seletiva do ácino distal. Tem uma predileção por lóbulos subpleurais periféricos ao longo da pleura periférica e fissuras, e geralmente é mais acentuada nos pulmões médio e superior e ao longo do mediastino. O paciente comumente é assintomático, embora possa ocorrer pneumotórax espontâneo. Na tomografia computadorizada (CT), pequenas lucências focais de até 10 mm de tamanho são observadas no espaço subpleural. Quando essas são > 10 mm, são referidas como pequenas vesículas subpleurais ou bolhas.

**3. A.** Uma condição observada em fumantes caracterizada por pequenas áreas de baixa atenuação bem ou mal definidas, circundada pelo pulmão normal.

O enfisema centrolobular acomete os bronquíolos respiratórios proximais, particularmente das zonas superiores. Está fortemente associado ao tabagismo de maneira dose-dependente. O processo patológico do enfisema centrolobular começa perto do centro do lóbulo pulmonar secundário na região do bronquíolo respiratório proximal. Lesões enfisematosas centrolobulares precoces são vistas como pequenos orifícios de baixa atenuação com bordas mal definidas, localizadas na porção central do nódulo pulmonar secundário ao redor da artéria centrolobular. À medida que a condição progride, as áreas de baixa atenuação tornam-se confluentes e o parênquima pulmonar adjacente normal torna-se comprimido. Na CT, áreas mal definidas de baixa atenuação cercadas por região pulmonar normal são vistas. Os vasos pulmonares em áreas de enfisema grave são pequenos, com desvio do fluxo sanguíneo para o parênquima pulmonar, que pode realizar a troca de ar de forma melhor e manter ventilação e perfusão compatíveis.

**4. B.** Uma síndrome idiopática da doença pulmonar progressiva descrita em associação a tabagismo, maconha, sarcoidose, deficiência de alfa-1-anti-tripsina, síndrome de Marfan, e tuberculose.

O enfisema bolhoso gigante idiopático (ou síndrome do pulmão desaparecido) é uma condição progressiva caracterizada por bolhas enfisematosas gigantes, que comumente se desenvolvem nos lóbulos superiores e ocupam pelo menos um terço de um hemitórax. Isso acomete, principalmente, em jovens fumantes do sexo masculino. Essa condição foi descrita em associação a fumantes de cigarro, maconha, sarcoidose, deficiência de alfa-1-anti-tripsina, síndrome de Marfan e Síndrome de Ehler-Danlos. CT de alta resolução é o meio mais preciso de diagnosticar a condição e determinar a extensão da doença. As características da CT incluem enfisema parasseptal extenso coalescendo em bolhas gigantes, muitas vezes comprimindo o parênquima pulmonar normal.

## Leituras Sugeridas

Litmanovich D, Boiselle PM, Bankier AA. CT of pulmonary emphysema - current status, challenges, and future directions. Eur Radiol 2008;19(3):537–551

Lynch DA, Austin JHM, Hogg JC, et al. CT-Definable subtypes of chronic obstructive pulmonary disease: a statement of the Fleischner Society. Radiology 2015;277(1):192–205



### Melhores Dicas

O enfisema pulmonar pode ser classificado em três grandes subtipos com base na distribuição da doença nos lóbulos pulmonares secundários:

- O enfisema centrolobular é mais comum e é fortemente associada ao tabagismo de modo dose-dependente. É predominante na zona superior.
- O enfisema panlobular está associado à deficiência de alfa-1 de antitripsina (exacerbada pelo tabagismo) e à injeção intravenosa de metilfenidato. Isso é predominante no lóbulo inferior.
- O enfisema parasseptal está associado a lucências/bolhas subpleurais semelhantes a cistos, envolvendo mais que os ápices pulmonares e pode causar pneumotórax espontâneo. É predominante nas porções pulmonares média e superior e paramediastinal.

# Rico em Imagens 2

## ■ Caso

Associe a descrição apropriada à imagem fornecida.

A. Mulher de 42 anos com sibilância e hemoptise.
B. Homem de 57 anos com hemoptise e perda de peso.
C. Homem de 28 anos com asma e eosinofilia periférica.
D. Homem de 47 anos com pneumonia recorrente.
E. Mulher de 36 anos com pneumonia recorrente e insuficiência pancreática.
F. Mulher de 78 anos com tosse sudorese noturna.

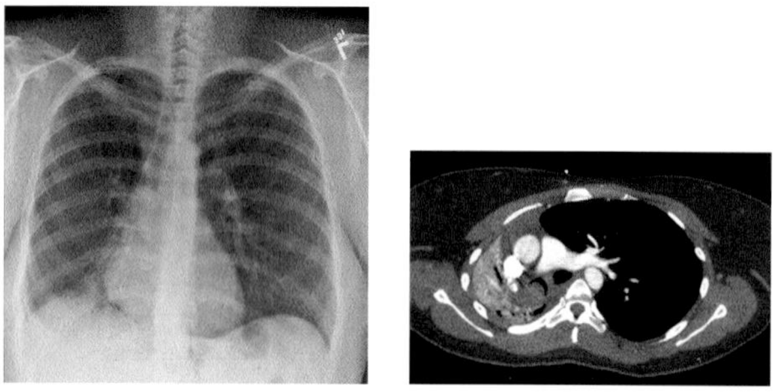
1.

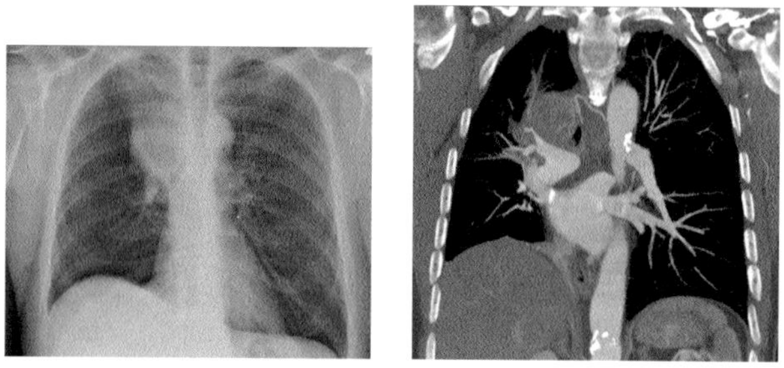
2.

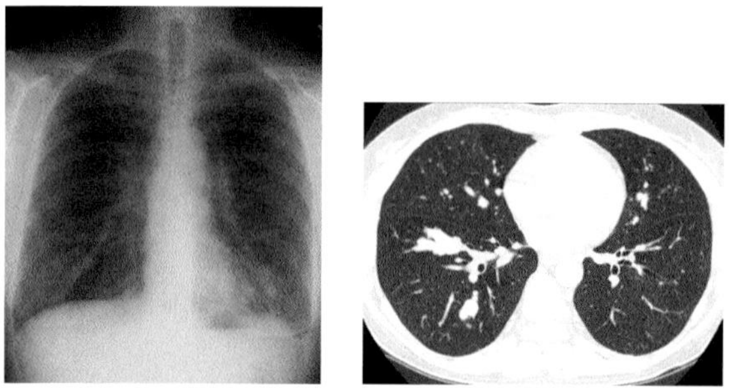
3.

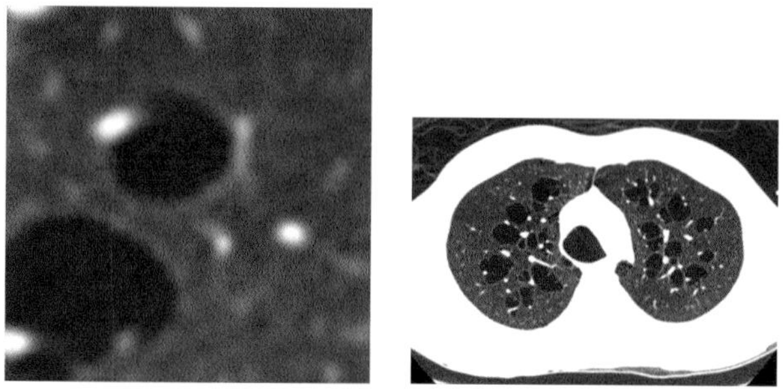
4.

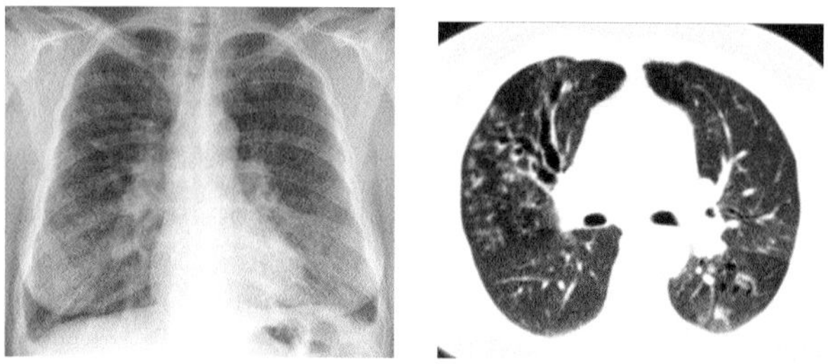
5.

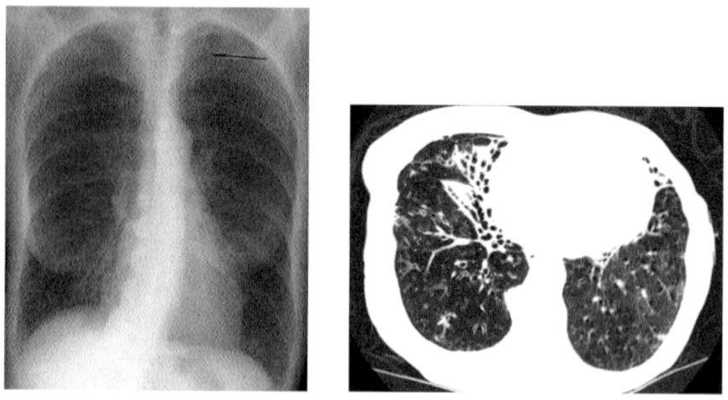
6.

## Respostas e Explicações

**1. A.** Mulher de 42 anos com sibilância e hemoptise. Esse é um carcinoide endobrônquico. Com sintomas de tosse e hemoptise em um paciente mais jovem (tipicamente quarta década), o carcinoide endobrônquico é a melhor correlação. Radiografia de tórax (CXR) mostra um defeito de preenchimento brônquico principal direito sutil expandindo o lúmen. O tumor é mais bem visualizado na tomografia computadorizada (CT) de acompanhamento, com atelectasia pós-obstrutiva. Observe que, apesar do realce ávido e das calcificações serem úteis no diagnóstico de carcinoides, nem todos os carcinoides exibem essas características, incluindo esse caso.

**2. B.** Um homem de 57 anos com hemoptise e perda de peso. Isso é um carcinoma broncogênico. Em um paciente de meia-idade ou mais velho com tosse e hemoptise, o carcinoma broncogênico é a melhor correlação. A radiografia torácica mostra o sinal "S dourado" de uma massa hilar direita com colapso pós-obstrutivo do lóbulo superior direito. Observe o elevado hemidiafragma direito e o lobo inferior direito, hiperlucente e superexpandido. A CT mostra o brônquio do lobo superior direito obliterado.

**3. C.** Um homem de 28 anos com asma, eosinofilia periférica. Essa é uma aspergilose broncopulmonar alérgica (ABPA). Em um paciente mais jovem com histórico de asma e achados de imagem que incluem o sinal de ramificação "dedo na luva", impactação mucoide e uma via aérea bronquiectásica, a ABPA é a melhor correlação.

**4. D.** Um homem de 47 anos com pneumonia recorrente. Essa é a síndrome de Mournier-Kuhn (traqueobroncomegalia primária). A primeira impressão da CT pode ser de doença pulmonar cística. No entanto, uma inspeção mais próxima mostra o sinal de "anel de sinete" de bronquiectasia junto à traqueia acentuadamente dilatada. Isso faz com que a síndrome de Mournier-Kuhn seja a melhor correlação.

**5. E.** Mulher de 36 anos com pneumonia recorrente e insuficiência pancreática. Isso é fibrose cística. Em um paciente mais jovem com insuficiência pancreática e pneumonia recorrente, a fibrose cística é a melhor correlação. A radiografia torácica mostra o aspecto típico de "pista de bonde" de bronquiectasia e espessamento da parede brônquica, mostrado melhor na CT de acompanhamento. Observe nódulos dispersos de árvore em brotamento, indicando impactação mucoide bronquiolar distal e lucências associadas de aprisionamento de ar.

**6. F.** Mulher de 78 anos com tosse e suores noturnos. Essa é uma infecção do complexo *Mycobacterium avium* ou síndrome de Lady Windermere. Em um paciente idoso com febre e sudorese noturna, a infecção por micobactérias é a melhor correlação. A CT mostra bronquiectasia e perda de volume (também conhecida como síndrome do lobo médio), compatível com infecção endobraquial crônica encontrada em micobactérias atípicas ou no complexo *Mycobacterium avium* (em vez de *M. tuberculosis*).

## Leituras Sugeridas

Albelda SM, Kern JA, Marinelli DL, Miller WT. Expanding spectrum of pulmonary disease caused by nontuberculous mycobacteria. Radiology 1985;157:289–296

Dunne MG, Reiner B. CT features of tracheobronchomegaly. J Comput Assist Tomogr 1988;12(3):388–391

Jeung MY, Gasser B, Gangi A, et al. Bronchial carcinoid tumors of the thorax: spectrum of radiologic findings. Radiographics 2002;22(2):351–365



### Melhores Dicas

- A síndrome de Mounier-Kuhn da traqueobroncomegalia predispõe à infecção recorrente. Um método de diagnóstico é medir o diâmetro anteroposterior da traqueia 2 cm acima do arco aórtico. Uma medida anteroposterior de 3 cm ou mais é consistente com o diagnóstico.
- Sinal dedo na luva: encontrado em condições obstrutivas (carcinoide brônquico, carcinoma broncogênico e atresia brônquica) e condições não obstrutivas (asma, ABPA e fibrose cística)
- A infecção por *Mycobacterium avium* frequentemente é observada em pacientes com patologias pulmonares preexistentes, mas também pode ser observada em mulheres idosas saudáveis que, intencionalmente, suprimem o reflexo da tosse (síndrome de Lady Windermere).

# Rico em Imagens 3

## ■ Caso

Associe a descrição apropriada à imagem fornecida.

A. Homem de 54 anos com dispneia progressiva e perda de peso durante 1 mês.
B. Mulher de 35 anos com disfagia e função pulmonar restritiva.
C. Mulher de 41 anos de idade, tabagista com histórico de 5 meses de tosse e febre baixa.
D. Homem de 67 anos com dispneia progressiva e tosse seca há 2 anos.

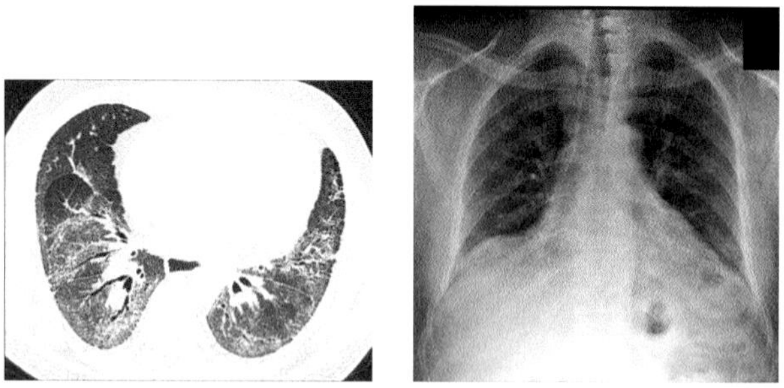
1.

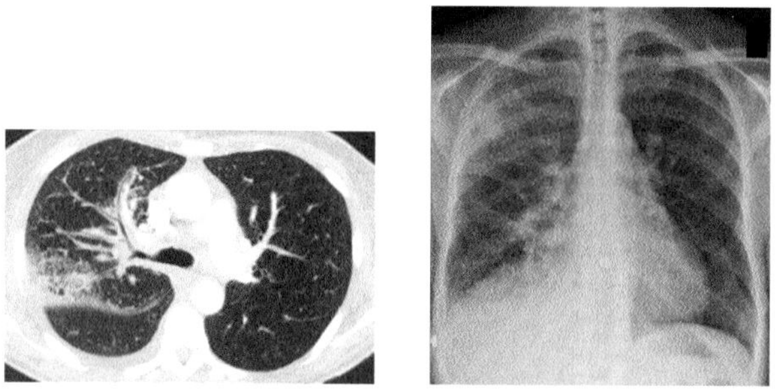
2.

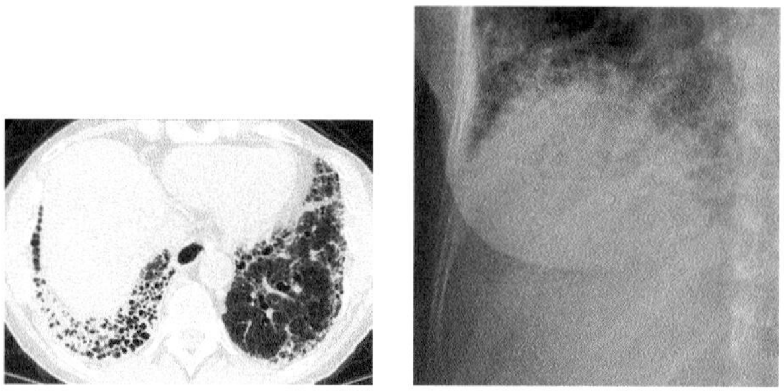
3.

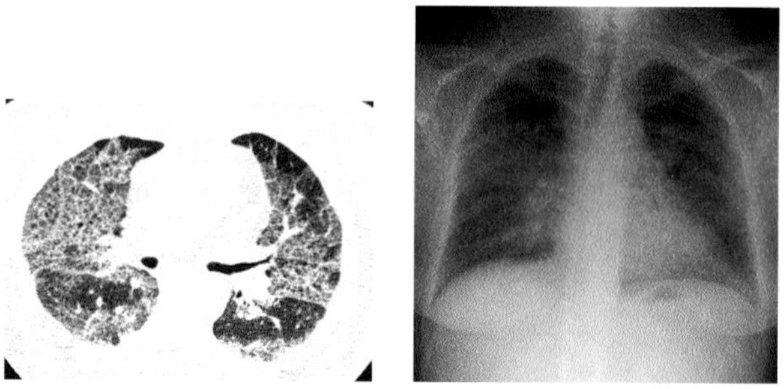
4.

## ■ Respostas e Explicações

**1. B.** Mulher de 35 anos com disfagia e função pulmonar restritiva. Isso é esclerodermia. A tomografia computadorizada (CT) mostra opacidades em vidro fosco e espessamento intersticial intralobular (sem espessamento dos septos interlobulares). Note o esôfago patuloso. A bronquiectasia de tração indica fibrose subjacente. Isso sugere o subtipo fibrótico de pneumonia intersticial não específica, em contraste com o subtipo celular composto por vidro fosco isolado. A radiografia de tórax (CXR) mostra um padrão intersticial basilar predominante, com obscurecimento nebuloso do diafragma. Há também um sinal positivo de "espinha" na projeção lateral; normalmente, o pulmão torna-se progressivamente mais lucente em direção à base na projeção lateral. Essa lucência não está presente nesse caso.

**2. A.** Homem de 54 anos com dispneia progressiva e perda de peso durante 1 mês. Essa é uma carcinomatose linfangítica. A CT mostra extenso espessamento intersticial peribroncovascular. Observe o envolvimento unilateral, com espessamento dos brônquios do lobo superior direito em comparação ao lobo superior esquerdo, espessamento pleural e derrame pleural. CXR mostra achados semelhantes.

**3. D.** Homem de 67 anos com dispneia progressiva e tosse seca há 2 anos. Essa é uma fibrose pulmonar idiopática. A CT mostra várias linhas de cistos pulmonares ou *faveolamento*, indicando alteração fibrótica terminal. A radiografia em foco posteroanterior e lateral, descendente, mostra achados semelhantes.

**4. C.** Mulher de 41 anos, tabagista com 5 meses de história de tosse e febre baixa. Isso é proteinose alveolar. A CT mostra o padrão de "*crazy paving*" de opacidades em vidro fosco tanto com o espessamento dos septos interlobulares (entre lóbulos pulmonares secundários) quanto espessamento intersticial intralobular (dentro dos próprios lóbulos). Na CXR, é difícil compartimentalizar as opacidades como alveolares ou intersticiais, em razão do envolvimento de ambas.

## ■ Leituras Sugeridas


Al-Jahdali H, Rajiah P, Allen C, Koteyar SS, Khan AN. Pictorial review of intrathoracic manifestations of progressive systemic sclerosis. Ann Thorac Med 2014;9(4):193–202

Ikezoe J, Godwin JD, Hunt KJ, et al. Pulmonary lymphangitic carcinomatosis: chronicity of radiographic findings in long-term survivors. Am J Roentgenol 1995;165(1):49–52

Rossi SE, Erasmus JJ, Volpacchio M, et al. "Crazy-paving" pattern at thin-section CT of the lungs: radiologic-pathologic overview. Radiographics 2003;23(6):1509–1519




### Melhores Dicas

- A proteinose alveolar pulmonar é rara, mas quando presente, muitas vezes mostra *crazy paving*.
- Causas comuns de *crazy paving*: pneumonia bacteriana, síndrome do desconforto respiratório agudo, pneumonia intersticial aguda.
- Até 50% dos pacientes com evidência histológica de carcinomatose linfangítica estão ocultos na CXR.

# Rico em Imagens 4

## ■ Caso

Correlacione a descrição apropriada à imagem fornecida.

A. Homem de 44 anos com ecocardiograma anormal.
B. Mulher de 65 anos com varredura óssea anormal.
C. Mulher de 35 anos com transplante renal e tosse.
D. Mulher de 28 anos com vírus da imunodeficiência humana e febre.
E. Homem de 47 anos com insuficiência renal e hemoptise recorrente.
F. Homem assintomático de 53 anos de idade.

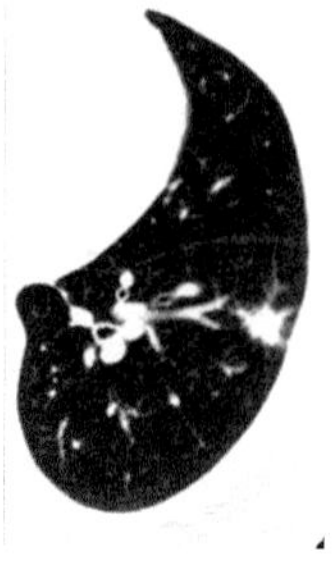

1.

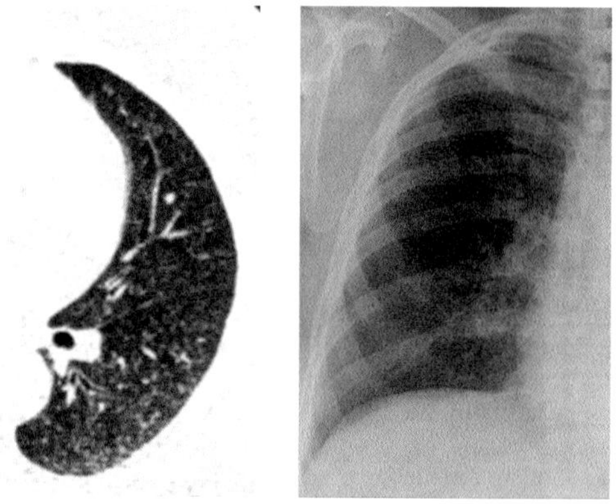

2.



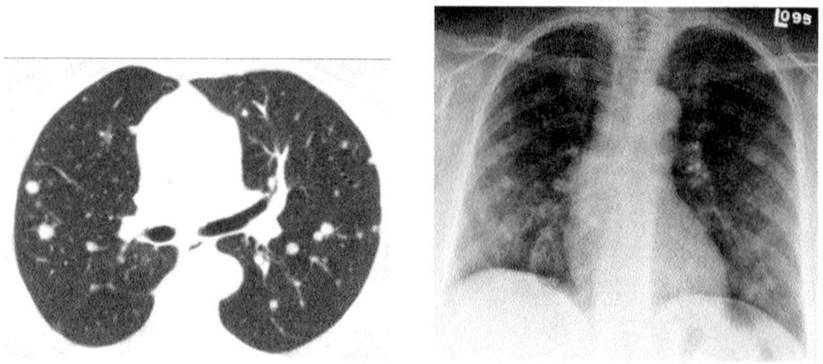

3.

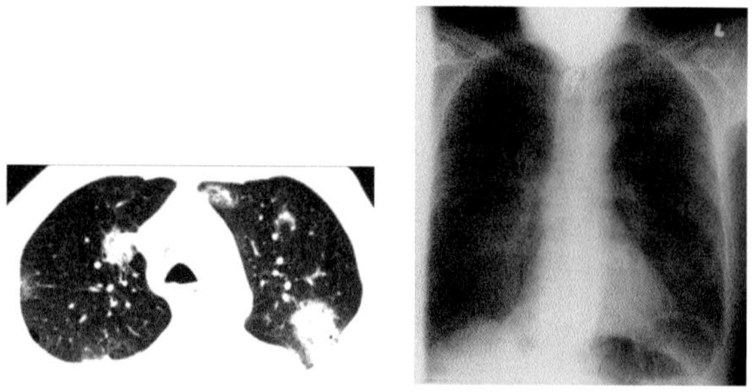

4.

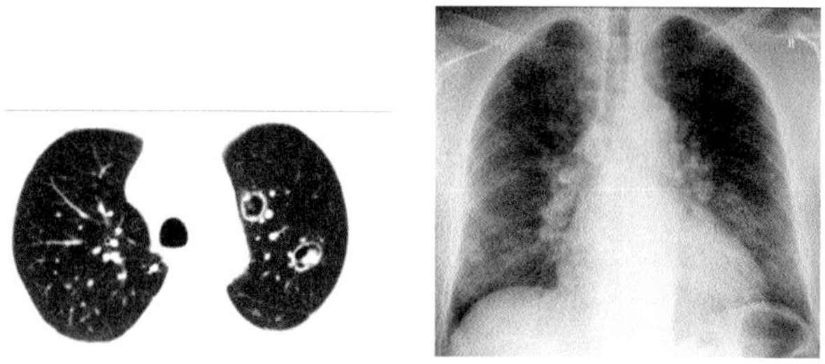

5.

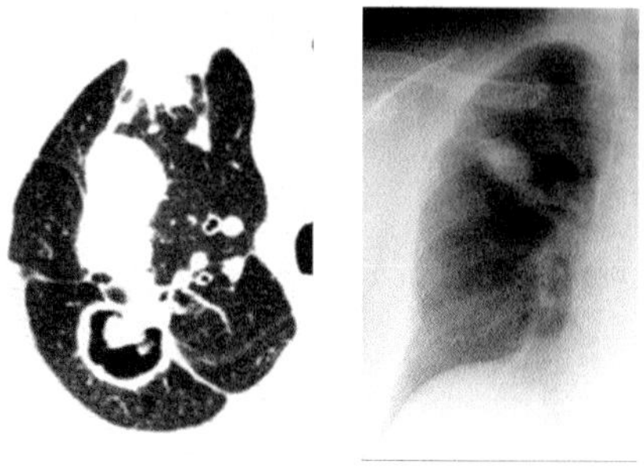

6.

## Respostas e Explicações

**1. F.** Homem assintomático de 53 anos de idade. Essa é uma pneumonia em organização (OP). A tomografia computadorizada (CT) mostra um nódulo pulmonar solitário, espiculado no lobo inferior esquerdo. O diagnóstico diferencial inclui malignidade precoce (câncer pulmonar de células não pequenas) e infecção incomum (p. ex., fúngica). A lesão mostrou atividade hipermetabólica mínima na tomografia por emissão de pósitrons e uma biópsia por agulha transtorácica sugeriu OP. Como a OP pode ocorrer localmente em resposta à malignidade, o nódulo foi excisado com toracoscopia, confirmando a OP e excluindo a malignidade da região adjacente. OP é um diagnóstico de exclusão e só deve ser sugerido quando uma lesão tiver se mostrado estável após meses de acompanhamento.

**2. D.** Mulher de 28 anos com vírus da imunodeficiência humana e febre. Isso é tuberculose miliar. A CT mostra nódulos miliares difusos de 2 a 3 mm. As vistas radiográficas cônicas do pulmão direito e do tórax anterior mostram um padrão nodular difuso. Note que, em geral, os processos difusos envolvendo os lobos superiores são muitas vezes melhor observados no espaço claro retroesternal na radiografia de tórax (CXR).

**3. B.** Mulher de 65 anos com varredura óssea anormal. Isso é câncer de mama metastático. A CT e a radiografia torácica correspondente mostram múltiplos nódulos bem circunscritos. Esses são típicos de doença metastática intratorácica, visto que o efeito de massa tende a "empurrar" o parênquima pulmonar normal à parte. Isso contrasta com nódulos infecciosos ou inflamatórios que tendem a ter margens de aparência mais mal definidas ou "infiltrativas".

**4. A.** Homem de 44 anos com ecocardiograma anormal. Esses são êmbolos sépticos. CT e CXR mostram múltiplos nódulos mal definidos. Esses nódulos demonstram uma aparência infiltrativa das margens, sugerindo um processo localmente agressivo típico de infecção ativa ou, menos comumente, hemorragia perilesional. Em CXR, as margens são quase imperceptíveis. Em CT, as lucências internas não cavitárias representam as vias aéreas transversais ou ilhas de espaços aéreos poupados típicos da consolidação nodular (não da massa). A consideração primária é a pneumonia multifocal, e esse caso representou êmbolos sépticos em um paciente com vegetações aórticas.

**5. C.** Mulher de 35 anos com transplante renal e tosse. Essa é uma infecção por mucormicose. CT e CXR mostram múltiplos nódulos cavitários de parede fina. O maior no lobo superior esquerdo mostra um micetoma interno. Nódulos cavitários de paredes finas e macios favorecem a infecção, ao passo que a cavitação de paredes espessas ou irregulares nódulos favorecem um tumor.

**6. E.** Homem de 47 anos com insuficiência renal e hemoptise recorrente. Essa é uma granulomatose de Wegener. CT e CXR mostram nódulos cavitários irregulares, coalescentes, de paredes espessas no lobo superior direito. A cavitação é nova a partir dos 2 anos anteriores. O diagnóstico diferencial primário é neoplasia cavitária. Uma infecção cavitária é menos provável, dados os grandes componentes sólidos, paredes espessas, e ausência de alteração inflamatória circundante. Nódulos e massas são comumente observados na apresentação inicial de Wegener (até 70%) e podem involuir para formar cicatrizes discoides ou progredir para cavitação.

## Leituras Sugeridas

Aberle DR, Gamsu G, Lynch D. Thoracic manifestations of Wegener granulomatosis: diagnosis and course. Radiology 1990;174(3 Pt 1):703–709

Argiriadi PA, Mendelson DS. High resolution computed tomography in idiopathic interstitial pneumonias. Mt Sinai J Med 2009;76(1):37–52

Koutsopoulos AV, Mitrouska I, Dambaki KI, et al. Is a miliary chest pattern always indicative of tuberculosis or malignancy? Respiration 2006;73(3):379–381



### Melhores Dicas

- Os nódulos miliares têm 1 a 4 mm de tamanho e têm amplo diagnóstico diferencial, além da tuberculose, incluindo outras infecções como neoplasma, condições inflamatórias não infecciosas e pneumoconiose. Para fins de classificação, é útil começar com causas febris *versus* não febris.
- Os achados radiográficos torácicos mais comuns com granulomatose de Wegener são nódulos (que podem cavitar) e opacidades semelhantes à massa (que às vezes contêm hemorragia).
- Cerca de metade dos nódulos pulmonares benignos não são calcificados. Gordura é um indicador confiável de um hamartoma pulmonar benigno e é encontrada em 50% dos hamartomas.

# Rico em Imagens 5

## ■ Caso

Quatro pacientes estão presentes para estadiamento inicial de câncer de células não pequenas. Associe as descobertas da imagem com o estágio apropriado do câncer de pulmão. As imagens fornecidas são os únicos achados pertinentes (ou seja, todos os nódulos pulmonares positivos e/ou linfonodos são mostrados para cada caso, a menos que indicado de outra forma).

A. Estágio I.
B. Estágio II.
C. Estágio III.
D. Estágio IV.
E. Estágio não listado.

1.
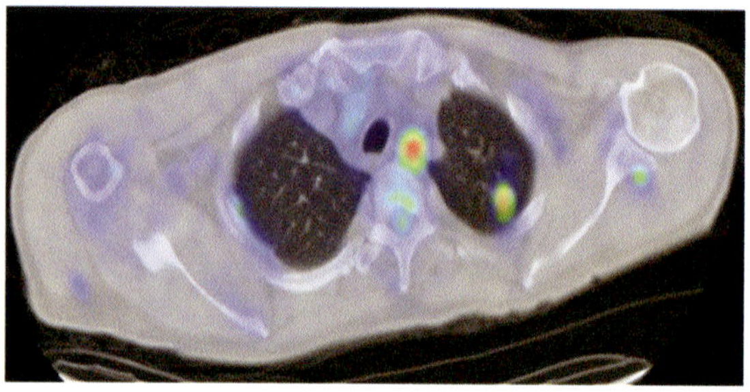

Nódulo pulmonar = 1,5 cm

2.
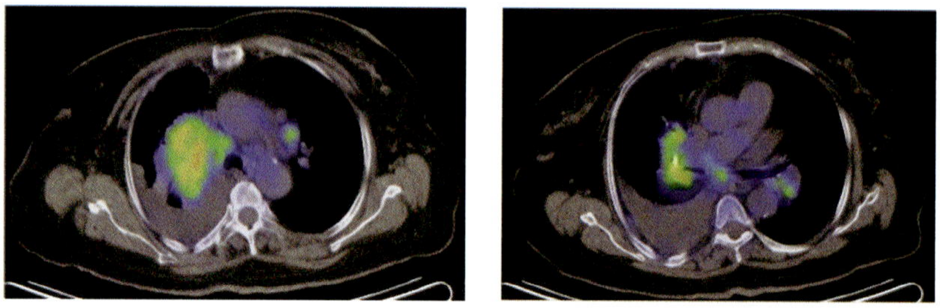

Massa pulmonar = 7,5 cm

3.
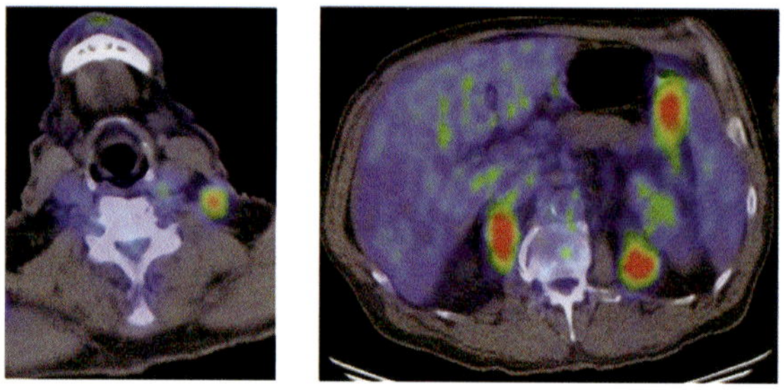

Não exibida, encontra-se massa pulmonar esquerda de 4 cm (circundada por pulmão e não por estruturas invasoras adjacentes).

4.
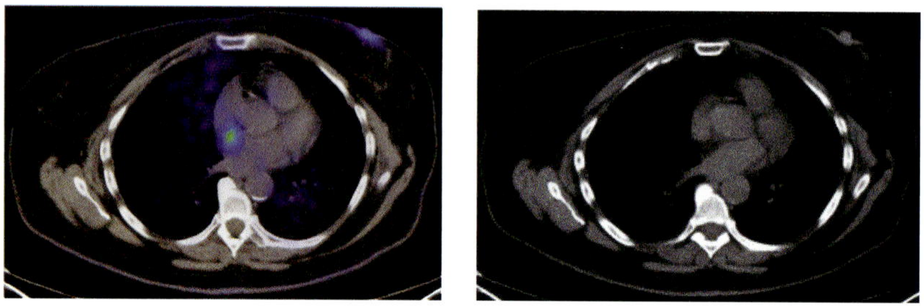

Imagens axiais: tomografia por emissão de pósitrons com fludesoxiglicose/tomografia computadorizada e fatias selecionadas por meio de tomografia computadorizada do tórax.

## Respostas e Explicações

**1. C.** Estágio III. Isso é T1, N2, M0. O estadiamento do câncer de pulmão é com base no sistema TNM, com a sétima edição a mais atual. O tamanho do tumor < 3 cm (como este) é considerado T1 (isso é quebrado ainda mais, mas não discutido aqui). Esta imagem mostra um nódulo paratraqueal alto ipsolateral positivo que é um nó de categoria N2. N1 = hilar ipsolateral; N2 = ipsolateral paratraqueal, pré-vascular, paraesofágico, subcarinal; N3 = qualquer contralateral, qualquer aumento supraclavicular.

**2. C.** Estágio III. Isso é T4, N3, M0. Qualquer massa pulmonar > 7 cm em tamanho é classificada como T3. Outras categorias T3 incluem nódulos pulmonares no mesmo lobo que o nódulo primário, lesões endobrônquicas < 2 cm distal à carina e invasão da parede torácica, diafragma, pleura mediastinal ou pericárdio parietal. No entanto, este caso é na verdade classificada como T4, já que a massa pulmonar também invade o mediastino e não apenas a pleura mediastinal. Um tumor pulmonar T4 pode ser de qualquer tamanho se houver mediastino, traqueal, esofágico, grandes vasos ou invasão do corpo vertebral adjacente. T4 também inclui nódulos tumorais separados em lóbulos que não sejam o lugar das efusões pleurais principais malignas. Como descrito anteriormente, qualquer envolvimento do linfonodo contralateral é classificado como N3. Nisso caso, há linfonodos hilares ipsolaterais e contralaterais envolvidos, bem como um nódulo subcarinal positivo.

**3. D.** Estágio IV. Isto é T2, N3, M1. Pelo critério de tamanho "T", isto é um tumor T2, como estes são > 3 a ≤ 7 cm em tamanho. A categoria "N" para este caso é N3, como existe um nódulo supraclavicular positivo. As imagens mostram as metástases da glândula adrenal que classificam automaticamente este paciente como Estágio IV, independentemente do tamanho do tumor pulmonar primário, alocações nodulares etc.

**4. E.** Estágio não listado. Esta atividade não está relacionada com o câncer de pulmão ou gânglios linfáticos. Se você olhar de perto, você pode ver que o foco de captação de fluorodesoxiglicose localiza-se na gordura interatrial, uma localização para absorção de gordura fisiológica marrom.

## Leituras Sugeridas

De Wever W, Ceyssens S, Mortelmans L, et al. Additional value of PET-CT in the staging of lung cancer: comparison with CT alone, PET alone and visual correlation of PET and CT. Eur Radiol 2007;17:23–32

Goldstraw P, Crowley J, Chansky K, et al. The IASLC Lung Cancer Staging Project: proposals for the revision of the TNM stage groupings in the forthcoming (seventh) edition of the TNM classification of malignant tumours. J Thorac Oncol 2007;2:706–714

Lardinois D, Weder W, Hany TF, et al. Staging of non-small-cell lung cancer with integrated positron-emission tomography and computed tomography. N Engl J Med 2003;348:2500–2507

### Melhores Dicas

- Distinguir entre os estágios IIIA e IIIB é crítico, como estágios IIIB+ são cirurgicamente irressecáveis.
- Qualquer metástase à distância é de estágio IV.
- Tomografia por emissão de pósitrons com fluorodesoxiglicose/tomografia computadorizada é muito útil para identificar nós positivos.

# Mais Desafiador 1

## ■ Caso

*Status* do paciente após colocação de marca-passo transvenoso. Imagens de tomografia computadorizada e radiografia de tórax são apresentadas.

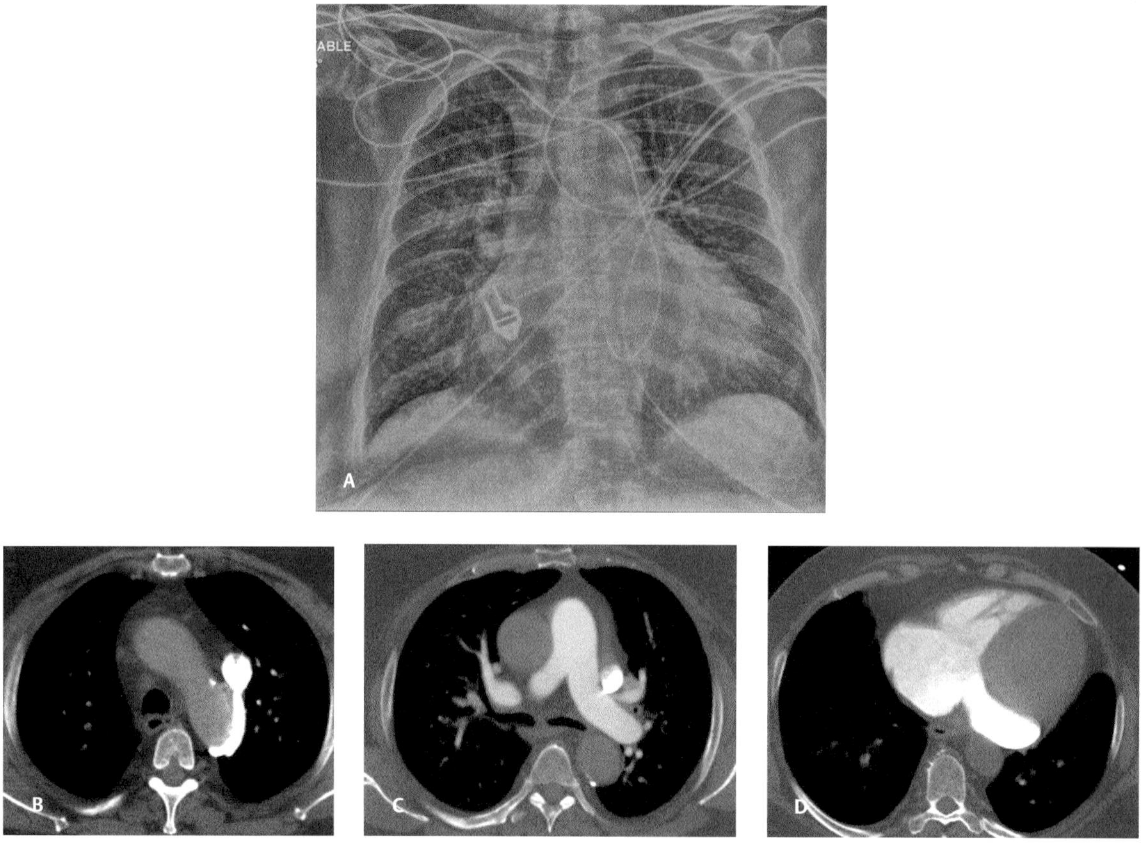



## ■ Perguntas

1. Qual é o diagnóstico MAIS provável?
   A. Veia intercostal superior esquerda ampliada.
   B. Continuação hemiázigos da veia cava inferior.
   C. Retorno venoso pulmonar anômalo parcial (PAPVR).
   D. Veia cava superior esquerda persistente (PLSVC).
   E. Veia torácica interna esquerda.

2. Qual dos seguintes é verdadeiro para PLSVC?
   A. A grande maioria dos casos dessa anomalia venosa congênita é sintomática.
   B. As anormalidades cardíacas congênitas mais comumente associadas incluem o defeito septal atrial e defeito septal ventricular.
   C. O SVC direito está ausente.
   D. O seio coronariano geralmente é normal.

3. Qual das seguintes afirmações é verdadeira para o PAPVR?
   A. Aproximadamente 80% dos pacientes com PAPVR do lado direito apresentam um defeito septal atrial (ASD).
   B. PAPVR é um desvio cianótico da esquerda para a direita.
   C. A veia pulmonar anômala drena para a circulação lateral direita.
   D. A correção cirúrgica é sempre o tratamento de escolha.
   E. A síndrome da cimitarra é o tipo de PAPVR mais frequentemente associado ao ASD.

## Respostas e Explicações

*Pergunta 1*

**D. Correta!** Esse é uma PLSVC. Achados patognomônicos (que estão presentes nesse caso) incluem um vaso dilatado opacificado com contraste que drena inferiormente através da região hilar esquerda e no seio coronariano. Isso está tipicamente associado a um seio coronariano dilatado. Uma PLSVC é a anomalia venosa torácica congênita mais comum, com incidência de 0,3 a 0,5% na população geral. Se isolado, nenhum tratamento é necessário. A correção cirúrgica é indicada se houver um desvio significativo. A veia cava superior (SVC) direita pode ser normal, pequena ou ausente. A veia braquiocefálica esquerda (ponte) frequentemente está ausente (65%).

*Outras escolhas e discussões*

**A.** Quando um cateter venoso central está anormalmente localizado à esquerda do mediastino, o diagnóstico diferencial inclui uma SVC do lado esquerdo, veia torácica interna esquerda, veia intercostal superior esquerda e veia pericardiofrênica esquerda.

Normalmente, a veia intercostal superior esquerda drena o segundo ao quarto espaço intercostal e percorre anteriormente para a veia inominada esquerda. Espera-se que um cateter na veia intercostal superior siga o botão aórtico. No entanto, no caso de teste, a veia intercostal superior esquerda drena para uma grande estrutura venosa que corre na direção caudal até o seio coronariano e subsequentemente drena para o átrio direito.

**B.** A veia hemiázigo está localizada no lado esquerdo da coluna torácica inferior, curvando-se para a direita para drenar na veia ázigo. Esses achados não estão presentes no caso de teste.

**C.** A PLSVC é uma anomalia venosa pulmonar congênita que envolve a drenagem de algumas veias pulmonares (entre uma e três, mas não todas as quatro) para a circulação venosa sistêmica ou para o átrio direito. Isso cria um desvio extracardíaco da esquerda para a direita.

No entanto, o desvio em geral é hemodinamicamente insignificante. O PAPVR é mais comumente visto no lobo superior esquerdo (47%) e no lobo superior direito (38%). A melhor pista diagnóstica para esse diagnóstico é a visualização da drenagem direta de uma veia pulmonar para a circulação sistêmica (p. ex., SVC, veia cava inferior, átrio direito, veia braquiocefálica esquerda). No PAPVR do lobo superior esquerdo, uma veia vertical drena do aspecto medial do lobo superior esquerdo à veia braquiocefálica esquerda. Isso pode ser confundido com uma SVC esquerda persistente. No entanto, nenhuma conexão com o seio coronariano será vista, e a veia intercostal superior esquerda não se conectará à veia vertical associada ao PAPVR do lóbulo superior esquerdo.

**E.** Mau posição dos cateteres venosos centrais é geralmente limitada aos tributários maiores do SVC. Em uma radiografia frontal de tórax, um cateter dentro da veia torácica interna seria localizado mais lateralmente e, em uma radiografia lateral, o cateter cobriria o mediastino anterior.

*Pergunta 2*

**B. Correta!** As anomalias cardíacas congênitas mais comumente associadas a PLSVC incluem: defeito septal atrial e defeito septal ventricular, seguido de coarctação da aorta, transposição dos grandes vasos, tetralogia de Fallot e conexões anômalas da veia pulmonar.

*Outras escolhas e discussões*

**A.** A grande maioria dos casos de PLSVC é assintomática. Em geral, a anormalidade é detectada incidentalmente.

**C.** A SVC direita pode ser normal, pequena ou ausente.

**D.** O seio coronário está aumentado na maior parte dos casos. Se um seio coronariano aumentado for visto na ecocardiografia ou na imagem transversal, deve-se suspeitar de PLSVC.

*Pergunta 3*

**C. Correta!** A veia pulmonar anômala drena para a circulação do lado direito (SVC, ázigo, braquiocefálico, veia cava inferior, seio coronário, átrio direito).

*Outras escolhas e discussões*

**A.** Em aproximadamente 40% dos pacientes com PAPVR do lado direito, um ASD é visto.

**B.** PAPVR geralmente é um desvio acianótico da esquerda para a direita. A maior parte dos pacientes é assintomática e o achado é detectado incidentalmente em exames por imagem. Ele é sintomático somente se o desvio for grande ou associado a outras anomalias cardiopulmonares.

**D.** A correção cirúrgica somente é recomendada se a relação de fluxo pulmonar para sistêmico for > 1,5 (para evitar progressão a hipertensão pulmonar e insuficiência do ventrículo direito).

**E.** Em alguns casos, uma veia anômala que drena para a veia cava inferior é vista como uma sombra crescente de opacidade vascular ao longo da borda cardíaca direita. Isso é denominado síndrome da cimitarra. Nesses pacientes, sequestro pulmonar e anomalia no suprimento arterial para o lobo pulmonar acometido são encontrados, ao invés de um ASD.



## Leituras Sugeridas

Goyal SK, Punnam SR, Verma G, Ruberg FL. Persistent left superior vena cava: A case report and review of literature. Cardiovasc Ultrasound 2008;6(1):50

Kazerooni EA, Gross BH. Cardiopulmonary Imaging. Philadelphia, PA: Lippincott Williams & Wilkins; 2004

Sonavane SK, Milner DM, Singh SP, Abdel Aal AK, Shahir KS, Chaturvedi A. Comprehensive imaging review of the superior Vena Cava. Radiographics 2015;35(7):1873–1892

### Melhores Dicas

- PLSVC é a variação anatômica mais comum das veias centrais torácicas.
- Com a PLSVC, a SVC direita pode estar normal, pequena ou ausente.
- O PLSVC é de relevância clínica potencial quando fios de marca-passo são implantados ou cateteres venosos centrais são colocados.

# Mais Desafiador 2

## ■ Caso

Homem de 58 anos sem história médica significativa é submetido à investigação por dispneia progressiva.

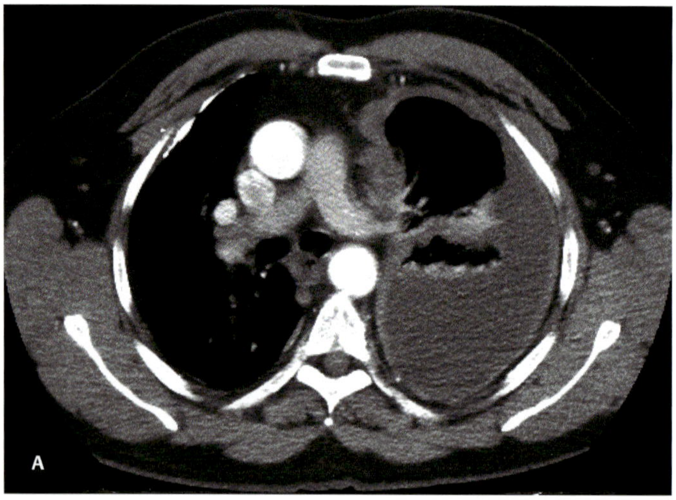

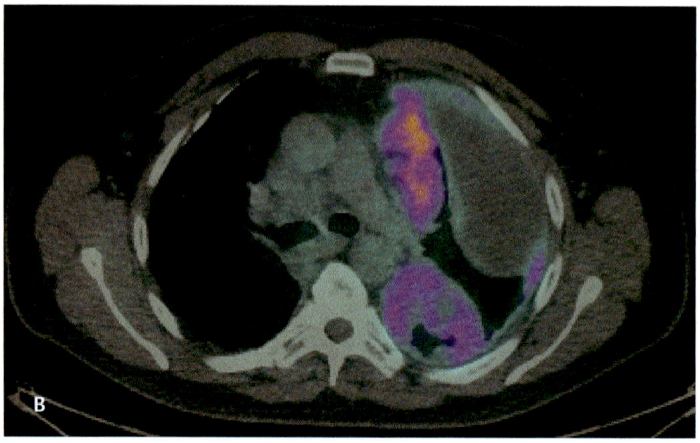



## ■ Perguntas

1. Qual é o diagnóstico MAIS provável?
   A. Timoma metastático.
   B. Espessamento pleural benigno.
   C. Tumor fibroso solitário.
   D. Doença pleural benigna relacionada com o amianto.
   E. Mesotelioma maligno.

2. O cirurgião torácico quer uma avaliação da parede torácica local e da invasão diafragmática. Qual teste você recomendaria?
   A. 18-FDG PET/CT.
   B. Imagem de ressonância magnética (MRI) com gadolínio.
   C. Biópsia percutânea.
   D. CT de tórax.
   E. Ultrassonografia.

3. Qual dos seguintes NÃO é um local primário reconhecido de mesotelioma maligno?
   A. Pleura.
   B. Peritônio.
   C. Pericárdio.
   D. Meninges.
   E. *Tunica vaginalis.*

## Respostas e Explicações

### *Pergunta 1*

**E. Correta!** Esse é um caso de mesotelioma maligno. A tomografia computadorizada (CT) demonstra uma casca de espessamento nodular pleural circunferencial no hemitórax esquerdo com derrame pleural loculado, e há intensa captação de fluorodesoxiglicose (FDG) na tomografia por emissão de pósitrons 18-FDG (PET)/CT. Essas características são consistentes com um diagnóstico de mesotelioma maligno, um tumor maligno agressivo da pleura. O mesotelioma está fortemente associada à exposição ao amianto (especialmente fibras de crocidolite). A aparência típica na CT é uma massa nodular de densidade de tecido mole com base na pleura que se espalha ao longo das superfícies pleurais e nas fissuras, criando uma crosta pleural. A calcificação é vista em 20% casos, geralmente em decorrência de placas pleurais calcificadas englobadas, em vez de calcificação tumoral verdadeira. O mesotelioma maligno é FDG ávido na PET18-FDG/CT, que pode ser útil para distinguir entre espessamento pleural benigno e maligno. Existem três subtipos histológicos de mesotelioma maligno: epitelial (60%), sarcomatoide (15%) e misto (25%), que muitas vezes são difíceis de distinguir em exames de imagem. As variantes sarcomatoides podem demonstrar calcificação causada por osteo- ou condrossarcomatoide de diferenciação.

#### *Outras escolhas e discussões*

**A.** O timoma metastático está no diagnóstico diferencial de uma massa pleural ávida pelo FDG. Entretanto, o timoma frequentemente é associado a implantes pleurais sólidos no hemitórax inferior e nos sulcos costofrênicos (metástases em gota) ipsolaterais ao local da massa mediastinal. A presença de derrames é rara, e "doença pleural seca" frequentemente é observada nesses pacientes. A ausência de uma massa mediastinal e a presença de um derrame pleural tornam o timoma metastático improvável.

**B.** A presença de espessamento pleural ao longo da borda mediastinal anterior aos corpos vertebrais é uma característica fundamental da doença pleural maligna. O espessamento pleural circunferencial e uma espessura > 1 cm são outras características que podem ajudar a distinguir a doença pleural benigna da maligna.

**C.** O tumor fibroso solitário é uma massa baseada na pleura que tipicamente se apresenta como uma massa solitária de atenuação de tecido mole baseada na pleura. Pode estar associado a um pequeno derrame pleural e geralmente não é ávido pelo FDG na PET18-FDG/CT.

**D.** A doença pleural benigna relacionada com o amianto é um espectro de doença pleural que compreende derrames pleurais e espessamento pleural. O espessamento pleural geralmente é focal, descontínuo e calcificado, mas um espessamento pleural difuso pode ocorrer. No caso de teste, placas pleurais calcificadas são observadas no hemitórax direito consistente com exposição prévia ao amianto, mas a extensão do espessamento nodular pleural e avidez pelo FDG no hemitórax esquerdo é consistente com mesotelioma maligno.

### *Pergunta 2*

**B. Correta!** A MRI de tórax com gadolínio é a modalidade de imagem mais sensível para invasão da parede torácica e diafragmática em decorrência de sua resolução superior de tecido mole. O espessamento pleural é tipicamente iso- a hiperintenso ao músculo esquelético nas imagens T1 e aumenta em imagens pós-contraste.

#### *Outras escolhas e discussões*

**A.** O mesotelioma maligno é ávido pelo FDG no PET/CT nas regiões de espessamento pleural, mas é subideal em delinear a extensão local por sua baixa resolução espacial. PET/CT é útil na avaliação de metástases locais e distais e também exerce um papel na resposta ao tratamento.

**C.** A biópsia percutânea deve ser evitada em casos de suspeita de mesotelioma, pelo risco de disseminação do trato de biópsia.

**D.** A CT de tórax é frequentemente a modalidade inicial usada para investigar casos de suspeita de mesotelioma e é excelente para descrever a extensão do tumor e a presença de metástases locais. No entanto, a CT é inferior à MRI na avaliação da invasão da parede torácica local, pericárdica e diafragmática por sua resolução inferior do tecido mole.

**E.** A ultrassonografia de tórax pode ser útil para distinguir o líquido pleural do espessamento, mas não é uma modalidade sensível para avaliar a invasão da parede torácica ou diafragmática.

### *Pergunta 3*

**D. Correta!** As metástases meníngeas são descritas no mesotelioma, mas não como localização primária.

#### *Outras escolhas e discussões*

**A.** A pleura é o local mais comum do mesotelioma primário.

**B.** Aproximadamente 20 a 30% de todos os mesoteliomas surgem do revestimento seroso do peritônio. Existe uma forte associação entre o mesotelioma peritoneal e a exposição ao amianto. As aparências típicas de CT são massas peritoneais, sólidas e aumentadoras com ascite. O envolvimento pleural simultâneo é comum.

**C.** O local pericárdico primário é raro, representando menos de 1% dos casos, apresentando-se como espessamento pericárdico difuso ou uma massa focal com derrame pericárdico coexistente.

**E.** O mesotelioma que surge da *túnica vaginalis* testicular é uma condição extremamente rara, mas reconhecida. A exposição ao amianto está presente em menos de 50% dos casos. Pode apresentar-se como massas paratesticulares únicas ou múltiplas, ou excrescências papilares na superfície interior de uma hidrocele.



### Melhores Dicas

- O espessamento pleural circunferencial, espessamento que se estende ao longo da borda mediastinal e uma espessura pleural de > 1 cm são características-chave de doença pleural maligna na CT.
- O mesotelioma maligno é ávido por FDG em PET18F-FDG/CT.
- A MRI com gadolínio é a melhor modalidade de imagem para a avaliação da invasão da parede torácica local, diafragmática e pericárdica no mesotelioma pleural maligno.

# Mais Desafiador 3

## ■ Caso

Uma mulher de 50 anos com tosse é submetida à tomografia computadorizada (CT) de tórax após a descoberta de uma massa na radiografia de tórax.

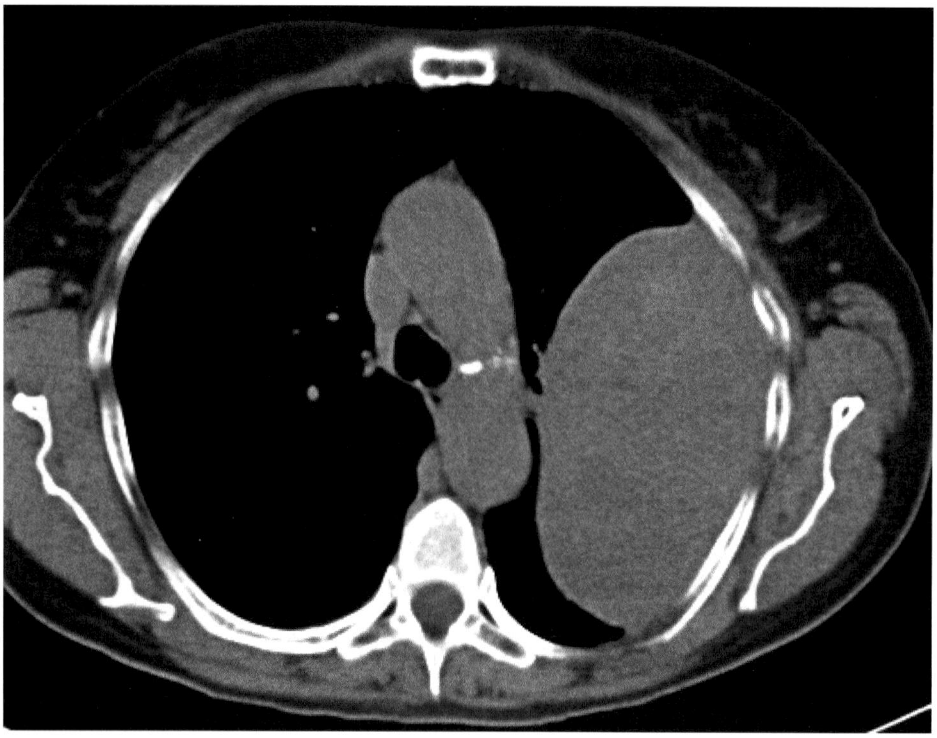



## ■ Perguntas

1. Qual é o diagnóstico mais provável?
   A. Câncer de pulmão.
   B. Mesotelioma.
   C. Tumor fibroso solitário.
   D. Lipoma pleural.
   E. Metástases.

2. Qual dos seguintes NÃO está associado a esse diagnóstico?
   A. Hiperglicemia.
   B. Dor no punho.
   C. Invasão da parede torácica.
   D. Derrame pleural.
   E. Invasão diafragmática.

3. Qual dos seguintes está associado à malignidade nessa lesão?
   A. Morfologia séssil.
   B. Morfologia pedunculada.
   C. Unifocalidade.
   D. Uso prévio de tabaco.
   E. Exposição prévia ao amianto.

## Respostas e Explicações

*Pergunta 1*

**C. Correta!** Os tumores fibrosos solitários (SFTs) são responsáveis por aproximadamente 5% dos tumores pleurais primários, decorrentes da pleura visceral em 80% dos casos. A origem baseada na pleura é mais bem demonstrada na CT, com um ângulo obtuso ou reto em relação à pleura adjacente. Essas massas geralmente são bem marginadas e isodensas em comparação ao músculo adjacente no CT não contrastado, como é demonstrado nesse caso. Eles geralmente melhoram acentuadamente em imagens pós-contraste.

*Outras escolhas e discussões*

**A.** O caso de teste é uma massa baseada na pleura, formando um ângulo obtuso com a superfície pleural, tornando o câncer de pulmão primário improvável.

**B.** O mesotelioma está no diagnóstico diferencial de massas baseadas na pleura, mas tipicamente se apresenta como espessamento pleural circunferencial.

**D.** Lipomas pleurais geralmente são atenuação de gordura na CT, em vez de densidade de tecido mole.

**E.** As metástases estão incluídas no diferencial para uma massa pleural solitária, mas as metástases pleurais geralmente são multifocais e menores em tamanho que as SFTs.

*Pergunta 2*

**A. Correta!** Hipoglicemia, não hiperglicemia, é uma complicação rara em aproximadamente 2 a 4% dos casos, em razão da produção do fator de crescimento 2 semelhante à insulina pelo tumor. Isso é conhecido como síndrome de Doege-Potter.

*Outras escolhas e discussões*

**B.** A osteoartropatia pulmonar hipertrófica está associada à SFT em aproximadamente 20% dos casos.

**C.** A mudança maligna pode ser vista em até 40% dos casos de SFT. Esses, frequentemente, se manifestam em imagens como invasão da parede torácica ou diafragmática.

**D.** Derrames pleurais estão associados ao SFT em aproximadamente 25% dos casos.

**E.** Alterações malignas podem ser vistas em até 40% dos casos de SFT. Eles se manifestam, frequentemente, em imagens como invasão da parede torácica ou diafragmática.

*Pergunta 3*

**A. Correta!** Os fatores que predizem malignidade incluem grande tamanho tumoral na apresentação, pacientes sintomáticos, morfologia séssil e multifocalidade. Em razão do risco de malignidade em SFT, uma investigação adicional é apropriada. Imagem por ressonância magnética com gadolínio pode ser usada para definir a borda do tumor com mais precisão que na CT, e pode ser usada para avaliar a invasão da parede torácica e diafragmática. Tomografia por emissão de pósitrons de 18-fluorodesoxiglicose (FDG)/CT tem um papel na diferenciação de SFT benigno de outras neoplasias malignas da pleura: os SFTs benignos geralmente não são ávidos por FDG, enquanto aquelas com aumento da captação de FDG têm maior probabilidade de serem malignas. A captação intensa de FDG na massa sugere um diagnóstico alternativo, como linfoma, mesotelioma ou doença metastática. A maior parte dos centros realiza uma biópsia confirmatória, que pode ser realizada por via percutânea sob orientação de CT. Nenhuma associação conhecida ao amianto ou exposição ao tabaco é relatada.

As outras escolhas estão incorretas.

## Leituras Sugeridas

Cardillo G, Carbone L, Carleo F, Masala N, Graziano P, Bray A, et al. Solitary fibrous tumors of the pleura: an analysis of 110 patients treated in a single institution. Ann Thorac Surg 2009;88(5):1632–1637

Keraliya AR, Tirumani SH, Shinagare AB, Zaheer A, Ramaiya NH. Solitary fibrous tumors: 2016 imaging update. Radiol Clin North Am 2016;3:565–579



### Melhores Dicas

- SFT é um tumor pleural primário de potencial maligno variável. Esses podem ser sésseis ou pedunculados. A presença de um pedículo pode ser inferida se a massa demonstra mobilidade na imagem em série.
- Associações conhecidas incluem hipoglicemia e osteoartropatia pulmonar hipertrófica.
- Fatores que predizem malignidade incluem grande tamanho tumoral, pacientes sintomáticos, morfologia séssil e multifocalidade.

# Mais Desafiador 4

## ■ Caso

Homem de 58 anos com história de asma.

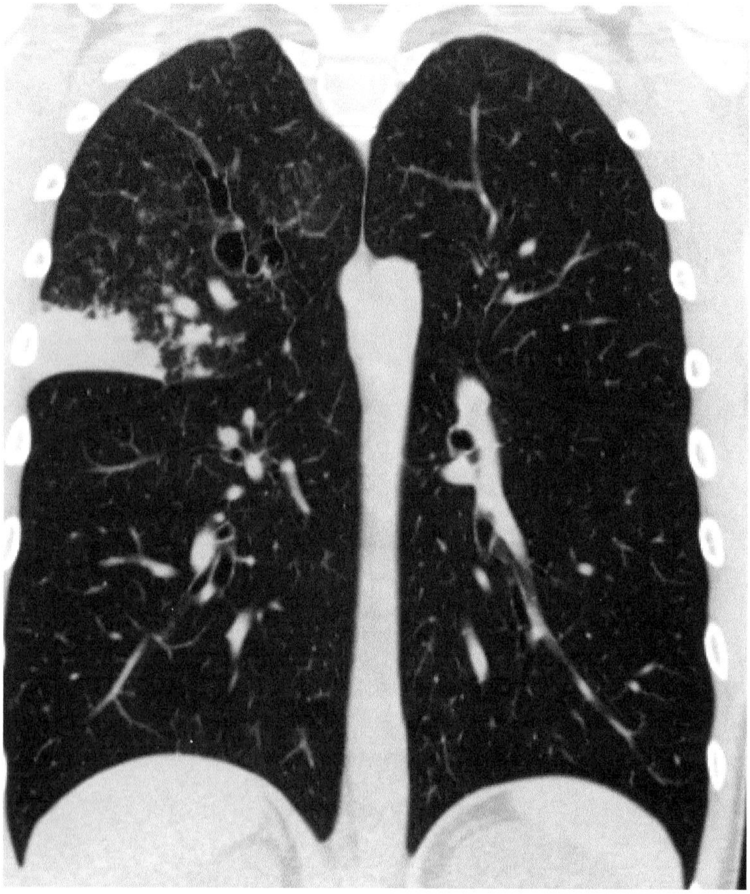



## ■ Perguntas

1. Qual dos seguintes é o diagnóstico MAIS provável?
   A. Pneumonia por aspiração.
   B. Fibrose cística.
   C. Atresia brônquica.
   D. Aspergilose broncopulmonar alérgica (ABPA).

2. Qual das seguintes afirmações é verdadeira?
   A. O sinal do "crescente aéreo" se desenvolve na aspergilose invasiva à medida que a imunidade do hospedeiro se recupera.
   B. Um micetoma ocorre em pacientes imunocomprometidos.
   C. A bronquiolectasia é o achado mais proeminente na ABPA.
   D. A bronquiectasia de tração resulta de um defeito intrínseco dentro da parede da via aérea.

3. Qual dos seguintes é um critério IMPORTANTE para o diagnóstico do caso de teste?
   A. Níveis séricos elevados de imunoglobulina E.
   B. *Aspergillus* no escarro.
   C. Expectoração de tampões de muco.
   D. Reação de hipersensibilidade tardia com injeção intradérmica.

## ■ Respostas e Explicações

*Pergunta 1*

**D. Correta!** A ABPA se desenvolve em pacientes com histórico de asma. As características de imagem incluem bronquiectasia central e impactação mucoide (ambas vistas nesse caso). O conteúdo do muco impactado, muitas vezes, tem alta atenuação (não mostrado).

*Outras escolhas e discussões*

**A.** A imagem demonstra bronquiectasia central no lobo superior direito juntamente a vários brônquios impactados e uma consolidação periférica. Uma bronquiectasia não seria encontrada com aspiração. Além disso, a aspiração é mais comumente vista nos lobos inferiores (no paciente ereto).

**B.** A fibrose cística resulta em bronquiectasia difusa do lobo central e superior, que não é visto no caso de teste.

**C.** A atresia brônquica é um distúrbio congênito de um ramo brônquico focal ramificação com impactação resultante da via aérea distal e hiperinsuflação distributiva associada. Nenhuma lucência parenquimatosa é vista aqui para sugerir esse diagnóstico.

*Pergunta 2*

**A. Correta!** O sinal do "crescente aéreo" se desenvolve na aspergilose invasiva à medida que a imunidade do hospedeiro se recupera. A infecção por *aspergillus* invasivo se apresenta mais comumente como um nódulo pulmonar em pacientes imunocomprometidos. À medida que a imunidade do hospedeiro melhora, um pequeno crescente de ar se forma ao redor do nódulo. Isso não é para ser confundido com o ar que envolve um micetoma, que ocorre quando uma bola fúngica habita uma cavidade preexistente.

*Outras escolhas e discussões*

**B.** Micetomas ocorrem em pacientes imunocompetentes. Eles se formam dentro de cavidades criadas por uma doença granulomatosa antiga.

**C.** APBA causa dilatação das vias aéreas centrais. Os bronquíolos são anatomicamente periféricos e não são vistos com APBA.

**D.** Causas potenciais de bronquiectasia incluem infecção (as mais comuns), distúrbios congênitos (p. ex., fibrose cística), obstrução e iatrogênicas (p. ex., radiação). O tipo de tração de bronquiectasias resulta do parênquima pulmonar fibrótico adjacente "puxando" o brônquio e fazendo com que ele se alargue. Bronquiectasia de tração não resulta de um defeito intrínseco dentro da parede da via aérea.

*Pergunta 3*

**A. Correta!** Níveis séricos elevados de imunoglobulina E são os principais critérios para esse diagnóstico. Pacientes com ABPA apresentam uma reação de hipersensibilidade à proliferação endobrônquica por *Aspergillus*. As características típicas de uma resposta alérgica (como uma imunoglobulina E elevada e testes cutâneos positivos) ajudam a confirmar o diagnóstico de ABPA.

*Outras escolhas e discussões*

**B.** *Aspergillus* no escarro é um critério secundário para ABPA.

**C.** A expectoração de tampões de muco é um critério secundário para a ABPA.

**D.** A reação de hipersensibilidade tardia com injeção intradérmica é um critério secundário para a ABPA. (Os critérios principais incluem níveis de imunoglobulina E elevados e teste cutâneo positivo tipo I imediato.)

## ■ Leituras Sugeridas


Abramson S. Signs in imaging—the air crescent sign. Radiology 2001;218(1):230–232

Agarwal R. Allergic bronchopulmonary aspergillosis. Chest 2009;135(3):805–826

Gipson MG, Cummings KW, Hurth KM. Bronchial atresia. Radiographics 2009;29:1531–1535

Silva CI, Colby TV, Muller NL. Asthma and associated conditions: high-resolution CT and pathologic findings. Am J Roentgenol 2004;183(3):817–824

Thompson BH, Stanford W, Galvin JR, Kurihara Y. Varied radiologic appearances of pulmonary aspergillosis. Radiographics 1995;15:1273–1284


### Melhores Dicas

- Pense na APBA se você vir uma bronquiectasia central, particularmente em um paciente com história de asma ou fibrose cística.
- *Aspergillus* pode-se manifestar nos pulmões de quatro maneiras principais: micetoma dentro de uma cavidade pré-formada (hospedeiros normais), forma semi-invasiva, forma invasiva (pacientes imunocomprometidos) e ABPA (reação de hipersensibilidade em asmáticos).
- O sinal de "crescente aéreo" é visto na aspergilose invasiva à medida que a imunidade do hospedeiro melhora.

# Mais Desafiador 5

## ■ Caso

Paciente com leucemia gravemente imunocomprometido apresenta febre que não responde aos antibióticos.

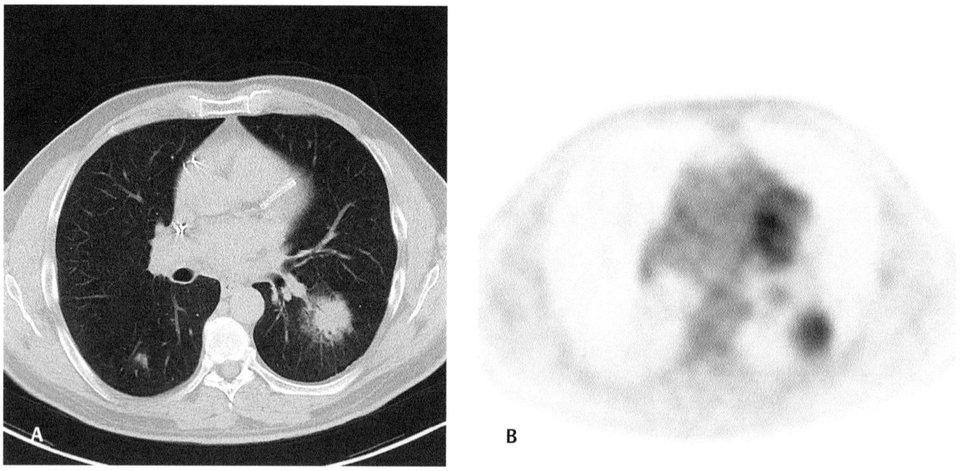


Esquerda: tomografia computadorizada não contrastada de alta resolução
Direita: tomografia por emissão de pósitrons correspondente com fluorodesoxiglicose



## ■ Perguntas

1. Qual é o diagnóstico MAIS provável para esse paciente?
   A. Sarcoma de Kaposi pulmonar.
   B. Adenocarcinoma *in situ*.
   C. Vasculite.
   D. Aspergilose invasiva.
   E. Angiossarcoma.

2. Qual é a causa primária MAIS provável da atenuação perilesional de vidro fosco em torno dessa anormalidade pulmonar?
   A. Disseminação lipídica de células tumorais.
   B. Disseminação de um infiltrado inflamatório a partir do nódulo.
   C. Hemorragia alveolar periférica ou pulmonar.
   D. Alteração da pós-radiação ao redor de um carcinoma pulmonar tratado.

3. Em um cenário diferente, você percebe vários nódulos pulmonares com sinais do halo e nódulos hilares bilaterais aumentados em uma tomografia computadorizada de tórax sem contraste. Você também nota que o paciente tem um nível elevado de enzima conversora de angiotensina. Qual condição esse paciente MAIS provavelmente possui?
   A. Granulomatose com poliangiite.
   B. Síndrome de Churg-Strauss.
   C. Sarcoma de Kaposi pulmonar.
   D. Aspergilose invasiva.
   E. Sarcoidose.

## Respostas e Explicações

*Pergunta 1*

**D. Correta!** Isso é aspergilose invasiva. Um sinal do "halo" está presente nesse caso. A aspergilose angioinvasiva é a causa mais comum do sinal do halo no tórax em um paciente imunocomprometido. Outras infecções fúngicas também podem demonstrar essa aparência, embora sejam menos comuns. Elas incluem infecção por *Mucor*, candidíase pulmonar e coccidioidomicose.

*Outras escolhas e discussões*

**A.** Embora os nódulos pulmonares do sarcoma de Kaposi possam ter atenuação perilesional em vidro fosco, esses nódulos são mais tipicamente em forma de labareda, que os mostrados no caso de teste. Além disso, o histórico clínico fornecido favorece a infecção à neoplasia.

**B.** O adenocarcinoma *in situ* foi previamente referido como carcinoma broncoalveolar. Essa condição pode demonstrar nódulos com um sinal de halo.

**C.** Várias etiologias inflamatórias e/ou vasculite podem causar essa aparência (hemorragia pulmonar e nódulos pulmonares hemorrágicos), incluindo granulomatose de Wegener, pneumonia eosinofílica, pneumonia em organização e até endometriose. No entanto, as informações clínicas fornecidas para o caso de teste não correspondem a essas causas.

**E.** Com base apenas em exames de imagem, a doença metastática não pode ser excluída, visto que a doença metastática também pode demonstrar um sinal de halo. Isso pode ser visto, por exemplo, com angiossarcoma, osteossarcoma ou coriocarcinoma, e é, provavelmente, por conta da fragilidade do tecido neovascular com hemorragia alveolar perilesional resultante. O cenário clínico favorece uma infecção ao neoplasma.

Não mostrado aqui, há também um sinal do "halo reverso", também conhecido como sinal de "atol". Com esse sinal, a porção central do nódulo demonstra densidade de vidro fosco enquanto a consolidação periférica é mais densa. A área do vidro fosco corresponde à inflamação alveolar, e a área periférica geralmente é causada pelo tecido granulomatoso.

*Pergunta 2*

**C. Correta!** A densidade do vidro fosco é provavelmente o resultado de hemorragia alveolar ou pulmonar periférica. Essa densidade de vidro fosco é mais bem visualizada na configuração da janela do pulmão. A maioria os casos representam a hemorragia alveolar ou pulmonar periférica (isto é, um nódulo hemorrágico). O sinal do halo de tomografia computadorizada é frequentemente observado em pacientes neutropênicos que foram submetidos à transplante de medula óssea ou de órgãos. Como mencionado acima, a causa mais comum nessa população de pacientes é a aspergilose angioinvasiva. O fungo invade a vasculatura pulmonar, resultando em áreas de vidro fosco periférico de trombose, infarto e hemorragia.

*Outras escolhas e discussões*

**A.** A disseminação dos lepídicos refere-se ao tumor que se espalha ao longo de uma estrutura alveolar. No entanto, a história de um paciente imunocomprometido favorece a infecção ao tumor.

**B.** A disseminação de infiltrado inflamatório do nódulo é o mecanismo para uma etiologia inflamatória e/ou vasculite. No entanto, isso é menos provável que a hemorragia periférica.

**D.** Não houve dado histórico de que o paciente anteriormente tinha câncer de pulmão e tratamento com radiação. Além disso, a alteração induzida pela radiação nos pulmões tenderia a seguir um padrão mais linear de infiltração ao longo da zona de radiação.

*Pergunta 3*

**E. Correta!** É muito provável que esse paciente tenha sarcoide. Os níveis de enzima conversora de angiotensina são tipicamente elevados em pacientes com sarcoidose. Os linfonodos paratraqueais e hilares bilaterais aumentados são comuns (às vezes chamados de "nódulos batata").

*Outras escolhas e discussões*

O sinal do halo de tomografia computadorizada também pode ser visto em todos os seguintes:

**A.** A granulomatose com poliangiite é a terminologia mais recente para granulomatose de Wegener. Essa é uma doença autoimune com inflamação granulomatosa necrosante e vasculite. A maioria dos achados pulmonares comuns são nódulos únicos ou múltiplos/massas, que podem cavitar. Anticorpos citoplasmáticos de antineutrófilos citoplasmáticos estão associados a essa condição.

**B.** A Síndrome de Churg-Strauss é também conhecida como granulomatose eosinofílica com poliangiite. Essa é uma doença autoimune com vasculite associada em um indivíduo com histórico hipersensibilidade alérgica das vias aéreas. Anticorpos citoplasmáticos de antineutrófilos perinucleares estão associados a essa condição.

**C.** Uma carga viral do herpesvírus-8 humano é vista em pacientes imunocomprometidos com sarcoma pulmonar de Kaposi.

**D.** O diagnóstico de aspergilose invasiva poderia incluir um ensaio de galactomanana positivo.

## Leituras Sugeridas

Franquet T, Muller NL, Gimenez A, Guembe P, de La TJ, Bague S. Spectrum of pulmonary aspergillosis: histologic, clinical, and radiologic findings. Radiographics 2001;21:825–837

Gaeta M, Blandino A, Scribano E, Minutoli F, Volta S, Pandolfo I. Computed tomography halo sign in pulmonary nodules: frequency and diagnostic value. J Thorac Imaging 1999;14:109–113

Kumazoe H, Matsunaga K, Nagata N, et al. "Reversed halo sign" of high-resolution computed tomography in pulmonary sarcoidosis. J Thorac Imaging 2009;24:66–68

### Melhores Dicas

- O sinal do halo de tomografia computadorizada pode ser a primeira indicação de infecção fúngica.
- Inicialmente, o sinal do halo invertido foi considerado específico para a pneumonia em organização criptogênica, mas várias patologias, incluindo infecção fúngica oportunista, sarcoide e tuberculose, podem ter essa aparência.
- A tomografia de imagem por emissão de pósitrons com fludesoxiglicose mostrada demonstra aumento de captação nesse nódulo pulmonar hemorrágico infeccioso. A infecção pulmonar pode demonstrar aumento da captação de fludesoxiglicose semelhante em tensão à malignidade. A infecção pulmonar pode mostrar aumento da captação de fluorodesoxiglicose semelhante em intensidade à malignidade. Portanto, o cenário clínico é de extrema importância no diagnóstico correto.

# Elementos Essenciais 1

## ■ Caso

Um paciente tem sensibilidade intensa quando o sonografista pressiona a sonda do transdutor sobre o quadrante superior direito do abdome. Imagem longitudinal em escala de cinza do quadrante superior direito (A) e imagem longitudinal do quadrante superior direito com Doppler (B) são mostrados.

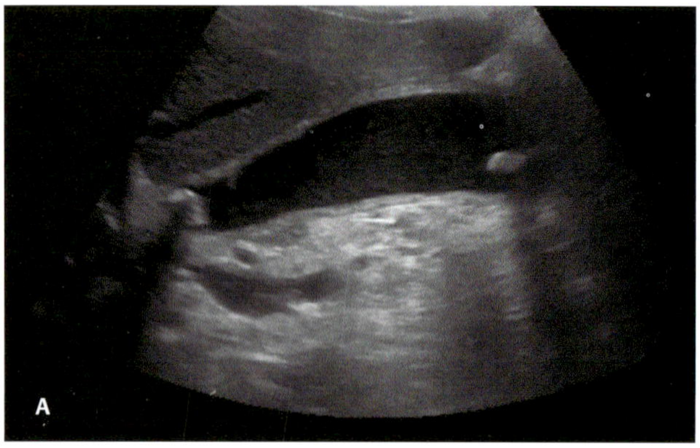


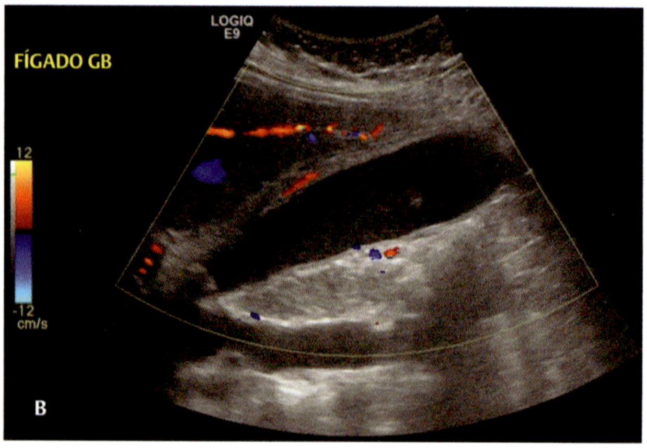


## ■ Perguntas

1. Qual dos seguintes é o diagnóstico mais provável?
   A. Colecistite acalculosa aguda.
   B. Colecistite calculosa aguda.
   C. Adenomiomatose.
   D. Carcinoma da vesícula biliar.
   E. Colecistite enfisematosa.

2. Qual dos seguintes é o sinal mais sensível para essa condição?
   A. Ar no interior do lúmen da vesícula biliar.
   B. Sinal sonográfico de Murphy.
   C. Presença de cálculos biliares.
   D. Diminuição do fluxo vascular para a parede da vesícula biliar no Doppler.
   E. Distensão da vesícula biliar.

3. Qual dos seguintes é uma característica de colecistite enfisematosa?
   A. Mais comum em mulheres que homens.
   B. Cálculos biliares estão presentes em 85% dos casos.
   C. Cálculos biliares quase nunca estão presentes.
   D. Condição isolada geralmente não associada a distúrbios metabólicos sistêmicos.
   E. Emergência cirúrgica causada pelo risco de perfuração.

## Respostas e Explicações

*Pergunta 1*

**B. Correta!** Isso é colecistite calculosa aguda. Tem a aparência clássica de uma pedra obstrutiva no colo da vesícula biliar, com espessamento e hiperemia da parede ao Doppler. (Como observado no histórico, houve também um relato de ultrassonografia positiva de sinal de Murphy.)

*Outras escolhas e discussões*

**A.** Os cálculos biliares estão presentes, excluindo a colecistite acalculosa. Inflamação aguda da vesícula biliar na ausência de cálculos é denominada colecistite acalculosa.

**C.** O clássico artefato "rabo de cometa" da adenomiomatose não está presente nesse caso.

**D.** Nenhuma lesão em massa ou espessamento da parede semelhante à massa está presente sugerir neoplasia.

**E.** Nenhum ar ou "sombreamento sujo" está presente para sugerir colecistite enfisematosa.

*Pergunta 2*

**B. Correta!** O sinal ultrassonográfico de Murphy é o sinal mais sensível para esse diagnóstico. Um sinal ultrassonográfico de Murphy se refere à dor à palpação do transdutor sobre a vesícula biliar na inspiração. Um sinal ultrassonográfico de Murphy está associado a 90% dos casos de colecistite aguda. Normalmente, a vesícula biliar é visualizada e o paciente é instruído a respirar fundo enquanto a ultrassonografia aumenta a pressão do transdutor.

*Outras escolhas e discussões*

**A.** O ar dentro do *lúmen* da vesícula biliar é um achado muito incomum. No cenário de colecistite enfisematosa, o ar está presente dentro da *parede* da vesícula biliar.

**C.** A presença de cálculos biliares (colelitíase) é comum, mas não é o achado mais sensível. Além disso, os cálculos biliares são frequentemente observados na ausência de inflamação aguda. Os cálculos biliares podem ser clinicamente assintomáticos ou resultarem em cólera biliar intermitente.

**D.** O fluxo vascular é tipicamente aumentado no contexto de colecistite aguda, embora esse não seja o achado mais sensível. Fluxo pronunciado na artéria cística é observado ocasionalmente no Doppler.

**E.** A distensão da vesícula biliar geralmente ocorre no jejum de pacientes normais.

*Pergunta 3*

**E. Correta!** A colecistite enfisematosa é uma emergência cirúrgica. A colecistite enfisematosa refere-se à inflamação aguda da vesícula biliar causada por bactérias formadoras de gás. Isso acarreta um risco aumentado de perfuração da vesícula biliar, peritonite, sepse e morte. Portanto, a colecistectomia emergente é indicada.

*Outras escolhas e discussões*

**A.** Colecistite enfisematosa é sete vezes mais comum em homens que em mulheres.

**B.** Até metade dos pacientes com colecistite enfisematosa não tem cálculos biliares.

**C.** Até metade dos pacientes com colecistite enfisematosa não tem cálculos biliares.

**D.** A prevalência de colecistite enfisematosa é aumentada em pacientes com distúrbios metabólicos. Até metade dos pacientes com colecistite enfisematosa apresentam diabetes melito.

## Leituras Sugeridas


Cooperberg PL, Burhenne HJ. Real-time ultrasonography. Diagnostic technique of choice in calculous gallbladder disease. N Engl J Med 1980;302:1277–1279

Konno K, Ishida H, Naganuma H, et al. Emphysematous cholecystitis: sonographic findings. Abdom Imaging 2002;27:191–195

Singer AJ, McCracken G, Henry MC, Thode HC Jr, Cabahug CJ. Correlation among clinical, laboratory, and hepatobiliary scanning findings in patients with suspected acute cholecystitis. Ann Emerg Med 1996;28:267–272




### Melhores Dicas

- O paciente deve permanecer em jejum pelo menos 4 horas antes de um exame ultrassonográfico para possível colecistite aguda. (A vesícula biliar deve ser distendida durante o exame de ultrassonografia para uma avaliação ideal.)
- A marca do carcinoma da vesícula biliar é uma massa móvel discreta com fluxo vascular. Por outro lado, cálculos biliares e sedimento passam para a porção dependente da vesícula biliar e são avasculares. Use a mobilidade e a vascularidade para diferenciar essas duas condições.
- Tenha cuidado ao concluir que há um sinal de Murphy ultrassonograficamente positivo. Muitas pessoas usam o termo livremente para descrever a dor à palpação do transdutor em qualquer parte do quadrante superior direito. Um sinal positivo verdadeiro refere-se à dor diretamente sobre a vesícula biliar visualizada com a pressão do transdutor e a inspiração do paciente.

# Elementos Essenciais 2

## ■ Caso

O paciente encontra-se, no momento, assintomático. São mostradas as imagens longitudinais em escala de cinza do quadrante superior direito (A) e a imagem em decúbito longitudinal em escala de cinza do quadrante superior direito (B).

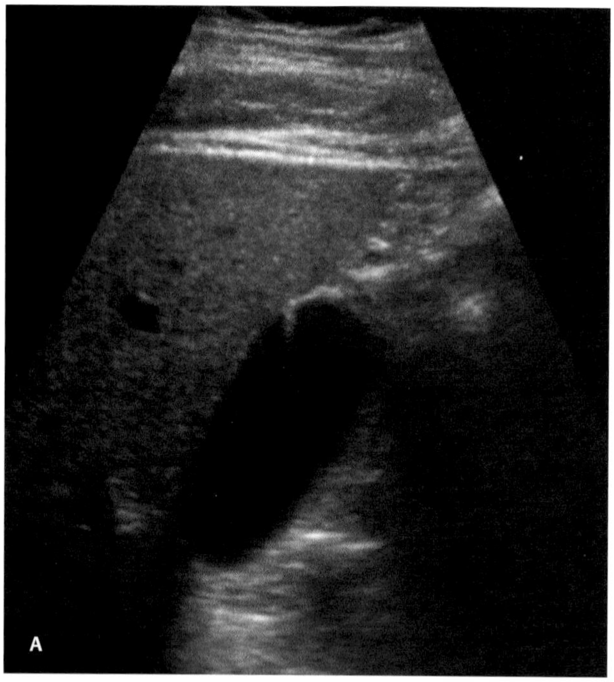


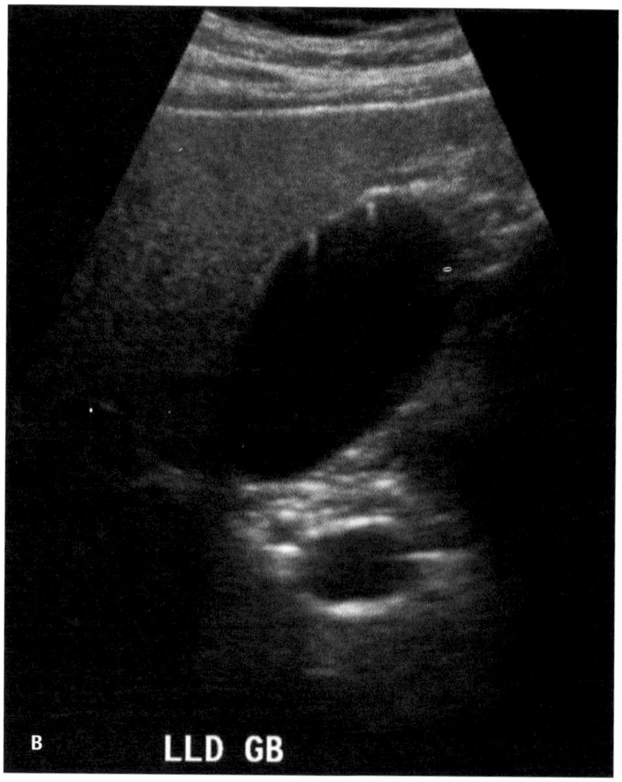




## ■ Perguntas

1. Qual dos seguintes é o diagnóstico mais provável?
   A. Colecistite acalculosa aguda.
   B. Colecistite calculosa aguda.
   C. Adenomiomatose.
   D. Carcinoma da vesícula biliar.
   E. Colecistite enfisematosa.

2. Qual é o potencial maligno dessa condição?
   A. Nenhum potencial maligno.
   B. Condição pré-maligna que se desenvolve no carcinoma da vesícula biliar em 20% dos casos.
   C. Se não tratada, quase sempre leva a colangiocarcinoma.
   D. Associação questionável a carcinoma, mas incidentalmente encontrada em quase todos os tipos de câncer de vesícula biliar ressecado.
   E. Associado à transformação sarcomatosa.

3. Qual é a etiologia dessa condição?
   A. Pequenos cálculos biliares aderidos à parede da vesícula biliar.
   B. Gás intramural dentro da parede da vesícula biliar.
   C. Seios de Rokitansky-Aschoff proeminentes.
   D. Cálculos intraluminais.
   E. Pólipos inflamatórios.

## Respostas e Explicações

*Pergunta 1*

**C. Correta!** Isso é uma adenomiomatose. A imagem mostra o clássico artefato "rabo de cometa", que ocorre secundário aos reflexos das ondas de ultrassom fora de cristais de colesterol, dentro dos seios da parede da vesícula biliar.

*Outras escolhas e discussões*

**A.** Não há sinais ultrassonográficos sugestivos de colecistite, como espessamento da parede da vesícula biliar ou líquido pericolecístico. Além disso, o paciente é declaradamente assintomático.

**B.** Não são vistos cálculos biliares.

**D.** Não é observada nenhuma lesão em massa ou espessamento da parede parecido com a massa.

**E.** Ar resultaria em sombreamento mais pronunciado na parede da bexiga que o observado no caso de teste, e o paciente provavelmente é sintomático com colecistite enfisematosa.

*Pergunta 2*

**A. Correta!** A adenomiomatose não tem potencial maligno.

Embora a adenomiomatose tenha sido identificada em alguns tipos de carcinoma da vesícula biliar, nenhuma relação direta entre as duas condições foi definitivamente estabelecida.

*Discussão*

As outras escolhas estão incorretas. O tratamento cirúrgico de adenomiomatose isolada não é indicado na ausência de sintomas.

*Pergunta 3*

**C. Correta!** A marca registrada da adenomiomatose é o seio epitelial proeminente (seio de Rokitansky-Aschoff), que se infiltra na parede da vesícula biliar. Os cristais de colesterol podem-se depositar nesses seios, dando um artefato característico de rabo de cometa.

*Outras escolhas e discussões*

**A.** Isso não é provocado por cálculos biliares aderentes.

**B.** Isso não é causado por gás intramural. O gás intramural é observado no cenário de colecistite enfisematosa e é uma emergência cirúrgica, causada pelo risco de perfuração da vesícula biliar. Isso não progredi para adenomiomatose.

**D.** Pacientes com adenomiomatose também podem ter colecistite. No entanto, essa condição não leva à formação de adenomiomatose.

**E.** Os pólipos inflamatórios são uma forma menos comum da polipose da vesícula biliar. Eles estão geralmente associados à colelitíase de longa duração.

## Leituras Sugeridas

Nishimura A, Shirai Y, Hatakeyama K. Segmental adenomyomatosis of the gallbladder predisposes to cholecystolithiasis. J Hepatobiliary Pancreat Surg 2004;11:342–347

Raghavendra BN, Subramanyam BR, Balthazar EJ. Sonography of adenomyomatosis of the gallbladder: radiologic-pathologic correlation. Radiology 1983;146:747–752



### Melhores Dicas

- A adenomiomatose é comumente assintomática e pode ser um achado acidental na ultrassonografia da vesícula biliar.
- A adenomiomatose não deve ser confundida com "adenomiose" que é uma condição que acomete o endométrio e miométrio. (Dica: adenomiomatose tem um "t" e está localizada no "topo" do abdome.)
- A colecistectomia frequentemente é recomendada para pólipos na vesícula biliar que são > 1 cm, aumentando em tamanho ou sintomático.

# Elementos Essenciais 3

## ■ Caso

A ultrassonografia do quadrante superior direito foi obtida em um paciente de 20 anos com dor abdominal intermitente. Imagens longitudinais em tons de cinza do fígado com (A) e sem (B) Doppler são mostradas.

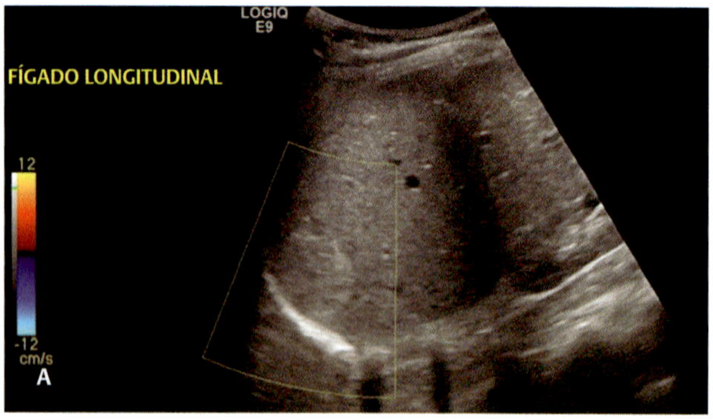


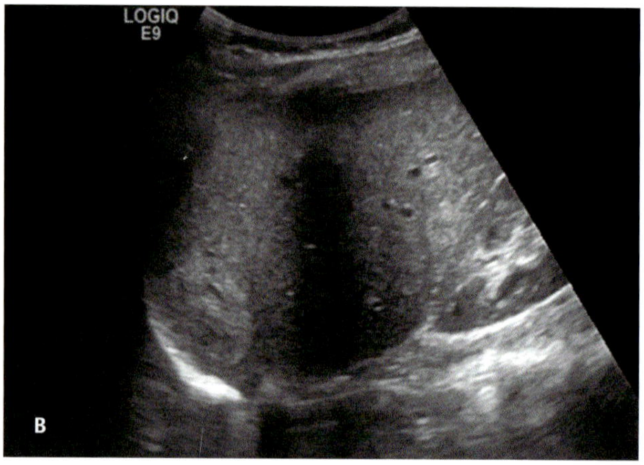


## ■ Perguntas

1. Qual dos seguintes é o diagnóstico mais provável?
   A. Hemangioma.
   B. Carcinoma hepatocelular fibrolamelar.
   C. Abscesso.
   D. Cirrose.
   E. Pseudoaneurisma pós-biópsia.

2. Qual é a apresentação MAIS comum desse distúrbio?
   A. Achado acidental em imagem.
   B. Hemorragia intra-hepática aguda.
   C. Transaminases elevadas.
   D. Trombocitopenia.
   E. Metástase.

3. Qual dos seguintes é uma característica comum de imagem desse distúrbio na ultrassonografia?
   A. Tamanho > 6 cm.
   B. Fluxo vascular intenso no Doppler.
   C. Aparência heterogênea com necrose interna.
   D. Sinal anecoico.
   E. Massa hiperecogênica homogênea.

## Respostas e Explicações

*Pergunta 1*

**A. Correta!** Isso é um hemangioma. Hemangiomas hepáticos tipicamente presentes bem como massas hiperecogênicas bem definidas sem fluxo no Doppler. Eles são achados acidentais comuns em imagens hepáticas, com alguns estudos relatando em até 20% da população.

*Outras escolhas e discussões*

**B.** Carcinoma hepatocelular fibrolamelar é uma massa hepática que normalmente se apresenta em indivíduos de 20 a 40 anos de idade. Embora seja menos agressivo que o carcinoma hepatocelular, não produz sintomas até o avançar da doença, por isso, muitas vezes, se apresenta como massa grande, ao contrário do caso de teste.

**C.** O abscesso apresentaria uma coleção complexa de líquidos.

**D.** Esse paciente não possui o contorno nodular do fígado ou ecotextura heterogênea observada na cirrose.

**E.** O pseudoaneurisma é uma lesão altamente vascular. É geralmente o resultado de trauma ou intervenção prévia.

*Pergunta 2*

**A. Correta!** Os hemangiomas cavernosos são frequentemente encontrados acidentalmente na ultrassonografia, tomografia computadorizada e ressonância. Eles são as lesões hepáticas benignas mais comuns.

*Outras escolhas e discussões*

**B.** Enquanto hemangiomas grandes (> 5 cm) podem levar à hemorragia, a maioria dos hemangiomas cavernosos são menores e não sangram.

**C.** A maioria dos hemangiomas é assintomática e não acomete os níveis de enzima do fígado.

**D.** A coagulopatia de consumo pode ocorrer no contexto de Síndrome de Kasabach-Merritt em lactentes, mas a grande maioria dos hemangiomas são assintomáticos.

**E.** Essa é uma lesão benigna, por isso não se apresentaria com doença metastática.

*Pergunta 3*

**E. Correta!** Uma massa hiperecoica homogênea é a aparência ultrassonográfica mais comum de um hemangioma hepático cavernoso.

*Outras escolhas e discussões*

**A.** Hemangiomas gigantes e sintomáticos podem ocorrer, embora a maioria dos hemangiomas cavernosos seja pequena (< 5 cm).

**B.** Enquanto alguns hemangiomas podem apresentar fluxo, esse fluxo é tipicamente lento e pode não ser visualizado no Doppler. De fato, a maioria dos hemangiomas não apresenta fluxo no Doppler.

**C.** A necrose não é uma característica típica dos hemangiomas cavernosos.

**D.** Os hemangiomas hepáticos podem ter uma aparência variada na ultrassonografia, mas a maior parte é hiperecoica.

## Leituras Sugeridas

McArdle CR. Ultrasonic appearances of a hepatic hemangioma. J Clin Ultrasound 1978;6:124

Mungovan JA, Cronan JJ, Vacarro J. Hepatic cavernous hemangiomas: lack of enlargement over time. Radiology 1994;191:111–113

Perkins AB, Imam K, Smith WJ, Cronan JJ. Color and power Doppler sonography of liver hemangiomas: a dream unfulfilled? J Clin Ultrasound 2000;28:159–165

Tait N, Richardson AJ, Muguti G, Little JM. Hepatic cavernous haemangioma: a 10 year review. Aust N Z J Surg 1992;62:521–524



### Melhores Dicas

- Características do hemangioma na tomografia computadorizada (TC) incluem realce periférico, nodular e descontínuo. Áreas de realce descontínuo serão, mais tarde, preenchidas e tornar-se-ão mais homogêneas nas fases tardias. Hemangiomas maiores às vezes não preenchem o centro completamente.
- Alguns hemangiomas podem apresentar realce homogêneo rápido denominado "preenchimento rápido". Geralmente esses são menores.
- Um hemangioma típico corresponde ao acúmulo de sangue em todas as fases do contraste.

# Elementos Essenciais 4

## Caso

Imagens transversais do fígado com (A) e sem (B) Doppler são mostradas.

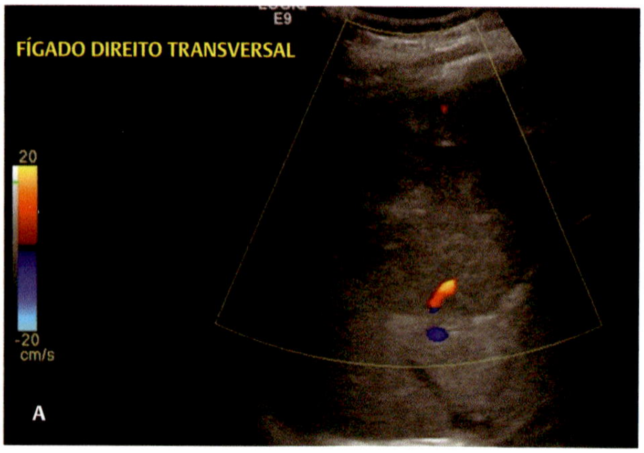


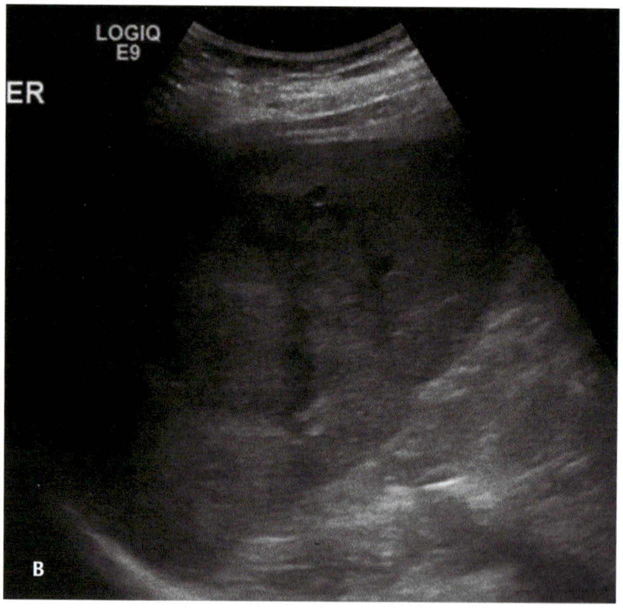


## Perguntas

1. Qual dos seguintes é o diagnóstico mais adequado?
   A. Carcinoma hepatocelular.
   B. Hepatite aguda.
   C. Abscesso.
   D. Hemangioma.
   E. Obstrução biliar.

2. Qual dos seguintes NÃO é um fator predisponente para o desenvolvimento desse distúrbio?
   A. Hepatite B.
   B. Hepatite C.
   C. Hepatite E.
   D. Abuso de álcool.
   E. Aflatoxinas.

3. Qual dos seguintes é uma característica do carcinoma hepatocelular fibrolamelar?
   A. Encontrado em pacientes idosos.
   B. Tamanho pequeno do tumor.
   C. Distribuição multifocal.
   D. Contém calcificação.
   E. Associada à diminuição do nível sérico de alfa-fetoproteína.

## ■ Respostas e Explicações

*Pergunta 1*

**A. Correta!** Uma grande massa sólida está presente no lobo direito do fígado. O Doppler demonstra o fluxo vascular dentro da lesão.

*Outras escolhas e discussões*

**B.** A hepatite aguda pode se manifestar como um fígado aumentado com parênquima hepático um pouco hipoecoico. As tríades do portal permanecem ecogênicas, dando a aparência de "céu estrelado".

**C.** O abscesso apresenta-se como uma coleção complexa de líquidos.

**D.** Os hemangiomas geralmente se apresentam no Doppler como massas hiperecoicas bem definidas sem fluxo.

**E.** A obstrução biliar causaria dilatação biliar, o que não é visto nesse caso.

*Pergunta 2*

**C. Correta!** A hepatite E causa hepatite viral aguda e comumente é uma coinfecção com outros tipos virais. Contudo, *não* predispõe ao desenvolvimento de carcinoma hepatocelular (HCC).

*Discussão*

As outras escolhas estão incorretas, isto é, elas são todos os fatores de risco para o desenvolvimento do HCC. Isso inclui hepatite crônica B e C, uso crônico de álcool e aflatoxinas (toxinas fúngicas usadas em grãos).

*Pergunta 3*

**D. Correta!** O HCC fibrolamelar comumente demonstra calcificação interna, que é uma característica de distinção.

*Outras escolhas e discussões*

**A.** O HCC fibrolamelar apresenta-se tipicamente em pacientes antes da quarta década de vida, e pode ocorrer em adolescentes.

**B.** O HCC fibrolamelar apresenta-se tipicamente como uma grande lesão em massa circunscrita e foi relatado com tamanho de > 20 cm no momento de diagnóstico.

**C.** O HCC fibrolamelar apresenta-se tipicamente como uma grande lesão em massa solitária e raramente é multifocal.

**E.** Os níveis de alfa-fetoproteína são geralmente normais em pacientes com HCC fibrolamelar. Menos de 10% dos casos possuem níveis aumentados.

## ■ Leituras Sugeridas


El-Serag HB, Davila JA. Is fibrolamellar carcinoma different from hepatocellular carcinoma? A US population-based study. Hepatology 2004;39:798–803

El-Serag HB, Kanwal F. Epidemiology of hepatocellular carcinoma in the United States: where are we? Where do we go? Hepatology 2014;60:1767–1775

Jemal A, Bray F, Center MM, et al. Global cancer statistics. CA Cancer J Clin 2011;61:69–90

Kuniholm MH, Purcell RH, McQuillan GM, et al. Epidemiology of hepatitis E virus in the United States: results from the Third National Health and Nutrition Examination Survey, 1988-1994. J Infect Dis 2009;200:48–56




### Melhores Dicas

- Pacientes com alto risco de desenvolver CHC devem ser examinados com imagens a cada 6 meses.
- Achados anormais na ultrassonografia exigem exames imediatos subsequentes com tomografia computadorizada e/ou ressonância magnética.
- O carcinoma fibrolamelar é uma forma rara de HCC, vista mais comumente em pacientes jovens. É menos agressivo que o HCC típico, embora o estágio na apresentação seja, muitas vezes, avançado, uma vez que os sintomas em geral se apresentam tardiamente.

# Elementos Essenciais 5

## ■ Caso

Imagem transversal em escala de cinza do rim esquerdo (A) e imagem longitudinal do rim esquerdo com o Doppler (B) são mostradas.

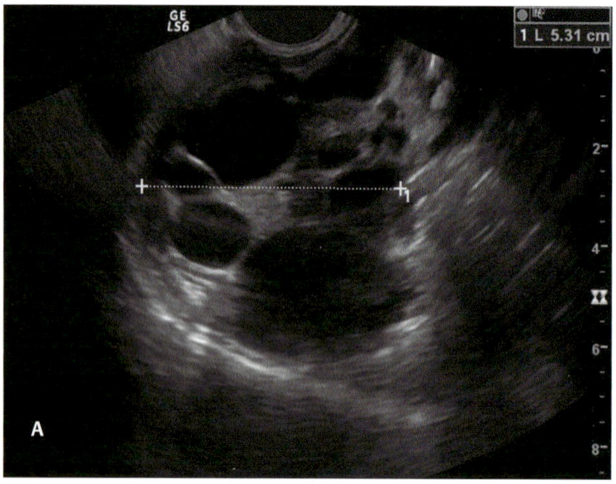


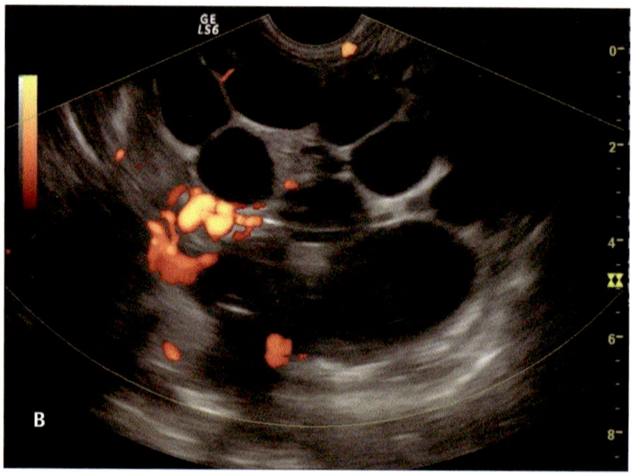


## ■ Perguntas

1. Qual das seguintes opções está no diagnóstico diferencial? (Selecione TODOS que se aplicam.)
   A. Rim displásico multicístico.
   B. Doença cística renal adquirida.
   C. Doença renal policística autossômica dominante.
   D. Nefrotoxicidade por lítio.
   E. Linfoma renal.

2. Qual dos seguintes é uma característica dessa condição?
   A. Causa comum de doença renal cística no útero e na infância.
   B. Geralmente evolui para insuficiência renal fulminante.
   C. Vários cistos comunicam entre si e com o sistema coletor.
   D. Comumente bilateral.

3. Qual dos seguintes itens está incluído no tratamento do rim displásico multicístico?
   A. Triagem do rim contralateral em busca de anormalidades reversíveis.
   B. Nefrostomia percutânea.
   C. Posicionamento de *stent* ureteral retrógrado.
   D. Biópsia ao diagnóstico para excluir neoplasia sobreposta.
   E. Ressecção cirúrgica do rim acometido.

## Respostas e Explicações

*Pergunta 1*

**A. Correta!** O rim displásico multicístico (MCDK) é caracterizado por cistos múltiplos, grandes e não comunicantes que distorcem o parênquima renal normal.

**B. Correta!** A doença cística renal adquirida surge em pacientes que foram submetidos à terapia de diálise crônica. Ela é caracterizada por múltiplos cistos de tamanhos variáveis. O parênquima renal interposto encontra-se encolhido e ecogênico.

**C. Correta!** A doença renal policística autossômica dominante é caracterizada por numerosos cistos. Os pacientes também podem ter envolvimento cístico do fígado e pâncreas.

*Outras escolhas e discussões*

**D.** A toxicidade por lítio é uma causa da doença renal cística. Contudo, o rim desenvolve microcistos, que são muito menores que os mostrados no caso de teste.

**E.** O linfoma renal é um processo infiltrativo que se apresenta como alargamento renal e massas sólidas que geralmente são hipoecoicas. Cistos não são típicos.

*Pergunta 2*

**A. Correta!** MCDK é a causa mais comum de doença renal cística no começo da vida.

*Outras escolhas e discussões*

**B.** A maioria dos casos é unilateral com preservação da função renal contralateral.

**C.** MCDK é caracterizada por múltiplos cistos não comunicantes com parênquima renal acentuadamente distorcido. Os cistos não se comunicam com o sistema coletor, que diferencia essa condição de obstrução da junção ureteropélvica (UPJ).

**D.** MCDK é comumente unilateral. Se ambos os rins estão envolvidos, pode ser letal.

**E.** Anormalidades contralaterais, incluindo refluxo vesicoureteral e obstrução da UPJ, foram relatados em mais de 25% dos pacientes com MCDK. Essas condições contralaterais requerem um diagnóstico imediato e correção para evitar a progressão para insuficiência renal.

*Pergunta 3*

**A. Correta!** A triagem do rim contralateral é indicada. Anormalidades contralaterais, incluindo refluxo vesicoureteral e obstrução da UPJ, foram relatadas em mais de 25% dos pacientes com MCDK. Essas condições contralaterais podem prejudicar a função renal e causar hipertensão.

*Outras escolhas e discussões*

**B.** Uma vez que o rim acometido se encontra não funcional, a nefrostomia percutânea não é indicada.

**C.** O sistema coletor do rim não funcional frequentemente pode não ser visualizado. A colocação de *stent* ureteral não alteraria o resultado do paciente.

**D.** MCDK é tipicamente autolimitante. Os cistos e o rim tendem a diminuir de tamanho com o tempo.

**E.** A ressecção raramente é necessária, geralmente apenas quando o rim está muito aumentado.

## Leituras Sugeridas

Eckoldt F, Woderich R, Smith RD, Heling KS. Antenatal diagnostic aspects of unilateral multicystic kidney dysplasia—sensitivity, specificity, predictive values, differential diagnoses, associated malformations and consequences. Fetal Diagn Ther 2004;19:163–169

Onal B, Kogan BA. Natural history of patients with multicystic dysplastic kidney-what followup is needed? J Urol 2006;176:1607–1611

Stuck KJ, Koff SA, Silver TM. Ultrasonic features of multicystic dysplastic kidney: expanded diagnostic criteria. Radiology 1982;143:217–221

### Melhores Dicas

- Em pacientes com MCDK, a imagem do rim contralateral é necessária para rastrear obstrução e refluxo da UPJ. Esses devem ser corrigidos para preservar a função renal.
- A imagem do filme em tempo real é útil na diferenciação dos cistos múltiplos não comunicantes provenientes da hidronefrose.
- Ao avaliar a hidronefrose, verifique sempre pós-micção para ter certeza de que ele persiste e sempre use Doppler para excluir vasos que mimetizam a hidronefrose.

# Elementos Essenciais 6

## ■ Caso

História de colangiopancreatografia retrógrada endoscópica recente para retirada de cálculo do ducto biliar distal remanescente após colecistectomia. São mostradas imagens transversais em tons de cinza do fígado.

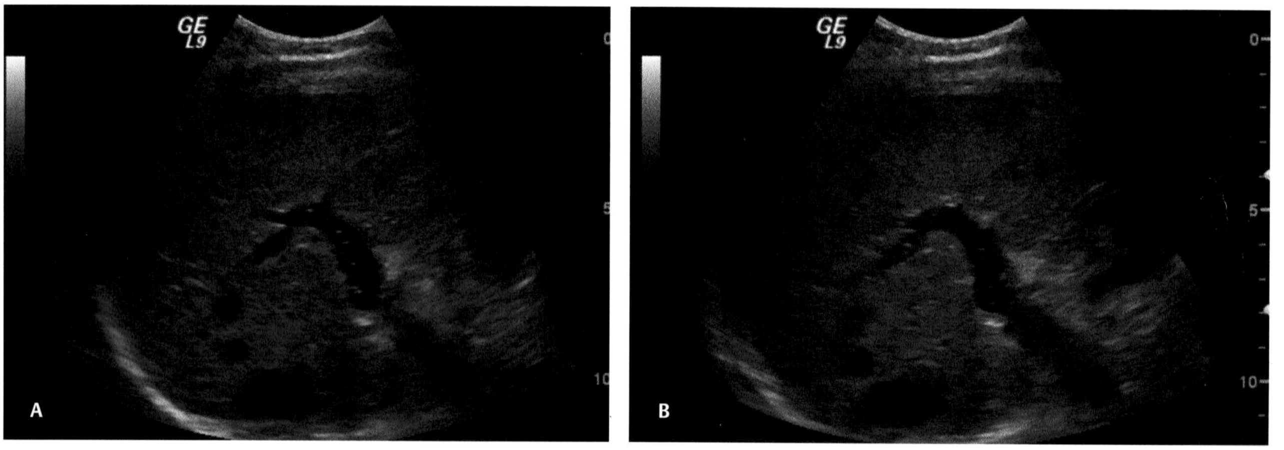


## ■ Perguntas

1. Qual dos seguintes é o diagnóstico mais provável?
   A. Colecistite aguda não complicada.
   B. Colangiocarcinoma.
   C. Pneumobilia.
   D. Doença granulomatosa hepática.
   E. Pólipos biliares.

2. Selecione TODAS as seguintes condições que podem resultar nesse distúrbio.
   A. Colecistite enfisematosa.
   B. Fístula biliar entérica.
   C. Isquemia mesentérica.
   D. Esfincterotomia no esfíncter de Oddi.
   E. Colangite aguda.

3. Qual dos seguintes é o tratamento recomendado para colecistite enfisematosa?
   A. Acompanhamento do ultrassom em 8 horas após confirmação do estado de jejum.
   B. Repita a ultrassonografia em 1 semana.
   C. Nenhum acompanhamento é necessário.
   D. Terapia de longo prazo com antibióticos de amplo espectro.
   E. Colecistectomia emergente.

## Respostas e Explicações

*Pergunta 1*

**C. Correta!** Isso é pneumobilia. Focos salpicados ecogênicos dentro do sistema biliar, compatíveis com o ar.

*Outras escolhas e discussões*

**A.** O ar não estaria presente dentro do sistema biliar na colecistite aguda não complicada. Esse paciente está em estado pós-colecistectomia.

**B.** O colangiocarcinoma demonstraria espessamento da parede biliar e/ou uma lesão em massa, não ar.

**D.** A doença granulomatosa hepática se apresentaria como focos ecogênicos dentro do parênquima hepático, não dentro da árvore biliar.

**E.** Os pólipos são massas discretas, não focos móveis intraluminais.

*Pergunta 2*

**A. Correta!** Na colecistite enfisematosa, o ar se acumula na parede da vesícula biliar e pode entrar no sistema biliar. A colecistite enfisematosa é uma condição com risco de vida e ocorre mais frequentemente em diabéticos.

**B. Correta!** Fístulas biliares entéricas são comumente criadas cirurgicamente ou podem surgir espontaneamente no contexto de um íleo biliar. Tais fístulas permitem que o ar no intestino se comunique com a árvore biliar.

**D. Correta!** Às vezes é realizada esfincterotomia durante a endoscopia para remover as pedras obstrutivas e para visualizar o ducto biliar comum. Como resultado, o ar pode passar retrógrado do duodeno através do esfíncter de Oddi e para a árvore biliar.

**E. Correta!** A colangite aguda apresenta-se, classicamente, com a tríade de Charcot: febre, icterícia e dor no quadrante superior direito. A progressão dessa condição pode, em alguns casos, levar à pneumobilia. Infecções por parasitas, como *Clonorchis*, podem ser responsáveis.

A ultrassonografia geralmente demonstra sedimento ou ar biliares. O tratamento emergente é necessário para descomprimir o sistema biliar.

*Discussão*

A outra escolha é incorreta. Isquemia mesentérica é uma condição de risco de vida observada no intestino necrosado. O ar se desloca da parede necrótica do intestino para o sistema venoso portal, não para a árvore biliar. O gás venoso portal geralmente tem uma localização mais periférica na imagem que o ar biliar, que é tipicamente localizado no centro.

*Pergunta 3*

**E. Correta!** Intervenção cirúrgica imediata é indicada para colecistite enfisematosa. As outras escolhas são incorretas.

## Leituras Sugeridas

Bennett GL, Balthazar EJ. Ultrasound and CT evaluation of emergent gallbladder pathology. Radiol Clin N Am 2003;41:1203–1216

Sherman SC, Tran H. Pneumobilia: benign or life-threatening. J Emer Med 2006;30:147–153

### Melhores Dicas

- O ar biliar se apresenta como focos ecogênicos no interior do lúmen dentro da árvore biliar. Imagem em tempo real demonstra que o ar predomina centralmente, imitando o fluxo da bile.
- O ar venoso portal ocorre dentro dos vasos e implica isquemia mesentérica, que pode ser fatal.
- O ar venoso portal tem distribuição mais periférica que o ar biliar.

# Elementos Essenciais 7

## ■ Caso

Esse paciente apresenta-se para a triagem de rotina do ultrassom do abdome. Imagem longitudinal em escala de cinza do quadrante superior direito (A) e imagem longitudinal em escala de cinza do baço (B) são mostradas.

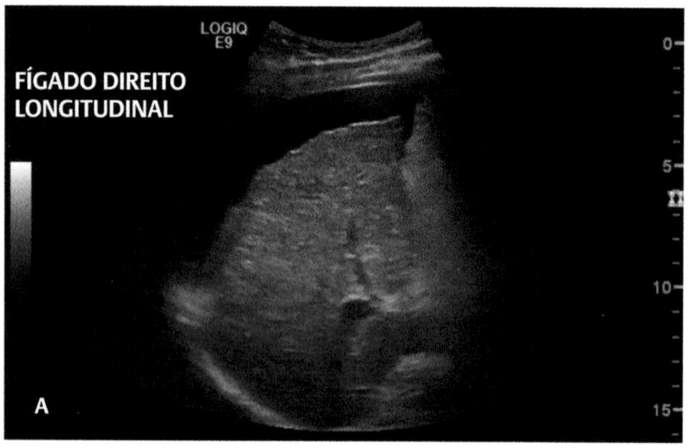


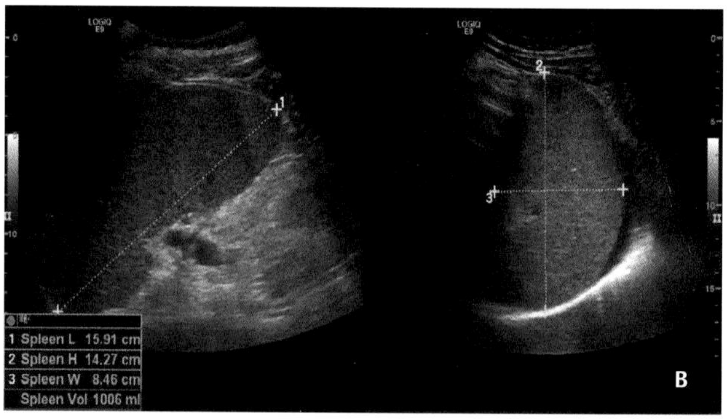


## ■ Perguntas

1. Qual dos seguintes é o diagnóstico mais provável?
   A. Hipertensão portal.
   B. Carcinoma hepatocelular.
   C. Hepatite aguda.
   D. Colangite ascendente.
   E. Doença metastática hepática.

2. Qual é a malignidade MAIS comum associada à cirrose?
   A. Carcinoma hepatocelular (HCC).
   B. Carcinoma fibrolamelar.
   C. Angiossarcoma.
   D. Hemangioma hepático.
   E. Hiperplasia nodular focal.

3. Qual dos seguintes é uma característica da oclusão venosa portal crônica?
   A. Fluxo anterógrado na veia porta.
   B. Expansão do diâmetro da veia porta principal.
   C. Trombose maligna.
   D. Vasos colaterais convergentes para fluir para o sistema portal.
   E. Transformação cavernosa da veia porta.

## Respostas e Explicações

*Pergunta 1*

**A. Correta!** Os achados nesse caso incluem um contorno nodular e ondulatório do fígado, consistente com a cirrose. Há também a presença de ascite e o baço está aumentado.

*Outras escolhas e discussões*

**B.** Os pacientes com cirrose possuem risco aumentado de carcinoma hepatocelular (HCC) e, portanto, comumente passam por exames de triagem. No entanto, nenhuma lesão em massa está presente nesse caso.

**C.** A hepatite aguda pode-se manifestar como um fígado aumentado com uma ecotextura hipoecoica difusa. As tríades do portal permanecem ecogênicas, dando a aparência de "céu estrelado".

**D.** Pacientes com colangite podem apresentar sinais de obstrução biliar, incluindo dilatação ductal, espessamento e sedimento biliar.

**E.** Nenhuma massa é observada nesse exame.

*Pergunta 2*

**A. Correta!** O HCC é a doença maligna hepática mais comum associada à cirrose. No hemisfério ocidental, o HCC é comumente associado a infecções crônicas por hepatites B e C, uso de álcool e cirrose.

*Outras escolhas e discussões*

**B.** O carcinoma fibrolamelar é uma malignidade hepática distinta que é mais comum que o HCC. Geralmente ocorre em jovens adultos na segunda e terceira décadas de vida.

**C.** O angiossarcoma é uma doença maligna rara que às vezes está associada a agentes tóxicos, como o Thorotrast e o cloreto de polivinil.

**D.** Os hemangiomas cavernosos são a neoplasia hepática benigna mais comum. A incidência é alta, com alguns estudos relatando hemangiomas em até 20% da população. Esses aparecem na ultrassonografia como pequenas lesões hiperecogênicas com aumento através da transmissão. Eles não têm potencial maligno.

**E.** A hiperplasia nodular focal é uma massa hepática benigna e é mais comum em mulheres que em homens. As características de imagem, muitas vezes incluem uma cicatriz central na tomografia computadorizada e ressonância magnética, realce da fase arterial precoce e retardo na captação da ressonância magnética com contraste específico para hepatócitos.

*Pergunta 3*

**E. Correta!** A transformação cavernosa geralmente ocorre no cenário de trombose venosa portal de longa duração. A aparência característica dessa condição é a presença de numerosos pequenos vasos no sistema porta-hepático em razão de circulação colateral.

*Outras escolhas e discussões*

**A.** No contexto de hipertensão portal ou oclusão venosa, o fluxo da veia porta está afastado do fígado. Isso é denominado como fluxo retrógrado ou hepatofugal.

**B.** A veia porta principal não se expande com trombose de longa duração.

**C.** A trombose maligna pode ser observada no contexto do HCC. No entanto, a trombose venosa crônica isolada não leva à malignidade. A ultrassonografia com Doppler pode ser usada para diferenciar o trombo maligno (que pode ter fluxo) de trombo brando (que não tem fluxo).

**D.** Vários vasos colaterais surgem no contexto de uma oclusão venosa prolongada. No entanto, esses vasos desviam o fluxo do sistema porta, *longe do* e não em direção ao sistema portal.

## Leituras Sugeridas


Amitrano L, Guardascione MA, Brancaccio V, et al. Risk factors and clinical presentation of portal vein thrombosis in patients with liver cirrhosis. J Hepatol 2004;40:736–741

Guichelaar MM, Benson JT, Malinchoc M, et al. Risk factors for and clinical course of non-anastomotic biliary strictures after liver transplantation. Am J Transplant 2003;3:885–890

Trichopoulos D, Bamia C, Lagiou P, et al. Hepatocellular carcinoma risk factors and disease burden in a European cohort: a nested case-control study. J Natl Cancer Inst 2011;103:1686–1695

Van Gansbeke D, Avni EF, Delcour C, et al. Sonographic features of portal vein thrombosis. Am J Roentgenol 1985;144:749–752




### Melhores Dicas

- Os achados de hipertensão portal incluem cirrose, esplenomegalia e ascite.
- Pacientes com cirrose têm risco aumentado de desenvolver HCC e geralmente são rastreados com ultrassonografia.
- Trombo maligno pode demonstrar fluxo vascular no Doppler.

# Elementos Essenciais 8

## ■ Caso

Homem de 70 anos com massa pulsátil na virilha após cateterismo cardíaco. Imagem longitudinal da artéria femoral direita com Doppler (A) e imagem Doppler espectral dos vasos femorais direitos (B) são mostradas.

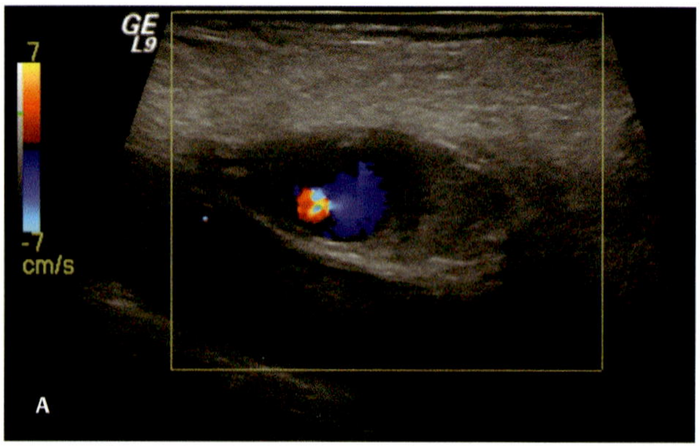


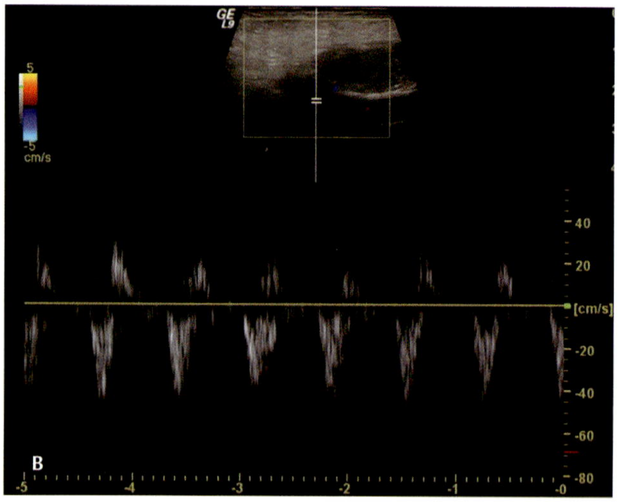


## ■ Perguntas

1. Qual dos seguintes é o diagnóstico mais provável?
   A. Estenose da artéria femoral.
   B. Oclusão da artéria femoral.
   C. Forma de onda normal.
   D. Pseudoaneurisma.
   E. Aneurisma verdadeiro.

2. Qual(is) das seguintes opções é(são) passo(s) INICIAL(AIS) no manejo desse transtorno, assumindo um paciente clinicamente estável? (Selecione TODAS que se aplicam.)
   A. Compressão guiada por ultrassom.
   B. Injeção de trombina guiada por ultrassom.
   C. Colocação de *stent* coberto.
   D. Excisão cirúrgica e reanastomose.
   E. Angioplastia com balão.

3. Qual dos seguintes é um achado de imagem Doppler comum de um saco de pseudoaneurisma?
   A. Baixa velocidade sistólica.
   B. Fluxo unidirecional constante.
   C. Aparência "*yin-yang*".
   D. Forma de onda *parvus et tardus*.
   E. Forma de onda de baixa resistência.

## ■ Respostas e Explicações

*Pergunta 1*

**D. Correta!** Esse é um pseudoaneurisma. Doppler espectral formada sobre o colo do aneurisma demonstra fluxo tanto acima quanto abaixo da linha de base no espectro Doppler. Os pseudoaneurismas femorais são comumente iatrogênicos e secundários ao cateterismo arterial.

*Outras opções e discussões*

**A.** Não há estenose.

**B.** O fluxo está presente.

**C.** Uma forma de onda arterial periférica normal tem um rápido *upstroke* na sístole e uma velocidade menor na diástole. O fluxo não é normalmente invertido (ao contrário do caso de teste, que mostra sinal diastólico abaixo da linha de base).

**E.** Um aneurisma verdadeiro é uma dilatação envolvendo todos as três camadas vasculares e não teria a forma de onda mostrada aqui.

*Pergunta 2*

**A. Correta!** Compressão manual direta executada usando o transdutor de ultrassom é um tratamento razoável de primeira linha. Isso deve ser realizado por aproximadamente 30 minutos.

**B. Correta!** Injeção guiada por ultrassonografia de 1.000 unidades de trombina no saco do pseudoaneurisma é um tratamento razoável de primeira linha.

*Outras escolhas e discussões*

**C.** A colocação de *stent* coberto não é realizada rotineiramente como terapia inicial.

**D.** A reanastomose cirúrgica não é rotineiramente realizada como terapia inicial.

**E.** A angioplastia não é indicada.

*Pergunta 3*

**C. Correta!** A aparência *"yin-yang"* é típica de um pseudoaneurisma. Essa aparência resulta do fluxo bidirecional no saco do aneurisma com turbulência de conteúdo.

*Outras escolhas e discussões*

**A.** Velocidades são elevadas dentro do pseudoaneurisma.

**B.** O fluxo é tipicamente bidirecional com fluxo para frente e para trás do colo do pseudoaneurisma.

**D.** Formas de onda *parvus et tardus* é observada no cenário de estenose arterial, não pseudoaneurisma.

**E.** Formas de onda de baixa resistência são observadas com fístulas arteriovenosas. Essas podem resultar da punção da artéria e veia.

## ■ Leituras Sugeridas

Foshager MC, Finlay DE, Longley DG, et al. Duplex and color Doppler sonography of complications after percutaneous interventional vascular procedures. Radiographics 1994;14:239–253

Kreuger K, Zaehringer M, Strohe D, et al. Postcatheterization pseudoaneurysm; results of US-guided thrombin percutaneous injection in 240 patients. Radiology 2005;236:1104–1110

### Melhores Dicas

- Uma aparência *"yin-yang"* é observada em um saco de pseudoaneurisma em razão do fluxo turvo e turbulento.
- Análise de forma de onda no colo de um pseudoaneurisma mostra o fluxo bidirecional, indicado pelo sinal tanto acima quanto abaixo da linha de base.
- Pseudoaneurismas sintomáticos e/ou com mais de 2 cm são frequentemente tratados.

# Elementos Essenciais 9

## ■ Caso

Homem de 65 anos com hematúria microscópica. Imagem longitudinal do rim direito com Doppler (A) e imagem longitudinal em escala de cinza do rim direito (B) são mostradas.

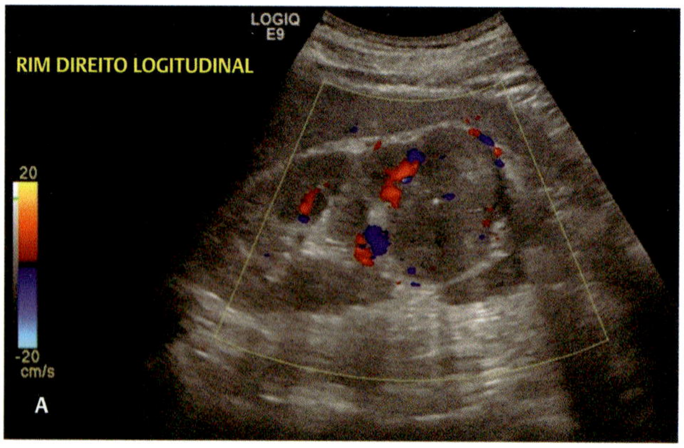


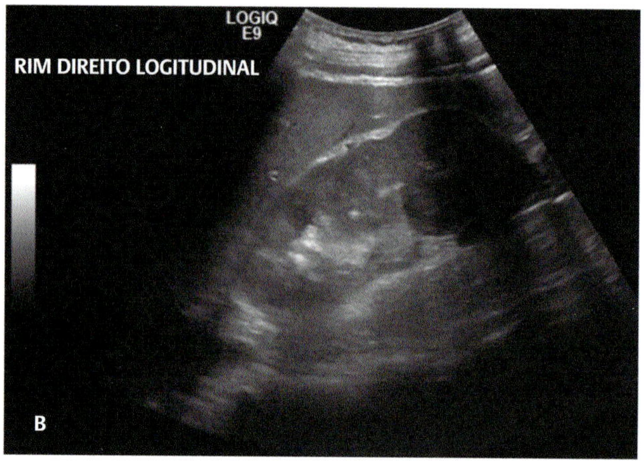


## ■ Perguntas

1. Qual dos seguintes é o diagnóstico mais provável?
   A. Corcunda de dromedário.
   B. Nefrolitíase.
   C. Carcinoma de células renais (RCC).
   D. Hidronefrose.
   E. Angiomiolipoma.

2. Qual é o subtipo mais comum de carcinoma de células renais?
   A. Célula clara.
   B. Papilar.
   C. Cromófobo.
   D. Ducto de coleta.
   E. Medular.

3. Na ausência de doença metastática distante, qual é o estágio da doença para o carcinoma de células renais, uma vez que o tumor tenha invadido a veia cava inferior?
   A. Carcinoma *in situ*.
   B. Estágio I.
   C. Estágio II.
   D. Estágio III.
   E. Estágio IV.

## Respostas e Explicações

*Pergunta 1*

**C. Correta!** Uma massa hipoecoica sólida é observada surgindo do córtex do polo inferior. O Doppler confirma a vascularização da lesão. Esse achado na ultrassonografia deve levar a uma maior investigação com a tomografia computadorizada e/ou ressonância magnética, e a imagem é de carcinoma de células renais até que se prove o contrário.

*Outras escolhas e discussões*

**A.** Uma corcunda de dromedário é uma variante do contorno do córtex renal, que pode imitar uma lesão em massa. As imagens mostradas no caso de teste demonstram uma massa renal discreta. Para casos problemáticos, um exame renal por medicina nuclear pode às vezes ser usado para confirmar tecido renal normal dentro de uma protuberância em corcunda de dromedário.

**B.** Nenhum cálculo é visualizado. Os cálculos renais são altamente ecogênicos e muitas vezes demonstram sombra acústica posterior. Quando o Doppler é aplicado sobre um cálculo, existe um artefato "cintilante" característico.

**D.** O sistema coletor não está dilatado.

**E.** Um angiomiolipoma, em geral, é uma massa hiperecogênica na ultrassonografia.

*Pergunta 2*

**A. Correta!** Células claras é o subtipo mais comum de carcinoma de células renais, representando mais de 70% dos casos. Taxas de incidência de RCC estão aumentados em pacientes com síndrome de von Hippel-Lindau e no contexto de doença renal cística adquirida (vista em pacientes que receberam diálise a longo prazo).

*Outras escolhas e discussões*

**B.** O carcinoma papilar é o segundo subtipo mais comum e é responsável por aproximadamente 10% dos RCCs. Esse subtipo tipicamente possui crescimento mais lento e tem um prognóstico mais favorável que o RCC de célula clara.

**C.** Na avaliação da tomografia computadorizada e ressonância magnética, os carcinomas cromofóbicos demonstram menos fortificação e possuem um prognóstico mais favorável que o RCC tipo células claras.

**D.** O RCC do ducto coletor é um subtipo raro e agressivo, responsável por < 1% dos RCCs.

**E.** O carcinoma medular é um subtipo raro e agressivo, a maioria é comumente encontrado em homens afro-americanos com doença das células falciformes.

*Pergunta 3*

**D. Correta!** Esse é o estágio III. As invasões da veia renal e a da veia cava inferior são classificadas como T3. Na ausência de doença metastática distante, isso confere uma classificação de estágio III.

*Outras escolhas e discussões*

Não há classificação *in situ* do RCC. O estadiamento é o seguinte:

- Estágio I: lesão T1 (≤ 7 cm, limitado ao rim) sem metástases nodais ou distantes.
- Estágio II: lesão T2 (≤ 10 cm, limitada ao rim) sem metástases nodais ou distantes.
- Estágio III: lesão T3 sem metástases nodais ou distantes.
- Estádio IV: lesão T4 (disseminação para além da fáscia de Gerota e/ou invasão da glândula suprarrenal ipsolateral), ou presença de doença metastática distante com qualquer lesão primária.

## Leituras Sugeridas

American Joint Committee on Cancer. Kidney. In: American Joint Committee on Cancer Staging Manual. New York: Springer; 2009: 447

Coogan CL, McKiel CF Jr, Flanagan MJ, et al. Renal medullary carcinoma in patients with sickle cell trait. Urology 1998;51:1049–1050

Patard JJ, Leray E, Rioux-Leclercq N, et al. Prognostic value of histologic subtypes in renal cell carcinoma: a multicenter experience. J Clin Oncol 2005;23:2763–2771



### Melhores Dicas

- Célula clara é o subtipo mais comum de RCC.
- O RCC cromófobo demonstra menor realce e possui um prognóstico mais favorável que o RCC de células claras.
- Invasão da veia cava inferior é classificada como uma lesão T3. A extensão para a glândula suprarrenal ipsolateral é classificada como uma lesão de T4.

# Elementos Essenciais 10

## ■ Caso

Homem de 45 anos apresenta massa palpável no escroto. Imagem longitudinal em escala de cinza do testículo esquerdo (A) e imagem transversal do testículo esquerdo com o Doppler (B) são mostradas.

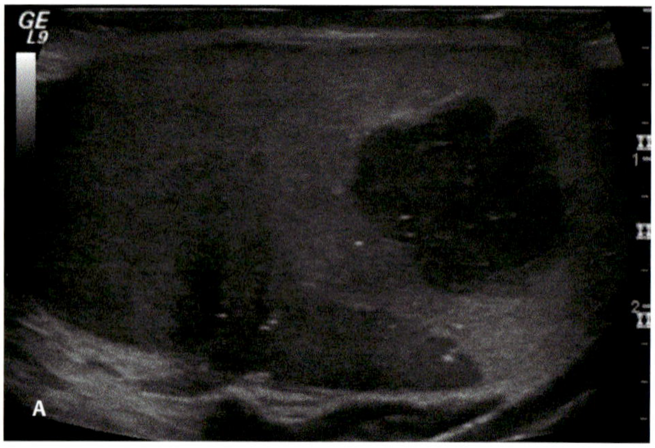


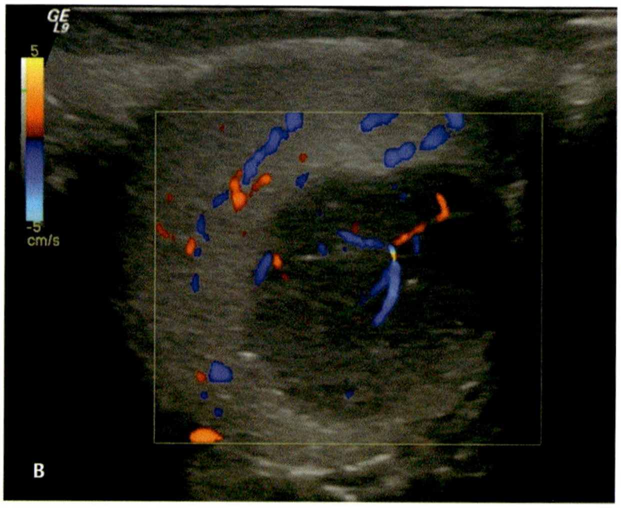


## ■ Perguntas

1. Qual dos seguintes é o diagnóstico mais provável?
   A. Carcinoma testicular.
   B. Torção testicular.
   C. Orquite.
   D. Ectasia tubular do *rete testis*.
   E. Abscesso.

2. Qual é o subtipo mais comum de carcinoma testicular?
   A. Seminoma.
   B. Tumor de células germinativas mistas.
   C. Carcinoma de células embrionárias.
   D. Teratoma.
   E. Coriocarcinoma.

3. Qual dos seguintes é uma característica comum de seminoma testicular?
   A. Massas bilaterais.
   B. Apresentação infantil.
   C. Apresentação do estágio final.
   D. Alfa-fetoproteína elevada.
   E. Metástases radiossensíveis.

## Respostas e Explicações

*Pergunta 1*

**A. Correta!** A ultrassonografia demonstra uma massa intratesticular sólida hipoecoica com vascularização.

*Outras escolhas e discussões*

**B.** O Doppler confirma o fluxo para o testículo, excluindo torção.

**C.** A orquite se apresenta com hipervascularização intensa na avaliação Doppler do testículo acometido. Observe que esses pacientes são muito sensíveis à manipulação testicular e à pressão do transdutor de ultrassom durante a varredura. Quando a orquite é detectada, olhe atentamente em busca de um abscesso.

**D.** A ectasia tubular é uma condição benigna caracterizada por pequenos focos tubulares anecoicos que surgem do testículo mediastino. A incidência de ectasia é maior em pacientes pós-vasectomia.

**E.** Não há coleta de líquidos para sugerir abscesso O abscesso pode se formar após uma orquite de longa duração. Nesse paciente, as imagens mostram vascularização para essa lesão sólida.

*Pergunta 2*

**A. Correta!** O seminoma é o subtipo mais comum de carcinoma testicular. Aproximadamente 95% dos carcinomas testiculares são tumores de células germinativas, dos quais o seminoma é responsável por 50%. A idade mais comum de incidência é entre 35 e 50 anos.

Orquiectomia é o tratamento.

*Outras escolhas e discussões*

**B.** Os tumores de células germinativas mistas são classificados como tumores de células germinativas não seminomatosas. Eles são o segundo subtipo mais comum de carcinoma testicular. Esse subtipo é tipicamente mais agressivo que o seminoma, com uma taxa mais alta de metástase na apresentação. O exame laboratorial pode revelar níveis séricos elevados de alfa-fetoproteína (AFP).

**C.** Os carcinomas embrionários são responsáveis por 2 a 3% das neoplasias testiculares. Esses tumores são classificados como tumores de células germinativas não seminomatosos e tipicamente se apresentam em pacientes com idades entre 25 e 35 anos.

**D.** Teratomas do testículo tipicamente se apresentam na infância. Na ultrassonografia, eles são caracterizados com ecogenicidade variável pela presença de diferentes tipos e densidades celulares (p. ex., cálcio, gordura, tecido mole).

**E.** Coriocarcinoma é um tipo raro, agressivo de carcinoma testicular. Quando este tumor está presente, os valores laboratoriais incluem tipicamente uma elevada beta-gonadotrofina coriônica sérica humana ($\beta$-HCG).

*Pergunta 3*

**E. Correta!** Seminomas possuem um prognóstico mais favorável, em parte, em razão da radiossensibilidade de suas metástases linfonodais.

*Outras escolhas e discussões*

**A.** Os seminomas tipicamente se apresentam como uma massa testicular unifocal e unilateral.

**B.** A maior parte dos pacientes se apresenta entre as idades de 35 e 50 anos.

**C.** O seminoma é o subtipo menos agressivo de carcinoma testicular.

**D.** Pacientes com seminoma apresentam tipicamente níveis normais de AFP. Níveis elevados de AFP ocorrem em pacientes com tumores de células germinativas não seminomatosas.

## Leituras Sugeridas

Einhorn LH. Treatment of testicular cancer: a new and improved model. J Clin Oncol 1990;8:1777–1781

Gilligan TD, Seidenfeld J, Basch EM, et al. American Society of Clinical Oncology Clinical Practice Guideline on uses of serum tumor markers in adult males with germ cell tumors. J Clin Oncol 2010;28:3388–3404

Marth D, Scheidegger J, Studer UE. Ultrasonography of testicular tumors. Urol Int 1990;45:237–240



### Melhores Dicas

- Com massas escrotais, é fundamental determinar se a massa é intratesticular (altamente suspeita de malignidade) ou extratesticular (malignidade muito menos comum).
- O tratamento do seminoma, o tipo mais comum de carcinoma testicular, inclui orquiectomia e radioterapia para metástases linfonodais.
- O coriocarcinoma é um subtipo agressivo de neoplasia testicular e pode estar associado a níveis séricos elevados de beta-gonadotrofina coriônica humana.

# Com Detalhes 1

## ■ Caso

Uma mulher de 28 anos de idade, G4P0, apresenta-se na sala de emergência com 20 semanas de gestação com dor abdominal inferior vaga, mas sem sangramento vaginal. Imagens transabdominais e transvaginais são apresentadas. Qual dos seguintes é o diagnóstico mais provável?

A. Cérvice incompetente.
B. Aborto em andamento.
C. Placenta prévia.
D. Gravidez normal em trabalho de parto.

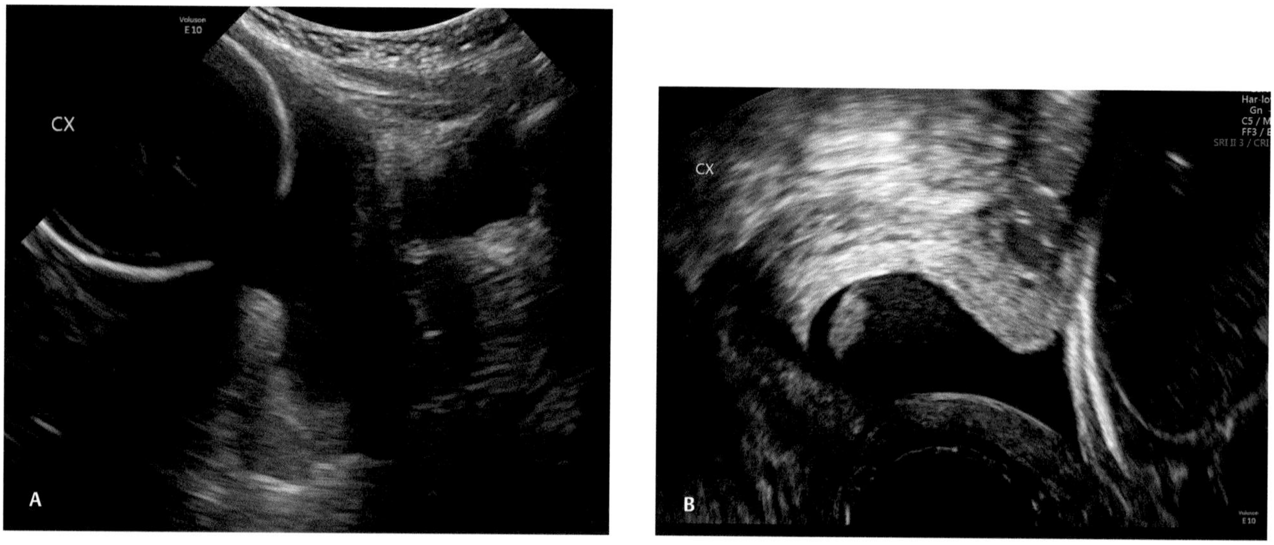


## ■ As seguintes questões dizem respeito à ultrassonografia da cérvice.



1. Verdadeiro ou Falso. Um comprimento cervical de < 2,5 cm aumenta o risco de parto prematuro.

2. Verdadeiro ou Falso. A ultrassonografia transvaginal é contraindicada em mulheres grávidas além do primeiro trimestre.

3. Verdadeiro ou Falso. Uma placenta marginal prévia se estende ao óstio interno do colo uterino sem atravessar o canal endocervical.

4. Verdadeiro ou Falso. Líquido no canal vaginal no início da gravidez é um sinal claro de perda fetal.

5. Verdadeiro ou Falso. Membranas de ampulheta são vistas no aborto em andamento.

6. Verdadeiro ou Falso. A perda recorrente de gravidez é altamente sugestiva de incompetência cervical.

7. Verdadeiro ou Falso. A cerclagem cervical pode ser feita de forma emergencialmente, apesar da presença de membranas de ampulheta.

8. Verdadeiro ou Falso. Na ausência de trabalho de parto ativo, a cerclagem cervical pode ser realizada após 30 semanas.

9. Verdadeiro ou Falso. O comprimento cervical é medido com maior precisão com a ultrassonografia usando a abordagem transvaginal.

10. Verdadeiro ou Falso. O comprimento cervical deve ser medido em dois ou mais exames antes da intervenção.

## ■ Respostas e Explicações

**A. Correta!** Esse é um colo de útero incompetente. A imagem longitudinal do segmento uterino inferior e do colo do útero mostra um colo do útero bem aberto que contém detritos (que é mais bem visualizado na imagem transvaginal). Em uma paciente que não está em trabalho de parto, a dilatação cervical é indicativa de incompetência cervical.

### *Outras escolhas e discussões*

**B.** Essas imagens podem ser compatíveis a um aborto em andamento em uma paciente que está sofrendo contrações e perda de líquido amniótico e/ou produtos de concepção. No entanto, a ausência desses achados na história do paciente torna esse diagnóstico improvável.

**C.** Com o canal cervical bem aberto, o lábio posterior do colo do útero pode ser confundido com placenta prévia. No entanto, uma análise cuidadosa da imagem transabdominal revela um saco amniótico intacto herniado no canal cervical dilatado.

**D.** A dilatação cervical é o primeiro sinal de trabalho ativo após o início das contrações uterinas. Embora o trabalho de parto prematuro possa acontecer a 20 semanas, a ausência de contrações ativas torna improvável esse diagnóstico.

### *Pergunta 1*

**Verdadeiro.** Embora um comprimento cervical de 3 cm seja frequentemente usado como padrão normal, 2,5 cm é o limite inferior do normal e é o melhor preditor de trabalho de parto prematuro.

### *Pergunta 2*

**Falso.** A ultrassonografia transvaginal (TVUS) pode ser realizada a qualquer momento durante a gravidez, sem quaisquer contraindicações absolutas. O TVUS é recomendado para o diagnóstico definitivo da placenta prévia, quando a bexiga não pode ser preenchida de forma ideal para visualizar o colo do útero. Embora historicamente tenha havido preocupações sobre a realização de TVUS em gestantes com sangramento vaginal ou ruptura de membranas, não há evidências que sustentem essas preocupações.

### *Pergunta 3*

**Verdadeiro.** A localização prévia na placenta prévia marginal geralmente se resolve à medida que o útero cresce e a borda inferior da placenta se move para uma posição mais superior. Essa alteração resulta do alongamento do segmento uterino inferior e do tropotropismo, que possibilita o crescimento unidirecional da placenta em direção ao fundo. Embora esses fatores contribuam para a tendência de resolução da placenta marginal prévia; aquelas que persistem após 32 semanas permanecem como prévias em mais de 70% dos casos.

### *Pergunta 4*

**Falso.** Se houver suspeita de líquido amniótico se estendendo para a vagina em razão da incompetência cervical, a cerclagem pode ser realizada para prevenir o parto prematuro.

### *Pergunta 5*

**Verdadeiro.** Membranas amnióticas intactas prolapsando para a vagina ("membranas de ampulheta") podem ser um sinal de parto prematuro em termo de gestação ou um aborto em andamento no início da gravidez.

### *Pergunta 6*

**Verdadeiro.** Uma história de perda recorrente de gravidez é frequentemente uma indicação para realizar uma cerclagem.

### *Pergunta 7*

**Falso.** A membrana prolapsada deve ser substituída na cavidade uterina antes da cerclagem para evitar a ruptura da membrana. A cerclagem é contraindicada em cenários clínicos em que o procedimento é improvável de reduzir o risco de parto prematuro e melhorar o resultado fetal. Tais cenários incluem anomalia fetal incompatível com a vida, infecção intrauterina, sangramento ativo, trabalho ativo de parto pré-termo, ruptura prematura de membranas e morte fetal.

### *Pergunta 8*

**Falso.** Nessa fase da gestação (30 semanas ou mais tarde), o feto pode sobreviver mesmo se ocorrer parto prematuro. Além disso, é tecnicamente difícil realizar uma cerclagem adequada nesse momento.

### *Pergunta 9*

**Verdadeiro.** A visualização do orifício interno e do canal cervical é mais bem realizada por meio de uma abordagem transvaginal. Em situações em que o exame transvaginal não pode ser realizado, uma abordagem translabial pode ser tentada, embora seja muitas vezes recebida com sucesso limitado.

### *Pergunta 10*

**Verdadeiro.** A medição do comprimento cervical em dois ou mais exames é uma boa prática para confirmar os achados antes da intervenção. Encurtamento transitório do colo do útero foi relatado.

## ■ Leituras Sugeridas


Iams JD, Goldenberg RL, Meis PJ, et al. The length of the cervix and the risk of spontaneous premature delivery. N Engl J Med 1996;334:567–572

McGahan JP, Phillips HE, Bowen MS. Prolapse of the amniotic sac: ultrasound appearance. Radiology 1981;140(2):463–466

Scheerer LJ, Lam F, Bartolucci L, Katz M. A new technique for reduction of prolapsed fetal membranes for emergency cervical cerclage. Obstet Gynecol 1989;74:408–412


### Melhores Dicas

- A visualização e a mensuração do comprimento cervical devem ser realizadas em qualquer exame de ultrassonografia obstétrica, mesmo quando não houver suspeita clínica de incompetência cervical. Essa avaliação pode ser realizada transabdominalmente, por meio de uma bexiga cheia, ou transvaginalmente com uma bexiga vazia.
- O trabalho de parto ativo pode ser mal interpretado como incompetência cervical e deve sempre permanecer no diagnóstico diferencial.
- A cerclagem cervical é recomendada para prevenir o parto prematuro até o início do segundo trimestre.

# Com Detalhes 2

## ■ Caso

Mulher primigesta foi encaminhada para a datação da gravidez em razão da história menstrual ruim. Qual dos seguintes é o diagnóstico mais provável?

A. Gêmeos diamnióticos dicoriônicos.
B. Gêmeos diamnióticos monocoriônicos.
C. Gêmeos monoamnióticos monocoriônicos.
D. Gêmeos siameses.

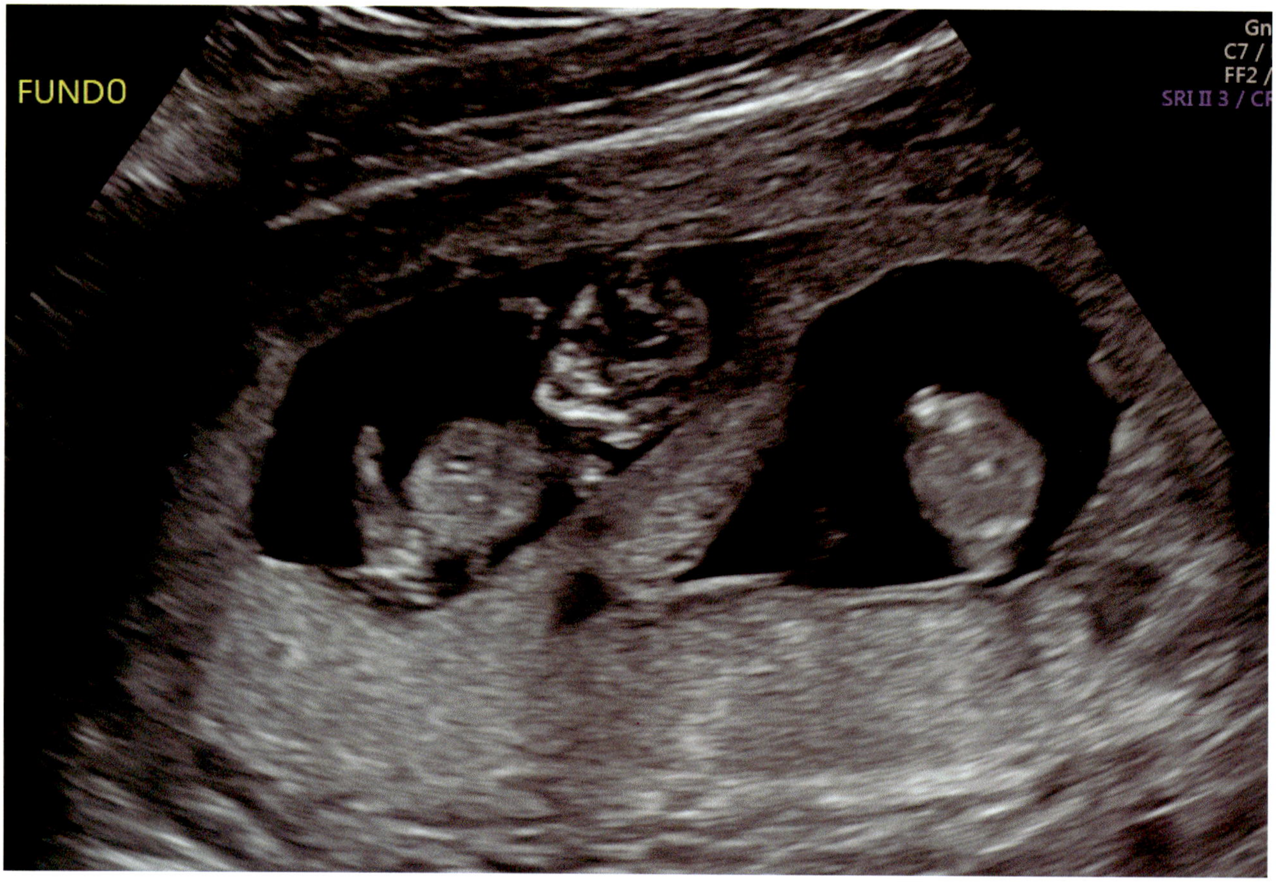




## ■ As seguintes questões dizem respeito aos gêmeos.

1. Verdadeiro ou Falso. Gêmeos dizigóticos são sempre dicoriônicos.
2. Verdadeiro ou Falso. Os gêmeos dicoriônicos podem ser dizigóticos ou monozigóticos.
3. Verdadeiro ou Falso. A determinação da corionicidade é obtida com maior precisão no primeiro trimestre da gravidez.
4. Verdadeiro ou Falso. Em gêmeos monozigóticos, as gestações dicoriônicas são secundárias à divisão do ovo fertilizado há 5 dias após a fertilização.
5. Verdadeiro ou Falso. Gêmeos dizigóticos são mais comuns que gêmeos monozigóticos.
6. Verdadeiro ou Falso. A síndrome de transfusão gemelar apresenta maior incidência em gêmeos monocoriônicos.
7. Verdadeiro ou Falso. Gêmeos monocoriônicos demonstram o sinal de lambda ou pico coriônico no segundo ou terceiro trimestre.
8. Verdadeiro ou Falso. O sinal mais confiável de corionicidade no terceiro trimestre é o de sexos fetais discordantes.
9. Verdadeiro ou Falso. Existe alta taxa de mortalidade em gestações diamnióticas em razão do emaranhamento de partes fetais.
10. Verdadeiro ou Falso. Gêmeos siameses podem ocorrer em gestações dicoriônicas.

## Respostas e Explicações

**A. Correta!** Esse é um caso de gêmeos diamnióticos dicoriônicos. Existem dois fetos em dois sacos gestacionais separados. O exame foi realizado no primeiro trimestre, quando o número de sacos indica o número de placentas/córions. Esse tipo de geminação representa um terço de todos os gêmeos monozigóticos e todos os gêmeos dizigóticos. Em gêmeos monozigóticos, a divisão do óvulo fertilizado ocorre dentro de 4 dias após a fertilização.

A determinação de amniocidade e corionicidade no segundo e terceiro trimestres baseia-se nos seguintes achados, em ordem decrescente de precisão:

- Sexos discrepantes.
- Duas placentas separadas.
- Sinal de pico coriônico (sinal lambda ou sinal de picos gêmeos).
- Espessura da membrana de separação.

### *Outras escolhas e discussões*

**B.** Os gêmeos diamnióticos monocoriônicos possuem uma placenta, mas dois sacos amnióticos. Esse tipo de geminação representa aproximadamente dois terços dos gêmeos monozigóticos. A divisão do ovo fertilizado em dois embriões ocorre em 4 a 8 dias após a fertilização. Antes de 10 semanas, há apenas um saco gestacional. Os sacos amnióticos não serão definidos até cerca de 8 semanas menstruais, mas o número de sacos amnióticos pode ser previsto demonstrando dois sacos vitelinos no início da gravidez.

**C.** Os gêmeos monoamnióticos monocoriônicos representam 1 a 3% dos gêmeos monozigóticos. O ovo fertilizado não se divide até 8 a 12 dias após a fertilização. Existe apenas uma placenta e um saco amniótico, criando assim um ambiente de alto risco onde a morte de um ou ambos os gêmeos podem ocorrer em até 50% dos casos. Esse tipo de gemelaridade é suspeito quando apenas um saco vitelino é visto, mas dois fetos são visíveis. Nenhuma membrana interveniente é encontrada.

**D.** Nos gêmeos unidos, o óvulo fertilizado não se divide até 13 dias ou mais depois da fertilização, resultando na fusão de certas partes do corpo dos gêmeos entre si.

### *Pergunta 1*

**Verdadeiro.** Dois ovos fertilizados terão placentas individuais.

### *Pergunta 2*

**Verdadeiro.** Uma gravidez monozigótica pode resultar em gêmeos dicoriônicos se a divisão do óvulo fertilizado ocorrer nos primeiros 3 dias após a fertilização.

### *Pergunta 3*

**Verdadeiro.** No primeiro trimestre, a visualização de dois sacos separados indica duas placentas separadas e, portanto, é dicoriônica.

### *Pergunta 4*

**Falso.** O córion diferencia-se antes de 4 dias e a divisão do óvulo fertilizado após 4 dias da fertilização resulta em gêmeos monocoriônicos.

### *Pergunta 5*

**Verdadeiro.** A incidência é de cerca de 70% para dizigóticos e 30% para gêmeos monozigóticos na ausência de técnicas de reprodução assistida.

### *Pergunta 6*

**Verdadeiro.** A existência da comunicação vascular entre os gêmeos é muito maior nos gêmeos que compartilham uma placenta.

### *Pergunta 7*

**Falso.** O sinal lambda ou sinal do pico coriônico é encontrado em gêmeos dicoriônicos, onde duas placentas contíguas produzem um pico triangular da placenta no ponto de contato.

### *Pergunta 8*

**Verdadeiro.** No final da gravidez, pode ser difícil distinguir placentas separadas usando outros critérios. Os sexos discordantes confirmam a natureza dizigótica da gravidez.

### *Pergunta 9*

**Falso.** A presença de uma membrana amniótica divisória previne o emaranhamento fetal. Esse problema é mais comum na gestação monoamniótica.

### *Pergunta 10*

**Falso.** Gêmeos siameses só podem ocorrer em gestações monoamnióticas monocoriônicas, em que o óvulo fertilizado é dividido em 13 dias ou mais após a fertilização.

## Leituras Sugeridas

Lee YM, Cleary-Goldman J, Thaker HM, et al. Antenatal sonographic prediction of twin chorionicity. Am J Obstet Gynecol 2006;195:863–868

Shetty A, Smith AP. The sonographic diagnosis of chorionicity. Prenat Diagn 2005;25:735–740

Wood SL, St Onge R, Connors G, et al. Evaluation of the twin peak or lambda sign in determining chorionicity in multiple pregnancy. Obstet Gynecol 1996;88:6–12



### Melhores Dicas

- A determinação da corionicidade e amnionicidade é mais precisa no primeiro trimestre. Vigilância, prognóstico e tratamento subsequente da gravidez dependem da precisão desses achados.
- É necessária uma vigilância mais rigorosa da gravidez monocoriônica em razão da maior incidência de complicações fetais (em comparação à incidência com gestações dicoriônicas).
- A identificação de sexos discordantes é a prova mais definitiva de dizigose e, portanto, dicorionicidade.

# Com Detalhes 3

## ■ Caso

Mulher de 22 anos com dor abdominal vaga e manchas vaginais. Imagens transversais e transvaginais do útero são fornecidas. Qual dos seguintes é o diagnóstico mais provável?

A. Gravidez normal precoce.
B. Folículo ovariano maduro.
C. Cisto de corpo lúteo.
D. Gravidez ectópica tubária.

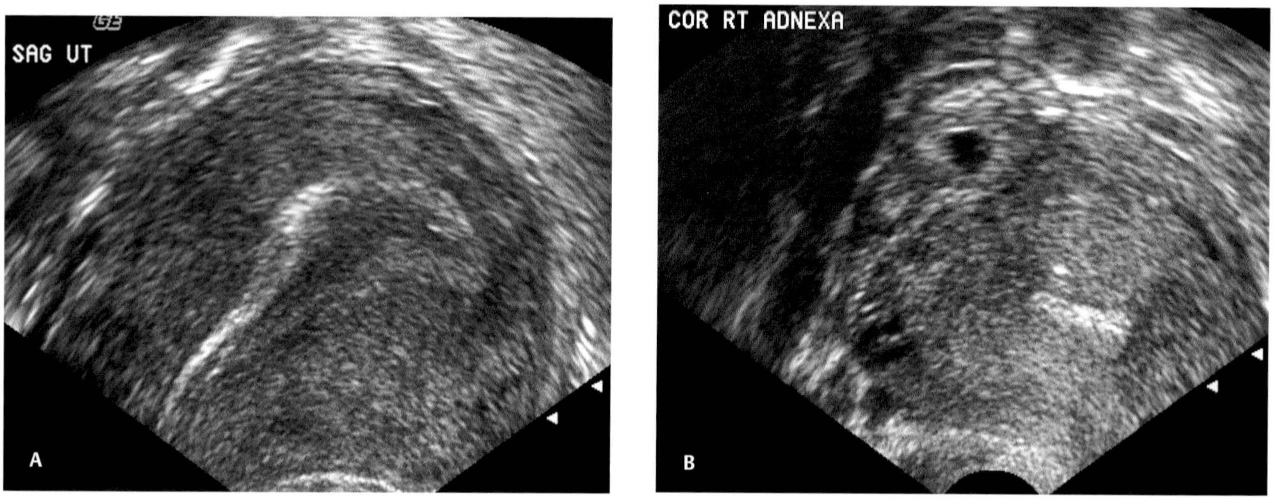


## ■ As seguintes questões dizem respeito à gravidez ectópica.

1. Qual é o nível de beta-gonadotrofina (hCG) sérica humana discriminatória no qual um saco gestacional intrauterino é esperado?
2. O tratamento MAIS adequado para pacientes com gravidez ectópica que se encontram hemodinamicamente estáveis é _____.
3. Uma coleção de líquido no útero associada a uma gravidez ectópica é denominada como o quê?
4. Vascularidade em torno de uma gravidez ectópica é referida como _____.
5. Em uma gravidez normal, os níveis séricos de beta-hCG normalmente dobram com que frequência?
6. A localização MAIS comum para uma gravidez ectópica é _____.
7. Uma gravidez ectópica que se implanta nos primeiros 1 a 2 cm da trompa de falópio é referida como _____.
8. Qual tipo de gravidez ectópica pode ser confundida com um aborto em andamento?
9. Uma gravidez ectópica implantada no interior da cavidade peritoneal é denominada _____.
10. Uma gravidez ectópica associada a uma gravidez intrauterina concomitante é referida como _____.

## ■ Respostas e Explicações

**D. Correta!** Essa paciente tem uma gravidez ectópica tubária. Nenhuma gestação na bolsa é observada na cavidade endometrial e o próprio endométrio está espessado. O saco gestacional intacto é extrauterino e demonstra um típico anel ecogênico coriônico.

### *Outras escolhas e discussões*

**A.** Embora os achados no útero possam ser vistos em uma gestação intrauterina muito precoce, antes do aparecimento de um saco gestacional, os achados anexos favorecem uma gravidez tubária ectópica.

**B.** O diagnóstico de um folículo ovariano maduro é feito no contexto de um teste de gravidez negativo. Além disso, a massa anexa, nesse caso, tem uma crosta espessa de anel coriônico ecogênico, que não seria observada em um folículo maduro.

**C.** Um cisto do corpo lúteo pode ser visto em gestantes e pacientes não grávidas. No entanto, o anel ecogênico observado aqui é mais consistente com uma gravidez ectópica. Note também que a estrutura cística que poderia representar o cisto do corpo lúteo não está dentro do ovário.

### *Pergunta 1*

O valor recentemente sugerido pela Society de Radiologists no painel de consenso da ultrassonografia como o nível discriminatório em que uma gestação intrauterina é esperada é de 3.000 mIU/mL.

### *Pergunta 2*

O metotrexato é administrado a pacientes hemodinamicamente estáveis com gravidez ectópica que estejam dispostas e sejam capazes de cumprir o acompanhamento pós-tratamento e que tenham nível de hCG < 5.000 mIU/mL, nenhum embrião com atividade cardíaca e tamanho de massa ectópica < 3 a 4 cm (Os critérios de hCG e tamanho podem variar de instituição para instituição).

### *Pergunta 3*

Uma coleção de líquidos no útero associada a uma gravidez ectópica é denominada como um saco pseudogestacional. Isso é diferenciado de uma gravidez intrauterina normal por sua localização no centro da cavidade endometrial. Lembre-se que um saco gestacional verdadeiro é excêntrico em relação ao canal endometrial.

### *Pergunta 4*

Vascularidade em torno de uma gravidez ectópica é muitas vezes referida como um "anel de fogo". Nas gestações ectópicas, esse achado no Doppler colorido indica a vascularização coriônica. No entanto, estudos mostraram que esse sinal é mais comumente observado em torno de cistos do corpo lúteo que gestações ectópicas. Assim, o "anel de fogo" não é patognomônico para uma gestação ectópica e, além disso, pode estar ausente em uma ruptura ectópica.

### *Pergunta 5*

Em uma gestação normal, os níveis séricos de beta-hCG geralmente dobram a cada 48 horas. O tempo de duplicação do β-hCG sérico é tipicamente mais lento para as gestações ectópicas que nas gestações normais e não pode ser usado de forma confiável para excluir esse diagnóstico.

### *Pergunta 6*

As gestações ectópicas são mais frequentemente localizadas nas trompas de falópio, com ectopias tubárias representando aproximadamente 98% de todas as gestações ectópicas. Entre todos os ectópicos tubários, o implante na porção ampular do tubo é particularmente comum, com gestações ectópicas encontradas nessa região 75 a 80% das vezes.

### *Pergunta 7*

Uma gravidez ectópica que se implanta dentro dos primeiros 1 a 2 cm da trompa de falópio é denominada gravidez intersticial. O termo antigo "gravidez cornual" não é mais usado para gestações ectópicas localizadas dentro dos primeiros 1 a 2 cm do tubo, e foi mais recentemente restrito para gestações que ocorrem em um útero bicornuado. O útero bicornuado pode ser diagnosticado com ultrassonografia documentando um fundo uterino com dois cornos uterinos e cavidades uterinas separados. Nos casos em que as imagens do fundo uterino não são ideais, a ressonância magnética pode ser definitiva.

### *Pergunta 8*

O tipo cervical "ectópico" de gravidez ectópica pode ser confundido com um aborto em andamento. Uma gravidez ectópica implantada na parede do colo uterino pode ser distinguida de um aborto em andamento demonstrando o canal cervical, que está intacto em uma gravidez cervical, mas não em um aborto.

### *Pergunta 9*

Uma gravidez ectópica implantada dentro da cavidade peritoneal é denominada "gravidez abdominal". As gestações abdominais resultam de ruptura de uma ectopia tubária ou de uma progressão retrógrada do óvulo fertilizado. Essas ectopias são implantadas na cavidade peritoneal. Às vezes são assintomáticas e podem progredir até o terceiro trimestre.

### *Pergunta 10*

A gravidez heterotópica é um tipo raro de gravidez ectópica, resultante de duas gestações simultâneas com diferentes locais de implantação. A combinação mais comum é tubária e intrauterina, mas gestações tubárias duplas podem ser observadas. A gravidez heterotópica aumentou em incidência de 1:30.000 para 1:3.900 em razão da popularidade das técnicas de reprodução assistida, que acarretam maior risco de gravidez extrauterina.

## ■ Leitura Sugerida

Doubilet PM, Benson CB, Bourne T, Blaivas M. Diagnostic criteria for nonviable pregnancy early in the first trimester. N Engl J Med 2013;369:1443–1451



### Melhores Dicas

- Deve-se suspeitar de gravidez ectópica quando a beta-hCG sérico for de 3.000 mIU/mL ou mais e não for observada gestação intrauterina.
- Embora a ultrassonografia transabdominal possa não ser absolutamente necessária nos casos em que o exame transvaginal documenta adequadamente uma gravidez normal, recomenda-se, no entanto, a exclusão de massas anexas inesperadas ou gravidez ectópica que possam estar fora do campo de visão padrão transvaginal.
- A gravidez ectópica ocorre mais comumente na tuba falopiana (98%), particularmente na ampola ou no istmo.

# Com Detalhes 4

## ■ Caso

Uma paciente assintomática de 30 anos, G2P1, apresenta-se com 18 semanas de idade gestacional de acordo com o último período menstrual. Ela é encaminhada para o exame ultrassonográfico de rotina. São apresentadas duas imagens do fundo do útero, obtidas com 13 minutos de intervalo. Qual dos seguintes é o diagnóstico mais provável?

A. Mioma uterino.
B. Contração miometrial focal (FMC).
C. Placenta *sucenturiata.*
D. Corioangioma.
E. Hemorragia placentária.

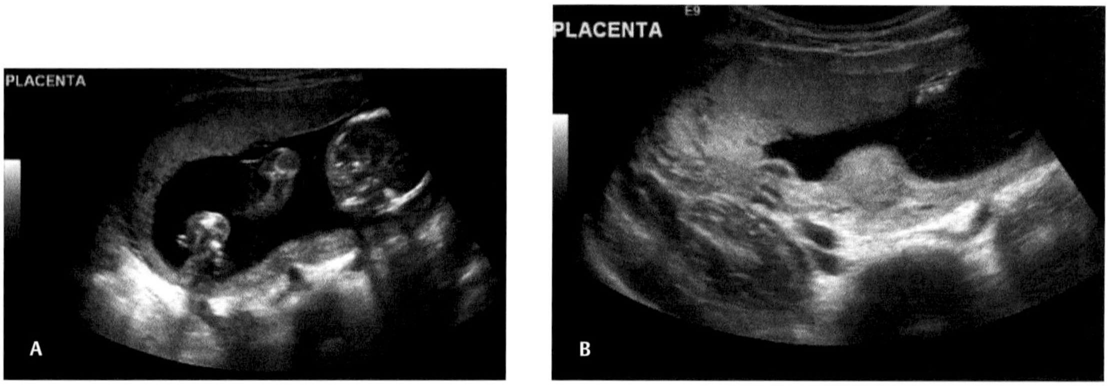


## ■ As seguintes questões dizem respeito e mimetizam o FMC.

1. Verdadeiro ou Falso. O ponto de diferenciação mais confiável entre um FMC e um mioma é a natureza transitória de um FMC.

2. Verdadeiro ou Falso. O FMC é assintomático.

3. Verdadeiro ou Falso. O FMC também é conhecido como uma contração de Braxton-Hicks.

4. Verdadeiro ou Falso. Os miomas uterinos crescem durante a gravidez por conta da influência da betagonadotrofina coriônica humana.

5. Verdadeiro ou Falso. O FMC pode resultar em uma medição incorreta do comprimento do colo do útero.

6. Verdadeiro ou Falso. O FMC é mais comumente demonstrado pela varredura transvaginal que pela varredura transabdominal.

7. Verdadeiro ou Falso. Os grandes miomas podem degenerar durante a gravidez e causar sintomas de um abdome agudo.

8. Verdadeiro ou Falso. O FMC pode resultar em um aborto.

9. Verdadeiro ou Falso. Os miomas submucosos podem resultar em insuficiência placentária.

10. Verdadeiro ou Falso. Os corioangiomas são avasculares.

## ■ Respostas e Explicações

**B. Correta!** A estrutura em massa na parede posterior do útero é uma contração muscular transitória que é assintomática e só é descoberta acidentalmente durante o escaneamento. Ela distorce apenas a superfície endometrial, não a superfície serosa do útero. Cessa, geralmente, em 30 a 60 minutos. As outras opções estão incorretas e não serão resolvidas em minutos.

### *Outras escolhas e discussões*

**A.** O mioma uterino é um tumor que surge do miométrio e pode ser subseroso, submucoso ou intramural. Quando subserosos, os miomas geralmente criam uma distorção da superfície serosa do útero, mas não do endométrio.

**C.** A placenta *sucenturiata* é um lobo acessório da placenta que geralmente não está ligado à placenta principal. Ela persiste até o parto e pode ser retida se não diagnosticada no período pré-natal.

**D.** O corioangioma é um tumor benigno da placenta que não é clinicamente significativo, a menos que se torne > 5 cm, e nesse caso acarreta um risco de falha de alto débito no feto em razão de desvio arteriovenoso.

**E.** A hemorragia placentária geralmente ocorre dentro da substância placentária, não separada do volume principal da placenta, como nesse caso.

### *Pergunta 1*

**Verdadeiro.** Embora o FMC possa cessar em poucos minutos, alguns podem persistir por algumas horas.

### *Pergunta 2*

**Verdadeiro.** O FMC é tipicamente assintomático e descoberto acidentalmente em ultrassonografia de rotina.

### *Pergunta 3*

**Verdadeiro.** FMC e Braxton-Hicks são contrações uterinas esporádicas que podem estar presentes no primeiro trimestre, mas muitas vezes não são sentidas até o final do segundo ou terceiro trimestre.

### *Pergunta 4*

**Falso.** O estrogênio é o principal estímulo para o crescimento dos miomas, que ocorre em cerca de 20 a 30% dos casos de gestação, embora outros fatores, como a progesterona, a gonadotrofina coriônica humana e o suprimento vascular, também possam influenciar o crescimento. A maioria dos miomas (50 a 60%) permanecem estáveis ou apresentam um crescimento < 10% durante a gravidez. O radiologista deve relatar a localização dos miomas, particularmente se presente no segmento uterino inferior, uma vez que o aumento desses miomas poderia complicar o parto vaginal. Além disso, a presença de múltiplos miomas no local do implante placentário pode causar insuficiência placentária e resultar em restrição de crescimento intrauterino.

### *Pergunta 5*

**Verdadeiro.** A medição imprecisa do comprimento do colo do útero pode ocorrer quando os miomas da FMC estão localizados perto do orifício interno.

### *Pergunta 6*

**Falso.** O grande campo de visão da varredura transabdominal aumenta as chances de detecção da FMC.

### *Pergunta 7*

**Verdadeiro.** Os grandes miomas frequentemente ultrapassam o suprimento de sangue e sofrem o que às vezes é uma degeneração dolorosa.

### *Pergunta 8*

**Falso.** Os FMCs são leves e não são fortes o suficiente para resultar em um aborto.

### *Pergunta 9*

**Verdadeiro.** A insuficiência placentária pode ocorrer com miomas submucosos, especialmente quando múltiplos miomas subplacentários estão presentes.

### *Pergunta 10*

**Falso.** Os corioangiomas são malformações que envolvem os tecidos angioblásticos da placenta. Esse tumor primário da placenta é geralmente ecogênico, com evidência de vascularização interna, e está localizado dentro da substância da placenta.

## ■ Leituras Sugeridas


Tadmor OP, Rabinowitz R, Diamant YZ. Ultrasonic demonstration of local myometerial thickening in early intrauterine pregnancy. Ultrasound Obstet Gynecol 1995;5:44–46

Togashi K, Kawakami S, Kimura I, et al. Sustained uterine contractions: a cause of hypointense myometrial bulging. Radiology 1993;187:707–710

Wilson RL, Worthen NJ. Ultrasonic demonstration of myometrial contractions in intrauterine pregnancy. Am J Roentgenol 1979;132:243–247


### Melhores Dicas

- O FMC é comumente encontrado na avaliação de rotina no início da gravidez. É sempre melhor reexaminar a área suspeita de FMC no final do exame para provar sua natureza transitória. Se persistente, o estudo de acompanhamento em alguns dias pode ser necessário.
- Comparar a ecogenicidade da contração ao miométrio adjacente é uma maneira simples e precisa de fazer o diagnóstico. Contração miometrial focal terá a mesma ecogenicidade que o miométrio adjacente, enquanto um mioma pequeno ou não complicado será relativamente hipoecoico.
- Embora a avaliação Doppler tenha limitado o valor na avaliação das massas uterinas, pode ser útil para mostrar a hipervascularidade de um corioangioma, a hipovascularidade relativa de um mioma e a natureza avascular de uma hemorragia placentária. Ocasionalmente, a ressonância magnética é necessária para avaliar com maior precisão o tamanho ou o grau de degeneração de um grande mioma.

# Com Detalhes 5

## ■ Caso

Uma mulher de 30 anos de idade, G3P3, dirige-se ao pronto-socorro com queixa de sangramento vaginal intermitente desde o parto vaginal normal há duas semanas. Qual dos seguintes é o diagnóstico mais provável?

A. Pólipo.
B. Câncer do endométrio.
C. Produtos retidos da concepção (RPOC).
D. Mioma uterino.

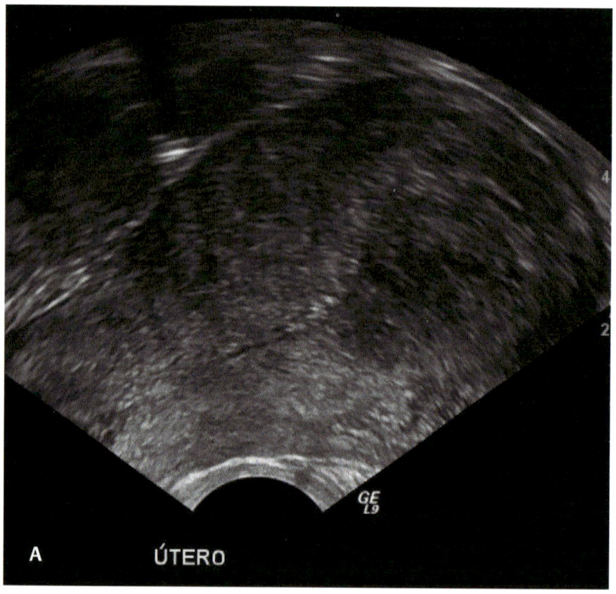


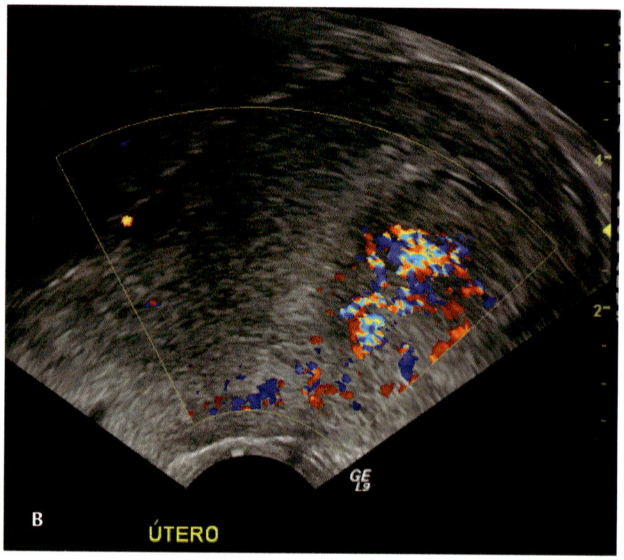


## ■ As seguintes questões dizem respeito ao sangramento após o parto vaginal.

1. Verdadeiro ou Falso. Os pólipos geralmente exibem uma artéria central de alimentação.

2. Verdadeiro ou Falso. Os miomas têm vascularização aleatoriamente espalhadas pela massa.

3. Verdadeiro ou Falso. RPOC pode se manifestar como detritos avasculares no útero.

4. Verdadeiro ou Falso. O câncer endometrial é o segundo câncer ginecológico mais comum nos países desenvolvidos.

5. Verdadeiro ou Falso. A histeroscopia não é tão eficaz quanto a histerossonografia na investigação diagnóstica das massas intrauterinas.

6. Verdadeiro ou Falso. A avaliação de rotina para o RPOC é recomendada após o término da gravidez.

7. Verdadeiro ou Falso. A síndrome de Asherman é uma complicação conhecida da instrumentação do útero pós-aborto.

8. Verdadeiro ou Falso. A medida da espessura endometrial não é um bom preditor para a presença de RPOC.

9. Verdadeiro ou Falso. A avaliação Doppler das massas intrauterinas é importante na diferenciação da natureza da enfermidade.

10. Verdadeiro ou Falso. A endometrite pós-parto deve ser suspeitada na presença de ar dentro da cavidade uterina.

## Respostas e Explicações

**C. Correta!** A presença de uma massa de tecido mole vascularizada dentro da cavidade endometrial no período pós-parto é patognomônica para RPOC. Sem o histórico pós-parto e com base apenas na aparência ultrassonográfica, todas as outras opções são possíveis considerações diagnósticas diferenciais. A biópsia é necessária para comprovar o diagnóstico. Ao interpretar os achados em casos suspeitos de RPOC, apenas um endométrio fino deve ser relatado como "sem evidência de RPOC".

### *Outras escolhas e discussões*

**A.** O histórico do paciente não é consistente com um pólipo. Além disso, a vascularização de um pólipo é geralmente central e classicamente tem um único vaso de alimentação.

**B.** Embora o câncer endometrial possa ser observado em pacientes na pré-menopausa, é mais comumente encontrado em pacientes idosos e pós-menopausa.

**D.** Um mioma uterino muito vascular que é intracavitário no local pode mimetizar esse achado. No entanto, o histórico pós-parto torna essa opção menos provável.

### *Pergunta 1*

**Verdadeiro.** Embora nem sempre presente, a existência de uma artéria central de alimentação é o achado clássico que pode diferenciar um pólipo das demais escolhas.

### *Pergunta 2*

**Verdadeiro.** Diferentemente dos pólipos, os miomas são vascularizados na periferia com vasos aleatoriamente espalhados pela massa.

### *Pergunta 3*

**Verdadeiro.** Quando o RPOC não está mais ligado ao suprimento vascular do útero, ele pode mimetizar coágulos sanguíneos, tecido necrótico e material infectado.

### *Pergunta 4*

**Verdadeiro.** O câncer endometrial é o câncer ginecológico mais comum em países desenvolvidos, mas o segundo é o câncer cervical em países subdesenvolvidos.

### *Pergunta 5*

**Verdadeiro.** A histeroscopia é muito boa para definir irregularidades focais na cavidade uterina e pode distinguir uma massa ecogênica flutuante e livre de uma massa aderente à parede uterina. Também pode-se diagnosticar e tratar durante um único procedimento. No entanto, a sono-histerografia com infusão salina permite visualização completa da cavidade endometrial e pode demonstrar enfermidade possível de ser perdida na histeroscopia.

### *Pergunta 6*

**Falso.** A avaliação de rotina para o RPOC provavelmente resultará em diagnósticos falso-positivos e intervenções desnecessárias, já que o RPOC nem sempre leva à morbidade. A avaliação deve ser reservada a pacientes com sangramento intenso ou prolongado, e para pacientes com febre, sensibilidade uterina ou dor abdominopélvica. A evacuação completa dos produtos da concepção deve demonstrar uma cavidade uterina vazia na ultrassonografia.

### *Pergunta 7*

**Verdadeiro.** As sinéquias uterinas, conhecidas como síndrome de Asherman, são causadas por cicatrizes dentro da cavidade uterina. Eles variam de aderências finas inconsequentes a cicatrizes muito espessas que obliteram o endométrio, levando à amenorreia ou hipomenorreia e infertilidade. Para visualizar a banda da síndrome de Asherman, a cavidade uterina deve ser distendida com líquido durante a sono-histerografia com infusão salina. Sem distensão de líquido, isso só pode ser suspeitado, mas não confirmado.

### *Pergunta 8*

**Verdadeiro.** A medição da espessura endometrial após o aborto espontâneo ou a interrupção da gravidez não deve ser usada como um teste para RPOC ou como um preditor da necessidade de intervenção cirúrgica. Achados ultrassonográficos se correlacionam de fora ruim com os sintomas clínicos e resultados histológicos, uma vez que o aparecimento de decíduas necróticas e coágulos sanguíneos podem mimetizar o RPOC.

### *Pergunta 9*

**Verdadeiro.** O Doppler pode ser útil para determinar se o tecido viável está presente no útero e também pode ajudar a decidir se a intervenção cirúrgica é necessária. No entanto, as características do Doppler são inespecíficas para as várias massas vasculares e não são úteis em massas onde nenhum fluxo é demonstrado.

### *Pergunta 10*

**Verdadeiro.** Embora o diagnóstico de endometrite pós-parto geralmente seja feito clinicamente, o diagnóstico pode ser sugerido se os achados ultrassonográficos incluírem fragmentos intrauterinos misturados com ar ecogênico aprisionado na cavidade endometrial.



### Melhores Dicas

- RPOC refere-se a tecido placentário e/ou fetal que permanece no útero após a perda espontânea da gravidez, interrupção planejada da gravidez ou parto. Esse tecido pode passar espontaneamente ou necessitar de evacuação por dilatação e curetagem, quando persistente ou complicado por sangramento ou infecção.
- A presença de uma anomalia ecogênica focal no endométrio, particularmente com evidência de fluxo sanguíneo por imagem do Doppler, é o melhor preditor de RPOC. No entanto, a decisão de intervir deve-se basear na necessidade clínica e não em um achado ultrassonográfico isolado.
- O objetivo da avaliação ultrassonográfica é determinar se o RPOC é a provável fonte dos sintomas da mulher ou se outro diagnóstico é mais provável. Outros diagnósticos possíveis incluem malformações vasculares uterinas não suspeitas, pólipos ou miomas (que podem não ter sido diagnosticados no período pré-natal).

# Rico em Imagens 1

## ■ Caso

Associe o diagnóstico apropriado à imagem de ultrassom do primeiro trimestre fornecida.

A. Hemorragia perigestacional (PGH).
B. Protuberância coriônica.
C. Sinal intradecidual.
D. Rombencéfalo aberto.

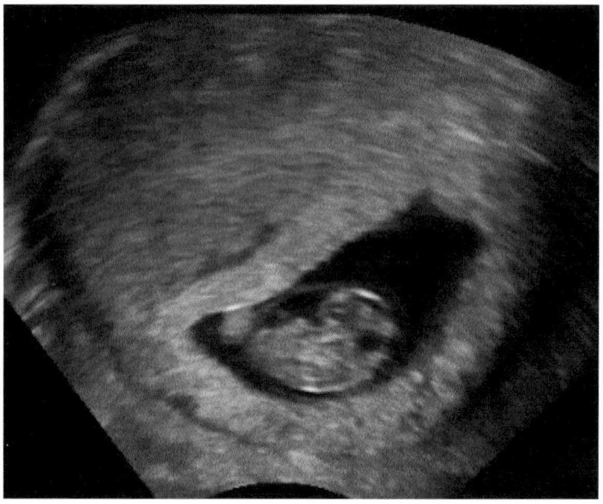

1.

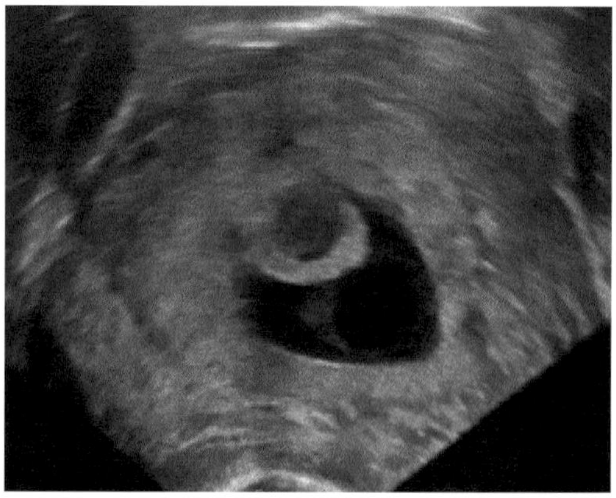

2.

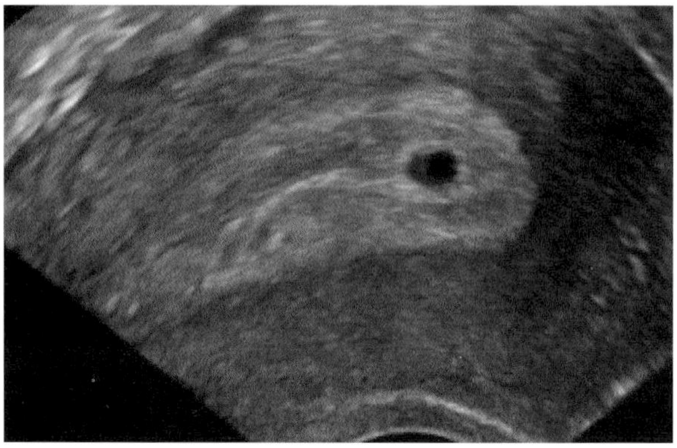

3.

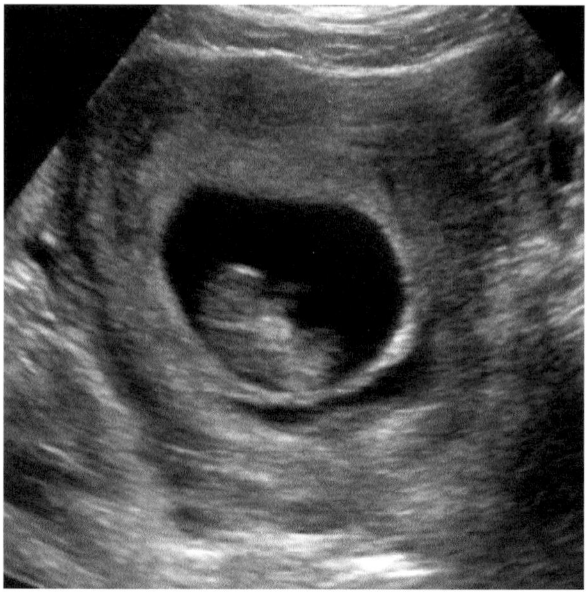

4.

## Respostas e Explicações

**1. D.** Rombencéfalo aberto. O rombencéfalo aberto é uma pequena estrutura cística (3 a 4 mm) na face posterior do crânio, que corresponde à fossa romboide ou ao rombencéfalo. O rombencéfalo aberto é um achado normal no primeiro trimestre em todos os fetos, e pode ser observado a partir da 8 a 10ª semanas menstruais. Ele se desenvolve no quarto ventrículo normalmente proporcionado após a 11ª semana menstrual, quando o *vermis* e hemisférios cerebelares formam o teto posterior do quarto ventrículo. Até esse momento, o rombencéfalo permanece aberto. O rombencéfalo desaparece no final do primeiro trimestre. O acompanhamento desse achado não é necessário, a menos que visão sagital média perfeita não possa ser obtida no exame inicial. Nesse caso, um teste confirmatório é indicado mais tarde no primeiro trimestre.

**2. B.** Protuberância coriônica. A protuberância coriônica é relativamente incomum (incidência 0,7%), irregular, uma saliência convexa da superfície coriodecidual para o saco gestacional no primeiro trimestre. Em ultrassonografias seriadas, a maioria das protuberâncias se torna hipoecoica e menor ao longo do tempo, sem nenhum desfecho desfavorável na gravidez. No entanto, a protuberância coriônica está associada a um prognóstico reservado no início da gravidez, por sua potencial correlação com a inviabilidade. Assim, esse achado deve ser acompanhado até que um embrião vivo normal seja documentado no primeiro trimestre.

Embora a etiologia da protuberância coriônica seja desconhecida, é razoável supor que ela representa um hematoma ou pequena área de hemorragia que cessa com o tempo. Por outro lado, a protuberância pode representar uma segunda gravidez arruinada em reabsorção, e foi observada em alguns pacientes no tratamento de infertilidade.

**3. C.** Sinal intradecidual O sinal intradecidual é produzido pela implantação do blastocisto em um lado da decídua no início da gravidez intrauterina, resultando em uma posição excêntrica do saco gestacional em relação ao canal endometrial. Quando presente, esse sinal significa que um acúmulo de líquido intrauterino deve-se à gravidez, mesmo antes da visualização definitiva de um saco vitelino ou embrião. O desenvolvimento inicial de uma gravidez deve ser firmado pelo eventual desenvolvimento de um saco vitelino e embrião. O sinal intradecidual geralmente é observado em cinco a seis semanas da menstruação, mas pode estar ausente em 35% dos sacos gestacionais normais. Sua excêntrica localização dentro da cavidade endometrial ajuda a distingui-lo do saco pseudogestacional de gravidez ectópica, que está localizado centralmente dentro da cavidade endometrial.

**4. A.** PGH. PGH aparecerá no ultrassom como uma coleção de líquido na cavidade intrauterina que separa a decídua capsular do córion liso. A PGH é sinônimo de hemorragia subcoriônica e inclui a suspeita de hemorragia peri-implantacional que pode ser observada na cavidade uterina em uma minoria de gestações no primeiro trimestre. PGH é a causa mais comum de sangramento no primeiro trimestre e ocorre em 18% das gestações. A vasta maioria da PGH cessa espontaneamente, mas se a hemorragia ocupa mais de dois terços do diâmetro do saco coriônico, há uma taxa de quase 20% de aborto espontâneo.

A PGH deve ser diferenciada da separação corioamniótica que pode ser vista como uma variação normal de desenvolvimento até 17 a 18 semanas de idade gestacional. Esse último achado geralmente cessa subsequentemente quando ocorre a fusão das membranas. A PGH pode ser de difícil diferenciação do óbito fetal de gêmeos, a menos que um exame de ultrassonografia tenha documentado um saco vitelino/embrião na coleção de líquido.

O acompanhamento em 1 a 2 semanas é recomendado para documentar progressão ou resolução da hemorragia.

## Leituras Sugeridas


Bronshtein M, Zimmer EZ, Blazer S. Isolated large fourth ventricle in early pregnancy—a possible benign transient phenomenon. Prenat Diagn 1998;18:997–1000

Doubilet PM, Benson CB, Bourne T, et al. Diagnostic criteria for nonviable pregnancy early in the first trimester. N Engl J Med 2013;369:1443–1451

Harris RD, Couto C, Karpovsky C, Blanchette Porter MM, Ouhilal S. The chorionic bump: a first-trimester pregnancy sonographic finding associated with a guarded prognosis. J Ultrasound Med 2006;25:757–763


### Melhores Dicas

- Um saco gestacional deve estar presente na cavidade uterina quando os níveis séricos de beta-gonadotrofina coriônica humana alcancem 3.000 mIU/mL. Um saco vitelino geralmente é detectável, uma vez que a medida média do diâmetro do saco atinge 10 mm, e um embrião deve estar presente em uma medição média do diâmetro do saco de 25 mm ou mais.
- A atividade cardíaca deve ser detectada em um embrião com um comprimento de coroa-nádega de 7 mm ou mais.
- Embora os sinais de desenvolvimento normal da gravidez possam ser observados antes da detecção de um saco vitelino ou embrião vivo, exame ultrassonográfico de acompanhamento deve ser realizado até que esses valores de referência sejam demonstrados.

# Rico em Imagens 2

## ■ Caso

Associe o diagnóstico apropriado com a imagem fornecida de uma massa anexa em uma paciente não gestante.

A. Hidrossalpinge.
B. Síndrome de hiperestimulação ovariana (OHSS).
C. Cisto hemorrágico.
D. Teratoma.

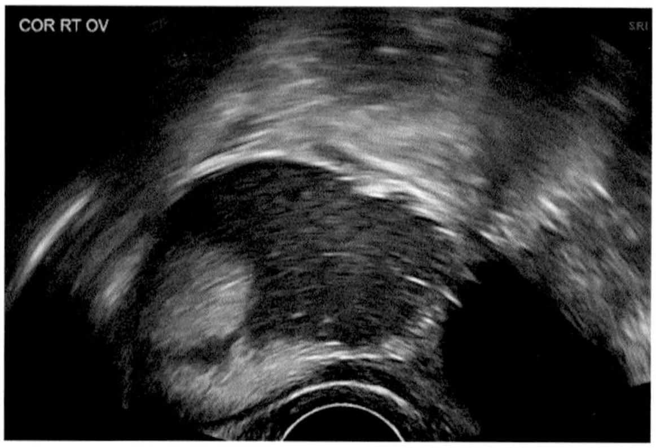


1.

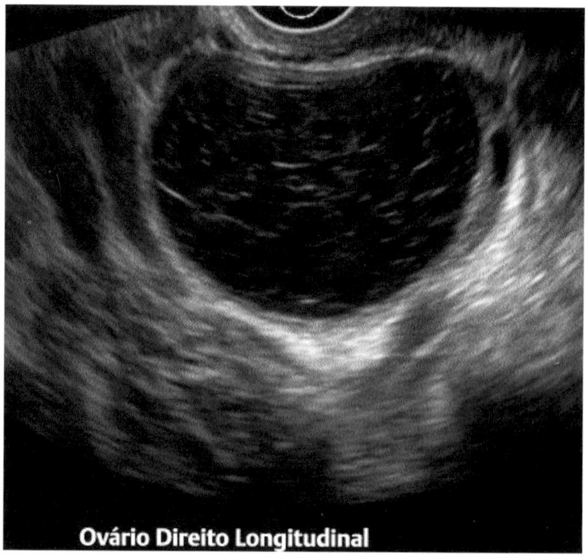


2.

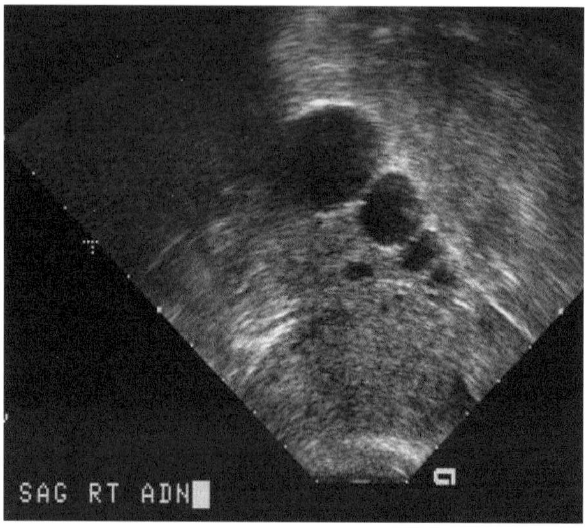


3.

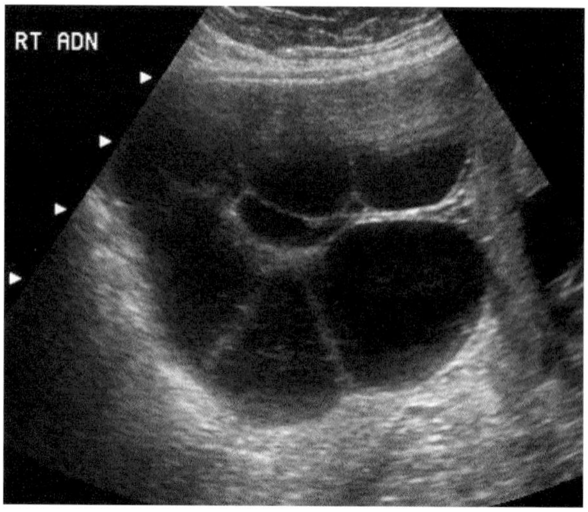


4.

## Respostas e Explicações

**1. D.** Teratoma. O "teratoma" é o tipo mais comum de tumor de células germinativas e se refere a uma neoplasia que se diferencia de populações de células do tipo somático- ectoderma, endoderma e mesoderma – que podem ser típicas ou de desenvolvimento adulto ou embrionário. Teratomas, compostos de tecidos que variam de imaturos a bem diferenciados, são estranhos ao sítio anatômico em que eles são encontrados. A maioria, mas não todos, dos teratomas é benigno. Além disso, a maior parte é cística e composta de elementos maduros diferenciados. Esses são mais conhecidos como cistos dermoides.

Os cistos dermoides são responsáveis por mais de 95% dos teratomas ovarianos e são os tumores ovarianos mais comuns na segunda e terceira décadas de vida. Eles são bilaterais em cerca de 15% dos casos. A maioria das mulheres com cistos dermoides é assintomática. Dermoides maiores são mais propensos a serem sintomáticos e pode ocorrer torção. Os cistos dermoides têm uma aparência ultrassonográfica característica, que permite um diagnóstico não invasivo razoavelmente preciso na maioria dos casos.

**2. C.** Cisto hemorrágico. A maior parte dos cistos ovarianos hemorrágicos é fisiológica e ocorre durante a formação normal de um corpo lúteo após a ovulação. Esses cistos podem atingir de 5 a 12 cm de diâmetro. A aparência ultrassonográfica de um cisto hemorrágico é altamente dependente do tempo de detecção. Na fase aguda da hemorragia, o cisto é uniformemente ecogênico. Com a involução, normalmente há um aumento nos ecos internos e septações dentro do cisto, secundário a detritos e coágulos de resolução.

Na ausência de dor ou sangramento intraperitoneal, a observação por um período de 2 semanas a 3 meses é apropriada. A maioria dos cistos hemorrágicos irá involuir durante esse período de observação. Se o cisto hemorrágico persistir, considere o endometrioma como uma possibilidade diagnóstica.

**3. A.** Hidrossalpinge. A hidrossalpinge é na maioria das vezes de forma tubular. No entanto, dependendo do plano de imagem, ela pode aparecer como uma série de cistos de calibre decrescente - conhecidos como sinal de "corrente de pérolas". Os nódulos visualizados são decorrentes das pregas da endossalpinge espessas e podem aumentar a preocupação com a malignidade ovariana, se a localização da massa extraovariana não é reconhecida. Além disso, a hidrossalpinge pode apresentar septações ou nódulos em sua parede. Essas "septações" não são septações verdadeiras, mas, de fato, representam a parede do tubo dobrada sobre si mesma. Tipicamente, as septações parecerão ser incompletas. A hidrossalpinge deve sempre ser incluída no diagnóstico diferencial quando se identificam seções incompletas ou parciais.

No exame macroscópico, uma hidrossalpinge é frequentemente preenchida com líquido claro que às vezes é a sequela crônica de infecção ou hemorragia. No entanto, quando preenchido com detritos na fase aguda da doença inflamatória pélvica, pode ser difícil diferenciar a hidrossalpinge da piossalpinge ou da hematossalpinge na ultrassonografia. A dor pélvica aguda pode cessar após o manejo conservador da infecção aguda, mas a hidrossalpinge pode persistir na ultrassonografia (frequentemente permanecendo assintomática).

**4. B.** OHSS. A OHSS é uma resposta ovariana exagerada à indução da ovulação, frequentemente realizada nos casos de fertilização *in vitro* planeada. Contudo, a OHSS pode ser observada ocasionalmente durante a gravidez normal em mulheres com um limiar baixo de estimulação de gonadotrofina coriônica humana.

A OHSS é caracterizada pelo aumento ovariano bilateral com múltiplos cistos foliculares e do corpo lúteo, distensão e desconforto abdominal, náusea leve e, menos frequentemente, vômitos e diarreia. Em casos graves, ascites e efusões pleurais podem se desenvolver. Quando associado à gravidez normal, as pacientes são frequentemente assintomáticas.

A resolução geralmente ocorre após a retirada da fonte de gonadotrofina coriônica humana, que pode ser > 6 semanas após o parto.

## Leituras Sugeridas


Ayhan A, Bukulmez O, Genc C, Karamursel BS, Mature cystic teratomas of the ovary: case series from one institution over 34 years. Eur J Obstet Gynecol Reprod Biol 2000;88:153–157

Patel MD, Acord DL, Young SW. Likelihood ratio of sonographic findings in discriminating hydrosalpinx from other adnexal masses. Am J Roentgenol 2006;186:1033–1038

Valentin L, Ameye L, Jurkovic D, et al. Which extrauterine pelvic masses are difficult to correctly classify as benign or malignant on the basis of ultrasound findings and is there a way of making a correct diagnosis? Ultrasound Obstet Gynecol 2006;27:438–444




### Melhores Dicas

- O anexo contém o ovário e a tuba uterina, bem como de vasos associados, ligamentos e tecido conjuntivo. Além dessas estruturas, a enfermidade nessa área pode surgir do útero, intestino, retroperitônio ou como metástase de outro local - geralmente a mama ou o estômago.
- Massas anexas podem ser encontradas em mulheres de todas as idades. O risco global de malignidade dentro de uma massa anexa aumenta com a idade após a menarca e é de 6 a 11% em mulheres na pré-menopausa, e de 29 a 35% em mulheres na pós-menopausa.
- O histórico médico anterior e os achados clínicos podem fornecer informações preditivas importantes no diagnóstico de massas anexas. Por exemplo, enquanto ascites identificadas no exame físico podem estar associadas aos processos benignos e malignos, é mais comum na malignidade.

# Rico em Imagens 3

## ■ Caso

Associe o diagnóstico apropriado com a imagem fornecida da cabeça fetal.

A. Esquizencefalia.
B. Malformação de Dandy-Walker (DWM).
C. Trissomia 21.
D. Holoprosencefalia alobar.

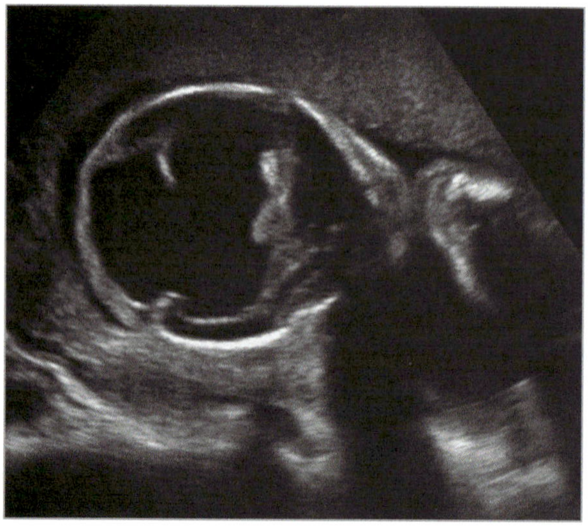

1.

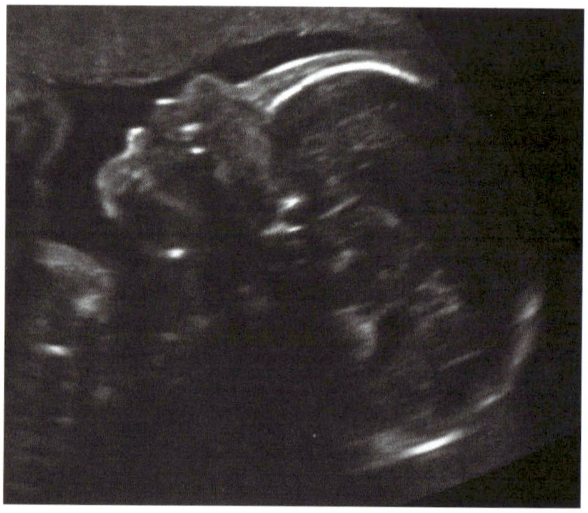

2.

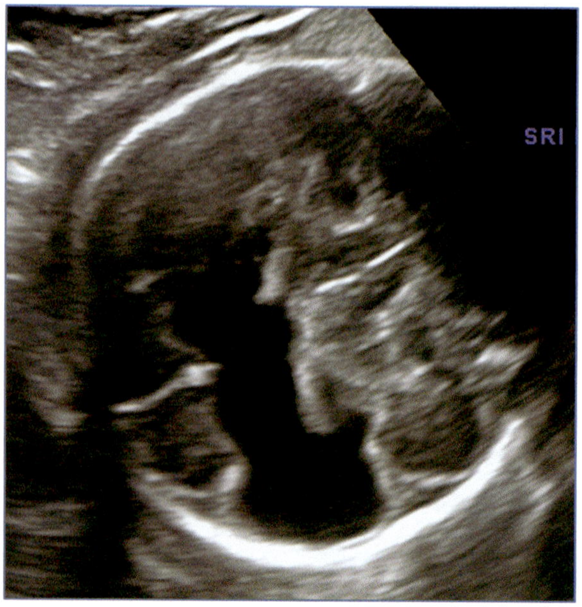


3.

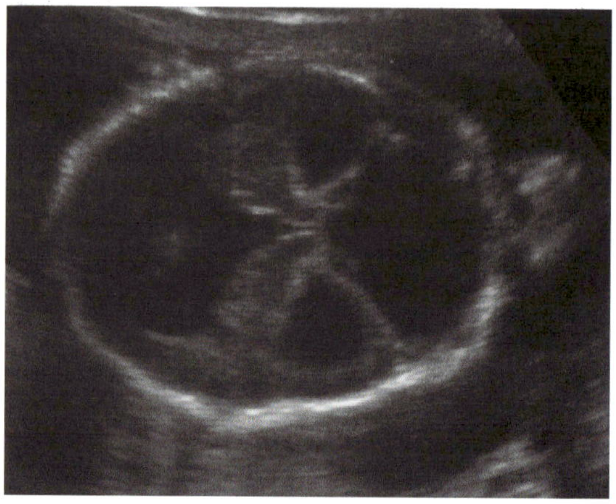

4.

## Respostas e Explicações

**1. D.** Holoprosencefalia alobar. A sequência de holoprosencefalia desenvolve-se a partir da falha do prosencéfalo (encéfalo frontal) em se diferenciar em dois hemisférios cerebrais e ventrículos laterais entre a quarta e a oitava semanas pós-menstruais. Essa falha resulta em fusão parcial à completa dos hemisférios cerebrais, além de ventrículos laterais que se comunicam parcial – ou totalmente através da linha média. Os três principais tipos de holoprosencefalia são, em ordem decrescente de gravidade: alobar, semilobar e lobar. Graus variáveis de dismorfismo facial também podem estar presentes, com r holoprosencefalia alobar associada ao dismorfismo facial mais grave.

A holoprosencefalia alobar é uma anomalia letal caracterizada por falha completa da clivagem do prosencéfalo. Os hemisférios cerebrais estão fundidos, existe uma única coleção de líquido na linha média (ventrículo), e há ausência do corpo caloso e da *falx cerebri*. O cérebro é menor que o normal e os tálamos geralmente estão completamente fundidos.

A holoprosencefalia alobar foi diagnosticada imediatamente na semana menstrual 10 e tem sido associada à trissomia do cromossomo 18.

**2. C.** Trissomia 21 (síndrome de Down). A síndrome de Down é a trissomia autossômica mais comum entre nascidos vivos, com uma incidência de 1 em cada 700 nascidos vivos. A trissomia do cromossomo 21 está associada à idade materna avançada – 35% das crianças nascidas com trissomia do cromossomo 21 nascem de mães com mais de 35 anos de idade. A sobrevida média é de 20 anos. Os defeitos cardíacos são comuns, acometendo 40% das crianças com síndrome de Down, e anomalias cardíacas graves estão associadas à pior sobrevida. Aproximadamente um terço dos fetos com trissomia 21 tem uma ou mais malformações estruturais ultrassonograficamente detectáveis nos seguintes sistemas: cardiovascular, sistema nervoso central, gastrintestinal e estruturas craniofaciais. Em particular, a não visualização do osso nasal (mostrada no caso de teste) em torno de 13 semanas de gestação é um achado específico em fetos com síndrome de Down. Além disso, entre 15 e 20 semanas de gestação, 40 a 50% dos fetos com síndrome de Down terão uma dobra nucal espessada ≥ 6 mm. Esses achados de imagem são úteis para a triagem, especialmente quando outros estudos, como o teste quádruplo, mostram limite ou alto risco de síndrome de Down.

**3. A.** Esquizencefalia. A esquizencefalia é uma rara perturbação da migração neuronal em que uma ou mais fendas cheias de líquido no hemisfério cerebral se comunicam com o ventrículo lateral. Pode ser uni ou bilateral e frequentemente é observada em associação à microcefalia e outras anormalidades cerebrais.

Dois tipos de esquizencefalia foram descritos. O tipo 1 é caracterizado por pequenas fendas simétricas, com as bordas das fendas fundidas dentro da sutura pia-ependimal que é contínua com o epêndimo do ventrículo lateral.

O tipo 2 é caracterizado por extensas fendas que se estendem desde o ventrículo até a superfície do cérebro e espaço subaracnóideo, com as bordas das fendas não fundidas.

O grau de comprometimento funcional em pacientes com esquizencefalia depende da localização da fissura, seja ela uni ou bilateral, seja do tipo 1 ou 2, e se há malformações associadas.

**4. B.** DWM. DWM se refere a uma anomalia complexa de desenvolvimento do quarto ventrículo que ocorre da sexta à sétima semanas pós-menstrual. Assim, talvez seja fácil prever muitas das anomalias concomitantes. A incidência de DWM é de 1 em 30.000 nascimentos. Achados ultrassonográficos da DWM incluem a dilatação do quarto ventrículo, um grande cisto da fossa posterior estendendo-se da cisterna magna ao quarto ventrículo (cisto de Dandy-Walker), hipoplasia ou agenesia completa do *vermis* cerebelar, um tentório elevado e, frequentemente, dilatação dos ventrículos terceiro e lateral. A hidrocefalia está presente em três quartos dos casos de DWM, e a DWM está presente em até 12% dos casos de hidrocefalia congênita. Na forma sindrômica de DWM, malformações do coração, face, membros e/ou sistema gastrintestinal ou geniturinário podem estar presentes.

## Leituras Sugeridas

Bethune M. Literature review and suggested protocol for managing ultrasound soft markers for Down syndrome: thickened nuchal fold, echogenic bowel, shortened femur, shortened humerus, pyelectasis and absent or hypoplastic nasal bone. Australas Radiol 2007;51:218–222

Guibaud L, Larroque A, Ville D, et al. Prenatal diagnosis of "isolated" Dandy-Walker malformation: imaging findings and prenatal counselling. Prenat Diagn 2012;32:185–193

International Society of Ultrasound in Obstetrics & Gynecology Education Committee. Sonographic examination of the fetal central nervous system: guidelines for performing the "basic examination" and the "fetal neurosonogram." Ultrasound Obstet Gynecol 2007;29:109–116

Kutuk MS, Gorkem SB, Bayram A, Doganay S, Canpolat M, Basbug M. Prenatal diagnosis and postnatal outcome of schizencephaly. J Child Neurol 2015;30:1388–1394

### Melhores Dicas

- No cérebro fetal, recomenda-se que três estruturas sejam rotineiramente documentadas e comentadas no relatório de ultrassonografia:
  - Átrios ventriculares – não devem ter mais de 10 mm de diâmetro transversal; qualquer medida > 10 mm deve ser relatada como ventriculomegalia.
  - *Cavum septi pellucidi* – deve estar sempre presente no feto; não são necessárias medições.
  - Cisterna magna – deve sempre estar presente em um feto normal e não deve ter mais de 10 mm de profundidade na linha média.
- "Marcadores moles" referem-se a achados ultrassonográficos geralmente associados a fetos normais, não apresentam sequelas clínicas e são transitórios. Exemplos de marcadores moles incluem: úmero/fêmur levemente encurtado, focos intracardíacos ecogênicos, intestino ecogênico e dilatação do trato urinário. Marcadores suaves isolados são identificados em 11 a 17% dos fetos normais. A prevalência é maior em fetos aneuploides, e a probabilidade de aneuploidia é significativamente maior quando mais de um marcador está presente.
- Fetos com evidência ultrassonográfica de uma anomalia estrutural possuem risco aumentado de apresentar anormalidade cromossômica, com a magnitude do risco altamente dependente da malformação específica.

# Rico em Imagens 4

## ■ Caso

Associe o diagnóstico apropriado à fase fornecida do endométrio normal

A. Secretório.
B. Folicular tardio.
C. Periovulatório.
D. Folicular precoce.

1.
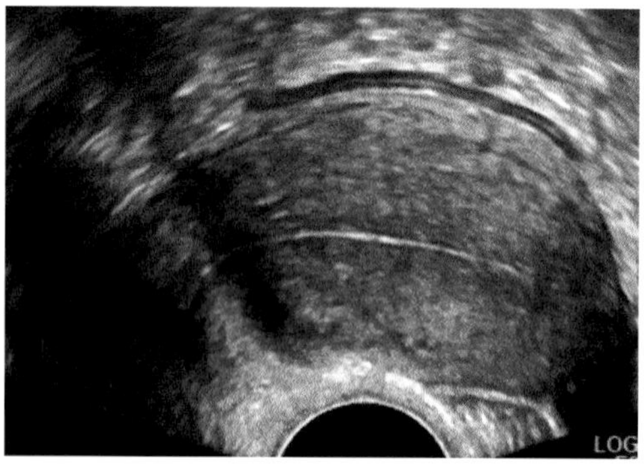


2.
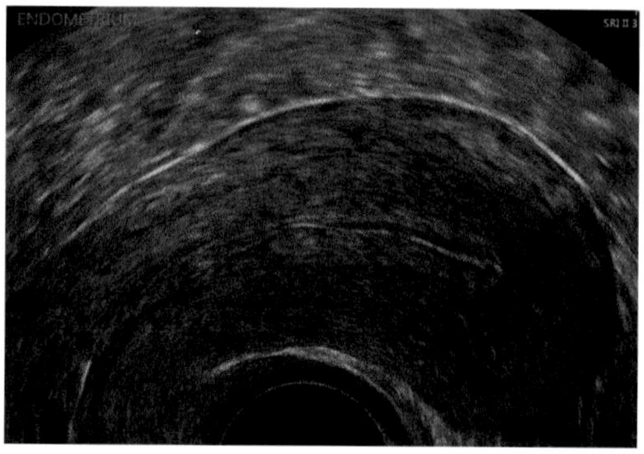

3.
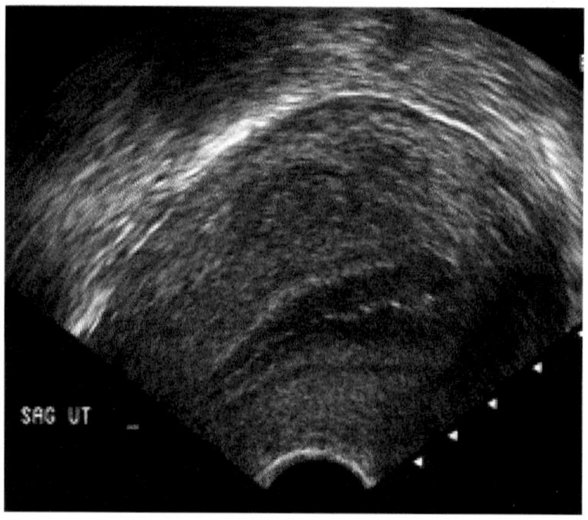


4.
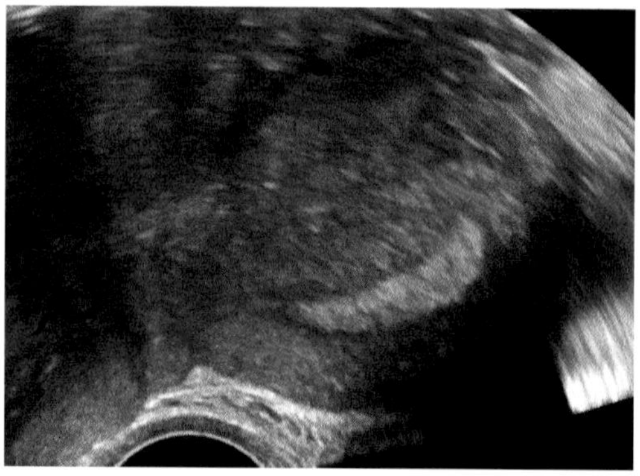

## Respostas e Explicações

**1. D.** Folicular precoce. Após a menstruação, o endométrio aparece como uma fina linha hiperecogênica, como resultado do desprendimento da camada funcional. A proliferação da camada basal começa logo depois e continua ao longo da fase folicular sob a influência do aumento da secreção de estradiol.

A fase folicular inicial é o momento certo para a realização da ultrassonografia transvaginal, uma vez que a enfermidade que pode aumentar a espessura do endométrio pode se distinguir facilmente do endométrio normalmente fino. As medições geralmente não são necessárias, já que a fina faixa endometrial é característica. Se problemas com o fluxo tornarem um exame da fase folicular inicial impraticável, o estudo ultrassonográfico pode ser feito a qualquer momento, desde que seja oferecida a opção de acompanhamento na fase folicular, se necessário. A demonstração das mudanças dinâmicas do endométrio é suficiente para excluir uma enfermidade.

**2. B.** Folicular tardio. A proliferação crescente da camada basal resulta em uma aparência de "linha tripla" na ultrassonografia. A camada funcional torna-se hipoecogênica em contraste com as camadas basais ecogênicas finas. No final da fase folicular, o endométrio mede entre 8 e 12 mm.

**3. C.** Periovulatório. A linha "tripla" está em sua maior espessura imediatamente antes da ovulação. A camada basal ecogênica fina permanece a mesma, mas a camada funcional hipoecogênica aumenta em espessura. Devem ser feitas medições que incluam a camada basal ecogênica.

**4. A.** Secretório. Após a ovulação, a "linha tripla" desaparece e é substituída por uma faixa hiperecogênica de 10 a 14 mm de espessura. O brilho dessa faixa parece estar relacionado com o aumento do comprimento e da tortuosidade das glândulas endometriais com mucina e armazenamento de glicogênio dentro da camada funcional.

## Leituras Sugeridas

Bakos O, Lundkvist O, Bergh T. Transvaginal sonographic evaluation of endometrial growth and texture in spontaneous ovulatory cycles—a descriptive study. Hum Reprod 1993;8:799–806

Fleischer AC, Kalemeris GC, Entman SS. Sonographic depiction of the endometrium during normal cycles. Ultrasound Med Biol 1986;12:271–277

Randall JM, Fisk NM, McTavish A, Templeton AA. Transvaginal ultrasonic assessment of endometrial growth in spontaneous and hyperstimulated menstrual cycles. Br J Obstet Gynaecol 1989;96:954–959

### Melhores Dicas

- Em uma mulher na pré-menopausa, a faixa endometrial é mais fina durante a fase folicular (5 mm) e mais espessa na fase medial, quando pode medir até 13 mm. As medidas absolutas não são tão importantes quanto a demonstração das mudanças dinâmicas do endométrio ao longo do ciclo menstrual. Em mulheres na pós-menopausa, 5 mm geralmente é o limite superior de normal para a espessura endometrial, embora possa ser até 8 mm quando o paciente está em reposição hormonal. Além desse limite, uma avaliação mais aprofundada é recomendada com ressonância magnética ou biópsia endometrial.
- Uma "linha tripla" indica espessamento do endométrio em razão do aumento da camada funcional à medida que se aproxima da ovulação. A camada ecogênica basal permanece estável.
- A fase proliferativa inicial é o momento certo para realizar a ultrassonografia endovaginal, quando o endométrio está mais fino.

# Rico em Imagens 5

## ■ Caso

Associe o diagnóstico apropriado com a imagem ultrassonográfica fornecida do útero não gravídico.

A. Pólipo endometrial.
B. Fibroide.
C. Adenomiose.
D. Câncer endometrial.

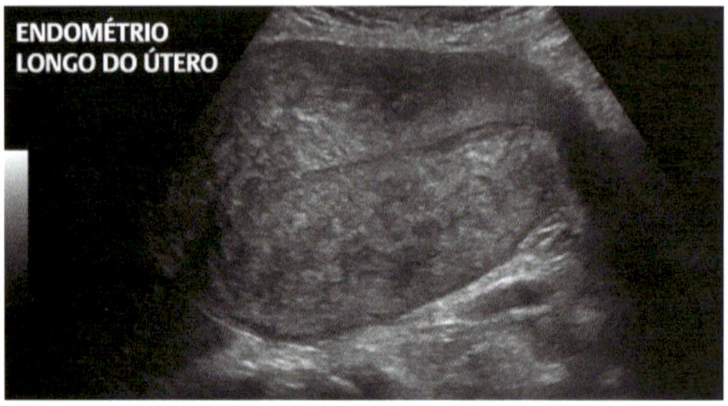


1.

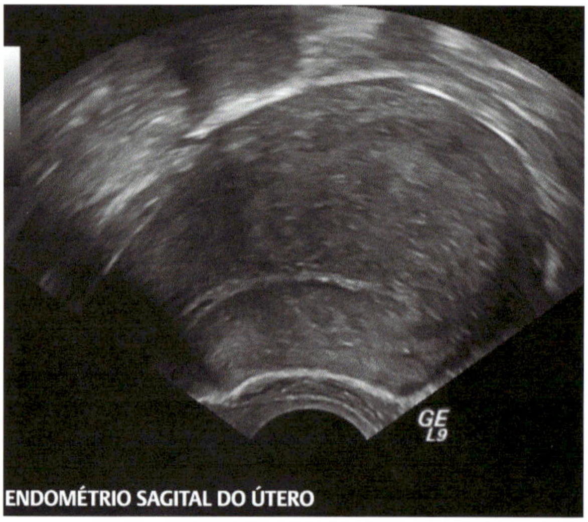


2.

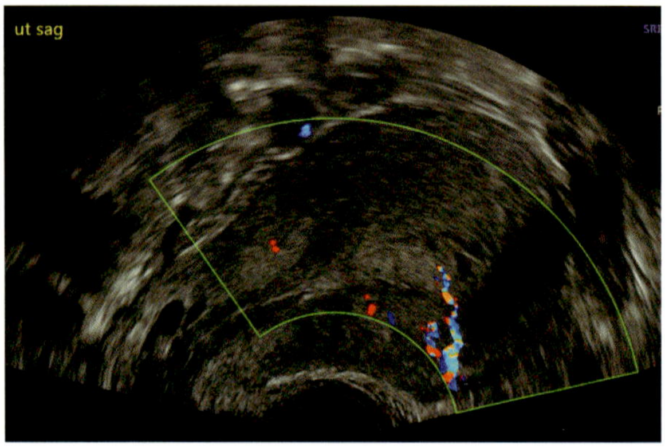


3.

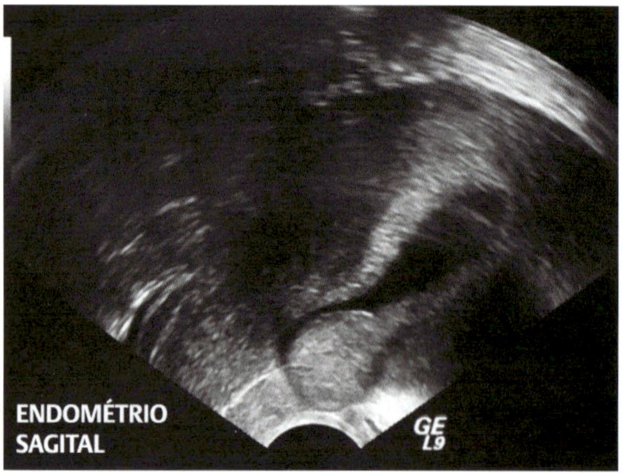


4.

## Respostas e Explicações

**1. C.** Adenomiose. A adenomiose é um distúrbio no qual as glândulas endometriais e o estroma estão presentes na musculatura uterina. O tecido endometrial ectópico parece induzir hipertrofia e hiperplasia do miométrio circundante, que resulta em um útero difusamente aumentado. O útero raramente excede o tamanho de um útero grávido há 12 semanas de gestação.

A adenomiose é mais comum em mulheres que pariram que em nulíparas. Normalmente, apresenta-se como sangramento menstrual intenso e menstruação dolorosa, ocorrendo em aproximadamente 60 e 25% das mulheres, respectivamente. Dor pélvica crônica pode ocorrer. Os sintomas geralmente se desenvolvem entre as idades de 40 e 50 anos. Tanto a ultrassonografia transvaginal como a ressonância magnética são cada vez mais utilizadas para a tomada de decisão clínica. Com ambas as modalidades, a evidência de adenomiose inclui espessamento assimétrico do miométrio (com o miométrio posterior tipicamente mais espesso), cistos miometriais, estriações lineares irradiando do endométrio, perda de uma borda endometrial clara e aumento da heterogeneidade miometrial.

O diagnóstico ultrassonográfico é previsto de acordo com os sintomas apresentados acima. Quando os sintomas clínicos são sugestivos, o contorno do útero é geralmente a primeira pista, seguido por outros sinais. Os cistos do miométrio são altamente sugestivos.

**2. D.** Câncer do endométrio. Isso é câncer de útero. O câncer uterino é a neoplasia ginecológica mais comum nos países desenvolvidos e é o segundo câncer ginecológico mais comum nos países em desenvolvimento (o câncer do colo do útero é mais comum). O adenocarcinoma do endométrio é o tipo histológico mais comum de câncer uterino. O carcinoma endometrial é mais comum em mulheres na pós-menopausa e com o aumento da idade em mulheres na pré-menopausa.

O carcinoma endometrial geralmente apresenta sangramento uterino anormal. Em mulheres na pós-menopausa, a avaliação ultrassonográfica transvaginal da espessura endometrial (normalmente ≤ 5 mm) pode ser usada como um estudo inicial para avaliar neoplasia endometrial em mulheres selecionadas. Em mulheres na pré-menopausa com suspeita de neoplasia endometrial, a medida ultrassonográfica da espessura endometrial não pode ser usada como uma alternativa para amostragem endometrial. A diferenciação de hiperplasia endometrial e carcinoma depende da identificação de um espessamento homogêneo e suave do endométrio na hiperplasia, em contraste com o espessamento irregular e heterogêneo presente no carcinoma. A sono-histerografia pode ajudar nessa distinção.

**3. A.** Pólipo endometrial. Pólipos endometriais são uma das etiologias mais comuns de sangramento vaginal anormal em mulheres na pré- e pós-menopausa. Os pólipos consistem em supercrescimento hiperplásico localizado das glândulas endometriais e estroma em torno de um núcleo vascular que forma uma projeção séssil ou pedunculada da superfície do endométrio. Eles podem se desenvolver em qualquer parte da cavidade uterina.

Os pólipos se desenvolvem em 2 a 36% das mulheres na pós-menopausa tratadas com tamoxifeno. Aproximadamente 95% dos pólipos endometriais são benignos. No entanto, a transformação maligna de um pólipo endometrial é mais frequente em mulheres com tamoxifeno. A histologia pré-maligna ou maligna também tem sido associada a pólipos > 1,5 cm de diâmetro.

**4. B.** Fibroide. Esse é um leiomioma uterino. Os leiomiomas uterinos (fibroides ou miomas) são os tumores pélvicos mais comuns nas mulheres. Os leiomiomas são tumores monoclonais benignos provenientes das células musculares lisas do miométrio. Eles surgem em mulheres em idade reprodutiva e tipicamente apresentam sintomas de sangramento menstrual intenso ou prolongado ou dor e pressão pélvicas. Fibroides uterinos também podem ter efeitos reprodutivos (p. ex., infertilidade e resultados adversos da gravidez).

Fibroides são frequentemente descritos de acordo com a sua localização no útero, embora muitos fibroides tenham mais de uma designação de localização. Um esquema de estadiamento da International Federation of Gynecology and Obstetrics (FIGO) para localização dos fibroides tem sido proposta:

- Mioma submucoso (tipo FIGO 0,1, 2) – Esses leiomiomas derivam das células miometriais logo abaixo do endométrio e se projetam para a cavidade uterina. Um fibroide tipo 0 é completamente intracavitário, um tipo I possui < 50% do seu volume na parede do útero, e um tipo II tem 50% ou mais do seu volume na parede uterina. Os tipos 0 e I são histeroscopicamente ressecáveis.
- Mioma intramural (FIGO tipo 3, 4, 5) – Esses leiomiomas se desenvolvem a partir do interior da parede uterina e podem aumentar o suficiente para distorcer a cavidade uterina ou a superfície da serosa. Alguns fibroides podem ser transmurais e se estendem da superfície serosa à mucosa.
- Mioma Subseroso (FIGO tipo 6, 7) – Esses leiomiomas se originam do miométrio na superfície serosa do útero. Podem ter uma base pedunculada ampla e podem ser intraligamentares (isso é, estendendo-se entre as dobras do ligamento largo).
- Mioma cervical (FIGO tipo 8) – Esses leiomiomas estão localizados no colo do útero, em vez do corpo uterino.

A ultrassonografia transvaginal tem alta sensibilidade (95 a 100%) na detecção de miomas no tamanho de útero < 10 semanas, e é a modalidade mais amplamente utilizada em razão de sua grande disponibilidade e custo-efetividade.

### Melhores Dicas

- Pólipos, fibroides, adenomioses e câncer podem-se manifestar como sangramento vaginal envolvendo o útero não gravídico.
- A ultrassonografia pode ajudar a reduzir esse diagnóstico diferencial. Crescimento rápido, aumento da vascularização, dor e sangramento em um "fibroide" levantam suspeita de leiomiossarcoma, que geralmente é grande e apresenta alto grau de necrose.
- Se os achados ultrassonográficos forem ambíguos, a sono-histerografia ou a ressonância magnética devem ser realizadas para avaliação posterior. Para pequenos miomas submucosos, a sono-histerografia pode delinear a invasão endometrial da massa. A ressonância magnética é mais precisa na definição das bordas do mioma antes da ressecção, especialmente em mulheres que desejam preservar a fertilidade.

# Mais Desafiador 1

## ■ Caso

São mostradas imagens transversais em escala de cinza do quadrante superior direito (A) e imagens transversais Doppler do quadrante superior direito (B).

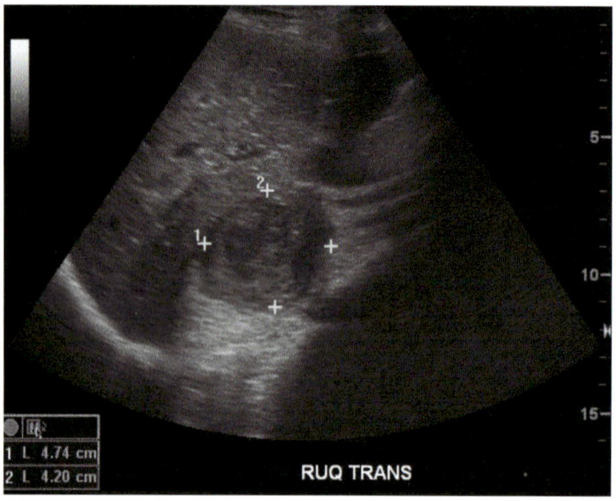


A

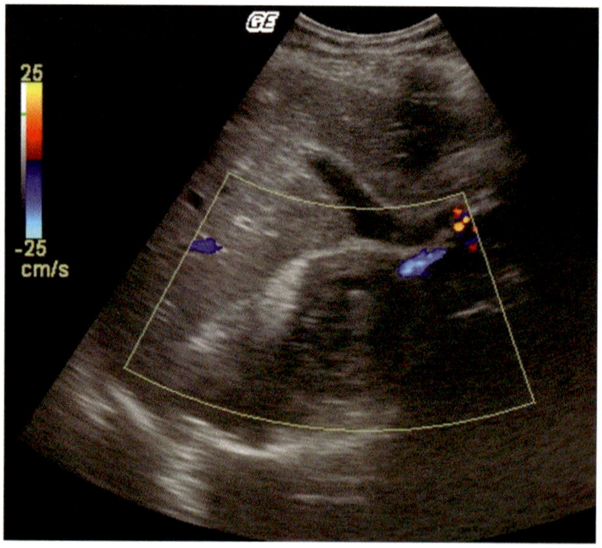


B

## ■ Perguntas

1. Qual(is) do(s) item(ns) a seguir está(ão) incluído(s) no diagnóstico diferencial da massa mostrada no caso de teste? (Selecione TODOS que se aplicam.)
   A. Carcinoma de células renais.
   B. Adenoma suprarrenal.
   C. Carcinoma hepatocelular.
   D. Trombo maligno.
   E. Mielolipoma.

2. Qual dos seguintes é a massa suprarrenal mais comum detectada acidentalmente na ultrassonografia?
   A. Feocromocitoma.
   B. Carcinoma cortical suprarrenal.
   C. Mielolipoma.
   D. Adenoma.
   E. Metástase.

3. Qual é a localização mais comum e qual é o mecanismo mais comum de hemorragia suprarrenal?
   A. Predominância do lado esquerdo em decorrência do suprimento arterial direto da aorta.
   B. Predominância do lado esquerdo em razão de compressão esplênica.
   C. Predominância do lado direito por conta da saída venosa tortuosa para a veia renal direita.
   D. Predominância do lado direito em razão da compressão direta do fígado.
   E. Não há predileção lateral com hemorragia suprarrenal.

## Respostas e Explicações

*Pergunta 1*

**A. Correta!** O carcinoma de células renais é possível. O rim direito é incluído na avaliação do quadrante superior direito na ultrassonografia. Em particular, as lesões que surgem do polo superior podem estar muito próximas ao fígado e à glândula suprarrenal.

**B. Correta!** O adenoma suprarrenal é possível. É difícil visualizar a glândula suprarrenal rotineiramente na ultrassonografia. No entanto, uma massa suficientemente grande pode ser observada ultrassonograficamente. A maioria das massas adrenais tem aparência ultrassonográfica inespecífica, e a caracterização adicional com tomografia computadorizada (CT) e/ou imagem de ressonância magnética (MRI) deve ser realizada após a descoberta.

**C. Correta!** O carcinoma hepatocelular é possível. Atenção especial deve ser dada para saber se uma lesão é uma massa exofítica proveniente do fígado ou uma massa extrínseca que surge adjacente ao fígado.

**D. Correta!** Trombo maligno é possível. Quando a veia cava inferior é distendida com um trombo maligno, esse trombo pode ser observado na ultrassonografia. Trombos malignos às vezes ocorrem nos casos de carcinoma de células renais metastático. Quando isso ocorre, o trombo geralmente demonstra fluxo interno no Doppler. Esse fluxo o diferencia do trombo brando.

**E. Correta!** Mielolipoma é possível. Mielolipomas são massas benignas que contêm gordura e elementos hematopoiéticos que se assemelham à medula óssea. Isso geralmente resulta em uma massa predominantemente hiperecogênica, mas heterogênea.

*Pergunta 2*

**D. Correta!** Os adenomas são as massas adrenais mais comuns e são tipicamente achados acidentais na imagem abdominal. Comumente, a aparência ultrassonográfica é a de uma massa homogênea hipoecoica. Devido à aparência variada e inespecífica de um adenoma, no entanto, imagens adicionais com o protocolo suprarrenal CT e/ou MRI suprarrenal podem ser necessárias para a caracterização completa.

*Outras escolhas e discussões*

**A.** Feocromocitomas são tumores raros que frequentemente apresentam grandes massas e podem ser sintomáticos em razão da liberação de catecolaminas.

**B.** O carcinoma cortical suprarrenal é uma condição rara. Quando isso ocorre, a massa costuma ser hiperfuncionante e sintomática.

**C.** Os mielolipomas são menos comuns que os adenomas adrenais. Eles são normalmente descobertos acidentalmente. A aparência ultrassonográfica reflete a gordura macroscópica, com elementos de tecido hiperecoico.

**E.** As glândulas suprarrenais são o quarto local mais comum no corpo para o envolvimento metastático. No entanto, mesmo em pacientes com histórico de carcinoma, os adenomas estatisticamente permanecem as massas adrenais mais prováveis.

*Pergunta 3*

**D. Correta!** A hemorragia suprarrenal é mais comumente do lado direito. Acredita-se que esse predomínio do lado direito resulte da compressão hepática entre o fígado e a coluna. As outras opções estão incorretas. As veias adrenais drenam diretamente para a veia cava inferior, não para a veia renal.

## Leituras Sugeridas

Dunnick NR, Korobkin M, Francis I. Adrenal radiology: distinguishing benign from malignant adrenal masses. Am J Roentgenol 1996;167:861–867

Murphy BJ, Casillas J, Yrizarry JM. Traumatic adrenal hemorrhage: radiologic findings. Radiology 1998;169:701–703

### Melhores Dicas

- As massas suprarrenais são difíceis de serem visualizadas na ultrassonografia, mas podem ser observadas quando grandes. A massa suprarrenal mais comum é o adenoma.
- A caracterização suprarrenal completa apenas com ultrassonografia é difícil. A maioria das massas deve ter mais caracterização com CT e/ou MRI.
- A hemorragia suprarrenal é mais comumente no lado direito em razão da compressão hepática.

# Mais Desafiador 2

## ■ Caso

Imagens longitudinais em escala de cinza (A) da artéria carótida interna esquerda e imagens espectrais do Doppler (B) da artéria carótida interna esquerda são mostradas.

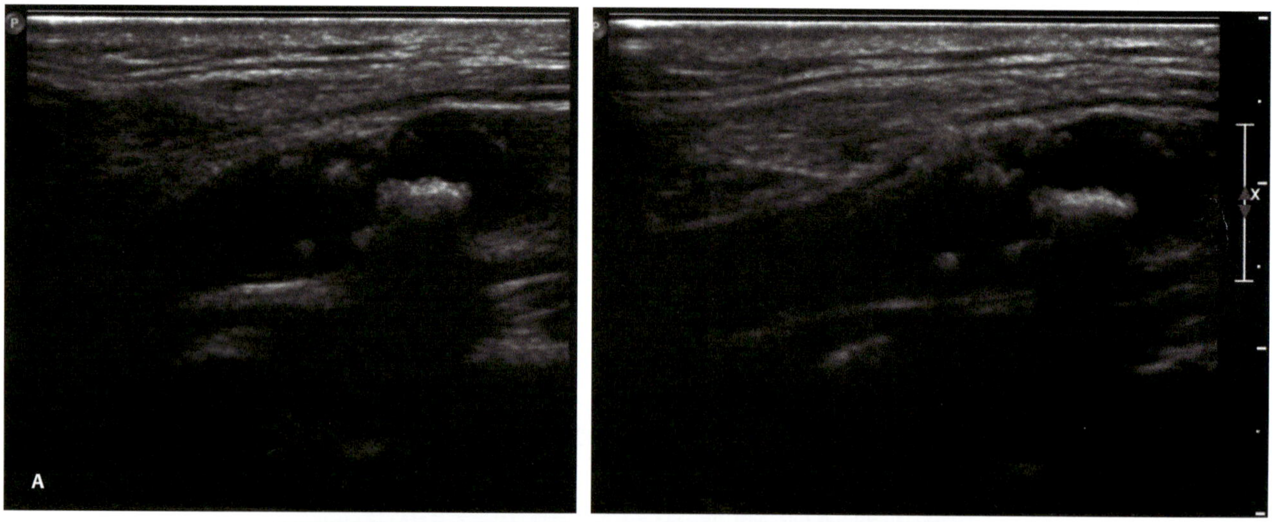


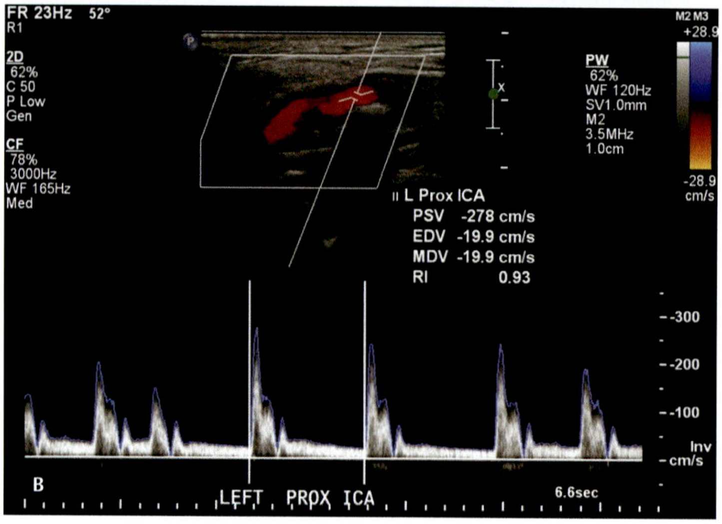




## ■ Perguntas

1. Qual é o diagnóstico mais provável?
   A. Normal.
   B. < 50% de estenose.
   C. 50 a 69% de estenoses.
   D. ≥ 70% de estenose.
   E. Oclusão total.

2. Qual é o ângulo recomendado do transdutor ao visualizar a carótida para maximizar o deslocamento do Doppler?
   A. Zero grau.
   B. 1 a 60 graus.
   C. 61 a 89 graus.
   D. 90 graus.
   E. O ângulo não tem efeito na medição de velocidade.

3. Que critérios são vistos com uma estenose da artéria carótida interna > 70% sem oclusão completa?
   A. PSV < 125 cm/s.
   B. PSV = 125 a 230 cm/s.
   C. Índice de velocidade sistólica máxima da artéria carótida interna/artéria carótida comum de 2,0 a 4,0.
   D. Razão do PSV da artéria carótida interna/artéria carótida comum > 4,0.
   E. Volume diastólico final da artéria carótida interna < 40.

## Respostas e Explicações

*Pergunta 1*

**D. Correto!** Há ≥ 70% de estenoses. A velocidade sistólica máxima desse paciente (PSV) é de 278 cm/s. Em geral, PSV > 230 cm/s é consistente com estenose ≥ 70% (sem oclusão). Além disso, esse paciente tem um grande grau de sombra de placa calcificada visível. Estimativa da placa para essa categoria de estenose é ≥ 50%.

*Outras escolhas e discussões*

**A.** Uma artéria carótida normal tem um pico de velocidade sistólica < 125 cm/s, com pouca ou nenhuma placa visível.

**B.** PSV para estenose < 50% é < 125 cm/s com placa visível estimada < 50%.

**C.** PSV para 50 a 69% das estenoses é de 125 a 230 cm/s.

**E.** O Doppler confirma o fluxo e as velocidades são detectáveis, excluindo oclusão completa.

*Pergunta 2*

**B. Correto!** Um desvio Doppler < 60 graus (não zero) é recomendado. O desvio Doppler é calculado como a diferença entre frequências transmitidas e frequências refletidas de volta ao transdutor. Essa é uma função do ângulo transmitido para o material, e isso é usado para calcular a velocidade. O desvio Doppler é maximizado quando os pacientes são fotografados com um ângulo de 30 a 60 graus.

*Outras escolhas e discussões*

**A.** Enquanto um ângulo de zero graus iria maximizar o deslocamento Doppler para a equação de velocidade, um ângulo de zero raramente é atingível ao examinar um vaso.

**C.** Ângulos > 60 graus irão diminuir o deslocamento Doppler, o que resulta em possível medição de velocidade errante.

**D.** A equação de velocidade é dependente do cosseno do ângulo de Doppler. Como Cos (90) = 0, a velocidade não pode ser medida em 90 graus.

**E.** A equação de velocidade é dependente do cosseno do ângulo de Doppler.

*Pergunta 3*

**D. Correta!** Observa-se que uma razão da artéria carótida interna (ICA)/artéria carótida comum (CCA) > 4 é vista com uma estenose da ICA > 70% sem oclusão completa. Os critérios diagnósticos adicionais incluem PSV > 230 cm/s e volume diastólico final > 100 cm/s.

As outras escolhas estão incorretas.

## Leituras Sugeridas


Bushberg JT, Seibert JA, Leidholdt EM, Boone JM. The Essential Physics of Medical Imaging. 2nd ed. Philadelphia: Lippincott Williams and Wilkins; 2002: 531–533

Grant EG, Benson CB, Moneta GL, et al. Carotid artery stenosis: gray-scale and Doppler US diagnosis - Society of Radiologists in Ultrasound consensus conference. Radiology 2003;229:340–346

Grant EG, Duerinckx AJ, El Saden SM, et al. Ability to use duplex ultrasound to quantify internal carotid arterial stenoses: fact or fiction? Radiology 2000;214:247–252


### Melhores Dicas

- As medições de velocidade dependem do ângulo do Doppler, que é maximizado entre 30 a 60 graus. A velocidade não pode ser medida com o transdutor posicionado a 90 graus da direção do fluxo.
- Velocidades não podem ser mensuradas com confiabilidade em pacientes com oclusão total ou quase total de um vaso. A diferenciação da oclusão da estenose grave é crítica e, muitas vezes, requer imagens adicionais além da ultrassonografia.
- Vários parâmetros a saber:
  - Normal: (primária) ICA PSV < 125 cm/s, sem placa visível; (secundária) relação ICA/CCA < 2; ICA EDV < 40 cm/s.
  - Estenose inferior a 50%: (primária) ICA PSV < 125 cm/s; < 50% placa visível; (secundária) relação ICA/CCA < 2; ICA EDV < 40 cm/s.
  - Estenose de 50 a 69%: (primária) ICA PSV 125 a 230 cm/s > 50% de placa visível; (secundária) relação ICA/CCA 2 a 4; ICA EDV 40 a 100 cm/s.
  - Estenose ≥ 70%, mas menos que perto da oclusão: ICA PSV > 230 ms; relação ICA/CCA > 4, ICA EDV > 100 cm/s.

# Mais Desafiador 3

## ■ Caso

Um paciente masculino apresenta dor na virilha. Uma imagem transversal em escala de cinza do canal inguinal esquerdo (A) e uma imagem transversal em escala de cinza do canal inguinal esquerdo com Doppler (B) são mostradas.

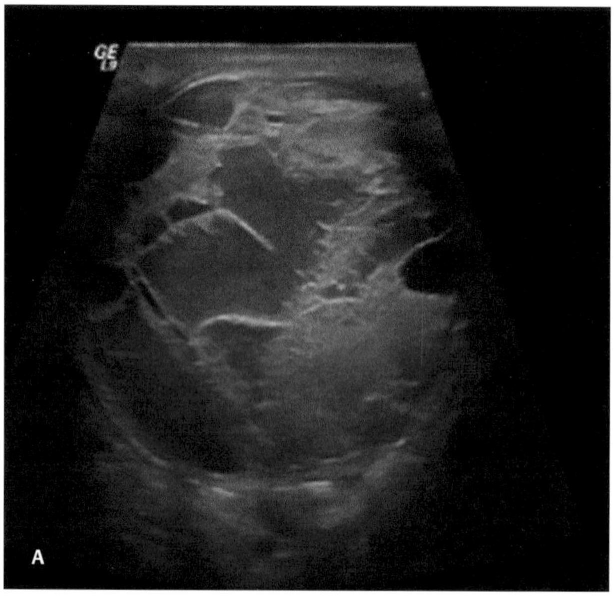


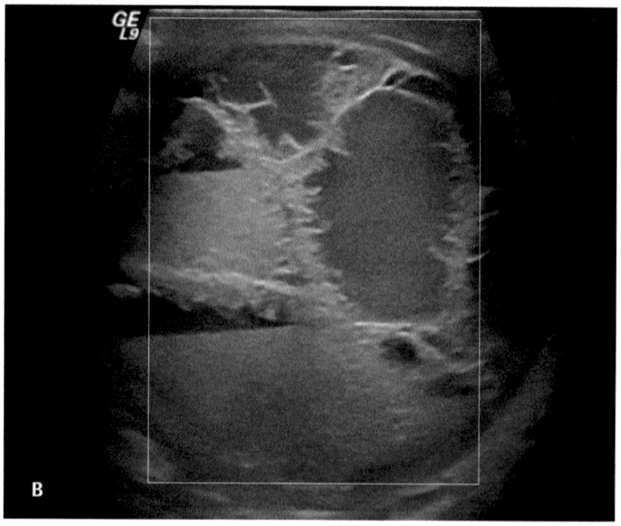


## ■ Perguntas

1. Qual(is) da(s) seguinte(s) está(ão) no diagnóstico diferencial? (Selecione TODAS que se aplicam.)
   A. Hérnia inguinal.
   B. Hematoma inguinal.
   C. Carcinoma testicular.
   D. Hidrocele.
   E. Abscesso.

2. Qual dos seguintes é uma característica de uma hérnia inguinal indireta?
   A. Ocorre lateralmente à artéria epigástrica inferior.
   B. Adquirida em vez de congênita.
   C. Apresenta-se como uma massa de virilha pulsátil.
   D. Ocorre medialmente à veia femoral.
   E. Raramente requer cirurgia.

3. Qual das seguintes auxilia no diagnóstico ultrassonográfico da hérnia intestinal?
   A. Fluxo vascular no Doppler.
   B. Aumento da transmissão acústica posterior.
   C. Artefato de reverberação.
   D. Presença de hidrocele.
   E. Visualização em tempo real da peristalse.

## ■ Respostas e Explicações

*Pergunta 1*

**A. Correta!** Uma hérnia inguinal está no diagnóstico diferencial. O intestino pode entrar no canal inguinal em uma hérnia indireta. Nas imagens em tempo real, isso se apresentaria como uma massa inguinal exibindo peristalse.

**B. Correta!** O hematoma inguinal está no diagnóstico diferencial e, de fato, é o diagnóstico correto. Esse paciente encontra-se no 5º dia de pós-operatório de reparo da hérnia inguinal. Inchaço crescente e dor foram relatados pelo paciente. A ultrassonografia demonstra uma massa heterogênea sem fluxo no Doppler e sem peristalse. A consulta cirúrgica foi obtida e os achados foram resolvidos após 1 mês de observação.

**C. Correta!** O carcinoma testicular está no diagnóstico diferencial. Testículos não descidos (criptorquidia) podem estar localizados no canal inguinal. Esses testículos que não desceram têm um risco aumentado de evoluir para malignidade. A vigilância cuidadosa deve ser realizada em todos os pacientes com criptorquidia, e o testículo não descido pode necessitar de remoção em razão de esse alto risco de neoplasia.

*Outras escolhas e discussões*

**D.** A hidrocele é caracterizada por um líquido anecoico simples, que às vezes segue para o canal inguinal. Isso não é demonstrado nesse caso.

**E.** O abscesso pode surgir no pós-operatório, ou nos casos de epididimorquite não tratada. Um abscesso é geralmente heterogêneo. Por outro lado, e geral, contém um componente de líquido e tem tecido hiperêmico periférico, nenhum dos quais está presente nesse caso.

*Pergunta 2*

**A. Correta!** Hérnias inguinais indiretas ocorrem lateralmente à artéria inferior epigástrica no interior do canal inguinal.

*Outras escolhas e discussões*

**B.** As hérnias indiretas geralmente são congênitas, em razão de um processo vaginal patente.

**C.** A presença de pulsatilidade levantaria suspeita de etiologia vascular, como um pseudoaneurisma femoral.

**D.** Ocorrência medial à veia femoral é característica de uma hérnia femoral adquirida.

**E.** Correção cirúrgica é necessária para algumas hérnias indiretas (aqueles que exibem encarceramento ou estrangulamento).

*Pergunta 3*

**E. Correta!** Uma massa exibindo peristalse na imagem é característica de intestino. Isso é frequentemente melhor capturado com radiografia através da virilha.

*Outras escolhas e discussões*

**A.** Vascularidade pode ser observada dentro do intestino herniado, massas sólidas e massas vasculares.

**B.** O aumento da transmissão acústica posterior não é uma característica de hérnia intestinal.

**C.** O artefato de reverberação não é uma característica da hérnia intestinal.

**D.** Líquido pode ser visto nos casos de uma hérnia, mas esse é um achado não específico.

## ■ Leituras Sugeridas


Bradley M, Morgan D, Pentlow B, Roe A. The groin hernia – an ultrasound diagnosis? Ann R Coll Surg Engl 2003;85:178–180

Robinson A, Light D, Nice C. Meta-analysis of sonography in the diagnosis of inguinal hernias. J Ultrasound Med 2013;32:339–346

Shadbolt CL, Heinze SBJ, Dietrich RB. Imaging of groin masses: inguinal anatomy and pathologic conditions revisited. Radiographics 2001;21:S261–S271




### Melhores Dicas

- As hérnias inguinais indiretas são mais comumente congênitas, enquanto as hérnias inguinais diretas são mais comumente adquiridas. As hérnias diretas ocorrem, geralmente, nos idosos do sexo masculino e estão associadas à musculatura abdominal enfraquecida.
- A visualização em tempo real do peristaltismo na ultrassonografia é um achado altamente específico de hérnia inguinal.
- A ultrassonografia é altamente precisa para diagnosticar a presença de hérnia inguinal e para diferenciar hérnia inguinal indireta de inguinal direta e femoral.

# Mais Desafiador 4

## ■ Caso

Estado de um paciente após o transplante de fígado. Imagem em Doppler espectral da artéria hepática (A), imagem transversal em escala de cinza do quadrante superior direito (B) e imagem de ultrassonografia transversa do quadrante superior direito com Doppler (C) são mostradas.

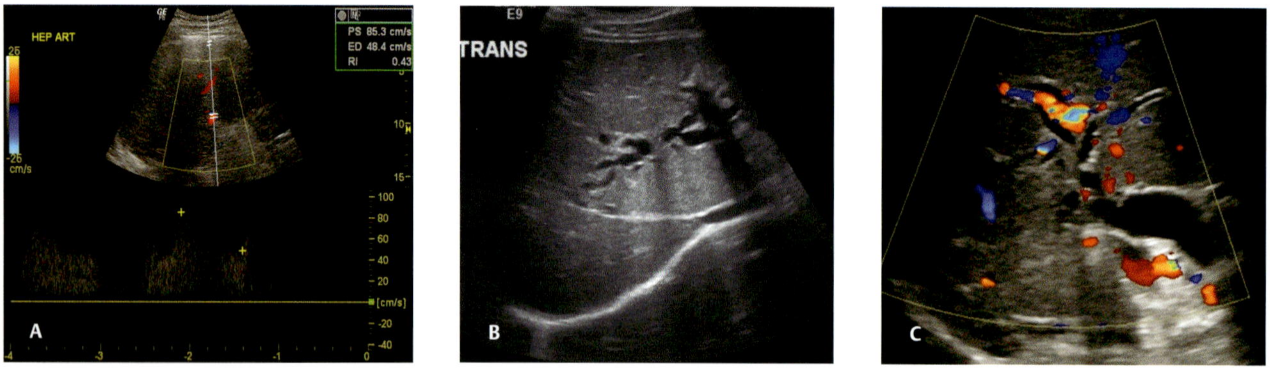


## ■ Perguntas

1. Qual dos seguintes é o diagnóstico mais provável?
   A. Sedimentos biliares.
   B. Trombose da veia porta.
   C. Pseudoaneurisma da artéria hepática.
   D. Oclusão completa da artéria hepática.
   E. Estenose da artéria hepática.

2. Qual dos seguintes é um achado ultrassonográfico característico desse distúrbio?
   A. Índices resistivos aumentados.
   B. Índices resistivos diminuídos.
   C. Esclerose biliar difusa.
   D. Necrose hepática aguda.
   E. Ascendente arterial sistólico rápido no Doppler espectral dos vasos arteriais intraparenquimatosos.

3. Quando o diagnóstico do caso de teste é sugerido na ultrassonografia, qual(is) do(s) seguinte(s) item(ns) está(ão) incluído(s) no seu tratamento? (Selecione TODOS que se aplicam.)
   A. Avaliação Doppler de toda a artéria hepática.
   B. Angiografia por tomografia computadorizada.
   C. Angiografia por cateter e angioplastia.
   D. Implante de *stent* biliar.
   E. Reanastomose cirúrgica.

## Respostas e Explicações

### *Pergunta 1*

**E. Correta!** A estenose da artéria hepática é o diagnóstico mais provável. O Doppler espectral demonstra uma forma de onda *parvus et tardus* distal à oclusão. Essa forma de onda mostra uma ascendente sistólica retardada com velocidades deprimidas.

#### *Outras escolhas e discussões*

**A.** O sedimento se apresentaria como material ecogênico dentro do lúmen do ducto biliar.

**B.** A veia porta principal não é visualizada nesse estudo.

**C.** O Doppler espectral sobre um pseudoaneurisma demonstra, de forma clássica, uma forma de onda bidirecional "pra lá e pra cá", que não está presente nesse caso.

**D.** Nenhum aneurisma é visto nessas imagens.

### *Pergunta 2*

**B. Correta!** A diminuição dos índices resistivos é um achado característico da estenose da artéria hepática. Índices resistivos na artéria hepática são reduzidos para < 0,5. Isso ocorre em razão do fluxo diminuído no vaso distal ao local da estenose.

#### *Outras escolhas e discussões*

**A.** Índices resistivos na artéria hepática estão diminuídos (não aumentados) por conta da diminuição do fluxo no vaso distal ao local da estenose.

**C.** Os ductos biliares intra-hepáticos e o ducto biliar comum proximal recebem fluxo sanguíneo da artéria hepática. A estenose pode levar à isquemia e necrose biliar, que podem se apresentar como dilatação biliar difusa ou segmentar, com formação ocasional de biloma.

**D.** Embora a estenose da artéria hepática possa levar à falência do enxerto, a necrose aguda do fígado não ocorre. O fígado recebe um suprimento de sangue duplo da artéria hepática e da veia porta. Note, no entanto, que a necrose *biliar* pode ocorrer, uma vez que essas estruturas recebem sangue somente da artéria hepática.

**E.** A velocidade sistólica de pico elevada ocorre no local de estreitamento, geralmente no ou adjacente à anastomose cirúrgica. O sistema arterial intra-hepático terá atraso no pulso arterial no Doppler espectral, levando a uma forma de onda *parvus et tardus*.

### *Pergunta 3*

**B. Correta!** A angiografia por tomografia computadorizada (CTA) é indicada. A área da estenose da artéria hepática raramente é visualizada por ultrassonografia. Os sinais secundários da estenose da artéria hepática são mais comumente encontrados na ultrassonografia. Esses sinais secundários incluem diminuição dos índices resistivos (< 0,5) nos vasos arteriais intra-hepáticos e na forma de onda de *parvus et tardus* ao Doppler. Se houver suspeita de estenose na ultrassonografia, recomenda-se nova imagem com angiografia ou angiografia por tomografia computadorizada.

**C. Correta!** A angiografia por cateter e a angioplastia são indicadas. Em pacientes com estenose da artéria hepática, o cateterismo e a angioplastia podem restaurar o fluxo sanguíneo para o enxerto. Essa terapia resulta em menores taxas de falha do enxerto e maior vida útil do enxerto.

**D. Correta!** O *stent* biliar é indicado. A estenose prolongada da artéria hepática é uma causa de isquemia biliar. Isso às vezes resulta em estenoses biliares não anastomóticas, que podem levar à dilatação biliar intra-hepática focal e segmentar. Quando sintomáticas, essas estenoses podem ser tratadas com intervenção percutânea biliar ou retrógrada com implante de *stent* para descomprimir o sistema biliar.

**E. Correta!** A reanastomose cirúrgica é indicada. A maioria dos casos de estenose da artéria hepática ocorre perto do local da reanastomose arterial. A reanastomose cirúrgica pode corrigir o fluxo sanguíneo em torno dessa região. Além disso, pacientes submetidos a repetidas angiografias por cateter têm um risco maior de desenvolver dissecção arterial, e a intervenção cirúrgica pode ser necessária para tratar essa condição.

A outra escolha está incorreta. É improvável que mais avaliações com Doppler auxiliem. A visualização direta de toda a artéria hepática é difícil e o local da trombose é raramente observado na ultrassonografia. Mais comumente, sinais secundários são vistos.

## Leituras Sugeridas

Hamby BA, Ramirez DE, Loss GE. Endovascular treatment of hepatic artery stenosis after liver transplantation. J Vasc Surg 2013;57:1067–1072

Koegan MT, McDermott VG, Price SK, et al. The role of imaging in the diagnosis and management of biliary complications after liver transplantation. Am J Roentgenol 1999;173:215–219

Verdonk RC, Buis CI, Porte RJ, et al. Anastomotic biliary strictures after liver transplantation: Causes and consequences. Liver Transpl 2006;12:726–735



### Melhores Dicas

- O Doppler espectral dentro de um vaso distal a uma estenose arterial hepática tem forma de onda característica *parvus et tardus*.
- O fígado tem um suprimento duplo de sangue oxigenado: a árvore arterial hepática e a veia porta.
- O suprimento vascular para a árvore biliar é pela artéria hepática.

# Mais Desafiador 5

## ■ Caso

Mulher de 61 anos com hipotireoidismo. Imagem em tons de cinza da tireoide é mostrada.

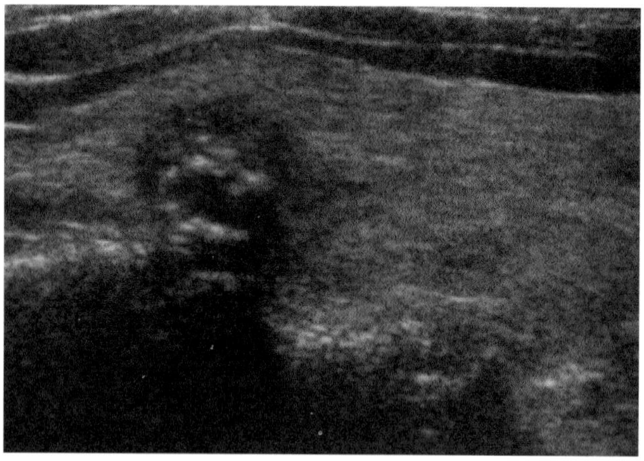

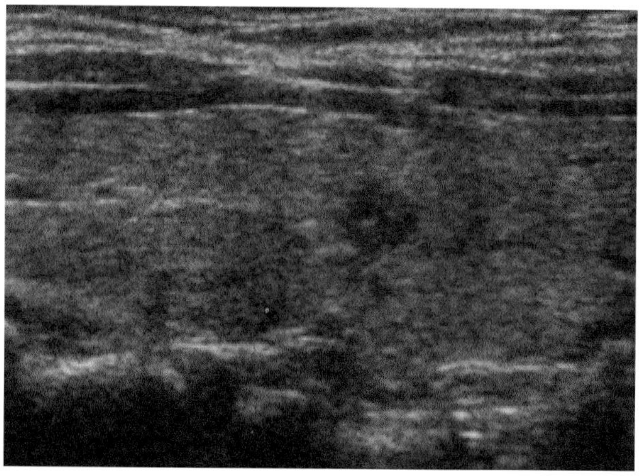

## ■ Perguntas

1. Qual dos seguintes é o próximo passo mais apropriado no gerenciamento desse nódulo?
   A. Não relate esse nódulo, pois é < 2 cm de tamanho.
   B. Mencione esse nódulo no relatório, mas nenhum acompanhamento adicional é necessário.
   C. Acompanhar esse nódulo por 6 meses, depois anualmente para confirmar a estabilidade.
   D. Recomendar a aspiração por agulha fina desse nódulo.
   E. Recomendar tireoidectomia.

2. Qual dos seguintes é uma característica do carcinoma papilar da tireoide?
   A. Mais comum na segunda década de vida.
   B. Acomete homens com mais frequência que mulheres.
   C. Raramente se dissemina para linfonodos cervicais.
   D. Frequentemente se apresenta como uma massa com microcalcificações.
   E. Alta mortalidade ao diagnóstico.

3. Para qual das seguintes condições uma aspiração com agulha fina é indicada?
   A. Nódulo tireoidiano solitário com tamanho de 1 cm com microcalcificações.
   B. Nódulo tireoidiano inteiramente cístico.
   C. Nódulo tireoidiano solitário com tamanho de 1 cm com calcificaçõess grosseiras.
   D. Nódulo tireoidiano cístico estável em tamanho e aparência por 5 anos na ultrassonografia.
   E. Nódulo espongiforme com tamanho de 1,3 cm.

## Respostas e Explicações

*Pergunta 1*

**D. Correta!** Amostragem tecidual com aspiração por agulha fina (FNA) é indicada para esse nódulo. As características suspeitas em imagens nesse caso incluem um nódulo que é sólido, hipoecoico, tem margens ligeiramente mal definidas perifericamente e tem calcificações internas. Várias dessas calcificações são grosseiras, mas poucas são menores. Na FNA confirmou-se que se tratava de carcinoma papilar. Um nódulo menor que 5 mm da mesma paciente foi submetido a biópsia. Mesmo sendo pequeno, era hipoecoico, tinha margens discretamente mal definidas e calcificação interna mínima. Também foi confirmado carcinoma papilar na FNA.

As outras escolhas estão incorretas. Esse nódulo tem suspeitas características, que garantem o diagnóstico do tecido. FNA é o melhor próximo passo (em vez de tireoidectomia).

*Pergunta 2*

**D. Correta!** Na ultrassonografia, o carcinoma papilar da tireoide tipicamente se apresenta como um nódulo tireoidiano sólido com microcalcificações internas. Frequentemente, pequenas microcalcificações não demonstram o típico sombreamento de calcificações maiores. Diferenciar microcalcificações do coloide é uma distinção importante, uma vez que microcalcificações são suspeitas e coloide é benigno. O coloide tem um artefato de cauda de cometa em razão da reverberação interna.

*Outras escolhas e discussões*

**A.** O carcinoma papilar da tireoide é geralmente diagnosticado na quarta a sexta década de vida.

**B.** O carcinoma papilar da tireoide acomete mais frequentemente as mulheres.

**C.** O carcinoma papilar de tireoide frequentemente se apresenta com envolvimento microscópico de linfonodos cervicais. O prognóstico para pacientes com tais micrometástases permanece bom.

**E.** O carcinoma papilar da tireoide geralmente tem um prognóstico favorável, com mortalidade relacionada com o câncer entre 4 a 8% em duas décadas após o diagnóstico.

*Pergunta 3*

**A. Correta!** O tamanho superior ou igual a 1 cm com microcalcificações é um achado altamente específico de carcinoma de tireoide.

*Outras escolhas e discussões*

**B.** A FNA geralmente é desnecessária para nódulos predominantemente císticos.

**C.** A FNA deve ser realizada para nódulos ≥ 1,5 cm em tamanho com calcificações grosseiras.

**D.** A FNA em geral é desnecessária para nódulos que demonstram estabilidade na imagem, se as lesões não exibem características de imagem suspeitas (p. ex., microcalcificações ou um componente sólido e marcadamente hipoecoico). No entanto, deve-se colher amostras dessas lesões se houver crescimento significativo do intervalo. Os nódulos devem ser medidos usando o maior diâmetro da lesão.

**E.** Os nódulos espongiformes são considerados um padrão de suspeita muito baixo.

## Leituras Sugeridas

Davies L, Welch HG. Current thyroid cancer trends in the United States. JAMA Otolaryngol Head Neck Surg 2014;140:317–322

Frates MC, Benson CB, Charboneau JW, et al. Management of thyroid nodules detected at US: Society of Radiologists in Ultrasound consensus conference statement. Radiology 2005;237:794–800

Haugen BR, Alexander EK, Bible KC, Doherty GM, Mandel SJ, Nikiforov YE, et al. 2015 American Thyroid Association Management Guidelines for Adult Patients with Thyroid Nodules and Differentiated Thyroid Cancer. Thyroid 2016;261–133

Hay ID, McConahey WM, Goellner JR. Managing patients with papillary thyroid carcinoma: insights gained from the Mayo Clinic's experience of treating 2,512 consecutive patients during 1940 through 2000. Trans Am Clin Climatol Assoc 2002;113:241–260



### Melhores Dicas

De acordo com as diretrizes da American Thyroid Association de 2015, a FNA da tireoide é recomendada para:

- Nódulos tireoidianos > 1 cm em sua maior dimensão com padrão ultrassonográfico de alta suspeita ou de suspeita intermediária, e para nódulos tireoidianos > 1,5 cm com padrão ultrassonográfico de baixa suspeita.
- Padrões ultrassonográficos de alta suspeita incluem microcalcificações, nódulo hipoecoico, margem irregular mais alta que larga e calcificação de borda interrompida com extrusão de tecido mole.
- Padrões ultrassonográficos de baixa suspeita incluem sólido hiperecoico ou isoecoico, margem regular e parcialmente cística com áreas sólidas irregulares.

# Elementos Essenciais 1

## ■ Caso

Mulher de 35 anos com fibromiomas uterinos múltiplos apresenta-se para uma avaliação pré-embolização. A seguir, veja a imagem da angiografia por ressonância magnética (angio-MR) de projeção de intensidade máxima da pelve.

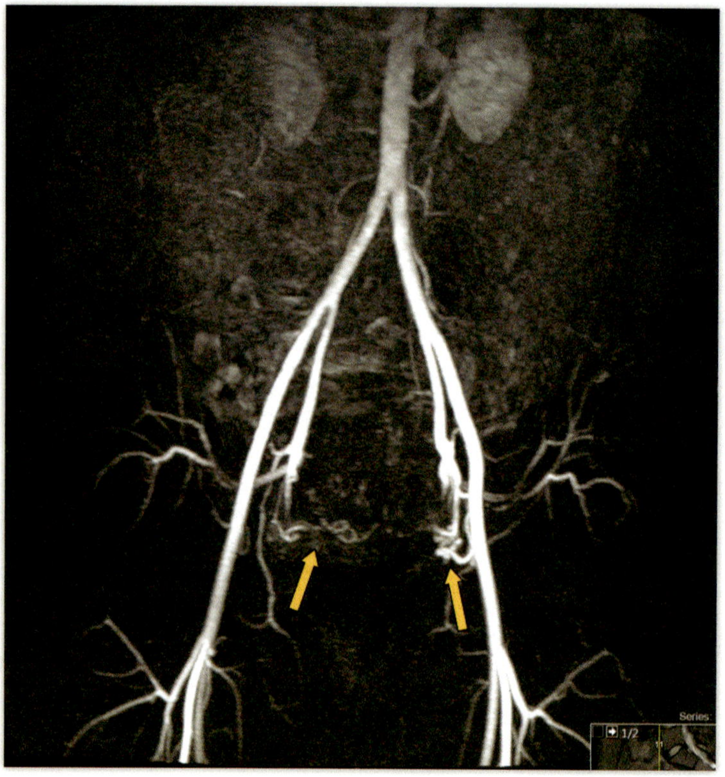

## ■ Perguntas

1. Quais são os vasos mostrados (*setas*)?
   A. Ramo uterino da artéria ovariana.
   B. Ramos helicinos da artéria uterina.
   C. Artéria glútea inferior.
   D. Artéria vaginal.
   E. Artéria pudenda interna.

2. A ressonância magnética associada à angiografia por ressonância magnética é um exame caro e demorado para diagnosticar leiomiomas uterinos. Em qual(is) caso(s) ele é recomendado para este tipo de avaliação? (Selecione TODAS as que se aplicam.)
   A. Localização e caracterização de fibromiomas.
   B. Definição de anatomia vascular (arterial) uterina.
   C. Medição de dimensões vasculares.
   D. Análise da eficiência do tratamento (embolização).
   E. Avaliação de presença de uma fístula arteriovenosa.

3. Verdadeiro ou falso. Não é possível realizar uma angiografia por ressonância magnética sem a administração de gadolínio.

## Respostas e Explicações

*Pergunta 1*

**B. Correta!** As setas apontam para os ramos helicinos da artéria uterina. A artéria uterina é um ramo da divisão anterior da artéria ilíaca interna. Ela se estende de modo lateral a medial na base do ligamento largo e sobe pela lateral do corpo do útero. Artérias helicinas (irrigam o útero), ramo ovariano (faz anastomose com a artéria ovariana), ramo vaginal (faz anastomose com a artéria vaginal) e ramo tubal (irriga as tubas uterinas) são ramos da artéria uterina. Os ramos helicinos, que irrigam o útero, têm uma configuração espiralar; isso ajuda em sua identificação.

*Outras escolhas e discussão*

**A.** A artéria ovariana surge, anterolateralmente, da aorta abdominal, logo abaixo da altura das artérias renais. Ela adentra o retroperitônio com a veia gonadal e uretra. Na pelve, ela atravessa o ligamento suspensor ovariano para irrigar o ovário. É anastomosada com o ramo ovariano da artéria uterina, mas não tem um ramo uterino.

**C.** A artéria glútea inferior também é um ramo da divisão anterior da artéria ilíaca interna. Ela atravessa na pelve lateral e sai através do forame isquiático maior para irrigar a região glútea e coxa.

**D.** A artéria vaginal surge da divisão anterior da artéria ilíaca interna. É anastomosada com o ramo vaginal da artéria uterina.

**E.** A artéria pudenda interna é um ramo da divisão anterior da artéria ilíaca interna e surge anteriormente à artéria glútea inferior. Ela sai da pelve pelo forame isquiático maior e reentra pelo forame isquiático menor para irrigar o períneo.

*Pergunta 2*

**A. Correta!** Embora o ultrassom pélvico seja o exame imagético preferencial para a avaliação de fibroses, a imagem por ressonância magnética (MRI) é útil, sobretudo em casos de múltiplas fibroses, pois evidencia melhor características como tamanho, localização e presença ou ausência de degeneração.

**B. Correta!** Antes de um procedimento de embolização, a determinação da anatomia vascular (arterial) uterina é um passo fundamental. A embolização é malsucedida quando há irrigação arterial ovariana.

**D. Correta!** A MRI pode ser realizada após embolização para determinar o nível de degeneração fibrótica/necrose e, por consequência, a eficácia do tratamento.

**E. Correta!** Verificar a presença de um cateter arteriovenoso é indispensável antes da embolização. Há um risco de desvio dos grânulos no sistema arterial pulmonar diante da presença de um cateter arteriovenoso.

A outra escolha é incorreta. Não é necessário medir as dimensões dos vasos.

*Pergunta 3*

**Falsa!** A angiografia por ressonância magnética (Angio-MR) dispensa até mesmo a utilização de contraste intravenoso, o que é extremamente útil no caso de pacientes nefrotóxicos, mulheres grávidas e indivíduos alérgicos ao contraste. As três técnicas para realizar angio-MR sem contraste incluem: angiografia por tempo de voo, por contraste de fase e sequência de precessão de estado livre com preenchimento parcial do espaço K. Em geral, essas técnicas demoram mais se comparadas à angiografia pós-contraste.

## Leituras Sugeridas

Bulman JC, Ascher SM, Spies JB. Current concepts in uterine fibroid embolization. Radiographics 2012;32(6):1735–1750

Stepansky F, Hecht EM, Rivera R, et al. Dynamic MR angiography of upper extremity vascular disease: pictorial review. Radiographics 2008;28:e28

### Melhores Dicas

- Ramos helicinos da artéria uterina irrigam o útero. Eles têm uma aparência característica espiralar.
- MRI e angio-MR da pelve são as ferramentas de imagem preferenciais para candidatos à embolização fibroide uterina. A MRI realizada antes e após da embolização fibroide uterina é crucial para mostrar e localizar leiomiomas, identificar alertas vermelhos em relação ao fornecimento vascular, avaliar a probabilidade de alívio dos sintomas depois da terapia com base nas características das imagens e monitorar a resposta de leiomiomas à terapia.
- A angio-MR dispensa o uso de contraste intravenoso.

# Elementos Essenciais 2

## ■ Caso

Homem de 64 anos fez uma angiografia por tomografia computadorizada de acompanhamento 6 meses após colocação de enxerto com *stent* aórtico por causa de um aneurisma.

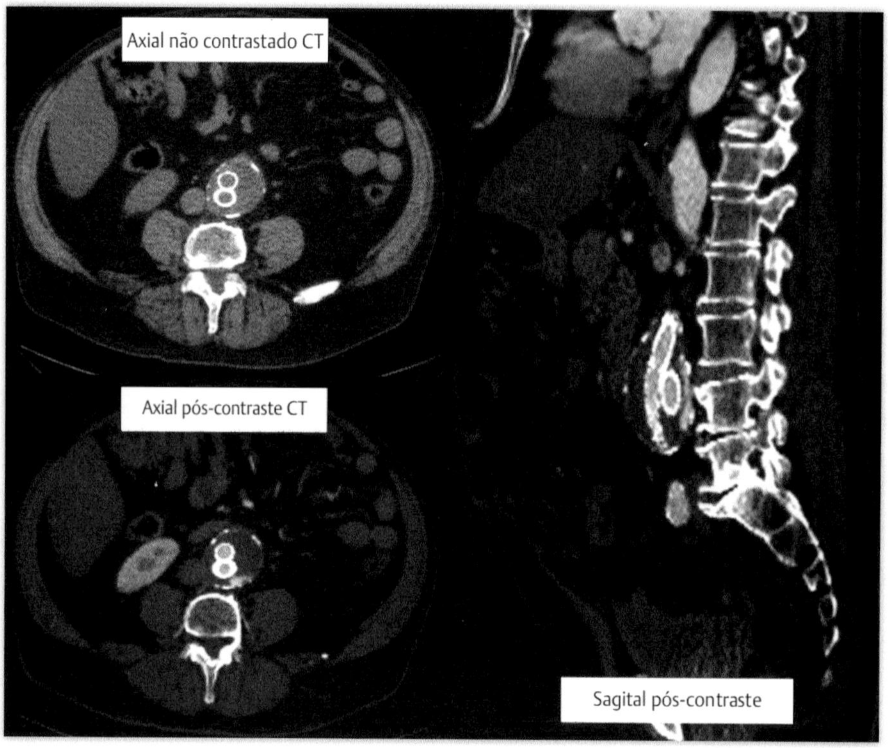


## ■ Perguntas

1. Qual é o diagnóstico?
   A. Vazamento tipo I.
   B. Vazamento tipo II.
   C. Vazamento tipo III.
   D. Vazamento tipo IV.
   E. Vazamento tipo V.

2. Em geral, qual é o tipo mais comum de vazamento?
   A. Vazamento tipo I.
   B. Vazamento tipo II.
   C. Vazamento tipo III.
   D. Vazamento tipo IV.
   E. Vazamento tipo V.

3. Qual(is) tipo(s) de vazamento exigem intervenção imediata? (Selecione TODOS que se aplicam).
   A. Vazamento tipo I.
   B. Vazamento tipo II.
   C. Vazamento tipo III.
   D. Vazamento tipo IV.
   E. Vazamento tipo V.

## Respostas e Explicações

*Pergunta 1*

**B. Correta!** O vazamento tipo II é causado por fluxo retrógrado de sangue, proveniente de ramos das aortas (artéria mesentérica inferior, artérias lombares), para dentro do saco aneurismático. É mais comum em aneurismas da aorta abdominal. O acúmulo de contraste na região periférica do saco aneurismático sem comunicação com o *stent* é indicativo de um vazamento tipo II. Se estiver localizado anteriormente, a artéria mesentérica é a culpada, enquanto aqueles localizados posterolateralmente surgem das artérias lombares. Outra pista para o diagnóstico é a configuração tubular do contraste contíguo à parede aórtica em imagens coronal ou sagital reformatadas.

*Outras escolhas e discussões*

**A.** O vazamento tipo I ocorre em decorrência da justaposição inadequada entre o enxerto do *stent* e o saco aneurismático. Na angiografia por tomografia computadorizada, diagnostica-se um vazamento tipo I quando há contraste no saco aneurismático em comunicação com os pontos de contato distal ou proximal.

**C.** O vazamento tipo III é causado por componentes defeituosos da endoprótese, como fraturas no enxerto do *stent* ou ruptura/rompimento do material da prótese. A causa subjacente seria o estresse repetitivo na prótese por pulsações arteriais. Acúmulo de contraste ao redor a prótese do *stent* com espaços periféricos é característico de vazamento tipo III.

**D.** O vazamento tipo IV é diagnosticado por exclusão. É causado pela porosidade do enxerto do *stent*. Ele ocorre no momento de implantação do *stent* e desaparece quando o perfil de coagulação for normalizado.

**E.** Vazamento tipo V, também chamado de *endotensão*, é definido como um aumento de tamanho do saco aneurismático sem evidência, na imagem, de vazamento.

*Pergunta 2*

**B. Correta!** O vazamento tipo II é, em geral, o tipo mais comum encontrado na prática clínica (40%). Vale ressaltar que o tipo I é o tipo de vazamento mais comum em aneurismas da aorta torácica.

As outras escolhas estão incorretas.

*Pergunta 3*

**A. Correta!** O vazamento tipo I representa comunicação direta entre o sistema arterial sistêmico e o saco aneurismático, estando, portanto, sujeito a maior risco de rompimento do saco. Geralmente, eles são tratados pelo reforço dos locais de ligação com balões, *stents* ou extensões de enxerto do *stent*.

**C. Correta!** O vazamento tipo III também tem comunicação direta entre as artérias de alta pressão e saco aneurismático nativo, por isso, qualquer problema requer intervenção imediata. O defeito geralmente é coberto com extensão de enxerto do *stent*.

*Outras escolhas e discussões*

**B.** O total de 40% de vazamentos tipo II são trombosados espontaneamente. Eles sofrem intervenção caso o paciente apresente sintomas ou se o saco aumenta de tamanho com o passar do tempo.

**D.** O vazamento tipo IV ocorre durante a implantação e se autocorrige após a normalização do perfil de coagulação. Logo, não há necessidade de tratamento.

**E.** Após a confirmação da endotensão (vazamento tipo V), reparo cirúrgico aberto é necessário. Porém, não se trata de uma emergência.

## Leituras Sugeridas

Bashire MA, Ferral H, Jacobs C, et al. Endoleaks after endovascular abdominal aortic aneurysm repair: management strategies according to CT findings. Am J Roentgenol 2009;193:W178–186

Stavropoulos SW, Charagundla SR. Imaging techniques for detection and management of endoleaks after endovascular aortic aneurysm repair. Radiographics 2007;243:641–655

### Melhores Dicas

- Vazamento tipo II é o mais comum de todos.
- Vazamentos tipo I e III demandam tratamento urgente.
- Vazamento tipo IV é autolimitado e não demanda tratamento. Os vazamentos tipo II e V não requerem tratamento, desde que sejam acompanhados de perto. O tratamento é necessário caso o paciente apresente sintomas ou se o tamanho do saco aneurismático continua crescendo.

# Elementos Essenciais 3

## ■ Caso

Mulher de 45 anos apresenta uma história de 5 dias de inchaço progressivo na extremidade de seu lado esquerdo inferior. Foi realizada uma tomografia computadorizada do abdome e da pelve com contraste. Imagens da fase venosa são exibidas a seguir.

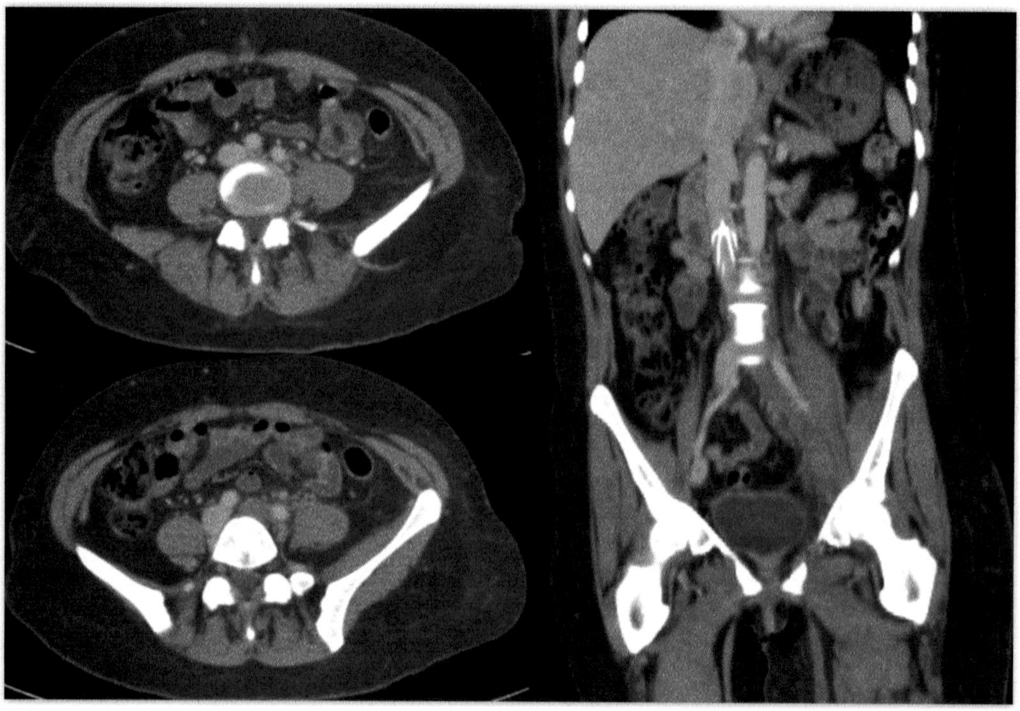

## ■ Perguntas

1. Onde está a anormalidade?
   A. Veia cava inferior.
   B. Artéria ilíaca comum esquerda.
   C. Veia ilíaca comum esquerda.
   D. Veia ilíaca comum direita.

2. Qual é o diagnóstico?
   A. Síndrome de Paget-Schroetter.
   B. Síndrome de Lemierre.
   C. Síndrome de May-Thurner.
   D. Síndrome de Budd-Chiari.

3. Qual é o procedimento adequado para síndrome de May--Thurner?
   A. Anticoagulação sistêmica.
   B. Trombólise direcionada por cateter e colocação de *stent* endovascular.
   C. Apenas trombólise direcionada por cateter.
   D. Nenhum.

## ■ Respostas e Explicações

*Pergunta 1*

**C. Correta!** Há um trombo oclusivo grande na veia ilíaca comum.

As outras escolhas estão incorretas.

*Pergunta 2*

**C. Correta!** A Síndrome de May-Thurner também é chamada de Síndrome de Cockett. É caracterizada pela compressão da veia ilíaca comum esquerda pela artéria ilíaca comum direita contra o corpo vertebral. Por sua vez, isso resulta em inchaço na extremidade esquerda inferior com ou sem trombose da veia ilíaca comum esquerda. Em geral, afeta jovens e adultos de meia idade, predominantemente do sexo feminino. A presença de uma massa pélvica deve ser excluída como causa da trombose antes de fazer esse diagnóstico.

*Outras escolhas e discussões*

**A.** Síndrome de Paget-Schroetter é uma síndrome do desfiladeiro torácico caracterizada pela trombose da veia subclávia entre a primeira costela e a clavícula. Também é conhecida como trombose causada por esforço e, tipicamente, atinge atletas jovens do sexo masculino. Atribui-se sua causa à atividade física pesada acima da cabeça.

**B.** Síndrome de Lemierre, também conhecida como sepse pós-angina, é caracterizada por tromboflebite da veia jugular interna secundária à infecção orofaríngea adjacente. A característica crítica é a propagação da infecção para o peito que se manifesta na forma de êmbolo séptico pulmonar.

**D.** Os principais achados na ressonância, no caso da síndrome de Budd-Chiari, são tromboses das veias hepáticas e/ou da veia cava inferior.

*Pergunta 3*

**B. Correta!** A trombólise direcionada por cateter seguida de colocação de *stent* endovascular evoluiu como uma alternativa à cirurgia, tendo se tornado o procedimento técnico preferencial. Tem uma taxa alta de sucesso de 95% e taxas excelentes de desobstrução de um ano: 90 a 100%, ou seja, 96%.

*Outras escolhas e discussões*

**A.** Anticoagulação sistêmica foi a primeira linha de tratamento antes da trombólise. Não é mais utilizada por causa da taxa muito baixa de desobstrução. Anticoagulantes orais são usados depois de uma colocação de *stent* para prevenir a recorrência de trombose.

**C.** Apenas a trombólise direcionada por cateter já é suficiente e tem uma taxa de desobstrução de 6 meses, maior do que a de uso de anticoagulantes orais isolados. Porém, uma taxa de reincidência de 73% foi reportada quando a causa primária de obstrução não recebeu tratamento.

**D.** A síndrome May-Thurner pode acarretar complicações muito perigosas, como embolia pulmonar e isquemia aguda dos membros inferiores.

## ■ Leituras Sugeridas

Eliahou R, Sosna J, Bloom AI. Between a rock and a hard place: clinical and imaging features of vascular compression syndromes. Radiographics 2012;32:E33–49

Lamba R, Tanner DT, Sekhon S, et al. Multidetector CT of vascular compression syndromes in the abdomen and pelvis. Radiographics 2014;34:93–115

### Melhores Dicas

- A síndrome May-Thurner é definida pela compressão, com ou sem trombose, da veia ilíaca comum esquerda pela artéria ilíaca comum direita.
- Trombólise direcionada por cateter com colocação de *stent* endovascular despontou como o tratamento preferencial.
- Embolia pulmonar e isquemia aguda dos membros inferiores *(Phlegmasia cerulea dolens)* são duas potenciais complicações.

# Elementos Essenciais 4

## ■ Caso

Homem de 35 anos é internado após um acidente de carro em alta velocidade. As imagens são de uma tomografia computadorizada, com contraste, de seu peito.

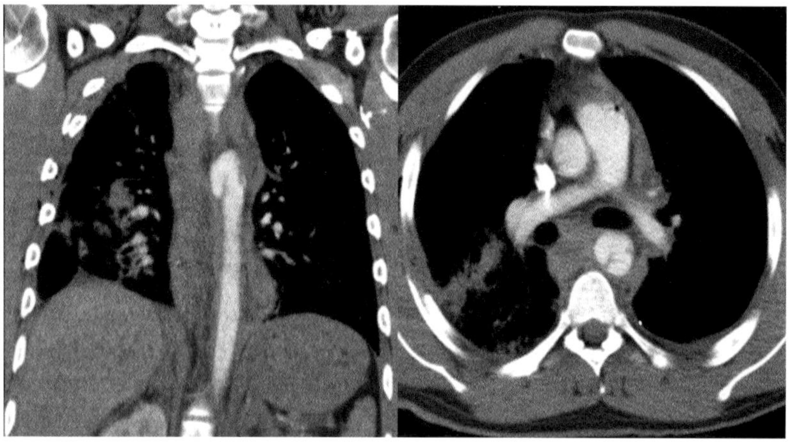

## ■ Perguntas

1. Qual é o diagnóstico?
   A. Dissecção da aorta.
   B. Ruptura da íntima.
   C. Divertículos ductais normais.
   D. Transecção da aorta com pseudoaneurisma.

2. Qual é o local MAIS comum para essa entidade?
   A. Hiato diafragmático.
   B. Raiz da aorta.
   C. Istmo da aorta.
   D. Aorta ascendente.

3. Qual é o tratamento para transecção da aorta com pseudoaneurisma?
   A. Observação.
   B. Reparo cirúrgico aberto.
   C. Angioplastia.
   D. Colocação de enxerto de *stent* endovascular.

## Respostas e Explicações

*Pergunta 1*

**D. Correta!** Este é um caso clássico de transecção da aorta com formação de pseudoaneurisma. Os sinais diretos de contorno anormal e evaginação da aorta, indicadores do pseudoaneurisma, estão evidentes. Ademais, o sinal indireto da presença de hematoma periaórtico sem um plano adiposo entre o hematoma e a aorta também é visto.

*Outras escolhas e discussões*

**A.** A dissecção da aorta é uma das sequelas extremamente raras de trauma. É caracterizada pela ruptura da íntima com acúmulo subsequente de sangue entre a íntima e a adventícia e pela formação de um segundo lúmen falso. Na ressonância, a presença de uma dobra intimal e de dois lúmens são as pistas para o diagnóstico.

**B.** Na escala de trauma, a ruptura da íntima é classificada como dano mínimo à aorta (em inglês, *minimal aortic injury* – MAI). É caracterizada por dobra da íntima ou por trombo aórtico intraluminal. Hematomas intramurais são postos na mesma categoria. O diagnóstico de MAI aumentou desde o advento da tomografia computadorizada helicoidal.

**C.** Embora este seja o lugar típico para o surgimento de um divertículo ductal, a presença de hematoma periaórtico descarta esse diagnóstico. Outras pistas para o diagnóstico de divertículo ductal incluem um contorno fluido e margens obtusas do divertículo em relação à parede aórtica.

*Pergunta 2*

**C. Correta!** A transecção da aorta ocorre mais frequentemente (90% dos casos) no istmo em razão de imobilidade relativa dessa região, causada pelo limite do ligamento arterial. Isso resulta em ferimento por cisalhamento em colisões de veículos em alta velocidade.

*Outras escolhas e discussões*

**A.** Um total de 5% de ferimentos aórticos traumáticos agudos ocorrem na região do hiato diafragmático.

**B.** A raiz da aorta não é um local usual para um ferimento traumático agudo.

**D.** Um total de 5% de ferimentos aórticos traumáticos agudos ocorrem na aorta ascendente.

*Pergunta 3*

**D. Correta!** A implantação de enxerto de *stent* endovascular despontou recentemente como tratamento preferencial. As vantagens desse método em comparação ao reparo aberto incluem evitar o uso de: ventilação pulmonar unilateral, pinçamento aórtico transversal, *bypass* cardiopulmonar e anticoagulante sistêmico. Outros pontos positivos são a perda reduzida de sangue e o tempo menor de cirurgia.

*Outras escolhas e discussões*

**A.** O tratamento conservador está reservado para pacientes com MAI ou com outros ferimentos associados críticos.

**B.** O reparo cirúrgico aberto tem sido o tratamento preferencial por décadas. Porém, tem sido menos utilizado em razão dos riscos associados à anestesia e à própria cirurgia.

**C.** A angioplastia não é um tratamento adequado para ferimento aórtico.

## Leituras Sugeridas

Cullen EL, Lantz EJ, Johnson M, et al. Traumatic aortic injury: CT findings, mimics, and therapeutic options. Cardiovasc Diagn Ther 2014;4:238–244

Morgan TA, Steenburg SD, Siegel EL, et al. Acute traumatic aortic injuries: posttherapy multidetector CT findings. Radiographics 2010;44:158–163

Steenburg SD, Ravenel JG, Ikonomidis JS, et al. Acute traumatic aortic injury: imaging evaluation and management. Radiology 2008;248:748–762

### Melhores Dicas

- O ferimento aórtico traumático agudo ocorre, principalmente, no istmo aórtico.
- A terapia endovascular é, atualmente, o tratamento preferencial.
- A tomografia computadorizada multidetectores pré-terapia deve mostrar o seguinte: calibre da aorta no plano distal e proximal ao ferimento; distância da artéria subclávia esquerda e do ferimento; tamanho longitudinal do ferimento e presença de quaisquer variantes anatômicas.

# Elementos Essenciais 5

## ■ Caso

Homem de 61 anos de idade chega na emergência com uma dor aguda severa no peito. Uma tomografia computadorizada do peito foi realizada.

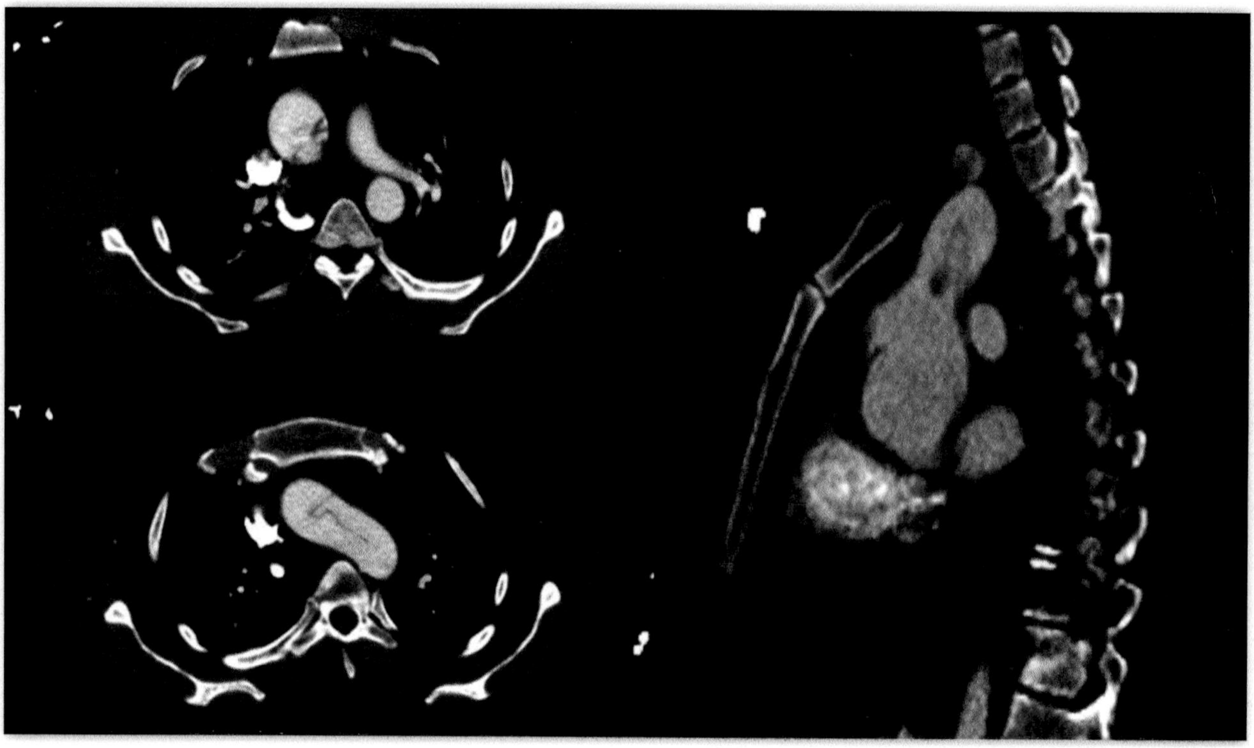

## ■ Perguntas

1. Qual é o diagnóstico?
   A. Dissecção tipo A de Stanford.
   B. Dissecção tipo B de Stanford.
   C. Dissecção tipo III de DeBakey.
   D. Dissecção tipo C de Stanford.

2. Verdadeiro ou Falso: Todas as dissecções do tipo apresentado nesse caso são tratadas por cirurgia.

3. Quais são as indicações primárias para reparo de dissecção de tipo B? (Selecione TODAS as que se aplicam.)
   A. Todas as dissecções tipo B.
   B. Aorta rompida ou diâmetro aórtico descendentes > 6 cm.
   C. Dano vascular visceral ou renal.
   D. Hipertensão descontrolada.

## Respostas e Explicações

*Pergunta 1*

**A. Correta!** Há duas classificações para dissecção da aorta: a Stanford e a DeBakey. Dissecções da aorta que envolvem a aorta ascendente, independentemente da extensão distal, são referidas como dissecções de Stanford tipo A. Dentre as dissecções, 60% são do tipo A. Dissecções agudas da aorta são diagnosticadas dentro de 14 dias após a manifestação dos sintomas, logo, dissecções crônicas datam de mais de 14 dias. Hipertensão é o fator de risco mais comum para dissecção da aorta. Outros fatores de risco incluem gravidez, estenose aórtica ou presença de desordens do tecido conjuntivo – como síndrome de Marfan, necrose cística da média, síndrome de Ehlers-Danlos e síndrome de Turner.

*Outras escolhas e discussões*

**B.** Dissecção da aorta distal à origem da artéria subclávia esquerda com espaço da aorta ascendente é classificada como dissecção tipo B de Stanford.

**C.** A dissecção tipo III de DeBakey também envolve a aorta torácica ascendente distal à origem da artéria subclávia esquerda (similar com um tipo B de Stanford). Já a tipo I de DeBakey envolve tanto a aorta descendente quanto a ascendente, enquanto a tipo II envolve apenas a aorta ascendente (ambos casos como na dissecção tipo A de Stanford).

**D.** Não existe uma dissecção tipo C de Stanford.

*Pergunta 2*

**Verdadeiro.** Todas as dissecções tipo A exigem intervenção imediata. As complicações mais perigosas da dissecção de tipo A incluem ruptura da dissecção no pericárdio com progressivo tamponamento pericárdico, oclusão dos vasos supra-aórticos, extensão da dissecção para as artérias coronárias – resultando em isquemia e insuficiência aórtica severa com falência cardíaca aguda.

*Pergunta 3*

**B. Correta!** Irregularidade da parede aórtica, extravasamento de contraste, hemotórax, hemopericárdio e conjuntos de fluido mediastinal hiperatenuantes são indicadores de ruptura aórtica, e a intervenção imediata é necessária. Um diâmetro de > 6 cm da aórtica descendente significa um risco maior de ruptura e, portanto, demanda intervenção urgente.

**C. Correta!** Extensão da dobra intimal nos ramos da aorta – renal, celíaco, artérias mesentéricas interior e superior – pode causar isquemia na extremidade dos órgãos. Este é considerado um caso de emergência médica.

**D. Correta!** A maioria das dissecções de tipo B recebem tratamentos conservadores controlando a pressão sanguínea. Porém, em pacientes com hipertensão refratária à terapia médica, tratamento cirúrgico é necessário para prevenir o rompimento.

A outra escolha é incorreta. Na verdade, aproximadamente 40% das dissecções são de tipo B. A maioria delas pode receber tratamento conservador.

## Leitura Sugerida

Sebastia C, Pallisa E, Quiroga S, et al. Aortic Dissection: diagnosis and follow-up with helical CT. Radiographics 1999;19:45–60

### Melhores Dicas

- Dissecções da aorta se enquadram em duas classificações: a de Stanford e a de DeBakey. A mais utilizada é a de Stanford.
- Dissecções tipo A de Stanford exigem intervenção imediata.
- Dissecções tipo B de Stanford são tratadas de modo conservador, exceto diante de hipertensão descontrolada, isquemia na extremidade de órgãos, aorta rompida ou diâmetro da aorta > 6 cm.

# Elementos Essenciais 6

## ■ Caso

Homem de 66 anos de idade se apresenta com dor no lado esquerdo do corpo. No dia anterior, ele havia feito uma biópsia renal. Foi realizada uma tomografia computadorizada do abdome e da pelve com contraste.

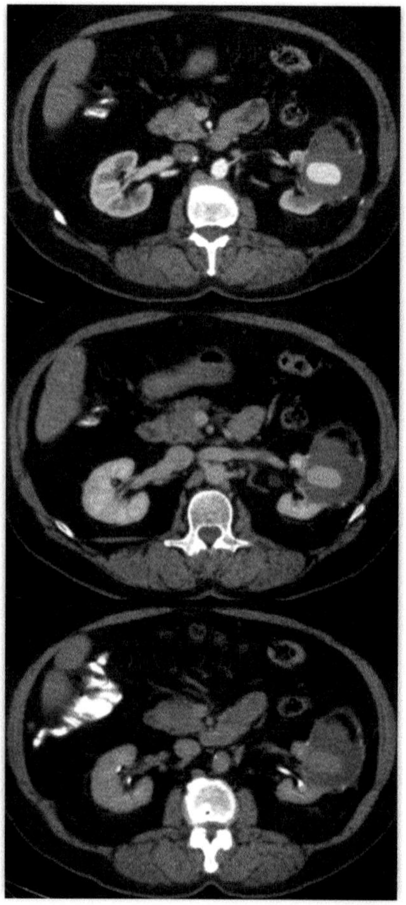

## ■ Perguntas

1. Qual é o diagnóstico?
   A. Vazamento ativo do contraste.
   B. Hematoma subcapsular.
   C. Pseudoaneurisma.
   D. Aneurisma.

2. Qual é o local MAIS comum de aneurisma arterial visceral abdominal não traumático?
   A. Artéria hepática.
   B. Artéria celíaca.
   C. Artéria mesentérica superior.
   D. Artéria esplênica.

3. Qual destes aneurismas arteriais viscerais precisam de intervenção independentemente do tamanho que, em outros pacientes, seria considerado normal?
   A. Artéria hepática.
   B. Artéria renal.
   C. Artéria mesentérica superior.
   D. Artéria esplênica.

## Respostas e Explicações

*Pergunta 1*

**C. Correta!** Esse paciente tem um pseudoaneurisma. Pseudoaneurisma é secundário a causas traumáticas, infecciosas ou iatrogênicas, como biópsia ou drenagem. É resultado de disrupção parcial ou total da parede aórtica com subsequente formação de um saco contido pela média, adventícia ou tecido conjuntivo, ou simplesmente por estruturas de tecido mole que cercam a parede do vaso. Em tomografia computadorizada, ele aparece como um foco de contraste suave bem delimitado, redondo ou oval, que não se alarga ou aumenta em atenuação nas imagens tardias. Pseudoaneurismas apresentam maior risco de ruptura em decorrência de parede arterial deficiente. Logo, intervenção imediata é necessária.

*Outras escolhas e discussões*

**A.** Extravasamento de contraste ativo é descrito como uma piscina de contraste irregular com bordas mal definidas na fase arterial que aumenta de tamanho nas fases venosas e tardias. Um hematoma adjacente com vários estágios de produtos sanguíneos geralmente está associado a extravasamento ativo. Tratamento inclui embolização angiográfica.

**B.** Hematoma subescapular é uma complicação bem comum da biópsia renal. É visualizado como um hematoma curvilíneo de alta densidade ao redor do rim. Por sua localização subescapular do hematoma, o parênquima renal é comprimido, o que pode resultar em um rim estrangulado. O rim estrangulado é definido como o fenômeno de desenvolver hipertensão por causa de compressão do parênquima renal e vascular, resultando na ativação do sistema renina-angiotensina.

**D.** Aneurismas verdadeiros são tipicamente vistos em quadros de doença aterosclerótica. Todas as três camadas da parede do vaso estão intactas. Normalmente, seu formato é fusiforme, enquanto o de pseudoaneurisma é sacular. Aneurismas arteriais viscerais são mais raros do que pseudoaneurismas viscerais, sobretudo quando há um histórico de trauma ou intervenção cirúrgica.

*Pergunta 2*

**D. Correta!** Aneurisma na artéria esplênica é o tipo mais comum de aneurisma arterial visceral abdominal e constitui de 60 a 80% dos casos. A proporção de ocorrência é de 1 homem para 4 mulheres. As pré-disposições incluem: gravidez, multiparidade, hipertensão portal, fibroplasia medial e deficiência de alfa-1 antitripsina. O rompimento é visto em 3 a 10% dos casos. A taxa de mortalidade em pacientes não gestantes é de 10 a 25%, mas essa porcentagem aumenta para 70% durante a gravidez.

*Outras escolhas e discussões*

**A.** Aneurismas verdadeiros envolvendo a artéria hepática comum, a própria artéria hepática ou ramos arteriais intra-hepáticos somam 20% dos casos. Eles são o segundo tipo mais comum de aneurisma real arterial visceral abdominal.

**B.** Aneurisma na artéria celíaca é o quarto tipo mais comum de aneurisma arterial visceral verdadeiro. Ele pode estar associado a aneurisma da aorta abdominal em até 50% dos casos. Portanto, a presença de um exige a pesquisa pelo outro.

**C.** Aneurisma da artéria mesentérica superior é o terceiro tipo mais comum de aneurisma arterial visceral não traumático. Ao contrário de outros aneurismas da artéria visceral, de 70 a 90% desses aneurismas são assintomáticos e associados à alta incidência de complicações isquêmicas no intestino.

*Pergunta 3*

**C. Correta!** Ao contrário de outros aneurismas da artéria visceral, de 70 a 90% dos aneurismas da artéria mesentérica superior são sintomáticos e associados à alta incidência de complicações isquêmicas no intestino. O risco de ruptura é estimado em 50%, e a taxa de mortalidade em decorrência de um aneurisma rompido é de 38%. Por outro lado, nenhum caso de morte foi relatado quando se realiza a intervenção eletiva. A taxa de sucesso do tratamento varia de 75 a 100%. Considerando todos esses fatores, aneurismas da artéria mesentérica superior são tratados sempre, independentemente do tamanho.

*Outras escolhas e discussões*

**A.** Aneurismas verdadeiros da artéria hepática são tratados se o paciente apresenta sintomas ou quando o tamanho é superior a 2 cm. Porém, em pacientes com poliarterite nodosa ou displasia fibromuscular, recomenda-se o tratamento independentemente do tamanho do aneurisma. O risco de morte associado a rompimentos é de 21%.

**B.** Em casos de aneurismas arteriais renais, é necessário intervir quando o tamanho é superior a 2 cm ou se o paciente apresenta sintomas. No entanto, o tratamento é considerado necessário em gestantes, não importa o tamanho do aneurisma.

**D.** Diante de sintomas e de aneurismas da artéria esplênica com mais de 2 cm, é necessário intervir em pacientes que, em outros casos, seriam considerados normais. Porém, em casos de gravidez, hipertensão portal, desordens do tecido conjuntivo e deficiência de alfa-1 antitripsina, o tratamento é realizado independentemente do tamanho.

## Leituras Sugeridas

Jesinger RA, Thoreson AA Lamba R, et al. Abdominal and pelvic aneurysms and pseudoaneurysms: imaging review with clinical, radiologic, and treatment correlation. Radiographics 2013;33:E71–96

Saad EA, Saad WEA, Davies MG, et al. Pseudoaneurysms and the role of minimally invasive techniques in their management. Radiographics 2005;25(Suppl 1):S173–189

### Melhores Dicas

- Pseudoaneurismas são mais comuns do que aneurismas verdadeiros em quadros de trauma, infecção ou etiologias iatrogênicas. Pseudoaneurismas demandam intervenção urgente em razão dos riscos de rompimento.
- Aneurisma na artéria esplênica é o tipo mais comum de aneurisma arterial visceral verdadeiro.
- Todos os aneurismas verdadeiros na artéria mesentérica superior exigem intervenção eletiva.

# Elementos Essenciais 7

## ■ Caso

Homem de 77 anos com uma história de dor abdominal crônica passou por uma angiotomografia computadorizada do abdome e da pelve com contraste. As imagens da tomografia axial computadorizada antes e depois do contraste são exibidas a seguir.

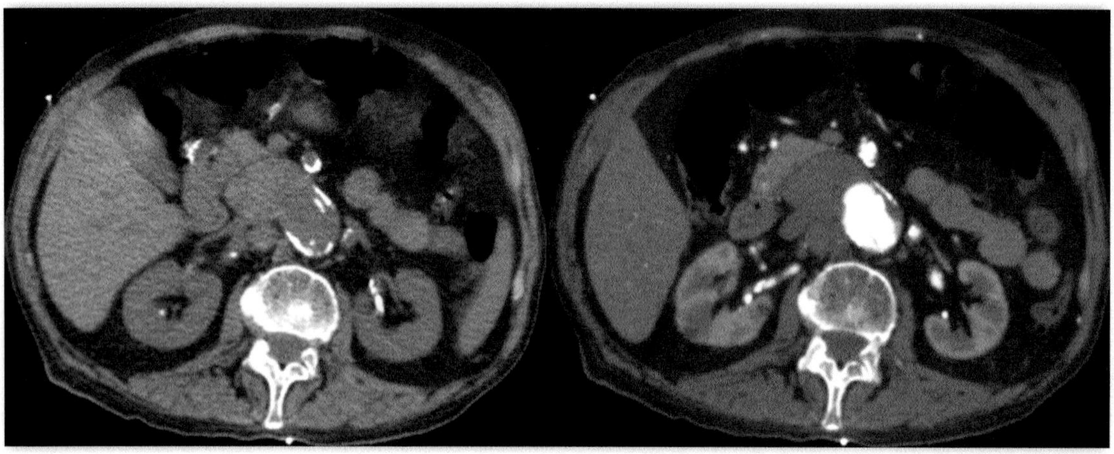

## ■ Perguntas

1. Qual é o diagnóstico mais completo?
   A. Aneurisma da aorta abdominal.
   B. Aneurisma da aorta abdominal com ruptura iminente.
   C. Aneurisma da aorta abdominal com ruptura contida.
   D. Fístula aortoentérica.

2. Normalmente, os aneurismas da aorta abdominal demandam tratamento a partir de qual tamanho?
   A. 3 cm.
   B. 4 cm.
   C. 5 cm.
   D. 6 cm.

3. Qual é a complicação MAIS comum após implantação de *stent* de enxerto vascular para aneurisma da aorta abdominal?
   A. Endovazamento.
   B. Trombose do enxerto.
   C. Embolia em forma de guarda-chuva.
   D. Infecção do enxerto.

## Respostas e Explicações

*Pergunta 1*

**C. Correta!** O paciente apresenta um aneurisma da aorta abdominal com uma ruptura contida.

A tomografia computadorizada (CT) quando há ruptura contida crônica mostra descontinuidade entre a parede ou calcificação do rim do aneurisma, densidade de tecido mole bem definida adjacente à aorta (como podemos observar neste caso), víscera deslocada e nenhum material de contraste no hematoma. O aspecto de "cobrimento" posterior da aorta sobre o corpo vertebral adjacente é indicativo para uma ruptura contida da parede posterior da aorta e é conhecido como sinal "aorta coberta". Rupturas óbvias e agudas apresentam hemorragia retroperitoneal significativa com ou sem extravasamento de contraste.

*Outras escolhas e discussões*

**A.** Há dilatação anormal da artéria abdominal, o que é consistente com aneurisma. Porém, a tomografia indica que há mais do que um simples caso de aneurisma.

**B.** Em um estudo sem contraste por CT, um sinal de ruptura aguda ou iminente é uma crescente periférica bem definida em um trombo de um aneurisma grande da aorta abdominal. Trata-se da primeira – e da mais típica – manifestação de ruptura iminente vista em ressonâncias, mas não é observada aqui.

**D.** Diante de uma fístula patente, a CT com contraste mostraria o extravasamento de contraste para dentro no intestino adjacente. Neste caso, o duodeno está deslocado, mas não há material de contraste no lúmen.

*Pergunta 2*

**C. Correta!** Aneurismas da aorta abdominal com $\geq$ 5 cm são associados a maiores riscos de ruptura e, por isso, via de regra são tratados quando estão nesse tamanho. Outro critério para tratar um aneurisma é um aumento em seu tamanho superior a 10 mm por ano. Segundo esse critério, aneurismas $<$ 5 cm também são tratados.

As outras escolhas estão erradas.

*Pergunta 3*

**A. Correta!** Endovazamento é a complicação mais comum. O vazamento no aneurisma após implantação de enxerto de *stent* é denominado *endovazamento*. Essa é a complicação mais comum após intervenção endovascular de aneurisma da aorta abdominal, com taxas que variam de 2,4 a 45,5%. Cinco tipos de endovazamentos foram descritos. Tipos I e III exigem intervenção imediata. O tipo II é o mais comum de todos.

*Outras escolhas e discussões*

**B.** A taxa de trombose do enxerto varia de 3 a 19%. A trombose pode ser parietal, circular ou semicircular dentro da prótese do enxerto. Exames em curto prazo são realizados para determinar o prognóstico.

**C.** A embolia em formato de guarda-chuva é uma das complicações mais sérias de intervenção em aneurisma da aorta abdominal e é mais comum no caso de intervenção endovascular do que em cirurgias convencionais. Essa condição está associada à maior mortalidade perioperatória.

**D.** Infecção no enxerto com formação de pseudoaneurisma também é uma complicação rara associada a altas taxas de mortalidade e de morbidade.

## Leituras Sugeridas

Mita T, Arita T, Matsunaga N, et al. Complications of endovascular repair for thoracic and abdominal aortic aneurysm: an imaging spectrum. Radiographics 2000;20:1263–1278

Rakita D, Newatia A, Hines JJ, et al. Spectrum of CT findings in rupture and impending rupture of abdominal aortic aneurysms. Radiographics 2007;27:497–507

### Melhores Dicas

- Um sinal de crescente atenuação grande é indicativo de ruptura iminente de um aneurisma da aorta abdominal.
- A aorta coberta é um sinal sugestivo de ruptura contida de um aneurisma aórtico.
- Endovazamento é o tipo mais comum de complicação após uma intervenção em aneurisma da aorta abdominal.

# Elementos Essenciais 8

## ■ Caso

Um homem de 45 anos de idade fez uma angiotomografia computadorizada. A seguir, são mostradas as imagens reformatadas coronal e sagital.

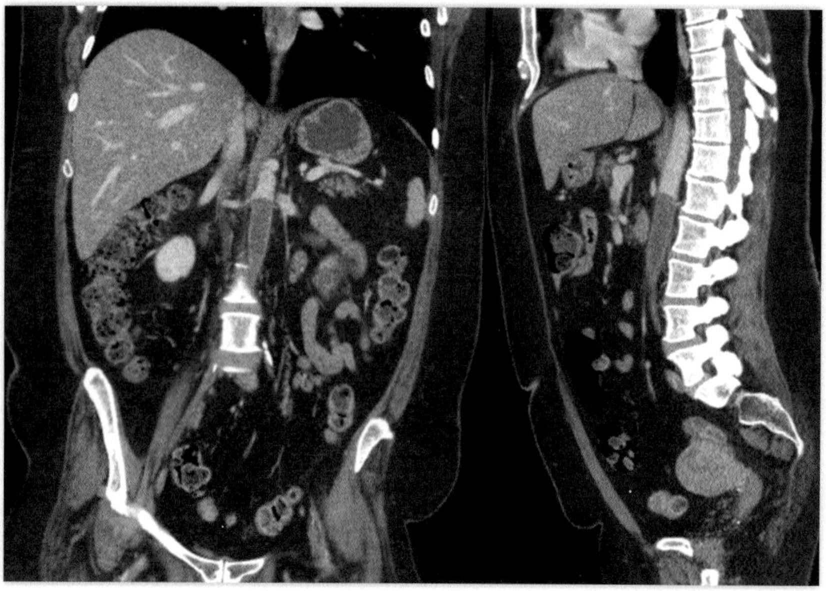

## ■ Perguntas

1. Qual é a tríade clássica de sintomas que os pacientes com esse diagnóstico apresentam?
   A. Paraplegia, dor e parestesia.
   B. Claudicação nas nádegas, quadril ou coxa; ausência ou diminuição de pulso femoral; e impotência.
   C. Claudicação nas nádegas, quadril ou coxa; ausência ou diminuição de pulso femoral; e quadriplegia.
   D. Dor abdominal, dor nas costas e impotência.

2. Quais das seguintes alternativas descreve melhor a síndrome da aorta média?
   A. Dilatação aneurismática da aorta abdominal e seus ramos.
   B. Oclusão trombótica da aorta abdominal e seus ramos.
   C. Estreitamento da aorta abdominal e seus ramos.
   D. Dissecção da aorta abdominal com extensão para seus ramos.

3. Qual é o MELHOR estudo para avaliar doença oclusiva/estenose da aorta abdominal?
   A. Angiotomografia computadorizada.
   B. Ultrassom com Doppler.
   C. Angiografia por ressonância magnética.
   D. Angiografia por subtração digital.

## Respostas e Explicações

*Pergunta 1*

**B. Correta!** Essas imagens demonstram oclusão trombótica da aorta abdominal infrarreal, o que é consistente com o diagnóstico de Síndrome de Leriche. A tríade clínica clássica de Síndrome de Leriche inclui: claudicação nas nádegas, quadril ou coxa; ausência ou diminuição de pulso femoral; e impotência. Três outros subtipos principais foram descritos com base na localização do trombo: justarrenal ou dentro de 5 mm da origem arterial renal inferior; infrarrenal ou cefálica à origem da artéria mesentérica inferior; e inframesentérica, que é caudal à origem da artéria mesentérica inferior. A etiologia da síndrome de Leriche é de doença esclerótica.

As outras escolhas são incorretas.

*Pergunta 2*

**C. Certo!** A síndrome da aorta média – também conhecida como coarctação da aorta abdominal – é caracterizada por estreitamento da aorta e de seus ramos. É uma condição incomum, que normalmente atinge crianças e jovens adultos. Hipertensão refratária e uma ausência ou diminuição de pulso femoral são os principais sinais dessa condição. Esses morrem na faixa dos 35 a 40 anos por conta de hipertensão progressiva caso não sejam tratados. Reconstrução da aorta com enxertos venosos autoenxertos ou prostéticos é uma opção de tratamento.

As outras escolhas são incorretas.

*Pergunta 3*

**A. Correta!** Angiotomografia computadorizada (angio-CT) é a melhor modalidade de diagnóstico para avaliar patologias (aórticas) arteriais por causa da ótima resolução espacial, tempo de aquisição rápido (demandando menos tempo) e capacidade de reconstruir e reformatar as imagens. Radiação é o fator de exclusão para angio-CT em mulheres grávidas e crianças. As contraindicações de angio-CT incluem reação ao contraste e insuficiência renal.

*Outras escolhas e discussões*

**B.** Ultrassom com Doppler é bom para avaliar as artérias periféricas e as estruturas venosas profunda e superficial. Estruturas com maior profundidade, como a aorta, podem ser difíceis de visualizar por causa dos gases do intestino. Logo, o ultrassom não é uma alternativa confiável para avaliar a aorta abdominal.

**C.** Angiografia por ressonância magnética (angio-MR) tem uma boa resolução de contraste, mas tem resolução espacial menor que a angio-CT. As maiores desvantagens da angio-MR são o tempo maior de aquisição, o que resulta em artefatos móveis, e custo mais elevado. Contraindicações para angio-MR são: reação ao contraste, gravidez e insuficiência renal. A angio-MR sem contraste (tempo de voo ou angiografia com contraste de fase) pode ser feita em pacientes nefrotóxicos. Em geral, o tempo de escaneamento dessas técnicas é maior se comparado aos da angio-MR pós-contraste.

**D.** Angiografia por subtração digital é a norma de ouro para patologia arterial. Porém, ela é invasiva e, atualmente, não é usada para diagnósticos desde o advento da angio-CT.

## Leituras Sugeridas

Bhatti AM, Mansoor J, Younis U, Siddique K, Chatta S. Mid aortic syndrome: a rare vascular disorder. J Pak Med Assoc 2011;61:1018–1020

Sebastia C, Quiroga S, Boye R, et al. Aortic stenosis: spectrum of diseases depicted at multisection CT. Radiographics 2003;23:S79–S91

### Melhores Dicas

- Síndrome de Leriche é a oclusão aterosclerótica da aorta abdominal infrarrenal com a tríade clínica clássica de claudicação das nádegas, do quadril ou da coxa; ausência ou diminuição de pulso femoral; e impotência.
- A síndrome da aorta média – também conhecida como coarctação da aorta abdominal – é caracterizada por estreitamento da aorta e de seus ramos. Crianças e jovens adultos apresentados com hipertensão incontrolada.
- Angio-CT é a modalidade de diagnóstico preferencial para patologia da aorta abdominal.

# Elementos Essenciais 9

## ■ Caso

Imagens de ressonância magnética pós-contraste de uma mulher de 51 anos idade são apresentadas.

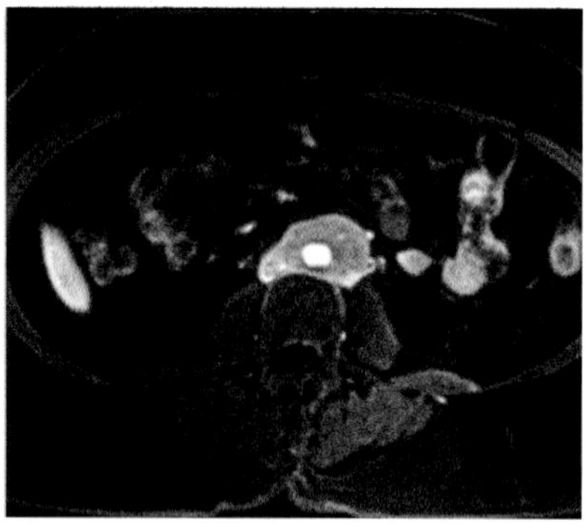

Imagem de gordura saturada T1 axial pós-contraste em fase arterial

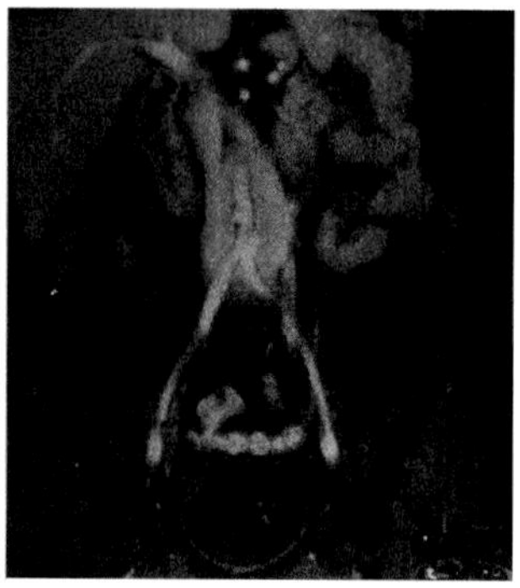

Imagem de gordura saturada T1 coronal pós-contraste na fase tardia

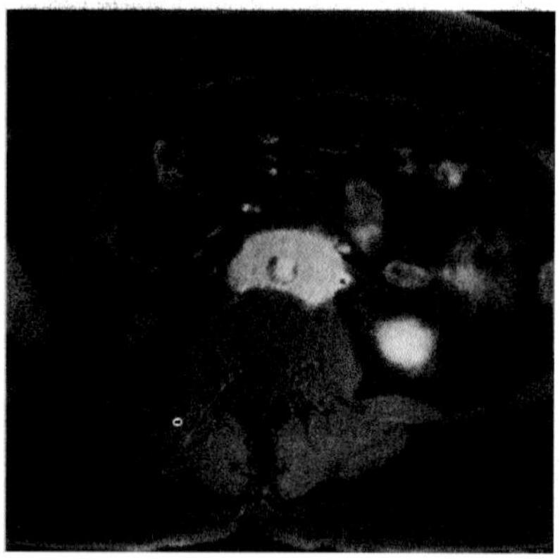

A Imagem de gordura saturada T1 axial pós-contraste em fase tardia

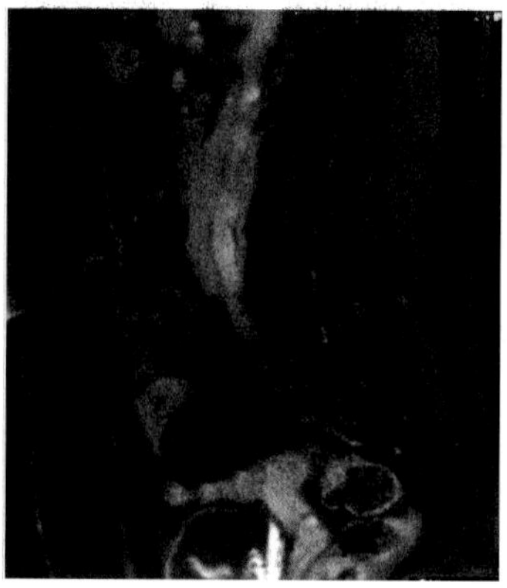

B Imagem de gordura saturada T1 sagital pós-contraste na fase tardia

## ■ Perguntas

1. Qual é o diagnóstico?
   A. Hematoma retroperitoneal.
   B. Aortite infecciosa.
   C. Fibrose perianeurismática.
   D. Fibrose retroperitoneal.

2. Qual é a característica clássica sugestiva dessa desordem na pielografia intravenosa e pielografia retrógrada?
   A. Arqueamento lateral dos ureteres.
   B. Desvio medial dos ureteres.
   C. Excreção tarde de contraste pelos ureteres.
   D. Hidronefrose.

3. Verdadeiro ou Falso. Um cateter pode ser inserido facilmente pela área estreita do ureter em fibrose retroperitoneal, o que não acontece nas lesões ureterais obstrutivas extrínsecas ou intrínsecas.

## Respostas e Explicações

*Pergunta 1*

**D. Correta!** Esse paciente tem fibrose retroperitoneal (RPF, também conhecida como Doença de Ormond). A RPF é caracterizada pela proliferação de tecido inflamatório tipicamente ao redor da aorta abdominal infrarrenal, da veia cava inferior e dos vasos ilíacos. Pode se proliferar para estruturas circunvizinhas, sobretudo para ureteres e, no fim das contas, causar insuficiência renal. Dois subtipos de RPF foram descritos: idiopático e secundário. A RPF idiopática é uma condição autoimune e pode resultar em uropatia obstrutiva em 56 a 100% dos pacientes, em tromboses venosas profundas (em decorrência do pinçamento de linfonodos pélvicos) e em formação de varicocele (secundária a lesão na veia gonadal). A segunda forma pode ser benigna – causada pelo consumo de drogas – ou maligna. A FPR maligna é considerada uma resposta desmoplásica a tumores primários retroperitoneais (linfoma ou sarcoma) ou doença metastática (mama, cólon, estômago, pulmão, tireoide, carcinoide e trato gênito-urinário.

Como o prognóstico da RPF maligna é muito negativo, é importante diferenciar os dois tipos. Deslocamento anterior da aorta em relação à coluna geralmente é visto em casos de RPF maligna; porém, há exceções (como neste caso). Na RPF idiopática, a massa envolve as estruturas retroperitoneais em vez de exercer efeito de massa, como acontece na RPF maligna. Uma massa retroperitoneal com intensidade de sinal baixa em imagens pesadas em T2 é um indício muito forte de RPF benigna na fase inativa tardia. Por outro lado, intensidade de sinal T2 alta pode ser vista tanto na RPF maligna quanto na idiopática em fase inicial – logo, esse indício não é específico. No fim das contas, a análise histopatológica acaba sendo obrigatória na maioria das vezes para dar o diagnóstico final em casos nos quais se suspeita de RPF maligna. O principal tratamento para RPF idiopática é administração de esteroides.

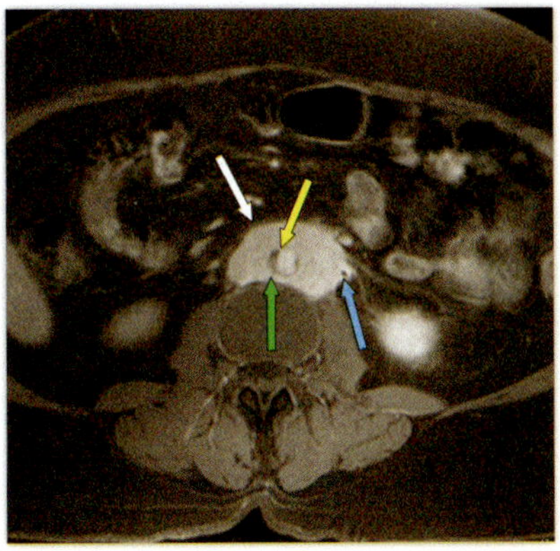

Essa imagem com gordura saturada T1 pós-contraste na fase tardia mostra uma massa de tecido mole crescendo (*seta branca*) envolvendo a aorta abdominal infrarrenal (*seta amarela*) e a uretra esquerda (*seta azul*). Há elevação da parede posterior da aorta a partir do corpo vertebral (*seta verde*), o que é incomum em casos de fibrose retroperitoneal idiopática.

*Outras escolhas e discussões*

**A.** Hematoma retroperitoneal geralmente é visto quando há ruptura de aneurisma aórtico ou lesão da aorta relacionada com trauma.

**B.** Aortite infecciosa é caracterizada por espessamento da parede aórtica, fluido ou acúmulo de tecidos moles periaórticos progredindo rapidamente para aneurisma sacular ou pseudoaneurisma e, em casos mais raros, com ar na parede aórtica. Dentre os microrganismos mais comuns que desencadeiam a infecção estão o *Staphylococcus aureus* e *Salmonella*.

**C.** Fibrose perianeurismática pode apresentar várias características similares às da RPF. Porém, a aorta englobada também deve estar dilatada no sentido aneurismático.

*Pergunta 2*

**B. Correta!** Embora não seja patognomônico, o desvio medial da terça parte de ambos ureteres na altura da coluna lombar e sacro superior é um sinal clássico de RPF em fluoroscopia.

*Outras escolhas e discussões*

**A.** Normalmente, a RPF não causa efeito de massa nas estruturas circundantes. Portanto, os ureteres não ficam curvados ou deslocados lateralmente.

**C.** Excreção tardia de contraste é vista na RPF, assim como em várias outras condições. Sobretudo em lesões obstrutivas extrínseca ou intrínseca.

**D.** Hidronefrose é percebida na RPF, mas é mais comum em outras lesões obstrutivas extrínseca ou intrínseca.

*Pergunta 3*

**Verdadeiro!** A porção mais estreita do ureter na RPF pode ser atravessada facilmente por um cateter, porque a causa de obstrução na RPF é falha na peristalse normal dos ureteres em decorrência de rigidez causada por tecido inflamatório em vez de invasão ou compressão mecânica. Essa técnica é útil sobretudo ao executar pielografia retrógrada em pacientes nefrotóxicos que não podem receber contraste.

## Leituras Sugeridas

Caiafa RO, Vinuesa AS, Izguierdo RS, et al. Retroperitoneal fibrosis: role of imaging in diagnosis and follow-up. Radiographics 2013;33:535–552

Cronin CG, Lohan DG, Blake MA, Roche C, McCarthy P, Murphy JM. Retroperitoneal fibrosis: a review of clinical features and imaging findings. Am J Roentgenol 2008;191:423–431

### Melhores Dicas

- RPF é descrita como uma reação fibrótica limitando intimamente a aorta abdominal infrarrenal, estendendo-se para envolver a veia cava inferior e ureteres bilaterais e acarretando insuficiência renal.
- Apesar de a massa de tecido mole em RPF não ultrapassar posteriormente a aorta, foram relados alguns casos com "levantamento" da aorta em relação à espinha.
- Uma característica muito clássica, embora não patognomônica, de RPF em fluroscopia é o desvio medial da terça parte dos ureteres.

# Elementos Essenciais 10

## ■ Caso

Paciente apresenta dor e inchaço na extremidade inferior. Essa imagem de ultrassom em escala de cinza mostra uma veia femoral comum patente (*seta branca*), que está completamente compressível (*seta amarela*).

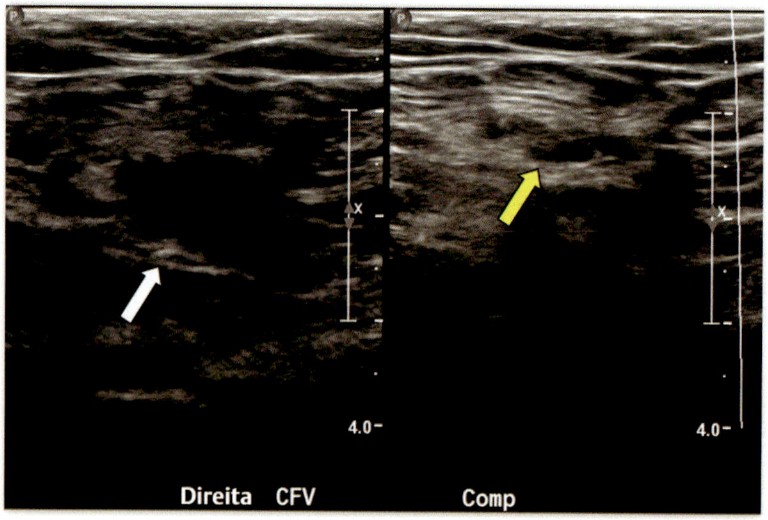


## ■ Perguntas

1. Qual é o estudo MAIS preciso para diagnosticar trombose venosa profunda?
   A. Venografia por tomografia computadorizada.
   B. Venografia por ressonância magnética.
   C. Ultrassom.
   D. Venografia por cateter.

2. Quais das seguintes opções é a principal característica usada para diagnosticar trombose venosa profunda com Doppler?
   A. Trombo ecogênico no lúmen.
   B. Ausência de crescimento.
   C. Expansão da veia.
   D. Impossibilidade de comprimir a veia na visualização transversal.

3. Mulher de 46 anos de idade com novo começo de edema da extremidade esquerda inferior se apresenta para avaliação. O Doppler venoso da extremidade inferior mostrar uma veia femoral comum patente e normalmente compressível com ausência de fasicidade respiratória. Qual é a suspeita de diagnóstico?
   A. Trombose venosa poplítea.
   B. Trombose venosa ilíaca.
   C. Trombose da veia safena.
   D. Trombose da veia femoral superficial.

## Respostas e Explicações

*Pergunta 1*

**C. Correta!** O ultrassom (US) é reconhecido como a ferramenta de primeira linha mais precisa para o diagnóstico de trombose venosa profunda (DVT). A sensibilidade e especificidade do US por si só são, respectivamente, de 95 e 98%. As maiores vantagens dessa modalidade incluem sua portabilidade, ausência de radiação ionizante, dispensa de contraste intravenoso, baixo custo e tempo de aquisição mais rápido sem complicações. Limitações incluem difícil visualização de estruturas mais profundas, sobretudo em pacientes com um biótipo corporal grande.

*Outras escolhas e discussões*

**A.** Venografia por tomografia computadorizada é uma modalidade emergente para o diagnóstico de DVT. Embora o tempo do contraste seja preciso, um conjunto de efeitos indesejados pode ser observado em alguns casos. Outro grande empecilho é a radiação ionizante, sobretudo quando se múltiplas etapas são realizadas. Além disso, o contraste não pode ser administrado em pacientes com insuficiência renal. Essa técnica pode ser vantajosa na avaliação de pacientes obesos ou de estruturas mais profundas, como as veias ilíacas.

**B.** Venografia por ressonância magnética não é usada em avaliações de rotina de DVT por causa de seu tempo de aquisição mais longo, custo mais alto e presença de artefatos. Reação ao contraste e nefrotoxicidade são contraindicações para venografia por ressonância magnética.

**D.** Venografia por cateter não é usada como ferramenta de diagnóstico, exceto se uma intervenção terapêutica estiver planejada para acontecer simultaneamente. A natureza invasiva, aliada a potenciais complicações, presença de radiação ionizante e tempos prolongados de imagem excluem o uso de venografia por cateter como uma modalidade de diagnóstico para DVT.

*Pergunta 2*

**D. Correta!** Ausência de compressibilidade de uma veia é a característica de diagnóstico mais específica e sensível para DVT e US Doppler venoso. Todas outras respostas podem indicar a presença de DVT; porém, ausência de compressão venosa é pré-requisito para confirmar o diagnóstico.

*Outras escolhas e discussões*

**A.** Identificação de um trombo ecogênico no lúmen de uma veia leva ao diagnóstico de DVT. Porém, em casos de trombose aguda, o coágulo não é hiperecogênico e, às vezes, pode ser difícil diferenciá-lo de uma veia normal. Logo, trombo ecogênico não está presente em todos os casos de DVT.

**B.** Compressão abaixo do local do exame para determinar sua patência é denominada aumento. Ausência de aumento sugere trombose distal. Porém, essa é uma característica menos sensível para o diagnóstico de DVT.

**C.** Expansão da veia é uma característica de trombose venosa aguda e não é tipicamente observada em DVT crônica.

*Pergunta 3*

**B. Correta!** A veia ilíaca está localizada próxima à veia femoral comum. Trombose/oclusão da veia ilíaca leva à falha de transmissão de mudanças de pressão da veia cava inferior/átrio direito para as veias distais, resultando, consequentemente, na ausência de fasicidade respiratória da forma de onda venosa. Essa técnica é extremamente importante, posto que as veias ilíacas são estruturas mais profundas, de difícil visualização, e só podem ser avaliadas de modo secundário, pelo exame das veias femorais comuns.

*Outras escolhas e discussões*

**A.** A veia poplítea está localizada de modo distal em relação à veia femoral comum. Logo, trombose da veia poplítea causará ausência de aumento e não fasicidade respiratória.

**C.** A veia safena é uma veia superficial e não é diagnosticada pela ausência de fasicidade respiratória.

**D.** A veia femoral superficial também está localizada de modo distal em relação à veia femoral comum. Logo, trombose dessa veia causará ausência de aumento e não fasicidade respiratória.

## Leituras Sugeridas


Divittorio R, Bluth EI, Sullivan MA. Deep vein thrombosis: diagnosis of a common clinical problem. Ochsner J 2002;4:4–17

Fraser JD, Anderson DR. Deep venous thrombosis: recent advances and optimal investigation with US. Radiology 1999;211:9–24


### Melhores Dicas

- Doppler venoso é a modalidade preferencial para o diagnóstico de DVT.
- Compressibilidade é a característica mais confiável para o diagnóstico de DVT usando Doppler venoso.
- Ausência de aumento sugere a presença de DVT distal no local examinado; enquanto a ausência de fasicidade respiratória sugere trombose proximal ao local examinado.

# Elementos Essenciais 11

## ■ Caso

Na sequência, são mostradas imagens de angiografia por tomografia computadorizada e pré-contraste de um homem branco de 65 anos que se apresentou na emergência com princípio de dor no peito aguda.

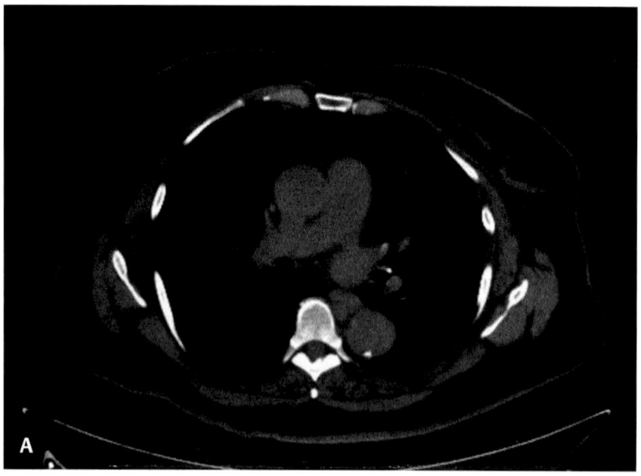


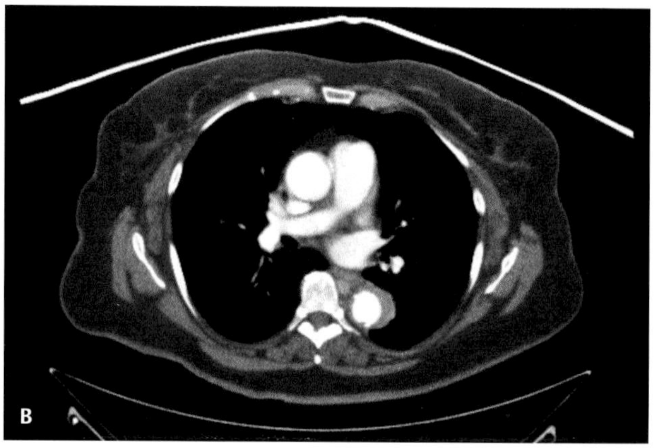


## ■ Perguntas

1. Qual é o diagnóstico?
   A. Dissecção aórtica.
   B. Transecção aórtica.
   C. Úlcera penetrante da aorta.
   D. Hematoma intramural.

2. Onde está a patogênese da condição apresentada aqui?
   A. Rompimento da íntima.
   B. Rompimento espontâneo dos *vasa vasorum.*
   C. Trombose do falso lúmen em dissecção aórtica.
   D. Trombo mural em aneurisma aórtico.

3. Qual é o próximo passo após o diagnóstico de um hematoma intramural aórtico de Stanford tipo B?
   A. Cirurgia emergencial.
   B. Implantação de enxerto endovascular.
   C. Tratamento conservativo com anti-hipertensivos.
   D. Nenhum.

## Respostas e Explicações

*Pergunta 1*

**D. Correta!** Este paciente apresenta um hematoma intramural, que é um dos três tipos de indicadores da síndrome aórtica aguda. Os outros dois são a dissecção aórtica e a úlcera aórtica penetrante. Ele também é denominado de dissecção atípica, como a manifestação clínica é similar à dissecção aórtica. Normalmente, é visto em pacientes hipertensos e, em pouquíssimos casos, é um resultado de trauma.

*Outras escolhas e discussões*

**A.** Dissecção aórtica é caracterizada por um rompimento da íntima com subsequente acúmulo de sangue entre a íntima e a adventícia e formação de um segundo lúmen falso. A ressonância exibe uma dobra da íntima e dois lúmens.

**B.** Transecção aórtica é definida como uma laceração de todas três camadas da parede aórtica, também com ruptura aórtica. A ruptura pode ser contida por hematoma, ou uma camada fina de adventícia formando um pseudoaneurisma, que é descrito como uma evaginação irregular da parede aórtica. Geralmente, a origem da transecção aórtica é pós-traumática em vez de espontânea.

**C.** Úlcera penetrante da aorta é descrita como uma úlcera aterosclerótica que penetra a íntima e progride futuramente para a parede aórtica. Esse quadro pode evoluir ou permanecer estável. Porém, também ela também pode penetrar a parede e trazer graves consequências, como ruptura aórtica ou formação de aneurisma. Em angio-CT, aparece uma bolsa cheia de contraste estendendo na parede aórtica mais expressa sem nenhuma dobra da íntima nem falso lúmen.

*Pergunta 2*

**B. Correta!** Hematoma intramural agudo é caracterizado por ruptura espontânea dos *vasa vasorum* com hemorragia subsequente na mídia e, eventualmente, enfraquecimento da parede aórtica. Esse quadro pode progredir para adventícia e causar rompimento da aorta ou para íntima levando à dissecção aórtica. Hipertensão é o fator de predisposição mais comum. A classificação de Stanford usada para dissecção aórtica também é aplicável para hematoma intramural. Tipo A envolve a aorta ascendente, enquanto tipo B envolve a aorta distal para a origem da artéria subclávia esquerda.

*Outras escolhas e discussões*

**A.** Dobra/rompimento da íntima é uma característica de dissecção aórtico e é percebida como uma dobra curvilínea na aorta com formação subsequente de lúmens verdadeiros e falsos.

**C.** A localização da trombose do lúmen falso em dissecção aórtica também é subintimal e a trombose é similar ao hematoma intramural. Identificação de uma dobra íntima ajuda a diferenciar os dois.

**D.** Trombo mural em um aneurisma aórtico geralmente fica superficial à íntima (que mostra calcificações), enquanto o hematoma intramural é subintimal.

*Pergunta 3*

**C. Correta!** Hematoma intramural da aorta distal à origem da artéria subclávia esquerda pode ser tratado de forma conservativa com anti-hipertensivos e acompanhamento de perto. Os indicadores para intervenção emergente de hematoma intramural de tipo B incluem o crescimento rápido do hematoma intramural, grau extensivo de dano luminal e tamanho da aorta superior a 5 mm.

*Outras escolhas e discussões*

**A.** Hematoma intramural agudo na aorta descendente é tipicamente tratada em caráter emergencial, por causa do alto risco de ruptura aórtica ou dissecção.

**B.** Implantação de enxerto endovascular não feita em casos de hematomas intramurais.

**D.** Ruptura aórtica e dissecção aórtica são as consequências graves de dissecção aórtica. Logo, tratamento conservativo é necessário para monitorar e prevenir progressão.

## Leituras Sugeridas


Chao CP, Walker TG, Kalva SP. Natural history and CT appearances of aortic intramural hematoma. Radiographics 2009;29:791–804

Macura KJ, Corl FM, Fishman EK, et al. Pathogenesis in acute aortic syndromes: aortic dissection, intramural hematoma, and penetrating atherosclerotic aortic ulcer. Am J Roentgenol 2003;181:309–316


### Melhores Dicas

- Hematoma intramural é um dos três sinais de síndrome aórtica aguda e, geralmente, é secundário à hipertensão, e, em casos raros, à trauma.
- Uma hiperdensidade curvilínea em tomografia computadorizada sem contraste é característica de hematoma intramural.
- Tratamento de hematoma intramural é similar ao da dissecção aórtica. Hematomas intramurais de tipo A exigem cirurgia, enquanto os de tipo B são tratados de modo conservativo.

# Elementos Essenciais 12

## ■ Caso

Imagens de angiografia por tomografia computadorizada através do peito são exibidas.

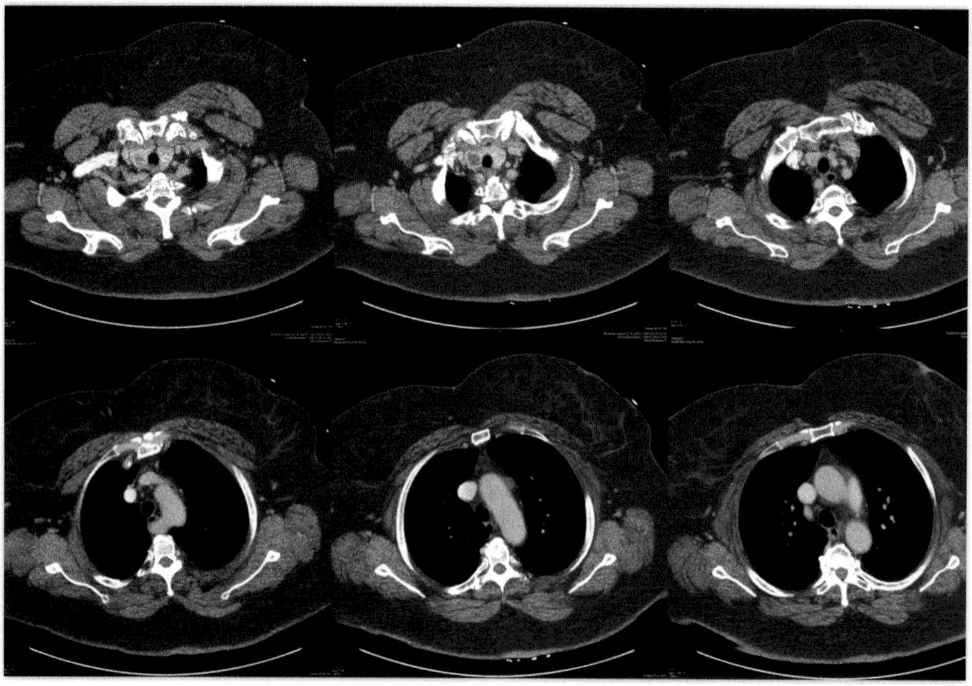

## ■ Perguntas

1. Qual é o diagnóstico?
   A. Origem direta da artéria vertebral esquerda do arco aórtico.
   B. Arco aórtico esquerdo com artéria subclávia direita aberrante.
   C. Arco aórtico direito com artéria subclávia esquerda aberrante.
   D. Normal.

2. Qual das seguintes anomalias causa indentação posterior na traqueia e indentação anterior no esôfago em esofagograma?
   A. Arco aórtico duplo.
   B. Arco aórtico direito esquerdo com artéria subclávia direita aberrante.
   C. Arco aórtico esquerdo com artéria subclávia direita aberrante.
   D. Origem anômala da artéria pulmonar esquerda.

3. O que é um arco aórtico bovino?
   A. Origem comum da artéria inominada e artéria carótida comum esquerda.
   B. Origem comum da carótida comum esquerda e artérias subclávias.
   C. Origem comum da artéria inominada e artéria subclávia esquerda.
   D. Origem comum das artérias carótidas comum esquerda e direita.

## Respostas e Explicações

*Pergunta 1*

**B. Correta!** Esse paciente apresenta um arco aórtico esquerdo com artéria subclávia direita aberrante. A artéria subclávia direita é tipicamente o primeiro ramo a sair do arco aórtico (neste caso, o esquerdo). Surge como o quarto ramo em apenas 1% de casos, sendo então denominada de artéria subclávia direita aberrante ou artéria lusória. Seu curso se dá posterior ao esôfago em 80% das vezes; entre a traqueia e o esôfago em 15%; e anterior ao brônquio principal em 5%. Um curso anormal dessa artéria subclávia direita aberrante posterior ao esôfago pode resultar em disfagia, que também é chamada de "disfagia lusória". Dilatação aneurismática da origem da artéria subclávia direita aberrante resulta na formação de uma bolsa, denominada "divertículo de Kommerell".

*Outras escolhas e discussões*

**A.** A artéria vertebral esquerda se origina da artéria subclávia esquerda. A origem direta da artéria vertebral esquerda a partir do arco aórtico é vista em aproximadamente 3% dos casos.

**C.** Arco aórtico direito com artéria subclávia esquerda aberrante espelha a imagem do arco aórtico esquerdo com uma artéria subclávia direita aberrante. Essa condição é vista em 39,5% dos casos de arco aórtico na lateral direita.

**D.** Ramos normais do arco aórtico esquerdo incluem o tronco braquiocefálico, também chamado de artéria inominada, artéria carótida comum esquerda e artéria subclávia esquerda.

*Pergunta 2*

**D. Correta!** A única anomalia vascular que causa tanto indentação posterior na traqueia quanto indentação anterior no esôfago em um esofagograma é uma artéria pulmonar esquerda (aberrante) anormal, também conhecida como estilingue de artéria pulmonar. Nesse caso, a artéria pulmonar esquerda se origina da artéria pulmonar direita em vez do tronco pulmonar principal. Após ter se originar da artéria pulmonar direita, a pulmonar esquerda se estende entre a traqueia (ou brônquio intermediário) e o esôfago, assim causando indentação posterior na traqueia e indentação anterior no esôfago. Isso pode causar estridor ou até mesmo colapso pulmonar. Associações com essa anomalia incluem traqueomalacia e brônquio traqueal acessório (brônquio lobar superior direito se originando da traqueia). As três variantes anatômicas mais importantes causadoras de estridor são arco aórtico duplo, arco direito com artéria subclávia direita aberrante e estilingue de artéria pulmonar. Dentre elas, estilingue de artéria pulmonar é a única anomalia vascular que causa estridor em um paciente com um arco aórtico (esquerdo) normal.

*Outras escolhas e discussões*

**A.** O duplo arco aórtico é a anomalia de arco aórtico sintomática mais comum. Tanto os arcos aórticos laterais direito quanto os esquerdo estão presentes e envolvem a traqueia e o esôfago, causando, assim, indentação no esôfago. Arco dominante direito é visto entre 75 a 80% dos casos de duplo arcos aórticos; arco dominante esquerdo é visto em 25% dos casos e arco codominante está presente em 5% dos casos.

**B.** Arco aórtico direito com artéria subclávia esquerda aberrante é a imagem reflexo do arco aórtico esquerdo com artéria subclávia direita aberrante. Essa condição é vista em 39,5% de casos de arco aórtico direito e, normalmente, é assintomático.

**C.** Arco aórtico esquerdo com artéria subclávia aberrante direita, também conhecido como artéria lusória, corre posterior ao esôfago em 80% das vezes, entre a traqueia e o esôfago em 15% dos casos e anterior à traqueia e o brônquio principal em 5%.

*Pergunta 3*

**A. Correta!** Arco aórtico bovino é definido como uma origem comum da artéria inominada e artéria carótida comum esquerda. Essa condição é vista em 15% da população e é mais comum em pessoas afrodescendentes. Uma pequena variação dessa anomalia inclui origem da artéria carótida comum esquerda a partir da artéria inominada, quando a artéria comum esquerda surge distalmente ao invés de ter um tronco comum. O termo "arco bovino" é equivocado, em referência ao gado, apenas uma artéria é originada do arco aórtico cujos demais ramos vem do tronco bicarotídeo e artérias subclávias bilaterais.

As outras escolhas estão incorretas.

## Leituras Sugeridas


Berdon WE. Rings, slings, and other things: vascular compression of the infant trachea updated from the midcentury to the millennium—the legacy of Robert E. Gross, MD, and Edward B. D. Neuhauser, MD. Radiology 2000;216:624–632

Kau T, Sinzig M, Gasser J, et al. Aortic development and anomalies. Semin Intervent Radiol 2007;24:141–152


### Melhores Dicas

- Arco aórtico esquerdo com artéria subclávia direita aberrante pode causar compressão posterior no esôfago e levar à disfagia (disfagia lusória).
- A única anomalia vascular que causa tanto indentação posterior na traqueia e anterior no esôfago em esofagograma é uma artéria pulmonar esquerda (aberrante) anormal, também conhecida por estilingue de artéria pulmonar.
- As três variantes anatômicas mais importantes que causam estridor são duplo arco aórtico, arco direito com artéria subclávia direita aberrante e estilingue de artéria pulmonar. Dentre elas, estilingue de artéria pulmonar é a única anomalia vascular que causa estridor em um paciente com arco aórtico (esquerdo) normal.

# Elementos Essenciais 13

## Caso

Imagens selecionadas por angiografia por tomografia computadorizada do coração são mostradas a seguir.

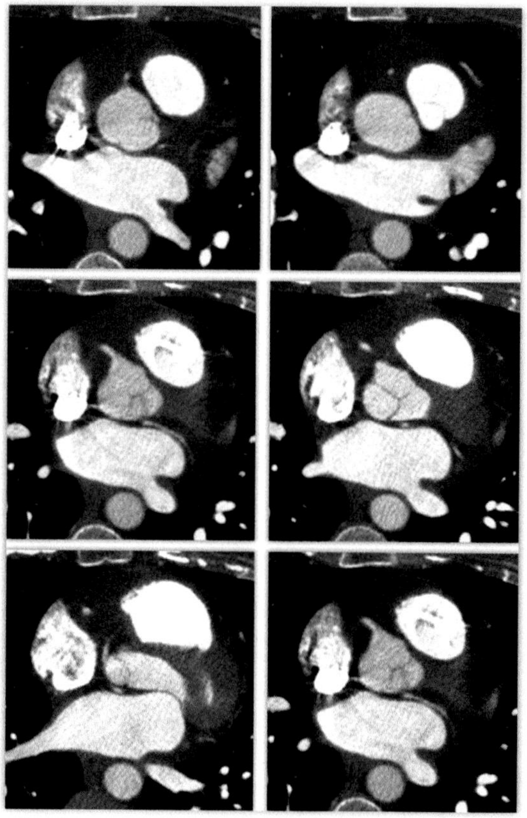

## Perguntas

1. Qual é a MELHOR explicação para os dados mostrados nas imagens?
   A. Artéria coronária direita surgindo do seio coronário esquerdo.
   B. Artéria descendente anterior esquerda surgindo do seio coronário esquerdo.
   C. Origem comum da artéria coronária direita, artéria descendente anterior esquerda e artérias circunflexas do seio coronário direito.
   D. Artéria coronária esquerda surgindo do seio coronário esquerdo.

2. Qual dos seguintes trajetos da artéria coronária é considerado maligno?
   A. Retroaórtico.
   B. Pré-pulmonar.
   C. Origem elevada da artéria coronária.
   D. Interarterial.

3. O que é síndrome de Bland-White-Garland?
   A. Origem anormal da artéria coronária esquerda na artéria pulmonar.
   B. Ponte miocárdica.
   C. Artéria coronária direita surgindo do seio coronário esquerdo.
   D. Artéria coronária esquerda surgindo do seio coronário direito.

## Respostas e Explicações

### *Pergunta 1*

**C. Correta!** Três seios coronários e três artérias coronárias são vistos nessas imagens limitadas. A artéria coronária direita (RCA), artéria descendente anterior (LAD) esquerda e artérias circunflexas esquerdas (LCx) surgem do seio coronário direito, que está localizado anteriormente. O seio não coronário é visto à direita posteriormente e, via de regra, não origina nenhuma artéria coronária. Os quatro padrões reconhecidos de origem de uma artéria coronária anômala do seio não coronário ou oposto são: (1) RCA ascendendo do seio coronário esquerdo; (2) artéria coronária esquerda (LCA) surgindo do seio coronário direito; (3) artérias LCx ou LAD surgindo do seio coronário direito e (4) LCA ou RCA (ou um ramo de qualquer uma delas) se originando do seio não coronário.

As outras escolhas estão incorretas.

### *Pergunta 2*

**D. Corretas!** O trajeto interarterial é considerado maligno. Uma artéria coronária que surge do seio não coronário ou oposto tem um destes quatro trajetos anômalos: (1) retroaórtico; (2) pré-pulmonar; (3) septal ou (4) interarterial. Se a artéria tem seu trajeto entre a aorta ascendente e artéria pulmonar, este é considerado um "trajeto interarterial". Esse percurso é considerado maligno na medida que pulsações da aorta e/ou da artéria pulmonar, sobretudo durante exerção, pode resultar em compressão da artéria coronária e, em casos extremos, levar à morte cardíaca súbita. Prótese *bypass* cirúrgica imediata é recomendada quando há trajeto interarterial da LCA. Intervenção cirúrgica para trajeto interarterial da RCA é controverso e tipicamente é recomendado em pacientes sintomáticos.

#### *Outras escolhas e discussões*

**A.** Um trajeto de artéria retroaórtico posteriormente entre a aorta e o septo interarterial é considerado benigno.

**B.** Em um trajeto pré-pulmonar, a artéria anômala tem o curso anterior à artéria pulmonar. Esse curso anômalo é considerado benigno.

**C.** Origem elevada da artéria coronária é definido como origem de uma artéria coronária > 1 cm acima da junção sinotubular. Essa anomalia é considerada benigna.

### *Pergunta 3*

**A. Corretas!** ALCAPA também é chamada de síndrome de Bland-White-Garland. Trata-se de uma anomalia coronária muito rara e grave. Descobriu-se que ALCAPA constitui de 0,25 a 0,5% de casos de doença cardíaca congênita. A maioria dos pacientes afetados são infantes com uma taxa de 90% de mortalidade no primeiro ano, caso não seja tratada. O tratamento é cirúrgico com implante direto da artéria coronária anômala (em crianças) ou ligação do vaso anômalo em conjunção com prótese *bypass* (em adultos).

#### *Outras escolhas e discussões*

**B.** As artérias coronárias normalmente correm no sentido do epicárdio através de seu comprimento. Ponte miocárdica é descrita como uma faixa de miocárdio sobrepondo uma porção da artéria coronária. Essa entidade normalmente envolve o segmento do meio da LAD. Esse fenômeno também é chamado de "artéria atunelada". Apesar de ser uma anomalia congênita, normalmente os pacientes demoram três décadas de vida para se tornarem sintomáticos. O parâmetro de referência para diagnóstico de ponte miocárdica é angiografia coronária na qual um efeito "leitoso" característico e um fenômeno de "movimento para baixo, movimento para cima" induzido por compressão sistólica do segmento tunelado podem ser vistos. Tratamento é contraindicado para pacientes assintomáticos. Em casos sintomáticos, gestão médica conservativa é a primeira linha de tratamento. Caso não haja resposta ao tratamento, implantação de *stent*, miotomia cirúrgica ou prótese coronária *bypass* são procedimentos opcionais.

As escolhas **C** e **D** são incorretas.

## Leituras Sugeridas

Kim SY, Seo JB, Do KH, et al. Coronary artery anomalies: classification and ECG-gated multi-detector row CT findings with angiographic correlation. Radiographics 2006;26:317–333

Shriki JE, Shinbane JS, Rashid MA, et al. Identifying, characterizing, and classifying congenital anomalies of the coronary arteries. Radiographics 2012;32:453–468

### Melhores Dicas

- Os quatro padrões reconhecidos de origem de uma artéria coronária anômala do seio não coronário ou oposto são: (1) RCA ascendendo do seio coronário esquerdo; (2) artéria coronária esquerda (LCA) surgindo do seio coronário direito; (3) artérias LCx ou LAD surgindo do seio coronário direito e (4) LCA ou RCA (ou um ramo de qualquer uma delas) se originando do seio não coronário.
- Uma artéria coronária se originando do seio não coronário ou oposto tem um destes quatro trajetos anômalos: (1) retroaórtico; (2) pré-pulmonar; (3) septal e (4) interarterial. Um trajeto interarterial é considerado maligno.
- ALCAPA também chamada de síndrome de Bland-White-Garland é uma anomalia da artéria coronário muito raro e grave. O tratamento é cirúrgico.

# Elementos Essenciais 14

## Caso

Homem de 52 anos apresenta-se com falta de ar e edema na extremidade inferior.

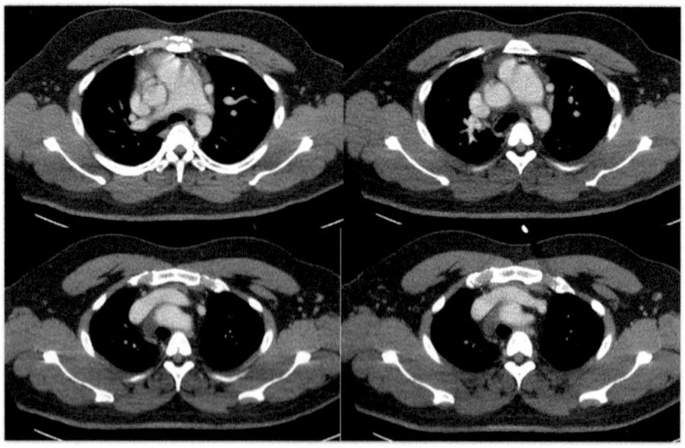

A

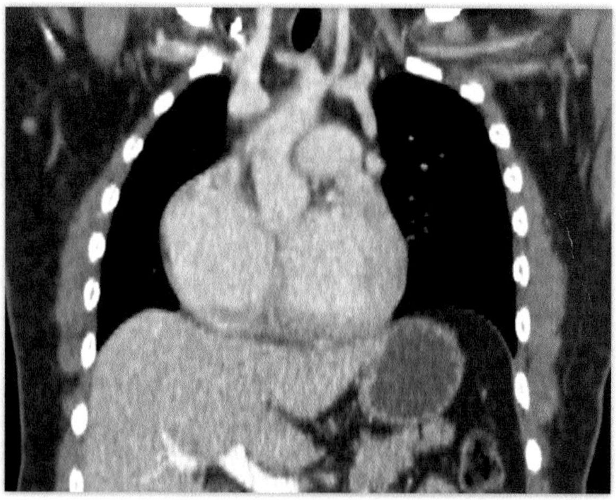

B

## Perguntas

1. Qual é a descoberta mais proeminente?
   A. Êmbolo pulmonar pequeno.
   B. Dissecção aórtica.
   C. Veia cava superior esquerda.
   D. Retorno venoso pulmonar anômalo parcial.

2. Qual é a descoberta associada à condição ilustrada por esse caso?
   A. Defeito septal atrial.
   B. Ventrículo e átrio direito pequeno.
   C. Sinal em forma de 8 na radiografia do peito.
   D. Edema pulmonar.

3. Qual dos seguintes é associado à síndrome de cimitarra? (Selecione TODOS que se aplicam.)
   A. Retorno venoso pulmonar anômalo parcial.
   B. Hipoplasia do pulmão direito.
   C. Dextroversão do coração.
   D. Espada turca.

## Respostas e Explicações

*Pergunta 1*

**D. Correta!** Seguindo as imagens da esquerda para a direita, é possível notar uma estrutura percorrendo ao longo do lado esquerdo do mediastino. O vaso é visto se esvaziando na veia inominada esquerda, que é melhor observada na imagem coronal. O vaso é uma veia vertical, que é formada pela coalescência das veias pulmonares lobares superiores esquerdas.

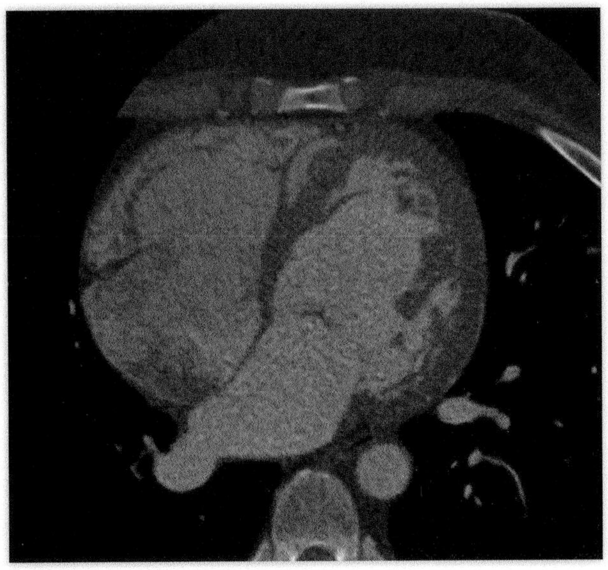

*Outras escolhas e discussões*

**A.** A principal artéria pulmonar, assim como suas bifurcações, pode ser vista na primeira imagem. Nenhuma falha de preenchimento é observada.

**B.** Embora a aorta não seja vista em todo seu comprimento, a porção visualizada da aorta não mostra nenhuma evidência convincente para uma dobra de dissecção. Há movimento junto à aorta ascendente perto do arco aórtico.

**C.** A veia cava superior (SVC) esquerda é, de fato, palpável. Porém, normalmente, a SVC esquerda drena dentro do seio coronário direito.

*Pergunta 2*

**A. Correta!** Quando existe uma conexão de retorno venoso pulmonar anômalo parcial (PAPVR) com SVC ou com átrio direito, um defeito septal atrial também está presente em 90% dos pacientes, que quando a veia anômala se conecta com a veia cava inferior apenas 15% têm um defeito septal atrial.

*Outras escolhas e discussões*

**B.** Quando um pulmão inteiro é drenado por uma veia anômala ou *shunt* é > 2:1, pode haver alargamento do ventrículo e átrio direito.

**C.** O sinal em forma de oito é normalmente visto quando há retorno venoso pulmonar anômalo total.

**D.** PAPVR é, normalmente, um achado acidental, porque a maioria dos pacientes não apresenta sintomas clínicos, a não ser que o *shunt* seja > 2:1.

*Pergunta 3*

**A, B, C** e **D. Correta!** Síndrome de cimitarra é uma forma de PAPVR na qual a veia anômala drena uma parte ou todo pulmão direito. A veia anômala pode ser vista drenando abaixo do diafragma na veia cava inferior e eventualmente na via portal, hepática ou átrio direito. A veia parece uma espada turca (cimitarra). Outros indícios incluem um pulmão direito pequeno com dextroposição do coração.

## Leituras Sugeridas

Ferguson EC, Krishnamurthy R, Oldham S. Classic imaging signs of congenital cardiovascular abnormalities. Radiographics 2007;5:1323–1334

Miller SW. Cardiac Imaging: The Requisites. 2nd ed. Philadelphia, PA: Elsevier Mosby; 2005

### Melhores Dicas

- Se uma veia anômala associada a PAPVR é vista na esquerda, geralmente é vertical e se esvazia na veia inominada esquerda.
- Síndrome de cimitarra é uma forma de PAPVR em que uma veia anômala pode ser vista no dreno de ressonância do peito para baixo do diafragma.

# Elementos Essenciais 15

## ■ Caso

Homem de 63 anos na condição de pós-angioplastia de um dia apresenta-se com inchaço na virilha progredindo devagar. Não há febre ou leucocitose. Angiografia por tomografia computadorizada é realizada.

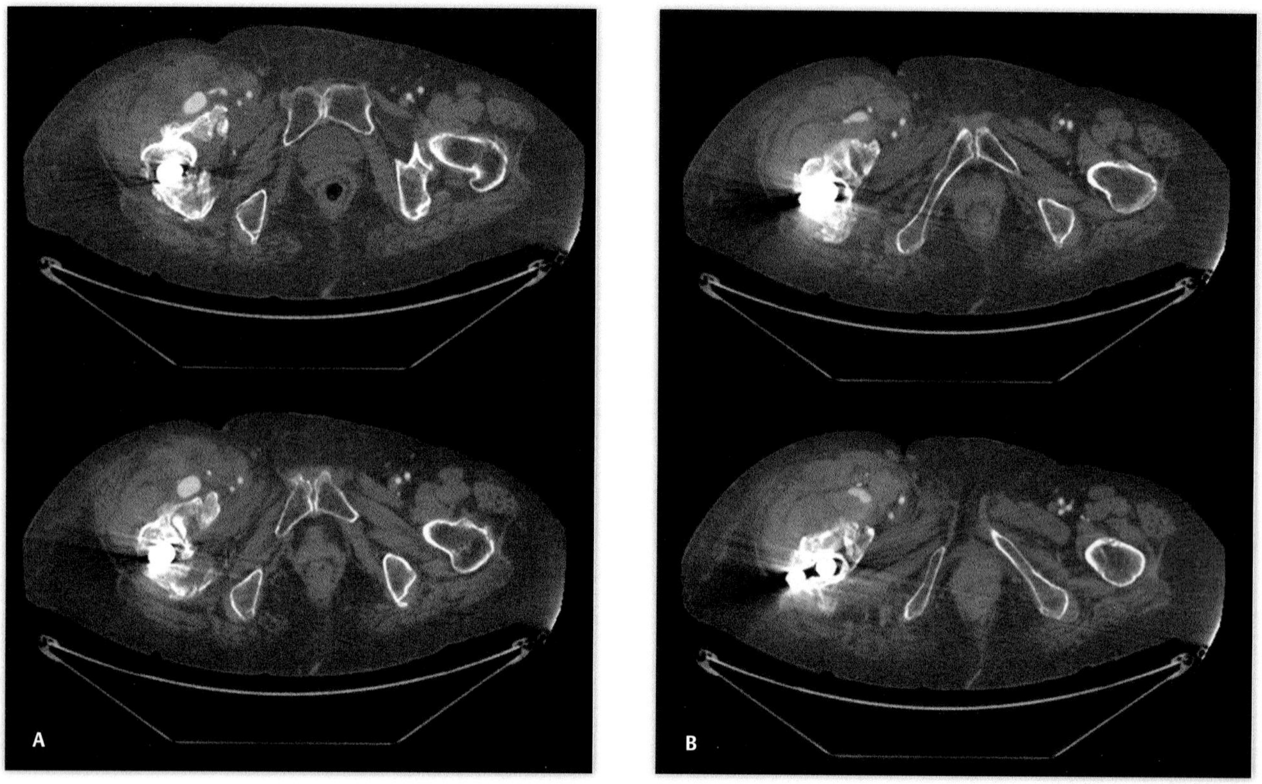


## ■ Perguntas

1. Qual é a descoberta pertinente?
   A. Abcesso na virilha.
   B. Pseudoaneurisma da artéria femoral comum.
   C. Aneurisma da artéria femoral comum.
   D. Dissecção da artéria femoral comum.

2. Qual é o sinal diagnóstico dessa entidade no ultrassom?
   A. Tardus parvus.
   B. Intensificação acústica posterior.
   C. Esmaecimento acústico posterior.
   D. Sinal *yin-yang*.

3. Qual é o tratamento preferencial para um pós-cateterismo de pseudoaneurisma > 1 cm?
   A. Injeção de trombina percutânea com ultrassom guiado.
   B. Cirurgia.
   C. Compressão por ultrassom guiado.
   D. Observação.

## Respostas e Explicações

*Pergunta 1*

**B. Correta!** Esse paciente tem um pseudoaneurisma (PSA). O PSA é descrito como uma ruptura contida de uma artéria com disrupção de todas as três camadas da parede. Pós-cateterismo do PSA é uma das complicações vasculares mais comuns de procedimentos angiográficos periférico e cardíaco. A incidência de PSA após cateterismo diagnóstico varia de 0,05 a 2%. A apresentação mais comum de um PSA é a dor na virilha ou seu inchaço após cateterismo. Qualquer paciente que sinta dor desproporcional à esperada após procedimento percutâneo deve passar por um exame de ultrassom para eliminar a presença de um PSA (independentemente da presença ou ausência de ruído).

*Outras escolhas e discussões*

**A.** Abcesso na virilha ou infecção não ocorrem no período imediato após o procedimento. Além disso, esse paciente não apresenta quaisquer sinais ou sintomas que sugiram infecção.

**C.** Aneurisma de uma artéria é mais comumente secundário à doença aterosclerótica, e isso não ocorre após angiografia.

**D.** Nenhuma dobra da íntima é identificada sugerindo dissecção.

*Pergunta 2*

**D. Correta!** O sinal *yin-yang* é diagnóstico de PSA. Ultrassom colorido e Doppler espectral são os exames de ressonância preferenciais em um primeiro momento em casos de suspeita de PSA. Ressonância em escala de cinza mostra uma evaginação anecoica, que está conectada a um vaso. Um padrão de fluxo turbulento, em redemoinho, é identificado na cavidade em Doppler colorido. Em Doppler espectral, um sinal "indo e vindo" é identificado, sugerindo fluxo bidirecional. Uma nomeação alternativa para esse movimento é sinal "yin-yang". Essa característica é indicativa de um PSA. A sensibilidade de ultrassom duplo para identificar um PSA é de 94% com uma especificidade de 97%.

*Outras escolhas e discussões*

**A.** Forma de onda *tardus parvus* é tipicamente observada com estenose arterial. É caracterizada por um tempo de subida sistólica mais longo com um ascendente arterial embotado e baixa velocidade de pico sistólico.

**B.** Intensificação acústica posterior, também chamada de transmissão aumentada, refere-se à hiperecogenicidade profunda à uma estrutura preenchida de fluido. Essa característica é diagnóstico de cistos simples, vesícula biliar e bexiga urinária. Fluidos diluídos ressoam menos do que as estruturas circundantes e, portanto, tecidos mais profundos são hiperecoicos.

**C.** Esmorecimento acústico posterior é tipicamente visto em cálculos. Cálculos atenuam quase todos os feixes de som incidentes e, portanto, nenhum sinal é visto além deles.

*Pergunta 3*

**A. Correta!** Injeção de trombina percutânea por ultrassom guiado despontou como o tratamento preferencial para pós-cateterismo de PSA. O princípio da injeção de trombina no PSA se baseia no fato de que a trombina facilita a conversão de fibrinogênio em fibrina. Assim, um coágulo se forma quase instantaneamente – ainda que esteja sendo feita uma terapia com antiplaquetário ou com anticoagulantes – com a injeção de trombina guiada por ultrassom, enquanto a mesma formação levaria várias horas com compressão guiada por ultrassom. A taxa de sucesso do tratamento varia de 91 a 100%. A pior complicação desse tratamento é a trombose venosa profunda. Ela pode ocorrer pela injeção acidental de trombina na veia vizinha e pode resultar, por sua vez, em embolia pulmonar. Trombose arterial também pode ocorrer se a trombina injetada for no trato do PSA ou na própria artéria. A injeção de trombina é indicada para pós-cateterismo de PSA apenas e não para PSAs micóticos. Ademais, um PSA que ocorre na anastomose de um enxerto sintético e artéria nativa exige tratamento cirúrgico.

*Outras escolhas e discussões*

**B.** Tratamento cirúrgico é reservado para condições específicas como (1) PSA no local de anastomose; (2) aneurismas micóticos; e (3) PSAs pós-cateterismo extenso (em razão do risco de necrose de pele). As complicações da cirurgia incluem sangramento, infecção, neuralgia, pós-operatório longo, infarto miocárdico perioperatório e, raramente, morte.

**C.** Compressão guiada por ultrassom é um método seguro e não invasivo para tratar pós-cateterismo de PSAs, com uma taxa de sucesso de 75 a 98%. Porém, a porcentagem de sucesso diminui para cerca de 30 a 73% em pacientes que estão tomando anticoagulantes. Os fatores principais de limitação incluem tempos de compressão maiores (10 a 120 minutos), falha de tratamento e recorrência, dor significativa associada ao procedimento e dificuldade técnica em manter pressão na posição correta por períodos prolongados de tempo. Complicações raras relatadas incluem reações vasovagal, ruptura do PSA, necrose de pele e trombose venosa profunda.

**D.** PSAs não têm uma parede verdadeira e, por isto, correm maior risco de ruptura comparado a aneurismas verdadeiros. A observação não é ideal em tais situações.

## Leituras Sugeridas


Demirbas O, Batyraliev T, Eksi Z, Pershukov I. Femoral pseudoaneurysm due to diagnostic or interventional angiographic procedures. Angiology 2005;56:553–556

Webber GW, Jang J, Gustavson S, Olin JW Contemporary management of postcatheterization pseudoaneurysms. Circulation 2007;115:2666–2674


### Melhores Dicas

- Qualquer paciente com dor desproporcional, não condizente com a espera, após procedimento percutâneo deveria passar por exame para excluir a presença de um PSA.
- Sinal *yin-yang* = fluxo indo e vindo (bidirecional) para dentro do saco aneurismático. Isso é diagnóstico de um PSA.
- Injeção de trombina percutânea guiada por ultrassom é o tratamento preferencial para pós-cateterismo de PSAs.

# Elementos Essenciais 16

## ■ Caso

Mulher de 45 anos com dor no peito passou por essa tomografia computadorizada com contraste aumentado.

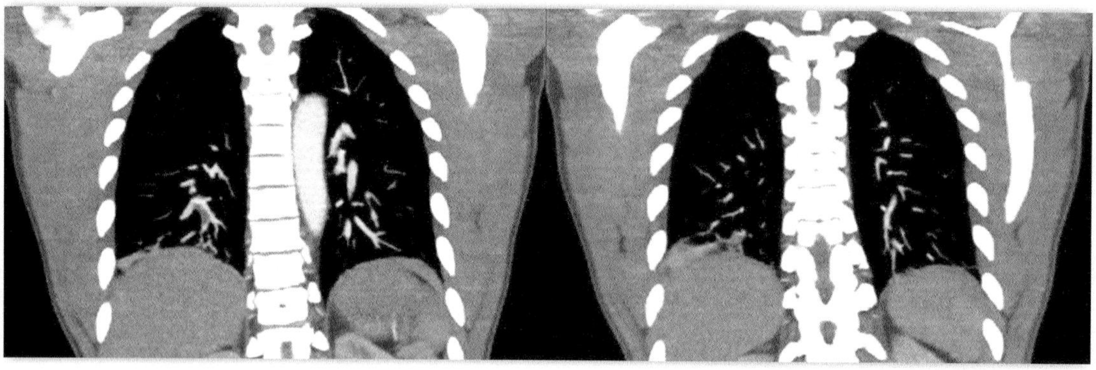

## ■ Perguntas

1. Qual é o diagnóstico mais completo?
   A. Trombose de artéria pulmonar.
   B. Trombose de veia pulmonar.
   C. Trombose de artéria pulmonar com infarto pulmonar.
   D. Normal.

2. Qual é uma característica radiológica importante que sugere insuficiência ventricular direita aguda?
   A. Átrio direito alargado com ou sem refluxo de contraste nas veias hepáticas.
   B. Átrio direito hipertrófico.
   C. Ventrículo direito alargado com ou sem refluxo de contraste nas veias hepáticas.
   D. Ventrículo direito hipertrófico.

3. Qual é uma possível complicação decorrente de êmbolo pulmonar muito antigo?
   A. Hipertensão arterial pulmonar, que futuramente pode acarretar *cor pulmonale.*
   B. Hipertensão venosa pulmonar.
   C. Insuficiência cardíaca esquerda.
   D. Alargamento da aorta.

## Respostas e Explicações

*Pergunta 1*

**C. Correta!** As imagens do estudo de caso mostram um defeito de preenchimento no ramo arterial pulmonar inferior direito consistente com embolia pulmonar (PE). Além disso, há opacidade consolidativa de espaço de ar na base do pulmão direito representando um infarto. Os critérios de diagnóstico de um PE agudo em angio-CT incluem: (1) defeito de preenchimento com alargamento do vaso; (2) defeito parcial de preenchimento contornado por material de contraste, produzindo uma imagem em formato de anel nas imagens axiais e sinal de "trilho de trem" em imagens coronais; e (3) defeito de preenchimento intraluminal periférico que forma um ângulo agudo com a parede arterial.

*Outras escolhas e discussões*

**A.** Há trombose no ramo lobular inferior direito da artéria pulmonar. Além disso, consolidação é vista na base do pulmão direito, indicando um infarto.

**B.** É difícil diagnosticar uma trombose da veia pulmonar em uma tomografia computadorizada realizada em busca de êmbolo pulmonar na medida em que, via de regra, há opacidade inadequada do sistema venoso pulmonar.

**D.** O estudo não é normal. Confira a resposta C.

*Pergunta 2*

**C. Correta!** Insuficiência do ventrículo direito pode ocorrer com PE agudo. Indícios em tomografia computadorizada que sugerem a presença de insuficiência ventricular direita incluem: (1) dilatação do RV (na qual o ventrículo direito está mais largo que o esquerdo no eixo curto), com ou sem refluxo de material de contraste nas veias hepáticas; (2) desvio do septo interventricular em direção ao ventrículo esquerdo e/ou; (3) um índice de PE > 60%.

*Outras escolhas e discussões*

**A.** Apenas o átrio direito, normalmente, não se alarga no caso de PE aguda.

**B.** A parede atrial está grossa e hipertrofiada em pacientes com estenose tricúspide.

**D.** O RV demonstra hipertrofia em casos de estenose pulmonar ou hipertensão pulmonar.

*Pergunta 3*

**A. Correta!** Hipertensão arterial pulmonar resultando em *cor pulmonale* é a complicação mais comum de PE crônica. O diâmetro do tronco arterial pulmonar > 33 mm é indicativo desse diagnóstico. O critério de diagnóstico para PE inclui: (1) defeito de preenchimento em um vaso que é tipicamente menor em calibre se comparado aos vasos patentes adjacentes; (2) um defeito intraluminal em forma crescente que forma ângulos obtusos com a parede do vaso; e (3) sinais secundários, incluindo alongamento do brônquio ou de outros vasos colaterais sistêmicos, um padrão de perfusão em mosaico acompanhando ou calcificação com espessamento de vaso excêntrico.

As outras alternativas estão incorretas.

## Leituras Sugeridas

Wittram C, Kalra MK, Maher MM, et al. Acute and chronic pulmonary emboli: angiography-CT correlation. Am J Roentgenol 2006;186:S421–S429

Wittram C, Maher MM, Yoo AJ, et al. CT angiography of pulmonary embolism: diagnostic criteria and causes of misdiagnosis. Radiographics 2004;24:1219–1238

### Melhores Dicas

- Um defeito parcial de preenchimento de uma PE aguda pode ser excêntrico, mas forma ângulos agudos com a parede do vaso. Além disso, o calibre do vaso está alargado.
- Um defeito parcial de preenchimento de uma PE crônica pode ser excêntrico, mas forma ângulos obtusos com a parede do vaso. A característica de diferenciação mais importante é que o vaso envolvido tenha um diâmetro menor se comparado aos vasos normais adjacentes.
- Insuficiência do RV pode ocorrer com PE aguda. Hipertensão arterial pulmonar resultando em *cor pulmonale* pode acontecer com PE crônico.

# Elementos Essenciais 17

## ■ Caso

Imagens de ressonância magnética axial e coronal do abdome na fase venosa portal são mostradas.

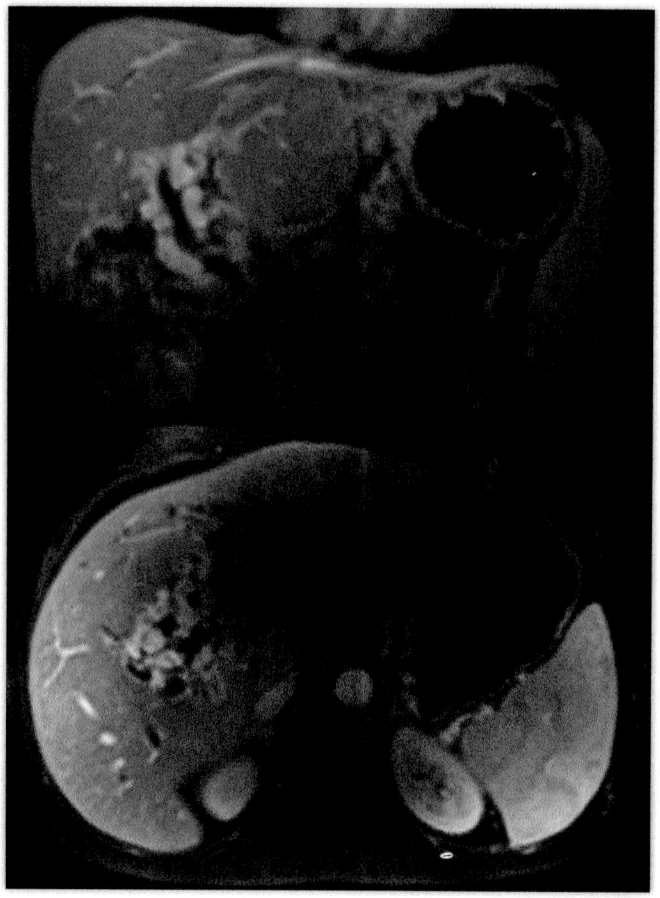

## ■ Perguntas

1. Qual é o diagnóstico?
   A. Colaterais prota-hepáticas em decorrência de cirrose.
   B. Cavernoma portal.
   C. Colaterais porta-hepáticas em razão de oclusão arterial hepática.
   D. Colaterais porta-hepáticas em decorrência de oclusão venosa hepática.

2. Qual é a complicação potencial que pode ocorrer quando há a condição apresentada nesse caso?
   A. Trombose venosa portal.
   B. Trombose arterial hepática.
   C. Evolução maligna.
   D. Biliopatia portal.

3. Qual é a causa MAIS comum de trombose de veia portal?
   A. Carcinoma hepatocelular.
   B. Estado hipercoagulável.
   C. Cirrose.
   D. Colangiocarcinoma.

## Respostas e Explicações

### *Pergunta 1*

**B. Correta!** Esse paciente tem um cavernoma portal. Também conhecido como transformação cavernomatosa da veia portal (PV), o cavernoma portal é caracterizado por trombose crônica da PV extra-hepática e subsequente formação colateral múltipla no hilo hepático. Esses vasos drenam variavelmente na PV esquerda e direita ou mais distalmente no fígado. O diagnóstico pode ser feito por ultrassom Doppler, tomografia computadorizada com contraste ou ressonância magnética com contraste e colangiopancreatografia por ressonância magnética.

### *Outras escolhas e discussões*

**A.** Vasos colaterais de hipertensão portal em cirrose são tipicamente vistos em torno do esôfago, fundo gástrico e hilo esplênico. Uma veia paraumbilical recanalizada talvez seja visualizada. Além disso, o portal principal mostra opacidade normal de contraste e pode estar com o calibre alargado em decorrência de hipertensão portal.

**C.** Vasos colaterais secundários à oclusão arterial hepática estão ausentes na região hepática portal. Quando presentes, eles se tornam opacos na fase arterial e não na fase venosa portal, como é o caso exibido nas imagens.

**D.** Oclusão venosa hepática resulta em síndrome de Budd-Chiari. Vasos colaterais secundários à oclusão arterial hepática não estão presentes na região hepática portal.

### *Pergunta 2*

**D. Correta!** Biliopatia portal – também conhecida como colangiopatia cavernoma portal – é definida conforme mudanças ductais biliares que se manifestam em pacientes com transformação cavernomatosa da PV. Foi reportado em 70 a 100% de pacientes com obstrução da VP extra-hepática. Os mecanismos propostos incluem: (1) o estreitamento do ducto biliar causado por compressão extrínseca por vasos colaterais largos e (2) fibrose e estrangulamento do ducto biliar secundária à isquemia de trombose venosa. A doença pode progredir de elevação assintomática em testes de função do fígado para cirrose biliar secundária. Colangiopancreatografia por ressonância magnética mostra estreitamento (estrangulamento) do ducto biliar extra-hepático com dilatação acima.

### *Outras escolhas e discussão*

**A.** Trombose venosa portal é a causa, não o efeito, de cavernoma portal.

**B** e **C** estão incorretas.

### *Pergunta 3*

**C. Correta!** Cirrose é a causa mais comum de trombose de PV. Ainda não se sabe se é uma consequência de doença hepática severa, um fator agravante subjacente à doença hepática ou ambos. Em pacientes com cirrose, o trombo é suave, enquanto em pacientes com carcinoma hepatocelular, o trombo pode ser trombo de tumor.

As outras opções estão incorretas.

## Leituras Sugeridas


Kalra N, Shankar S, Khandelwal N. Imaging of portal cavernoma cholangiopathy. J Clin Exp Hepatol 2013;4:S44–52

Shin SM, Kim S, Lee KW, et al. Biliary abnormalities associated with portal biliopathy: evaluation on MR cholangiography. AM J Roentgenol 2007;188:W341–347

Vilgrain V, Condat B, Bureau C, et al. Atrophy-hypertrophy complex in patients with cavernous transformation of the portal vein: CT evaluation. Radiology 2006;241:149–155


### Melhores Dicas

- Cavernoma portal (transformação cavernomatosa da PV) é caracterizada por trombose crônica da VP extra-hepática com subsequente formação de vaso colateral múltipla no porta *hepatis*.
- Biliopatia portal (colangiopatia cavernoma portal) é definido como mudanças ductais biliares em pacientes com transformação cavernomatosa da PV.
- Cirrose é a causa mais comum de trombose de PV.

# Elementos Essenciais 18

## ■ Caso

Mulher de 48 anos que apresenta-se com princípio de dor aguda na extremidade esquerda inferior. Ela tem história de doença vascular periférica, mas não relata quaisquer sintomas relacionados desde a primeira intervenção até o episódio atual.

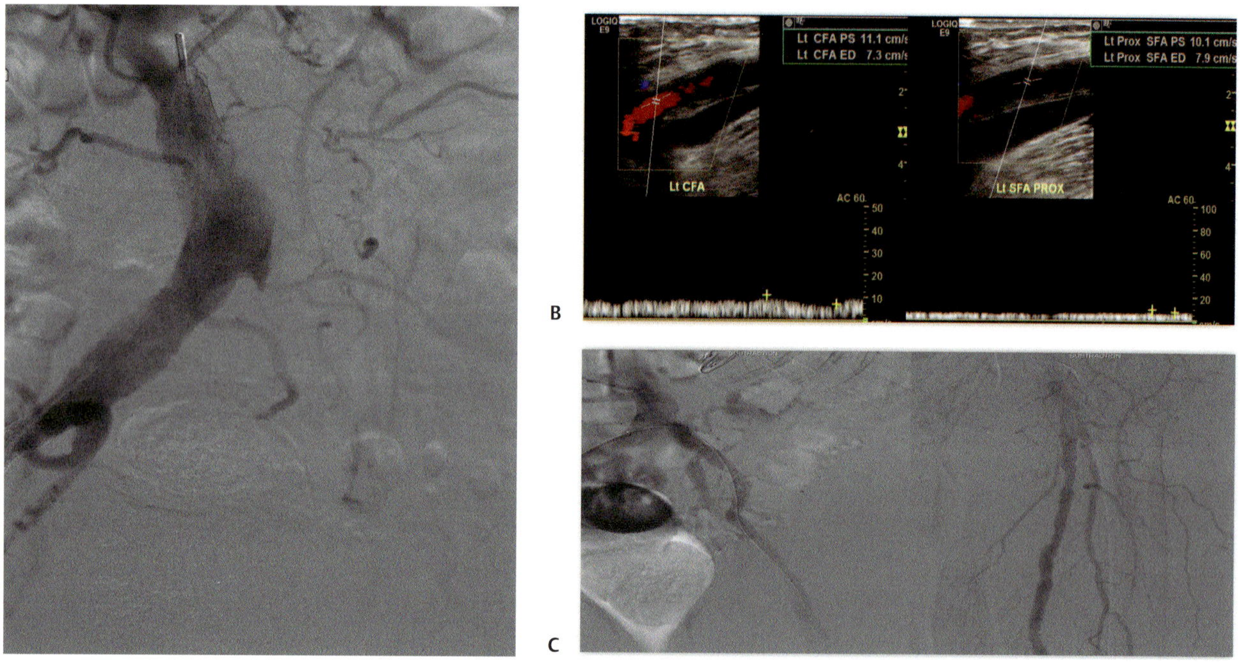


A B C

## ■ Perguntas

1. Qual é o achado saliente?
   A. Dissecção da artéria ilíaca comum.
   B. Estenose da artéria ilíaca comum.
   C. Vazamento de contraste.
   D. Oclusão da artéria ilíaca comum.

2. Quais são os achados esperados da extremidade inferior esquerda em ultrassom duplo arterial?
   A. Baixa velocidade, onda monofásica.
   B. Alta velocidade, ampliação espectral.
   C. Sem fluxo.
   D. Fluxo "vai e vem" fora do lúmen de vaso.

3. Quais são as opções de tratamento para a oclusão arterial aguda dos membros inferioes? (Selecione TODOS que se aplicam.)
   A. Trombectomia cirúrgica.
   B. Trombólise percutânea.
   C. Terapia antiplaquetária
   D. Trombectomia cirúrgica + trombólise percutânea.
   E. Trombectomia cirúrgica + trombólise percutânea + terapia antiplaquetária.

## Respostas e Explicações

*Pergunta 1*

**D. Correta!** Há ausência de opacidade da artéria ilíaca comum esquerda com oclusão desse vaso. Essa imagem angiográfica da pelve foi obtida com o cateter próximo à bifurcação aórtica.

*Outras escolhas e discussões*

**A.** Geralmente a dissecção é caracterizada por uma dobra linear representando a divisão entre o lúmen real do vaso e o lúmen falso. Porém, uma dissecção pode levar à trombose completa de um vaso. Em geral, dissecções ocorrem no quadro de alguma forma de trauma.

**B.** Nenhuma estenose clinicamente significativa foi vista nos vasos patentes.

**C.** Todo contraste visualizado está contido nos vasos sanguíneos.

*Pergunta 2*

**A. Correta!** Geralmente, há reconstituição de fluxo em torno de oclusões via colaterais. Isso causa fluxo limitado, que se traduz no ultrassom na forma de velocidade baixa e formas onduladas "planas". A forma de onda trifásica normal está ausente.

*Outras escolhas e discussões*

**B.** A forma típica de onda vista em lesões (não oclusas) de estenose apresenta velocidade alta, alargamento espectral.

**C.** Nenhum fluxo pode ser um achado em casos de doença oclusiva. Porém, com frequência, há colaterais que reconstituem vasos além do ponto de oclusão.

**D.** Fluxo vai e vem fora do lúmen de vaso principal descreve a forma de onda de um pseudoaneurisma.

*Pergunta 3*

**A. Correta!** Trombectomia é uma boa opção. Trombectomia cirúrgica tem a vantagem de restauração mais rápida do fluxo sanguíneo se comparada a outras opções de tratamento, sobretudo em pacientes com membro ameaçado ou peso de coágulo largo

**B. Correta!** Trombólise percutânea é indicada em pacientes com início agudo de claudicação ou isquemia que põe em risco algum membro em razão da oclusão arterial embólica ou trombótica. O tratamento percutâneo oferece a vantagem de dispensar anestesia geral e ser uma abordagem minimamente invasiva, que faz uma incisão larga o bastante para inserir um cateter de 2 mm. A imagem anterior mostra uma angiografia pélvico do paciente teste após um trombólise realizada no dia anterior (cateter de infusão permanece no lugar). Também há uma angiografia no nível da coxa proximal mostrando uma artéria femoral profunda e uma superficial patente.

**D** e **E. Corretas!** Ver explicação anterior.

*Outras escolhas e discussões*

**C.** O uso de antiplaquetários por si só não é uma opção de tratamento para artérias periféricas trombosadas de modo agudo.

## Leituras Sugeridas

Hoppenfeld BM, Cynamon J. Basic arterial techniques for peripheral arterial thrombolysis. Tech Vasc Interv Radiol 2012;4(2):84–91

Mauro MA, Murphy K, Thomson KR, et al. Image-Guided Interventions. 2nd ed. Philadelphia, PA: Saunders; 2013

Pellerito JS, Polak JF. Introduction to Vascular Ultrasonography. 6th ed. Philadelphia, PA: Saunders; 2012

### Melhores Dicas

- Oclusão aguda, em comparação com a crônica, normalmente pode ser determinada com base em sintomas clínicos do paciente.
- Oclusões crônicas tendem a ter redes colaterais extensas bem formadas que geralmente não são vistas em oclusões agudas.
- Formas de onda embotadas na artéria femoral comum e mais distalmente podem indicar doença oclusiva aortoilíaca.

# Elementos Essenciais 19

## ■ Caso

Homem de 52 anos apresentou-se para a clínica de radiologia intervencional e vascular reclamando de caibras ao caminhar pelo menos 60 metros. Os sintomas são mais pronunciados em sua extremidade inferior esquerda. A dor é aliviada com descanso. Recentemente, ele também notou dor à noite quando está deitado, que é aliviada quando ele levante os pés acima do lado da cama.

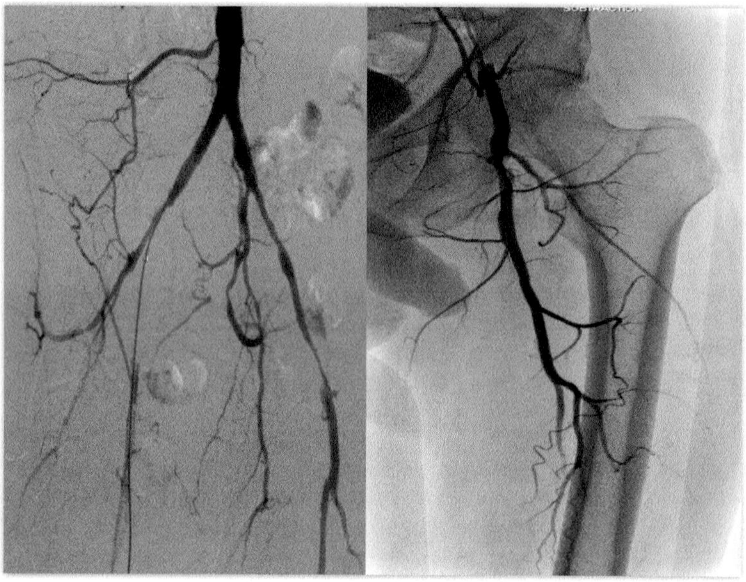

A

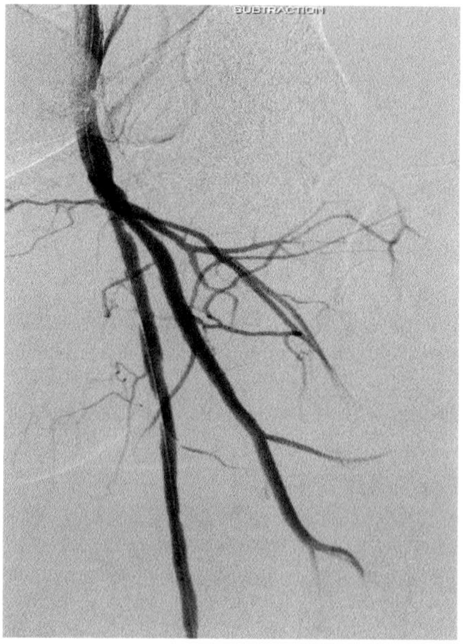

B

## ■ Perguntas

1. Quais foram os dados achados? (Selecione TODOS que se aplicam.)
   A. Aneurisma da artéria ilíaca comum direita.
   B. Estenoses das artérias ilíaca externa e comum direita.
   C. Artéria femoral superficial esquerda oclusa.
   D. Trombose da artéria ilíaca comum.
   E. Estenoses das artérias ilíaca externa e comum bilateral + artéria femoral superficial oclusa.

2. Quais são os fatores de risco para o desenvolvimento desse processo? (Selecione TODOS que se aplicam.)
   A. Radiação.
   B. Tabagismo.
   C. Idade.
   D. Diabetes melito.

3. Qual dos seguintes é considerado o tratamento de primeira linha para doença vascular periférica em pacientes nos quais as medidas conservativas falharam?
   A. Continuação de acompanhamento médico.
   B. Cirurgia.
   C. Acupuntura.
   D. Terapia endovascular.

## Respostas e Explicações

*Pergunta 1*

**B. Correta!** Essa angiografia convencional mostra uma estenose suave a moderada do segmento distal da artéria ilíaca comum se estendendo na artéria ilíaca externa direita. Há falta de opacidade da artéria ilíaca externa direita secundária à estenose de alto grado e também subsequente oclusão com colocação de sonda vascular. Também há estenose de alto grado de longo segmento da artéria ilíaca externa esquerda.

**C. Correta!** A artéria femoral direita profunda é visualizada. A artéria femoral superficial direita, no entanto, não é visualizada.

**E. Correta!** Veja as alternativas anteriores.

*Outras escolhas e discussões*

**A.** A artéria ilíaca comum direita não é aneurismática. A artéria ilíaca comum é considerada aneurismática quando há um diâmetro > 2,5 cm ou quando há dilatação difusa ou focal > 1,5 vezes o respectivo diâmetro normal.

**D.** Ambas as artérias ilíacas estão opacas com contraste. Há estenoses ao longo da artéria ilíaca comum direita distal.

*Pergunta 2*

**A. Correta!** Vários estudos têm demonstrado que a radiação aumenta o risco de doença vascular. A maioria dos eventos cardiovasculares ocorre > 10 anos após exposição à radiação.

**B. Correta!** Tabagismo é um dos fatores modificáveis de risco mais comum em pacientes com doença vascular periférica (PVD).

**C. Correta!** Idade é um fator não modificável de risco importante. Estima-se que 1 em cada 20 indivíduos com mais de 50 anos de idade tenha PVD.

**D. Correta!** Diabetes melito é um fator de risco muito comum para PVD. Diabetes melito descontrolada aumenta significativamente o risco de PVD.

*Pergunta 3*

**D. Correta!** Houve avanços significativos em procedimentos minimamente invasivos para tratamento de PVD. Essas opções incluem angioplastia por angioplastia transluminal percutânea com cateter-balão, aterectomia e implantação de *stent*.

*Outras escolhas e discussões*

**A.** Medidas conservativas – que incluem melhoramento de tratamento médico, privação de consumo de cigarro e programas de exercício – são a primeira linha de terapia para pacientes com PVD sem isquemia crítica dos membros. Porém, assim que as medidas conservativas tenham sido esgotadas e os sintomas, continuado, outras opções precisam ser consideradas.

**B.** Apesar de a cirurgia ser uma opção de tratamento de opção para PVD, ela não é mais considerada para a maioria dos pacientes que esgotaram as medidas conservativas.

**C.** Não há estudos mais aprofundados disponíveis indicando a eficácia de aterectomia no tratamento de PVD.

## Leituras Sugeridas

Mauro MA, Murphy K, Thomson KR, et al. Image-Guided Interventions. 2nd ed. Philadelphia, PA: Saunders; 2013

Neisen MJ. Endovascular management of aortoiliac occlusive disease. Sem Interv Radiol 2009;26:296–302

### Melhores Dicas

- Na maioria dos casos, a PVD é caracterizada por estenoses e oclusões em angiografia.
- Clinicamente, a PVD pode variar de assintomática à isquemia crítica do membro (angina de repouso e feridas que não cicatrizam).
- Depois de o tratamento conservador ter sido otimizado em pacientes com PVD sem isquemia crítica dos membros, geralmente terapia endovascular é o tratamento preferencial.

# Elementos Essenciais 20

## ■ Caso

Homem de 20 anos apresenta-se com hematúria. Sua tomografia computadorizada sem contraste do abdome é mostrada a seguir. Posteriormente, foi requisitada uma biópsia para sua massa renal esquerda.

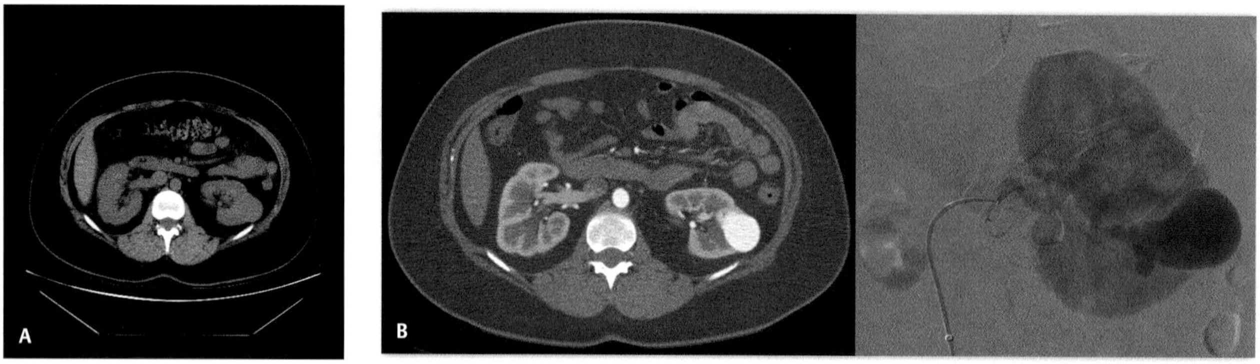


## ■ Perguntas

1. Qual é a PRÓXIMA ação a ser tomada?
   A. Pedir uma biópsia.
   B. Procurar um especialista em urologia.
   C. Obter pielografia intravenosa.
   D. Obter tomografia computadorizada com contraste.

2. Qual é a etiologia da massa?
   A. Carcinoma de células renais.
   B. Cisto simples.
   C. Angiomiolipoma.
   D. Malformação arteriovenosa.

3. Qual é/são a(s) opção(ões) de tratamento(s) para malformação arteriovenosa? (Selecione TODAS que se aplicam.)
   A. Cirurgia.
   B. Embolização.
   C. Combinação de cirurgia e embolização.

## ■ Respostas e Explicações

*Pergunta 1*

**D. Corretas!** Uma tomografia computadorizada pós-contraste (CT) tem grande valor para ajudar na caracterização dessa massa. Nesse caso, a massa mostra com aumento similar ao pool sanguíneo. Alternativamente, um ultrassom do rim pode ser pedido para determinar se sólido ou cístico e avaliar a vascularidade.

*Outras escolhas e discussões*

**A.** A massa não foi avaliada de forma adequada com ressonância antes da biópsia.

**B.** Embora o paciente provavelmente precise de uma consulta futura com um urologista, pedir outra ressonância é a melhor ação a ser tomada.

**C.** Mais uma ressonância é o próximo passo. Porém, uma CT com contraste é mais apropriada que um pielograma intravenoso, que não adicionará valor de diagnóstico significativo nessa altura.

*Pergunta 2*

**D. Corretas!** É uma malformação arteriovenosa (AVM).

*Outras escolhas e discussões*

**A.** Carcinoma de células renais progride, mas não tanto quanto mostrado nessa lesão. Além disso, carcinoma de células renais não é associado a artérias alimentadoras largas, como visto nesse caso.

**B.** Um simples cisto mede atenuação de fluido e não progride.

**C.** Angiomiolipoma usualmente tem um componente de gordura e não progride como visto nessa massa.

*Pergunta 3*

**A, B** e **C. Corretas!** Cirurgia é reservada para casos específicos, sobretudo aqueles nos quais a lesão completa pode ser removida sem causar mais danos ou deformidades. Para muitas lesões, embolização tende a ser o tratamento prioritário. Uma combinação de embolização e cirurgia tem se mostrado muito bem-sucedida no tratamento de determinadas lesões. Agentes de embolização incluem substâncias adesivas, ônix e espirais metálicas. Ligação da artéria alimentadora se mostrou ineficaz em tratamentos de longo termo de AVMs em razão do recrutamento de outras artérias alimentadoras.

## ■ Leituras Sugeridas

Hatzidakis A, Rossi M, Mamoulakis C, et al. Management of renal arteriovenous malformations: a pictorial review. Insights Imaging 2014;5:523–530

Rosen RJ, Nassiri N, Drury JE. Interventional management of high flow vascular malformations. Tech Vasc Interv Radiol 2013;16:22–23



### Melhores Dicas

- AVM renal pode causar hematúria e associada à hipertensão.
- AVM em ressonância é bem definido e aprimoramento similar ao pool sanguíneo.
- Tratamento preferencial da AVM pode incluir cirurgia, embolização ou uma combinação dos dois.

# Elementos Essenciais 21

## ■ Caso

Uma mulher de 63 anos de idade apresenta-se com uma queixa principal de que "os alarmes continuam disparando na máquina quando estou em diálise".

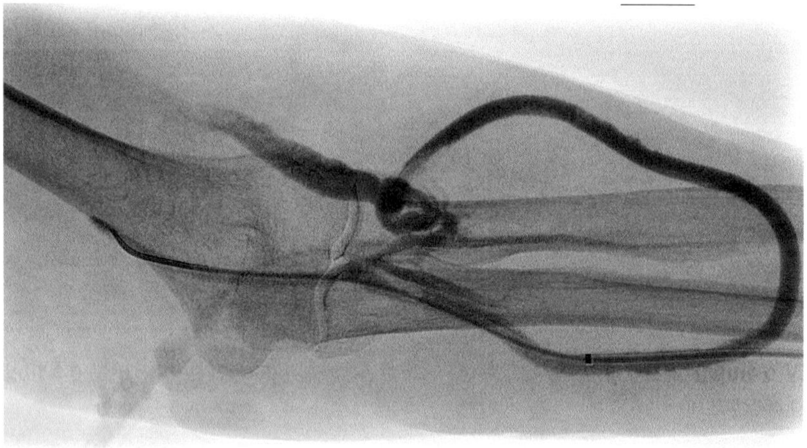

## ■ Perguntas

1. Qual é a causa provável para os alarmes dispararem?
   A. Um fogo.
   B. Enxerto trombosado.
   C. Estenose anastomótica arterial.
   D. Estenose anastomótica venosa.

2. Qual é a lesão estenótica MAIS comum em um circuito de enxerto arteriovenoso, e qual é a razão para essa estenose?
   A. Veia inominada, compressão externa.
   B. Estenose anastomótica arterial, placa aterosclerótica.
   C. No enxerto, hiperplasia neointimal.
   D. Anastomose venosa, hiperplasia neointimal.

3. Qual é o tratamento prioritário para lesões anastomóticas venosa?
   A. Anticoagulante oral.
   B. Revisão cirúrgica da anastomose.
   C. Intervenção endovascular (angioplastia transluminal percutânea com cateter-balão e/ou implantação de *stent*).
   D. Agentes vasodilatadores orais.

## Respostas e Explicações

*Pergunta 1*

**D. Correta!** Há uma estenose de moderada a extensa no local da anastomose venosa no enxerto (porção superior do enxerto). Há uma diminuição clara em calibre na anastomose venosa comparada ao restante do enxerto. Também se nota colaterais na anastomose com preenchimento de vasos de fluxo venoso.

*Outras escolhas e discussões*

**A.** Não tem nada a ver com fogo.

**B.** Há contraste de opacidade ao longo do enxerto e no fluxo venoso.

**C.** Não há estenose definitiva no local de anastomose arterial.

*Pergunta 2*

**D. Correta!** A anastomose venosa é o local mais comum de estenose de enxertos de AV. Em um estudo com 2.300 pacientes, estenoses anastomóticas venosas somavam 60% das lesões. A razão mais comum é hiperplasia neointimal.

*Outras escolhas e discussões*

**A.** Estenoses centrais não são a lesão mais comum em circuitos de enxerto arteriovenosos. Em um estudo com 2.300 pacientes, estenoses centrais somam 3% de lesões.

**B.** Lesões anastomóticas arteriais podem causar disfunção de enxerto de diálise, mas não são lesões estenóticas mais comuns.

**C.** Estenoses intraenxertos são comuns. Porém, não são o local mais comum de estenose. Estenoses intraenxertos tende a acontecer em locais de canulação de diálise.

*Pergunta 3*

**C. Correta!** Gestão endovascular de estenoses anastomóticas venosas é o primeiro tratamento tipicamente empregado. As lesões geralmente respondem bem à angioplastia transluminal percutânea com cateter-balão e/ou implantação de *stent*.

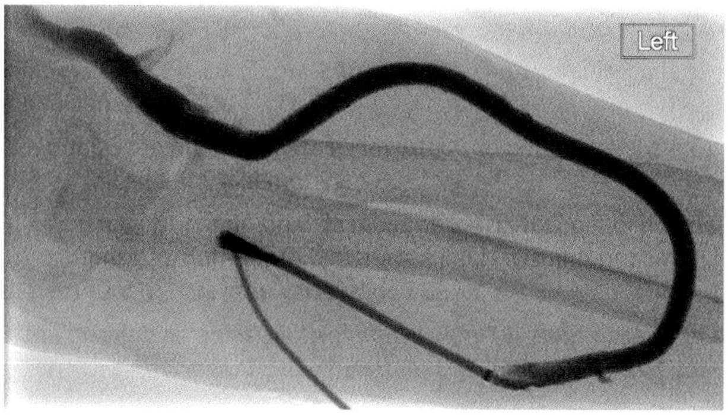


Tratamento pós-endovascular

*Outras escolhas e discussões*

**A.** Uso oral de anticoagulantes não é um método de tratamento geralmente aceito com o único propósito de resolver ou prevenir estenose anastomótica venosa.

**B.** Embora revisão cirúrgica de anastomoses venosas seja uma opção razoável, esse não é um primeiro tratamento usado tipicamente.

**D.** Uso de vasodilatadores orais não é um método de tratamento aceito geralmente para o propósito de resolver ou prevenir estenose anastomótica venosa.

## Leitura Sugerida

Asif A, Agarwal AK, Yevzlin AS, et al. Interventional Nephrology. New York: The McGraw-Hill Companies; 2012

### Melhores Dicas

- Anastomose venosa é o local mais comum para estenose no circuito de enxerto arteriovenoso.
- Hiperplasia neointimal é, tipicamente, a etiologia de estenose anastomótica venosa.
- Estenoses anastomóticas venosas geralmente são acessíveis por angioplastia transluminal percutânea com cateter-balão e/ou implantação de *stent*.

# Elementos Essenciais 22

## ■ Caso

Imagens angiográficas de um homem de 47 anos que apresentou dor abdominal, tontura e vômitos.

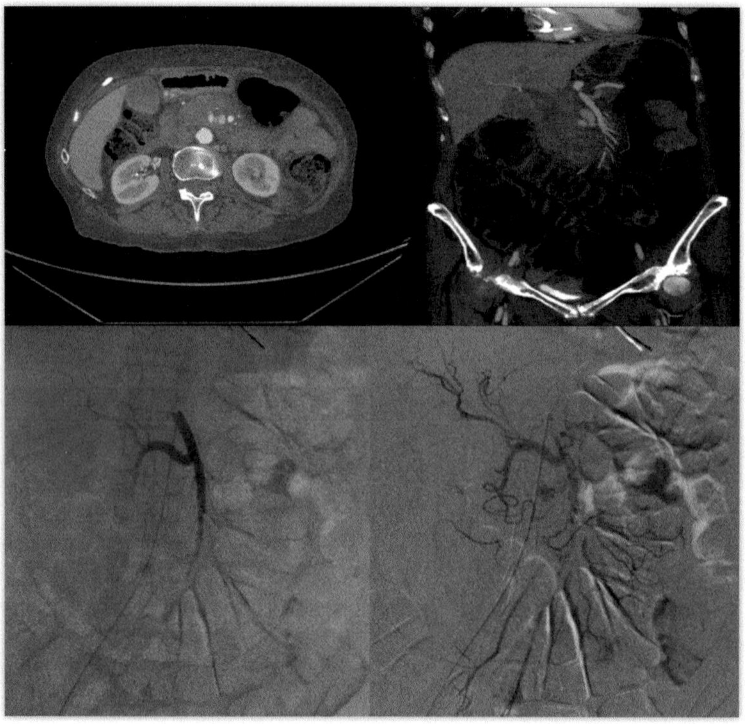

## ■ Perguntas

1. Qual é o achado MAIS agudo?
   A. Pseudoaneurisma de um ramo da arcada pancreaticoduodenal.
   B. Aneurisma da artéria mesentérica superior.
   C. Nenhum achado agudo.
   D. Ruptura de aneurisma aórtico abdominal.

2. Qual é/são a(s) opção(ões) de tratamento(s) para essa condição? (Selecione TODAS que se aplicam.)
   A. Cirurgia.
   B. Embolização endovascular.
   C. Observação cuidadosa do paciente com séries de hematócrito e hemoglobina.
   D. Confirmação com um estudo adicional de ressonância.

3. Qual das seguintes são causas de pseudoaneurismas mesentéricos? (Selecione TODAS que se aplicam.)
   A. Pancreatite.
   B. Trauma.
   C. Cirurgia.
   D. Desordens vasculares conectivas.

## Respostas e Explicações

*Pergunta 1*

**A. Correta!** A tomografia computadorizada mostra uma ruptura contida (pseudoaneurisma [PSA]) de um ramo da arcada pancreaticoduodenal. Isso foi confirmado por angiografia convencional com uma angiografia seletiva da artéria mesentérica superior (SMA). Em angiografia, vazamento é demonstrado por acúmulo de contraste fora do lúmen do vaso sem eliminação.

*Outras alternativas e explicações*

**B.** A SMA está com um calibre normal. A grande quantidade de acúmulo de contraste fora do lúmen do caso pode ser confundida com um aneurisma. Porém, seguindo o curso do vaso em imagens sequenciais, confirma-se o diagnóstico de vazamento.

**C.** Vazamento ativo é um achado agudo.

**D.** A abdominal aorta está com um calibre normal.

*Pergunta 2*

**A. Correta!** PSAs da AMS são urgentes e, com frequência, criam condições (como é o caso, com um paciente potencialmente instável). Cirurgia pode ser a melhor opção nesse caso.

**B. Correta!** Em alguns centros, onde há disponibilidade, embolização vascular pode ser o tratamento preferencial dependendo da condição do paciente (veja a imagem a seguir). Embolização endovascular tem a vantagem de tratar o PSA sem necessidade de anestesia endotraqueal, sobretudo em pacientes com comorbidades, e com o uso de apenas uma incisão pequena.

*Outras escolhas e discussões*

**C.** Observar e esperar não é uma opção de tratamento adequada para pacientes com PSAs mesentéricos. Conforme foi dito anteriormente, esses casos são urgentes e, com frequência, condições surgem em pacientes instáveis.

**D.** As imagens mostradas são diagnósticas e outras ressonâncias não são necessárias para confirmação.

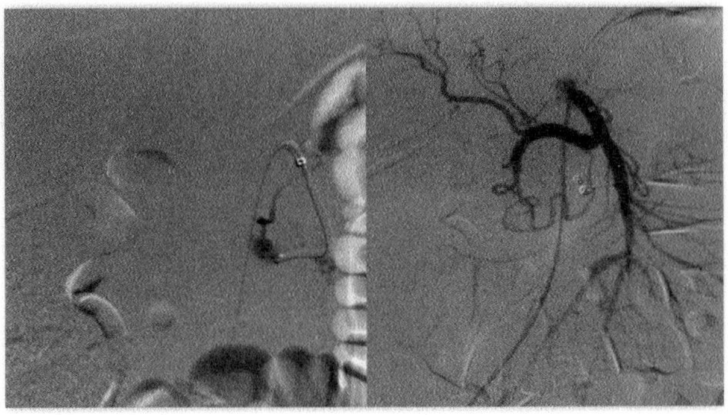

Embolização

*Pergunta 3*

**A. Correta!** Pancreatites podem levar à formação de PSA. O local mais comum tende a ser a artéria esplênica. A arcada pancreaticoduodenal também pode ser acometida, como nesse caso.

**B. Correta!** Traumas contuso e penetrante podem levar à formação de PSA.

**C. Correta!** PSAs podem ser observados em pacientes de pancreatectomia pós-parcial. Pode haver subsequente vazamento de enzimas pancreáticas, que erodem paredes de vaso.

**D. Correta!** Isso pode acontecer em razão do enfraquecimento da parede do vaso.

## Leituras Sugeridas

Jesinger RA, Thoreson AA, Lamba R. Abdominal and pelvic aneurysms and pseudoaneurysms: imaging review with clinical, radiologic, and treatment correlation. Radiographics 2013;33:71–96

Kenta A, Yamaguchi M, Kawasaki R, et al. N-butyl cyanoacrylate embolization for pseudoaneurysms complicating pancreatitis or pancreatectomy. J Vasc Interv Radiol 2011;22:302–308

### Melhores Dicas

- O lugar mais comum para formação de pseudoaneurismas secundária à pancreatite é a artéria esplênica.
- Para pacientes instáveis, cirurgia é, geralmente, o tratamento escolhido.
- Espirais metálicas são usados com frequência quando o tratamento endovascular é empregado.

# Elementos Essenciais 23

## ■ Caso

Notou-se que um homem de 58 anos com doença renal em estágio final tinha um enxerto coagulado em diálise. O paciente apresentou-se para trombectomia do enxerto. Imagens do procedimento são exibidas.

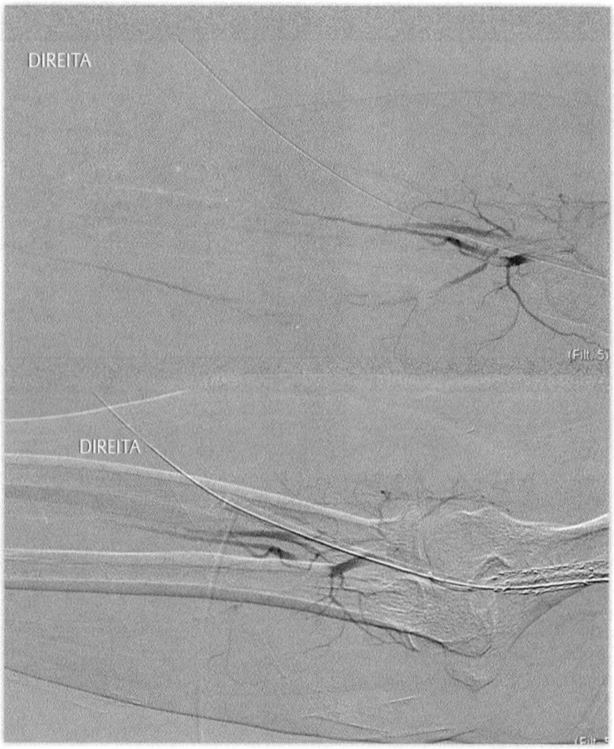


## ■ Perguntas

1. Qual é o achado evidente?
   A. Perfuração da artéria ulnar.
   B. Dissecção da artéria radial.
   C. Trombo na artéria ulnar.
   D. Trombo na veia cefálica.

2. Quais são as possíveis complicações durante trombectomia de acesso de cateter de diálise arteriovenosa? (Selecione TODAS que se aplicam.)
   A. Ruptura venosa.
   B. Infecção.
   C. Embolização arterial.
   D. Embolização pulmonar.

3. Mecanismos para resolver embolização durante hemodiálise incluem todos os a seguir EXCETO:
   A. Sangramento nas costas.
   B. Bolus antiplaquetários.
   C. Aspiração por cateter.
   D. Trombólise.

## Respostas e Explicações

*Pergunta 1*

**C. Correta!** A angiografia mostra opacidade da artéria radial. Há uma falha de preenchimento na artéria ulnar conforme ela origina a artéria intraóssea.

*Outras escolhas e discussões*

**A.** Não há vazamento de contraste na angiografia.

**B.** A porção visualizada da artéria radial é patente. Não se vê nenhuma dobra de dissecção.

**D.** O cateter é visto dentro da artéria ulnar. Portanto, uma angiografia – e não uma venografia – foi realizada. Seria difícil avaliar a veia cefálica durante uma angiografia. Há fluxo anterógrado lento na artéria ulnar do cotovelo à mão e opacificação da artéria radial secundária à refluxo de contraste no vaso.

*Pergunta 2*

**A. Correta!** Ruptura venosa é a complicação mais frequente que demanda intervenção. Opções de tratamento comuns incluem angioplastia prolongada e implantação de um *stent* coberto.

**B. Correta!** É raro que haja infecção durante intervenção em acesso de hemodiálise. Isso se deve sobretudo à técnica estéril. Caso haja suspeita de que um acesso de hemodiálise esteja infeccionado, o paciente não deve passar por trombectomia em razão do risco de disseminar a infecção e êmbolo séptico.

**C. Correta!** Como demonstrado nesse caso, embolização arterial é uma complicação possível durante intervenção em acesso de hemodiálise. Embora possa ocorrer durante trombectomia tanto de fístulas quanto de enxertos, embolização arterial tende a ocorrer com mais frequência em enxertos. O motivo disso ainda é desconhecido.

**D. Correta!** Embolização pulmonar é a complicação mais comum durante trombectomia em acesso de hemodiálise. Felizmente, a maioria dos êmbolos são de natureza subclínica. Microembolização ocorre até mesmo durante diálise. Porém, pode haver êmbolos clinicamente significantes nos pulmões durante trombectomia. Medidas precisam ser tomadas para reduzir a passagem de coágulos pesados significativos aos pulmões.

*Pergunta 3*

**B. Correta!** *Bolus* antiplaquetário não é uma opção de tratamento aceitável para embolização arterial.

*Outras escolhas e discussões*

**A.** A técnica de sangramento das costas é aceita para remover êmbolos arteriais – ela é feita por meio da implantação de um balão proximal às anastomoses e seu inflamento. Isso reverte o fluxo dentro da artéria, forçando o êmbolo para o enxerto (onde pode ser aspirado ou macerado).

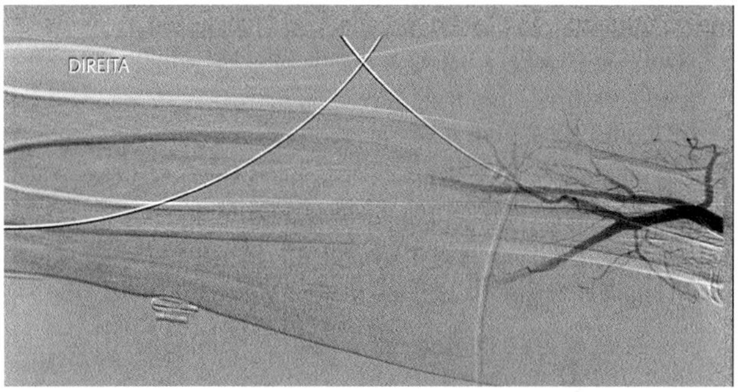


**C.** Aspiração de trombo é um mecanismo para remover êmbolos das artérias. Um cateter é colocado diante do êmbolo, e uma seringa é conectada enquanto a sucção é mantida.

**D.** Trombólise acarreta a administração de um agente lítico como ativador de plasminogênio tecidual. Trombólise tende a ser usada depois que outras técnicas foram tentadas, pois leva mais tempo para mostrar resultados.

## Leituras Sugeridas

Asif A, Agarwal AK, Yevzlin AS, et al. Interventional Nephrology. New York: The McGraw-Hill Companies; 2012

Nikolic B. Hemodialysis fistula interventions: diagnostic and treatment challenges and technical considerations. Tech Vasc Interv Radiol 2008;11:167–174

### Melhores Dicas

- Complicações durante acesso de hemodiálise incluem ruptura do vaso, embolização arterial, embolização pulmonar e infecção.
- Ruptura venosa pode, com frequência, ser tratada com angioplastia prolongada.
- Muita atenção ao detalhe e técnicas reduzem o risco de complicações durante trombectomia em acesso de hemodiálise.

# Elementos Essenciais 24

## ■ Caso

Homem de 23 anos de idade com inchaço e dor na extremidade inferior direita. A seguir, são mostradas imagens de ressonância magnética e radiografia de sua extremidade inferior direita.

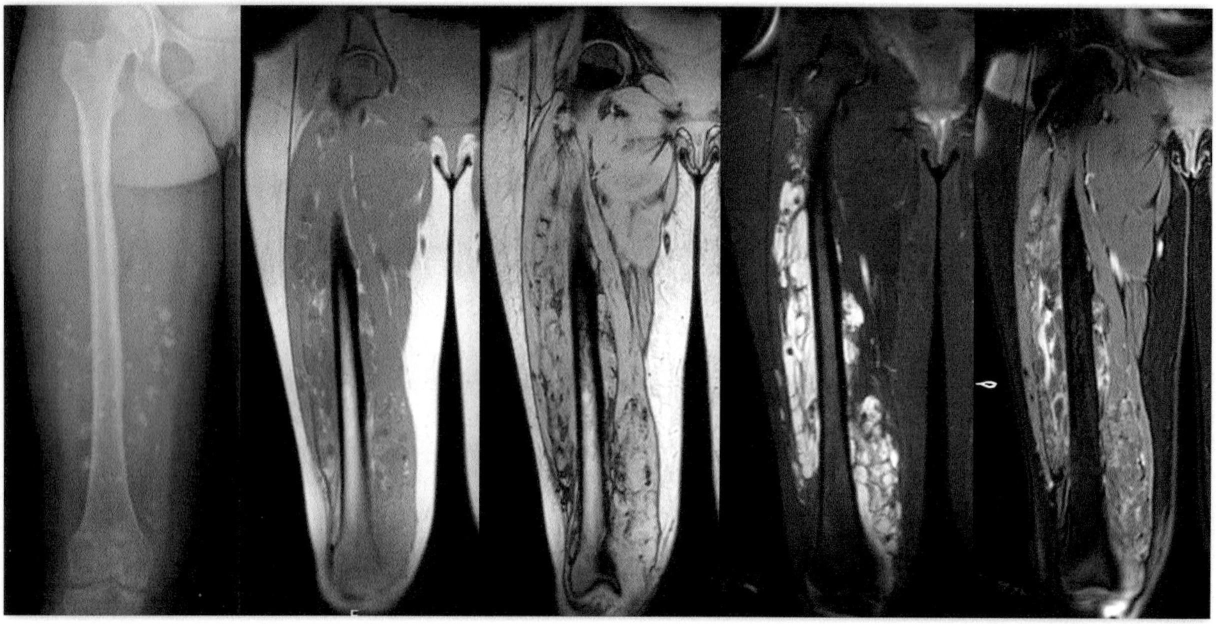

## ■ Perguntas

1. Qual é o diagnóstico?
   A. Sarcoma de tecido mole.
   B. Cisto ósseo aneurismático.
   C. Malformação vascular.
   D. Mixoma de tecido mole.

2. Qual é o diagnóstico MAIS preciso com base no sistema de classificação adotado pela International Society for the Study of Vascular Anomalies?
   A. Hemangioma.
   B. Malformação vascular de baixo fluxo.
   C. Malformação vascular de alto fluxo.
   D. Angiossarcoma.

3. Qual é a meta de tratamento de malformações arteriovenosas de alto fluxo?
   A. Erradicação de veia de drenagem.
   B. Excisão cirúrgica da malformação inteira.
   C. Embolização da artéria alimentadora.
   D. Erradicação do *nidus*.

## Respostas e Explicações

*Pergunta 1*

**C. Correta!** Esse paciente tem uma malformação vascular. A radiografia da coxa direita monstra múltiplos flebólitos nos tecidos moles. Em fase T1 fora e dentro, recuperação de inversão *tau* curta e imagens de ressonância magnética pós-contraste (da esquerda para a direita) pela coxa direita mostram uma lesão infiltrativa hiperintensa em T2 com áreas intercaladas de gordura, aumento heterogêneo e presença de flebólitos. A lesão está localizada na musculatura com uma aparência dos tecidos vizinhos totalmente normal. Todas essas características em um jovem adulto levam ao diagnóstico de malformação vascular.

*Outras escolhas e discussões*

**A.** A idade do paciente torna o diagnóstico de sarcoma de tecido mole menos provável. Na ressonância, apesar de a lesão ser infiltrativa, não se vê invasão ou edema nas estruturas vizinhas.

**B.** A lesão está totalmente localizada na musculatura da coxa, e o fêmur está completamente normal. Não se trata de um cisto ósseo aneurismático.

**D.** Mixomas de tecido mole são bem-circunscritos em lesões hiperintensas em T2 que tipicamente tem uma borda periférica fina de aumento nas imagens pós-contraste. A presença de gordura intralesional e aumento pós-contraste heterogêneo não é típica em mixomas.

*Pergunta 2*

**B. Correta!** Essa é uma malformação vascular de baixo fluxo. Malformações vasculares são categorizadas em malformações vasculares de fluxo baixo ou alto. Dentre os vários tipos de malformações vasculares de fluxo baixo estão: venosa, linfático, capilar, capilar-venosa e capilar-linfática-venosa. Sua origem é congênita, apesar de não serem necessariamente evidentes no nascimento. Elas crescem proporcionalmente com a idade e não regridem. Malformações vasculares de fluxo baixo aparecem como septadas, lobuladas e massas de tecido mole infiltrativa sem efeito de massa em estruturas adjacentes. Flebólitos são característicos de malformações venosas. Aumento atrasado difuso é visto em uma malformação venosa, enquanto aumento septal e periférico com aparência de borda são vistos em malformação linfática.

*Outras escolhas e discussões*

**A.** Anomalias vasculares são amplamente classificadas em tumores vasculares (hemangioma) e malformações vasculares. Hemangioma, também conhecido como hemangioma infantil, é o tumor vascular infantil mais comum. Em geral, eles se manifestam nas primeiras semanas após o nascimento evoluindo rapidamente para massas subcutâneas vermelhas azuladas com pulsatilidade, ruído e calor em decorrência de fluxo alto. Essa é a fase de proliferação, à qual se segue uma fase de involução: nesta, o hemangioma regride em resíduo fibroadiposo. Em geral, o diagnóstico é feito clinicamente. Como eles regridem espontaneamente, nenhum tratamento é indicado.

**C.** Como o nome implica, malformações vasculares de fluxo alto são caracterizadas por um fluxo alto, causado pela presença de um fornecimento arterial. Elas compõem cerca de 10% das malformações vasculares. Malformações e fístulas arteriovenosas são os dois tipos de malformações vasculares de fluxo alto. Nenhuma massa definitiva é visualizada na ressonância. Artérias alimentadoras alargadas, veias de drenagem e ausências de fluxo com aumento antecipado das artérias alimentadoras e preenchimento antecipado de veias de drenagem são as características encontradas na ressonância diante de malformações vasculares de fluxo alto.

**D.** Angiossarcoma é um sarcoma de tecido mole altamente vascular. É visto em T2 como uma massa hiperintensa com ausência de fluxo e aumento similar a bulbo leve pós-contraste. Normalmente, é muito agressivo, espalhando-se para as estruturas próximas. Não é raro ver metástases no momento do diagnóstico.

*Pergunta 3*

**D. Correta!** A principal meta de tratamento endovascular para malformação vascular de fluxo alto é embolização do *nidus*, que diminuirá a taxa de recorrência. Isso é atingido mais facilmente com agentes embólicos líquidos (substâncias adesivas, ônix, álcool). Esses podem penetrar no vaso alimentador no *nidus*.

*Outras escolhas e discussões*

**A.** Embolização da veia de drenagem diminui a drenagem da malformação e não tem efeito terapêutico.

**B.** Excisão cirúrgica era o principal tratamento antes da radiologia intervencionista. Excisão cirúrgica completa tem um alto índice de reincidência. Além disso, cirurgia é associada ao alto risco de sangramento. Logo, terapias de embolização endovascular tem substituído/complementado amplamente ressecção cirúrgica.

**C.** Embolização da artéria alimentadora causa uma diminuição no fornecimento de sangue para a malformação. Porém, recrutamento de outras artérias alimentadoras é comum, levando à recorrência.

## Leituras Sugeridas


Flors L, Leiva-Salinas C, Maged IM, Norton PT, et al. MR Imaging of soft-tissue vascular malformations: diagnosis, classification, and therapy follow-up. Radiographics 2011;31:1321–1341

Hyodoh H, Hori M, Akiba H, Tamakawa M, Hyodoh K, Hareyama M. Peripheral vascular malformations: imaging, treatment approaches, and therapeutic issues. Radiographics 2005;25(Suppl 1):S159–171

Nosher JL, Murillo PG, Liszewski M, Gendel V, Gribbin CE. Vascular anomalies: a pictorial review of nomenclature, diagnosis and treatment. World J Radiol 2014;6:677–692

Yakes WF. Endovascular management of high-flow arteriovenous malformations. Sem Interv Radiol 2004;21:49–58


### Melhores Dicas

- Anomalias vasculares são divididas em tumores vasculares e malformações vasculares (fluxo baixo ou alto). Malformações de fluxo baixo aparecem como massas de tecido mole septadas, lobuladas, infiltrativa com gordura intercalada e flebólitos (venosos). Malformações de fluxo alto são caracterizadas por artérias alimentadoras, um *nidus*, veias de drenagem e pontos com ausência de fluxo.
- Hemangioma infantil é o tumor vascular infantil mais comum.
- Emboloterapias percutâneas tornaram-se o tratamento preferencial em lugar de ressecção cirúrgica.

# Elementos Essenciais 25

## ■ Caso

A seguir, imagens angiográficas feitas por tomografia computadorizada do peito de uma mulher de 35 anos de idade.

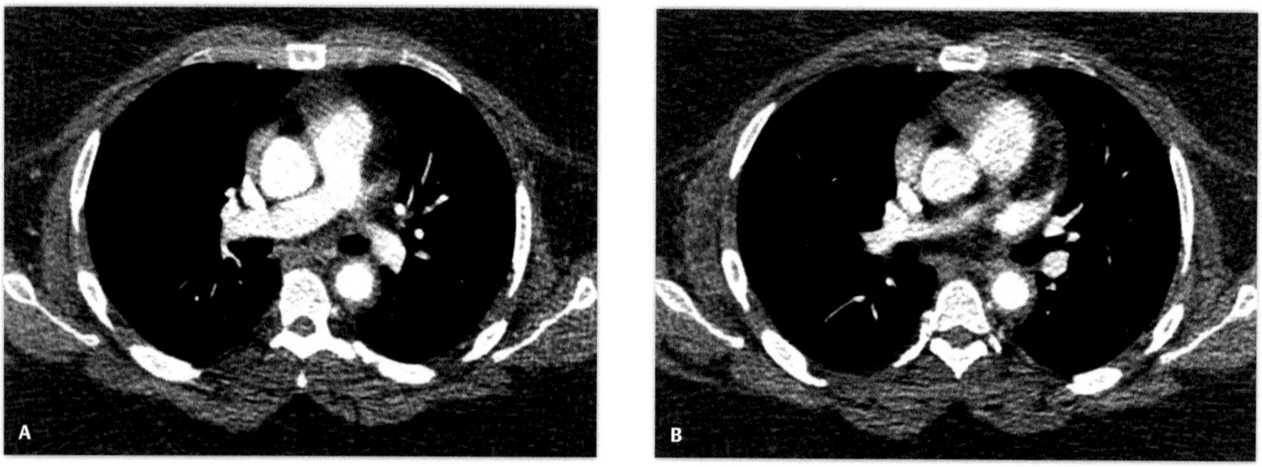


## ■ Perguntas

1. Qual é o diagnóstico?
   A. Arterites de células gigantes.
   B. Arterite de Takayasu.
   C. Espondilite anquilosante.
   D. Aortite infecciosa.

2. Qual é o principal tratamento para um desenvolvimento sem complicação dessa condição?
   A. Nenhum tratamento é necessário.
   B. Cirurgia.
   C. Angioplastia.
   D. Glicocorticoides em alta dose.

3. Qual dos seguintes é uma vasculite de vaso médio?
   A. Poliangeíte microscópica.
   B. Granulomatose de Wegener.
   C. Poliarterite nodosa.
   D. Síndrome de Churg-Strauss.

## Respostas e Explicações

*Pergunta 1*

**B. Correta!** Arterite de Takayasu – também conhecida como doença sem pulso ou síndrome de Martorell – é uma arterite inflamatória crônica de causa desconhecida. Atinge principalmente mulheres jovens e, na maioria das vezes, envolve vasos largos. A aorta abdominal é mais comumente afetada, seguida pela aorta torácica descendente e arco aórtico. Aspectos da angiografia por ressonância magnética em tomografia computadorizada incluem espessamento > 3 mm da parede aórtica concêntrica ou excêntrica, resultando em diminuição do calibre (estenose) da aorta e, em alguns casos, até em oclusão total. Como os achados da ressonância não são específicos, o diagnóstico é feito pela combinação de características radiológicas com demográficas, história clínica e exames laboratoriais.

*Outras escolhas e discussões*

**A.** Arterites de células gigantes é uma vasculite crônica envolvendo vasos de tamanho médio e grande. Vasos cranianos superficiais são mais comumente afetados. Um total de 15% de casos envolve a aorta. A outra característica marcante de Takayasu é que a arterite de células gigantes raramente é vista em pessoas com menos de 50 anos de idade.

**C.** Aortite em espondilite anquilosante tende a envolver a raiz aórtica e válvula aórtica (80% dos casos) com insuficiência valvular associada.

**D.** Aortite infecciosa acontece tipicamente na presença de fatores de pré-disposição, como aterosclerose, aneurisma, necrose cística da média, diabetes, malformação vascular, dispositivos médicos ou cirurgia anterior. *Staphylococcus aureus* e *Salmonella* são os organismos mais comuns. Espessamento da parede aórtica com fibras inflamatórias ao redor e fluido são as características mais comuns na ressonância. Ar na parede aórtica é visto ocasionalmente.

*Pergunta 2*

**D. Correta!** Como arterite de Takayasu é uma condição inflamatória idiopática, altas doses de corticosteroides são a terapia padrão.

*Outras escolhas e discussões*

**A.** Arterite de Takayasu progride sem tratamento e acarreta complicações como estenose, oclusão, trombose e formação de aneurisma.

**B.** Cirurgia é o último recurso para casos complicados.

**C.** Angioplastia com ou sem implantação de *stent* é reservada a lesões fibróticas sintomáticas que causam estenose e/ou oclusão.

*Pergunta 3*

**C. Correta!** Poliarterite nodosa é uma arterite de vaso médio que envolve mais comumente o rim, em seguida o trato gastrointestinal, fígado, baço e pâncreas. Formação de aneurisma múltiplo é característico. Titulação de anticorpos citoplasmáticos antineutrófilos perinucleares positiva auxilia no diagnóstico. Terapia com esteroides e ciclofosfamida resulta em remissão ou cura em aproximadamente 90% dos pacientes.

*Outras escolhas e discussões*

**A.** Histologicamente, poliangiite microscópica é parecida com poliarterite nodosa, exceto por seu envolvimento com vasos pequenos. Glomerulonefrite e capilarite pulmonar são as duas manifestações mais comuns.

**B.** Granulomatose de Wegener também é uma vasculite de vasos pequenos, atingindo tipicamente trato respiratório inferior e superior e rins (com glomerulonefrite).

**D.** Síndrome de Churg-Strauss é uma vasculite de vaso pequeno envolvendo tipicamente o pulmão, seguido do trato gastrointestinal. Vasculite mesentérica é uma manifestação comum.

## Leituras Sugeridas

Gotway MB, Araoz PA, Macedo TA, Stanson AW, et al. Imaging findings in Takayasu's arteritis. Am J Roentgenol 2005;184:1945–1950

Ha HK, Lee SH, Rha SE, Kim JH, et al. Radiologic features of vasculitis involving the gastrointestinal tract. Radiographics 2000;20:779–794

Restrepo CS, Ocazionez D, Suri R, Vargas D. Aortitis: imaging spectrum of the infectious and inflammatory conditions of the aorta. Radiographics 2011;31:435–451

Zhu FP, Luo S, Wang ZJ, Jin ZY, Zhang LJ, Lu GM. Takayasu arteritis: imaging spectrum at multidetector CT angiography. BJR. 2012;85(1020):e1282–1292

### Melhores Dicas

- Vasculite de vasos largos: Takayasu e arterite de células gigantes. Arterite de Takayasu atinge, sobretudo, mulheres jovens, enquanto a arterite de células gigantes é rara antes dos 50 anos de idade. Glicocorticoides são o principal tratamento. Angioplastia e cirurgia são reservadas para casos mais complicados.
- Vasculite de vasos médios: poliarterite nodosa e doença de Kawasaki.
- Vasculites de vasos pequenos: granulomatose de Wegener, poliangeíte microscópica, síndrome de Churg-Strauss, púrpura de Henoch-Schönlein, lúpus eritematoso sistêmico e síndrome de Behçet.

# Elementos Essenciais 1

## ■ Caso

Radionuclídeo Y (número atômico Z) decai a uma taxa de decaimento $\beta^-$, resultando na produção de um estado-filho metaestável. O núcleo-filho metaestável então transmuta para o estado base por transição isométrica. Uma amostra contendo ambos estados pai e filho é examinada. O que se encontrará provavelmente na amostra?

A. Partícula $\beta^-$ com energia discreta única.
B. Faixa de raios $\gamma$ de alta energia emitidos pelo radioisótopo Y.
C. Estado filho com Z + 1 prótons.
D. Raios X com uma faixa de energias contínuas emitidas pelo estado filho.
E. Apenas um estado filho com somente um nível de energia.

## Respostas e Explicações

**C. Correta!** Em decaimento $\beta^-$, um nêutron é convertido em um próton e, desta forma, o Z (número atômico) aumenta em uma unidade; logo, o filho é um elemento diferente do pai ("transmutação"). O número de massa (A) não muda. Desta forma, o pai e o filho são isóbaros. Um exemplo é decaimento $\beta^-$ de $Xe^{133}$ para $Cs^{133}$.

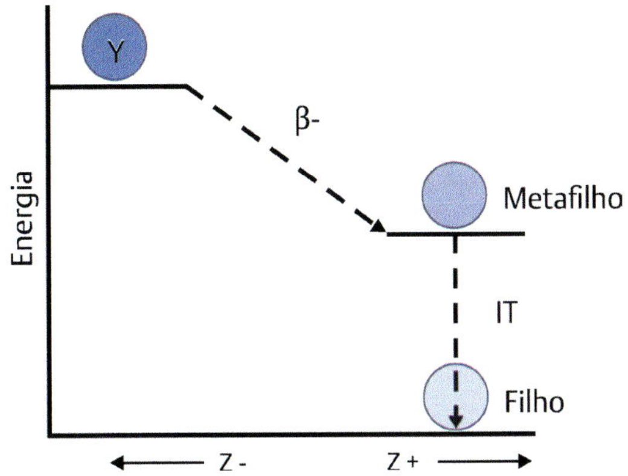


### *Outras escolhas e discussões*

**A.** O decaimento do radioisótopo pai resultará na emissão de uma família de partículas $\beta^-$ de energias contínuas variando até $E_\beta^{máx}$. Tipicamente, a energia de partícula $\beta^-$ média, $E_\beta$, será *aproximadamente* um terço de $E_\beta^{máx}$.

**B.** Em decaimento $\beta^-$, o pai emite uma partícula beta ($\beta^-$) e um antineutrino ($\bar{\nu}$) à medida que decai para o estado filho.

**D.** Uma transição isomérica, o núcleo filho metaestável emitirá raios gama (raios $\gamma$) característicos, discretos, em vez de uma família de raios $\gamma$ com energias contínuas. Frequentemente, um núcleo metaestável emitirá tanto raios $\gamma$ e elétrons de conversão; uma frequência de cada tipo de omissão (razão e/$\gamma$) é característico para cada isótopo. Assim como raios $\gamma$, esses elétrons de conversão terão energias discretas (com base em sua posição na nuvem de elétrons – por ex., a concha da qual eles forem ejetados).

**E.** Como foi salientado em A, o decaimento de um pai resultará na emissão de inúmeras partículas $\beta^-$ com energias variantes, resultando em vários estados filhos com energias variantes.

## Leituras Sugeridas

Patton JA. Introduction to nuclear physics. Radiographics 1998;18:995–1007

Saha GB. Physics and radiobiology of nuclear medicine. 4th ed. New York: Springer; 2014

### Melhores Dicas

- Decaimento $\beta^-$ → nêutron convertido em próton → Z + 1 → pai e filha são isóbaros (mesmo número de massa, número atômico diferente).
- Decaimento $\beta^-$ → pai emite uma partícula beta ($\beta^-$) e um antineutrino ($\bar{\nu}$).
- A média de energia de partícula $\beta^-$, $E_\beta$, será aproximadamente um terço de $E_\beta^{máx}$.

# Elementos Essenciais 2

## ■ Caso

Qual das seguintes características de decaimento alfa ($\alpha$) limita o uso de emissores alfa para motivos de diagnóstico?

A. Partículas $\alpha$ interagem minimamente com materiais sólidos, assim como os encontrados em detectores de radiação.
B. Partículas $\alpha$ são tipicamente muito baixas de energia.
C. Decaimento $\alpha$ ocorrem, com frequência, em elementos (número de massa baixo) de luz que não são facilmente incorporados em radiofarmacêuticos.
D. Partículas $\alpha$ têm pouco alcance em tecido.
E. Decaimento $\alpha$ produz nuclídeos filhos que não podem ser quimicamente separados do pai.

## Respostas e Explicações

**D. Correta!** Como outras partículas pesadas, partículas alfa ($\alpha$) passam por inúmeras interações com a matéria que as circunda e, desta forma, perdem continuamente pequenas quantidades de energia, o que diminui sua velocidade à medida que percorrem até mesmo uma distância relativamente curta – em geral, < 100 $\mu$m em sólidos (partículas $\beta^+$ de $Rb^{82}$, em contrastem tem uma faixa média de aproximadamente 2,5 mm).

### *Outras escolhas e discussões*

**A.** Partículas alfa ($\alpha$) têm dois prótons (Z = 2) e dois nêutrons (A = 4) e são essencialmente um núcleo de hélio. Elas têm uma transferência de energia linear alta e depositam bastante energia ao longo de uma faixa muito curta por meio de suas interações com a matéria circundante. Em razão dessa alta deposição de energia, radiofarmacêuticos emissores de α têm sido vistos como promissores na irradiação dirigida de células tumorais.

**B.** Partículas alfa ($\alpha$), geralmente, têm energia muito alta, com frequência, mais do que 3 a 5 MeV.

**C.** Decaimento alfa ($\alpha$), como fissão, tipicamente ocorre em isótopos pesados como urânio ($U^{238}$, no qual Z = 92) e rádio ($Ra^{223}$, no qual Z = 88). Dificuldade em produzir radiofarmacêuticos emissores de α tem sido associada, sobretudo, a efeitos radiolíticos de doses de partícula α clinicamente úteis que colocam desafios a métodos radioquímicos tradicionais.

**E.** Nuclídeos-filhos produzidos por decaimento α têm um número atômico de Z – 2 e um número de massa A – 4 em comparação com o radionuclídeo pai. Assim, o filho é tipicamente distinto em termos químicos do pai, e em atividades baixas, pode ser separado por métodos padrão como eluição baseada em resina.

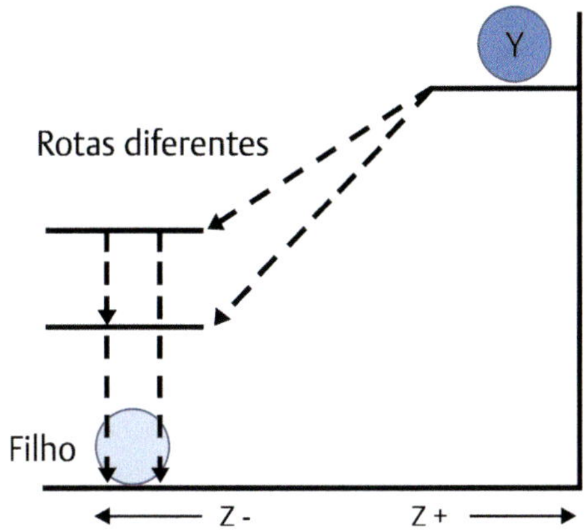


## Leituras Sugeridas

Cherry SR, Sorenson JA, Phelps ME. Physics in Nuclear Medicine. 4th ed. Philadelphia: Saunders; 2012

De Kruijff RM, Wolterbeek HT, Denkova AG. A critical review of alpha radionuclide therapy—how to deal with recoiling daughters? Pharmaceuticals 2015;8:321–336

Huclier-Markai S, Alliot C, Varmenot N, et al. Alpha-emitters for immune-therapy: a review from chemistry to clinics. Curr Top Med Chem 2012;12:2642–2654

### Melhores Dicas

- Partículas alfa (α) têm dois prótons (Z = 2) e dois nêutrons (A = 4) e são essencialmente núcleos de hélio. Nucleotídeos filhos produzidos por decaimento α têm número atômico de Z – 2 e um número de massa de A – 4 quando comparados ao radionucleotídeo pai.
- Em razão de sua habilidade de fornecer altas doses de radiação a uma pequena área (transferência de energia linear alta) quando apropriadamente conduzidos, radiofarmacêuticos emissores de α são muito promissores para aplicações radioterapêuticas e foram bem-sucedidos recentemente em uma base limitada.
- Enquanto as emissões α do pai podem ser favoráveis, em decorrência do comprimento de caminho curto – e, portanto, radiação "cruzada" limitada – a produção de estados excitados de filhos pode somar à dose/dano de radiação permanece uma preocupação e será especialmente interessante no futuro.

# Elementos Essenciais 3

## Caso

Descobriu-se que uma partícula carregada tem uma transferência de energia linear alta (LET) em um tecido. O que você concluiria sobre essa partícula?

A. A partícula produz uma ionização específica alta (SI) no tecido.
B. A partícula deve ser um nêutron.
C. A partícula produz sobretudo ácido desoxirribonucleico de filamento único (DNA) quebra no tecido.
D. A partícula possivelmente tem uma velocidade muito alta conforme percorre o tecido.
E. O caminho da partícula no tecido é longo e sinuoso.

## Respostas e Explicações

**A. Correta!** LET se refere à quantidade de energia depositada em uma matéria (p. ex., tecido) por unidade de comprimento no curso de uma radiação incidente. SI é definido como o número médio de eventos de ionização por comprimento de tamanho de unidade de radiação. A relação entre LET e SI é a seguinte: **LET = SI/W**, em que W é a energia média gasta na produção de uma ionização. Logo, à medida que uma radiação se move em seu percurso, a energia depositada produz ionizações; sendo assim, uma partícula que produz muitas ionizações (SI alto) tende a ter uma LET alta.

### *Outras escolhas e discussões*

**B.** Nêutrons (n), partículas alfa ($\alpha$) e prótons podem ter LETs altas e ser considerados partículas pesadas com energias de massa de magnitude muito maior do que um elétron (uma partícula leve). Elétrons (incluindo partículas beta negativas) são partículas pequenas com baixa LET. Radiações eletromagnéticas, embora não sejam particuladas em natureza, também têm baixa LET.

**C.** Com frequência, radiação com alta LET produz quebra dupla dos filamentos de DNA que são difíceis para a célula ou tecido repararem de modo eficaz. Radiação com baixa LET causa menos quebra dupla dos filamentos de DNA e está associada a menos casos de morte celular induzida por radiação.

**D.** Uma partícula com alta LET, por definição, deposita uma grande quantidade de energia nos tecidos locais. Essa deposição depende da propriedade dos tecidos (tecidos de maior densidade têm mais átomos disponíveis para interagir em determinada massa de tecido do que tecidos de menor densidade) e da partícula ou radiação incidente. É de se esperar que uma partícula viajando a uma alta velocidade através de um tecido gaste apenas uma pequena fração de tempo nas proximidades de qualquer átomo e, portanto, tenha menos probabilidade de interagir com esse átomo e causar sua ionização. Inversamente, é mais provável que uma partícula viajando em baixa velocidade através de um tecido interaja e deposite energia, causando uma ionização.

**E.** Partículas que depositam energia localmente, perdem velocidade (energia) à medida que o fazem. Em geral, essas partículas percorrem uma pequena distância por um caminho razoavelmente direto até perderem toda sua energia para os tecidos vizinhos. Partículas pequenas, como as partículas $\beta$, têm maior tendência a interagir com múltiplos átomos do tecido, apresentando um caminho longo e sinuoso visto que cada interação causa a perda de uma pequena quantidade de energia e deflete o elétron de seu ângulo incidente de percurso.

## Leituras Sugeridas

Cherry SR, Sorenson JA, Phelps ME. Physics in Nuclear medicine. 4th ed. Philadelphia: Saunders; 2012

Kassis AI, Adelstein SJ. Radiobiologic principles in radionuclide therapy. J Nucl Med 2005;46:4S–12S

Saha GB. Physics and Radiobiology of Nuclear Medicine. 4th ed. New York: Springer; 2014

### Melhores Dicas

- Para determinada quantidade de energia cinética, partículas alfa ($\alpha$) podem ionizar centenas de vezes mais átomos no tecido local do que elétrons (inclusive partículas beta negativas) com a mesma quantia de energia cinética.
- Tanto radiações particuladas quanto eletromagnéticas transferem energia para os tecidos e podem ionizá-los.

# Elementos Essenciais 4

## ■ Caso

Uma radiação incidente (raios $\gamma$) interage com um átomo conforme é mostrado a seguir. O elétron destacado é _____ e, portanto, o átomo será _____.

A. Um elétron secundário; em estado excitado.
B. Um elétron Auger; em estado excitado.
C. Um fotoelétron; em estado ionizado.
D. Uma partícula beta negativa; mais estável que o átomo original.
E. Uma partícula beta positiva; um isótopo do átomo original.

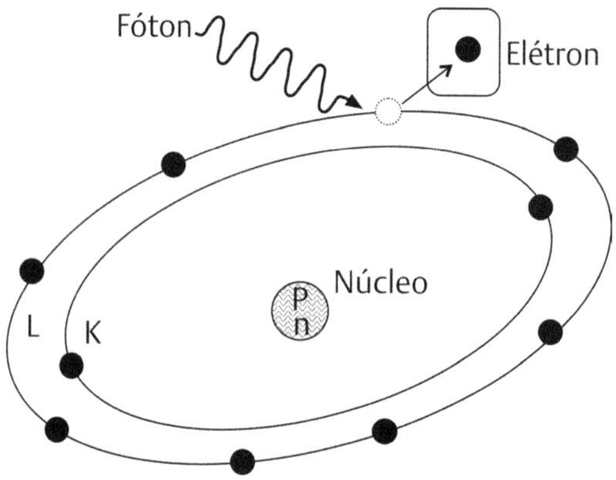

## Respostas e Explicações

**C. Correta!** A ionização de um átomo acontece quando um elétron orbital é removido ou separado do átomo, deixando-o em um estado ionizado instável. O elétron que se perdeu do átomo por causa de uma colisão com um fóton é chamado de fotoelétron. (*Grosso modo*, o fotoelétron é um tipo específico de elétron secundário, pois se separa do átomo por radiação [primária] incidente, sendo este o caso aqui apresentado.)

### *Outras escolhas e discussões*

**A.** Um elétron secundário perdido por interação ou colisão com radiação incidente é chamado de elétron secundário a fim de ser diferenciado da radiação (primária) incidente; o elétron mostrado neste exemplo *é* um elétron secundário. Por definição, um elétron é excitado quando elevado a um estado mais alto de energia dentro da órbita; o elétron não se perde do átomo em caso de excitação.

**B.** Um elétron Auger é emitido quando um elétron em uma órbita mais alta transaciona para preencher um vazio deixado por um elétron sendo retirado de uma órbita mais baixa – geralmente isso ocorre por conta da conversão interna. Assim que o excesso de energia da transição é então transferido para um elétron em órbita, aquele elétron é emitido. Esse é o elétron Auger. Vale notar que, como alternativa à emissão de um elétron Auger, o excesso de energia de transição pode resultar em uma característica emissão de raios X. Por definição, excitação de um átomo acontece quando um elétron passa a um estado maior de energia (de uma camada de energia inferior para uma superior); o elétron não se perde do átomo em um evento de excitação.

**D.** Uma partícula beta negativa é uma forma de radiação particulada e não eletromagnética (p. ex., não é um fóton). Conforme mostrado no diagrama, o átomo perdeu um elétron, deixando a rede com uma carga positiva em um estado ionizado. Estados ionizados não são mais estáveis do que sua forma não ionizada (estado normal).

**E.** Uma partícula beta positiva é uma forma de radiação particulada e não eletromagnética (p. ex., não é um fóton). No exemplo mostrado, nenhuma mudança nuclear ocorreu (o número de fótons e nêutrons no núcleo não mudou), logo esse átomo foi apenas ionizado. Por definição, isótopos são nuclídeos com o mesmo número de prótons (Z), mas números de massa diferentes. Exemplos de isótopos clinicamente relevantes são $Ga^{68}$ e $Ga^{67}$, para ambos Z = 31, mas eles têm números de nêutrons diferentes e, portanto, números de massa diferentes.

## Leituras Sugeridas

Cherry SR, Sorenson JA, Phelps ME. Physics in Nuclear Medicine. 4th ed. Philadelphia: Saunders; 2012

Saha GB. Physics and Radiobiology of Nuclear Medicine. 4th ed. New York: Springer; 2014

### Melhores Dicas

- Fotoelétrons e outros elétrons secundários são ejetados do átomo ao colidirem com radiação incidente.
- Outros tipos de elétrons orbitais emitidos (p. ex., Auger) geralmente são resultado da transição de um átomo ionizado para seu estado normal em vez de a interação direta com radiação incidente.

# Elementos Essenciais 5

## ■ Caso

Fósforo em estado neutro e estável tem um número atómico de 15 (Z = 15) e número de massa de 31 (A = 31). Com base no modelo do átomo de Bohr, qual é o principal número quântico da camada de energia na qual é mais provável que os elétrons mais distantes sejam encontrados?

A. 0.
B. 1.
C. 2.
D. 3.
E. 4.

## Respostas e Explicações

**D. Correta!** A cada camada de elétron é designado um número quântico principal (*n*), começando em 1 para a camada K. Assim, a camada L tem o número quântico principal de 2, a camada M tem o número quântico de 3 e assim sucessivamente. Cada camada pode abrigar no máximo $2n^2$ elétrons, e elétrons preenchem primeiro as camadas mais baixas. Quando as camadas K e L forem preenchidas, os elétrons então preencherão a camada M, que tem um número quântico de 3 e pode conter no máximo $[2 \times (3)^2] = 18$ elétrons. Logo, em um átomo estável com 15 prótons e 15 elétrons, os elétrons mais externos devem preencher a orbital 3p, onde o principal número quântico de 3 representa a camada M.

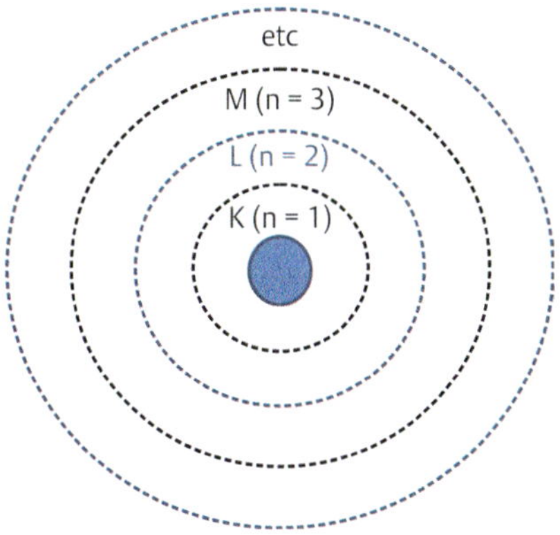


*Outras escolhas e discussões*

**A.** Não há uma camada de elétron com um número principal 0.

**B.** Em um átomo estável com 15 prótons, haverá 15 elétrons dentro da nuvem de elétrons. Esses elétrons preencherão primeiro a camada mais baixa - a camada K, que suporta no máximo 2 [2 x 3 (1) 2] elétrons, deixando, portanto, 13 elétrons nas camadas mais altas. Assim, os elétrons mais externos não estarão na camada K (número quântico 1).

**C.** Uma vez que a camada K contenha o número máximo de elétrons, estes então preencherão a camada L (que tem o número quântico de 2 e pode conter um máximo de $[2 \times (2)^2] = 8$ elétrons). Em um átomo estável com 15 prótons e 15 elétrons, portanto, haverá 15 – (2 + 8) elétrons sobrando residindo em uma camada com nível mais alto.

**E.** A camada N (com o número quântico de 4 e um máximo de elétrons contidos de $[2 \times (4)^2] = 32) = 32$) só será preenchida quando a camada M tiver atingido seu número máximo de elétrons. Assim, para um átomo estável com 15 prótons e 15 elétrons, não se deve esperar que haja nenhum elétron na camada N, pois todos teriam sido acomodados nas camadas K, L e M.

## Leitura Sugerida

Saha GB. Physics and Radiobiology of Nuclear Medicine. 4th ed. New York: Springer; 2014

### Melhores Dicas

- A cada camada de elétron é designado um número quântico principal (*n*), começando em 1 para a camada K.
- Cada camada de elétron pode abrigar no máximo de elétrons $2n^2$, e os elétrons preencherão primeiro as camadas inferiores.

# Elementos Essenciais 6

## ■ Caso

Quando transportava uma amostra de 200 mCi de radionuclídeo farmaceuticamente marcada como Q em uma seringa plástica tampada para ressonância, o examinado cai e derruba a amostra – derrubando a maior parte no chão do corredor. Com base na atividade e emissão primária (210 keV raios $\gamma$) do radionuclídeo, isso pode ser considerado um *grande* vazamento radioativo. Diferentemente de um vazamento *menor*, limpeza e medidas de precaução no caso de um *grande* vazamento incluem:

A. Notificar o pessoal e outras pessoas na área onde ocorreu o acidente e restrição de acesso à área de vazamento.
B. Cobrir o derramamento com papel absorvente, quando necessário, para prevenir que o material ou contaminação se espalhe para outras superfícies.
C. Vigiar a área de vazamento e áreas de potencial contaminação com medidor adequado ou outro detector apropriado.
D. Notificar imediatamente a divisão de segurança contra radiação (RSO).
E. Descontaminação dos indivíduos afetados.

## Respostas e Explicações

**D. Correta!** A distinção entre grandes e pequenos derramamentos depende, em grande parte, da quantidade e tipo de radionuclídeo (risco de radiação interna) envolvido. Além disso, costuma-se considerar como grandes derramamentos aqueles que não são facilmente contidos ou os que são muito difíceis de conter por medidas ou intervenções padronizadas. Nesse caso, o derramamento é julgado grande derramamento e, portanto, devem ser seguidas as precauções para um grande derramamento. Além das outras precauções listadas, que devem ser seguidas para todos os derramamentos, sejam pequenos ou grandes, os grandes derramamentos exigem notificação imediata do incidente à RSO. Esta pode fazer recomendações referentes à limpeza e modificações dos procedimentos padrão para prevenir ou diminuir o impacto de futuros derramamentos. Para pequenos derramamentos, pode não ser necessário notificar a RSO – particular e imediatamente – a menos que houvesse circunstâncias incomuns em torno do derramamento.

### *Outras escolhas e discussões*

**A.** Após qualquer derramamento de material radioativo em medicina nuclear ou no departamento de radiologia, as pessoas na área em torno do derramamento devem ser notificadas sobre o derramamento e impedidas de entrar na área. Neste exemplo, médicos, enfermeiros, técnicos, pacientes e outros poderiam ser impedidos de utilizar a seção do corredor em que ocorreu o derramamento até que se realize a descontaminação apropriada e inspeções indiquem que a área não traz riscos.

**B.** Como a maioria dos radiofármacos é administrada pela via intravenosa e sob a forma líquida, cobrir o derramamento com papel absorvente costuma ser uma boa primeira providência para minimizar o impacto. Isso pode servir não apenas como alerta visual de que algo tenha sido derramado, seja no piso ou em um balcão, mas pode ser usado para remover o material derramado da superfície. Se o material derramado for pó ou gás, os esforços para limitar sua propagação incluiriam fechamento das portas próximas ou adjacentes. Para derramamentos no piso, deve-se prestar muita atenção à supervisão e, se necessário, à descontaminação de calçados do pessoal envolvido no derramamento e à limpeza do derramamento para impedir contaminação inadvertida de outras áreas.

**C.** Ao avaliar o grau de propagação ou de contaminação em potencial após qualquer derramamento radioativo, deve-se usar um monitor de radiação ou outro dispositivo para determinar a dimensão da área de derramamento e a extensão em que qualquer material radioativo tenha sido transferido para outras superfícies. Por exemplo, as maçanetas de portas nas proximidades, pisos e equipamento podem ser pesquisados para se assegurar que o material não tenha sido transferido. A identificação de pessoal afetado (contaminado) ou outras pessoas é prioridade máxima, e os monitores de radiação podem ser usados para detectar material derramado nas roupas ou na pele daqueles que possam ter sido expostos.

**E.** Como foi sugerido anteriormente, a identificação e descontaminação de pessoas afetadas é prioridade máxima depois de derramamento radioativo. A Nuclear Regulatory Commission (Comissão Regulatória Nuclear) exige que todos aqueles que têm licença de uso de materiais radioativos tenham procedimentos vigentes para o manejo de derramamentos radioativos.

## Leituras Sugeridas

Baldwin JA, Bag AK, White SL, Palot-Manzil FF, et al. All you need to know as an authorized user. Am J Roentgenol 2015;205:251–258

Siegel JA. Nuclear Regulatory Commission Regulation of Nuclear Medicine: Guide for Diagnostic Nuclear Medicine. Reston, VA: Society of Nuclear Medicine; 2001

### Melhores Dicas

- A classificação de um derramamento como maior ou menor depende do radionuclídeo envolvido e da quantidade de atividade derramada. Por exemplo, pequenos derramamentos de radionuclídeos marcados com $Tc^{99m}$ são aqueles nos quais a atividade derramada é < 100 mCi. Inversamente, derramamentos ≥ 10 mCi de radionuclídeos marcados com $Ga^{67}$ ou $In^{111}$ são considerados grandes derramamentos, e derramamentos de apenas 1 mCi de radionuclídeos marcados com $I^{131}$ são considerados grandes derramamentos.
- Grandes derramamentos exigem notificação imediata do incidente à RSO local.

# Elementos Essenciais 7

## ■ Caso

Nos Estados Unidos, as pessoas do público em geral recebem a dose anual mais alta de radiação (*per capita*) de quais das seguintes fontes?

A. Radiografias para diagnóstico.
B. Radiação cósmica do sol.
C. Isótopos ingeridos, inclusive potássio-40.
D. Tório-232 e rádio-226 em material terrestre.
E. Inalação de radônio no ar.

## ■ Respostas e Explicações

**A. Correta!** Com base em dados das Nações Unidas (Comissão Científica das Nações Unidas sobre Efeitos da Radiação Atômica) de 2008, as radiografias para diagnóstico decorrentes de procedimentos médicos, como a tomografia computadorizada, a radiografia simples, a fluoroscopia e as radiografias dentárias contribuem com aproximadamente 2,4 mSv para a dose efetiva de radiação anual do público em geral. Esses dados são compatíveis com, embora com diferenças muito discretas, dados sobre fontes ambientais e médicas de radiação, o que foi publicado no Relatório 160 de 2009 do Conselho Nacional de Proteção e Medida de Radiação. Você pode consultar a seção NIS e encontrar uma discussão adicional.

### *Outras escolhas e discussões*

**B.** Raios cósmicos transmitem aproximadamente 0,3 mSv de dose efetiva de radiação anualmente, variando um pouco a quantidade com a altitude.

**C.** A ingestão de alimentos e água resulta na deposição interna de compostos que emitem radioisótopos, como a $K^{40}$. Esses compostos internos expõem o público em geral a cerca de 0,3 a 0,4 mSv de dose efetiva por ano.

**D.** As fontes de radiação terrestre expõem o público em geral a aproximadamente 0,4 a 0,5 mSv de dose de radiação anualmente.

**E.** O radônio inalado ou suspenso no ar é a fonte mais abundantes de radiação de fundo natural, sendo responsável por aproximadamente 1,2 a 2 mSv de dose efetiva por ano.

## ■ Leituras Sugeridas


Mettler FA, Bhargavan M, Faulkner K, et al. Radiologic and nuclear medicine studies in the United States and worldwide: frequency, radiation dose, and comparison with other radiation sources—1950-2007. Radiol 2009;253:520–531

National Council on Radiation Protection. NCRP Report No. 160. (2009). Ionizing radiation exposure of the population of the United States. http://ncrponline.org/publications/reports/ncrp-report-160/

United Nations Scientific Committee on the Effects of Atomic Radiation. 2006 Report to the General Assembly. New York, NY: United Nations; 2008

United Nations Scientific Committee on the Effects of Atomic Radiation. Sources and effects of ionizing radiation. Medical radiation exposures, annex B. 2008 Report to the General Assembly with Scientific Annexes. New York, NY: United Nations; 2010


### Melhores Dicas

- A dose efetiva anual estimada *per capita* nos Estados Unidos é de aproximadamente 5,6 mSv.
- Entre os procedimentos diagnósticos por imagens, a tomografia computadorizada é responsável por quase metade das doses efetivas de radiação ao público em geral, 1,3 a 1,5 mSv anualmente. Ela é seguida pela medicina nuclear, com uma dose estimada de radiação de 0,6 a 0,8 mSv por ano.
- Enquanto antes a dose anual de radiação ambiente natural excedia as fontes artificiais, com o aumento da utilização de imagens para aplicações diagnósticas e terapêuticas, as fontes médicas de radiação, no total, são aproximadamente iguais às doses de radiação ambiente.

# Elementos Essenciais 8

## ■ Caso

Homem de 62 anos passa por tromboembolização de malformação arteriovenosa cerebral. Recebe uma dose cumulativa de radiação de 500 cGY pelo procedimento. Qual das seguintes caracteriza mais acuradamente as reações teciduais (antes denominadas "efeito determinísticos") decorrentes do procedimento intervencionista?

A. Como retratado na curva A, a intensidade das reações teciduais aumenta com dose alta de radiação.
B. Como retratado na curva A, a probabilidade de reações teciduais não é modificável.
C. Como retratado na curva B, as reações teciduais intensas ocorrem somente nos estágios ou pontos no tempo finais.
D. Como retratado na curva B, a probabilidade de reações teciduais é não zero acima de uma dose de limiar.
E. Como retratado na curva C, espera-se que a probabilidade de reações teciduais seja constante em qualquer dose.

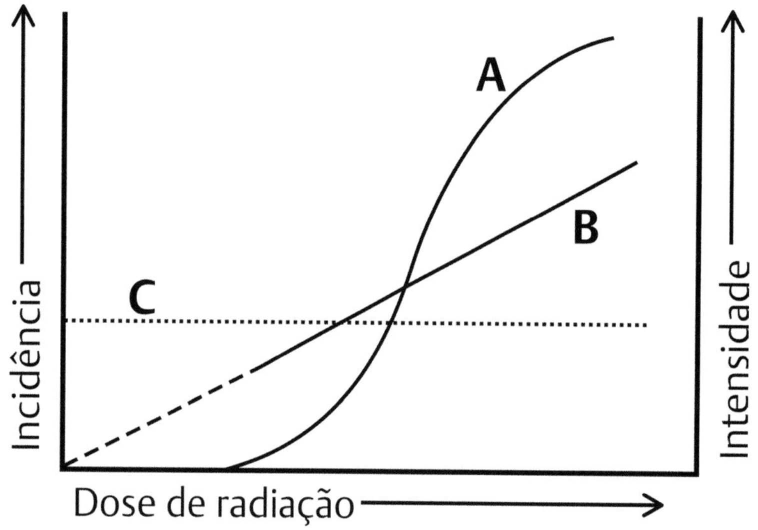

## Respostas e Explicações

**A. Correta!** As "reações teciduais", antes denominadas efeitos "estocásticos" e depois "determinísticos" da radiação, são classicamente distinguidos dos efeitos estocásticos da radiação pela presença de uma dose de limiar (que pode ser bem baixa e variável, dependendo do tipo de tecido), acima da qual a intensidade dos efeitos aumenta, e abaixo da qual não há efeito detectável.

### *Outras escolhas e discussões*

**B.** Existe um acúmulo de evidências de que a probabilidade (incidência) de reações teciduais, especialmente aquelas reações que ocorrem tipicamente tardiamente depois da exposição, possa ser modificada por substância como os antioxidantes, anti-inflamatórios e outros.

**C.** As reações teciduais incluem o dano ocorrido logo depois da exposição à radiação ("precoces" - como eritema cutâneo, que pode ser visto em várias horas - e os que são vistos em pontos no tempo remotos depois da exposição ("tardios") - como catarata, esterilidade e doença circulatória relacionada com a radiação, que podem se tornar evidentes anos depois da exposição.

**D.** A curva B retrata o modelo "linear sem limiar" dos efeitos estocásticos da radiação, não "reações teciduais". Esse modelo sustenta que não há dose limiar, mas sugere que a ocorrência (incidência) dos efeitos aumente linearmente em função da dose de radiação. Os efeitos estocásticos incluem câncer e outros efeitos hereditários induzidos pela radiação, como retardo mental.

**E.** A curva C retrata efeitos independentes da dose de radiação.

## Leituras Sugeridas


Hamada N, Fujimichi Y. Classification of radiation effects for dose limitation purposes: history, current situation and future prospects. J Radiat Res 2014;55:629–640

Saha GB. Physics and Radiobiology of Nuclear Medicine. 4th ed. New York: Springer; 2014

Stewart FA, Akleyev AV, Hauer-Jensen M, et al. ICRP Statement on Tissue Reactions/Early and Late Effects of Radiation in Normal Tissues and Organs—Threshold Doses for Tissue Reactions in a Radiation Protection Context. ICRP Publication 118. Ann ICRP 2012;41(1/2)


### Melhores Dicas

- A atual terminologia, "reações teciduais", era antigamente denominada efeitos determinísticos ou não estocásticos.
- Existe uma dose limiar para reações teciduais, e a intensidade das reações teciduais aumenta com dose alta de radiação.

# Elementos Essenciais 9

## ■ Caso

Um reator nuclear foi instalado em uma área rural do Alabama e está passando por testes iniciais de garantia de qualidade antes da inspeção pela Comissão Regulatória Nuclear. Ele deverá ser usado predominantemente para a produção de iodo-131 ($I^{131}$) com grau médico por fissão de urânio-235 ($U^{235}$). Durante os testes, o centro do reato superaquece e se derrete parcialmente, ao final resultando em uma liberação de $I^{131}$ no ar; não são liberadas quantidades significativas de outros produtos precursores ou derivados. Durante a investigação do acidente, determina-se que, conquanto não haja contaminação da água do solo ou do solo nas áreas em torno do reator, há altos níveis de $I^{131}$ nas amostras do ar nas áreas vizinhas. Qual das seguintes intervenções seria mais efetiva para minimizar a dose total de radiação ao público?

A. Resfriar novamente o centro do reator.
B. Usar detectores de radiação nas mãos e corpo.
C. Usar coletes de chumbo ou escudos de chumbo para a tireoide.
D. Distribuição de protetores oculares bloqueadores de raios ultravioleta.
E. Distribuição de pílulas de iodeto de potássio.

## ■ Respostas e Explicações

**E. Correta!** Além de suas emissões beta com energia máxima de ~ 606 keV, o $I^{131}$ emite fótons de alta energia (raios γ) com energia primária de 364 keV. As partículas beta emitidas tipicamente percorrem vários metros no ar enquanto fótons de alta energia. No entanto, neste caso, com $I^{131}$ aerossolizado no ar, as emissões radioativas são preocupantes no local do acidente e na área em torno, na qual partículas de $I^{131}$ podem resultar em exposições à radiação externa e interna (em decorrência da inalação). O $I^{131}$ inalado pode se acumular na tireoide se não for bloqueado. Portanto, a administração de um bloqueador não radioativo, como o iodeto de potássio ou a solução de Lugol (solução aquosa de iodeto de potássio mais iodo) pode ser importante para minimizar a dose de radiação beta e radiação gama à glândula tireoide da fonte (tireoide) para outros tecidos (alvo).

*Outras escolhas e discussões*

**A.** Resfriar novamente o centro do reato pode ter pouco benefício, pois o centro já derreteu parcialmente. Além disso, como a liberação de radiação ao ambiente já ocorreu, resfriar novamente não terá efeito em minimizar a dose do $I^{131}$ liberado.

**B.** Para os trabalhadores com radiação ou aqueles com exposições ocupacionais à radiação ionizante, detectores de corpo e das mãos são meios efetivos de monitorar a exposição. No contexto de acidente com radiação, esses detectores podem auxiliar em determinar a exposição total dos trabalhadores, mas não seriam úteis par minimizar a dose.

**C.** O $I^{131}$ é um beta-emissor usado mais frequentemente no tratamento de hipertireoidismo e carcinoma de tireoide bem diferenciado. Conquanto os coletes de chumbo limitem a radiação absorvida de fótons com baixa energia, a camada semirredutora de Pb para $I^{131}$ é de 3 mm, e a camada decirredutora é de 11 mm. A espessura doa aventais de chumbo típicos é de 0,25 a 0,375 mm. Desse modo, seria de esperar que as vestimentas de proteção bloqueassem dos fótons primários emitidos do $I^{131}$. Além disso, é importante observar que materiais com alto Z, como o chumbo, produzem radiação de Bremsstrahlung penetrantes (raios X) quando expostos a partículas beta.

**D.** O $I^{131}$ não produz radiações ultravioleta. Portanto, proteção ocular bloqueadora de ultravioleta não traria benefício substancial.

## ■ Leituras Sugeridas

Sugarman SL, Goans RE, Garrett AS, et al. The Medical Aspects of Radiation Incidents. Knoxville, TN: Oak Ridge Institute for Science and Education (US); 2013. https://orise.orau.gov/files/reacts/medical-aspects-of-radiation-incidents.pdf

Yamamoto LG. Risks and management of radiation exposure. Ped Emerg Care 2013;29:1016–1026

---

**Melhores Dicas**

- O $I^{131}$ é um emissor de raios beta e gama.
- O $I^{131}$ se acumula na glândula tireoide, se não bloqueado.
- A camada de Pb semirredutora para o $I^{131}$ é de 3 mm, e a camada decirredutora é de 11 mm.

# Elementos Essenciais 10

## ■ Caso

Uma câmera de tomografia computadorizada com emissão de fóton único está passando por testes de desempenho com um fantasma de Jaszczak. O técnico em medicina nuclear enche a câmara em torno das esferas e bastões sólidos com uma solução de pertecnetato de tecnécio-99m ($Na\text{-}TcO_4$). O fantasma cheio é usado para:

A. Cálculo diário de uniformidade.
B. Identificar o pico de energia diário.
C. Testes trimestrais de linearidade.
D. Testes trimestrais de resolução espacial do sistema.
E. Testes anuais de desempenho do sistema.

## Respostas e Explicações

**E. Correta!** O fantasma de Jaszcak preenchível é usado para avaliação global do sistema de imagens e pode ser usado para sistemas de tomografia computadorizada com emissão de fóton único e de tomografia por emissão de pósitrons, dependendo do radiomarcador usado para encher a câmara. Quando cheio, o fantasma pode ser usado para testar a resolução do sistema, o contraste e a uniformidade. Deve-se realizar uma verificação global do sistema pelo menos anualmente; o melhor seria trimestralmente.

### *Outras escolhas e discussões*

**A.** A uniformidade da gama câmara deve ser testada com uma fonte em ponto numa distância especificada da cabeça da câmara (uniformidade intrínseca) ou com uma fonte de uniformidade de campo laminar (tipicamente Cobalto-57) colocada diretamente no colimador (uniformidade extrínseca). A uniformidade deve ser avaliada diariamente.

**B.** A identificação do pico de energia deve ser realizada diariamente. O espectro de energia do radioisótopo a ser usado nas imagens, mais frequentemente o tecnécio-99m, deve ser analisado para se garantir que o fotopico de interesse coincida com a janela de energia pré-configurada.

**C.** Os testes de linearidade são feitos melhor com um fantasma em barras de quatro quadrantes colocado no alto do colimador, com uma fonte em ponto numa distância especificada da cabeça da câmara. As verificações de linearidade devem ser realizadas mensal ou trimestralmente.

**D.** A resolução espacial deve ser verificada mensal ou trimestralmente e, muito semelhantemente à uniformidade, pode ser avaliada em função do desempenho da câmara intrínseca ou do desempenho da câmara extrínseca. Como com a linearidade, é tipicamente verificada usando-se um fantasma em barras de quatro quadrantes, sendo que o usuário identifica o número de quadrantes em que se podem discernir as separações das barras.

## Leituras Sugeridas

Intersocietal Accreditation Commission. IAC Standards and Guidelines for Nuclear/PET Accreditation. Ellicott City, MD: Intersocietal Accreditation Commission; 2012

Zanzonico P. Routine quality control of clinical nuclear medicine instrumentation: a brief review. J Nucl Med 2008;49:1114–1131

### Melhores Dicas

- Uniformidade, pico de energia → diariamente.
- Testes de linearidade → mensal ou trimestralmente.
- Resolução espacial → mensal ou trimestralmente.
- Verificação global do sistema → trimestral ou anualmente.

# Elementos Essenciais 11

## ■ Caso

Os peptídeos conjugados com DOTA marcado com gálio-68 foram desenvolvidos para tomografia por emissão de pósitrons de tumores neuroendócrinos. Esses peptídeos são análogos da somatostatina, funcionando o DOTA como ligação entre o radiometal e a parte peptídeo, como $Tyr^3$-octreotida (TOC), produzindo, por exemplo, um radiofármaco final $Ga^{68}$-DOTA-TOC. Ao preparar o $Ga^{68}$ para marcar o peptídeo por meio de eluição de um gerador de germânio-68 ($Ge^{68}$), a presença de altos níveis de $Ge^{68}$ no eluato necessariamente:

A. Diminuirá a atividade específica do peptídeo radiomarcado.
B. Diminuirá a pureza radioquímica do peptídeo radiomarcado.
C. Não terá efeito sobre a pureza radionuclídica do peptídeo radiomarcado.
D. Provavelmente aumentará a pureza química do peptídeo radiomarcado.
E. Terá efeitos imprevisíveis sobre os níveis de peptídeo radiomarcado livre de transportador.

## Respostas e Explicações

**E. Correta!** Um *transportador* é isótopo estável (não radioativo) do radionuclídeo de interesse. Neste caso, um transportador seria o gálio-69 ou 71. Não se espera que quantidades aumentadas do composto precursor, o $Ge^{68}$, afetem a quantidade de gálio estável presente no eluato de maneira previsível.

### *Outras escolhas e discussões*

**A.** Atividade específica reflete a proporção do radiofármaco que está marcado com o radionuclídeo de interesse *versus* os isótopos estáveis do mesmo elemento (p. ex., neste caso, gálio-69 ou 71). Quando existe uma abundância do isótopo estável incorporada ao "radio"fármaco, a atividade específica do peptídeo radiomarcado desejado (o radiofármaco desejado neste caso) diminuiria. A presença do composto precursor, $Ge^{68}$, não afeta necessariamente a atividade específica do radiofármaco. A atividade específica pode ser avaliada usando-se cromatografia líquida de alta eficiência.

**B.** A pureza radioquímica reflete a fração do radionuclídeo de interesse que se liga à substância farmacêutica de interesse. Qualquer fator que diminua a eficiência do processo de marcação farmacêutica, como no caso de que o radionuclídeo de interesse não se ligue efetivamente ao radiofármaco, diminuirá a pureza química, já que mais do radioisótopo estará presente não ligado à substância química de interesse. Nesse caso, ter o composto precursor, $Ge^{68}$, no eluato não diminuirá necessariamente a ligação do $Ga^{68}$ à molécula de TOC. As impurezas podem estar sob a forma de radionuclídeo livre, hidrolisado-reduzido ou ligado. Cromatografia é o procedimento de escolha para separar e identificar impurezas radioquímicas.

**C.** A pureza do radionuclídeo reflete a contribuição do radioisótopo de interesse (neste caso, o $Ga^{68}$) para a radioatividade global da amostra. O aumento dos níveis de $Ge^{68}$ no eluato necessariamente diminuirá a fração de radioatividade total originada do $Ga^{68}$. A pureza radionuclídica pode diminuir pela presença de radioisótopos do radionuclídeo de interesse ou pela presença de diferente nuclídeos. No sistema gerador $Mo^{99}/Tc^{99m}$, $Mo^{99}$ representaria uma impureza de radionuclídeo no $Tc^{99m}$ eluído (a Comissão Regulatória Nuclear limite a impureza de $Mo^{99}$ permitida a $\leq 0,15$ μCi de $Mo^{99}$ de $Tc^{99\,m}$, isto é, "molibdênio incidental"). A pureza radionuclídica é avaliada usando-se um calibrador de dose para identificar a proporção de contagens totais geradas por decaimento do nuclídeo de impureza.

**D.** Pureza química reflete a fração da massa do produto final que está na forma química desejada. Aumentar a quantidade de $Ge^{68}$ no eluato não afetará necessariamente o tipo, quantidade ou forma química do produto final. Seria de esperar que processos que afetam a formação da substância química desejada afetassem a pureza química. Uma pureza química > 95% é a desejada. No sistema gerador $Mo^{99}/Tc^{99\,m}$, $Al_2O_3$ usado como meio de coluna pode resultar na presença de íons alumínio ($Al^{3+}$) no eluato de $Tc^{99m}$ (o que é conhecido como "alumínio incidental"). A Comissão Regulatória Nuclear limita a impureza química $Al^{3+}$ permitida a $\leq 10$ μg de $Al^{3+}$ por 1 mL de eluato de $Tc^{99m}$. A impureza química pode ser avaliada usando-se uma fita indicadora colorimétrica, sendo o eluato testado contra uma solução com uma quantidade padrão/conhecida da impureza. Testes adicionais que podem ser usados para pesquisar a pureza química incluem cromatografia gasosa, cromatografia líquida, espectrofotometria, troca iônica e extração com solvente.

## Leituras Sugeridas


Cherry SR, Sorenson JA, Phelps ME. Physics in Nuclear Medicine. 4th ed. Philadelphia: Saunders; 2012

Decristoforo C, Pickett RD, Verbruggen A. Feasibility and availability of 68G-labelled peptides. Eur J Nucl Med Mol Imaging 2012;39(Suppl 1):31–40


### Melhores Dicas

- Atividade específica = radiofármaco desejado marcado com o radionuclídeo de interesse *versus* isótopos estáveis desse mesmo elemento.
- Pureza radioquímica = fração do radionuclídeo de interesse ligada à substância farmacêutica de interesse.
- Pureza radionuclídica = contribuição do radioisótopo de interesse para a radioatividade global da amostra.
- Pureza química = fração do produto final na forma química desejada.

# Elementos Essenciais 12

## ■ Caso

Mulher de 64 anos com câncer colorretal passa por radioterapia intra-arterial ("radioembolização") para metástases hepáticas com microesferas marcadas com ítrio-90 (média de β-energia = 937 keV). As imagens de pré-tratamento com albumina macroagregada com tecnécio-99m revelou uma fração de *shunt* pulmonar de aproximadamente 5% e se espera que 95% da atividade das microesferas se localize nos tumores hepáticos. Administrou-se um total de 1 Gbq de microesferas com $Y^{90}$, e as imagens Bremsstrahlung 24 horas pós-terapia revelaram pequenos *shunts* extra-hepáticos e confirmaram o tratamento do volume tumoral inteiro. Ao converter a dose de radiação absorvida pela administração de microesferas de Y-90 para equivalente de dose ($H_E$):

A. O fator de qualidade ($Q_F$) para radiações Bremsstrahlung é de 1,0, enquanto que o $Q_F$ para partículas $\beta^-$ é de 10,0.
B. A efetividade biológica relativa das radiações emitidas será independente da transferência de energia linear das radiações.
C. A unidade em Sistema Internacional de Unidades (SI) da dose equivalente é o Gray (Gy).
D. A dose efetiva a partir das radiações Bremsstrahlung incluirá um ajuste para a sensibilidade do tecido pulmonar aos raios X.
E. A fração da dose absorvida para o fígado a partir dos pulmões dependerá das radiações Bramsstrahlung, mas não das partículas $\beta^-$.

## Respostas e Explicações

**D. Correta!** A dose efetiva, antes conhecida como equivalente de dose efetiva, oferece uma estimativa dos efeitos da radiação no corpo inteiro, levando em conta os equivalentes de dose dependentes do tipo de radiação e as sensibilidades do tecido à radiação, o que é conhecido como fator de ponderação tecidual ($W_T$). Para o corpo todo, os $W_T$s somam até 1,0. Os tecidos mais sensíveis a dano pela radiação têm o $W_T$ mais alto (p. ex., 0,20 para as gônadas), enquanto que aqueles com sensibilidades mais baixas têm $W_T$ menor (p. ex., 0,01 para a pele).

### *Outras escolhas e discussões*

**A.** Os fatores de qualidade (Q), relacionados (embora não se tenha clareza sobre a relação exata) com o conceito mais moderno de fatores de ponderação da radiação ($W_R$), são responsáveis por efeitos variáveis de diferentes tipos de radiação sobre tecido biológico. Raios X, raios gama e algumas pequenas partículas, inclusive elétrons ($e^-$ ou partículas $\beta^-$) e pósitrons (partículas $\beta^+$), têm efeitos semelhantes quando interagem com os tecidos; desse modo, todos têm um $Q_F$ de 1,0. Nêutrons, prótons de alta energia e partículas alfa têm fatores de qualidade de 5:20, 5 e 20 respectivamente.

**B.** A efetividade biológica relativa de uma radiação específica descreve sua capacidade relativa de produzir uma resposta biológica (tecidual) em particular, em comparação com uma radiação de referência – tipicamente 250 kV de raios X. Como regra, as radiações $\alpha$ têm uma efetividade biológica relativa mais alta do que os raios X, dado que têm uma transferência de energia linear mais alta.

**C.** A unidade para equivalente de dose ($H_E$), no sistema tradicional, é o *rem* (radiation *e*quivalent *m*an) e, no sistema SI, é o Sievert, abreviado como Sv. $H_E$ utiliza fatores de qualidade de radiação (Q) que levem em conta efeitos variáveis de diferentes tipos de radiação. A maioria dos procedimentos clinicamente relevantes em radiologia diagnóstica e medicina nuclear transmitem doses equivalentes na faixa mili-Sievert (mSv).

**E.** Como o $Y^{90}$ emite particular $\beta^-$ e radiações Bremsstrahlung, a dose absorvida por qualquer órgão dependerá dos efeitos de ambos os tipos de emissões.

## Leituras Sugeridas


Cherry SR, Sorenson JA, Phelps ME. Physics in Nuclear Medicine. 4th ed. Philadelphia: Saunders; 2012

International Commission on Radiological Protection. Relative biological effectiveness (RBE), quality factor (Q), and radiation weighting factor (wR). ICRP Publication 92. Ann ICRP 2003;33(4)

Saha GB. Physics and Radiobiology of Nuclear Medicine. 4th ed. New York: Springer; 2014


### Melhores Dicas

- A dose efetiva fornece uma estimativa de efeitos da radiação no corpo inteiro levando em conta os equivalentes de doses dependentes do tipo de radiação e as sensibilidades teciduais à radiação, o que é conhecido como fator de ponderação tecidual ($W_T$).
- Fator Q ($Q_F$): nêutrons = 5 a 20; prótons de alta energia = 5; partículas alfa = 20. $H_E$ utiliza $Q_F$ que leve em conta os efeitos variáveis de diferentes tipos de radiação.
- A efetividade biológica relativa de uma radiação específica descreve sua capacidade relativa de produzir uma resposta biológica (tecidual) particular, em comparação com uma radiação de referência.

# Elementos Essenciais 13

## ■ Caso

Você estará sendo recolocado em um novo emprego no Tennessee, que é atualmente um dos trinta e sete estados no acordo da Comissão Regulatória Nuclear (NRC). No entanto, você está trabalhando em Delaware no momento, o qual não é um estado participante do acordo. Sob a direção de seu diretor de programas de controle de radiação do estado e de acordo com seu contrato com a NRC, o estado do Tennessee seria responsável por regular qual dos seguintes radioisótopos (que não seriam regulados por Delaware, um estado fora do acordo)?

A. Iodo-131 ($I^{131}$).
B. Rádio-226 ($Ra^{226}$) de ocorrência natural.
C. Gálio-67 ($Ga^{67}$).
D. Iodo-123 ($I^{123}$).
E. Flúor-18 ($F^{18}$).

## Respostas e Explicações

**A. Correta!** A NRC dos EUA (mais comumente, apenas NRC) é uma agência governamental independente criada como parte da Lei de Reorganização de Energia de 1974. Sua finalidade é garantir a manipulação e uso seguros de materiais radioativos nos Estados Unidos, de tal maneira que se protejam o público e o ambiente. Concedendo várias licenças a médicos individuais, instituições e estados, a NRC governa os materiais nucleares, incluindo aqueles usados para finalidades comerciais não militares e medicinais. Os regulamentos da NRC relevantes para radiologia diagnóstica e medicina nuclear podem ser encontrados, em geral, nas Partes 19, 20, 30, 32 e 35 do Código de Regulamentos Federais dos EUA Parte 10, embora várias outras partes do Código possam ser úteis para referência.

O programa de Acordo com os Estados foi inicialmente instituído como parte de uma revisão de 1959 da Lei de Energia Atômica sob os auspícios da Comissão de Energia Atômica. A partir de fevereiro de 2016, havia 37 estados participantes do acordo e 11 não participantes, mais o Distrito de Colúmbia. Entrando em um contrato ("acordo") com a NRC, os Estados Participantes recebem a oportunidade e a responsabilidade de inspecionar e fornecer licença para o uso de:

> material-fonte (urânio e tório) e resíduos de processamento associados; material nuclear especial (urânio e plutônio enriquecidos); material subproduto (radionuclídeos produzidos pelos reatores), incluindo, por exemplo, $I^{131}$).[1]

Nos estados não participantes, a NRC é responsável pelos materiais radioativos mencionados. Todos os estados regulam suas fontes de radiação, incluindo:

> material radioativo de ocorrência natural (rádio e radônio); materiais radioativos produzidos pelo acelerador de partículas ($F^{18}$, $Ga^{67}$, $I^{123}$); e aparelhos produtores de radiação.[1]

As outras escolhas são incorretas.

## Referência

1. Siegel JA. Nuclear Regulatory Commission Regulation of Nuclear Medicine: Guide for Diagnostic Nuclear Medicine. Reston, VA: Society of Nuclear Medicine; 2001

## Leituras Sugeridas

Cherry SR, Sorenson JA, Phelps ME. Physics in Nuclear Medicine. 4th ed. Philadelphia: Saunders; 2012

Nuclear Regulatory Commission. NRC Regulations - Title 10, Code of Federal Regulations [Internet]. Washington, DC: Office of the Federal Register; 1991. http://www.nrc.gov/reading-rm/doc-collections/cfr/

### Melhores Dicas

- Os estados participantes do acordo são responsáveis pela inspeção e fornecimento de licenças para o uso de "material-fonte (urânio e tório) e resíduos de processamento associados; material nuclear especial (urânio e plutônio enriquecidos); subprodutos (radionuclídeos produzidos pelo reator)".[1]

# Com Detalhes 1

## ■ Caso

Qual das seguintes comparações de captura de elétrons (EC) e decaimento de pósitrons ($\beta^+$) é MAIS acurada?

A. Relativamente ao nuclídeo estável mais próximo, o decaimento de $\beta^+$ tipicamente ocorre em radionuclídeos com relações nêutrons-prótons (N/Z) mais altas, enquanto que o decaimento por EC tipicamente ocorre quando a relação N/Z é mais baixa.
B. Tanto para o decaimento de $\beta^+$ como para EC, os neutrinos emitidos contribuem substancialmente para a dose de radiação.
C. Tanto o decaimento de $\beta^+$ como a EC são seguidos por emissões características de raios gama (raios $\gamma$).
D. Embora o decaimento de $\beta^+$ resulte em fótons de aniquilação detectáveis, a EC não produz emissões detectáveis fora do corpo.
E. O decaimento de $\beta^+$ é mais provável quando são disponibilizados pelo menos 1,022 MeV como energia de transição, enquanto que o decaimento por EC é menos provável à medida que aumenta a energia de transição.

## Respostas e Explicações

**E. Correta!** A probabilidade de decaimento de pósitrons ($\beta^+$) aumenta à medida que aumenta a energia de transição disponível acima de 1,022 MeV, enquanto que a probabilidade de EC aumenta à medida que diminui a energia de transição disponível. Esse "ponto de corte" de 1,022 MeV se torna claro quando consideramos os produtos do decaimento de pósitrons, no qual um próton nuclear é transformado em nêutron (que é massa de elétron mais pesada do que um próton e, portanto, pode-se pensar nessa transformação como exigindo 0,511 MeV disponível), criando-se um pósitron (sendo este equivalente à massa de um elétron; desse modo, é necessário um segundo 0,511 MeV), de tal modo que 0,511 MeV + 0,511 MeV = 1,022 MeV.

### *Outras escolhas e discussões*

**A.** Decaimento de $\beta^+$ e EC são modos alternativos de decaimento que ocorrem tipicamente em radionuclídeos (ricos em prótons) com uma relação N/Z mais baixa do que o nuclídeo estável mais próximo ("linha de estabilidade"). Como exemplo, o $I^{126}$ (com 53 prótons) pode declinar por EC ou decaimento de $\beta^+$ a $Te^{126}$ (com 52 prótons).

**B.** Neutrinos produzidos por decaimento de $\beta^+$ e CE interagem minimamente com outras partículas e, assim sendo, não contribuem substancialmente para as doses de radiação biológica.

**C.** Na EC, uma vez que o elétron orbital (tipicamente da camada K ou L) seja capturado e se forme um nêutron, a vacância camada do elétron é preenchida por um elétron da camada externa (resultando em emissão de um raios X característico ou elétron de Auger à medida que a energia de transição é liberada); um raio $\gamma$ não é tipicamente emitido da EC. Nota: se um núcleo derivado instável for produzido a partir da EC, podem ser emitidos raios $\gamma$ do derivado ao declinar para seu estado fundamental (p. ex., raios $\gamma$ de 171 e 245 keV emitidos por Cd ao declinar para seu estado fundamental depois de ser produzido por EC a partir do $In^{111}$). Subsequentemente ao decaimento de $\beta^+$, a aniquilação da partícula $\beta^+$ resulta na produção de dois fótons de aniquilação, cada um com uma energia de aproximadamente 511 keV.

**D.** Quando são de energia suficiente para escapar do corpo ou são emitidos de tecidos superficiais, como a glândula tireoide, podem-se detectar os raios X característicos do núcleo derivado a partir da EC.

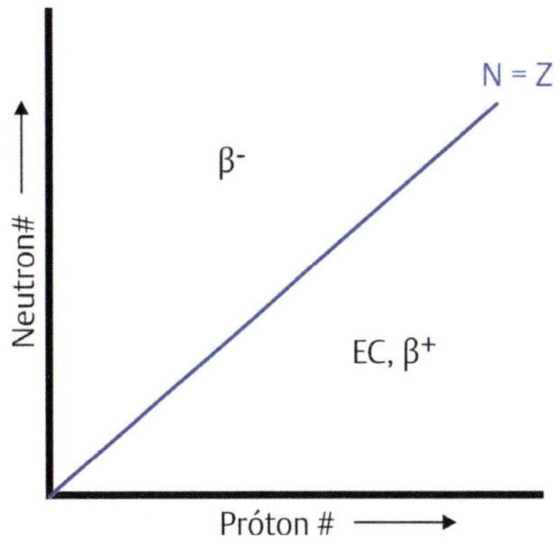


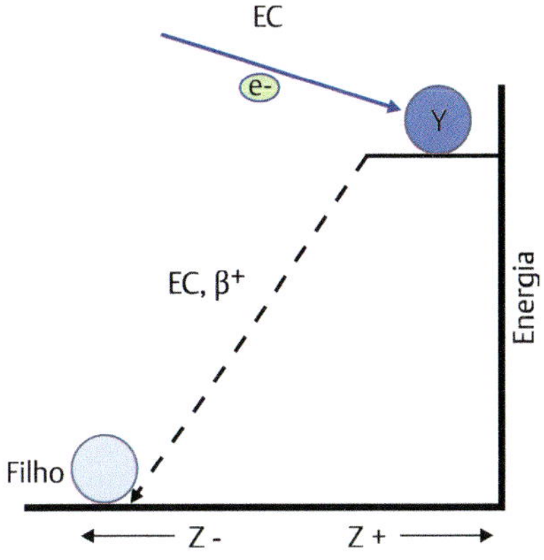


## Leituras Sugeridas

Cherry SR, Sorenson JA, Phelps ME. Physics in Nuclear Medicine. 4th ed. Philadelphia: Saunders; 2012

Patton JA. Introduction to nuclear physics. Radiographics 1998;18:995–1007

Saha GB. Physics and Radiobiology of Nuclear Medicine. 4th ed. New York: Springer; 2014

### Melhores Dicas

- Embora frequentemente os raios-γ sejam referidos como originados do decaimento do precursor, raios-γ característicos detectados e utilizados para imagens depois de $\beta^+$, $\beta^-$ e EC realmente se originam da transição do núcleo derivado ao seu estado fundamental.

# Com Detalhes 2

## ■ Caso

A energia de ligação (EL) dos elétrons na camada K de um nuclídeo _____.

A. É determinada pelo número total de elétrons presentes na camada K do átomo.
B. É igual à energia necessária para excitar um elétron da camada K à camada $L_1$.
C. É maior do que a energia de ligação dos elétrons da camada K em um isótopo daquele nuclídeo.
D. É menor do que a energia de ligação dos elétrons na camada L daquele mesmo átomo.
E. É menor do que a energia de ligação dos elétrons da camada K em um átomo com número atômico mais alto.

## Respostas e Explicações

**D. Correta!** Como afirmado previamente, os prótons nucleares carretados positivamente atraem os elétrons em órbita, fornecendo a força que "mantém" os elétrons em suas camadas. À medida que aumenta o número de prótons (Z), há aumento da força sobre os elétrons carregados negativamente em uma dada camada orbital. Portanto, a BE para uma dada camada aumenta à medida que aumenta o número de prótons. Por exemplo, a BE da camada K para o carbono (Z = 6) é de 0,28 keV, enquanto que a EL da camada K para o cromo (Z = 24) é 5,99 keV.

### *Outras escolhas e discussões*

**A.** Todos os elétrons em uma dada camada orbital de elétrons (p. ex., $L_1$) têm a mesma BE, independentemente do número de elétrons realmente habitando aquela camada.

**B.** Quando um elétron é excitado de uma camada inferior para uma superior, o ganho de energia necessário para fazê-lo é a *diferença* entre as BEs das duas camadas. Por exemplo, se a BE do elétron da camada K for 4, e a BE do elétron na camada $L_1$ for 10, então a energia necessária para excitar um elétron de K para $L_1$ será igual a 30, e *não* igual à BE da camada K.

**C.** Isótopos de um nuclídeo têm o mesmo número de prótons (mesmo Z). São os prótons que fornecem a força positiva que atrai os elétrons e os "mantém" em suas camadas. Desse modo, seria de esperar que os isótopos tivessem a mesma BE para elétrons na mesma camada orbital.

**D.** Elétrons posicionados mais longe do núcleo (i. e., aqueles em uma camada mais alta) experimentarão menos atração do núcleo. Desse modo, os elétrons nas camadas mais altas (camadas L e M) terão BE *mais baixa* do que os elétrons posicionados mais perto do núcleo em uma camada mais baixa (a camada K). A BE da camada K para Sr (Z = 38) é de 16,11 keV, enquanto que a energia de ligação da camada $L_1$ para Sr é 2,22 keV.

## Leituras Sugeridas

Cherry SR, Sorenson JA, Phelps ME. Physics in Nuclear Medicine. 4th ed. Philadelphia: Saunders; 2012

Saha GB. Physics and Radiobiology of Nuclear Medicine. 4th ed. New York: Springer; 2014

Williams GP. Electron binding energies, in electron volts, for the elements in their natural forms. Lawrence Berkeley National Laboratory; 2016. http://xdb.lbl.gov/Section1/Sec_1-1.html

### Melhores Dicas

- Na configuração atômica mais estável, os elétrons preencherão primeiro as camadas orbitais mais baixas. Os elétrons nessas camadas são mantidos com uma energia igual à BE para aquela camada; a fim de remover um elétron do átomo (a fim de ionizar o átomo), é preciso aplicar uma quantidade de energia pelo menos igual à EL para aquele elétron.
- Isótopos → mesmo número de prótons (Z).

# Com Detalhes 3

## ■ Caso

Uma mulher não grávida com 32 anos procura o serviço de emergência com sintomas novos de dispneia e tosse. Ela nega outros problemas médicos presentes ou passados e atualmente está tomando apenas um contraceptivo oral e um polivitamínico diário. Retornou aos Estados Unidos da Austrália 4 dias antes da consulta. A radiografia simples de tórax nada traz que seja digno de nota. Passa por um estudo de ventilação-perfusão pulmonar com 1.110 MBq (30 mCi) de tecnécio-99m-ácido dietileno tetra-acético (DTPA) e 74 MBq (2 mCi) por via intravenosa de albumina macroagregada (MAA) com tecnécio-99m em 500.000 partículas. Presumindo-se que 2% da dose de DTPA e 90% das partículas marcadas com MAA se localizem nos pulmões e são ali retidas indefinidamente, qual é a atividade cumulativa nos pulmões?

A. $8{,}9 \times 10$ MBq-s.
B. $7{,}7 \times 10^2$ MBq-s.
C. $4{,}6 \times 10^4$ MBq-s.
D. $2{,}8 \times 10^6$ MBq-s.
E. $31{,}2 \times 10^6$ MBq-s.

## Respostas e Explicações

**D. Correta!** Pode-se chegar à atividade acumulada (Ã) pela equação:

$$\tilde{A} = A_0 \int e^{-0{,}693 \cdot t/t1/2p} dt = 1{,}44 \cdot t_{1/2,p} \cdot A_0$$

Essa relação se baseia nos pressupostos de que o radiofármaco se localize instantaneamente no órgão e não seja excretada pelo órgão ou depurada de algum outro modo. $A_0$ é a atividade inicialmente nos órgãos, e $t_{1/2,p}$ é a meia-vida física do radioisótopo, que é de 6,02 horas para o tecnécio-99m.

Portanto, se 2% de 1.110 MBq de DTPA e 90% de 74 MBq de MAA se localizarem nos pulmões,

Ã =1,44 × 6,02 horas × (0,02 × 1.110 MBq + 0,90 × 74 MBq)

= 1,44 × 6,02 h × (88,8 MBq)

= 770 MBq-h

= 770 MBq-h × 60 min/1 h × 60 s/1 min

= 2,78 × $10^6$ MBq-s

As outras escolhas são incorretas.

## Leituras Sugeridas

Cherry SR, Sorenson JA, Phelps ME. Physics in Nuclear Medicine. 4th ed. Philadelphia: Saunders; 2012

Toohey RE, Stabin MG, Watson EE. Internal radiation dosimetry: principles and applications. RadioGraphics 2000;20:533–546

### Melhores Dicas

- Pode-se obter a atividade acumulada (Ã) aproximada pela equação:

$$\tilde{A} = A_0 \int e^{-0{,}693 \cdot t/t1/2p} dt = 1{,}44 \cdot t_{1/2,p} \cdot A_0$$

# Com Detalhes 4

## ■ Caso

Um homem de 65 anos com diabetes melito tipo 2 tem história de artropatia de Charcot bilateral (artropatia neuropática diabética). Ele apresenta história de 2 semanas de aumento de dor no pé direito e é encaminhado para um estudo por tomografia computadorizada com emissão de fóton único usando duplo isótopo com coloide de enxofre marcado com tecnécio-99m e leucócitos marcados com índio-111-oxina. Por via intravenosa, administram-se 17,5 MBq (0,47 mCi) de leucócitos autólogos marcados com $In^{111}$ e, 24 horas mais tarde, administram-se, por via intravenosa, 280 MBq (7,6 mCi) de coloide de enxofre marcado com $Tc^{99m}$. As precauções padrão do Centers for Disease Control and Prevention, com base em precauções universais, tornam obrigatório:

A. O uso de luvas e aventais somente no contexto potencial de sangue ou aerossolização do espécime.
B. Que sejam exigidos os procedimentos de contenção e transporte do espécime com sangue somente se o espécime for removido do estabelecimento em que foi obtido.
C. Usar as duas mãos para recolocar a capa plástica das agulhas usadas.
D. Que são necessários escudos faciais e máscaras para toda a manipulação de urina ou líquido cerebrospinal.
E. Que todo o sangue humano seja tratado como se sabidamente infectado pelo vírus da imunodeficiência humana, o vírus da hepatite B ou outros patógenos transmitidos pelo sangue.

## Respostas e Explicações

**E. Correta!** A premissa subjacente de precauções universais e padrão é que o sangue e outros fluidos corporais potencialmente infecciosos sejam tratados como se sabidamente infectados por patógenos transmitidos pelo sangue, conforme listados.

### *Outras escolhas e discussões*

**A.** Luvas e aventais são tipos de equipamento de barreira (também conhecidos como equipamento de proteção pessoal) e se destinam não apenas para proteger o paciente, mas também o trabalhador da saúde. As precauções universais exigem o uso desses itens de equipamento de proteção pessoal quando um trabalhador entrar em contato ou possivelmente entrar em contato com fluidos corporais, inclusive sangue.

**B.** As precauções universais e padrão especificam que uma instituição precisa ter um protocolo vigente para o transporte de fluidos corporais e qualquer item que possa ter sido contaminado por fluidos corporais, inclusive sangue. Esses protocolos precisam assegurar que fluidos potencialmente infecciosos sejam colocados em um recipiente que resista a vazamentos durante o transporte e manipulação.

**C.** A recolocação das capas plásticas das agulhas deve ser realizada somente em situações em que não o fazer resultará no transporte ou transmissão de uma ponta não protegida. Se a recolocação da capa na agulha for absolutamente necessária, deve-se usar o método de concha de uma das mãos.

**D.** Escudos e máscaras faciais precisam ser usados somente quando se antecipem respingos, jatos ou borrifos. Isso não é necessariamente verdade em todos os casos de manipulação de urina e líquido cerebrospinal.

## Leituras Sugeridas

Roca M, de Vries EF, Jamar F, et al. Guidelines for the labelling of leucocytes with 111In-oxine. Eur J Nucl Med Mol Imaging 2010;37:835–841

Siegel JD, Rhinehart E, Jackson M, et al, and the Healthcare Infection Control Practices Advisory Committee, 2007 Guideline for Isolation Precautions: Preventing Transmission of Infectious Agents in Healthcare Settings. http://www.cdc.gov/ncidod/dhqp/pdf/isolation2007.pdf

### Melhores Dicas

- Fluidos infecciosos devem ser manipulados de maneira semelhante aos patógenos transmitidos pelo sangue.

# Com Detalhes 5

## ■ Caso

Durante o processo de instalação para aquisição de imagens, o técnico ajusta janelas de 15% em torno dos fotopicos com 140 keV, 171 keV e 245 keV. A rejeição de fótons que tenham energias fora das faixas desejadas é efetuada primariamente por meio de:

A. Aplicação de uma janela de coincidência para rejeitar pulsos simples ("individuais").
B. Rejeição de fótons dispersos Compton com energia > 245 keV.
C. Uso de um analisador de multicanais para examinar a amplitude dos pulsos.
D. Uso de um detector de cristais NaI(T1), e não um detector de estado sólido.
E. Aumento do ganho do pré-amplificador e do amplificador.

## Respostas e Explicações

**C. Correta!** O analisador de multicanais ou, em alguns sistemas mais antigos, a presença de vários analisadores de canais únicos independentes, permite a aquisição e registro simultâneos dos fótons com energias em vários fotopicos diferentes. Esses sistemas dependem da avaliação da amplitude dos pulsos gerados por fótons incidentes e podem ser ajustados para rejeitar pulsos resultantes de fótons incidentes com energias fora da faixa especificada.

### *Outras escolhas e discussões*

**A.** Embora desejáveis na tomografia por emissão de pósitrons, os pulsos coincidentes, em geral, são indesejáveis nas imagens com fóton único, pois podem degradar a capacidade de localizar fótons incidentes individuais ("únicos"), pois interagem com o sistema de câmaras. Portanto, as câmaras podem empregar vários circuitos de programação anticoincidentes.

**B.** Interações dispersas de Compton diminuem a energia do fóton incidente e, desse modo, não se esperariam fótons dispersos de Compton de alta energia. No entanto, caso tais fótons apareçam, aqueles com energias dentro da janela de 20% estabelecida pelo técnico (220,5 a 269,5 keV) serão aceitos, não rejeitados.

**D.** Nos detectores de estado sólido, as interações de fótons resultam em eventos de ionização direta. Em energias abaixo do fotopico, pode haver contribuição substancial das contagens de fótons não dispersos com baixa energia. Desse modo, dependendo do material em estado sólido, eles podem oferecer pouco em direção ao benefício com relação aos detectores de NaI (T1) em termos de diminuição da probabilidade de geração de pulsos extrínsecos. No entanto, os detectores de estado sólido, via de regra, demonstram melhor resolução de energia do que os materiais dos detectores tradicionais.

**E.** O pré-amplificador e o amplificador oferecem ganho linear aos pulsos gerados por fótons incidentes. Desse modo, embora os aumentos possam aumentar a amplitude dos pulsos gerados por todos os eventos, não se esperaria que melhorassem inerentemente as capacidades discriminatórias do sistema.

## Leituras Sugeridas

Cherry SR, Sorenson JA, Phelps ME. Physics in Nuclear Medicine. 4th ed. Philadelphia: Saunders; 2012

Saha GB. Physics and Radiobiology of Nuclear Medicine. 4th ed. New York: Springer; 2014

### Melhores Dicas

- O analisador de multicanais permite aquisição e registro simultâneos de fótons com energias em vários fotópicos diferentes (p. ex., imagens duplas com coloide de enxofre marcado com tecnécio-99m e leucócitos marcados com In-111 para infecção).

# Rico em Imagens 1

## Caso

Associe os seguintes números (1 a 5) à melhor opção de resposta (A a E):

A. Largura de pulso.
B. Distância da fonte à pele.
C. Campo de visualização (FOV).
D. Colimação.
E. Fluoroscopia contínua.

## Perguntas

1. Uma diminuição aqui ajudaria a minimizar a dose de radiação para o paciente.
2. Essas imagens demonstram mais um meio de minimizar a dose de radiação para o paciente.
3. Um aumento aqui utilizaria o princípio da lei dos quadrados inversos para minimizar a dose de radiação para o paciente.
4. Essas imagens fluoroscópica foram adquiridas de maneira diferente. O que mais provavelmente se realizou para obter a imagem do lado direito?
5. Diminuindo aqui, a dose de radiação para o paciente aumenta, bem como a ampliação.

## Respostas e Explicações

*Pergunta 1*

**A. Correta!** Largura de pulso. A duração de *tempo* em que o paciente recebe radiação é um dos elementos determinantes da quantidade de radiação que um paciente recebe (i. e., quanto mais tempo, maior a radiação recebida pelo paciente). A duração de tempo em que um paciente é exposto à radiação durante ima imagem fluoroscópica é determinada pela largura de pulso. Usando-se uma largura de pulso curta (tipicamente, 5 a 10 ms), o tempo de radiação e, portanto, a dose diminui.

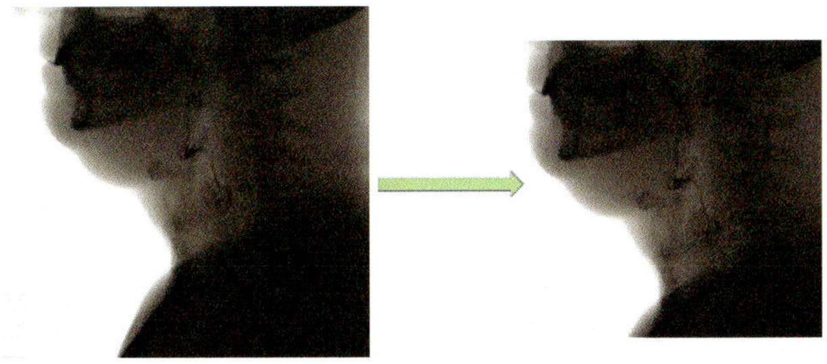

*Pergunta 2*

**D. Correta!** Colimação. Colimar permite redução da quantidade de tecido do paciente irradiado e, portanto, ajuda a minimizar a dose de radiação ao paciente. O operador deve limitar o FOV para incluir apenas a área pertinente necessária para as imagens.

*Pergunta 3*

**B. Correta!** Distância da fonte à pele. Em geral, à medida que a distância de uma fonte de radiação dobra, a dose de radiação se reduz um fator de 4: (Quantidade de radiação ou intensidade) = $1/d^2$.

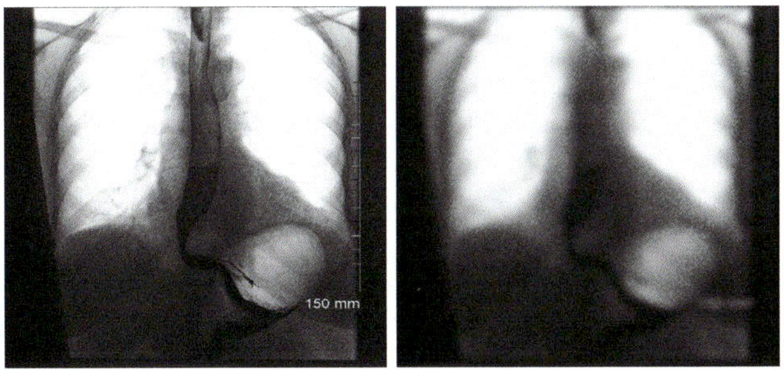


*Pergunta 4*

**E. Correta!** Fluoroscopia contínua. Como nome implica, a imagem foi adquirida no modo "contínuo" (i. e., produz-se um feixe de raios X contínuo). Com esta técnica, há tipicamente 30 imagens fluoroscópica criadas por segundo quando se pisa no pedal de fluoroscopia. A duração dos quadros de imagens é de 33 ms. A desvantagem disso inclui aumento da dose de radiação ao paciente e possível degradação da qualidade da imagem por causa do movimento (como se vê na imagem direita). Alternativamente, pode-se realizar fluoroscopia pulsada e essencialmente oferece períodos de radiação "interrompidos" mais curtos (i. e., menos tempo para aquisição) e minimiza a radiação para o paciente, em comparação à fluoroscopia contínua. Quando se pisa no pedal de fluoroscopia, o computador utiliza uma taxa de pulsos em que a radiação é ligada e desligada.

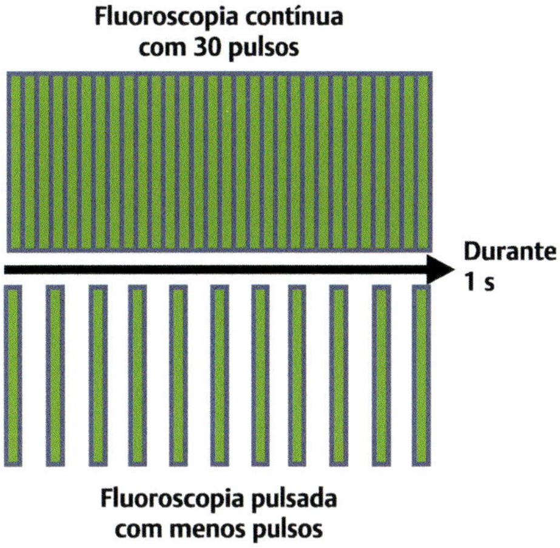


*Pergunta 5*

**C. Correta!** FOV. À medida que o FOV se torna menor (menor área de feixes de raios X no receptor de imagem), aumenta a ampliação. No entanto, isso causa aumento da dose de radiação para o paciente. À medida que o FOV diminui, aumenta a exposição necessária pelo tubo intensificador de imagem. Isso faz que a dose absorvida pelos tecidos do paciente no interior do feixe aumente (imagem direita). Em geral, diminuir a FOV em um fator de 2 aumenta a taxa de dose em um fator de 4. Tenha em mente, contudo, que a energia total conferida é igual em ambos os cenários.

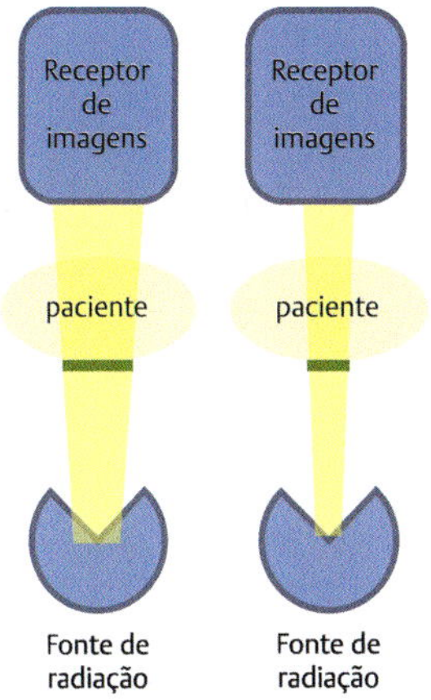


Resumindo as opções de respostas listadas, a radiação é minimizada pela redução da largura dos pulsos, aumentando a distância da fonte à pele, aumentando o FOV, utilizando colimação e realizado fluoroscopia pulsada em vez de contínua.

### Melhores Dicas

- Há vários meios de reduzir a dose de radiação para o paciente e o operador. Os fatos básicos construídos em cada método são: reduza o *tempo* ou a duração do período para aquisição da imagem, aumente a *distância* da fonte de radiação e *proteja* o paciente e/ou você mesmo(a).

# Mais Desafiador 1

## Caso

Está retratado na figura um subgrupo de fótons originados em fontes pontuais (numeradas de 1 a 8) que são incidentes sobre o sistema detector de uma câmara Anger (gama) típica. Pode-se pressupor que todas as fontes de pontos contenham doses iguais da mesma substância radiofarmacêuticas.

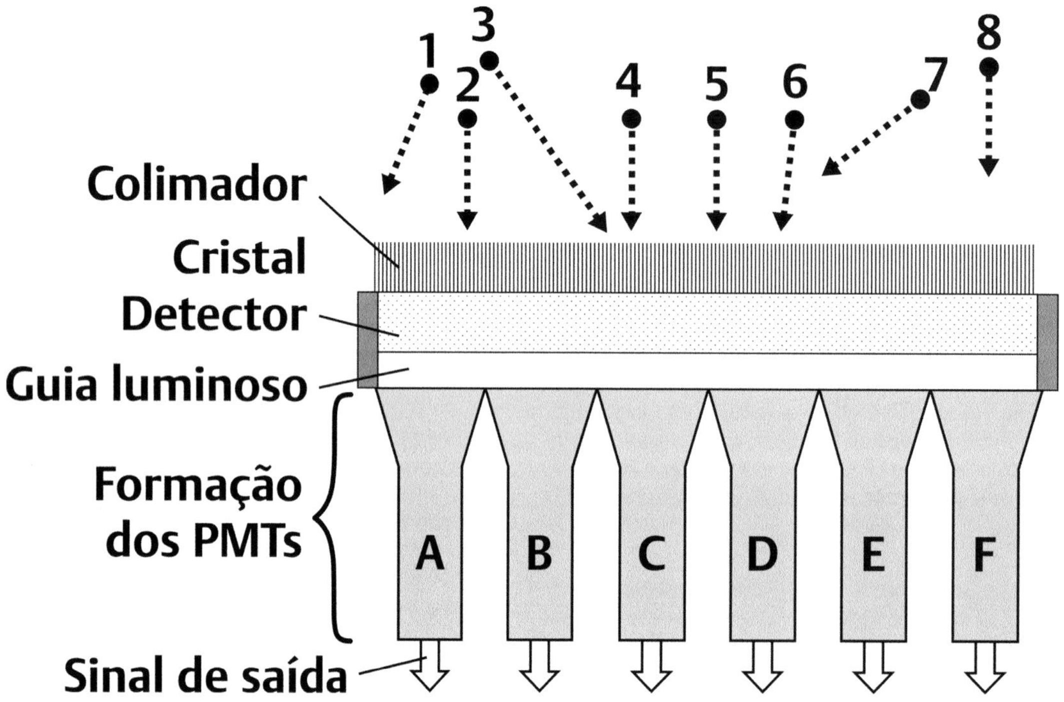


## Perguntas

1. O sinal de saída de qual dos tubos fotomultiplicadores (PMTs) mostrados se esperaria ter a maior amplitude se (apenas) dois fótons – um cada das fontes pontuais 4 e 5 com energias iguais – colidissem com o cristal detector simultaneamente?
   A. PMT A.
   B. PMT B.
   C. PMT C.
   D. PMT D.
   E. PMT E.

2. O colimador retratado na figura tem orifícios paralelos. Qual das seguintes opções é verdadeira com referência ao colimador e seus efeitos sobre a detecção do sistema para fótons incidentes das fontes pontuais 1 a 8?
   A. A eficiência da detecção aumentará à medida que aumente a espessura dos septos do colimador.
   B. A eficiência da detecção será mais alta para fótons originados de uma fonte pontual na localização 4 em lugar de para uma fonte pontual na localização 8.
   C. A eficiência da detecção aumentará à medida que o comprimento dos orifícios do colimador aumentar.
   D. A resolução da detecção diminuirá à medida que o comprimento dos orifícios do colimador aumentar.
   E. A resolução da detecção aumentará à medida que o diâmetro dos orifícios do colimador aumentar.

## Respostas e Explicações

*Pergunta 1*

**C. Correta!** Em uma câmara Anger, os PMTs se dispõem de tal modo que a localização do fóton incidente é determinada pela identificação do PMT cujo centro esteja mais próximo da localização do evento de cintilação. Os PMTs são conectados ao circuito analógico ou eletrônico que posiciona o evento, analisado a amplitude de sinais da formação de PMTs. Os PMTs cujo centro esteja mais próximo do evento de cintilação terão sinais de saída com amplitude mais alta, e os mais afastados terão as menores amplitudes. Neste exemplo, o fóton 4 colidiria com o cristal detector em uma posição mais próxima do centro do PMT C, enquanto que o fóton 5 colidiria com o detector em uma posição equidistante dos PMTs C e D. Desse modo, esperaríamos que o PMT C tivesse os sinais de saída mais alto, dado que detectaria o evento de cintilação decorrente do fóton 4 mais do que qualquer outro PMT, e ainda detectaria o evento de cintilação decorrente do fóton 5, bem como do PMT D, e mais do que qualquer dos outros PMTs mostrados.

As outras escolhas são incorretas.

*Pergunta 2*

**D. Correta!** A resolução do colimador ($R$) é inversamente proporcional à eficiência do colimador. Desse modo, fatores que aumentam a eficiência (como o aumento do diâmetro dos orifícios ou o encurtamento do comprimento dos orifícios [profundidade]) diminuirão a resolução, e fatores que aumentam a resolução (como a diminuição do diâmetro dos orifícios e o aumento do comprimento dos orifícios) diminuirão a eficiência.

*Outras escolhas e discussões*

**A.** À medida que aumenta a espessura septal, aumenta a probabilidade de um fóton ser absorvido pela parede septal. Portanto, a eficiência da transmissão de fótons pelo colimador diminuirá à medida que aumentar a espessura septal. No sistema de câmara gama, os colimadores são tipicamente camadas compostas principalmente por chumbo (Pb), nas quais foram perfurados orifícios de um diâmetro específico (o diâmetro do orifício dependerá de o colimador se do tipo com baixa ou alta resolução). As paredes desses orifícios são denominadas "septos". A espessura dos septos do colimador é importante na prevenção ou minimização de penetração septal – a tendências dos fótons de alta energia de penetrarem através das paredes (septos) entre os orifícios do colimador e de, portanto, colidir com a face de cristal detector (definida matematicamente como a porcentagem de contagens em uma imagem por contribuição de fótons que atravessaram as paredes septais; preferivelmente, menos de 5 a 10% das contagens devem resultar de penetração septal). O aumento da espessura septal é desejável, pois a energia dos fótons aumenta; colimadores com baixa energia são mais frequentemente usados para fazer imagens com radionuclídeos emissores de fótons < 150 keV tendem a ter espessuras septais da ordem de 0,15 a 0,2 mm, enquanto que os colimadores de alta energia têm espessura septal da ordem de 1,7 a 2 mm e são usados para imagens de fótons de alta energia, como os emitidos pelo $Xe^{131}$ após decaimento de $\beta^{-}$do $I^{131}$. Os colimadores de média energia, como esperado, têm características entre os colimadores com baixa e alta energia.

**B.** A fonte pontual 4 está mais próxima do colimador do que a fonte pontual 8. É verdade que qualquer fóton da fonte 8 seria transmitido menos eficientemente através de qualquer orifício no colimador, em comparação com a fonte pontual 4, por causa do aumento da distância que o fóton precisa percorrer. No entanto, os fótons originados da fonte 8 se propagariam mais amplamente antes de chegar ao colimador do que os fótons originados da fonte 4 e, portanto, os fótons da fonte 8 teriam mais probabilidade de atravessar mais orifícios do colimador. Esses dois parâmetros (eficiência potencialmente diminuída pela distância mais longa e potencialmente aumentada em razão de um aumento do número de orifícios penetrados) se cancelam e, portanto, a eficiência do colimador é, de um modo geral, independente da distância entre a fonte e o colimador (no ar).

**C.** A eficiência do colimador ($g$) é proporcional ao diâmetro do orifício ($d$) e inversamente proporcional ao comprimento do orifício ($l$); a relação exata é não linear. Desse modo, à medida que aumenta o comprimento dos orifícios do colimador, a eficiência diminuirá. Isso porque menos fótons atravessarão o colimador e chegarão ao cristal detector quando os orifícios são longos (profundos).

**E.** A eficiência (sensibilidade) e a resolução do colimador são inversamente proporcionais. À medida que aumenta o diâmetro dos orifícios do colimador, mais fótons conseguem atravessar (ou seja, são capturados) qualquer dado orifício no colimador; desse modo, aumentará a eficiência. No entanto, observe que, à medida que o diâmetro aumenta, a resolução da detecção diminuirá porque mais fótons – inclusive aqueles que podem ter sido dispersos e estejam entrando no colimador em um ângulo discreto – conseguem atravessar o orifício do colimador.

## Leituras Sugeridas


Azarma A, Islamian JP, Mahmoudian B, et al. The effect of parallel-hole collimator material on image and functional parameters in SPECT imaging: a SIMIND Monte Carlo study. World J Nucl Med 2015;14:160–164

Cherry SR, Sorenson JA, Phelps ME. Physics in Nuclear Medicine. 4th ed. Philadelphia: Saunders; 2012

White SL. Quality assurance testing of gamma camera and SPECT systems. Paper presented at AAPM (American Association of Physicists in Medicine) 51st Annual Meeting; July 28, 2009; Anaheim, CA

Zanzonico P. Principles of nuclear medicine imaging: planar, SPECT, PET, multi-modality, an autoradiography systems. Radiat Res 2012;177:349–364


### Melhores Dicas

- Na cintilografia de fóton único, os colimadores são importantes para impedir fótons dispersos ou aberrantes de chegarem ao cristal detector. Não fossem usados os colimadores, a imagem produzida seria borrada e indistinta. No entanto, embora aumentem a resolução da imagem, em comparação com um sistema "sem colimador", todos os colimadores resultam em perdas significativas na eficiência do detector, já que a maioria dos fótons incidentes é absorvida pelo colimador antes de chegar ao cristal detector. A eficiência intrínseca do próprio material do cristal também contribuirá, afinal, para a eficiência total do sistema para detecção de fótons incidentes.
- Em geral, os estudos de medicina nuclear utilizando radiofármacos marcados com $Tc^{99m}$ são realizados com colimadores de alta resolução e baixa energia ou baixa energia para todas as finalidades.

# Mais Desafiador 2

## ■ Caso

Corte cerebral obtido por tomografia por emissão de pósitrons após administração intravenosa de 10 mCi (370 MBq) de $F^{18}$-fluorodesoxiglicose é reconstruído usando matrizes que variam de 512 × 512 a 64 × 64 é mostrado nesta figura.

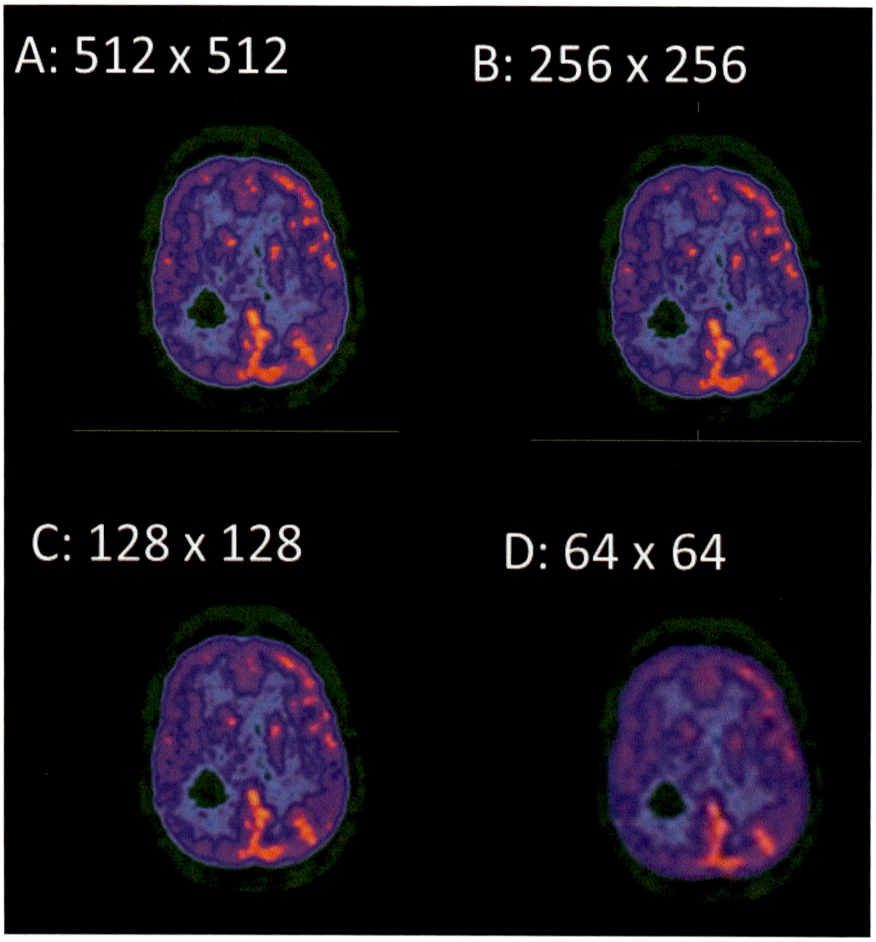


## ■ Perguntas

1. Pressupondo um campo de visualização de 20 cm com um zoom de 2 e uma resolução espacial intrínseca largura total à meia altura (FWHM) de 4 mm, qual é a matriz minimamente aceitável (menor número de pixels em toda a largura da matriz) para reconstrução das imagens?
   A. Matriz de 512 × 512.
   B. Matriz de 256 × 256.
   C. Matriz de 128 × 128.
   D. Matriz de 64 × 64.
   E. Matriz de 32 × 32.

2. O conjunto completo de imagens do estudo cerebral é mostrado no formato padrão de Digital Imaging and Communications in Medicine (DICOM) e se usa um sistema de comunicação em arquivos de fotos para exibição das imagens e seu arquivamento. Em comparação com o uso da escala de tons de cinza, o uso de uma escala pseudocolorida para exibição das imagens tem mais probabilidade de resultar em qual das seguintes:
   A. Limitações da faixa dinâmica de pixels (janelamento ou truncamento).
   B. Reflexos da luz ambiente no monitor.
   C. Perda de resolução espacial nos monitores de tubo de raios catódicos (CRT), em comparação com os monitores de cristal líquido (LCDs).
   D. Tamanho de arquivo DICOM maior.
   E. Aparecimento de falsos contornos no interior da imagem.

## Respostas e Explicações

*Pergunta 1*

**C. Correta!** O tamanho dos pixels (*d*) está relacionado com o FOV (campo de visualização), com base na seguinte relação:

$$d = FOV/(z \times N)$$

onde z = fator de zoom e N = número de pixels em toda a largura da matriz. Para uma matriz 128 × 128, portanto, *d* = (200 mm)/(2 × 128) = 0,78 mm.

Para preservar melhor a resolução espacial do sistema de imagens, o tamanho dos *pixels* deve ser inferior a um terço da FWHM do sistema de imagens. Portanto, com uma FWHM de 4 mm, o tamanho máximo dos *pixels* deve ser de 1,33 mm (1/3 × 4 mm). Como 0,78 m é < 1,33 mm, seria aceitável uma matriz de 128 × 128 e, de fato, é a matriz minimamente aceitável.

*Outras escolhas e discussões*

O tamanho dos pixels (*d*) está relacionado com o FOV (campo de visualização), com base na seguinte relação:

$$d = FOV/(z \times N)$$

onde z = fator de zoom e N = número de pixels em toda a largura da matriz.

**A.** Portanto, com uma FWHM de 4 mm, o tamanho máximo dos pixels deve ser de 1,33 mm (1/3 × 4 mm). Para uma matriz de 512 × 512, portanto, *d* = (200 mm)/(2 × 512) = 0,20 mm. Como 0,20 mm é < 1,33 mm, a matriz de 512 × 512 seria aceitável, porém é mais fina do que a matriz de 128 × 128 e, portanto, não é a resposta correta.

"Sobreamostragem" se refere ao uso de matriz que, conquanto fina, não ofereça aumento da resolução espacial, pois excede os ganhos possíveis, dada a resolução espacial intrínseca do sistema. De igual modo, deve ser lembrado que diminuir o tamanho dos *pixels* é algo que precisa ser pesado contra a diminuição progressiva das contagens por pixel que acompanha as matrizes mais finas.

**B.** Para matriz de 256 × 256, portanto, *d* = (200 mm)/(2 × 256) = 0,39 mm. Como 0,39 mm é < 1,33 mm, a matriz de 256 × 256 seria aceitável, porém, é mais fina do que a matriz de 128 × 128 e, portanto, não é a resposta correta.

**D.** Para matriz de 64 × 64, portanto, *d* = (200 mm)/(2 × 64) = 1,56 mm. Como 1,56 mm é > 1,33 mm, a matriz de 64 × 64 não seria aceitável ("subamostragem").

**E.** Para matriz de 32 × 32, portanto, *d* = (200 mm)/(2 × 32 = 3,13 mm. Como 3,13 mm é > 1,33 mm, a matriz de 32 × 32 não seria aceitável ("subamostragem").

*Pergunta 2*

**E. Correta!** Monitores coloridos e pseudocoloridos atribuem cores diferentes, seja como na escala azul-verde-laranja retratada neste estudo ou como apenas discretamente diferente, como nas tonalidades de laranja na comumente usada escala "de calor", a *pixels* de diferente brilho. Essas diferenças de cor, portanto, retratam o brilho dos *pixels* de maneira não linear, enquanto que a escala de tons cinza apresenta diferenças de brilho linearmente. Assim sendo, pequenas diferenças no brilho dos pixels podem ser acentuadas pelos monitores coloridos e pseudocoloridos e resultar no aparecimento de diferenças nítidas ou significativas no brilho dos pixels onde elas não existam.

*Outras escolhas e discussões*

**A.** A faixa de brilho dos pixels em um monitor na escala de tons de cinza aumenta à medida que aumenta a profundidade dos bites. As atuais diretrizes sugerem que monitores de oito bites possam ter profundidade suficiente para a maioria ou até mesmo todas as aplicações em imagens. Um monitor de oito bites é capaz de retratar níveis de brilho de $2^8$, ou 256, na escala de tons de cinza. A maioria dos monitores coloridos ou pseudocoloridos pode produzir a ordem de $2^{34}$ cores diferentes representando o brilho dos *pixels*.

**B.** Reflexos decorrentes da luz ambiente não seriam previsivelmente diferentes entre as escalas de cores usadas para imagens de monitores (escala de tons de cinza *versus* escala colorida/pseudocolorida). O uso de revestimentos antibrilho pode diminuir os reflexos focais ("especulares"), mas pode fazer aumentar os reflexos difusos.

**C.** A resolução espacial do monitor reflete o número de pixels presentes em uma dada unidade de comprimento (geralmente um milímetro). O uso de cor ou tons de cinza para exibir os dados não afeta a resolução de um dado monitor, seja ele CRT ou LCD, e não deve ser confundido com monitores monocromáticos (somente escala de tons de cinza) *versus* policromáticos (capaz de exibir imagens coloridas ou em tons de cinza) verdadeiros. Os CRTs eram utilizados nos monitores para geração de imagens a princípio. Esses monitores continham um feixe de elétrons que era defletido para uma tela de fósforo e geravam imagem. Mais recentemente, os monitores de LCD com matriz ativa se tornaram a principal sustentação e utilizam uma camada fina de cristais interpostos às duas camadas de vidro para gerar uma imagem quando se aplica voltagem. Esses monitores de LCD, quer monocromáticos ou policromáticos, têm resoluções espaciais uniformemente mais altas do que os monitores de CRT do mesmo formato de *pixels*/matriz (embora seja verdade que os LCDs monocromáticos sejam tipicamente de resolução mais alta do que os LCDs policromáticos).

**D.** Além dos dados de imagens que contêm, os arquivos DICOM tipicamente incluem informações demográficas sobre o paciente, informações do procedimento de aquisição e outras informações que facilitam a exibição da imagem final, inclusive o tamanho da matriz da imagem; tudo isso é tipicamente encontrado no "cabeçalho" DICOM. Esse cabeçalho ocupa pouco do tamanho total do arquivo. O tamanho do arquivo DICOM, na verdade, é determinado pelo número de pixels na imagem digital. Em mamografia digital, são frequentes as imagens de 70 a 80 *megapixels* de tamanho, enquanto que um estudo de medicina nuclear planar típico pode ocupar < 0,2 *megapixels*.

### Melhores Dicas

- Para melhor preservar a resolução espacial do sistema de imagens, o tamanho do *pixel* não deve ser inferior a um terço da FWHM do sistema de imagens.
- Pequenas diferenças no brilho dos *pixels* podem-se acentuar pelos monitores coloridos ou pseudocoloridos e podem resultar no aparecimento de diferenças nítidas ou significativas no brilho dos *pixels*, que, na realidade, não existem.
- O cabeçalho DICOM inclui informações demográficas dos pacientes, parâmetros de aquisição e tamanho da matriz.

# Mais Desafiador 3

## Caso

O radionuclídeo Q decai via captura de elétrons até seu radionuclídeo R derivado estável derivado, com meia-vida física ($T_p$ ou $T_{1/2p}$) de 93 horas. O fóton predominante (raio $\gamma$) emitido nesse decaimento tem uma energia de 210 keV. Em estudos pré-clínicos de biodistribuição, um radiofármaco marcado com o radionuclídeo Q passa por depuração hepática (75%) e renal (23%), produzindo meia-vida biológica ($T_b$ ou $T_{1/2b}$) de 7 horas.

## Perguntas

1. Qual é a meia-vida efetiva ($T_e$ ou $T_{1/2e}$) do radiofármaco marcado com Q?
   A. 0,2 hora.
   B. 0,9 hora.
   C. 6,5 horas.
   D. 7,0 horas.
   E. 50,0 horas.

2. Deixa-se uma amostra com 15 mCi (5.550 MBq) de radionuclídeo Q decair à temperatura ambiente. Após 10 dias, qual é a atividade restante do radionuclídeo?
   A. 0 mCi (0 MBq).
   B. 2,5 mCi (925 MBq).
   C. 5,8 mCi (2.146 MBq).
   D. 10,0 mCi (3.700 MBq).
   E. 15,0 mCi (5.550 MBq).

## Respostas e Explicações

### *Pergunta 1*

**C. Correta!** A meia-vida efetiva ($T_e$) está relacionada com as meias-vidas biológica ($T_b$) e física ($T_p$) pelas seguintes equações:

$$1/T_e = 1/T_b + 1/T_p \quad \text{OU} \quad T_e = (T_b \cdot T_p)/(T_b + T_p)$$

Portanto, neste caso,

$$1/T_e = 1/7 \text{ hora} + 1/93 \text{ hora} = 0{,}143 \text{ hora} + 0{,}011 \text{ hora} = \mathbf{0{,}154\ hora^{-1} = 1/T_e} \text{ OU}$$

$$T_e = (7 \text{ horas} \cdot 93 \text{ horas})/(7 \text{ horas} + 93 \text{ horas}) = 651/100 \text{ horas} = \mathbf{6{,}51\ horas = T_e}$$

### *Outras escolhas e discussões*

**A.** O cálculo correto pode ser visto anteriormente. Caso as equações fossem usadas incorretamente (como se vê a seguir), seria obtido $\boldsymbol{T_e}$ = 0,15 hora:

$$1/T_e = 1/7 \text{ hora} + 1/93 \text{ hora} = 0{,}143 \text{ hora} + 0{,}011 \text{ hora} = \mathbf{0{,}154\ hora = T_e} \text{ OU}$$

$$T_e = (7 \text{ horas} + 93 \text{ horas})/(7 \text{ horas} \cdot 93 \text{ horas}) = 100/651 \text{ horas} = \mathbf{0{,}154\ hora = T_e}$$

**B.** Caso se omitisse incorretamente $T_b$ no numerador, seria obtido $\boldsymbol{T_e}$ = 0,93 hora:

$$T_e = (93 \text{ horas})/(7 \text{ horas} + 93 \text{ horas}) = 93/100 \text{ hora} = \mathbf{0{,}93\ hora = T_e}$$

**D.** Se fosse pressuposto incorretamente que $\boldsymbol{T_e}$ seria dependente unicamente da meia-vida biológica ($T_b$), seria inferido que $\boldsymbol{T_e}$ é de 7 horas.

**E.** Se fosse pressuposto que $T_e$ seria a média de $T_b$ e $T_p$, seria obtido $\boldsymbol{T_e}$ = 50 horas:

$$T_e = (7 \text{ horas} + 93 \text{ horas})/2 = 100/2 \text{ horas} = \mathbf{50\ horas = T_e}$$

### *Pergunta 2*

**B. Correta!** A meia-vida física ($T_p$ ou $T_{1/2p}$) é de 93 horas.

Lembre-se de que a meia-vida está relacionada com a constante de decaimento de um radionuclídeo pela equação:

$$\lambda = 0{,}693/T_{1/2p}$$

Observe também que a atividade do radionuclídeo no tempo = $t$, $A_t$ está relacionada com a radioatividade no tempo = 0 ($A_0$) pela equação:

$$A_t = A_0 \cdot e^{-\lambda t} \text{ OU } A_t = A_0 \cdot e^{-0{,}639t/Tp}$$

Portanto, neste caso, em 10 dias (240 horas):

$$\lambda = 0{,}693/T_{1/2p} = 0{,}693/93 \text{ horas} = 0{,}0075 \text{ hora}^{-1}$$

$$A_t = A_0 \cdot e^{-\lambda t} = (15 \text{ mCi}) \cdot e^{-(0{,}0075 \text{ hora}^{-1} \times 240 \text{ horas})} = (15 \text{ mCi}) \cdot 0{,}167 = \mathbf{2{,}51\ mCi}$$

### *Outras escolhas e discussões*

**A.** Um erro comum é usar meia-vida em lugar de constante de decaimento nessa equação. Caso fosse usada a equação incorreta, como se mostra a seguir, seria obtido:

$$A_t = A_0 \cdot e^{-Tp \cdot t} = (15 \text{ mCi}) \cdot e^{-(93 \text{ horas} \times 240 \text{ horas})} = (15 \text{ mCi}) \cdot 0 = 0 \text{ mCi}$$

**C.** Você pode observar que 240 horas são aproximadamente 2,58 vezes a meia-vida ($T_{1/2p}$) de 93 horas. Desse m odo, um erro comum é concluir que a fração de atividade restante em 10 dias (240 horas) seria 1/2,58° da atividade original:

$$A_t = A_0/2{,}58 = (15 \text{ mCi})/2{,}58 = 5{,}814 \text{ mCi}$$

**D.** Ver B anteriormente.

**E.** Caso se usasse a equação incorreta (como se mostra a seguir), seria obtido:

$$A_t = A_0 \cdot e^{-\lambda/t} = (15 \text{ mCi}) \cdot e^{-(0{,}0075 \text{ hora}^{-1}/240 \text{ horas})} = (15 \text{ mCi}) \cdot 0{,}999 = 14{,}99 \text{ mCi}$$

## Leitura Sugerida

Saha GB. Physics and Radiobiology of Nuclear Medicine. 4th ed. New York: Springer; 2014

### Melhores Dicas

- A constante de decaimento (λ) é a fração de átomos que decaem por unidade de tempo (tipicamente expressa em desintegrações por minuto ou desintegrações por segundo).
- A meia-vida física ($T_p$ ou $T_{1/2p}$) define a quantidade de tempo que leva para metade de um determinado número de átomos decair e pode ser expressa em segundos, minutos, horas ou dias. Relaciona-se com a constante de decaimento de um radionuclídeo pela equação:

$$\lambda = 0{,}693/T_{1/2p}$$

- Meia-vida efetiva: $1/T_e = 1/T_b + 1/T_p$ OU $T_e = (T_b \cdot T_p)/(T_b + T_p)$
- A média da vida efetiva, $\overline{T}$ é frequentemente usada para cálculos de dosimetria e aproximadamente igual a 1/ λ ou 1,44 vez o $T_{1/2e}$ ($T_e$), e pode ser conceptualizada como a duração *média* de tempo que um átomo radioativo estará presente em uma amostra antes de desintegrar.
- A atividade do radionuclídeo no tempo = $t$, $A_t$, e está relacionada com a radioatividade no tempo = 0($A_0$) pela equação

$$A_t = A_0 \text{ ? } e^{-\lambda t} \text{ OU } A_t = A_0 \cdot e^{-0{,}639t/Tp}$$

# Mais Desafiador 4

## Perguntas

1. Mulher de 35 anos realiza cintilografia de repouso-estresse com radionuclídeo. As atividades administradas são de 296 MBq (8 mCi) de tecnécio-99m sestamibi para as imagens em repouso e 720 MBq (24 mCi) de tecnécio-99m sestamibi para as imagens em estresse no mesmo dia. A atividade total administrada para o estudo é de 1.016 MBq (32 mCi) de tecnécio-99m sestamibi. As doses de radiação absorvidas são de 0,039 mGy/MBq na vesícula biliar; 0,0063 mGy/MBq na parede cardíaca; 0,0053 mGy/MBq na tireoide; 0,024 mGy/MBq na parede do intestino grosso; e 0,036 mGy/MBq nos rins. Qual(quais) dos órgãos mencionados é (são) crítico(s)?
   A. Vesícula.
   B. Rins.
   C. Intestino grosso.
   D. Coração.
   E. Tireoide.

2. Depois de realizar o estudo por cintilografia cardíaca, você é informado de que a paciente, embora não grávida, está atualmente amamentando a filha de 18 meses. Qual das seguintes providências é A MAIS acurada com referência à secreção de tecnécio-99 m sestamibi no leite materno?
   A. Após a administração de tecnécio-99m sestamibi, a amamentação deve ser continuada por pelo menos 72 horas (3 dias).
   B. Após a administração de tecnécio-99m sestamibi, a amamentação deve ser descontinuada por pelo menos 12 horas.
   C. Uma vez que não esteja presente pertecnetato de tecnécio-99m livre ($Tc^{99m}$-$NaO_4$) na dose administrada, não é necessário descontinuar a amamentação.
   D. A amamentação deve ser descontinuada pelo menos 24 horas antes e por pelo menos 24 horas depois da administração de tecnécio-99m sestamibi.
   E. Todos os radiofármacos marcados com tecnécio-99 m são excretadas em níveis significativos no leite materno (pelo menos 2% da atividade injetada é excretada no leite materno).

## Respostas e Explicações

*Pergunta 1*

**A. Correta!** O órgão crítico para um radiofármaco é aquele com a dose absorvida mais alta. Nesse caso, com uma atividade total administrada de 1.016 MBq de tecnécio-99m sestamibi, as doses absorvidas para os órgãos será de 39,6 mGy na vesícula; 36,6 mGy nos rins; 24,4 mGy no colo; 6,4 mGy no coração; e 5,4 mGy na tireoide. Desse modo, a vesícula é o órgão crítico no caso.

As outras escolhas são incorretas.

*Pergunta 2*

**C. Correta!** O tecnécio-99m sestamibi é secretado somente em níveis muito baixos no leite materno (< 0,5% da dose injetada é excretada). No entanto, se quantidades substanciais de pertecnetato estiverem contidas na dose radiofarmacêuticas, então a amamentação precisaria ser descontinuada por não mais do que 12 horas.

*Outras escolhas e discussões*

**A, B. D e E.** O tecnécio-99m sestamibi é secretado somente em níveis muito baixos no leite (< 0,5% da dose injetada é excretada). Portanto, não é necessário alterar a amamentação ou seu horário. Veja no diagrama Dicas Importantes as quantidades secretadas relativas e as recomendações de interrupção da amamentação para vários radiofármacos comumente usados.

Com exceção de $Tc^{99m}$-MAA e $Tc^{99m}$-NaO4 os radiofármacos marcados com $Tc^{99m}$ não precisam de mudança na amamentação:

- Os radiofármacos marcados com iodo radioativo, inclusive aquelas marcas com iodeto-123 e iodeto-131, precisam se pelo menos 3 semanas de interrupção da amamentação; algumas precisam de muito mais (ver diagrama a seguir).
- Desenvolveram-se diretrizes da International Commission on Radiological Protection. Por exemplo, o decaimento e depuração dos radiofármacos durante o período de interrupção resultariam em uma dose efetiva esperada do radiofármaco para o lactente não superior a 1 mSv. Além disso, a dose de radiação esperada para as mamas em que a mulher amamenta também é considerada nas recomendações para interrupção da amamentação.

## Referências


1. Leide-Svegborn S, Ahlgren L, Johansson L, et al. Excretion of radionuclides in human breast milk after nuclear medicine examinations. Biokinetic and dosimetric data and recommendations on breastfeeding interruption. Eur J Nucl Med Mol Imaging 2016;43:808–821
2. International Commission on Radiological Protection. Radiation dose to patients from radiopharmaceuticals: a compendium of current information related to frequently used substances. Ann ICRP 2015;44(2S)


## Leituras Sugeridas


Mettler FA, Guiberteau MJ. Essentials of Nuclear Medicine Imaging. 6th ed. Philadelphia: Elsevier Saunders; 2012

Saha GB. Physics and Radiobiology of Nuclear Medicine. 4th ed. New York: Springer; 2014


### Melhores Dicas

| Radiofármaco | Fração da atividade injetada secretada no leite materno | Interrupção do aleitamento recomendada |
|---|---|---|
| $Tc^{99m}$-DTPA[1] | 0,0012% | Nenhuma |
| $Tc^{99m}$-MAA[1] | 3,7% | Pelo menos 12 horas |
| $Tc^{99m}$-MAG3[1] | 0,07% | Nenhuma |
| $Tc^{99m}$-MDP ou $Tc^{99m}$-HDP[1] | 0,01% | Nenhuma |
| $Tc^{99m}$-sestamibi[1] | 0,048% | Nenhuma |
| $Tc^{99m}$-$NaO_4$ (pertecnetato)[1] | 0,82% (bloqueado); 10% (não bloqueado) | Pelo menos 12 horas |
| $Tc^{99m}$-enxofre coloidal[2] | Até 1,5% | Nenhuma |
| $Tc^{99m}$-tetrosfomin[1] | 0,082% | Nenhuma |
| $F^{18}$-FDG[1] | 0,070% | Nenhuma |
| $I^{123}$-MIBG[2] | 0,03% | Pelo menos 3 semanas |
| $I^{131}$-MIBG[2] | 0,03% | Pelo menos 3 semanas |
| $I^{123}$-NaI[2] | 31% | Pelo menos 3 semanas |
| $I^{131}$-NaI[1] | 31% | Suspensão completa |
| $Tl^{201}$-TlCl[2] | Fração exata desconhecida | Pelo menos 48 horas |
| $Xe^{133}$ [2] | Desconhecida | Nenhuma |
| $Ga^{67}$ | Fração exata desconhecida | Pelo menos 2 semanas |

- O órgão crítico para um radiofármaco é aquele com a dose mais alta absorvida.
- Interrupção geral da amamentação depois da administração de radiofármaco:

Pertecnetato-Tc-99m < Tl-201 < Iodo radioativo

# Mais Desafiador 5

## Caso

O Título 10 Parte 20 do Code of Federal Regulations (10CFR20) descreve as diretrizes governamentais referentes aos limites de dose ocupacionais para pessoas expostas à radiação ionizante como parte de sua ocupação (a denominada "dose ocupacional"), bem como os limites de dose para membros individuais do público que não se exponham por meio de doses ocupacionais de radiação.

## Perguntas

1. Os limites de dose de radiação estabelecidos pelo 10CFR20 se baseiam primariamente nas recomendações do(a):
   A. European Atomic Energy Community (EURATOM) treaty.
   B. International Commission on Radiological Protection (ICRP).
   C. U.S. Food and Drug Administration (FDA).
   D. U.S. Department of Energy (DOE).
   E. International Atomic Energy Association (IAEA).

2. A NRC estipula que a dose de radiação (dose efetiva) para o embrião/feto de uma mulher declarada grávida, apresentada no 10CFR20, não deve exceder:
   A. 0,5 mSv (0,05 rem) para a gravidez inteira.
   B. 5 mSv (0,5 rem) para a gravidez inteira.
   C. 50 mSv (5 rem) para a gravidez inteira.
   D. 150 mSv (15 rem) para a gravidez inteira.
   E. 500 mSv (50 rem) para a gravidez inteira.

## ■ Respostas e Explicações

*Pergunta 1*

**B. Correta!** A United Nations Scientific Commitee sobre os Efeitos da Radiação Atômica não estabelecer políticas para proteção da radiação, mas oferece informações científicas sobre os efeitos e riscos da radiação ionizante. A ICRP e outras organizações determinantes de políticas utilizam as evidências fornecidas pela United Nations Scientific Commitee sobre os Efeitos da Radiação Atômica e incorporam princípios com base regional, nacional ou multinacional (p. ex., na União Europeia). Em particular, a IRCP estabeleceu limites para exposições a doses de radiação para trabalhadores (doses ocupacionais), bem como doses para membros individuais do público. Esses limites, coletivamente englobados em seu System of Radiological Protection, foram incorporados, em geral, a diretrizes estabelecidas pelo 10CFR20 e, portanto, às diretrizes da U.S. Nuclear Regulatory Commission (NRC). Os limites de doses de radiação estabelecidos pela ICRP e o National Council on Radiation Protection and Measurements são semelhante, embora vários fatores utilizados pela NRC, como os fatores de ponderação do tecido ($W_T$), são adotados especificamente a partir da ICRP.

*Outras escolhas e discussões*

**A.** O tratado da EURATOM foi originalmente assinado pela Bélgica, Alemanha, França, Itália, Luxemburgo e a Holanda em 1947 e, por ele, estabeleceu-se a Comunidade Europeia de Energia Anatômica. O tratado foi assinado em um esforço de estabelecer o desenvolvimento colaborativo e pacífico de pesquisas relacionadas com energia nuclear. A European Atomic Energy Community coopera com a NRC e outras organizações para auxiliar no estabelecimento de políticas referentes ao uso seguro de geradores e materiais radioativos e de raios X. O tratado da EURATOM não governa nem aplica diretamente o 10CFR ou seus limites de doses de radiação.

**C.** A FDA regula os radiofármacos a ser usados para finalidades diagnósticas e terapêuticas, incluindo os compostos químicos (farmacêuticos) ut8ilizados nos radiofármacos. Em particular, o Título 21 do Code of Federal Regulations é pertinente especificamente ao uso de radiofármacos/agentes farmacológicos diagnósticos. A FDA não estabelece limites de doses de radiação nem regula o uso de radionuclídeos em si (muitas vezes denominados materiais subprodutos).

**D.** O DOE, por meio de seu Office of Nuclear Energy, regula a pesquisa, proliferação, produção, manipulação de resíduos e segurança da energia e poder nucleares. O DOE não estabelece limites de doses de radiação.

**E.** A IAEA se interessa particularmente em facilitar a segurança nuclear global através de programas como inspeções, estruturas de segurança e desenvolvimento de pesquisas e tecnologia. Embora a NRC venha trabalhando cooperativamente com a IAEA para implementar salvaguardas nucleares, a IAEA não estabelece limites de doses de radiação.

*Pergunta 2*

**B. Correta!** O limite de dose de radiação calculado (dose efetiva) para o embrião/feto de uma mulher declarada grávida é de 5 mSv (0,5 rem) durante a gravidez inteira. Veja na tabela uma descrição (limitada) das especificações adicionais de limite de doses, inclusive os limites de dose para o público em geral.

| **Individuais** | **Limite de dose efetiva, mSv (rem)** |
|---|---|
| Adultos, dose efetiva ocupacional total | 50 mSv anualmente (5 rem) |
| Adultos, equivalente de dose à lente do olho | 150 mSv anualmente (15 rem) |
| Adultos, equivalente de dose rasa à pele corporal total ou extremidades | 500 mSv anualmente (50 rem) |
| Menores, dose efetiva ocupacional total | 5 mSv anualmente (0,5 rem) (ou seja, 10% da dose limite para adultos) |
| Embrião/feto de mulher adulta declarada grávida exposta à radiação ocupacional | 5 mSv para a gravidez inteira (0,5 rem) |
| Pessoa do público em geral por operação de licenciado, dose efetiva total | 1 mSv anualmente (0,1 rem) |
| Pessoa do público em geral, paciente tratado com radiofármaco, dose efetiva total | 5 mSv anualmente (0,5 rem) |

As outras escolhas são incorretas.

## ■ Leituras Sugeridas


Cherry SR, Sorenson JA, Phelps ME. Physics in Nuclear Medicine. 4th ed. Philadelphia: Saunders; 2012

Committee to Assess Health Risks from Exposure to Low Levels of Ionizing Radiation, National Research Council. Health Risks from Exposure to Low Levels of Ionizing Radiation: BEIR VII Phase 2. Washington, DC: National Research Council of the National Academies; 2006. http://www.nap.edu/catalog.php?record_id=11340

International Commission on Radiological Protection. Radiation dose to patients from radiopharmaceuticals: a compendium of current information related to frequently used substances. Ann ICRP 2015;44(2S)

Kase KR. Radiation protection principles of NCRP. Health Physics 2004;87(3):251–257

US Government Publishing Office. Food and Drugs - Title 21, Chapter I, Subchapter D, Part 315 Code of Federal Regulations [Internet]. Washington (DC): Office of the Federal Register; 2016. http://www.ecfr.gov/cgi-bin/text-idx?gp=1&SID=679cd1ea857fa54eca7d3fa8f08a8339&h=L&mc=true&tpl=/ecfrbrowse/Title21/21tab_02.tpl

US Nuclear Regulatory Commission. NRC Regulations – Title 10, Code of Federal Regulations. Washington, DC: Office of the Federal Register; 1991. http://www.nrc.gov/reading-rm/doc-collections/cfr/


### Melhores Dicas

- Os limites de doses de radiação estabelecidos pelo 10CFR20 se baseiam, primariamente, nas recomendações do tratado da EURATOM.
- O limite de dose efetiva para o embrião/feto de uma mulher declarada grávida = 5 mSv (0,5 rem) durante a gravidez inteira.

## Perguntas sobre Imagens de Ressonância Magnética

1. Quando a trajetória do espaço *k* é linear, os artefatos de movimento ocorrem mais comumente em qual direção?
   A. Codificação de corte.
   B. Codificação de fase.
   C. Codificação de frequência.
   D. Oblíqua ao plano da imagem.

**B. Correta!** Os artefatos de movimento tendem a ocorrer na direção da codificação de fase. Lembre-se de que, durante cada tempo de repetição (TR), nas leituras convencionais, uma linha de espaço *k* é adquirida em um nível de codificação de fase transversalmente à direção de codificação da leitura ou da frequência. Desse modo, a leitura para a direção da codificação de fase é muito mais rápida, pois ocorre em um TR, em lugar da direção da codificação de fase que ocorre atravessando os TRs. Basicamente, existe uma chance mais alta de o artefato de movimento se acumular para os dados de codificação de fase do que para os dados de codificação de frequência – e que os dados dos artefatos fiquem repetidos ou imprecisos atravessando a direção de codificação de fase.

2. Das técnicas relacionadas a seguir, qual NÃO pode amenizar tipicamente os artefatos de movimento?
   A. Bandas de saturação.
   B. Trajetórias radiais *versus* convencionais do espaço *k*.
   C. Aumento da largura da banda do receptor.
   D. Direções da fase de *flip* e da frequência.

**C. Correta!** Isso significa que aumentar a largura da banda do receptor não consegue amenizar o movimento. Há muitos macetes para amenizar os artefatos de movimento. Bandas de saturação podem ser usadas para anular o sinal a partir dos objetos móveis causadores (intestino e vasculatura anterior à coluna lombar). Aquisições radiais podem ser usadas, em geral, com sobreamostragem da origem, para impedir uma linha defeituosa única do espaço k de vir no final da imagem. Como os artefatos de movimento ocorrem na direção da codificação de fase, reverter qual direção é usada para codificação de frequência *versus* fase pode virar a direção em que o artefato é produzido, permitindo melhor visualização da lesão-alvo. Inversamente, com artefatos de movimento, alterar a largura da banda tem efeito mínimo.

3. Das seguintes opções, qual NÃO minimizaria um artefato relacionado com metal?
   A. Força de campo mais alta.
   B. Uso de recuperação de inversão em T1 curta para supressão de gordura.
   C. Imagens paralelas.
   D. Aumentar a largura da banda do receptor.
   E. Tempo mais curto até o eco ou de espera do eco.

**A. Correta!** Isso significa que força de campo mais alta não consegue minimizar artefato de metal. Com um artefato de metal, a suscetibilidade magnética do metal causa alteração do campo magnético local, resultando em dramática perda de sinal relacionada com T2*. Em geral, os artefatos de suscetibilidade aumentam com a força do campo. Desse modo, aumentar a força do campo e a única opção oferecida que se esperaria aumentar o artefato.

4. Qual das seguintes técnicas é a MENOS sensível a um artefato relacionado com metal?
   A. *Spin-eco* convencional.
   B. Gradiente-eco.
   C. *Fast spin-eco.*
   D. Saturação de gordura.

**C. Correta!** Um *fast spin*-eco é a técnica menos sensível a um artefato relacionado com metal. Sequências de gradiente-eco são altamente sensíveis aos efeitos de T2*, como os artefatos de metal. Saturação de gordura depende da estimativa precisa das diferenças de frequências precessionais entre prótons de gordura e de água. O metal causa artefatos alterando o campo magnético local (e, portanto, as frequências precessionais locais), assim tornando a saturação de gordura inútil. Os múltiplos pulsos de 180 graus do *fast spin*-eco causam múltiplas rodadas de ajuste de foco e redução de J-acoplamento do *spin*. Isso reduz o defasamento que leva à perda de sinal relacionada com T2 e T2* e deformação da imagem vista nos artefatos de metal. Portanto, o *fast spin*-eco é menos sensível aos artefatos de metal do que o *spin*-eco convencional.

5. Dentre as seguintes opções, qual seria INEFETIVA em abordar dobradura (artefato "transpassado")?
   A. Aumentar o campo de visão (FOV).
   B. Aumentar o tamanho da matriz.
   C. Aumentar a largura da banda.
   D. Atribuir codificação de frequência à maior dimensão do paciente.

**C. Correta!** Aumentar a largura da banda não corrigiria o artefato de dobradura. Na dobradura (também conhecida como artefato "transpassado"), os objetos fora do FOV contribuem para o sinal que é detectado pela bobina do receptor, e o sistema interpreta erroneamente que esse sinal externo como originado de dentro do FOV. Isso localiza aquele sinal no lado oposto da imagem (i. e., a imagem "transpassa" até o outro lado). Em geral, o artefato transpassado é visto na direção da codificação de fase, pois o problema da dobradura é mais fácil de prevenir ou remediar na direção da leitura. Isso é efetuado aumentando-se o FOV e a mátria por meio de aumento da amostragem durante a leitura, o que leva em consideração o sinal extra recebido. Fixar o artefato na direção da codificação de fase exigiria mais etapas de codificação de fase e, portanto, aumentaria o tempo líquido de exame. Atribuindo a codificação de frequência à maior dimensão do paciente, apenas um número mínimo de etapas de codificação de fase é necessário para englobar a matriz necessária para o FOV inteiro. Isso minimiza a chance de dobradura. Soluções adicionais para a dobradura incluem o uso de bobina com sensibilidade apenas acima do FOV e/ou o uso de excitação seletiva que excite apenas uma parte da região desejada. Tenha em mente que, como há duas direções de codificação de fase para sequências tridimensionais, a dobradura pode ocorrer em qualquer direção, produzindo alguns artefatos bem estranhos!

6. Qual das seguintes correções é mais útil para remover um artefato de "ângulo mágico"?
   A. Aumentar o número de médias.
   B. Aumentar o fator de imagens paralelas.
   C. Aumentar o tempo de eco.
   D. Aumentar o comprimento da sequência de ecos.

**C. Correta!** Com o artefato do "ângulo mágico", quando uma estrutura pedida que tem tempo de relaxação T2 intrínseco curto é orientada em um ângulo em particular com respeito ao campo magnético, reduzem-se certas formas de acoplamento de *spin-spin*. Isso alonga o tempo de relaxação T2 na estrutura. O tempo de T2 alongado se traduz em aumento do tempo para persistir magnetização transversa, o que produz discreto aumento de sinal, dado que o sinal é proporcional à quantidade de magnetização transversa. Aumentando o tempo de eco para produzir uma imagem saturada para gordura ponderada em T2, o efeito daquele discreto alongamento de T2 e da magnetização transversa é removida ou, no mínimo, torna-se imperceptível.

7. O artefato do "ângulo mágico" ocorre mais frequentemente quando um tendão ou ligamento está a
   A. Aproximadamente a um ângulo de 90 graus com o campo magnético principal.
   B. Aproximadamente a um ângulo de 55 graus com o campo magnético principal.
   C. Aproximadamente a um ângulo de 90 graus com a direção da leitura.
   D. Aproximadamente a um ângulo de 55 graus com a direção da leitura.

**B. Correta!** O "ângulo mágico" do artefato do ângulo mágico é de aproximadamente 54,7 graus (ou, colocado de outro modo, 180 graus - 54,7 graus = 125,3 graus) com respeito ao campo magnético principal. Esse artefato pode ocorrer quando uma estrutura pedida com T2 curta (tendão ou ligamento) está orientada nesse ângulo *independentemente do plano da imagem*. Desse modo, o artefato pode se originar naquela localização anatômica mesmo que a imagem fosse realizada no plano axial ou coronal – não apenas no plano sagital.

8. Nas imagens em *spin*-eco, a ponderação em T2 realçada do contraste da imagem pode ser obtida por:
   A. Aumento do tempo de eco (TE) e aumento do tempo de repetição (TR).
   B. Aumento do TE e diminuição do TR.
   C. Diminuição do TE e aumento do TR.
   D. Diminuição do TE e diminuição do TR.

**A. Correta!** De maneira geral, aumentar o TE aumenta a ponderação em T2 nas imagens em *spin*-eco, enquanto que diminuir o TR aumenta a ponderação em T1. Portanto, para produzir uma imagem em *spin*-eco ponderada em T2, usa-se um TE longo para maximizar a ponderação em T2 e um TR longo para minimizar a ponderação em T1.

9. Todas as outras coisas ficando iguais, qual destas sequências teria a relação sinal-ruído mais alta?
   A. Tempo de repetição (TR) curto, tempo de eco (TE) curto.
   B. TR curto, TE longo.
   C. TR longo, TE curto.
   D. TR longo, TE longo.

**C. Correta!** De maneira geral, os efeitos de relaxação reduzem a força do sinal. Portanto, para imagens convencionais, um TR longo minimizaria os efeitos relacionados com relaxação T1, enquanto que um TE curto minimizaria os efeitos relacionados com a relaxação T2. Observe que essas opções produziriam uma imagem ponderada na densidade de prótons. As imagens ponderadas na densidade de prótons estão entre as sequências com mais alta relação sinal-ruído nas imagens por ressonância magnética.

10. Das seguintes opções, qual diminuiria a espessura dos cortes de ressonância magnética?
   A. Aumento da largura da banda do receptor.
   B. Aumento da largura da banda de transmissão.
   C. Aumento do gradiente de seleção de cortes.
   D. Aumento da potência de campo.

**C. Correta!** A espessura dos cortes, durante excitação seletiva, é função da potência do gradiente de seleção de cortes e da largura da banda de transmissão. Na seleção dos cortes, liga-se um gradiente de "seleção de cortes" para que haja um gradiente de potência de campo ao longo da direção dos cortes. Isso resulta em um gradiente de frequências precessionais que correm ao longo daquele eixo. Por exemplo, nos cortes axiais, o gradiente de seleção de cortes é orientado ao longo do eixo da cabeça ao pé para que os *spins* na cabeça precedam mais lentamente do que aqueles nos pés ou vice-versa. Depois, transmite-se um pulso de radiofrequência sintonizado com a frequência dos *spins* no corte de tecido que se deseja selecionar. A largura do corte dependerá então da faixa de frequências incluída no pulso de radiofrequência (largura da banda de transmissão) e de quanta inclinação aguda tem o gradiente em toda a espessura do sujeito. A espessura do corte aumenta com o aumento da largura da banda de transmissão e com a diminuição do gradiente de seleção de cortes.

11. Dos artefatos relacionados a seguir, qual se relaciona diretamente com as imagens em fase e fora de fase?
    A. Deslocamento químico tipo 1.
    B. Deslocamento químico tipo 2.
    C. Ângulo mágico.
    D. Defasamento relacionado com o fluxo.

**B. Correta!** As diferenças nas frequências precessionais de prótons de gordura e água são subjacentes a dois tipos de artefato de deslocamento químico (o deslocamento químico se refere ao deslocamento das frequências de prótons de gordura com respeito à água). No artefato de deslocamento químico tipo 1, o sinal da gordura é registrado erroneamente, de tal modo que é traduzido ao longo da direção de codificação de frequência, aparecendo como banda brilhante em um lado de uma estrutura contendo água cercada por gordura e como banda escura no lado oposto. No artefato de deslocamento químico tipo 2, os prótons de gordura e de água acumulam fases diferentes durante a precessão. Portanto, em tempos diferentes e previsíveis, os prótons estão alternadamente em fase (caso em que seus sinais se somam dentro de um dado voxel) ou fora de fase (caso em que seus sinais se cancelam dentro de um dado voxel). As imagens em fase e fora de fase tiram vantagem dessas diferenças de fase, adquirindo ecos nos tempos esperados em fase e fora de fase (em 1,5 T: fora de fase = 2,2; 6,6; 11,0...ms; em fase = 4,4; 8,8; 13,2....ms). Se um voxel tiver menos sinal na imagem fora de fase do que na imagem em fase, então esse voxel precisa conter prótons de água e de gordura em mistura aproximadamente igual.

12. Quais das seguintes relações entre relaxação e força do campo magnético principal (B0) são corretas?
    A. A densidade de prótons (PD) aumenta substancialmente e T2 diminui substancialmente com o aumento de B0.
    B. PD e T2 diminuem substancialmente com o aumento de B0.
    C. T1 aumenta substancialmente e T2* diminui substancialmente com o aumento de B0.
    D. T2 e T2* aumentam substancialmente com o aumento de B0.

**C. Correta!** Para fins clínicos, a PD e as relaxações de T2 são essencialmente independentes de fatores como a força do campo magnético principal ($B_0$). O tempo de relaxação de T1 aumenta com o aumento de $B_0$ porque a frequência de Larmor aumenta. A transferência de energia que medeia a relaxação T1 é mais eficiente quando as moléculas estão tombando em uma taxa próxima da frequência de Larmor. À medida que a frequência de Larmor aumenta, cada vez menos moléculas perto do spin ficam disponíveis para mediar a relaxação T1, de modo que o tempo de relaxação T1 é prolongado. De modo semelhante, em força de campo mais alta, os *spins* giram mais rápido, e as pequenas diferenças de fase que medeiam o defasamento que, por sua vez, medeia os efeitos T2* que se acumulam mais rapidamente. Portanto, em forças de campo mais altas, os *spins* saem de fase mais rapidamente, tornando o T2* mais curto.

13. Com que frequência o magneto da ressonância magnética deve ser desligado e reiniciado?
    A. Diariamente.
    B. Semanalmente.
    C. Anualmente.
    D. Nunca.

**D. Correta!** Desligar o magneto é algo conhecido como "esfriamento" e envolve aquecer até evaporar o hélio líquido que mantém os fios do eletromagneto frios. Esse aumento de temperatura leva a uma perda súbita de supercondutividade. Se a sala não estiver adequadamente ventilada, o apagamento pode resultar em enregelamento e asfixia para os desafortunados o suficiente para estarem na sala do scanner. O esfriamento é um processo extraordinariamente caro. Além disso, como a resistência dos fios é zero no estado de supercondução, uma vez que a corrente tenha sido estabelecida em um eletromagneto, não se dissipará, a menos que rompida por alguém. Portanto, não é necessária parada temporária de rotina do magneto. De um ponto de vista de segurança, sempre se deve pressupor que o magneto esteja ligado.

14. Das opções a seguir, qual valor para a taxa de filtração glomerular estimada (eGFR), em geral, seria contraindicação absoluta à administração de contraste à base de gadolínio (Gd) (GBCA)?
    A. 80 mL/min/1,73 $m^2$.
    B. 60 mL/min/1,73 $m^2$.
    C. 40 mL/min/1,73 $m^2$.
    D. 20 mL/min/1,73 $m^2$.

**D. Correta!** A fibrose sistêmica nefrogênica (NSF) é transtorno raro que parece estar relacionado com a deposição de Gd em pacientes com disfunção renal. Nos pacientes com baixa eGFR, sem eliminação adequada do GBCA, levanta-se a hipótese de que os GBCAs se dissociem, resultando em deposição de Gd iônico ($Gd^{3+}$) nos tecidos, induzindo uma reação tóxica que resulta em fibrose sistêmica. Em apoio a essa hipótese, observa-se que as taxas de NSF têm declinado dramaticamente com os agentes mais recentes que não se dissociam tão prontamente quanto os mais antigos. Quase todos os casos de NSF têm sido vistos em pacientes com eGFR < 30 mL/min/1,73 $m^2$, tendo sido identificados apenas poucos casos em pacientes com eGFR = 30 a 60 mL/min/1,73 $m^2$. Não se viram casos em pacientes com eGFR > 60 mL/min/1,73 $m^2$. Por essas razões, as diretrizes indicam que uma eGFR < 30 mL/min/1,73 $m^2$ é contraindicação absoluta à administração de GBCA, a menos que seja realizada hemodiálise logo depois da administração.[1] Para pacientes com eGFR = 30 a 60 mL/min/1,73 $m^2$, a decisão de administrar um GBCA fica a critério do radiologista. Em pacientes com eGFR > 60 mL/min/1,73 $m^2$, a administração de gadolínio é considerada segura.

15. Qual das seguintes alterações aumentaria a taxa de absorção específica (SAR) das imagens de ressonância magnética?
   A. Diminuição da força do campo magnético principal (B0).
   B. Diminuição do tempo de repetição (TR).
   C. Diminuição do ângulo de flip.
   D. Diminuição do tempo total de exame.

**B. Correta!** Nas imagens de ressonância magnética, SAR se refere à taxa de deposição de energia, principalmente em decorrência da transmissão de energia de radiofrequência (RF). Essa taxa de deposição é diretamente proporcional ao quadrado da amplitude e tempo de RF e inversamente proporcional ao TR. Note que o ângulo de *flip* aumenta proporcionalmente com a amplitude e duração da RF. De igual modo, como a frequência de Larmor aumenta com a força do campo ($B_0$) e a energia de RD aumenta com a frequência, a SAR também aumenta em forças de campo mais altas (se tudo o mais estiver igual). Note que o tempo total de exame não afeta a SAR, pois a SAR mede a taxa de deposição de energia, não a quantidade total de energia depositada. Em resumo, a SAR é proporcional a $[B_0^2 \cdot (\text{ângulo de } flip)^2]/TR$. Adicionalmente, já que geralmente é necessária uma força de RF mais alta para penetrar tecidos mais profundos, a SAR, em geral, aumenta com o tamanho do paciente.

16. Se um paciente apresentar uma parada cardíaca durante um exame por imagem de ressonância magnética (MRI), qual dos seguintes procedimentos deve ser seguido?
   A. Remova o paciente do portal do scanner e de restrições do zoneamento de relaxamento para permitir que pessoal codificado como não triado entre nas Zonas 2 e 3, mas não na Zona 4.
   B. Remova o paciente do portal do scanner e de restrições do zoneamento de relaxamento para permitir que pessoal codificado como não triado entre na Zona 2, mas não nas Zonas 3 e 4.
   C. Remova o paciente da ponte do scanner e de restrições do zoneamento de relaxamento para permitir que pessoal codificado como não triado entre nas Zonas 2, 3 e 4
   D. Remova o paciente da ponte do scanner ultrapassada a linha de cinco Gauss para que não seja necessária relaxação das restrições de zoneamento.

**D. Correta!** As zonas das MRI têm a função de ajudar a garantir que somente pessoal ou aparelhos triados entrem na sala do scanner e, assim sendo, experimentem os riscos em potencial das altas forças de campo do magneto. Como o magneto está sempre ligado, as zonas das MRI jamais são relaxadas – mesmo durante um código. Tipicamente, a linha de cinco Gauss é considerada o marco além do qual o ambiente é considerado seguro. Portanto, durante um código, o paciente deve ser removido além da linha de cinco Gauss o mais seguramente possível para facilitar a administração de cuidados de emergência apropriados sem a preocupação com a compatibilidade de aparelhos e/ou pessoas com a MRI.

17. Faça corresponder cada uma das estruturas à direita (1 a 4) com seu papel na geração de imagens de ressonância magnética (A a D).

| | |
|---|---|
| A. Fios carregando sinais elétricos para impedir vazamento de radiofrequência (RF) | 1. *Shimming* |
| B. Canos que carregam água para impedir vazamento de RF | 2. Blindagem |
| C. Impedir a RF externa de entrar na sala de exame | 3. Filtros |
| D. Promoção da homogeneidade de campo | 4. Guia de ondas |

   A. 3.
   B. 4.
   C. 2.
   D. 1.

Água e ar atravessam os guias de ondas para entrar e sair da sala do scanner de maneira a impedir vazamento espúrio de RF. Os sinais elétricos atravessam filtros pela mesma razão. Usa-se blindagem para isolar eletricamente a sala do scanner para que os campos eletromagnéticos não entrem na sala (e causem ruído) ou saiam da sala (onde possam interferir com outros aparelhos médicos, como os marca-passos). Tenha em mente que a blindagem precisa ocorrer em todas as três dimensões, pois os campos eletromagnéticos são tridimensionais. O *shimming* é usado para tornar os campos $B_0$ e $B_1$ mais homogêneos e lineares respectivamente.

18. Faça corresponder cada uma das sequências (A a C) à sua descrição (1 a 4). (Uma das sequências pode ser usada duas vezes.)
   A. Saturação de gordura.
   B. Método Dixon.
   C. Inversão-recuperação.

   1. Inicie a sequência no ponto nulo para gordura depois de uma sequência preparatória adequada
   2. Aplique um pulso seletivo para frequências de fases aleatórias para impedir geração de sinal de gordura
   3. Melhor para quando metal está presente
   4. Use deslocamento químico tipo II para calcular imagens com apenas gordura e apenas água

   A. 2.
   B. 4.
   C. 1, 3.

Todos os métodos listados são realizados para anulação de sinal. Como o metal altera os campos magnéticos locais e, portanto, as frequências precessionais locais para gordura e água, inversão-recuperação é o melhor método para anular gordura na presença de metal.

19. Faça corresponder cada uma das sequências à esquerda (A a D) a seu tempo de repetição (TR) e tempo de eco (TE) característicos à direita (1 a 4).

| | |
|---|---|
| A. Ponderada em T2 | 1. *Spin*-eco TR curto, TE curto |
| B. Ponderada em densidade de prótons | 2. *Spin*-eco TR longo, TE longo |
| C. Ponderada em T1 | 3. *Spin*-eco TR longo, TE curto |

A. 2.
B. 3.
C. 1.

Nas imagens *spin*-eco, TE longo pondera em direção ao contraste T2. TR curto pondera em direção ao contraste T1. As imagens ponderadas em densidade de prótons são gerados com a ponderação se distanciando de contraste T1 e T2. Nas imagens gradiente-eco, $\alpha$ (ângulo *flip*) pequeno produz mais ponderação em T1 – assim como TR curto, mas o TR, em geral, é ajustado para ser o mínimo possível para gradiente-eco. TE longo produz mais ponderação em T2*. Note que, em razão do TE mais longo para sequências T2*, o TR é necessariamente mais longo do que para ponderação em T1. Para imagens ponderadas em densidade de prótons, ponderamos distanciando da ponderação em T1 e T2* usando $\alpha$ pequeno e TE curto.

20. Corresponda cada um dos mecanismos de contraste à esquerda (A a E) à sua implementação de sequência de pulsos à direita (1 a 5).

| | |
|---|---|
| A. Difusão | 1. Gradiente tripolar que elimina acréscimo de fase dependente da velocidade |
| B. Gradiente-eco | 2. Gradientes iguais separados por um pulso de 180 graus |
| C. Contraste de fase | 3. Lobo de gradiente positivo cancela lobo negativo e produz um eco |
| D. Compensação de fluxo | 4. Gradiente de fases aleatórias para eliminar magnetização transversal residual |
| E. *Spoiler* | 5. Gradiente bipolar que produz acréscimo de fase dependente da velocidade |

A. 2.
B. 3.
C. 5.
D. 1.
E. 4.

Além de seu papel habitual em codificar informações espaciais no sinal final, os gradientes podem fazer várias outras coisas, como relacionado na tabela.

21. Das características listadas a seguir, qual(quais) se aplica(m) ao gradiente-eco incoerente? (Selecione TODAS as que se aplicam.)
A. Saturação parcial.
B. Usa a magnetização transversal residual.
C. *Spoilers*.
D. Rebobinados.
E. Magnetização transversal em estado de equilíbrio.

**A e C. Corretas!** As sequências de pulsos gradiente-eco avançadas, como a gradiente-eco incoerente e a precessão livre de estado de equilíbrio ou gradiente-eco coerente, são construídas sobre a sequência gradiente-eco de base para gerar contrastes que geralmente não estão disponíveis às sequências gradiente-eco. Quando os pulsos de radiofrequência são colocados próximos o suficiente, pode se desenvolver um estado de equilíbrio de magnetização longitudinal ou transversal. As sequências gradiente-eco avançadas diferem em como usam ou eliminam esses estados de equilíbrio. Sequências gradiente-eco incoerentes usam *spoiling* para eliminar a magnetização transversal residual em cada tempo de repetição, mas então mantêm magnetização longitudinal em estado de equilíbrio, em geral menor do que a amplitude da magnetização original. Essa situação é conhecida como saturação parcial. As sequências de precessão livres do estado de equilíbrio mantêm especificamente a magnetização transversal residual para criar um estado de equilíbrio de magnetização transversal, sendo usados gradientes rebobinados para selecionar as porções apropriadas de espaço k.

22. Qual destes fatores fisiológicos é O MENOS avaliado diretamente com ressonância magnética funcional de rotina?
A. Perfusão cerebral.
B. Extração de oxigênio do sangue.
C. Atividade neuronal.
D. Saturação de oxigênio no sangue.

**C. Correta!** A atividade neuronal é a menos avaliada diretamente. O contraste dependente do nível de oxigenação do sangue (BOLD) é o principal tipo de imagens de ressonância magnética funcional atualmente em uso. Como o nome implica, a BOLD é, fundamentalmente, uma medida do fluxo sanguíneo e dos níveis de oxigenação do sangue. A base do mecanismo de contraste na BOLD é que o sangue desoxigenado tem suscetibilidade mais alta e, portanto, é mais escuro em uma imagem ponderada em T2* do que o sangue oxigenado. Através do fenômeno de acoplamento neurovascular, a atividade neuronal induz alterações na perfusão cerebral que são detectáveis com a técnica BOLD. Tenha em mente que a BOLD, conquanto técnica muito potente, visualiza apenas indiretamente a atividade cerebral (neuronal).

23. Qual das seguintes, em geral, aumentaria a relação sinal-ruído (Selecione TODAS as que se apliquem.)
A. Aumentar o tamanho dos *voxels*.
B. Aumentar a espessura da fatia.
C. Aumentar a largura da banda do receptor.
D. Aumentar o campo magnético principal.

**A, B** e **D. Corretas!** A relação sinal-ruído aumenta com o tamanho e volume dos voxels, aumenta com a força do campo magnético principal e diminui com a largura de banda do receptor.

24. Qual das seguintes, em geral, é mais útil ao determinar se vai ser realizada ou não uma ressonância magnética (MRI) em paciente com implante metálico?
    A. MRI prévia completada sem problema.
    B. Relatório operatório da colocação do aparelho.
    C. Tomografia computadorizada da região de interesse.
    D. Declaração assinada do paciente concordando com a MRI.

**B. Correta!** Em última análise, a decisão de examinar ou não um paciente em um scanner em particular fica a critério do radiologista. O único modo de ter certeza se um aparelho ou implante em particular é seguro para MRI é ter documentação do modelo exato do aparelho implantado, documentado no relatório operatório do cirurgião ou do intervencionista sobre a colocação do aparelho. Esses dados podem ser checados contra as bases de dados que compilam avaliações de segurança de aparelhos em MRI, como mrisafety.com. Depender de laudos de uma MRI prévia ou de uma história obtida do paciente é insuficiente. Uma tomografia computadorizada da região ajudaria a determinar se há metal no dispositivo, mas não ajudaria a esclarecer a segurança.

25. Com referência às imagens de difusão, qual das seguintes é FALSA?
    A. A imagem b = 0 é essencialmente uma imagem *spin-eco* ponderada em T2.
    B. A imagem com valor b alto mostra uma mistura de difusão em ponderação em T2.
    C. A imagem com coeficiente de difusão aparente (ADC) é produzida tipicamente por uma combinação de gradientes de codificação de difusão com uma leitura ecoplanar.
    D. A aquisição de uma imagem com tensor de difusão é essencialmente a mesma que para uma imagem ponderada em difusão, exceto pela inclusão de mais direções de gradiente.
    E. Qualquer leitura (convencional, espiral, ecoplanar etc.) pode ser usada para imagens de difusão.

**C. Correta!** A ADC não é produzida pelos gradientes codificadores de difusão. As outras afirmações são todas verdadeiras. Imagens de difusão são efetuadas aplicando-se uma sequência de gradientes que codifiquem movimento codificado ao longo de uma direção de gradiente em particular que é formada pela soma de amplitudes de gradientes x, y e z individuais. A força e o ritmo desses gradientes definem o "valor b", sendo que um valor b alto indica alta sensibilidade daquela sequência ao movimento restrito de prótons ou difusão. O sinal produzido por essa codificação de movimento pode ser lido usando qualquer leitura em particular, embora a leitura ecoplanar seja usada mais comumente por causa de sua velocidade. Nas imagens ponderadas em difusão, múltiplas (pelo menos seis) direções de gradientes são adquiridas e sua média é feita em conjunto para remover os efeitos de anisotropia causando viés ao sinal. A imagem ponderada em difusão produzida conterá uma mistura de ponderação em T2 e ponderação em difusão. Para avaliar a ponderação em T2, calcula-se tipicamente uma imagem "B0", na qual b = 0, isto é, os gradientes codificadores de movimento são ligados. Quando b = 0, a sequência corrida é uma sequência *spin*-eco regular ponderada em T2, ao contrário, com os mesmos parâmetros técnicos e leitura que a imagem ponderada em difusão. Entre a imagem ponderada em difusão e as imagens B0 (ponderadas em T2), pode-se calcular que uma imagem em ADC seja mais puramente um reflexo das características de difusão do tecido, sem ponderação em T2. O "mapa" do ADC é uma representação calculada não produzida diretamente por uma sequência do scanner. Para imagens com tensor de difusão, muitas direções mais de gradientes são adquiridas e são tomadas providências para calcular especificamente o grau de anisotropia em diferentes direções.

26. Das seguintes opções, qual NÃO se esperaria mostrar alto sinal de difusão relativa?
    A. Tecido infartado.
    B. Abscesso.
    C. Tumor hipercelular.
    D. Linfocele.
    E. Mucocele.
    F. Hematoma.

**D. Correta!** A linfocele não mostrará alto sinal de difusão relativa. Pode-se ver sinal alto com alto conteúdo de proteínas, como com abscessos e mucoceles. Alto sinal de difusão pode ser aumentado artificialmente em regiões de aumento de suscetibilidade, como nos hematomas. Não se esperaria que líquido simples (como encontrado nas linfocele) não restringisse a difusão ou produzisse sinal de alto sinal de difusão.

27. Agentes de contraste à base de gadolínio são relativamente contraindicados para avaliar pacientes grávidas porque:
    A. O agente de contraste pode atravessar a placenta e chegar ao líquido amniótico, onde o gadolínio pode se dissociar de seu agente quelante e adota sua forma iônica tóxica.
    B. A função renal relativamente reduzida na gravidez limitaria a depuração renal do agente de contraste e colocaria a grávida em risco para fibrose sistêmica nefrogênica.
    C. A função hepática relativamente reduzida na gravidez limitaria a eliminação hepática do agente de contraste e colocaria a grávida em risco de fibrose sistêmica nefrogênica.
    D. O agente de contraste pode atravessar a placenta e interferir diretamente na divisão celular, limitando a organogênese.

**A. Correta!** A forma tóxica do gadolínio é a iônica livre ($Gd^{3+}$). Normalmente, o gadolínio nos agentes de contraste fica ligado a uma gaiola química quelante que impede a toxicidade. O rim e (em menor escala) o fígado então eliminam o gadolínio do corpo. Dado tempo suficiente, o gadolínio se dissociará de sua gaiola química e assumirá sua forma iônica tóxica. Desse modo, ocorre toxicidade do gadolínio quando o gadolínio engaiolado não é prontamente eliminado, e a molécula retida tenha tempo suficiente para se dissociar em sua forma iônica tóxica. Isso ocorre em pacientes com insuficiência renal (taxa de filtração glomerular estimada < 30) e é a base para a fibrose sistêmica nefrogênica. Isso também pode ocorrer no feto, pois o gadolínio engaiolado atravessa a placenta e vai à circulação fetal, é eliminado pelos rins fetais e chega ao líquido amniótico, mas então não tem para onde ir, a não ser voltar para o feto. Finalmente, o gadolínio nos tecidos e circulação do feto se dissociará na forma iônica, que pode ser tóxica para o feto.

28. Qual das seguintes afirmações referentes à perfusão contrastada é INCORRETA?
   A. O volume sanguíneo cerebral (CBV) é calculado como a área sob a curva entre a linha de base do sinal e o pico do bolo de contraste.
   B. Tempo até o pico (TTP) se refere ao tempo quando ocorre a alteração máxima de sinal medida desde o início da imagem.
   C. As imagens de ressonância magnética com perfusão só podem produzir quantificações relativas para CBV, TTP, tempo médio de trânsito (MTT), a menos que seja medido diretamente o sinal arterial e considerado.
   D. O fluxo sanguíneo cerebral é calculado como MTT/CBV.
   E. O MTT se refere à largura do pico do bolo de contraste em sua média ou metade da alteração do pico máximo com relação à linha de base.

**D. Correta!** O fluxo sanguíneo cerebral não é calculado com MTT/CBV. Na perfusão contrastada, quer em tomografia computadorizada ou ressonância magnética, vários valores são calculados a partir da forma da curva do sinal derivado de cada voxel à medida que o contraste o atravessa. O fluxo sanguíneo cerebral é igual a CBV/MTT, não MTT/CBV. O CBV é derivado da área sob a curva entre o bolo e a linha imaginária que conecta o nível basal de sinal antes e depois do bolo. O TTP, ou $T_{máx}$, é o tempo em que o bolo atinge o pico. O MTT é a largura do bolo do contraste, em geral tomado no nível máximo à metade. Note que somente valores relativos de cada um desses parâmetros podem ser calculados, a menos que as curvas sejam corrigidas usando a função entrada arterial do sinal a partir das artérias que alimentam cada território.

29. Dentre as opções a seguir, qual é VERDADEIRA com referência à marcação de spin arterial (ASL) e sequências de imagens de ressonância magnética convencionais em perfusão?
   A. Ambas as técnicas exigem administração de contraste, embora seja necessário menos para a ASL.
   B. Os atuais métodos de quantificação apenas permitem o cálculo do fluxo sanguíneo cerebral relativo (rCBF) quando se usa ASL.
   C. Somente os métodos de imagens de perfusão contrastadas têm um papel na avaliação de tumores, enquanto que tanto ASL como os métodos de imagens contrastados podem ser usados na avaliação de acidentes vasculares encefálicos.
   D. A ASL exige sistemas de imagens de ressonância magnética com força de campo magnético de pelo menos 3 Tesla, enquanto que os métodos de perfusão convencionais podem ser completados usando-se a maior parte de qualquer força de campo magnético.

**B. Correta!** A ASL é uma técnica de imagens de perfusão sem contraste. Na prática clínica de rotina, somente se calcula o rCBF por ASL. Esta pode ser usada para qualquer avaliação em que a avaliação da perfusão seja útil – é tanto uma técnica para imagens de perfusão como para imagens de perfusão contrastadas. A diferença funcional primária entre ASL e perfusão contrastada convencional é que a ASL é uma técnica de imagem com sinal global mais baixo, e as imagens produzidas são mais embaçadas e sensíveis a vários artefatos técnicos.

30. Qual das seguintes opções distingue aquisição de sequência bidimensional (2D) da aquisição tridimensional (3D)?
   A. As sequências tridimensionais exigem um sistema de imagens de ressonância magnética de pelo menos 3 Tesla, enquanto que as sequências 2D podem ser completadas usando-se qualquer força de campo.
   B. As sequências tridimensionais têm direções de codificação em duas fases e uma direção de leitura, enquanto que as sequências 2D têm uma de cada.
   C. As sequências tridimensionais têm necessariamente redução da relação sinal-ruído, em comparação com as sequências 2D.
   D. As sequências tridimensionais são geradas com bobinas 3D especializadas, enquanto que as sequências 2D podem ser usadas com qualquer bobina de rotina.
   E. Excitação seletiva para corte ou fatia jamais é completada com uma sequência 3D, enquanto que é necessária para as sequências 2D.

**B. Correta!** Nas imagens de ressonância magnética 3D, uma segunda direção de codificação de fase é incluída na sequência para permitir codificação ao longo de duas dimensões de codificação de fase e uma direção de codificação de frequência simultaneamente. Isso permite que se façam imagens de todas as três dimensões de uma só vez.

31. Qual das seguintes alternativas afeta mais diretamente o contraste em uma sequência de inversão-recuperação?
   A. T1.
   B. T2.
   C. T2*.
   D. Densidade de protons.

**A. Correta!** Nas sequências inversão-recuperação, aplica-se um pulso de 180 graus inicialmente e depois se permite que a magnetização se recupere em uma taxa dependente de T1. Esse processo propaga a força dos vetores de magnetização tecidual de acordo com seus respectivos tempos T1, assim codificando um contraste ponderado em T1 seja qual for o sinal produzido finalmente.

32. Os materiais paramagnéticos afetam o contraste tecidual assim:
   A. Abreviando somente T1.
   B. Abreviando somente T2.
   C. Abreviando somente T2*.
   D. Abreviando somente a densidade de prótons.
   E. Nenhuma das anteriores.

**E. Correta!** As substâncias paramagnéticas produzem abreviação dos tempos T1, T2 e T2*. Elas não têm efeito direto sobre a densidade de prótons.

33. Das seguintes alternativas, qual NÃO é consideração importante para a segurança do paciente quando se completa um exame de ressonância magnética?
   A. Proteção auricular (fornecer tampões auriculares, abafadores).
   B. Função renal se for usado contraste à base de gadolínio.
   D. Aquecimento das alças de fio ou metal (fios de eletrocardiograma, ferragens ortopédicas).
   C. Estimulação de nervo periférico em força de campo alta.
   E. Taxa de deposição de energia (taxa específica de absorção).
   F. Nenhuma das anteriores.

**F. Correta!** Todos os fatores mencionados devem ser considerados com referência à segurança nas imagens de ressonância magnética.

34. O comprimento do trem de ecos ("fator turbo") é definido como:
   A. O número de cortes adquiridos de uma só vez em sequências multislice.
   B. O número de imagens produzidas em uma sequência *spin-eco* multieco.
   C. O número de ecos por tempo de repetição (TR) para uma sequência fast *spin-eco*.
   D. O número de ecos adquiridos por diferentes bobinas em aquisições paralelas.

**C. Correta!** O comprimento do trem de ecos, ou "fator turbo", dependendo do fornecedor que esteja usando, refere-se ao número de ecos adquiridos em um TR para técnicas *fast spin*-eco (também conhecidas como turbo *spin*-eco).

35. Dentre as seguintes alternativas, qual(is) termo(s) angiográfico(s) está corretamente pareado? (Selecione TODAS as que se apliquem.)
   A. Sangue brilhante: *spin-eco*.
   B. Sangue escuro: *spin-eco*.
   C. Sangue brilhante: gradiente-eco.
   D. Sangue escuro: gradiente-eco.

**B** e **C. Corretas!** Para gerar um sinal em *spin*-eco, os prótons precisam ver o pulso de radiofrequência de excitação inicial – tipicamente 90 graus – bem como o pulso de 180 graus de refocalização. Como os prótons em fluxo, especialmente aqueles nos vasos, tipicamente não veem ambos os pulsos, dado seu movimento entre os cortes, e com defasamento relacionado com o movimento, as sequências *spin*-eco em geral produzem uma técnica de "sangue negro", na qual os vasos aparecem negros na imagem. Diferentemente, nas sequências gradiente-eco, os prótons precisam ver apenas o pulso de excitação inicial para gerar o sinal – as últimas etapas de refocalização dos gradientes não são espacialmente seletivas. Adicionalmente, os pulsos de excitação de radiofrequência rapidamente repetidos induzem uma saturação parcial para os tecidos estacionários na fatia das imagens. Isso resulta em realce relacionado com o fluxo, em que os prótons não saturados em fluxo para o volume das imagens têm sinal mais alto do que o fundo estacionário. Desse modo, sequências gradiente-eco, em geral, são uma técnica de sangue brilhante, em que os vasos aparecem brilhantes na imagem.

36. Associe a sequência (A a C) a suas características (1 a 3).
   A. Tempo de voo.
   B. Contraste de fase.
   C. Realce por contraste.

   1. Gradientes codificadores de velocidade de fluxo.
   2. A mais alta relação sinal-ruído.
   3. Realce relacionado com o fluxo e saturação parcial.

   A. 3.
   B. 1.
   C. 2.

Nas técnicas de tempo de voo, em geral, uma sequência gradiente-eco incoerente ponderada em T1 (tempo de repetição curto) é usada para induzir saturação parcial do fundo estacionário com acentuação do sinal a partir dos prótons não saturados que entram por fluxo – fenômeno apelidado "realce relacionado com fluxo". Para as imagens de contraste de fase, usa-se um pulso de gradiente bilobado, de modo que o acréscimo de fases é anulado para os prótons estacionários e se eleva linearmente com a velocidade na direção daquele gradiente. Isso codifica o componente de velocidade dos prótons naquela direção para a fase daqueles prótons, o que pode ser lido nas imagens reconstruídas somente na fase. A angiografia por ressonância magnética contrastada, em geral, é a técnica de sinal mais alto, dado o uso de contraste; essa alta relação sinal-ruído permite aceleração de imagens para imagens rápidas.

37. Das seguintes alternativas, qual tem a relação sinal-ruído intrínseca mais alta?
   A. Inversão-recuperação com atenuação do líquido livre.
   B. Ponderada em T2.
   C. Inversão-recuperação com T1 curto.
   D. Inversão-recuperação turbo.

**B. Correta!** Em geral, as técnicas de inversão-recuperação têm sinal mais baixo do que as equivalentes convencionais porque os tecidos não anulados restantes ainda têm magnetização resultante mais baixa do que teriam sem a preparação inversão-recuperação.

## Perguntas sobre Radiografia Geral

38. Dentre as alternativas a seguir, qual produz o maior número de raios X a ser usados em radiografia diagnóstica?
    A. Radiação característica.
    B. Emissão de Auger.
    C. Radiação de freada (Bremsstrahlung).
    D. Aniquilação de pósitrons-elétrons.

**C. Correta!** Na produção de raios X, um alvo com ânodo metálico é bombardeado por elétrons emitidos do cátodo e acelerado pela voltagem aplicada pelo circuito. No ânodo, aqueles elétrons perdem quantidade significativa de energia em uma interação elétron-núcleo que atua desacelerando o elétron. A energia perdida é convertida em fótons, em geral de energia de raios X (~1 a 200 keV), um fenômeno denominado Bremsstrahlung ou "radiação de freada". As radiações Bramsstrahlung são facilmente responsáveis pelo número mais alto de produção de raios X para a radiografia diagnóstica. A radiação característica é produzida quando um elétron ou fóton que chega ejeta um elétron de uma camada interna e depois cai para preencher a vaga. Assim fazendo, o elétron libera uma parte de sua energia sob a forma de raios X de energia equivalente à diferença entre os dois níveis de energia. Conquanto a radiação característica produza um pequeno pico nas energias apropriadas para um dado alvo, o número de raios X produzidos nisso é menor do que o de Bremsstrahlung. O efeito Auger não contribui substancialmente para a produção de raios X na radiografia. A aniquilação de pósitrons-elétrons é a base para a produção de sinal na tomografia por emissão de pósitrons.

39. Para levar em conta o efeito calcanhar, em qual das seguintes direções o eixo cátodo-ânodo deve ser orientado com respeito a uma paciente em mamografia?
    A. Ao longo do eixo superoinferior com o ânodo apontado para o calcanhar da paciente.
    B. Ao longo do eixo superoinferior, com o cátodo apontado para o calcanhar da paciente.
    C. Perpendicular à parede torácica, com o ânodo apontado para o mamilo da paciente.
    D. Perpendicular à parede torácica, com o cátodo apontado para o mamilo da paciente.

**C. Correta!** O efeito calcanhar, filtrando o feixe de raios X no lado do ânodo em decorrência do ângulo do ânodo com respeito ao trajeto do feixe, resulta em números reduzidos de fótons de raios X originados do lado ânodo do feixe. Desse modo, para levar em conta o efeito calcanhar, o feixe deve ser orientado para que o lado do ânodo se diria para o mamilo da paciente, onde há menos tecido a penetrar, em comparação com as partes da mama mais próximas da parede torácica.

40. Associe cada um dos seguintes parâmetros de qualidade (A a G) à sua definição (1 a 7).
    A. Relação sinal-ruído.
    B. Relação contraste-ruído.
    C. Faixa dinâmica.
    D. Função de transferência de modulação do ruído.
    E. Espectro de potência do ruído.
    F. Quanto equivalente de ruído.
    G. Eficiência do quantum do detector.

    1. A diferença entre o número máximo de fótons que um detector pode detectar sem saturar e o número mais baixo de fótons necessário para o detector registrar um sinal.
    2. A quantidade de ruído para uma imagem assinalada em cada frequência espacial.
    3. Essencialmente, a relação sinal-ruído em cada frequência. Tecnicamente, proporcional à função de transferência de modulação$^2$/espectro de potência de ruído.
    4. O número de fótons usados em uma dose particular em função da frequência espacial; outra medida da relação sinal-ruído.
    5. O brilho de um pixel dividido pelo desvio padrão do brilho do pixel na imagem local.
    6. A diferença entre o brilho dos pixels adjacentes dividida pelo desvio padrão do brilho do pixel na imagem local.
    7. A fidelidade com a qual um detector registra diferentes frequências espaciais.

A. 5.
B. 6.
C. 1.
D. 7.
E. 2.
F. 4.
G. 3.

Essas são definições básicas dos parâmetros de qualidade em geral usados para imagens e especialmente usados em radiografia.

41. Ignorando o controle automático da exposição, qual das seguintes alternativas aumentaria mais o contraste da imagem para radiografia?
   A. Duplicar a quilovoltagem de pico (kVp).
   B. Reduzir a kVp à metade.
   C. Duplicar miliampères-segundos (mAs).
   D. Reduzir mAs à metade.

**B. Correta!** A kVp usada em radiografia é o controle mais direto do contraste intrínseco da imagem. Este é determinado pelo grau em que diferentes tecidos absorvem ou dispersam o feixe de raios X incidente. Essa absorção ou dispersão é mais eficiente quando a energia média do feixe em keV fica imediatamente acima da borda-K média do material em questão. Para a maioria dos tecidos biológicos, a borda-K fica bem abaixo das energias típicas dos raios X usadas em radiografia, pelo que reduzi a kVp, em geral, aumentará o contraste da imagem. A desvantagem de reduzir kVp é que raios X insuficientes penetrarão no tecido, especialmente em regiões mais espessas do sujeito. Conquanto alterar mAS afete a resolução do contraste, assim o faz afetando o nível de ruído e, portanto, seus efeitos não contribuem tanto para o próprio contraste como a kVp.

42. Ignorando o controle automático da exposição, qual das seguintes alternativas aumentaria mais a relação sinal-ruído para radiografia?
   A. Duplicar a quilovoltagem de pico (kVp).
   B. Reduzir a kVp à metade.
   C. Duplicar miliampères-segundos (mAs).
   D. Reduzir mAs à metade.

**C. Correta!** Se a kVp controla o contraste da imagem, então mAs controla o ruído da imagem. Quanto mais mAs, mais alto o número de fótons que serão aplicados e transmitidos através do sujeito, assim reduzindo o efeito *quantum mottle* que ocorre quando um número insuficiente de fótons chega ao receptor de imagem (ou seja, fotopenia). Tecnicamente, o nível de ruído desce com a raiz quadrada de mAs. Portanto, aumentar mAs 2× aumentará a relação sinal-ruído a raiz quadrada de 2 ou aproximadamente 1,4×.

43. Em geral, sem controle automático da exposição, qual das seguintes alternativas diminuiria mais a dose de radiação em radiografias?
   A. Duplicar a quilovoltagem de pico (kVp).
   B. Reduzir a kVp à metade.
   C. Duplicar miliampères-segundos (mAs).
   D. Reduzir mAs à metade.

**B. Correta!** Uma boa regra prática é que a dose se relaciona linearmente com mAs, de modo que duplicar mAs aproximadamente dobrará a dose de radiação. No entanto, a redução da kVp tem efeito maior sobre redução da dose do que mAs. Uma queda de 15% na kVp terá efeito semelhante a reduzir mAs à metade (e, portanto, a dose).

44. Ao usar controle automático da exposição, qual das seguintes alternativas representa mais precisamente a relação entre quilovoltagem de pico (kVp) e miliampères-segundos (mAs)?
   A. mAs duplica para cada aumento de 15% de kVp.
   B. mAs diminui à metade (50%) para cada aumento de 15% de kVp.
   C. kVp duplica para cada aumento de 15% de mAs.
   D. kVp diminui à metade (50%) para cada 15% de aumento de mAs.

**B. Correta!** Essa regra prática é boa para se ter em mente com respeito às considerações de exposição e dose.

45. Ao fazer um exame fluoroscópico, o intensificador de imagem deve ser mantido:
   A. O mais longe possível do paciente para reduzir a dose de radiação para o paciente.
   B. O mais longe possível do paciente para reduzir a dose de radiação dispersa.
   C. O mais perto possível do paciente para reduzir a dose de radiação.
   D. O mais perto possível do paciente para reduzir a dose de radiação dispersa.

**C. Correta!** Por causa da lei dos quadrados inversos da força da radiação, se o intensificador de imagem for mantido longe do paciente, o sistema precisará aumentar a quantidade de raios X que penetrem no paciente para manter o mesmo número de fótons chegando ao cassete. Esse aumento do número de fótons aumenta a dose direta ao paciente e a dose dispersa no paciente e aos indivíduos que operam o equipamento. Além disso, isso tenderia a produzir mais borramento da mancha focal, assim reduzindo a qualidade da imagem. Desse modo, o intensificador de imagem deve ser mantido próximo do paciente!

46. Ao fazer um exame fluoroscópico com controle automático da exposição, o intensificador de imagem deve ser mantido:
   A. O mais longe possível do paciente para aumentar a ampliação geométrica, assim aumentando a qualidade.
   B. O mais longe possível do paciente para diminuir a ampliação geométrica, assim aumentando a qualidade.
   C. O mais perto possível do paciente para aumentar a ampliação geométrica, assim aumentando a qualidade.
   D. O mais perto possível do paciente para reduzir a ampliação geométrica, assim aumentando a qualidade.

**D. Correta!** Com o intensificador de imagem longe do paciente, aumenta a probabilidade de ampliação geométrica que cause borramento da mancha focal, o que resulta em borramento resultante da imagem. Desse modo, minimizar a ampliação geométrica ainda é mais uma razão para manter o intensificador de imagem perto do paciente.

47. Em radiografia, qual é o benefício primário de usar uma grade?
   A. Reduzir a dose.
   B. Conforto do paciente.
   C. Reduzir a dispersão.
   D. Aumentar o sinal da imagem.

**C. Correta!** A colocação de uma grade, de tal modo que as linhas da grade fiquem ao longo do trajeto dos feixes colimados esperados, resulta na absorção da radiação dispersa do paciente. Essa radiação dispersa primariamente contribui com ruído para a imagem, assim reduzindo a qualidade. Desse modo, a grade radiográfica pode melhorar a qualidade. Observe, contudo, que usar uma grade também causa absorção de muitos fótons primários. Para produzir o mesmo brilho da imagem quando se usa uma grade, é preciso aplicar uma dose mais alta de raios X ao paciente.

48. Cada uma das seguintes estratégias pode ser empregada para reduzir a dose de radiação radiográfica e fluoroscópica EXCETO:
   A. Remover a grade.
   B. Baixas a quilovoltagem de pico (kVp).
   C. Usar fluoroscopia pulsada.
   D. Afastar do paciente o intensificador de imagem/cassete de imagens.

**D. Correta!** Essa é a única estratégia listada que não reduzirá a dose de radiação. Falando de maneira geral, manter o intensificador de imagens perto do paciente reduz a dose e aumenta a qualidade da imagem. Uma grade absorve fótons dispersos e primários. Remover a grade baixa a dose aplicada necessária para produzir o número suficiente de fótons que chegue ao filme ou intensificador de imagens e, portanto, reduz a dose. Uma redução de kVp tem efeito não linear sobre os miliamperes-segundos necessários para penetrar no paciente; portanto, reduções da resultante kVp produzem uma dose líquida reduzida. A fluoroscopia pulsada pode produzir a mesma qualidade de quadros individual e o mesmo rendimento diagnóstico que a fluoroscopia pulsada, reduzindo drasticamente a dose.

49. Qual das seguintes alternativas é um contribuinte primário para reduzir a qualidade da imagem em exames radiográficos portáteis?
   A. Aumento da ampliação geométrica.
   B. Falta de grade.
   C. Pouca colaboração do paciente.
   D. Redução da eficiência do detector.

**B. Correta!** Para usar apropriadamente uma grade, as linhas da grade devem ser orientadas precisamente ao longo do trajeto do feixe colimado. Como isso é essencialmente impossível de garantir com exames portáteis, não se usa grade. Desse modo, as radiografias portáteis têm radiação dispersa muito mais alta na imagem, o que aumenta o ruído e reduz a relação sinal-ruído e a relação contraste-ruído da imagem. Frequentemente, exames portáteis são realizados em pacientes que têm dificuldade de movimentação ou que sejam medicamente instáveis. Em geral, movimento excessivo não é uma preocupação primária nesses pacientes.

50. Por que a qualidade de imagem percebida é melhor com filmes fluoroscópico *spot* do que com quadros únicos ("última imagem mantida")?
   A. O uso de uma grade para filmes *spot*, mas não para quadros únicos.
   B. Em geral, a diminuição da quilovoltagem de pico para filmes *spot*, em comparação com quadros únicos.
   C. Em geral, aumento de miliamperes-segundos para filmes *spot*, em comparação com quadros únicos.
   D. A redução do borramento pelo movimento para filmes *spot*, em comparação com quadros únicos.

**C. Correta!** Os filmes *spot* usam pequena fração dos miliamperes-segundos usados para os quadros únicos e, portanto, têm níveis de ruído muito mais altos (granulação) na imagem, diminuindo sua qualidade.

51. Em radiografia, qual das seguintes afeta o ruído e borra MENOS?
   A. Quilovoltagem de pico.
   B. Miliamperes-segundos.
   C. Presença de grade.
   D. Movimento.
   E. Ampliação geométrica.

**A. Correta!** Afeta o ruído e borra menos. A quilovoltagem de pico é usada para sintonizar o contraste da imagem radiográfica e a penetração tecidual. Não tem um efeito direto sobre o ruído ou o borramento da imagem. Miliamperes-segundos mais altos reduzem o ruído da imagem. No entanto, o tempo mais alto de aplicação de corrente (o "s" de mAs) produz uma chance maior de borramento por movimento. Como uma grade absorve preferencialmente a radiação dispersa que contribui para o ruído na imagem, a grande tende a reduzir o ruído na imagem. O movimento causa borramento da imagem. A ampliação geométrica borra a mancha focal da imagem, assim aumentando o borramento.

## ■ Perguntas sobre Tomografia Computadorizada

52. Em tomografia computadorizada, qual das alternativas seguintes tem relação não linear com a dose de radiação ao paciente?
    A. Quilovoltagem de pico (kVp).
    B. Miliamperes-segundos (mAs).
    C. *Pitch.*
    D. Matriz.

**A. Correta!** mAs e inclinação se relacionam diretamente com a dose; mAs aumenta a dose linearmente, enquanto que a inclinação diminui a dose linearmente. Ao contrário, kVp tem um efeito não linear; ocorrem diminuições de maneira não linear com diminuição da kVp.

53. Em tomografia computadorizada, aumentar qual das seguintes, em geral, diminuiria a dose?
    A. Quilovoltagem de pico (kVp).
    B. Miliamperes-segundos (mAs).
    C. *Pitch.*
    D. Campo de visualização.

**C. Correta!** Em geral, aumentar a kVp e mAs aumenta a dose, enquanto que aumentar a inclinação reduz a dose. O aumento da inclinação significa que o paciente recebe alimentação do scanner em taxa mais rápida, mantendo, ao mesmo tempo, kVp e mAs. O resultado é menos radiação total aplicada a cada corte individual do paciente.

54. Em tomografia computadorizada, diminuir qual das seguintes seria mais efetivo em aumentar a relação contraste-ruído?
    A. Quilovoltagem de pico.
    B. Miliamperes-segundos (mAs).
    C. *Pitch.*
    D. Campo de visualização.

**A. Correta!** Semelhantemente à radiografia, reduzir a quilovoltagem de pico, na tomografia computadorizada, produz maior contraste de imagem, mas, em geral, é necessário aumentar mAs. Inclinação e mAs têm relação mais direta com o ruído da imagem do que o contraste.

55. Ao usar modulação da corrente no tubo, em que nível você esperaria que miliamperes-segundos (mAs) fosse MENOR?
    A. Nível torácico 2 (T2).
    B. Nível torácico 7 (T7).
    C. Nível lombar 3 (L3).
    D. Nível sacral 2 (S2).

**B. Correta!** A modulação da corrente no tubo aumenta ou diminui a corrente, dependendo da quantidade de material atenuante presente no paciente naquela posição. Em T2, é necessário mAs mais alto para penetrar nos ombros e clavículas. Em L3 e S2, mAs mais alto é necessário para penetrar nas cristas ilíacas e sacro. Em T7, contudo, mAs mais baixa penetrará adequadamente no pulmão menos atenuante e no mediastino.

56. Duplicar o campo de visualização em ambas as dimensões (x e y), enquanto se mantém a espessura e a constante de tamanho da matriz, teria qual efeito sobre a relação sinal-ruído (SNR) em cada *voxel*?
    A. Aumento de 2×.
    B. Aumento discreto (<< 0,5×).
    C. Nenhuma alteração.
    D. Diminuição pequena (<< 0,5×).
    E. Diminuição de ½ ×.

**A. Correta!** Duplicar o campo de visão em cada dimensão enquanto se mantém todo o restante constante quadruplicará o volume dos *voxels*. Em geral, na tomografia computadorizada, SNR é proporcional à raiz quadrada do volume dos *voxels*. Portanto, um aumento de 4× do volume dos *voxels* produz um aumento de 2× da SNR. Note que, em ressonância magnética, ao contrário, A SNR aumenta linearmente com o volume dos *voxels*.

57. A melhor aproximação da dose efetiva estimada de um exame em particular por tomografia computadorizada (CT) é feita por qual das seguintes quantidades?
    A. $CTDI_w$ (índice de dose da CT com média ponderada).
    B. $CTDI_{vol}$ (índice de dose de CT com média do volume).
    C. $CTDI_{100}$ (índice de dose da CT em câmara de 100 mm).
    D. Produto dose-comprimento (DLP).

**D. Correta!** O DLP toma a estimativa do índice de dose da CT, que é uma medida da dose aplicada em um dado ponto, e multiplica isso pelo comprimento do paciente examinado naquele protocolo. Esse é o indicador mais direto da dose total de radiação aplicada a um paciente específico. Em particular, o DLP é o produto de $CTDI_{vol}$ pela alimentação da mesa (em cm).

58. A tomografia computadorizada (CT) de dupla energia é útil porque usar duas energias de raios X diferentes:
    A. Reduz a energia líquida absorvida pelo paciente, assim reduzindo a dose líquida de radiação.
    B. Permite ao computador calcular imagens específicas de um tipo de tecido, com base em um modelo de atenuação específica do tecido para cada energia de raios X.
    C. Permite imagens de perfusão na CT sem contraste.
    D. Permite imagens moleculares para avaliar a histologia tumoral.

**B. Correta!** Os feixes de raios X são atenuados em variáveis escalas ao atravessarem um dado tecido, com base na energia do feixe. Tirando vantagem desse efeito, pode-se gerar um mapa virtual do tecido usando um cálculo baseado em como dois feixes diferentes de energias diferentes atravessam um dado sujeito, de modo que sejam produzidas imagens "somente de tecidos moles" ou "somente osso" pelos dados brutos. Isso pode ser feito para radiografia ou CT enquanto continuam a se desenvolver novas aplicações da CT de dupla energia.

59. Na reconstrução de imagens em tomografia computadorizada (CT), o papel do filtro ("algoritmo" ou "kernel") na projeção de volta filtrada é de diminuir os efeitos de:
    A. Artefatos de movimento cardiorrespiratórios.
    B. Endurecimento dos feixes e artefatos de fotopenia.
    C. Número limitado (finito) de projeções adquiridas.
    D. Quantum mottle em protocolos de CT com baixa dose.

**C. Correta!** Para considerações práticas, somente um número finito de projeções é adquirido em uma CT. Esse número finito de projeções se traduz em algumas características não ideais inerentes ao processo computacional de calcular de volta a atenuação por voxel que produz uma imagem transversa de CT. Para corrigir essas propriedades não ideais, aplica-se um kernel de desconvolução (também conhecido como algoritmo ou filtro) aos dados primários durante o processo de projeção de volta.

60. Para qual destes algoritmos se esperaria a produção de imagens mais semelhantes a um algoritmo de "osso"?
    A. Tecidos moles.
    B. Pulmão.
    C. Cérebro.
    D. Angiográfico.

**B. Correta!** Em tomografia computadorizada, o algoritmo (também conhecido como "kernel" ou "filtro") escolhido para projeção de volta filtrada determina o ruído relativo (granulação) e a resolução de detecção de borda na imagem resultante. Os filtros de tecidos moles, em geral, são caracterizados por um número mais baixo para o nome do filtro (~ 30 a 40) e geralmente suavizam a imagem. Isso leva a imagem a ficar mais desfocada, mas diminui a granulação. Filtros de pulmão ou osso, em geral, caracterizam-se por um número mais alto para o nome do filtro (~70 a 80) e produzem detecção de borda e nitidez mais altas, mas há a troca pela granulação mais alta. Como os kernels de pulmão e osso têm números de filtro mais altos (o pulmão, em geral, mais alto do que o osso), as reconstruções de pulmão e osso podem ser usadas relativamente de maneira intercambiável em casos quando ambas não estão disponíveis.

61. Qual das seguintes afirmações referentes aos algoritmos de tomografia computadorizada (CT) é VERDADEIRA?
    A. Uma janela de osso aplicada a uma série de imagens produzidas com kernel de tecidos moles produzirá uma imagem equivalente a uma janela de tecidos moles aplicada a uma série de imagens produzidas com um kernel de osso.
    B. Uma janela de osso aplicada a uma série de imagens produzidas com kernel de tecidos moles produzirá uma imagem equivalente a uma janela de osso aplicada a uma série de imagens produzidas com um kernel de osso.
    C. O kernel é intercambiável com a configuração para a janela usada para uma série de imagens.
    D. Um kernel ou algoritmo é usado durante o processo de reconstrução de imagem; uma janela é aplicada depois da reconstrução da imagem, durante a exibição da imagem.

**D. Correta!** Janelas e kernels (também conhecidos como "filtros" ou "algoritmos") não são a mesma coisa. Pode-se aplicar qualquer dada janela a qualquer dada série de imagens de CT ou de ressonância magnética – é uma característica apenas da exibição da imagem. Um kernel é aplicado durante o processo computacional que produz a imagem em primeiro lugar. Para mudar para um kernel diferente, é necessário que o computador do scanner recalcule a imagem a partir dos dados primários. Em geral, é melhor ver ossos usando uma imagem com kernel ou algoritmo de osso, de tecidos moles usando uma imagem de algoritmo de tecidos moles e assim por diante. Por razões práticas, contudo, somente um ou dois kernels são utilizados na maioria dos casos para uma dada série de imagens de CT.

62. Ao considerar a técnica do protocolo, qual dos seguintes valores precisa ser ajustado entre a tomografia computadorizada (CT) com multidetectores e a CT com detectores em fileira única?
    A. Miliamperes-segundos.
    B. Pitch.
    C. Campo de visualização.
    D. Matriz.

**B. Correta!** *Pitch* refere-se à quantidade de alimentação à mesa que ocorre durante uma revolução do portal de CT na CT helicoidal. A CT com detectores em múltiplas fileiras é como fazer múltiplos tempos em paralelo em CT com detector em fileira única, algumas vezes com uma sobreposição de cobertura entre as fileiras. Desse modo, embora a taxa de alimentação da mesa por revolução do portal possa ter o mesmo valor numérico, com efeito, adquirem-se mais dados em uma única rotação do portal para aquisições com multidetectores do que para aquisições com fileira única. Portanto, no desenho do protocolo, geralmente falamos do *pitch* efetivo em CT de detectores com múltiplas fileiras, e isso pode ser calculado dividindo-se o *pitch* regular pelo número de fileiras adquiridas de uma só vez.

63. Aumentar qual das seguintes alternativas poderia reduzir o aparecimento ou a presença de artefato de "endurecimento dos feixes" em uma imagem de tomografia computadorizada?
   A. Quilovoltagem de pico.
   B. Miliamperes-segundos.
   C. *Pitch.*
   D. Campo de visualização.
   E. Matriz.

**A. Correta!** O artefato de endurecimento dos feixes resulta da filtração dos componentes de energia mais baixos do feixe por material denso, como as cápsulas óticas. O feixe resultante, que é enriquecido com energia mais alta ou "endurecido", penetra mais no tecido, resultando em aparente e artificial diminuição na atenuação da imagem do tecido interposto. Para corrigir isso, pode-se usar uma quilovoltagem de pico mais alta, a qual contém menos dos componentes de energia mais baixa no feixe e penetraria nas estruturas densas com mais eficiência, resultando em menos endurecimento do feixe.

64. O artefato de extinção de fótons afeta a qualidade da imagem principalmente por causa de seu efeito deletério sobre:
   A. Sinal.
   B. Contraste.
   C. Ruído.
   D. Dose.

**C. Correta!** A extinção de fótons ou "artefato de fotopenia" ocorre quando se usam miliamperes-segundos insuficientes, reduzindo o número de fótons que ao final alcançam o detector de imagem. Quando menos fótons atingem o detector de imagem, emergem ruído estatisticamente aleatório na imagem como um artefato salpicado que faz a imagem parecer granulada. O sinal – nível médio de brilho da imagem – permanece constante, mas o ruído aumenta, reduzindo a relação sinal-ruído.

65. Diminuição de qual das seguintes alternativa NÃO PODE ser usada par reduzir a dose de radiação para pacientes pediátricos submetidos à tomografia computadorizada?
   A. Quilovoltagem de pico.
   B. Miliamperes-segundos.
   C. *Pitch.*
   D. Quantidade de alimentação da mesa.

**C. Correta!** Não pode ser usado para reduzir a dose de radiação em pacientes pediátricos. Diminuir o *pitch* significa que a o portal da tomografia computadorizada aplicaria uma taxa de dose constante ao paciente por um período mais longo de tempo (pressupondo que a cobertura total cabeça-pé seja a mesma). Desse modo, a dose aplicada é proporcionalmente mais alta com um *pitch* mais baixo.

66. Em comparação com as imagens de ressonância magnética, qual dos seguintes parâmetros é definido diferentemente na tomografia computadorizada?
   A. Volume sanguíneo cerebral.
   B. Fluxo sanguíneo cerebral.
   C. Tempo médio de trânsito.
   D. Tempo até o máximo.
   E. Nenhuma das anteriores.

**E. Correta!** Se você compreender a base da perfusão na tomografia computadorizada, compreenderá a mesma para a ressonância magnética e vice-versa. O conceito básico é o mesmo: você rastreia um bolo de contraste por meio de seu efeito no sinal da imagem à medida que o contraste atravessa o órgão de interesse. Os parâmetros calculados de volume sanguíneo cerebral, fluxo sanguíneo cerebral, tempo médio de trânsito e tempo até o máximo são todos calculados essencialmente da mesma maneira.

67. Qual dos seguintes exames por tomografia computadorizada (CT), em geral, tem a dose efetiva mais alta?
   A. CT do crânio.
   B. CT do tórax.
   C. CT do abdome e pelve.
   D. CT da extremidade superior.
   E. CT da extremidade inferior.

**C. Correta!** A dose efetiva considera o efeito biológico da dose recebida, e não apenas a quantidade de radiação absorvida pela massa de tecido. Há mais órgãos radiossensíveis no abdome e pelve (gônadas, estômago, intestino etc.) do que no crânio ou extremidades. O tórax de fato contém o pulmão e as mamas radiossensíveis, mas, como os pulmões atenuam pouca energia, são necessárias doses absolutas relativamente baixas para produção de imagens.

68. De acordo com as diretrizes do American College of Radiology, ao considerar protocolos de redução de dose para tomografia computadorizada pediátrica, o que determina um limite aceitável de redução de dose, dadas as reduções da qualidade das imagens?
   A. Relação sinal-ruído de pelo menos 2,3.
   B. Relação contraste-ruído de pelo menos 1,7.
   C. Espectro de potência do ruído de até 0,2 em qualquer frequência.
   D. A critério do radiologista, de acordo com o princípio ALARA (o mais baixo que se possa conseguir).

**D. Correta!** O desenho do protocolo das imagens fica, em última análise, a critério do radiologista para todos os aspectos, quer se refira à qualidade da imagem, segurança da radiação, conforto do paciente etc. Nenhum corpo governante tem controle absoluto sobre o protocolo de imagens. Os radiologistas devem estar cientes das várias exigências estritas para o equipamento de imagens estabelecidas pelos corpos regulatórios, como a Food and Drug Administration dos Estados Unidos. No mínimo, os radiologistas têm a responsabilidade de garantir que os fornecedores tenham aprovação da agência regulatória apropriada para os aparelhos de imagens que estejam usando.

## Perguntas sobre Ultrassonografia

69. Qual das seguintes montagens de transdutores de ultrassonografia usa condução dos feixes de elétrons para adquirir a imagem?
    A. Linear.
    B. Curva.
    C. Em fases.
    D. Linear bidimensional.

**C. Correta!** As montagens de ultrassonografia lineares e curvas usam uma técnica de aquisição de imagens convencional, na qual cada cristal aplica sequencialmente seu pulso de ultrassom e depois "escuta" os ecos retornarem, sendo o foco da imagem determinado pela geometria do transdutor. Ao contrário, um transdutor com montagem em fases utiliza interferência construtiva e destrutiva das ondas geradas pelos elementos para focalizar diferencialmente o feixe a partes variáveis do plano de imagens.

70. Qual dos seguintes transdutores de ultrassonografia é melhor para um exame obstétrico transabdominal?
    A. Curvo de 3,5 MHz.
    B. Linear de 7,5 MHz.
    C. Curvo de 6,5 MHz.
    D. Endo de 6,5 MHz.

**A. Correta!** No exame obstétrico transabdominal, é preciso penetrar uma quantidade relativamente grande de tecido. Portanto, é necessário um transdutor com baixa frequência. Transdutores de frequências mais altas oferecem melhor resolução de imagens, mas apenas para objetos no campo próximo.

71. Qual dos seguintes transdutores de ultrassonografia é melhor para avaliação do manguito rotador?
    A. Curvo de 3,5 MHz.
    B. Linear de 7,5 MHz.
    C. Curvo de 6,5 MHz.
    D. Endo de 6,5 MHz.

**B. Correta!** O manguito rotador é uma estrutura relativamente superficial, cuja avaliação necessita de resolução razoavelmente alta. Portanto, deve-se usar o transdutor disponível que tenha a frequência mais alta.

72. Qual fator é o mais crítico para determinar a resolução lateral com ultrassonografia?
    A. Largura do feixe de ultrassom.
    B. Comprimento do pulso especial.
    C. Número de linhas de varredura.
    D. Frequência de repetição dos pulsos.

**A. Correta!** A resolução lateral é determinada pelo espaçamento lateral dos feixes de cada transdutor e pela largura do feixe. É impossível discriminar dois pontos que estejam a uma distância menor do que uma largura do feixe, e cada um dos dois contribuiria com um eco, que é detectado pelos mesmos elementos posicionais do transdutor de ultrassom. Note que a resolução lateral varia em função de percepção de profundidade; a largura do feixe de ultrassom diverge (e, portanto, piora) no campo distante.

73. Qual fator é o mais crítico para determinar a resolução axial com ultrassonografia?
    A. Largura do feixe de ultrassom.
    B. Comprimento espacial de pulso.
    C. Número de linhas de varredura.
    D. Frequência de repetição dos pulsos.

**B. Correta!** A resolução axial é determinada pela sequência dos pulsos quando retornam ao transdutor. Se o próprio pulso de ultrassom tiver certo comprimento (em milímetros, por exemplo), então não será possível a identificação do intervalo de tempo entre os ecos gerados por estruturas em espaços mais próximos do que o comprimento espacial de pulso.

74. Usando os seguintes valores de impedância acústica, seria de esperar que qual interface fosse mais brilhante ao ultrassom: pulmão, 0,18; gordura, 1,34; água, 1,48; fígado, 1,65; músculo, 1,71 (todas em unidades de 106kg/m2s)?
    A. Diafragma.
    B. Cápsula hepatica.
    C. Cápsula renal.
    D. Fossa da vesícula biliar.

**A. Correta!** O brilho, na ultrassonografia, indica a presença de ecos de amplitude relativamente alta. A amplitude dos ecos aumenta quando há uma falta de correspondência das impedâncias acústicas das estruturas. Com base nos números fornecidos, a maior diferença de impedância é entre pulmão e músculo – uma interface que ocorre no diafragma.

75. Qual dos seguintes parâmetros estabelece mais diretamente a faixa de velocidades que podem ser usadas nas imagens com ultrassonografia Doppler?
    A. Comprimento espacial de pulso.
    B. Frequência da repetição dos pulsos.
    C. Frequência do transdutor.
    D. Ângulo de insonação.
    E. Ganho do transdutor.

**B. Correta!** Nas imagens Doppler, o sinal de interesse é uma discreta mudança na frequência do ultrassom que ocorre quando o ultrassom emite ecos de um objeto em movimento. A mudança de frequência máxima pode ser resolvida e, portanto, estabelece-se a velocidade máxima pela frequência de repetição de pulsos. Outros fatores, como o ângulo de insonação, a frequência do ultrassom e o comprimento espacial de pulsos têm um efeito, mas eles ocorrem fundamentalmente por meio do efeito sobre a frequência efetiva de repetição dos pulsos.

76. Das seguintes alternativas, qual a característica dos cálculos biliares é responsável por sua alta ecogenicidade e sombras acústicas associadas?
   A. Os cálculos biliares têm alta suscetibilidade, causando queda de sinal nas partes mais profundas do campo de visualização.
   B. Os cálculos biliares têm alta impedância acústica, em comparação com os tecidos moles, fazendo que o computador exiba erroneamente toda a profundidade de sinal aos cálculos sobre os cálculos.
   C. Os cálculos biliares têm impedância acústica e absorção altas, de modo que pouca ou nenhuma energia acústica passa por eles, levando à redução dos ecos da região profunda aos cálculos.
   D. Os cálculos biliares induzem reflexos acústicos internos, emitindo um trem de ecos que resultam em seu alto sinal e queda de sinal a partir de estruturas profundas.

**C. Correta!** As sobras acústicas ocorrem porque o nível de absorção de energia por uma estrutura excede aquela que o computador pressupõe que poderia ocorrer na imagem. Então, quando o transdutor não vê ecos substanciais voltarem com a sequência esperada para as estruturas após absorção do material, traduz-se em região escura na imagem.

77. Das seguintes alternativas, qual bioefeito em potencial é mas relevante para a interpretação do índice mecânico (MI) na ultrassonografia?
   A. Aquecimento acústico.
   B. Cavitação acústica.
   C. Vibração acústica.
   D. Ruído acústico.
   E. Reverberação acústica.

**B. Correta!** O MI é um número regulado pela Food and Drug Administration (FDA) dos EUA que caracteriza o modo de ultrassom usado em uma sessão em particular de imagens por ultrassonografia. Se o MI for alto demais, um fenômeno chamado cavitação pode ocorrer e lesar gravemente o tecido. É mais provável a ocorrência de cavitação em estruturas contendo ar. Conquanto a FDA obrigue que o MI fique < 1,9 em geral para ultrassonografia diagnóstica, isso pressupõe que a estrutura não contenha ar. No caso de estruturas contendo ar, como em infecções ou perto do pulmão e do intestino, pode ocorrer cavitação com um MI de ~ 0,4. Para imagens fetais, o MI é menos importante do que o índice térmico para o feto, contanto que não haja risco de ar perto do feto – situação que é importante considerar para intervenções guiadas por ultrassonografia.

78. Qual dos seguintes bioefeitos em potencial é mais relevante para interpretação do índice térmico (TI) na ultrassonografia?
   A. Aquecimento acústico.
   B. Cavitação acústica.
   C. Vibração acústica.
   D. Ruído acústico.
   E. Reverberação acústica.

**A. Correta!** O TI quantifica a probabilidade de induzir aquecimento com o ultrassom. A ultrassonografia focalizada pode induzir aquecimento potencialmente causador de ablação de tecido. É claro que esse não é o efeito desejado nas aplicações diagnósticas. Para imagens fetais em particular, o TI deve ser mantido < 0,5 sendo preferido um TI até mais baixo. Se for usado TI de 0,5 a 1,0, a recomendação é manter o tempo de exame < 30 minutos. Para TI > 2,5, o tempo de exame deve ser < 1 minuto. Para estudos pós-natais, em geral, é seguro um TI < 2.

79. Qual das seguintes alternativas NÃO é diretriz razoável com referência a ultrassonografia no primeiro trimestre de gravidez?
   A. Limite as imagens Doppler, dados seus índices térmico e mecânico (MI) mais altos.
   B. Limite todas as imagens de ultrassonografia a < 1 minuto no total.
   C. Limite o exame com índice térmico (TI) > 2,5 para < 1 minuto.
   D. Limite o exame com TI 0,5 a 1,0 a < 1 hora.
   E. Use MI < 0,4 caso seja possível a presença de ar (infecção, intestino aerado ou pulmão).
   F. Ultrassonografia de acordo com ALARA (o mais baixo que seja razoavelmente atingível).

**B. Correta!** Essa não é uma diretriz razoável. Conquanto o princípio ALARA deva ser usado em todas as imagens, limitar todas as ultrassonografias a < 1 minuto é extremo. Se TI < 0,5 e MI < 1 forem usados (sem a possibilidade de ar no tecido), então a ultrassonografia, em geral, pode ser aplicada por um período de tempo prologando. No entanto, é preciso observar que as imagens Doppler usam energia significativa, elevando substancialmente MI e TI.

## ■ Referência

1. American College of Radiology. Manual on Contrast Media, version 10.2. Reston, VA: American College of Radiology; 2016

# Elementos Essenciais 1

## ■ Caso

Mulher de 44 anos apresenta dor no tornozelo após saltar.

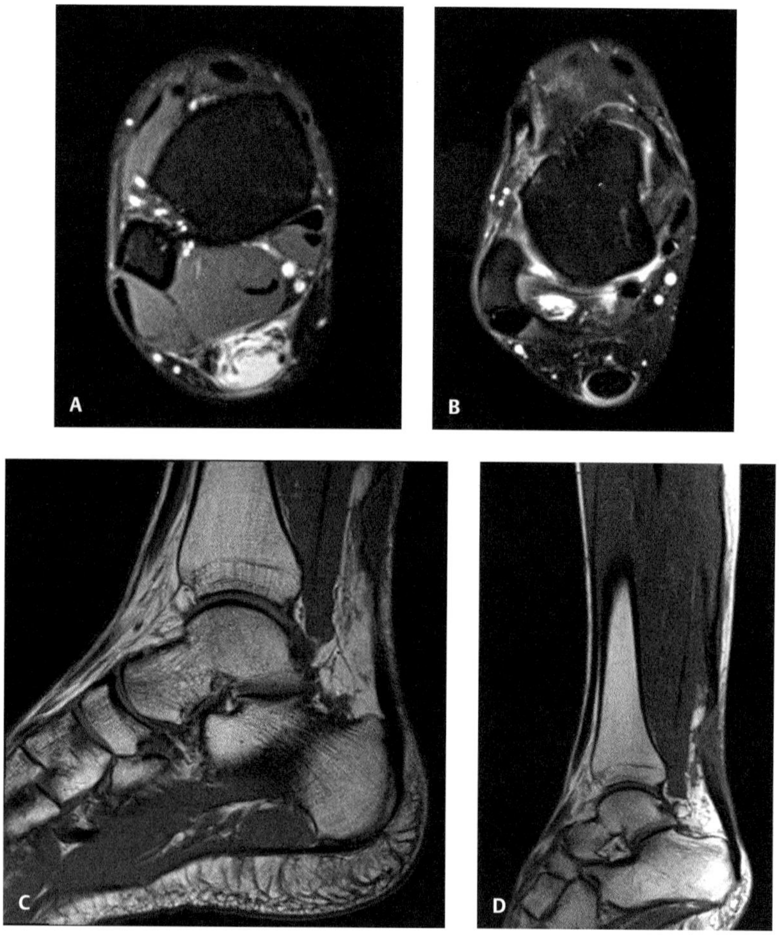




## ■ Perguntas

1. Qual é o diagnóstico mais provável?
   A. Fascite plantar.
   B. Fratura do calcâneo.
   C. Tenossinovite do flexor longo do hálux.
   D. Laceração do tendão tibial posterior.
   E. Rompimento do tendão do calcâneo.

2. Qual das seguintes afirmações é correta para as lesões do caso em teste?
   A. As lacerações agudas do tendão do calcâneo são mais comuns em crianças e bailarinas.
   B. A localização mais comum de uma laceração do tendão do calcâneo é 2 a 6 cm acima da inserção no calcâneo.
   C. Ao exame físico, os pacientes não conseguem fazer a flexão dorsal do pé.
   D. Vírus da imunodeficiência humana e osteomielite são fatores predisponentes para lacerações do tendão do calcâneo.
   E. CT é superior à ultrassonografia e à MRI para se fazer o diagnóstico.

3. Qual é o tratamento mais comum para as lacerações e rupturas completas do tendão do calcâneo?
   A. Não é necessário tratamento (pois costumam ser assintomáticas).
   B. Repouso, alongamento e anti-inflamatórios orais.
   C. Imobilização com gesso em flexão plantar.
   D. Reparo cirúrgico.

## ■ Respostas e Explicações

*Pergunta 1*

**E. Correta!** Neste caso há uma laceração do tendão do calcâneo na substância média do tendão. Vê-se líquido preenchendo o espaço entre as extremidades do tendão laceradas.

*Outras escolhas e discussões*

**A.** A fascite plantar é uma das causas mais comuns de dor no calcanhar e se deve a trauma repetitivo. Nas imagens, há espessamento da fáscia plantar proximal (espessura plantar > 4 mm), o qual se estende à inserção fascial plantar no calcâneo. Pode-se usar ultrassonografia ou ressonância magnética (MRI) para diagnosticar fascite plantar.

**B.** As fraturas intra-articulares do calcâneo são causadas por um mecanismo de carga axial e geralmente por uma queda de altura. Esse é o osso mais comumente fraturado encontrado nesse cenário. Nas radiografias, pode haver uma diminuição do ângulo de Bohler, que normalmente tem 20 a 40 graus. A MRI pode detectar, radiograficamente, fraturas por estresse ocultas, que se manifestam como hipossinal linear em T1 no espaço medular, estendendo-se ao córtex, com hipersinal por edema e hemorragia em T2 associados a T2. As fraturas do calcâneo também podem ser detectadas e caracterizadas muito precisamente em tomografia computadorizada (CT). É de particular importância a caracterização da fratura do calcâneo em categoria intra ou extra-articular, pois isso é essencial para orientar a conduta e o prognóstico.

**C.** O flexor longo do hálux corre ao longo da parte posteromedial do tornozelo, profundamente ao tendão do tibial posterior, e pode causar dor posteromedial no calcanhar se lesado. A tenossinovite, em geral, caracteriza-se por líquido sinovial distendendo a bainha tendínea, o que se manifesta, na MRI, como hipossinal em T1 e hipersinal em T2 em torno de um tendão com baixa intensidade de sinal.

**D.** O rompimento do tendão do tibial posterior se apresenta, mais comumente, com pé chato e dor no retropé medial. A MRI é a modalidade de imagem de escolha. As lacerações podem ser vistas com tendões aumentados de volume com líquido entre as fibras, fibras parcialmente laceradas com diminuição da espessura do tendão ou descontinuidade do tendão. Lacerações na espessura total geralmente ocorrem a mais de 1 cm da inserção no navicular.

*Pergunta 2*

**B. Correta!** A irrigação do tendão do calcâneo se faz pela artéria tibial posterior, e as lacerações do tendão comumente ocorrem na zona de divisão de águas, encontrada 2 a 6 cm acima da inserção no calcâneo. A irrigação vascular relativamente escassa nesse local aumenta o risco de laceração.

*Outras escolhas e discussões*

**A.** As lacerações do tendão do calcâneo ocorrem em homens entre 30 e 50 anos de idade e se relacionam, predominantemente, com esportes. O exemplo clássico é o "esportista de fim de semana" sem condicionamento físico que participa de atividade esportiva ocasional. Ouve-se um estalido durante flexão dorsal forçada do pé.

**C.** Os pacientes com lacerações completas do tendão do calcâneo são incapazes de efetuar a flexão plantar do pé.

**D.** Embora a maioria dos casos de rompimento traumático agudo do tendão do calcâneo ocorra em homens saudáveis sem dor no calcanhar ou na panturrilha, há alguns fatores predisponentes, que incluem infiltrações crônicas com esteroides, doenças inflamatórias sistêmicas, uso de fluoroquinolonas, gota, transtornos do tecido conjuntivo e diabetes melito.

**E.** A CT pode detectar uma laceração de espessura total, mas a ultrassonografia e a MRI são superiores à CT para diagnosticar lacerações de espessura parcial do tendão do calcâneo e tendinose.

*Pergunta 3*

**D. Correta!** As lacerações completas geralmente são tratadas cirurgicamente, pois o tratamento conservador não tem sucesso se as bordas do tendão não estiverem opostas. Para menos de 3 cm de separação, geralmente a anastomose terminoterminal é bem-sucedida e, para separação > 3 cm, costuma ser necessário um enxerto de tendão.

Deve-se observar que, mais recentemente, tem havido controvérsia em torno da questão de a terapia mais apropriada para esse tipo de lesão é a clínica ou a cirúrgica.

*Outras escolhas e discussões*

**A.** A lesão é dolorosa e pode levar à perda de função. Algum tratamento é necessário para patologia no tendão do calcâneo, particularmente as lacerações com rompimento do tendão.

**B.** A tendinopatia do tendão do calcâneo geralmente é tratada com repouso, alongamento e anti-inflamatórios.

**C.** Lacerações em espessura parcial podem ser tratadas de maneira conservadora com imobilização em gesso. O reparo cirúrgico é indicado quando falham as opções conservadoras.

## ■ Leituras Sugeridas

Narvaez JA, Narvaez J, Ortega R, et al. Painful heel: MR imaging findings. Radiographics 2000;20:333–352

Schweitzer ME, Karasick D. MR imaging disorders of the Achilles tendon. Am J Roentgenol 2000;175:613–625

### Melhores Dicas

- Os rompimentos completos do tendão do calcâneo geralmente ocorrem em homens "esportistas de fim de semana" com 30 a 50 anos de idade. Ouve-se um estalido com a flexão dorsal forçada do pé.
- As lacerações geralmente ocorrem 2 a 6 cm proximalmente à inserção no calcâneo.
- MRI axial e sagital pode ser útil para diferenciar lacerações parciais das completas, e a medida precisa do espaço entre as bordas do tendão é informação útil para o cirurgião.

# Elementos Essenciais 2

## ■ Caso

Homem de 22 anos com história de acidente recente com veículo (5 dias antes) apresenta-se para acompanhamento de uma lesão na aorta torácica descendente.

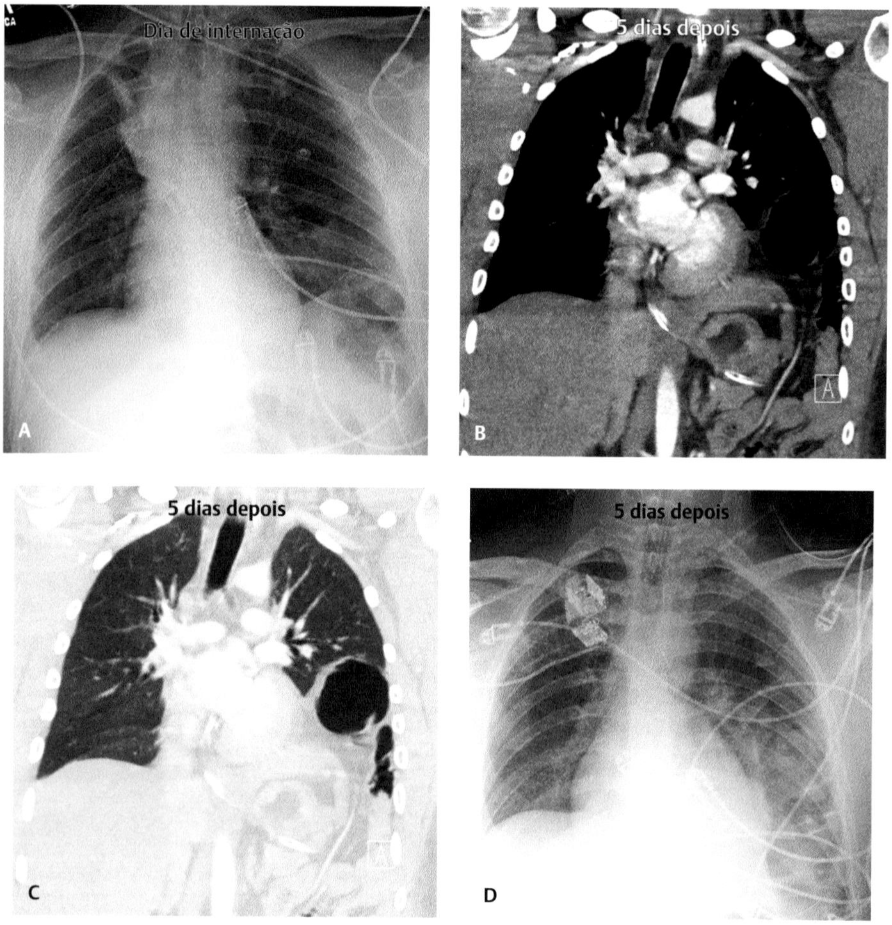


## ■ Perguntas

1. Qual dos seguintes é o melhor diagnóstico?
   A. Líquido no pericárdio.
   B. Diafragma paralisado.
   C. Tórax fundido.
   D. Rompimento traumático do diafragma à esquerda.
   E. Hérnia diafragmática congênita.

2. Qual das seguintes alternativas é correta referentemente ao diagnóstico do caso em teste?
   A. A intervenção cirúrgica é indicada em todos os casos, independentemente do tamanho.
   B. As lesões diafragmáticas pequenas se fecharão espontaneamente.
   C. A maioria dos casos não resultará em herniação do conteúdo abdominal para o tórax.
   D. A morbidade e a mortalidade são mais baixas se o conteúdo abdominal não estiver herniado na ocasião da apresentação.
   E. Rompimentos traumáticos do diafragma são responsáveis por 25% de todas as hérnias diafragmáticas.

3. Qual das seguintes alternativas descreve melhor o local para rompimentos traumáticos do diafragma?
   A. Diafragma anteromedial, mais comumente à esquerda.
   B. Diafragma posterolateral, mais comumente à esquerda.
   C. Ápice do diafragma.
   D. Linha média no hiato aórtico.
   E. Linha média no hiato esofágico.

## Respostas e Explicações

*Pergunta 1*

**D. Correta!** Este paciente tem um rompimento diafragmático à esquerda. No total, 75% dos rompimentos diafragmáticos por trauma se devem a trauma contuso, e 25% se devem a trauma penetrante. Há alta associação a trauma de múltiplos órgãos e lesões concorrentes que colocam a vida em risco. O aspecto nas imagens varia de descontinuidade do diafragma com uma falha local à herniação do conteúdo abdominal por uma falha maior. O sinal do "diafragma pendente" está presente quando o diafragma se enrola para dentro em imagem axial. O sinal do "colar" é um estreitamento com a forma de cintura da víscera herniada.

*Outras escolhas e discussões*

**A.** O líquido pericárdico está contido no saco fibroelástica em torno do coração. Isso pode ser importante clinicamente quando grandes derrames pericárdicos ou pericárdio cicatrizado/inelástico resulta em síndromes compressivas do miocárdio.

**B.** Um diafragma paralisado permanece intacto, mas deixa de se contrair, resultando em elevação assimétrica do lado afetado. Tipicamente, não há história de trauma.

**C.** O tórax instável é definido como fraturas costais em três ou mais segmentos ou mais de cinco fraturas costais adjacentes. Há movimento paradoxal com a respiração no segmento ondulante.

**E.** As hérnias de Bockdalek ocorrem no diafragma posteromedial, e as hérnias de Morgagni ocorrem no diafragma anteromedial. Geralmente não há história de trauma.

*Pergunta 2*

**A. Correta!** Diagnóstico e reparo mais precoces levam a um melhor prognóstico, já que o conteúdo abdominal finalmente hernia para o tórax se não for reparado. O tratamento cirúrgico é indicado para todas as lesões diafragmáticas para diminuir o potencial de complicações, inclusive isquemia do intestino herniado, obstrução venosa central secundária ao efeito de massa, desvascularização, torção e isquemia de órgãos abdominais sólidos herniados.

*Outras escolhas e discussões*

**B.** Lesões diafragmáticas traumáticas não se fecham espontaneamente.

**C.** Em razão da pressão intrapleural negativa, 80% dos casos finalmente desenvolverão herniação do conteúdo abdominal para o tórax.

**D.** Os pacientes são susceptíveis às mesmas complicações independentemente de a herniação do conteúdo abdominal estar presente inicialmente ou apenas mais tarde.

**E.** Os rompimentos diafragmáticos são responsáveis por apenas 5% de todas as hérnias diafragmáticas. As hérnias congênitas de Bochdalek e Morgagni, bem como as hérnias de hiato, são muito mais comuns.

*Pergunta 3*

**B. Correta!** A localização mais comum (90 a 98%) para os rompimentos diafragmáticos congênitos é a face posterolateral do hemidiafragma esquerdo, onde há membranas pleuroperitoneais mais fracas. O hemidiafragma direito é protegido pelo fígado.

*Outras escolhas e discussões*

As outras escolhas são incorretas. As hérnias de Morgagni são hérnias diafragmáticas congênitas que comumente ocorrem no diafragma anteromedial. As hérnias de hiato, seja por deslizamento ou esofágicas, ocorrem perto da linha média no hiato esofágico. Nenhuma hérnia diafragmática tem predileção pelo ápice ou o hiato aórtico do diafragma.

## Leituras Sugeridas

Desir A, Ghaye B. CT of blunt diaphragmatic rupture. Radiographics 2012;32:477–498

Dreizin D, Berqquist PJ, Taner AT, et al. Evolving concepts in MDCT diagnosis of penetrating diaphragmatic injury. Emerg Radiol 2015;22:149–156



### Melhores Dicas

- Os rompimentos diafragmáticos traumáticos ocorrem na face posterolateral do hemidiafragma esquerdo (90 a 98%).
- Os rompimentos diafragmáticos traumáticos têm o melhor prognóstico quando diagnosticados e reparados precocemente.
- O tratamento cirúrgico é indicado em *todos* os casos de rompimento diafragmático traumático.

# Elementos Essenciais 3

## ■ Caso

Mulher de 33 anos procura o serviço de emergência com edema doloroso no joelho direito. Não tem história de trauma.

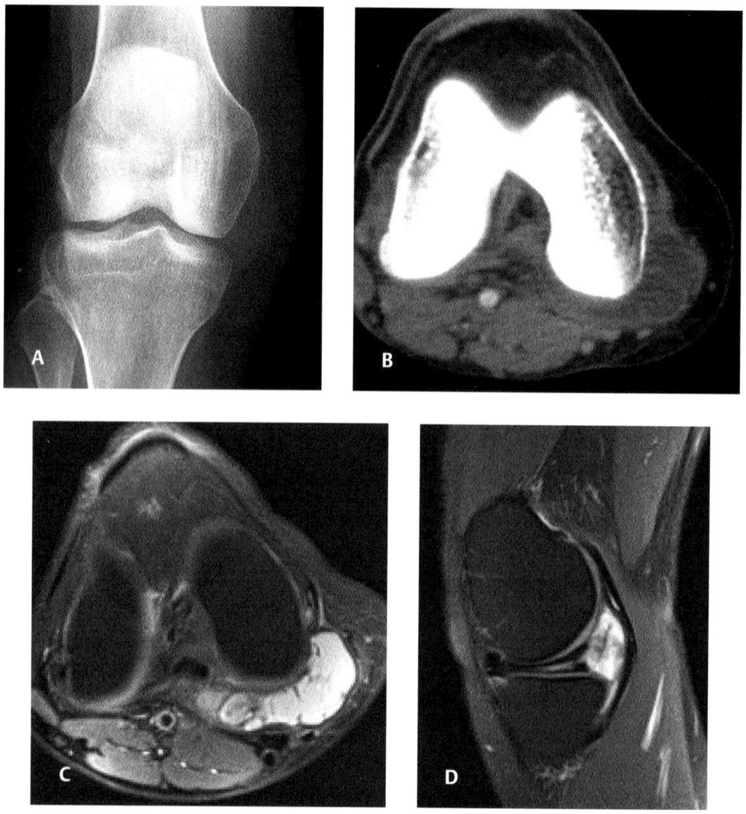


## ■ Perguntas

1. Qual das seguintes alternativas é o diagnóstico correto?
   A. Artropatia por pirofosfato.
   B. Doença adventícia cística da artéria poplítea.
   C. Bursite da pata de ganso.
   D. Cisto poplíteo.
   E. Cisto parameniscal.

2. Referente a esse diagnóstico, qual das seguintes alternativas é a correta?
   A. Mais comumente visto anteriormente quando encontrado no compartimento medial.
   B. Muitas vezes visto associado às lacerações meniscais em alça de balde.
   C. Muitas vezes visto associado a lacerações meniscais horizontais.
   D. Geralmente curado com aspiração do cisto.
   E. Mais bem avaliado com ultrassonografia.

3. Qual das seguintes alternativas descreve melhor a localização anatômica para um cisto poplíteo?
   A. Estrutura extrassinovial na face anterior do joelho, situando-se abaixo da patela, posteriormente ao tendão patelar e anterior à articulação femorotibial.
   B. Face medial do joelho entre os tendões distais ligados dos músculos sartório, grácil e semitendíneo e a inserção tibial do ligamento colateral medial (côndilo tibial).
   C. Entre o tendão do semimembranáceo e o ligamento colateral medial (com uma porção mais profunda estendendo-se entre o tendão do semimembranáceo e o côndilo tibial medial).
   D. Entre a cabeça medial do músculo gastrocnêmio e o tendão do semimembranáceo.
   E. Cisto para-articular, comunicando-se com um menisco.

## Respostas e Explicações

*Pergunta 1*

**E. Correta!** Cistos parameniscais representam lesões com massa encapsulada que contêm líquido semelhante ao sinovial e são contínuos com um menisco. No caso do teste, essa comunicação é demonstrada nas imagens sagitais da ressonância magnética. Na radiografia simples, há edema de tecidos moles lobulados medialmente.

*Outras escolhas e discussões*

**A.** A artropatia por pirofosfato ocorre secundariamente à deposição de pirofosfato de cálcio di-hidratado nos tecidos moles e cartilagem. Na radiografia simples, há típica associação à calcificação (ou condrocalcinose).

**B.** A doença adventícia cística é um transtorno vascular raro caracterizado por acúmulo cístico focal de líquido mucinoso na adventícia arterial. Clinicamente, pode haver súbito início de claudicação intermitente em paciente jovem do sexo masculino.

**C.** A bursa da pata de ganso se localiza entre os tendões distais ligados dos músculos sartório, grácil e semitendíneo (pata de ganso) na face medial do joelho.

**D.** A causa mais frequente de um cisto poplíteo em adultos é a artrite degenerativa.

*Pergunta 2*

**C. Correta!** Cistos parameniscais se associam, invariavelmente, a lacerações meniscais horizontais.

*Outras escolhas e discussões*

**A.** Lacerações do corno posterior (e seus cistos parameniscais) são mais comuns do que as lacerações do corno anterior no menisco medial. A localização mais comum para um cisto parameniscal lateral é adjacente ao corno anterior ou corpo do menisco lateral.

**B.** As lacerações meniscais em alça de balde são um tipo de laceração vertical. Os cistos parameniscais são vistos invariavelmente com lacerações meniscais horizontais.

**D.** A aspiração do cisto é medida temporária, e os cistos tendem a recorrer. É importante diagnosticar e tratar a laceração meniscal subjacente.

**E.** A ressonância magnética é o estudo por imagens de escolha. A ultrassonografia pode mostrar massa parcialmente cística e algumas vezes septada abaulando no espaço para-articular. Algumas vezes, vê-se a protrusão de um menisco anormal no cisto. Não é possível, contudo, a demonstração da laceração do menisco na maioria dos casos. A ressonância magnética e útil para avaliar a laceração meniscal e para caracterizar importantes achados subsidiários, como o grau de condromalacia subjacente.

*Pergunta 3*

**D. Correta!** Um cisto poplíteo ou cisto de Baker se estende a partir da articulação do joelho posterior e medialmente, interposto entre os tendões da cabeça medial do tendão do gastrocnêmio e do semimembranáceo.

*Outras escolhas e discussões*

**A.** Essa é a localização de um cisto ganglionar do coxim gorduroso de Hoffa.

**B.** Essa é a localização da bursite da pata de ganso.

**C.** Essa é a localização da bursite do semimembranáceo-ligamento colateral tibial.

**E.** Essa descreve um cisto parameniscal.

## Leituras Sugeridas

Perdikakis E, Skiadas V. MRI characteristics of cysts and "cyst-like" lesions in and around the knee: what the radiologist needs to know. Insights Imaging 2013;4:257–272

Steinbach LS, Stevens KF. Imaging of cysts and bursae about the knee. Radiol Clin North Am 2013;51:433–454

### Melhores Dicas

- Cistos e lesões de tecidos moles com aspecto cístico no compartimento medial do joelho são comuns, e as considerações diferenciais incluem cisto poplíteo, cisto parameniscal, bursite da pata de ganso e bursite do semimembranáceo-ligamento colateral tibial. A localização específica costuma dar o diagnóstico.
- Os cistos parameniscais se associam, invariavelmente, a lacerações meniscais horizontais.
- O diagnóstico e o tratamento da laceração meniscal subjacente é importante com cistos parameniscais, pois os cistos frequentemente recorrem se a laceração meniscal também não for tratada.

# Elementos Essenciais 4

## ■ Caso

Mulher de 34 anos apresenta-se com dor abdominal intermitente há vários meses, piorada nos últimos 8 dias. Sua vesícula havia sido removida 6 anos antes, e seus sintomas atuais são notavelmente semelhantes aos que levaram à colecistectomia.

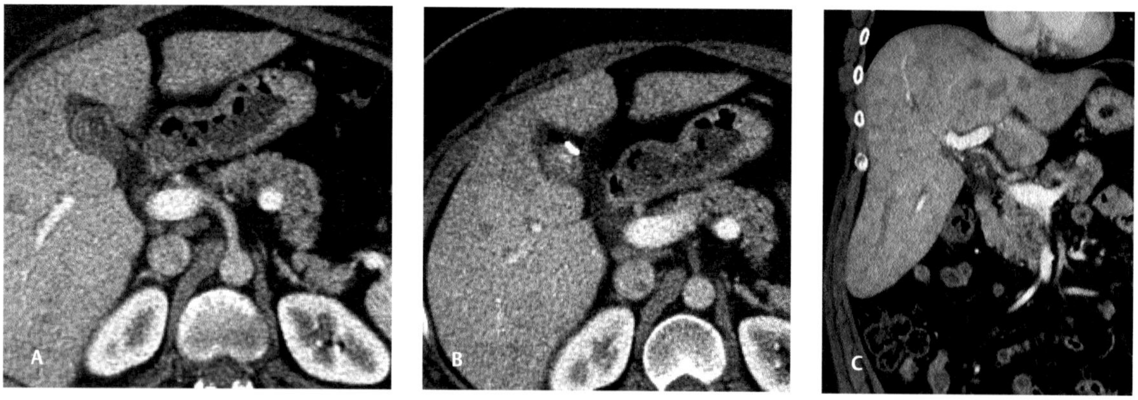


## ■ Perguntas

1. Qual é o diagnóstico MAIS provável?
   A. Surgicel.
   B. Vazamento de bile pós-colecistectomia/biloma.
   C. Obstrução por cálculos biliares.
   D. Colecistite no coto.
   E. Aspecto normal pós-colecistectomia.

2. Com referência às imagens de um paciente pós-colecistectomia, qual das seguintes afirmações é verdadeira?
   A. Dilatação biliar geralmente sugere obstrução do colédoco e justifica maior investigação com colangiopancreatografia por ressonância magnética.
   B. O aspecto de Surgicel na tomografia computadorizada costuma ser confundido com um *swab* cirúrgico retido.
   C. Lesão do colédoco pós-colecistectomia é o tipo mais comum de lesão depois desse procedimento.
   D. Complicações biliares são mais comuns depois de colecistectomia aberta do que depois de colecistectomia laparoscópica.
   E. Lesões vasculares relacionadas com colecistectomia geralmente se devem ao vazamento biliar e infecção subsequente.

3. Escolha a afirmação MAIS apropriada com referência à colecistite do coto.
   A. A colecistite do coto é vista mais comumente depois de colecistectomia eletiva do que depois de colecistectomia de emergência.
   B. A incidência relatada de colecistite do coto fica em torno de 15 a 20%.
   C. A colecistite do coto geralmente é diagnosticada prontamente depois do início dos sintomas por causa da apresentação clínica clássica.
   D. O tratamento definitivo costuma ser cirúrgico para remover o remanescente da vesícula e completar a colecistectomia.
   E. Uma vez confirmado o diagnóstico, o tratamento definitivo geralmente é conservador e principalmente baseado em tranquilização.

## Respostas e Explicações

### *Pergunta 1*

**D. Correta!** Colecistectomia subtotal traz o risco do desenvolvimento de colecistite do coto quando o remanescente da vesícula inflama por doença calculosa. Uma colecistectomia subtotal é opção segura em face de inflamação grave no triângulo de Calot (espaço na fissura portal que contém a artéria cística e o ducto cístico) porque reduz o potencial para lesão do ducto comum.

#### *Outras escolhas e discussões*

**A.** Surgicel (celulose regenerada oxidada) é um agente hemostático bioabsorvível com propriedades bactericidas usado para controlar hemorragia (Ethicon, Somerville, NJ). O aparecimento de Surgicel é um artifício nas imagens pós-colecistectomia.

**B.** O vazamento de bile ou biloma é complicação vista no período pós-operatório imediato e geralmente é identificada como coleções de líquido hipodensas no leito cirúrgico e na região peri-hepática.

**C.** Alguns cálculos biliares (mal definidos) e um clipe cirúrgico são notados no remanescente da vesícula e no leito cirúrgico, respectivamente. Não se veem cálculos derramados nas imagens fornecidas.

**E.** Espessamento da parece e hipercontraste do remanescente da vesícula e do ducto cístico, bem como líquido na fissura portal, não são aspectos normais depois de colecistectomia.

### *Pergunta 2*

**C. Correta!** A lesão do colédoco é a complicação mais comumente relatada depois de colecistectomia. As complicações biliares pós-colecistectomia incluem lesão do colédoco, obstrução biliar e cálculos caídos.

#### *Outras escolhas e discussões*

**A.** Depois de colecistectomia laparoscópica, frequentemente se vê dilatação do colédoco na ausência de obstrução. Os pacientes com colelitíase podem ter apresentado cálculos no colédoco no pré-operatório, e a dilatação biliar resultante pode persistir apesar do alívio da obstrução.

**B.** Na tomografia computadorizada, o Surgicel aparece como coleção de líquido complexa (atenuação de tecidos moles de 40 a 55 HU e contendo focos de ar) e pode simular hematoma, abscesso ou até tumor. *Swabs* cirúrgicos contêm um marcador radiopaco e geralmente podem ser diferenciados do Surgicel.

**D.** As complicações biliares são mais comuns depois de colecistectomia laparoscópica do que depois de colecistectomia aberta.

**E.** Podem ocorrer lesões vasculares durante a colecistectomia laparoscópica no leito cirúrgico ou na parede abdominal. Geralmente se relacionam com a introdução de trocarte e dissecção de estruturas no leito da vesícula. No entanto, o vazamento de bile relacionado com a colecistectomia e subsequente infecção, causando pseudoaneurisma na artéria hepática, também são descritos na literatura.

### *Pergunta 3*

**D. Correta!** O tratamento definitivo costuma ser cirúrgico.

#### *Outras escolhas e discussões*

**A.** A colecistite do coto é rara depois de colecistectomia eletiva.

**B.** A incidência relatada de colecistite de coto variam, mas se relata que ocorra em até 5% dos pacientes depois de colecistectomia de emergência.

**C.** Apesar de uma história muito sugestiva, o diagnóstico de colecistite do coto costuma demorar em razão do baixo índice de suspeita.

**E.** Reoperação aberta ou laparoscópica é o tratamento definitivo.

## Leituras Sugeridas

Cawich SO, Wilson C, Simpson LK, Baker AJ. Stump cholecystitis: laparoscopic completion cholecystectomy with basic laparoscopic equipment in a resource poor setting. Case Rep Med 2014;787631

Thurley PD, Dhingsa D. Laparoscopic cholecystectomy: postoperative imaging. Am J Roentgenol 2008;191:794–801

### Melhores Dicas

- As complicações pós-colecistectomia incluem lesão do colédoco, obstrução biliar, cálculos biliares caídos, lesão vascular e colecistite do coto.
- A colecistite do coto é relatada em até 5% dos pacientes depois de colecistectomia de emergência, sendo rara depois de colecistectomia eletiva.
- O diagnóstico de colecistite do coto costuma demorar em razão do baixo índice de suspeita. Os achados suspeitos incluem espessamento da parede, realce da parede do cepo da vesícula, cálculos retidos no coto da vesícula, realce do ducto cístico e líquido na fissura portal.

# Elementos Essenciais 5

## ■ Caso

Homem de 57 anos com início agudo de dor abdominal alta. Não há antecedentes pessoais relevantes nem história de hipertensão.



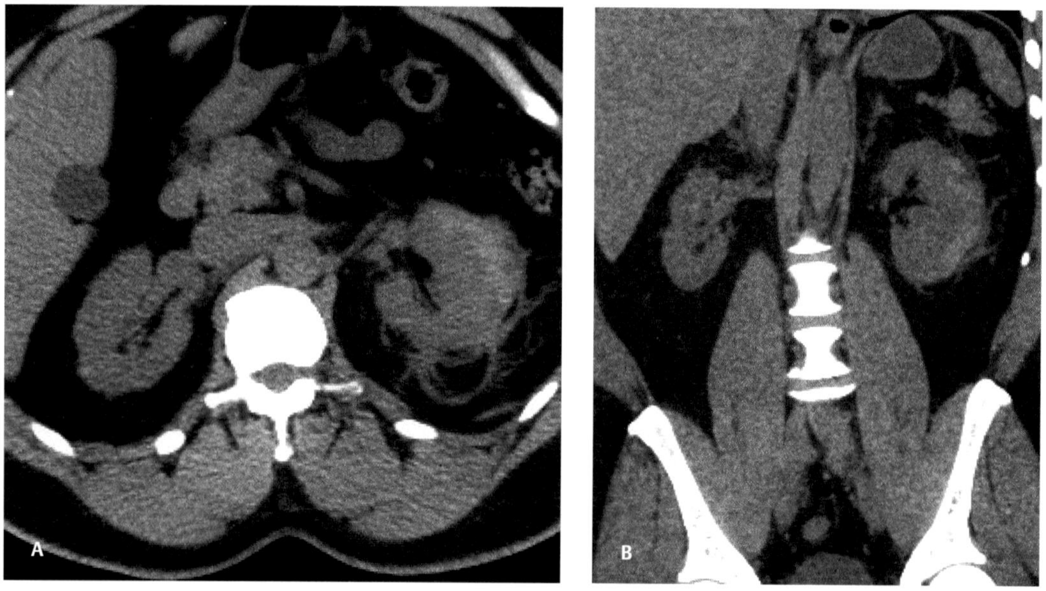


## ■ Perguntas

1. Qual das seguintes alternativas NÃO É VERDADERIA com referência à hemorragia perinéfrica espontânea (síndrome de Wunderlich-WS)?
   A. Dor aguda no flanco, massa no flanco e choque hipovolêmico é a apresentação clássica.
   B. Pode ocorrer hipertensão paradoxal.
   C. Nefrectomia parcial ou completa de emergência geralmente é justificada como manobra para salvar a vida.
   D. MDCT é a modalidade de escolha para imagens iniciais.

2. Qual das seguintes alternativas é a causa MAIS comum de WS?
   A. Idiopática.
   B. Neoplasia renal.
   C. Vasculite.
   D. Doença renal cística.

3. Qual das seguintes alternativas é a MELHOR resposta referentemente ao manejo adicional da WS?
   A. A maioria dos casos se resolve espontaneamente e não é necessário controle com imagens.
   B. Ultrassonografia ou CT deve ser realizada a cada 3 meses até que o hematoma se resolva ou até que se faça um diagnóstico definitivo.
   C. Deve-se realizar angiografia a cada 3 meses até que se determine a etiologia.
   D. Deve-se realizar biópsia renal em todos os casos.

## Respostas e Explicações

*Pergunta 1*

**C. Correta!** A cirurgia geralmente não é indicada. O início agudo de hemorragia renal espontânea e não traumática para os espaços subcapsular e perirrenal foi denominado síndrome de Wunderlich (WS). O manejo da WS depende da condição clínica do paciente e da etiologia subjacente. A maioria dos pacientes apresenta sinais vitais estáveis e hemorragia autolimitada. Se o sangramento progredir, pode-se geralmente controlar a hemorragia com cateterização renovascular e embolização. A cirurgia, em geral, fica reservada para pacientes clinicamente instáveis.

*Outras escolhas e discussões*

**A.** Os pacientes com WS algumas vezes apresentam a "tríade de Lenk", que consiste em dor aguda no flanco ou abdome, massa palpável no flanco e choque hipovolêmico.

**B.** Hemorragia perinéfrica espontânea pode resultar em hipertensão paradoxal. Isso é conhecido como rim de Page. A compressão do rim por hemorragia (ou outra massa) pode resultar em isquemia, liberação de renina e subsequente hipertensão dependente de renina. (Isso foi descrito pela primeira vez pelo Dr. Irwin Page em 1939. Ele usou um modelo animal e envolveu um rim em celofane, criando pressão externa que resultou em hipertensão.)

**D.** MDCT é a modalidade de imagens inicial de escolha. A disposição multiplanar dos conjuntos de dados isotrópicos permite imagens de alta resolução do parênquima renal, da vasculatura, e do sistema coletor. Na tomografia computadorizada (CT) não contrastada, hemorragia perinéfrica e subcapsular aguda aparece como líquido de alta atenuação (40 a 70 HU). Se houver sangramento ativo, poderá ser visto extravasamento de contraste nas imagens contrastadas. Em razão da maior resolução intrínseca dos tecidos moles, a ressonância magnética pode dar o diagnóstico em casos nos quais uma fonte de sangramento não seja identificada no exame inicial por CT. A ultrassonografia pode detectar hematomas perinéfrico, porém é menos efetiva do que a MDCT e a ressonância magnética.

*Pergunta 2*

**B. Correta!** Neoplasias renais são responsáveis por 60% de todos os casos de WS. Dentre elas, o angiomiolipoma (AML) é a mais comum (35% dos casos). Artérias anormais pobres em elastina nos AMLs predispõem à formação de aneurismas. A incidência de hemorragia intratumoral e de ruptura do tumor depende de dois fatores: (1) tamanho do tumor > 4 cm e (2) diâmetro do aneurisma intralesional (> 5 mm).

O carcinoma de células renais (RCC) é a neoplasia maligna mais comum a causar hemorragia perinéfrica espontânea (30% dos casos de WS). Menos de 1% dos RCCs apresentam ruptura espontânea. Fatores predisponentes para ruptura de RCC incluem tamanho grande, necrose intratumoral e hemorragia, bem como extensão aos vasos renais.

A trombose da veia renal (RVT) é importante causa vascular para hemorragia perinéfrica espontânea. No entanto, a RVT raramente resulta em hemorragia espontânea para o espaço perirrenal. Edema e necrose do parênquima renal podem predispor à hemorragia espontânea e à ruptura em pacientes com RVT.

*Outras escolhas e discussões*

**A.** A WS idiopática (hemorragia perinéfrica espontânea sem anormalidade subjacente no rim) é vista somente em 5 a 10% dos pacientes.

**C.** Doenças vasculares são a segunda causa mais comum de WS (25% dos casos). Elas ainda podem ser classificadas em causas arteriais e venosas. As causas arteriais incluem poliarterite nodosa, aneurismas da artéria renal e pseudoaneurismas. As causas venosas incluem RVT, malformações arteriovenosas renais e fístulas arteriovenosas. Entre todas, a poliarterite nodosa é a patologia vascular mais comum a causar WS.

**D.** WS causada por ruptura de cistos renais é algo incomum. Os cistos geralmente se rompem no sistema pielocalicial, e não no espaço perinéfrico.

Outras causas menos comuns de sangramento espontâneo incluem cálculos renais e/ou ureterais, nefropatia terminal, nefrite, nefrosclerose e causas sistêmicas (anticoagulação, pré-eclâmpsia e granulomatose de Wegener).

*Pergunta 3*

**B. Correta!** A ultrassonografia ou a CT deve ser realizada a cada 3 meses até que o hematoma esteja resolvido ou até que se faça o diagnóstico definitivo. A MDCT contrastada pode detectar a etiologia em mais de metade dos casos de WS.

*Outras escolhas e discussões*

**A.** Imagens são vitais para potencialmente diagnosticar a etiologia subjacente. Por exemplo, neoplasia oculta ou aneurisma pode estar presente.

**C.** Não há indicação para angiografia.

**D.** Não há indicação para biópsia renal.

## Leituras Sugeridas

Baishya RK, Dhawan DR, Sabnis RB, et al. Spontaneous subcapsular renal hematoma: a case report and review of literature. Urol Ann 2011;3:44–46

Katabathina VS, Katre R, Prasad SR, et al. Wunderlich syndrome: cross-sectional imaging review. J Comput Assist Tomogr 2011;35:425–433

### Melhores Dicas

- O início agudo de hemorragia renal espontânea não traumática para os espaços subcapsular e perirrenal também é conhecido como síndrome de Wunderlich.
- A maioria dos casos tem etiologia subjacente que pode ser identificada com MDCT. AML, RCC e vasculite são as etiologias comuns.
- A maioria dos pacientes se encontra clinicamente estável e pode ser tratada de maneira conservadora ou, algumas vezes, com embolização. Raramente se indica cirurgia.

# Elementos Essenciais 6

## ■ Caso

Homem de 58 anos com adenocarcinoma de pulmão amplamente metastático apresenta estado pós-cateter pleural direito para derrame pleural refratário.

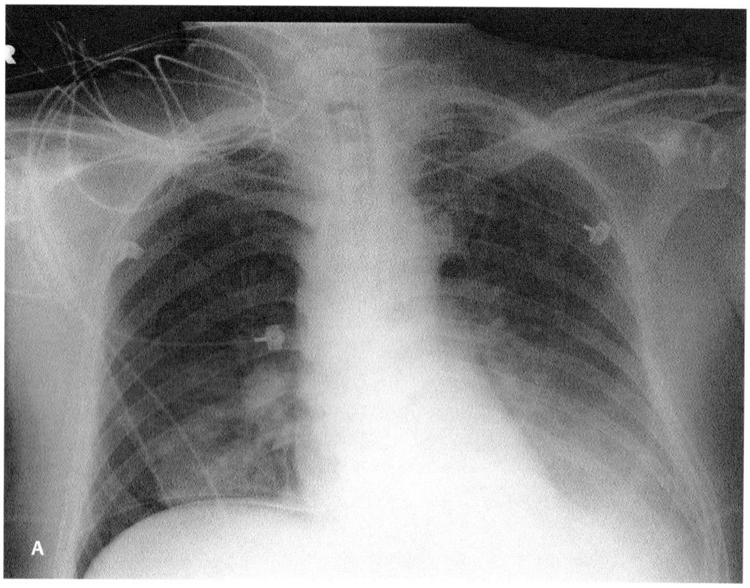


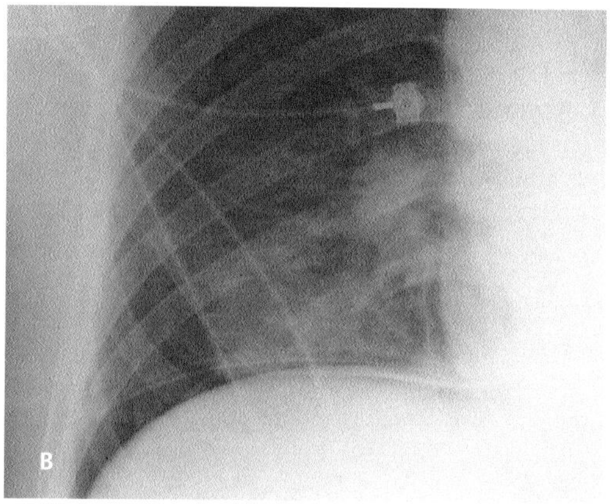


## ■ Perguntas

1. Qual sinal radiográfico é demonstrado?
   A. Pulmão caído.
   B. Silhueta.
   C. Sulco profundo.
   D. Sombra companheira.

2. Em que posição está o paciente?
   A. Ortostática.
   B. Semiereta.
   C. Supina.
   D. Decúbito.

3. Qual patologia a anormalidade radiográfica representa?
   A. Pneumotórax.
   B. Lesão diafragmática.
   C. Artefato.
   D. Banda de Mach.

## Respostas e Explicações

*Pergunta 1*

**C. Correta!** Este é um sinal de sulco profundo. A transparência profunda no sulco costofrênico à direita representa um pneumotórax em paciente supino.

### *Outras escolhas e discussões*

**A.** O sinal do pulmão caído se refere a uma parte do pulmão que tenha caído posteriormente/de modo dependente no tórax após lesão por avulsão do hilo. Essa lesão geralmente se associa a um grande pneumotórax que deixa de responder ao tratamento com introdução de tubo torácico (em decorrência de vazamento contínuo de ar para o espaço pleural a partir do local de lesão brônquica).

**B.** O sinal da silhueta é tipicamente visto com consolidação parenquimatosa obscurecendo uma borda estrutural previamente identificada (p. ex., contorno cardíaco ou diafragma).

**D.** As sombras companheiras são sombras homogêneas paralelas aos ossos (i. e., nos limites da face medial das segundas costelas), representando os músculos intercostais.

*Pergunta 2*

**C. Correta!** O paciente está em posição supina. Em uma radiografia supina do tórax, os pneumotóraces se coletam anteriormente e basalmente nas partes não dependentes do tórax.

As outras escolhas estão incorretas.

*Pergunta 3*

**A. Correta!** A anormalidade radiográfica representa um pneumotórax.

As outras escolhas estão incorretas.

## Leituras Sugeridas

Gordon R. The deep sulcus sign. Radiology 1980;136:25–27

Tocino I, Armstrong J. Trauma to the lung. In: Taveras J, ed. Radiology. Philadelphia, PA: Lippincott-Raven; 1996: 1–8



### Melhores Dicas

- Em paciente semissupino ou supino, os pneumotóraces geralmente se acumulam nas bases (ângulos costofrênico e cardiofrênico). Lembre-se de olhar as bases ou você não perceberá o pneumotórax!
- Ar em uma alça intestinal imediatamente abaixo do diafragma pode simular pneumotórax basilar ou ar livre intraperitoneal. Esse achado incidental é conhecido como sinal de Chilaiditi. Não é necessário tratamento nem acompanhamento.
- Atelectasia basilar linear também pode simular pneumotórax basilar ou ar livre intraperitoneal. Projeções em decúbito podem ser úteis para diferenciação.

# Elementos Essenciais 7

## ■ Caso

Mulher de 82 anos com história de câncer de colo apresenta leve dispneia. A imagem A é do estudo corrente. A imagem B é de um estudo realizado 3 meses antes.

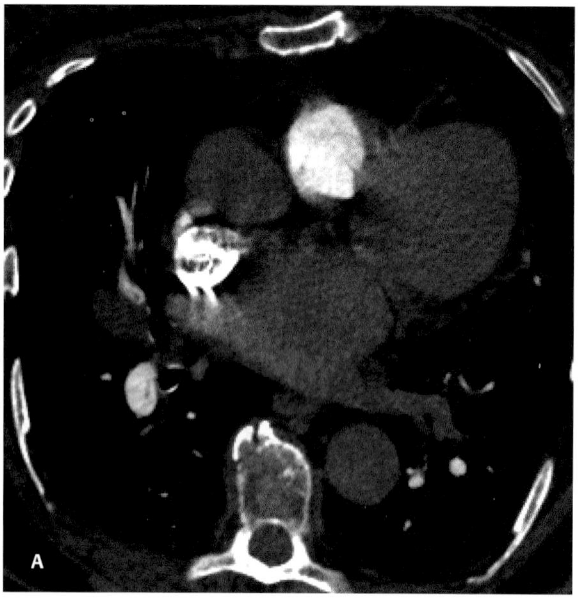


Corrente

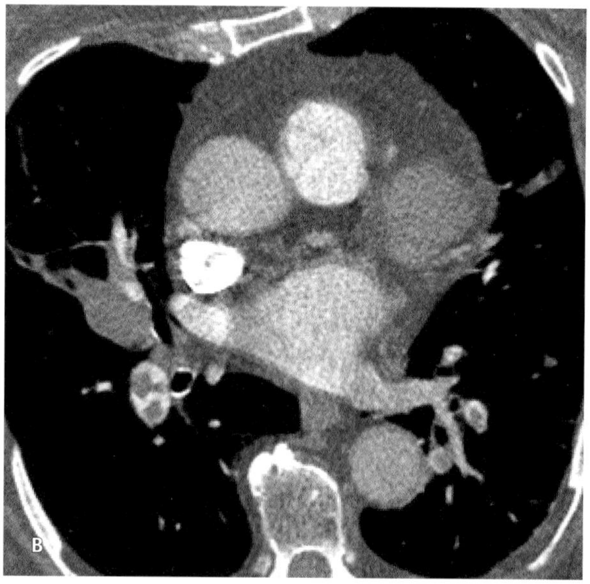


3 meses antes

## ■ Perguntas

1. Qual das seguintes alternativas é o diagnóstico MAIS provável?
   A. Sarcoma da artéria pulmonar.
   B. Embolia pulmonar crônica.
   C. Artefato.
   D. Dissecção da artéria pulmonar.

2. Com referência à atenuação em mosaico dos pulmões no contexto de doença vascular, qual das seguintes alternativas é a MELHOR resposta?
   A. Tamanho do vaso e número são iguais em ambas as áreas de aumento e diminuição da atenuação.
   B. Aprisionamento de ar é mais comumente decorrência de doença de pequenos vasos do que de doença de pequenas vias aéreas.
   C. A atenuação em mosaico ocorre por causa de perfusão diferencial e redistribuição vascular.
   D. A atenuação em mosaico se desenvolve por causa de doença infiltrativa subjacente.

3. Sobrecarga do coração direito no contexto de embolia pulmonar aguda deve ser considerada se a relação ventrículo direito-ventrículo esquerdo exceder:
   A. 1:1.
   B. 1,5:1.
   C. 2:1.
   D. 2,5:1.

## Respostas e Explicações

*Pergunta 1*

**B. Correta!** Este paciente tem embolia pulmonar crônica. As imagens correntes demonstram falha de enchimento linear na artéria pulmonar do lobo inferior direito. A comparação com o estudo prévio indica que este é o local de antiga embolia pulmonar aguda. O trombo fresco pode ou não recanalizar. Pode assumir a forma de teias ou bandas lineares ou pode aderir à parede do vaso e causar estenose da artéria pulmonar. Se não resolvida, a embolia pulmonar aguda pode evoluir para embolia crônica e possivelmente causar hipertensão pulmonar.

*Outras escolhas e discussões*

**A.** Os sarcomas da artéria pulmonar são tumores raros que têm aspecto sólido bulboso e aumentam com o passar do tempo.

**C.** Alguns estudos por angiotomografia computadorizada não dão diagnóstico de embolia pulmonar por causa de técnica subideal, artefatos de *hardware* ou biotipo. No entanto, as falhas de enchimento, nesse caso, são reais. Além disso, embora essas imagens não avaliem especificamente a veia cava superior (SVC), note que o artefato na SVC não é incomum. Presumindo um padrão de drenagem venosa normal sem estenose, o contraste de primeira passagem de alta densidade na SVC costuma ser diluído por sangue não opacificado da veia ázigo. Essa mistura pode criar uma aparente falha de enchimento comumente vista na SVC. No entanto, isso não deve ser tomado por um coágulo.

**D.** A dissecção da artéria pulmonar é uma complicação extremamente rara da hipertensão pulmonar e costuma ser letal. A maioria dos casos é encontrada apenas em necropsias.

*Pergunta 2*

**C. Correta!** A atenuação em mosaico pode ocorrer nos pulmões em razão da hipoperfusão das áreas com baixa atenuação e hiperperfusão de áreas com alta atenuação (onde as artérias permanecem intactas). Assim sendo, o número relativo e o tamanho dos vasos diferem entre áreas com baixa e alta atenuação. Isso representa redistribuição vascular.

*Outras escolhas e discussões*

**A.** O número relativo e o tamanho dos vasos diferem entre áreas com baixa e alta atenuação, de modo que A está incorreta.

**B.** O aprisionamento de ar é um processo centrado nas vias aéreas. Geralmente é visto em doença obstrutiva das vias aéreas e representa expiração incompleta do ar. A doença de pequenos vasos não afeta a quantidade de ar liberado durante a expiração.

**D.** Doença infiltrativa pode causar atenuação em vidro fosco nos pulmões. É preciso cuidado para decidir se os achados são de atenuação em vidro fosco ou representam um padrão em mosaico. Nos casos de verdadeira atenuação em vidro fosco, o tamanho e o número de vasos não variarão entre áreas com atenuação mais alta e um pouco mais baixa (ou seja, algum outro processo, como sangue ou infecção, se sobrepôs ao pulmão subjacente normalmente perfundido). Inversamente, com um padrão em mosaico, o tamanho e o número de vasos serão diminuídos nas áreas de atenuação mais baixa, indicando que essa atenuação mais baixa seja o resultado de uma anormalidade pulmonar intrínseca, e não um processo de sobreposição de cobertura.

*Pergunta 3*

**A. Correta!** Dilatação do ventrículo direito (indicando aumento da carga de trabalho) é considerada presente quando a relação do diâmetro do menor eixo do ventrículo direito para o ventrículo esquerdo for > 1:1 durante a diástole.

As outras alternativas são incorretas.

## Leituras Sugeridas

Castañer E, Gallardo X, Ballesteros E, Andreu M, Pallardó Y, Mata JM, Riera L. CT diagnosis of chronic pulmonary thromboembolism. Radiographics 2009;29:31–53

Khattar RS, Fox DJ, Alty JE, Arora A. Pulmonary artery dissection: an emerging cardiovascular complication in surviving patients with chronic pulmonary hypertension. Heart 2005;91:142–145

Wittram C, Kalra MK, Maher MM, Greenfield A, McLoud TC, Shepard JA. Acute and chronic pulmonary emboli: angiography-CT correlation. Am J Roentgenol 2006;186:S421–429

### Melhores Dicas

- Embolia pulmonar crônica pode assumir a forma de teias ou bandas lineares.
- Ainda que êmbolos pulmonares agudos sejam vistos no centro da luz dos vasos, os êmbolos pulmonares crônicos se localizam excentricamente ao longo da parede dos vasos.
- Embolia pulmonar crônica pode levar à hipertensão pulmonar e também resultar em atenuação em mosaico nos pulmões.

# Elementos Essenciais 8

## ■ Caso

Não tabagista assintomático de 51 anos apresenta radiografia de tórax anormal.

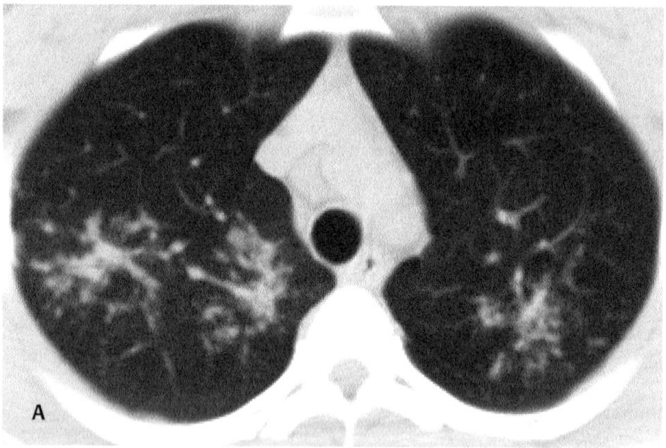


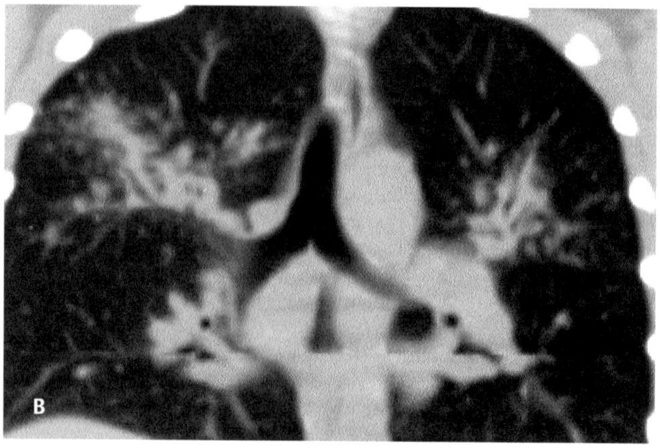


## ■ Perguntas

1. Qual das seguintes alternativas é o diagnóstico MAIS provável?
   A. Metástases hematogênicas.
   B. Tuberculose miliar.
   C. Sarcoidose.
   D. Histiocitose de células de Langerhans.

2. Qual distribuição de micronódulos se associa MAIS frequentemente a essa entidade?
   A. Centrilobular.
   B. Peribroncovascular.
   C. Randômico.
   D. Árvore em brotamento.

3. Um achado associado aos tipos crônicos do diagnóstico no caso do teste é:
   A. Reticulação do lobo superior.
   B. Pneumotórax.
   C. Espessamento pleural em ambas as bases.
   D. Linfadenopatia com baixa densidade.

## Respostas e Explicações

*Pergunta 1*

**C. Correta!** Micronódulos no lobo superior em distribuição peribroncovascular/perilinfática bilateral sugere sarcoidose. Neste caso, demonstra-se o sinal "galáxia sarcoide" – quando um nódulo dominante é cercado por nódulos satélites adjacentes.

*Outras escolhas e discussões*

**A.** Nódulos metastáticos geralmente são vistos nos lobos inferiores. O caso do teste mostra um padrão peribroncovascular no lobo superior.

**B.** Nódulos miliares se distribuem aleatoriamente, enquanto que estes nódulos mostram uma distribuição perilinfática.

**D.** A histiocitose de células de Langerhans pulmonar é uma doença predominante no lobo superior, é mais comum em tabagistas e geralmente demonstra cistos e nódulos. Este paciente não é tabagista e não se veem cistos.

*Pergunta 2*

**B. Correta!** A distribuição peribroncovascular e um subgrupo da distribuição perilinfática, que pode ser vista com a sarcoidose. A sarcoidose é comumente encontrada nos lobos superiores.

*Outras escolhas e discussões*

**A.** Nódulos centrilobulares podem ser vistos com infecção, aspiração, pneumonite por hipersensibilidade e raramente com propagação endobrônquica de doença maligna.

**C.** O padrão "randômico" é visto com infecção miliar e doença metastática.

**D.** "Árvore em brotamento" é um subgrupo do padrão de nódulos centrilobulares. É visto com infecção e aspiração e, mais raramente, com outros tipos de doença de pequenas vias aéreas, como a bronquiolite folicular.

*Pergunta 3*

**A. Correta!** A sarcoidose crônica pode levar à fibrose do lobo superior sob a forma de reticulação e distorção da arquitetura. Em alguns pacientes, grupamentos de nódulos podem se conglomerar e formar áreas de fibrose semelhantes a massas chamadas fibrose massiva progressiva. (Isso também pode ser visto com a silicose.)

*Outras escolhas e discussões*

**B.** Embora o pneumotórax possa ser causado por algumas doenças pulmonares císticas, não é frequentemente visto com sarcoidose.

**C.** A sarcoidose é uma doença predominante na parte superior do pulmão que raramente envolve a pleura.

**D.** Pode-se ver adenopatia com baixa densidade com tuberculose e algumas doenças malignas. A linfadenopatia da sarcoidose pode finalmente calcificar.

## Leituras Sugeridas


Criado E, Sánchez M, Ramírez J, Arguis P, de Caralt TM, Perea RJ, Xaubet A. Pulmonary sarcoidosis: typical and atypical manifestations at high resolution CT with pathologic correlation. Radiographics 2010;30(6):1567–1587

Miller BH, Rosado-de-christenson ML, Mcadams HP, et al. Thoracic sarcoidosis: radiologic-pathologic correlation. Radiographics 1995;15(2):421–437


### Melhores Dicas

- Pense em sarcoidose em pacientes com doença predominante no lobo superior. Especificamente, procure distribuição perilinfática ou peribroncovascular de micronódulos com ou sem linfadenopatia. Em alguns pacientes, o sinal da "galáxia sarcoidose" pode estar presente.
- Enquanto as doenças pulmonares fibróticas, como a pneumonia intersticial habitual e a pneumonia intersticial inespecífica, têm predominância no pulmão inferior, a sarcoidose está no diferencial de fibrose no lobo superior.
- Auxiliar mnemônico útil para fibrose no lobo superior:

  **C:** cística, fibrose

  **A:** anquilosante, espondilite

  **S:** silicose

  **S:** sarcoidose

  **E:** eosinofílico, granuloma (histiocitose de células de Langerhans)

  **T:** tuberculose

  **P:** pneumonia por *Pneumocystis* ou pneumonia por *Pneumocystis jiroveci*

# Elementos Essenciais 9

## ■ Caso

Esta mulher de 26 anos que tem história de lúpus eritematoso sistêmico e sopro cardíaco apresenta-se com dispneia, hipóxia, taquicardia e dor no peito. Nega febre ou calafrios. Dímero D positivo.



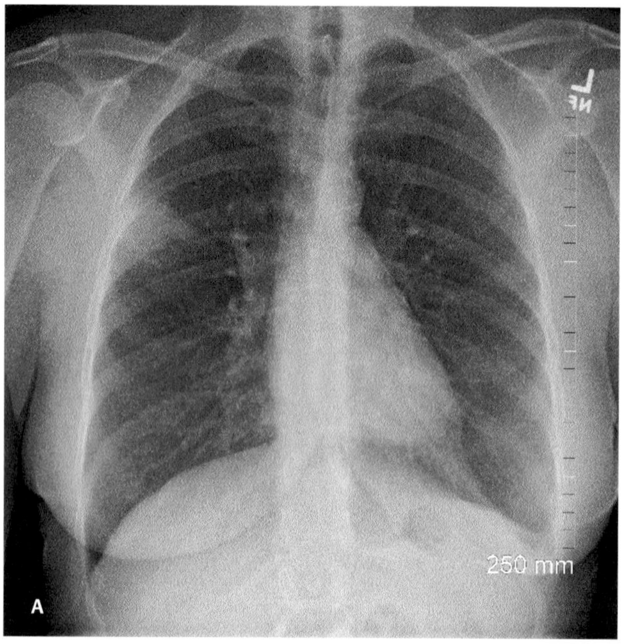


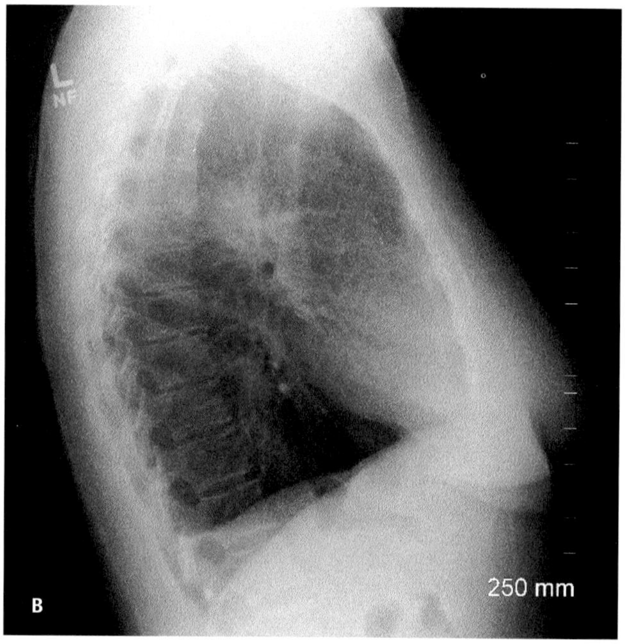


## ■ Perguntas

1. Com base nessas imagens, qual seria a MELHOR etapa seguinte no manejo? Dica: Há pelo menos um achado de imagem que deve ajudar a guiar você, juntamente com a história clínica fornecida.
   A. Tratar com antibióticos.
   B. Pedir projeções diferentes.
   C. Realizar exame V/Q.
   D. Realizar CT de tórax não contrastada.

2. A opacificação de forma triangular vista no hemitórax direito nesses raios X é conhecida como:
   A. Sinal de Westermark.
   B. Sinal de Luftsichel.
   C. Corcova de Hampton.
   D. Sinal do S de Golden.

3. Se houver perda da silhueta normal em uma radiografia frontal no contorno aórtico, onde mais provavelmente se localiza a opacificação no espaço aéreo?
   A. Lobo superior esquerdo.
   B. Lobo superior direito.
   C. Lobo inferior esquerdo.
   D. Lobo inferior direito.

## Respostas e Explicações

*Pergunta 1*

**C. Correta!** O cenário clínico juntamente com os achados de refere-se a uma embolia pulmonar (PE) aguda. O risco de trombose venosa profunda e PE é significativamente mais alto em pacientes com lúpus eritematoso sistêmico (12 a 20 vezes mais alto). Realizar exame V/Q ou uma angiografia por CT (CTA) do tórax seriam ambas boas escolhas para confirmar o diagnóstico.

No que se refere ao Dímero D, um Dímero D negativo tem alto valor preditivo negativo (~ 97%). Portanto, é altamente improvável uma PE com um Dímero D negativo. Por outro lado, um Dímero D positivo tem baixa especificidade para uma PE aguda.

*Outras escolhas e discussões*

**A.** Seria útil dar antibióticos ao paciente somente se o paciente tiver pneumonia. Embora pacientes com pneumonia algumas vezes possam ter apresentações atípicas, os sintomas desta paciente não incluem febre, calafrios etc., que geralmente são vistos com infecção. Os achados de imagens e o cenário clínico sugerem PE como diagnóstico. Na radiografia de tórax, as imagens mostram opacificação bem delineada, de forma um tanto triangular no pulmão direito. A opacidade tem um ápice direcionado para o hilo. Além disso, os vasos pulmonares do lado direito (na região peri-hilar) estão assimetricamente cheios, em comparação com os vasos do lado esquerdo.

**B.** Pedir diferentes projeções de radiografias simples não ajudaria a esclarecer o diagnóstico. As imagens são tecnicamente adequadas (ou seja, não estão penetradas demais ou subpenetradas), o campo de visualização é apropriado e a anormalidade do parênquima está adequadamente localizada.

**D.** CT de tórax sem contraste não pode ser usada para confirmar o diagnóstico de PE. Essa questão é respondida melhor com um exame de V/Q ou CTA do tórax (contraste é importante para a CT).

*Pergunta 2*

**C. Correta!** Essa opacidade bem definida em forma de cunha no pulmão direito é chamada corcova de Hampton. Ocorre na periferia do pulmão com o ápice direcionado para o hilo (como no caso do teste), conformando-se a um infiltrado em território vascular que se desenvolveu por causa de um infarto. A corcova também pode ter um aspecto em forma de cúpula e é encontrada comumente na parte inferior do pulmão.

Sinais adicionais de uma PE aguda, na radiografia simples, incluem plenitude/aumento de volume das artérias pulmonares, sinal de Westermark (descrito a seguir), sinal de Knuckle (aumento de volume da artéria pulmonar central que se afila abruptamente) e sinal de Palla (aumento de volume da artéria pulmonar interlobar direita).

Neste caso, o hilo está aumentado de volume à direita, em comparação com a esquerda.

*Outras escolhas e discussões*

**A.** O sinal de Westermark se relaciona com PE aguda, mas não é demonstrado no caso do teste. O termo se refere a uma área de transparência focal (oligoemia) distal ao local da embolia.

**B.** O sinal de Luftsichel ocorre especificamente no lobo superior esquerdo e é causado por colapso daquele lobo. Vê-se uma transparência (ou "crescente de ar") na radiografia de tórax frontal ao longo da região periaórtica. Isso se deve ao movimento da fissura maior anteromedialmente, sendo que o lobo superior esquerdo entra em contato com a borda esquerda do coração. O segmento superior do lobo inferior esquerdo faz a compensação se hiperexpandindo e se posicionando entre o lobo superior esquerdo colapsado e o mediastino (criando a transparência).

**D.** O sinal do S dourado também é chamado sinal do S invertido de Golden. Refere-se a um colapso pulmonar em decorrência de massa central que causa obstrução. Esse sinal envolve mais comumente o colapso do lobo superior direito por massa hilar, aparecendo a fissura menor côncava lateralmente e convexa medialmente.

*Pergunta 3*

**A. Correta!** Perda da silhueta normal do contorno aórtico se deveria à opacidade no lobo superior esquerdo.

*Outras escolhas e discussões*

Lobo superior direito = silhueta de tira paratraqueal direita.

Lobo inferior esquerdo = hemidiafragma esquerdo, silhueta da aorta descendente.

Lobo médio direito = silhueta da borda cardíaca direita.

Língula = silhueta da borda cardíaca esquerda.

## Leituras Sugeridas


Pipavath SN, Godwin JD. Acute pulmonary thromboembolism: a historical perspective. Am J Roentgenol 2008;191:639–641

Proto AV, Tocino I. Radiographic manifestations of lobar collapse. Semin Roentgenol 1980;15:117–173

Webber M, Davies P. The Luftsichel: an old sign in upper lobe collapse. Clin Radiol 1981;32:271–275


### Melhores Dicas

- Exame V/Q é útil em casos de suspeita de PE aguda e radiografia de tórax negativa, enquanto achados positivos na radiografia de tórax são mais bem avaliados com CTA do tórax.
- Luftsichel: "Luft" significa ar em Alemão e também soa semelhante a "*left*" (esquerda) – portanto, o lado esquerdo dos pulmões. "Sichel" lilteralmente significa foice, que é a forma em crescente. Portanto, Luftsichel é uma transparência em forma de crescente no pulmão esquerdo.
- Uma anormalidade indeterminada encontrada em radiografia única em projeção frontal muitas vezes pode ser localizada com a correlação com a projeção em perfil.

# Elementos Essenciais 10

## ■ Caso

Mulher de 27 anos apresenta dor pélvica e corrimento vaginal. Exames laboratoriais revelam análise da urina sem anormalidades e um hemograma completo normal. Não há antecedentes de trauma nem de malignidade primária. Seus antecedentes cirúrgicos são positivos para parto cirúrgico.



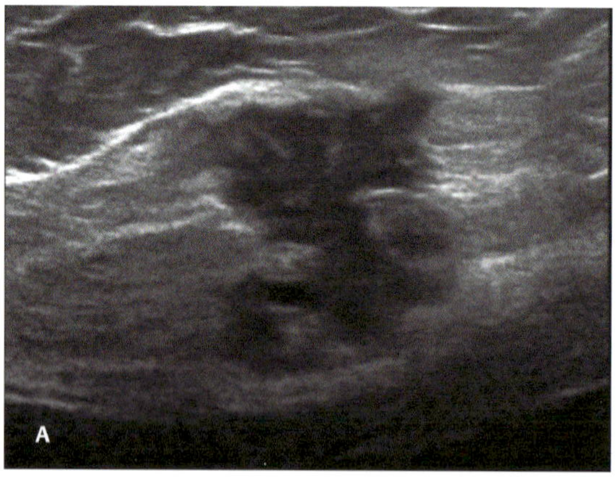


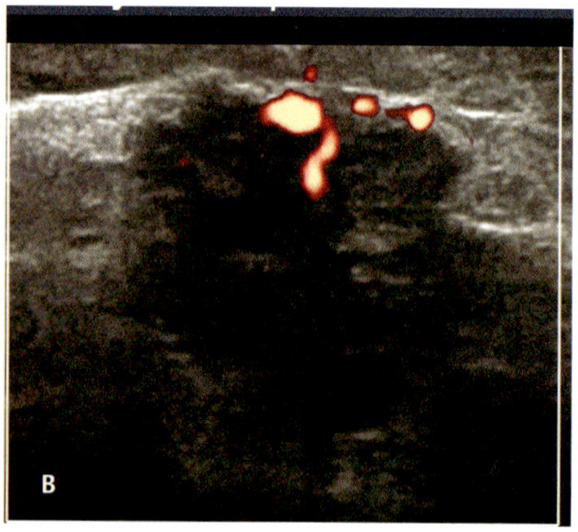


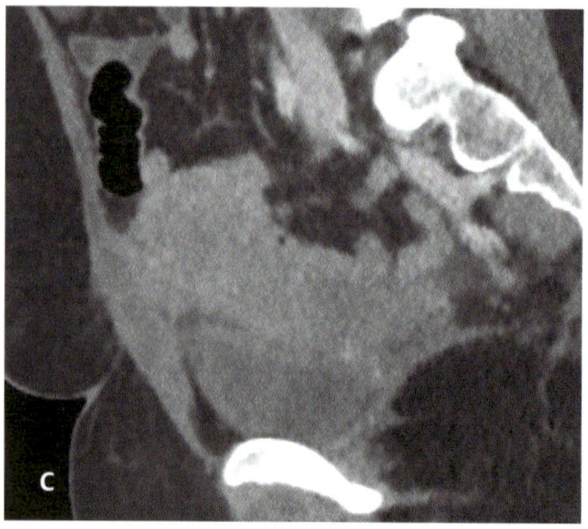


## ■ Perguntas

1. Qual das seguintes alternativas é o diagnóstico MAIS provável?
   A. Necrose lipoídica.
   B. Abscesso.
   C. Hérnia da parede abdominal.
   D. Endometriose cicatricial.
   E. Hematoma.

2. Qual das seguintes alternativas é verdadeira referentemente aos achados de imagens do caso do teste?
   A. A fase do ciclo menstrual da paciente não afetará o aspecto nas imagens (US, CT e ressonância magnética [MRI]).
   B. O aspecto na US de endometriose cicatricial é semelhante ao da endometriose de anexos.
   C. A endometriose cicatricial não demonstra vascularidade intrínseca na US Doppler colorida.
   D. Na CT, massa hipodensa realçada na borda diretamente associada a uma área de cicatriz cirúrgica é característica.
   E. Para fazer imagens de pacientes com suspeita de endometriose cicatricial na MRI, as bandas de saturação anteriores devem ser deslocadas.

3. Qual das seguintes afirmações referentes à endometriose cicatricial é verdadeira?
   A. Cicatriz de histerectomia é a causa mais comum.
   B. Vê-se endometriose pélvica concomitante em 60 a 70% dos casos.
   C. A maioria das pacientes não tem sinais/sintomas ou história de endometriose peritoneal.
   D. Os sintomas geralmente ocorrem apenas no período pós-cirúrgico imediato (3 a 4 meses).
   E. Tumores desmoides se associam à endometriose cicatricial.

## Respostas e Explicações

*Pergunta 1*

**D. Correta!** Endometriose na parede abdominal. Há múltiplos nódulos subcutâneos com vascularidade interna ao longo de cicatriz de parto cesariano, e eles são inseparáveis do miométrio uterino. A endometriose é definida como tecido semelhante ao endométrio localizado fora do útero. Há várias causas para endometriose. Como é demonstrado aqui, pode ocorrer ao longo de local de parto cesariano e em cicatriz incisional abdominopélvica em decorrência da implantação direta de tecido endometrial na ocasião da cirurgia.

*Outras escolhas e discussões*

**A.** Necrose lipoídica da parede abdominal ocasionalmente pode causar dor abdominal e simular achados de abdome agudo. Na ultrassonografia (US), o aspecto típico da necrose lipoídica é massa isoecoica com orla hipoecoica em torno. Na tomografia computadorizada (CT), a necrose lipoídica da parede abdominal é mais heterogênea e costuma demonstrar certa atenuação intrínseca da gordura.

**B.** Um abscesso, em geral, é homogeneamente hipoecoico e não tem vascularidade interna. Na CT, vê-se realce da orla periférica.

**C.** Isso não é hérnia.

**E.** Hematoma é algo a considerar quando se veem lesões de tecidos moles nos tecidos subcutâneos, particularmente ao longo da distribuição de incisões prévias. Essa entidade é improvável, dada a ausência de coagulopatia ou história recente de trauma, bem como de vascularidade interna.

*Pergunta 2*

**E. Correta!** As bandas de saturação anteriores na MR podem obscurecer parcialmente lesões na gordura subcutânea anterior e devem ser deslocadas.

*Outras escolhas e discussões*

**A.** O aspecto das imagens para endometriose cicatricial depende de vários fatores. Eles incluem a fase do ciclo menstrual da paciente, a quantidade de sangramento, a duração do processo, o grau de inflamação e o número de elementos estromais e glandulares.

**B.** O achado de US na endometriose cicatricial tipicamente difere daquele da endometriose de anexos. A endometriose dos anexos é comumente massa redonda e cística com margens regulares, paredes espessadas e ecos internos homogêneos com baixo nível. Ao contrário, a endometriose cicatricial geralmente é massa iso a hipoecoica sólida com manchas ecogênicas ou cordões ecogênicos espessos. O padrão de ecogenicidade se relaciona com a quantidade e a distribuição de componentes teciduais hemorrágicos e fibrosos.

**C.** A maioria dos endometriomas cicatriciais demonstra vascularidade na US Doppler colorida. Podem-se ver vasos de alimentação dilatados ou um único pedículo vascular entrando na periferia. Muitas vezes, a vascularidade é vista com *power* Doppler (como neste caso). Em comparação com a US Doppler colorida, a US com *power* Doppler tem sensibilidade mais alta para retratar pequenos vasos com fluxo em baixa velocidade.

**D.** Os achados de CT na endometriose cicatricial são inespecíficos, mas é típica a massa sólida de tecidos moles diretamente associada a uma área de cicatrização cirúrgica. A lesão geralmente é hiperatenuante, em comparação com o músculo. Há certo realce com a administração de contraste intravenoso.

*Pergunta 3*

**C. Correta!** A maioria dos pacientes com endometriose cicatricial não tem sinais/sintomas ou história de endometriose peritoneal. Isso dá ainda mais apoio à teoria de que a endometriose cicatricial seja causada por disseminação de células endometriais para a ferida na ocasião da cirurgia.

*Outras escolhas e discussões*

**A.** A endometriose cicatricial na parede abdominal anterior ou pélvica é mais comum com cicatrizes de parto cesariano.

**B.** Entre as pacientes com endometriose cicatricial, apenas 15 a 25% têm endometriose pélvica concomitante.

**D.** Endometriose cicatricial sintomática pode durar de vários meses a muitos anos depois de um procedimento ginecológico ou obstétrico (variando de 6 meses a 20 anos).

**E.** Os tumores desmoides se associam à síndrome de Gardner e a outras fibromatoses. A transformação de endometriose cicatricial em adenocarcinoma endometrioide é uma possibilidade rara.

## Leituras Sugeridas


Gajjar KB, Mahendru AA, Khaled MA. Caesarean scar endometriosis presenting as an acute abdomen: a case report and review of literature. Arch Gynecol Obstet 2008;277(2):167–169

Gidwaney R, Badler RL, Yam BL et-al. Endometriosis of abdominal and pelvic wall scars: multimodality imaging findings, pathologic correlation, and radiologic mimics. Radiographics 2012;32(7):2031–2043.

Hensen JH, Van breda vriesman AC, Puylaert JB. Abdominal wall endometriosis: clinical presentation and imaging features with emphasis on sonography. Am J Roentgenol 2006;186(3):616–620


### Melhores Dicas

- Deve-se suspeitar de endometriose cicatricial quando se encontram nódulos subcutâneos na parede pélvica anterior depois de parto cesariano. O aspecto das imagens costuma ser inespecífico, mas a vascularidade interna é útil para excluir tecido cicatricial simples.
- Muitas pacientes têm dor cíclica.
- US, CT e MRI são todas úteis para imagens de endometriose cicatricial. A MRI provavelmente é a melhor modalidade para essa finalidade, dada a resolução superior do contraste e a capacidade de retratar características de sinal típicas da endometriose e de derivados do sangue.